Thieme

Karies

Wissenschaft und Klinische Praxis

Herausgegeben von

Hendrik Meyer-Lückel
Sebastian Paris
Kim R. Ekstrand

Unter Mitarbeit von

Mohammad Alkilzy
Bennett T. Amaechi
Uwe Blunck
Wolfgang Buchalla
Brian H. Clarkson
Agata Czajka-Jakubowska
Christof Dörfer
Hafsteinn Eggertsson
Roland Frankenberger
Rainer Haak
Leandro Augusto Hilgert
Soraya Coelho Leal
Stefania Martignon
Vera Mendes Soviero
David Ricketts
Ulrich Schiffner
Christian Andres Schneider
Peter Shellis
Christian Splieth
Svante Twetmann
Martin J. Tyas
Cornelis van Loveren
Bart van Meerbeek
Michael Jochen Wicht
Yasuhiro Yoshida
Domenick T. Zero

Externes Projektmanagement: Susanne Effenberger

409 Abbildungen

Georg Thieme Verlag
Stuttgart · New York

Bibliographische Information
der Deutschen Nationalbibliothek

Die Deutsche Nationalbibliothek verzeichnet diese Publikation in der Deutschen Nationalbibliographie; detaillierte bibliographische Daten sind im Internet über http://dnb.d-nb.de abrufbar.

Wichtiger Hinweis: Wie jede Wissenschaft ist die Medizin ständigen Entwicklungen unterworfen. Forschung und klinische Erfahrung erweitern unsere Erkenntnisse, insbesondere was Behandlung und medikamentöse Therapie anbelangt. Soweit in diesem Werk eine Dosierung oder eine Applikation erwähnt wird, darf der Leser zwar darauf vertrauen, dass Autoren, Herausgeber und Verlag große Sorgfalt darauf verwandt haben, dass diese Angabe **dem Wissensstand bei Fertigstellung des Werkes** entspricht.
Für Angaben über Dosierungsanweisungen und Applikationsformen kann vom Verlag jedoch keine Gewähr übernommen werden. **Jeder Benutzer ist angehalten**, durch sorgfältige Prüfung der Beipackzettel der verwendeten Präparate und gegebenenfalls nach Konsultation eines Spezialisten festzustellen, ob die dort gegebene Empfehlung für Dosierungen oder die Beachtung von Kontraindikationen gegenüber der Angabe in diesem Buch abweicht. Eine solche Prüfung ist besonders wichtig bei selten verwendeten Präparaten oder solchen, die neu auf den Markt gebracht worden sind. **Jede Dosierung oder Applikation erfolgt auf eigene Gefahr des Benutzers.** Autoren und Verlag appellieren an jeden Benutzer, ihm etwa auffallende Ungenauigkeiten dem Verlag mitzuteilen.

Rüdigerstraße 14
70469 Stuttgart
Deutschland
Telefon: + 49/(0)711/8931-0
Unsere Homepage: http://www.thieme.de

Zeichnungen: Christine Lackner, Ittlingen,
Eva M. Reinwald, Kopenhagen/DK (Portraits im Vorwort)
Umschlaggestaltung: Thieme Verlagsgruppe
Redaktion: Thomas Koch-Albrecht,
Münchwald; Katharina Georgi, Stuttgart
Übersetzer: Dolphin Translations, Stuttgart
(Jens Klein, Annika Schmitz, Nina Stelkens)
Externes Projektmanagement: Dr. Susanne Effenberger,
Fa. DMG/Hamburg
Satz: primustype Hurler GmbH, Notzingen
gesetzt in UltaXML
Druck: L.E.G.O. s.p.A., in Lavis (TN)

ISBN 978-3-13-154541-1 1 2 3 4 5 6
Auch erhältlich als E-Book:
eISBN (PDF) 978-3-13-169321-1

Vorwort

Karies ist auch heutzutage weiterhin eine der am weitesten verbreiteten Krankheiten des Menschen. Sie verursacht bei Personen in aller Welt jeden Tag kleinere oder größere Probleme. Unsere Aufgabe ist es, den Menschen zu helfen, diese Krankheit zu verstehen, damit sie der Karies selbst vorbeugen können (Selbstmanagement). Wenn ein fortgeschrittenes Erkrankungsstadium diagnostiziert wurde, sollte die Karies auf möglichst minimalinvasive Weise behandelt werden.
In diesem Vorwort werden einige generelle Überlegungen zur Karies vorgestellt – und es wird aufgezeigt, „woher wir in der Kariologie kommen". Darüber hinaus werden wir darlegen, warum unserer Meinung nach ein weiteres Buch zum Thema Kariologie nötig ist, und zudem das Konzept des Buchs erläutern, das auf 2 Hauptteilen basiert: **Wissenschaft** und **Praxis**.

Karies – weit verbreitet, aber vermeidbar

Karies ist der Begriff, der für pathoanatomische Veränderungen der Zahnhartgewebe verwendet wird. Diese Veränderungen werden durch Säuren verursacht, die – wenn bestimmte Mikroorganismen Zucker fermentieren – in der dentalen Plaque (Biofilm), die die betroffene Zahnoberfläche bedeckt, erzeugt werden und die die Zahnhartgewebe demineralisieren. Die Krankheit Karies, die meist ausschließlich als Veränderung der Zahnhartsubstanzen wahrgenommen wird, spiegelt daher tatsächlich die Aktivität im darüberliegenden dentalen (pathogenen) Biofilm wider. Tritt ein pathogener Biofilm häufig auf, werden die sichtbaren Symptome des Kariesprozesses an den Zahnhartgeweben leichter erkennbar. Gleichwohl beginnt die „Kariesnarbe" mit ersten Veränderungen, die nur unter starker Vergrößerung im Labor sichtbar sind, und endet mit klinisch sichtbaren Veränderungen der Oberflächenintegrität und/oder klinischen Symptomen. Daher umfasst der **Begriff Karies** die Veränderungen im dentalen Hartgewebe von dem Zeitpunkt an, zu dem das erste Ion das Gewebe verlässt, bis hin zu dem Zeitpunkt, an dem kein Mineral mehr vorhanden ist. Dieser Prozess nimmt glücklicherweise mehrere Jahre in Anspruch, sodass dem zahnmedizinischen Therapeuten und den Patienten ausreichend Zeit zum Handeln bleibt. Liegen Risikofaktoren für die Entstehung von Karies vor, können bereits noninvasive Interventionen (z. B. Verbesserung der Mundhygiene) notwendig werden. Deutlich sichtbare Kariesstadien können non- oder mikroinvasiv therapiert werden. Bei fortgeschrittenen kariösen Läsionen ist eine invasive Intervention erforderlich, die so zahnerhaltend wie möglich ausgeführt werden sollte.

Woher wir kommen

Es gibt zahlreiche Wissenschaftler, die im Laufe der Zeit zu unserem Verständnis der Krankheit Karies beigetragen haben. Nachfolgend haben wir einige von ihnen ausgewählt und uns die Freiheit genommen, ihre Portraits zeichnen zu lassen und mit einem kurzen Vermerk zu ihrem wissenschaftlichen Beitrag zu versehen. Noch lebende Personen wurden hierbei nicht berücksichtigt.

Brauchen wir ein weiteres Buch zur Kariologie?

Wie in vielen Gebieten der Medizin sieht man sich heutzutage einer **überwältigenden Fülle von Informationen** gegenüber, die aus verschiedenen „herkömmlichen" Quellen wie der Aus- und Weiterbildung an zahnmedizinischen Fakultäten oder aus Fortbildungsmaßnahmen stammen. Zudem hält das Internet aktuelles Wissen nicht nur für uns, die sich alltäglich mit den Zähnen beschäftigen, sondern auch für unsere Patienten bereit. Wie auf anderen Gebieten auch, wird die richtige Auswahl von Informationen erschwert, wenn eine reichhaltige Auswahl zur Verfügung steht.
Aus der Sicht des Wissenschaftlers gilt dies auch für die stetig wachsende Zahl von Fachzeitschriften, die uns mit Studien zu Karies und verwandten Themen wie den nicht kariös bedingten Zahnhartsubstanzveränderungen versorgen. Daher wird die Auswahl und Bewertung wissenschaftlicher Informationen im Vergleich zu früher schwieriger, obwohl dieser Prozess im Zuge der Einführung der **evidenzbasierten Zahnmedizin** formalisiert und professionalisiert wurde. Entsprechend sollten systematische Übersichtsarbeiten oder sogar Metaanalysen zu einem bestimmten Thema, die auf relevanten wissenschaftlichen Daten basieren, auch für den Praktiker hilfreich sein. Gleichwohl ist dieser systematische Ansatz nicht immer realisierbar, da in manchen Fällen keine ausreichende klinische Evidenz verfügbar, das Thema zu komplex, oder diese wissenschaftliche Methode unpassend ist. Für den Zahnarzt sind systematische Übersichtsarbeiten möglicherweise auch zu wenig konkret, um bei der täglichen klinischen Arbeit von Nutzen zu sein.
In diesem Spannungsfeld **kann ein Lehrbuch hilfreich** sein. Obwohl es nicht so objektiv sein kann wie eine wissenschaftliche Abhandlung – und dies auch nicht zu sein braucht –, kann ein Buch die wichtigsten Aspekte eines Fachs auf lesbare Art und Weise zusammenfassen und ist somit immer noch ein wichtiges Lehrinstrument. Dies ist es, was wir zusammen mit etwa **25 Autoren** aus mehr als **10 verschiedenen Ländern** angestrebt haben, die alle Experten im Bereich der Kariologie und insbesondere auf ihrem jeweiligen Spezialgebiet innerhalb der Kariologie sind.

Wer sollte dieses Buch lesen?

Wir denken, dass gleichwohl der Lernende als auch der Erfahrene aus allen Bereichen der Zahnmedizin unsere **Zielgruppe** sind: DentalhygienikerInnen in der Ausbildung oder im Beruf, Studierende der Zahnmedizin sowie Zahnärztinnen und Zahnärzte im öffentlichen Dienst oder

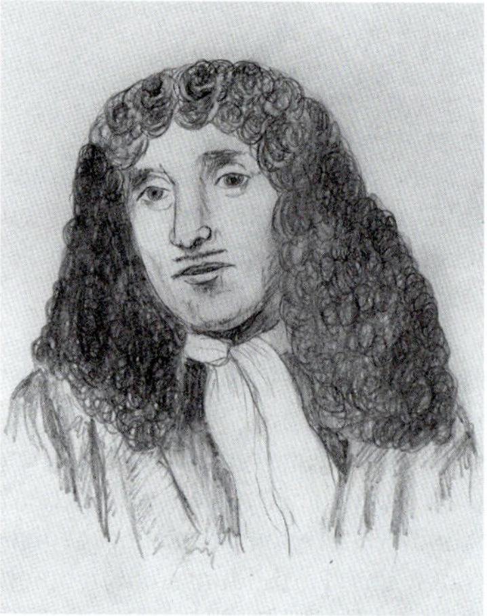

A. van Leeuwenhoek (Holland) beobachtete bereits in den 1650er-Jahren „kleine Tiere" in der dentalen Plaque, indem er einfache Mikroskope verwendete, die er selber konstruiert hatte.

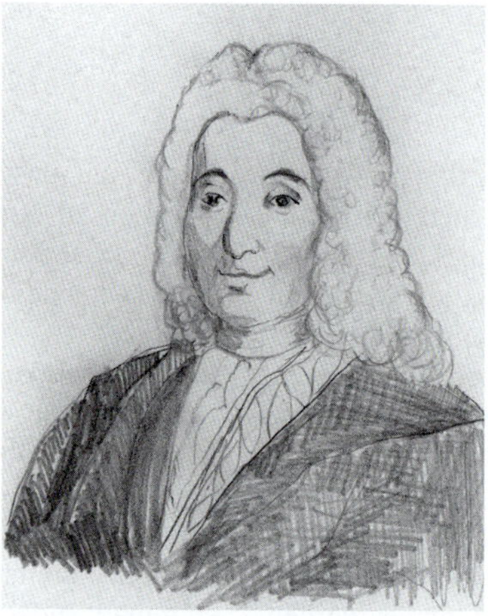

P. Fauchard (Frankreich) postulierte um 1710, dass aus Zucker produzierte Säuren wie Weinsäure für den Zahnverfall verantwortlich sind. Darüber hinaus führte er Zahnfüllungen zur Behandlung von Karies ein.

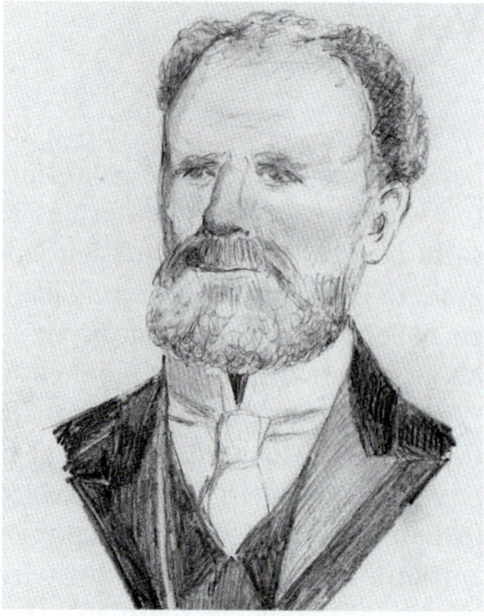

W. D. Miller (USA) beobachtete um 1870, dass eine Vielzahl von Mikroorganismen Säure produzieren kann. Er führte die chemoparasitäre Kariestheorie ein, die noch heute gültig ist.

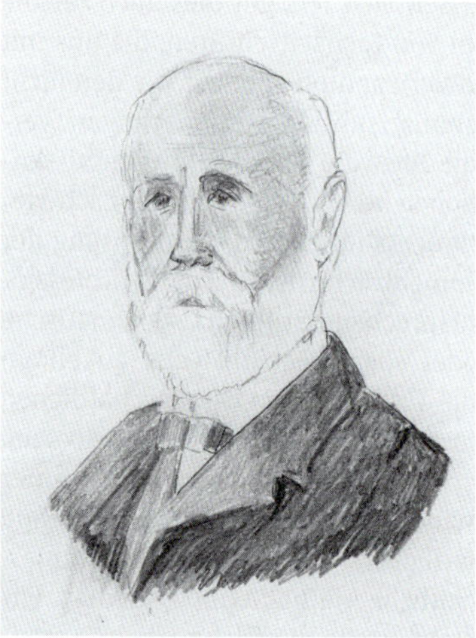

G. V. Black (USA) stellte ab den 1860er-Jahren u. a. das Black'sche Klassifikationssystem für die Präparation von Zähnen für Füllungen auf.

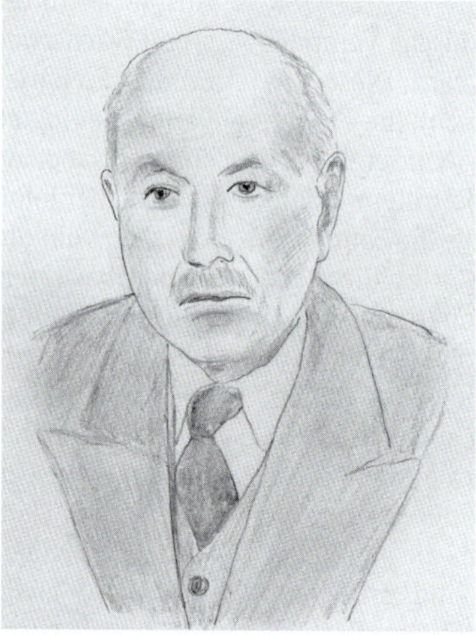

F. S. McKay (USA) beschrieb 1916 den „Colorado Brown Stain", ein Synonym für dentale Fluorose.

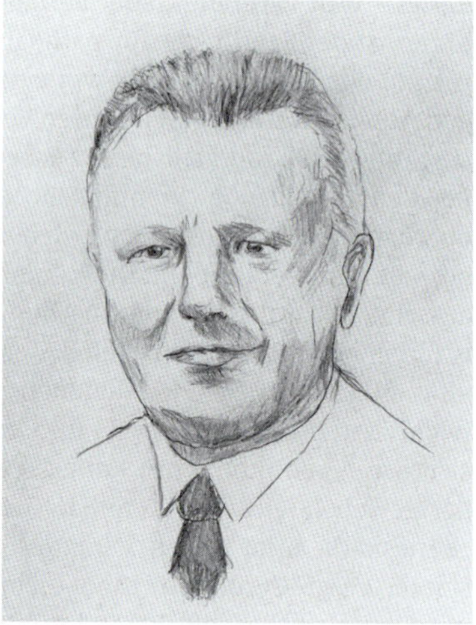

H. T. Dean (USA) beobachtete in den 1930er- und 1940er-Jahren ein umgekehrter Zusammenhang zwischen dem Auftreten dentaler Fluorose und Dentalkaries.

mit eigener Praxis. Zahnmedizinische Fachangestellte, die ihren Arbeitsbereich auf das Gebiet der Kariologie erweitern wollen, können ebenfalls von der Lektüre von Teilen dieses Buchs profitieren.

Das Buch ist in zwei Hauptteile aufgegliedert: den wissenschaftlichen Teil und den Teil zur klinischen Praxis. Der **wissenschaftliche Teil** ist in 5 Teilabschnitte untergliedert. Beginnend bei der Ökologie der Mundhöhle und übergehend zur Ätiologie und (klinischen) Pathogenese der Karies und nicht kariös bedingter Zahnhartsubstanzveränderungen wird der *1. Teilabschnitt (Kap. 1–4)* von dem eher philosophischen Aspekt abgerundet, wie die Karies vom „Modellierungsaspekt" her betrachtet werden kann. Der *2. Teilabschnitt (Kap. 5–9)* behandelt die klinische und röntgenologische Detektion und Beurteilung der Karies sowie die Erhebung des individuellen Kariesrisikos. Nach einer Einführung in epidemiologische Aspekte zu den Themen des Buchs endet der 2. Unterabschnitt mit einem Vorschlag dazu, wie das Wissen über den Kariesprozess und seine klinische Bewertung in konkrete Therapiemaßnahmen münden kann. Im *3. Unterabschnitt (Kap. 10–13)* werden die non-invasiven Strategien zur Beeinflussung des Kariesprozesses (Beeinflussung von Biofilm, Ernährung und Mineralisation) beschrieben und Möglichkeiten zu ihrer Implementierung im Rahmen einer individualisierten sowie populationsbasierten Zahnmedizin aufgezeigt. Der *4. Unterabschnitt (Kap. 14–19)* des wissenschaftlichen Teils befasst sich mit der mikro-invasiven und mi-

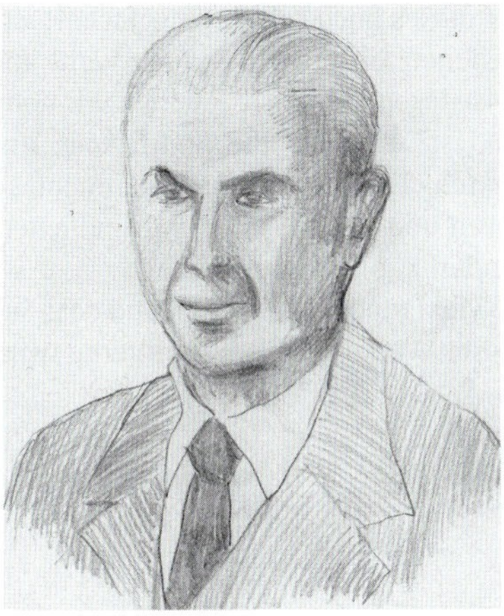

H. Klein und Mitarbeiter (USA) führten in den späten 1930er-Jahren den DMF-Index für die Dokumentation der Karieserfahrung ein. Hierbei steht D für erkrankte („diseased“) Zähne/Oberflächen, M für aufgrund von Karies fehlende („missing“) Zähne/Oberflächen und F für aufgrund von Karies gefüllte („filled“) Zähne/Oberflächen.

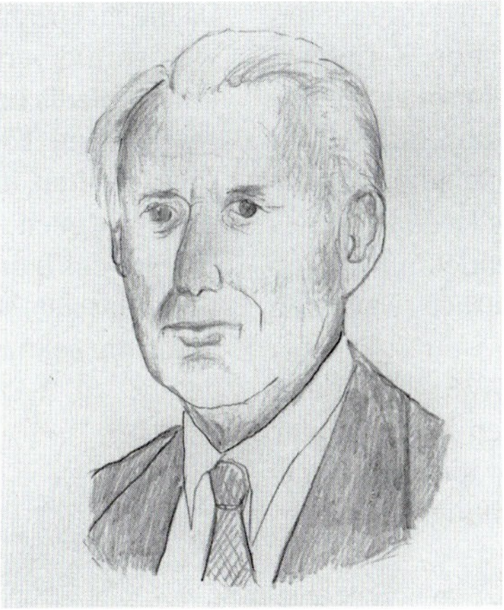

B. Krasse und Mitarbeiter (Schweden) zeigten in den 1950er-Jahren, dass die Kariesszunahme bei geistig behinderten Personen anstieg (Vipeholm-Studie), wenn zwischen den Mahlzeiten Zucker in Formen konsumiert wurde, die lange Zeit im Mund verblieben.

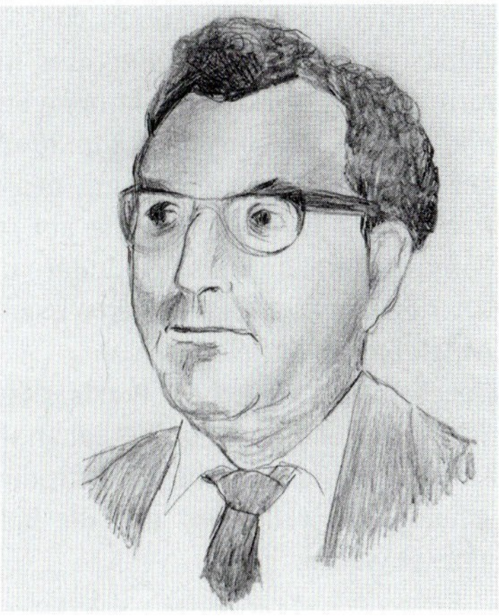

M. G. Buonocore (USA) führte Mitte der 1950er-Jahre das Verfahren zur Steigerung der Adhäsion von Füllungsmaterialien auf Acrylatbasis an Zahnschmelzoberflächen ein, das für das Konzept der Versiegelung von Karies erforderlich war.

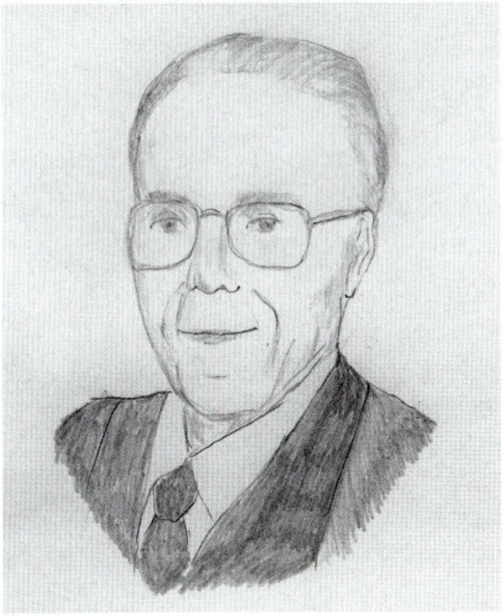

R. Bowen (USA) entwickelte in den 1950er- und 1960er-Jahren das Bowen-Harz, einen Vorläufer der Matrix der Kompositmaterialien, die Zahnärzte seither als Füllmaterial verwenden.

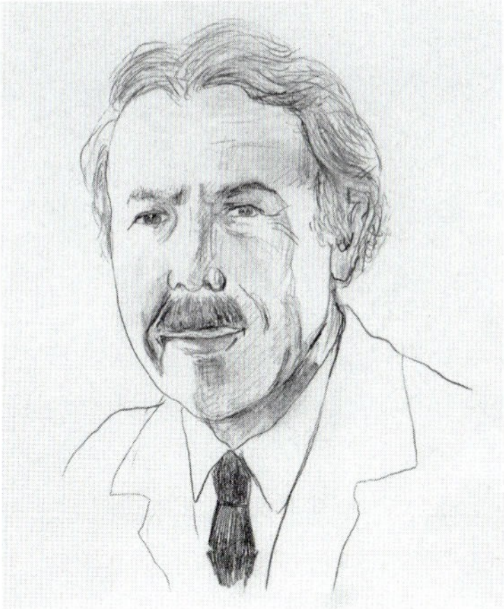

P. H. Keyes (USA) beschrieb in den 1960er-Jahren die Ätiologie der Karies mithilfe dreier sich überschneidender Kreise.

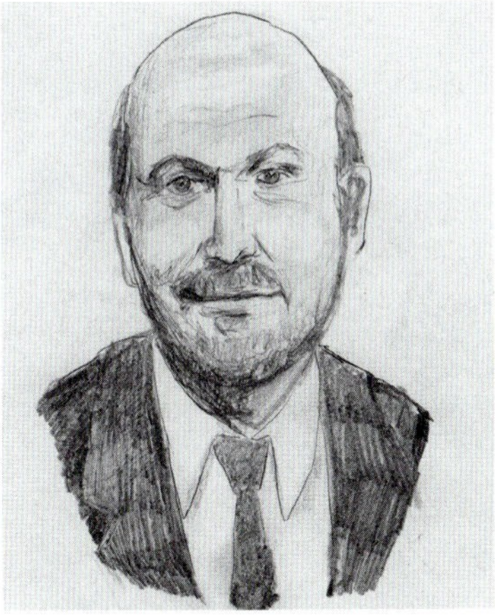

Thylstrup und Mitarbeiter (Dänemark) widersprachen in den 1980er-Jahren dem Prinzip der bis dahin dominierenden Erklärung der Wirkung der Fluoride aufgrund präeruptiver Einlagerung. Vielmehr ist das hochfrequente Vorhandensein von Fluoriden nach Eruption des Zahnes entscheidend.

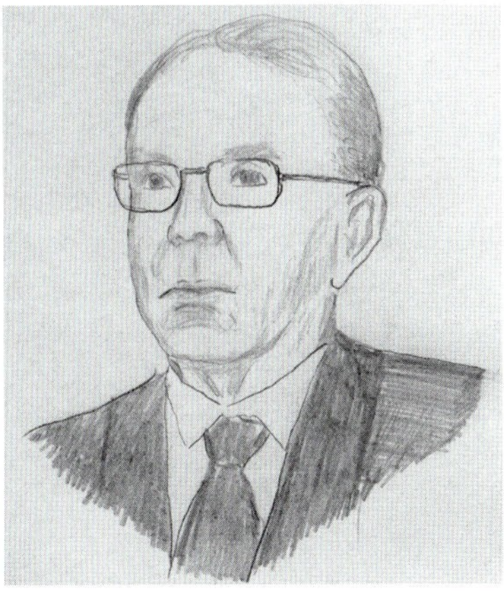

D. Bratthall (Schweden) führte in den 1980er- und 1990er- Jahren das Programm CARIOGRAM zur Kariesrisikobestimmung ein.

nimal-invasiven Behandlung von Karies. Dazu gehören Adhäsivtechnik, Versiegelung und Infiltration, Kariesentfernung und direkte zahnfarbene Restaurationen. Der *5. und letzte Unterabschnitt (Kap. 20–23)* konzentriert sich auf die Entscheidungsfindung bei der Behandlung der Karies im Allgemeinen sowie auf spezielle Aspekte des vorgestellten Konzepts bei Kindern und endet mit einigen Überlegungen zu zukünftigen wissenschaftlich relevanten Aspekten der Kariologie.
Der **Teil zur klinischen Praxis** (Kap. 24–26) beschreibt Schritt für Schritt klinische Behandlungen ausgewählter Themen sowie klinische Fälle, für die therapeutische Entscheidungen reflektiert und die Behandlungsergebnisse gezeigt werden.

Da die Zielgruppe für dieses Buch sehr breit gefächert ist, werden die verschiedenen Gruppen das Buch wohl auf unterschiedliche Weise lesen. Der beste Rat, den wir dem Leser geben können, ist, zunächst die Einführung, die Überschriften, die Faktenkästchen und die Zusammenfassung/Leitlinien zu lesen und danach mit der gründlichen Lektüre des betreffenden Kapitels zu beginnen.
Wir wünschen Ihnen viel Freude beim Lesen, und dass Sie durch die Lektüre dieses Werkes fachlich profitieren werden!

Hendrik Meyer-Lückel
Sebastian Paris
Kim R. Ekstrand

Anschriften

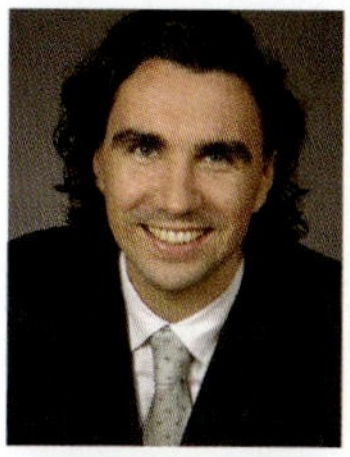

Univ.-Prof. Dr. Hendrik Meyer-Lückel, MPH
Klinik für Zahnerhaltung, Parodontologie und Präventive Zahnheilkunde
Universitätsklinikum Aachen
Rheinisch-Westfälische Technische Hochschule (RWTH) Aachen
Pauwelsstraße 30
52074 Aachen

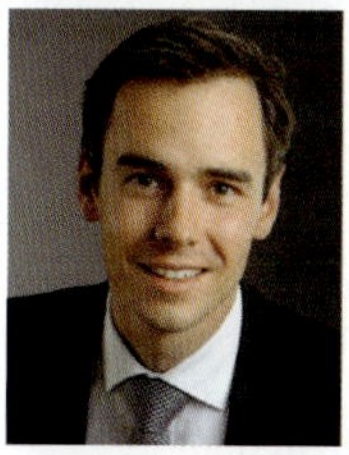

Priv.-Doz. Dr. Sebastian Paris
Klinik für Zahnerhaltungskunde u. Parodontologie
Zentrum für Zahn-, Mund- und Kieferheilkunde
Christian-Albrechts-Universität zu Kiel
Arnold-Heller-Straße 3
24105 Kiel

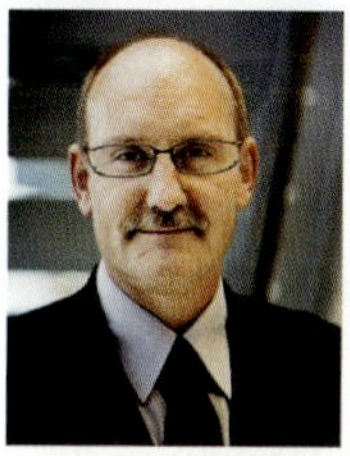

Associate Professor Kim R. Ekstrand
School of Dentistry
University at Copenhagen
Noerre Allé 20
2200 Kopenhagen
Dänemark

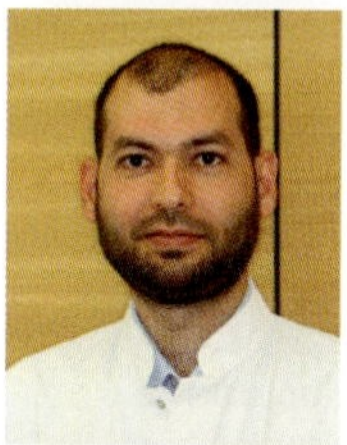

Dr. Mohammad Alkilzy, PhD
Ernst-Moritz-Arndt-Universität Greifswald
Präventive Zahnmedizin und Kinderzahnheilkunde
Walther-Rathenau-Straße 42
17475 Greifswald

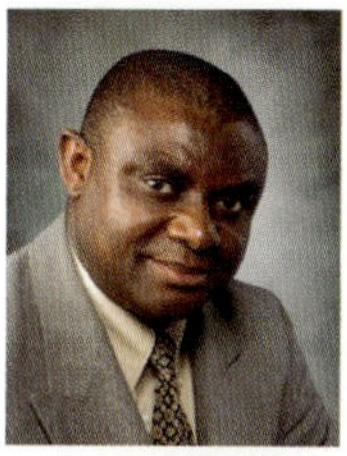

Dr. Bennett T. Amaechi
Associate Professor
Department of Comprehensive Dentistry
University of Texas
Health Science Center at San Antonio
7703 Floyd Curl Drive
San Antonio, Texas 78229–3900 USA

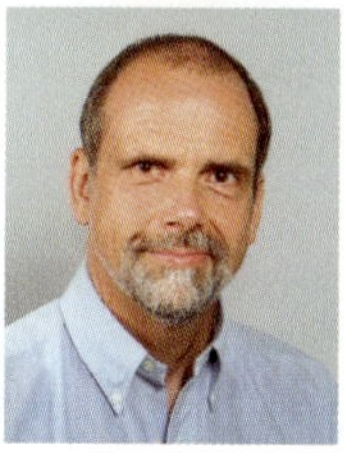

OA Dr. med. dent. Uwe Blunck
Charité-Universitätsmedizin Berlin
CharitéCentrum 3 ZMK-Heilkunde
Abt. f. Zahnerhaltung u. Präventivzahnmedizin
Aßmannshauser Straße 4-6
14197 Berlin

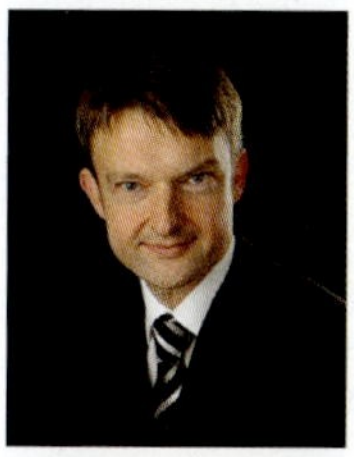

Prof. Dr. med. dent. Wolfgang Buchalla
Universität Zürich
Zentrum für Zahnmedizin
Klinik für Präventivzahnmedizin, Parodontologie und Kariologie
Plattenstraße 11
8032 Zürich
Schweiz

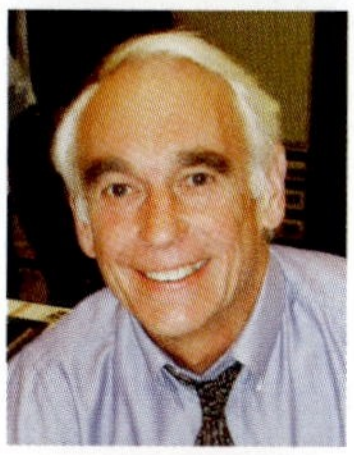

Prof. Dr. Brian H. Clarkson
University of Michigan
School of Dentistry
Dept. of Cariology, Restorative Sciences & Endodontics (CRSE)
1011 North University Avenue
Ann Arbor, Michigan 48109–1078
USA

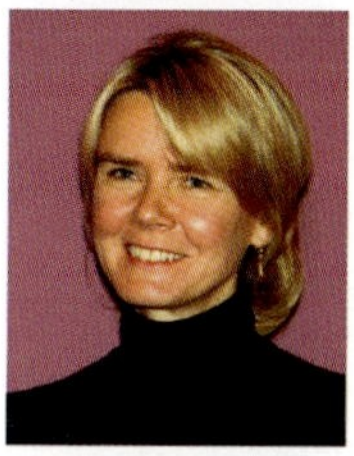

Dr. hab. n. med. Agata Czajka-Jakubowska
Poznan University of Medical Sciences
Collegium Stomatologicum
Department of Conservative Dentistry and Periodontology
ui. Bukowska 70
60-812 Poznan – Polen

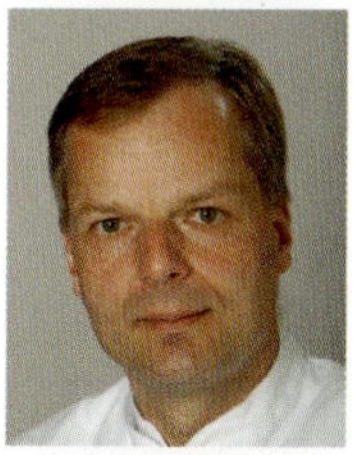

Univ.-Prof. Dr. Christof Dörfer
Universitätsklinikum Schleswig-Holstein
Klinik für Zahnerhaltungskunde und Parodontologie
Arnold-Heller-Straße 16
24105 Kiel

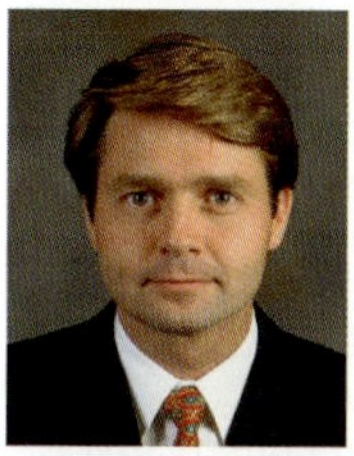

Dr. Hafsteinn Eggertsson, DDS, MSD, PhD
Honorary Research Fellow
University of Iceland
Oral Health Research and Staff Development
Willamette Dental Group
6950 NE Campus Way
Hillsboro, OR 97124 – USA

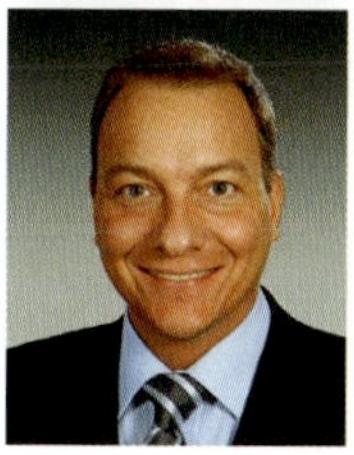

Univ.-Prof. Dr. med. dent. Roland Frankenberger
Philipps-Universität Marburg und Universitätsklinikum Gießen und Marburg GmbH
Abt. für Zahnerhaltungskunde
Georg-Voigt-Straße 3
35039 Marburg

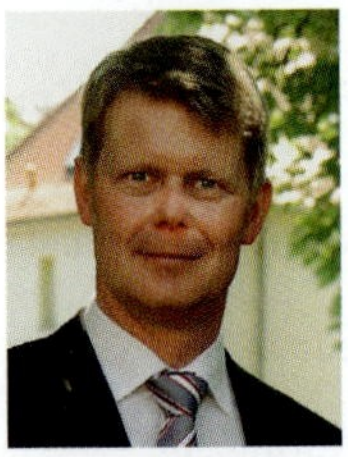

Univ.-Prof. Dr. med. dent. Rainer Haak, MME
Universität Leipzig
Fr.-Louis-Hesse-Zentrum für ZMK-Heilkunde
und Orale Medizin
Nürnberger Straße 57
04103 Leipzig

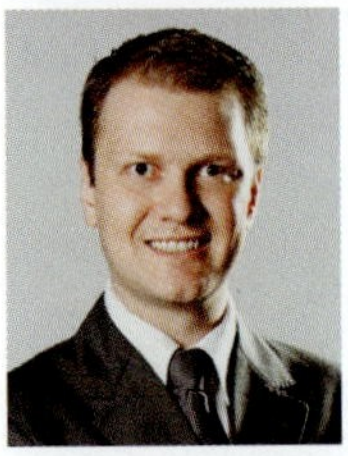

Prof. Dr. Leandro Augusto Hilgert
Campus Universitário Darcy Ribeiro
Faculdade de Ciências da Saúde-Odontologia
Universidade de Brasília
Asa Norte
70910-900 Brasília
Brasilien

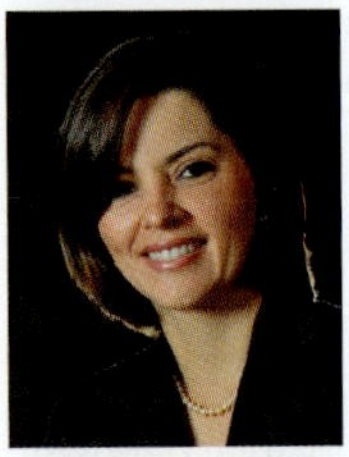

Assistant Professor Soraya Coelho Leal
Campus Universitário Darcy Ribeiro
Faculdade de Ciências da Saúde-Odontologia
Universidade de Brasília
Asa Norte
70910-900 Brasília
Brasilien

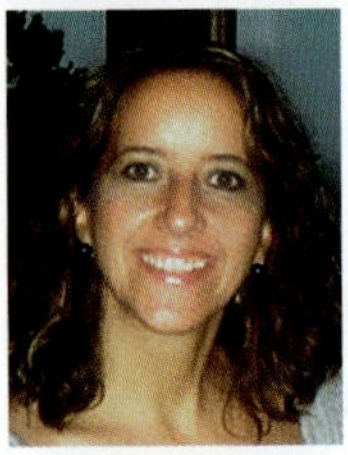

Prof. Dr. Stefania Martignon, BDS, PhD
UNICA-Unidad de Investigación en Caries
Facultad de Odontología
Universidad El Bosque
Carrera 7B Bis No. 132-11
6489000 Bogotà
Kolumbien

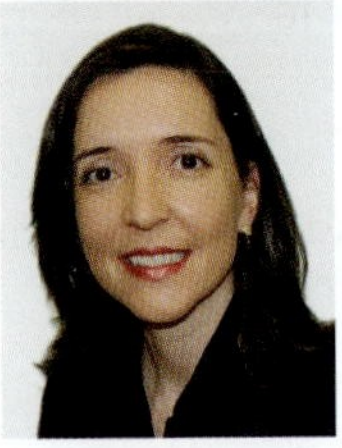

Prof. Dr. Vera Mendes Soviero, MSc, PhD in Pediatric Dentistry
Dept. of Preventive and Community Dentistry
Faculty of Dentistry
University of the State of Rio de Janeiro
Av. 28 de Setembro 157-2o andar
20551-030 Rio de Janeiro – Brasilien

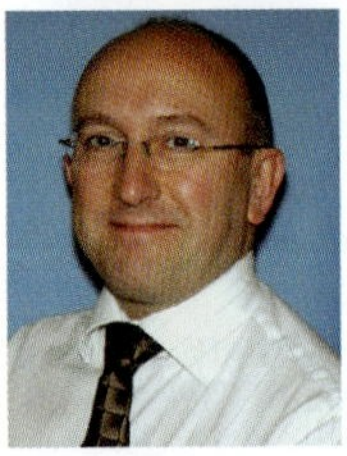

Prof. David Ricketts
University of Dundee
Dundee Dental School
Prof. of Cariology and Conservative Dentistry/Honorary Consultant in Restorative Dentistry
Park place, Dundee DD 1 4HN
United Kingdom

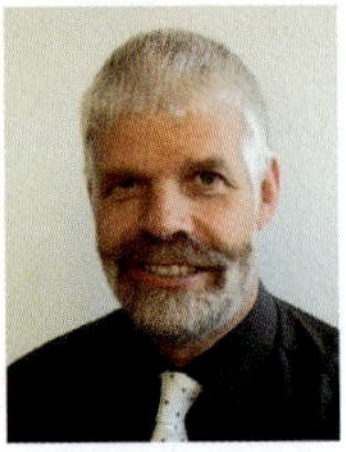

Prof. Dr. Ulrich Schiffner
Universitätsklinikum Hamburg-Eppendorf
Zentrum für ZMK-Heilkunde
Poliklinik für Zahnerhaltung u. Präventive Zahnheilkunde
Martinistraße 52
20251 Hamburg

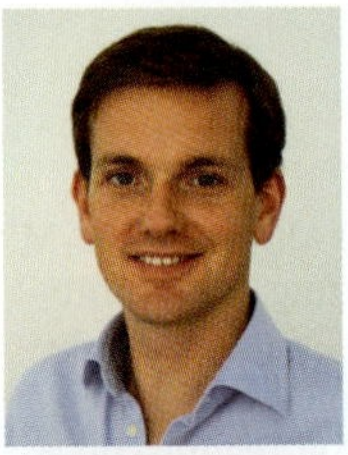

Dr. Christian Andres Schneider
Klinik für Zahnerhaltungskunde u. Parodontologie
Christian-Albrechts-Universität zu Kiel
Arnold-Heller-Straße 3
24105 Kiel

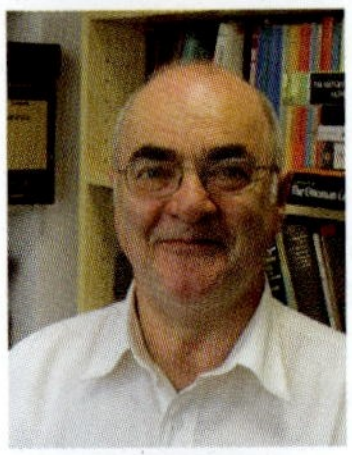

Dr. Peter Shellis
School of Oral and Dental Sciences
University of Bristol
Bristol
United Kingdom

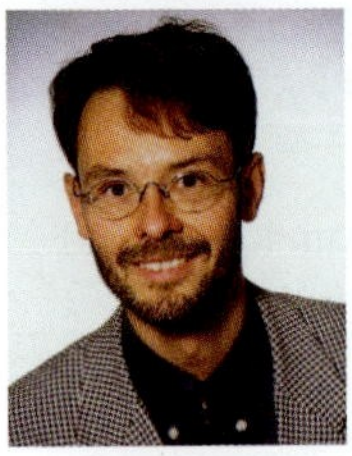

Univ.-Prof. Dr. Christian Splieth
Ernst-Moritz-Arndt-Universität Greifswald
Präventive Zahnmedizin und Kinderzahnheilkunde
Rotgerberstraße 8
17489 Greifswald

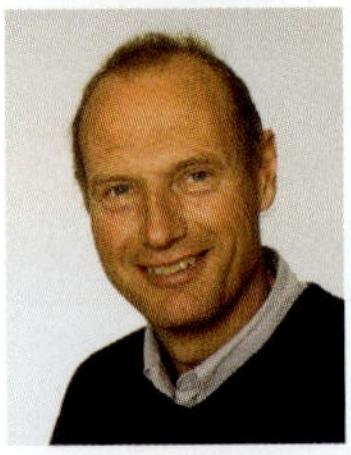

Prof. Dr. Svante Twetmann
University of Copenhagen
School of Dentistry
Department of Cariology and Endodontics
Nørre Allé 20
2200 Copenhagen N
Dänemark

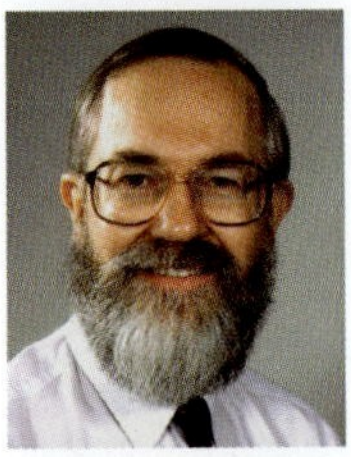

Martin J. Tyas
Professorial Fellow
The University of Melbourne
Melbourne Dental School
Faculty of Medicine/Dentistry and Health Sciences
720 Swanston Street
Carlton Victoria 3010 – Australien

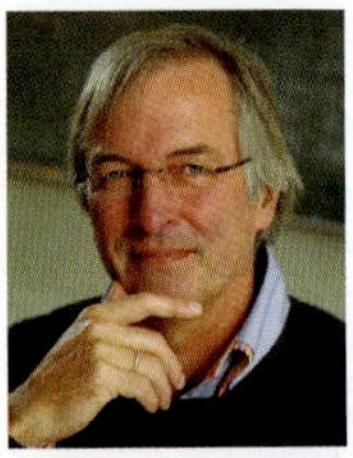

Prof. Dr. Cornelis van Loveren
Dept. of Preventive Dentistry and Oral Microbiology
Academic Centre for Dentistry Amsterdam (ACTA)
Gustav Mahler Laan 3004
1081 LA Amsterdam
Niederlande

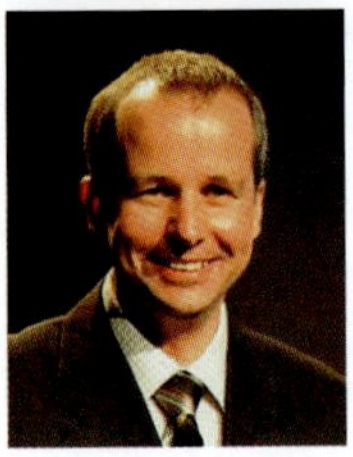

Prof. Dr. Bart Van Meerbeek
Catholic University of Leuven
Dept. of Conservative Dentistry/School of Dentistry
Oral Pathology and Maxillofacial Surgery
Kapucijnenvoer 7
3000 Leuven
Belgien

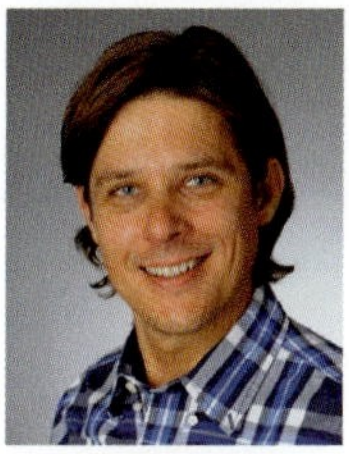

Priv.-Doz. Dr. med. dent.
Michael Jochen Wicht
Universitätsklinikum Köln
Zentrum für Zahn-, Mund- und
Kieferheilkunde
Poliklinik für Zahnerhaltung und
Parodontologie
Kerpener Straße 32
50931 Köln

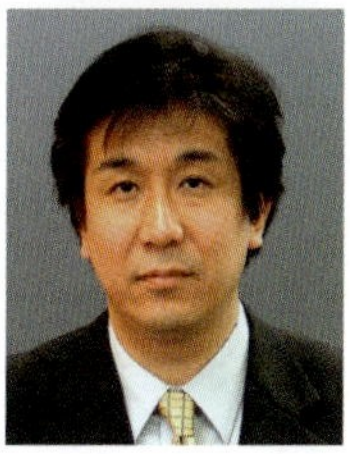

Associate Professor Yasuhiro Yoshida
Okayama University Graduate School
of Medicine
Department of Biomaterials
Dentistry and Pharmaceutical Sciences
Shikata-cho 2-5-1
700-8558 Okayama Japan

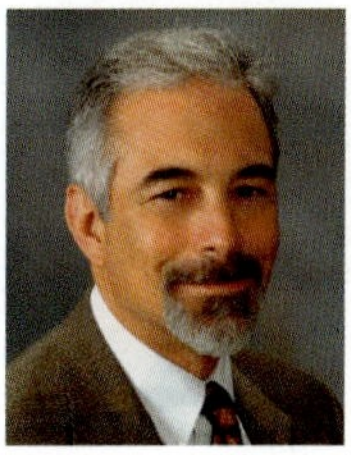

Prof. Domenick T. Zero
Chair, Dept. of Preventive and
Community Dentistry
Director, Oral Health Research Institute
Associate Dean for Research
Indiana University
School of Dentistry
Lansing St., 415
46202 Indianapolis – USA

Inhaltsverzeichnis

Teil 1: Karies – Wissenschaft

Die Krankheit

1 Die Ökologie der Mundhöhle

K.R. Ekstrand, D.T. Zero

2 Ätiologie und Pathogenese der Karies

P. Shellis

3 Histologisches und klinisches Erscheinungsbild der Karies

W. Buchalla

4 Paradigmenwechsel

S. Paris, H. Meyer-Lückel

Diagnostik und Epidemiologie

5 Visuell-taktile Detektion und Beurteilung

K. R. Ekstrand, S. Martignon

6 Radiologische und zusätzliche diagnostische Verfahren

R. Haak, M. J. Wicht

7 Kariesrisikobewertung und -vorhersage

C. van Loveren

8 Epidemiologie der Karies und nicht kariöser Zahnhartsubstanzdefekte

U. Schiffner

9 Von der Diagnostik zur Therapie

S. Paris, K.R. Ekstrand, H. Meyer-Lückel

Non-invasive Therapie

10 Karieskontrolle durch Beeinflussung des Biofilms

S. Paris, C. Dörfer, H. Meyer-Lückel

11 Karieskontrolle durch Beeinflussung der Ernährung

B. T. Amaechi

12 Karieskontrolle durch Beeinflussung der De- und Remineralisation

S. Twetmann, K. R. Ekstrand

13 Mundgesundheitsförderung: Implementierung non-invasiver Interventionen und verhaltensmodifizierende Ansätze zur Beherrschung des Kariesprozesses

H. Meyer-Lückel, S. Paris

Adhäsion

14 Grundlagen der Adhäsivtechnik

B. van Meerbeek, Y. Yoshida

Mikro-invasive Therapie

15 Fissurenversiegelung

H. Eggertsson

16 Versiegelung approximaler Zahnflächen

S. Martignon, K. R. Ekstrand

17 Kariesinfiltration

H. Meyer-Lückel, S. Paris

Invasive Therapie

18 Wie viel Karies muss entfernt werden?

D. Ricketts

19 Minimal-invasive Therapie mit zahnfarbenen plastischen Füllungsmaterialien

R. Frankenberger, U. Blunck

Therapieentscheidung

20 Entscheidungsfindung im Kariesmanagement

H. Meyer-Lückel, M. J. Tyas, M. J. Wicht, S. Paris

Spezielle Aspekte bei Kindern und Jugendlichen

21 Gesunderhaltung der Zähne: Eine individualisierte populationsbasierte Strategie für Kinder und Jugendliche

K. R. Ekstrand

22 Individualisiertes Kariesmanagement in der Kinderzahnheilkunde

Ch. Splieth, M. Alkilzy

Ein Ausblick in die Zukunft

23 Zukünftige Trends in der Kariesforschung

B. Clarkson, A. Czajka-Jakubowska

Teil 2: Karies – Klinische Praxis

24 Diagnostik, Therapieentscheidung und Dokumentation

S. Paris, R. Haak, H. Meyer-Lückel

25 Praxisfälle – Bleibendes Gebiss

H. Meyer-Lückel, S. Paris, C. A. Schneider, L. A. Hilgert, S. Coelho Leal

26 Praxisfälle – Milch- und Wechselgebiss

V. Mendes Soviero, S. Coelho Leal, M. Alkilzy, C. Splieth

27 Anhang

Teil 1 Karies – Wissenschaft

Die Ökologie der Mundhöhle

K.R. Ekstrand, D.T. Zero

1

Einleitung

Vereinfacht dargestellt entsteht Karies, weil bestimmte Bakterien in der Mundhöhle Kohlenhydrate (Zucker) zu organischen Säuren [1] fermentieren, was im Falle der Milchsäure zur Auflösung von Zahnhartgeweben [2] führen kann. Tatsächlich sind die Ätiologie und Pathogenese der Karies allerdings wesentlich komplexer und werden in den folgenden Kapiteln ausführlich behandelt. Die Gesamtheit der oralen Gewebe, insbesondere der Zahnhartsubstanzen, sowie die Mikroorganismen und der Speichel spielen nicht nur in der Physiologie der Mundhöhle zusammen, sondern auch beim Kariesprozess. Daher ist die Kenntnis ihrer Zusammensetzung, Struktur und Funktionen wichtig, um den Kariesprozess zu verstehen.

Dieses Kapitel widmet sich dem Grundlagenwissen über die Mundhöhle mit den Schwerpunkten Zähne, Speichel und orale Mikrobiologie, allerdings primär unter dem Blickwinkel der Karies. Die weiteren Kapitel dieses Lehrbuchs bauen auf diesem Wissen auf. Auf altersbedingte Veränderungen der Zahnhartgewebe und der Speicheldrüsen wird ebenfalls kurz eingegangen, wie auch auf damit einhergehende andere Erkrankungen neben der Karies.

Im Einzelnen werden in diesem Kapitel folgende Themen behandelt:

- die Struktur der Zähne
- die Funktionen des Speichels
- altersbedingte Veränderungen der Zahnhartgewebe und des Speichels
- Plaque und ihre Rolle bei der Kariesentstehung
- das Zusammenspiel von Zahnstruktur, Speichel und Plaque in der Mundhöhle

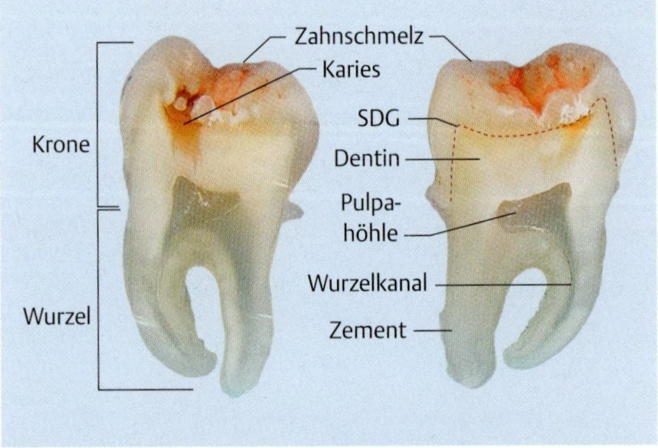

Abb. 1.1 Vollschnitt durch einen Molar mit den Hauptbestandteilen des Zahns. Das Dentin bildet den Großteil des Zahns und umschließt die Pulpahöhle und die Wurzelkanäle. Der Zahnschmelz überzieht das Dentin in der Zahnkrone und das Zement bedeckt das Dentin an den Wurzeln. **SDG:** Schmelz-Dentin-Grenze.

Die Zähne

Die Zahnkrone ist wie folgt aufgebaut [3]: Der **Zahnschmelz** ist die äußerste Schicht und überzieht das **Dentin**, das wiederum die **Pulpa** umschließt (Abb. 1.**1**). An der Zahnwurzel besteht die äußerste Schicht aus dem **Zahnzement**, das das Dentin bedeckt, das wiederum die Pulpa umschließt.

Entwicklung und Durchbruch der Zähne

Menschen haben 2 Dentitionen: das Milchgebiss und das bleibende Gebiss. Die Entwicklung der Zähne beginnt im späten Embryonalstadium. Die ersten Zähne, die hervortreten, sind meistens die 1. Schneidezähne des Unterkiefers [4]. Dies geschieht zumeist, wenn das Kind 6–8 Monate alt ist (Abb. 1.**2a**). Wenn das Kind ungefähr 2,5 Jahre alt ist, sind alle Zähne des Milchgebisses durchgebrochen [6]. Ungefähr 1 Jahr später stehen die 1. und 2. Milchmolaren in eingem approximalen Kontakt [7].

Als erste Zähne des bleibenden Gebisses treten entweder die mittleren Schneidezähne oder die 1. Molaren hervor. Bei ungefähr 90% der Kinder geschieht dies zwischen dem 5. und 6. Lebensjahr [8]. Als letzter bleibender Zahn bricht ungefähr im 18. Lebensjahr der 3. Molar durch. So brechen in einem Zeitraum von 18 Jahren verschiedene Zähne in die Mundhöhle durch; im Alter von 5–6 Jahren bis 12 Jahren hat das Kind ein Wechselgebiss, das sowohl aus Milch- als auch aus bleibenden Zähnen besteht (Abb. 1.**2b**).

Makromorphologische Begriffe

Karies entsteht an sogenannten **Prädilektionsstellen**:

- Im Milchgebiss sind dies hauptsächlich die Approximal- und Okklusalflächen und gelegentlich die Glattflächen am Zahnfleischsaum.
- Im bleibenden Gebiss gelten als solche vor allem die Okklusalflächen, Foramina caeca und später die Approximalflächen.
- Bei älteren Patienten entsteht Karies auch an den Wurzeloberflächen.

Im folgenden Abschnitt werden die makromorphologischen Begriffe im Zusammenhang mit diesen Kariesprädilektionsstellen der Zähne beschrieben.

Okklusalflächen

In einem einfachen Modell regte Carlsen 1987 [3] an, die Kronen der Zähne in **Höcker** zu unterteilen – von 1 (z. B. Schneidezähne) bis zu 5 (z. B. manche Molaren).

Häufig haben Molaren 4–5 Höcker, jeder mit einer ausgeprägten Höckerspitze. Bei unteren Molaren liegen drei dieser Höcker (Abb. 1.**3a**) bukkal, nämlich der mesiobukkale, der zentrobukkale und der distobukkale Höcker, die auf der Okklusalfläche durch die mesiobukkale und distobukkale Fissur voneinander getrennt sind. Diese Fissur

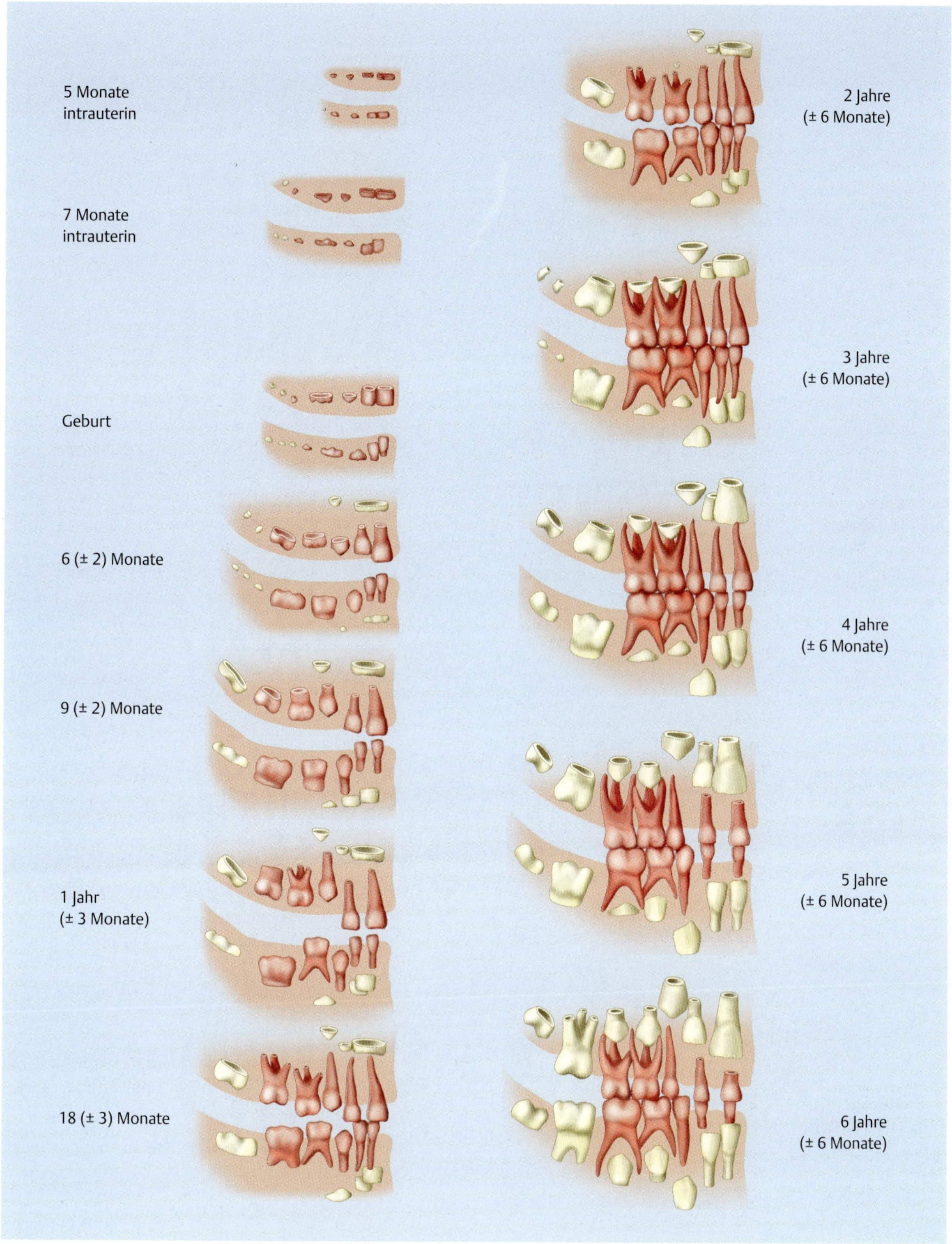

Abb. 1.**2**
a Entwicklung der Milchzähne (nach Schour und Massler [5]).

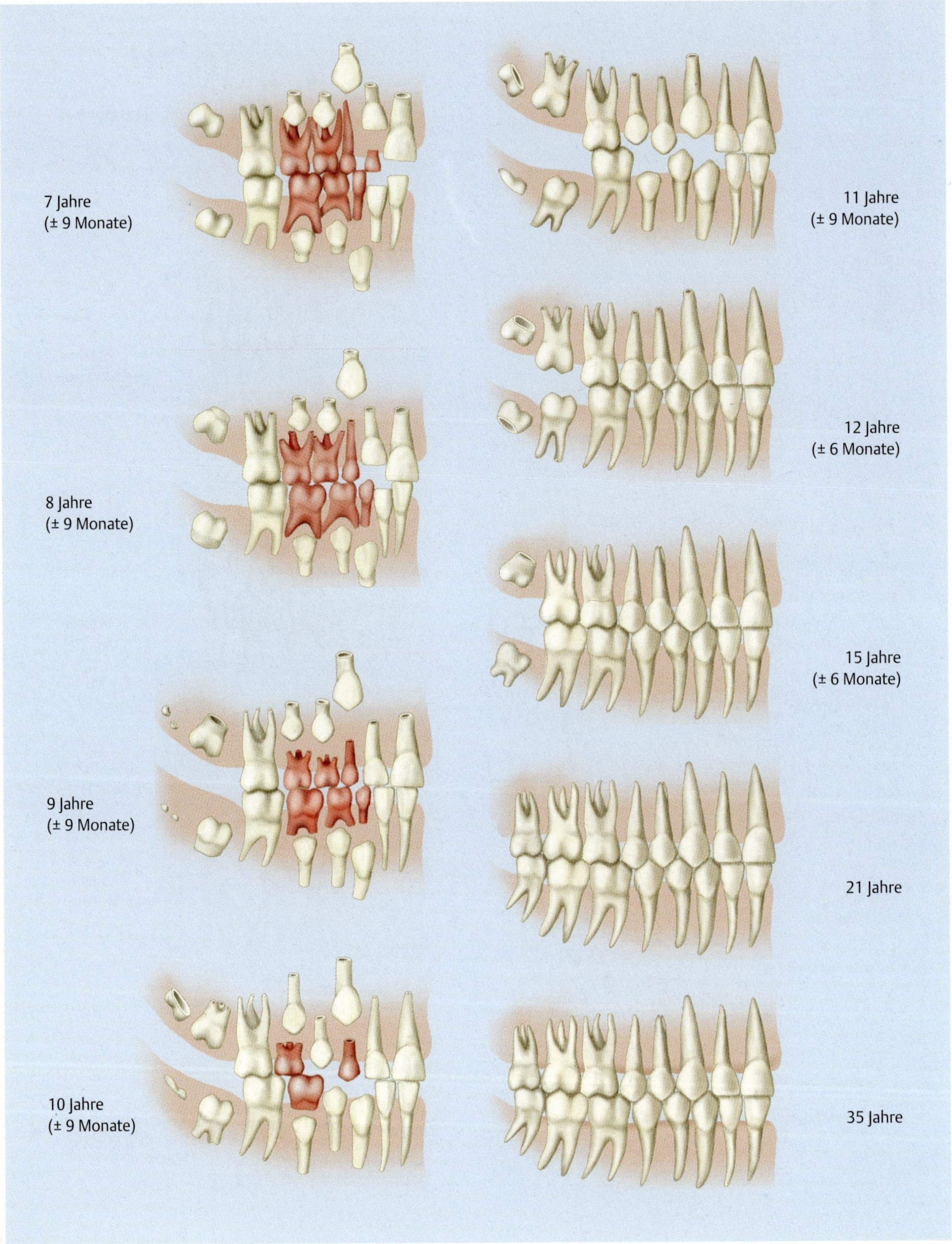

b

Abb. 1.**2**
b Entwicklung der Zähne im Wechselgebiss und im bleibenden Gebiss (nach Schour und Massler [5]).

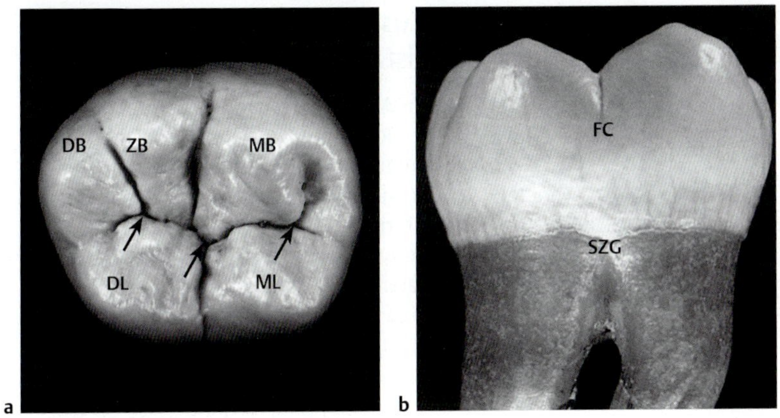

Abb. 1.3 Permanenter 1. Molar.
a Okklusale Ansicht. **MB, ZB** und **DB** bezeichnen den mesiobukkalen, zentrobukkalen bzw. distobukkalen Höcker. **ML** und **DL** bezeichnen den mesiolingualen bzw. distolingualen Höcker. Die **Pfeile** kennzeichnen das Zusammentreffen der Fissuren (Fossae).
b Linguale Ansicht. Die Schmelzlinie am Zahnhals, d. h. die Schmelz-Zement-Grenze **(SZG)**, trennt die Zahnkrone von der Wurzel. **FC:** Foramen caecum.

reicht bis auf die Bukkalfläche. Insbesondere die mesiobukkale Fissur kann zervikal in einer (manchmal tiefen) Vertiefung enden, die als **Foramen caecum** bezeichnet wird. Die beiden übrigen Höcker liegen lingual: Der mesiolinguale und der distolinguale Höcker werden auf der Okklusalfläche durch die linguale Fissur getrennt. Die mesialen und distalen Fissuren trennen die bukkalen Höcker von den lingualen Höckern. Wo die Fissuren zusammentreffen, entsteht eine Vertiefung, die als **Grübchen** bezeichnet wird. Molaren haben also häufig mindestens 3 Grübchen: das mesiale, das zentrale und das distale Grübchen (Abb. 1.3a). Auf jedem Höcker gibt es außerdem mehrere **Parafissuren.** Auf den Randleisten insbesondere der Molaren verlaufen gelegentlich Parafissuren abwärts auf die Approximalflächen.

Prämolaren haben üblicherweise 2 Höcker, einen bukkalen und einen lingualen, die durch die mesiodistal verlaufende Längsfissur voneinander getrennt werden.

Die Gesamtheit der Fissuren und Grübchen auf der Okklusalfläche werden als **„Grübchen-Fissuren-System"** bezeichnet. Auf den Okklusalflächen entsteht Karies am häufigsten in engen Fissuren und in den Grübchen [9].

Approximalflächen

Bei den Approximalflächen müssen mindestens 3 makromorphologische Charakteristika, die die Entstehung von Karies beeinflussen können, berücksichtigt werden:

- die Größe und Anordnung der approximalen Kontaktbereiche: Die Approximalflächen von Zähnen mit kleinen Kontaktpunkten (Frontzähne) sind weniger häufig von Karies betroffen als die Approximalflächen von Zähnen mit ausgedehnten Kontaktbereichen an den Approximalflächen (Molaren) [10] [11].
- die Krümmung der Approximalflächen: Bestimmte Molaren beider Dentitionen weisen an den Approximalflächen eine konkave Krümmung auf [3].
- Parafissuren im Bereich von Randleisten (Abb. 1.3a) tragen möglicherweise zu einem ungleichmäßigen Kontakt zwischen benachbarten Zähnen bei.

Die Schmelz-Zement-Grenze und die Wurzeln

Die Schmelzlinie am Zahnhals (Abb. 1.3b) wird auch als Schmelz-Zement-Grenze bezeichnet und ist die anatomische Trennlinie zwischen der Zahnkrone und dem Wurzelkomplex [3]. Bei Patienten mit gesundem Zahnfleisch verläuft diese Linie auf einer Höhe mit der marginalen Gingiva. Die Schmelz-Zement-Grenze ist unregelmäßig und rau, sodass sich Mikroorganismen leicht an diesen Bereich des Zahns anheften können.

Abgesehen von einigen Einziehungen an den Wurzeln bestimmter Zähne gibt es keine makromorphologischen Strukturen, die die Kariesentstehung an den Wurzeln begünstigen. Vielmehr fördert die von Selbstreinigungskräften geschützte Lage der Zahnhalsregion die Anheftung von Mikroorganismen und damit die Plaquebildung. Kommt es zu einem Rückgang der Gingiva, bilden sich neue Plaqueakkumulationsbereiche, an denen Wurzelkaries entstehen kann.

MERKE

Karies entsteht häufig an bestimmten Stellen der Zähne: auf den Okklusalflächen, den Approximalflächen und am Gingivarand.

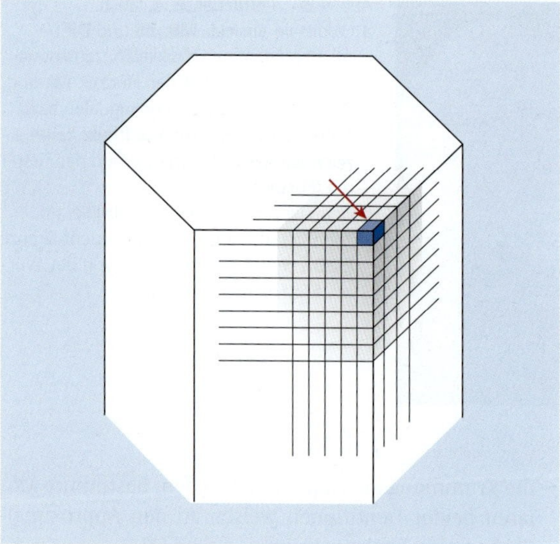

Abb. 1.**4** Schematische Darstellung der Struktur eines HAP-Kristalls. Die kleinste sich wiederholende Einheit des Kristalls im Zahnschmelz (Pfeil) hat in ihrer reinsten Form die Formel $Ca_5(PO_4)_3(OH)$.

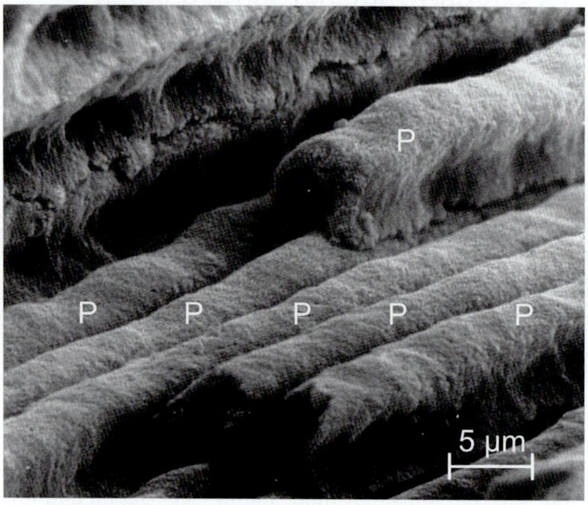

Abb. 1.**5** Rasterelektronenmikroskopaufnahme der aus den Kristallen aufgebauten Zahnschmelzprismen (P).

Der Zahnschmelz

Der Zahnschmelz wird in 2 Schritten von **Ameloblasten** gebildet. In der **sekretorischen Phase** der Amelogenese sezernieren die Ameloblasten Proteine in solcher Weise, dass die endgültige Gestalt das Zahns geformt wird. Gleichzeitig wird ein Teil des Proteins durch Mineral ersetzt [12]. Der überwiegende Teil des Proteins wird allerdings während der **Reifungsphase** der Amelogenese durch Mineral ersetzt. Die Reifungsphase dauert mehrere Jahre. Die Amelogenese endet mit dem Beginn des Durchbruchs des Zahns, wenn das reduzierte Schmelzepithel mit den oralen Epithelzellen verschmilzt. Eine ausführlichere Darstellung findet sich bei Mjør u. Fejerskov (1986 [12]).

Chemische Zusammensetzung und Apatitkristalle

Der anorganische Anteil am reifen Zahnschmelz beträgt 96–97 Gew.%, der Rest sind organische Substanzen und Wasser. Nach Volumen besteht Zahnschmelz zu 86% aus Mineral, zu 12% aus Wasser und zu ungefähr 2% aus organischem Material [12].

Der anorganische Anteil des Schmelzes besteht aus Kristallen. In der Materialforschung ist ein Kristall ein Feststoff, dessen Atome, Moleküle oder Ionen in einem sich wiederholenden, 3-dimensionalen Muster regelmäßig angeordnet sind. Die von den Ameloblasten produzierten Kristalle bestehen aus Kalziumphosphatverbindungen. In ihrer reinsten Form hat die kleinste sich wiederholende Einheit von Kristallen im Zahnschmelz die Formel $Ca_5(PO_4)_3(OH)$, das sogenannte **Hydroxylapatit** (HAP) (Abb. 1.**4**). Die Kristalle sind im Querschnitt ungefähr hexagonal, mit einem Durchmesser von ca. 40 nm. Die Länge der Kristalle ist schwer zu bestimmen, doch geht man heute davon aus, dass sie zwischen 100 und 1000 nm beträgt [13].

Auf chemischer Ebene sind verschiedene Substitutionen des Ions in HAP möglich und es bilden sich verunreinigte Formen von HAP: Zum Beispiel ergibt die Substitution mit Fluorid **Fluorhydroxylapatit** (FHAP), mit Karbonat **Karbonathydroxylapatit** (KHAP) und mit Magnesium **Magnesiumhydroxylapatit** (MHAP). **Fluorapatit** ist ein Kristall, in dem (beinahe) alle OH^--Ionen in HAP durch Fluoridionen ersetzt wurden und das eine geringere Löslichkeit als HAP hat. Im menschlichen Zahnschmelz ist dies jedoch selten [14]. Häufiger kommt es vor, dass die OH^--Ionen nur teilweise durch Fluoridionen ersetzt werden und FHAP gebildet wird. Diese Kristalle haben ebenfalls eine geringere Löslichkeit als HAP, das wiederum eine geringere Löslichkeit hat als CHAP [15] [16] [17]. Diese chemischen Bedingungen haben großen Einfluss auf den Kariesprozess und werden in Kap. **2** und Kap. **3** näher behandelt.

Die einzelnen Kristalle sind in Stäbchen (Prismen) (Abb. 1.**5**) von ungefähr 4–5 µm Durchmesser angeordnet, die von der Schmelz-Dentin-Grenze zur Oberfläche reichen. In den Prismen sind alle Kristalle parallel ausgerichtet, außer an der Peripherie, wo die Kristalle gegenüber dem Kern des Prismas in eine andere Richtung verlaufen. Daher ist der Raum zwischen den Kristallen (der interkristalline Raum, auch Porenvolumen genannt, mit Luft, Wasser oder Proteinen gefüllt) in der Peripherie der Prismen größer als in ihrem Inneren. Da die Peripherie eines Prismas an die Peripheriebereiche anderer Prismen stößt, ist das Porenvolumen zwischen den Prismen deutlich größer als im Kern der Prismen (Abb. 1.**6**). Dies ist von Relevanz für die Kariesentstehung, da Säuren und andere Stoffe Bereiche mit einem größeren Porenvolumen leichter durchdringen können (s. a. Kap. **3**).

Aufgrund dieser gleichförmigen Struktur des Zahnschmelzes mit eng gepackten Kristallen dringt **Licht** durch ihn hindurch und wird vom Dentin reflektiert oder absorbiert. In gut mineralisierten bleibenden Zähnen ist der

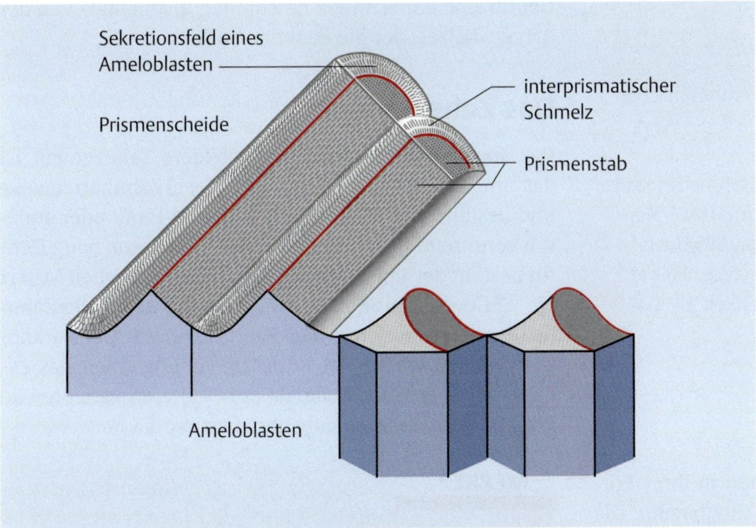

Abb. 1.**6** Schematische Darstellung der 3-dimensionalen Anordnung der Zahnschmelzkristallite in den Stäbchen (Prismen), welche sich aus der Bildung durch die Ameloblasten ergibt. Es ist deutlich zu erkennen, dass die Ausrichtung der Kristalle in der Peripherie der Prismen abrupt wechselt, was an den Prismengrenzen zu vergrößerten interkristallinen Räumen führt [45].

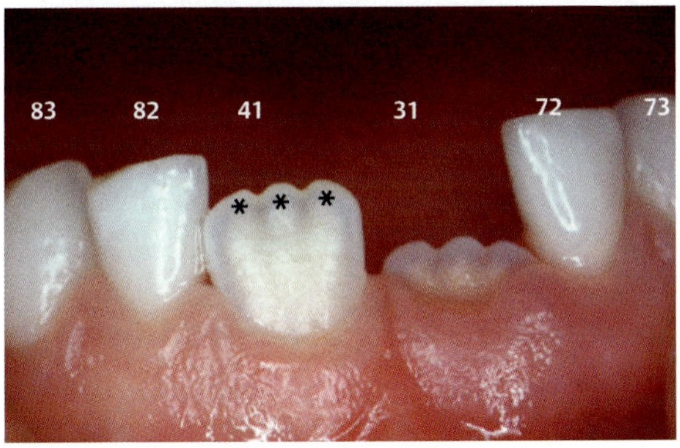

Abb. 1.**7** Unterkieferfront eines 6-jährigen Kindes mit durchbrechenden permanenten 1. Schneidezähnen. Durch die Farbe des durchschimmernden Dentins erscheinen sie etwas gelblicher als die benachbarten, weniger durchscheinenden Milchzähne.
* Mammelons.

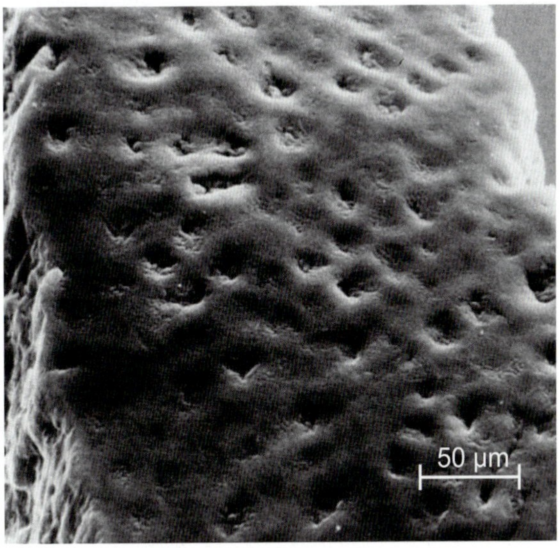

Abb. 1.**8** Rasterelektronenmikroskopaufnahme einer Zahnschmelzoberfläche mit Entwicklungsdefekten in Form von Grübchen der Tomes-Fortsätze. Die Grübchen sind groß genug, dass Mikroorganismen darin geschützt sind.

Zahnschmelz durchscheinend und die Zähne erhalten ihre eigentliche Farbe vom darunterliegenden Dentin (Abb. 1.**7**). Vergrößert sich das **Porenvolumen** des Zahnschmelzes, wird das Licht im Zahnschmelz vermehrt gestreut und reflektiert, wodurch die weiße Farbe entsteht. Milchzähne (Abb. 1.**7**), die ein größeres Porenvolumen aufweisen als der Zahnschmelz der bleibenden Zähne, erscheinen daher weißer als die bleibenden Zähne.

Makroskopisch bzw. klinisch betrachtet, erscheint Zahnschmelz im Allgemeinen glatt und gleichmäßig (Abb. 1.**3**, Abb. 1.**7**), doch bei starker Vergrößerung weist der Oberflächenzahnschmelz zahlreiche **Entwicklungsdefekte** wie Unebenheiten und Risse auf [18] [19] sowie normale anatomische Merkmale wie die Grübchen der Tomes-Fortsätze, die dem Kopf der Ameloblasten entsprechen (Abb. 1.**8**). So gibt es eine Vielzahl von Unebenheiten in der Zahnschmelzoberfläche, in denen Mikroorganismen vor mechanischen Kräften geschützt sind.

In Teilbereichen des Oberflächenzahnschmelzes und insbesondere bei Milchzähnen ist der Zahnschmelz von Kristallen überzogen, die nicht in Prismen angeordnet sind. Vielmehr sind die einzelnen Kristalle senkrecht zur Oberfläche ausgerichtet. Diese Schicht wird als aprismatischer Zahnschmelz [12] bezeichnet und kann beim Ätzen des Zahnschmelzes für Versiegelungs- und adhäsive Verfahren Probleme verursachen (s. Kap. **15**).

MERKE

Zahnschmelz ist das härteste Gewebe des menschlichen Körpers, aber dennoch in Säuren mit einem pH-Wert unter 5,5 löslich.
Die anorganischen Bestandteile des Zahnschmelzes sind Hydroxylapatit (HAP), Fluorhydroxylapatit (FHAP), Karbonathydroxylapatit (KHAP) und Magnesiumhydroxylapatit (MHAP). FHAP hat eine geringere Löslichkeit als HAP, das wiederum eine geringere Löslichkeit als KHAP und MHAP hat.

Das Pulpa-Dentin-Organ

Das Dentin und die Pulpa (Abb. 1.1) stehen in ihrer Entwicklung und Funktion in engem Bezug zueinander. Die Odontoblasten (die für die Bildung des Dentins zuständigen Zellen) sind von den Pulpazellen nur durch eine zellfreie Zone getrennt.
Im Gegensatz zum Zahnschmelz wird Dentin auch nach dem Abschluss der Kronenentwicklung weiterhin gebildet. Die Bildung dieses sogenannten Sekundärdentins führt mit der Zeit zu einer Verkleinerung der Pulpahöhle.
Das **Dentin** besteht zu ungefähr 70 Gew.-% aus anorganischem Material, zu 18 Gew.-% aus organischem Material und zu 12 Gew.-% aus Wasser [12]. Wie auch beim Zahnschmelz besteht das anorganische Material aus Hydroxylapatitkristallen, die jedoch kleiner sind als im Zahnschmelz (20 nm lang, <20 nm breit und 3,5 nm dick). Auch im HAP des Dentins können die Ionen durch andere Ionen, wie z. B. Fluorid, ersetzt werden. Das organische Material besteht zu ungefähr 90% aus Kollagen. Die Strukturelemente des Dentins sind die Dentinkanälchen, in denen – umgeben vom periodontoblastischen Raum – die Odontoblastenfortsätze verlaufen, das peritubuläre Dentin und das intertubuläre Dentin. Der Mineralgehalt variiert in diesen verschiedenen Bereichen des Dentins, wobei der Mineralgehalt des peritubulären Dentins am höchsten ist. Dentin ist ein lebendes Gewebe, das auf Reize wie Karies reagiert, indem weiteres Dentin gebildet wird, was insbesondere zu tubulärer Sklerose und der Bildung von Tertiärdentin (auch Reparationsdentin genannt) führen kann (s. Kap. 3).
Die **Pulpa** besteht zu 25 Gew.-% aus organischem Material und zu 75 Gew.-% aus Wasser. Der organische Anteil setzt sich aus Bindegewebszellen (Fibroblasten), Kollagenfasern und Grundsubstanzen (Proteoglykane und Fibronektin) zusammen [12]. Arteriolen und kleine Venen führen durch das apikale Foramen und akzessorische Wurzelkanäle in die Pulpa hinein bzw. aus ihr hinaus. Die Pulpa ist stark vaskularisiert, jedoch ändert sich dies mit zunehmendem Alter. Die Nerven folgen dem Verlauf der Blutgefäße und so finden sich oft in der Pulpa Stränge aus Arterie, Vene und Nerven. Endigungen der Nervenfasern in der Pulpa sind oft neben den Odontoblastenfortsätzen im Dentin anzutreffen. Empfindungen in der Pulpa und im Dentin sind auf Schmerz beschränkt, unabhängig von der Art des Reizes, der die Reaktion auslöst.

Das Zahnzement

Das von den Zementoblasten gebildete Zahnzement ist das am wenigsten mineralisierte der 3 Zahnhartgewebe und besteht zu 65 Gew.-% aus HAP und FHAP oder anderen verunreinigten Formen von HAP. Wie auch beim Dentin besteht der überwiegende Teil der organischen Matrix (ca. 23 Gew.-%) aus Kollagen. Das Zement ist Teil des Zahnhalteapparats welcher den Zahn mit dem Alveolarknochen verbindet. Bei der Kariesentstehung spielt das Zement keine größere Rolle, da es bei älteren Patienten an Prädilektionsstellen häufig abradiert wird.

MERKE

Im Gegensatz zum Zahnschmelz ist Dentin ein lebendes Gewebe mit einem geringeren anorganischen Anteil und ist in Säure besser löslich als Zahnschmelz. Das Zahnzement wird häufig abradiert, bevor Karies entsteht.

Der Speichel

Speichelproduktion, Speicheldrüsen

Speichel wird hauptsächlich von den 3 großen Speicheldrüsen gebildet: den Ohrspeicheldrüsen (*Glandulae parotidae*), den Unterkieferdrüsen (*Glandulae submandibulares*) und den Unterzungendrüsen (*Glandulae sublinguales*) (Abb. 1.9). Die tägliche Speichelsekretion beträgt **0,7-1,5 Liter** [20]. Unstimuliert werden durchschnittlich **0,25 ml** Speichel **pro Minute** gebildet, während nach Stimulation durchschnittlich **0,7 ml pro Minute** produziert werden. Der Speichel bedeckt alle Oberflächen in der Mundhöhle mit einem dünnen Film. Die Ohrspeicheldrüsen sezernieren einen wässrig-dünnen Speichel, der reich an Amylase ist (einem Enzym zum Abbau von Zucker). Die Unterkieferspeicheldrüsen sezernieren einen zähen, schleimigen Speichel, der reich an Muzin ist (einem Protein, das als Gleitmittel und zum Schutz von Oberflächen im Körper dient). Die Unterzungenspeicheldrüsen sezernieren schleimigen Speichel. Unstimuliert werden 2 Drittel des gesamten Speichels von der Unterkieferspeicheldrüse produziert. Im stimulierten Zustand werden 50% des Speichels von den Ohrspeicheldrüsen und 35% von den Unterkieferspeicheldrüsen sezerniert. Achtet man bewusst darauf, stellt man fest, dass der Boden der Mundhöhle stets befeuchtet ist. Ungefähr 10% der täglich ausgeschiedenen Speichelmenge wird von den kleinen Speicheldrüsen in der Zunge, den Lippen und dem Gaumen gebildet.

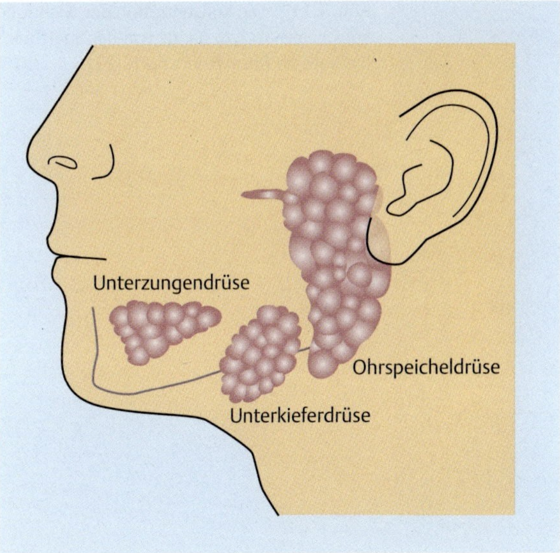

Abb. 1.**9** Schematische Darstellung der Lage und Bezeichnung der 3 großen paarigen Speicheldrüsen, die über 90% des täglich sezernierten Speichels produzieren.

Funktion des Speichels

Speichel besteht zu über 99% aus Wasser; der Rest sind Elektrolyte und organische Bestandteile wie Proteine, Glykoproteine und Enzyme. Die für die Karies relevanten Funktionen des Speichels hängen mit allen 3 Bestandteilen zusammen.

Das **Wasser** im Speichel trägt zu den folgenden Funktionen bei:

- Spülen des Munds (Clearance-Rate)
- Lösung von Nahrungsbestandteilen
- Bildung des Nahrungsklumpens (Bolus)
- Beseitigung von Nahrungsmittelresten und Bakterien
- Verdünnung von Abfallprodukten
- Befeuchtung der oralen Weichgewebe
- Erleichtern von Kauen, Schlucken und Sprechen

Die **Elektrolyte** haben die folgenden Funktionen:

- Aufrechterhaltung einer übersättigten Kalzium- und Phosphatkonzentration in Bezug auf Hydrocylapatit
- Pufferwirkung zur Neutralisation von Säuren

Die **organischen Bestandteile** haben die folgenden Funktionen:

- Beteiligung an der Bildung der Pellikel
- Bildung eines Schleimfilms
- antimikrobielle Wirkung
- Beteiligung am Verdauungsprozess

Clearance-Rate: Die orale Clearance kann als Verdünnung und Beseitigung von Substanzen in der Mundhöhle definiert werden und schnell oder langsam erfolgen [21]. Abb. 1.**10** stellt das Prinzip anhand eines Diagramms von 2 Personen mit unterschiedlichen Speichel-Clearance-Raten dar [21]. Die Clearance-Rate von Person 1 ist hoch, die von Person 2 niedriger. Die Graphen in Abb. 1.**10** (b) illustrieren die entsprechenden Veränderungen des pH-Werts in der Plaque (Definition s. u.) nach Zuckerzufuhr. Die Abbildung soll veranschaulichen, dass eine geringe Clearance-Rate zu einem stärkeren pH-Abfall im Speichel bzw. in der Plaque führen kann, sodass der pH-Wert gegenüber einer höheren Clearance-Rate niedriger ist und länger niedrig bleibt, was möglicherweise schädlicher für die Zähne ist. Die Clearance-Rate wird von der Speichelfließrate und der Speichelmenge im Mund vor und nach dem Schlucken bestimmt. Daher erhöht eine Stimulation der Speichelsekretion durch das Kauen von Kaugummi die Clearance-Rate.

Elektrolyte: Unter kariologischen Aspekten sind die wichtigsten Elektrolyte des Speichels Kalzium, anorganische Phosphate, Bikarbonate und Fluoride. Die Konzentration der verschiedenen Elektrolyte im Speichel hängt in hohem Maße von der Speichelfließrate ab (Abb. 1.**11**) [22] [23]. Ein Anstieg der Fließrate geht offenbar mit einer Erhöhung der Elektrolytkonzentration – mit Ausnahme der anorganischen Phosphate – einher. Der pH-Wert von Speichel liegt im Ruhezustand und bei Stimulation zwischen 6 und 7. Auf diesem Niveau ist der Speichel mit den

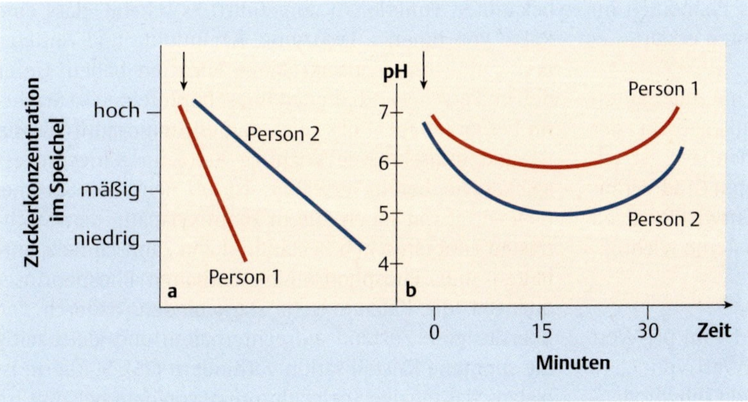

Abb. 1.**10** Vereinfachte Darstellung der Clearance-Raten von 2 Personen nach Zuckerzufuhr (Pfeil). Links (a): Bei Person 1 wird Zucker schneller beseitigt als bei Person 2. Rechts (b): Die Folgen davon hinsichtlich des pH-Werts. Person 2 hat einen niedrigeren pH-Wert für einen viel längeren Zeitraum als Person 1. Unter solchen Umständen ist es wahrscheinlich, dass Karies bei Person 2 schneller entsteht als bei Person 1.

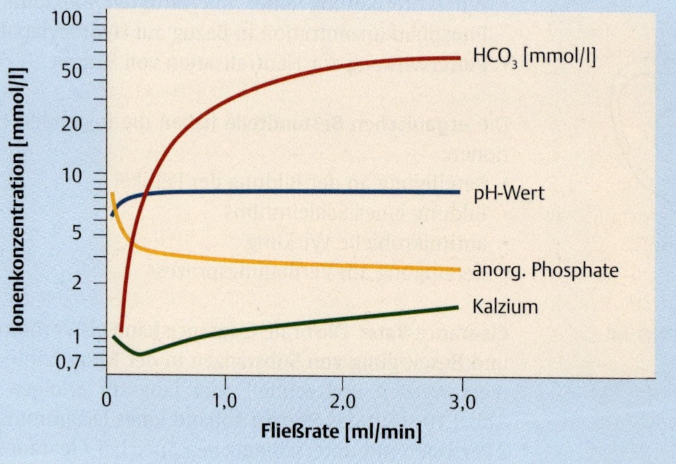

Abb. 1.11 Die Konzentration der wichtigen Speichelelektrolyte hängt von der Speichelfließrate ab (modifiziert nach [23]).

Tab. 1.1 Organische Bestandteile im Speichel und ihre möglichen Funktionen.

organischer Bestandteil	Funktion
Amylase	Stärkeabbau
Lysozym	antimikrobielle Aktivität durch Zerstörung der Zellmembran von Bakterien
Lactoferrin	antimikrobielle Aktivität durch hohe Affinität zu Eisen
Peroxidase	antimikrobielle Aktivität und Schutz vor H_2O_2
Agglutinine	antimikrobielle Aktivität durch Agglutination von Bakterien zu Aggregaten
Statherin	Verhinderung spontaner Ausfällung
Antikörper	IgA/IgG, IgM: Verhinderung der Adhäsion, Verbesserung der Phagozytose

entsprechenden Ionen übersättigt, was zur Ausfällung der Elektrolyte und der Bildung von Mineralen auf der Zahnoberfläche führen müsste. Warum dieses Phänomen im Allgemeinen nicht auftritt, wird weiter unten erklärt.

Puffer: Speichel enthält außerdem Systeme, die Säuren von zuckerfermentierenden Mikroorganismen in der Mundhöhle puffern. In diesem Zusammenhang ist ein Puffer ein Stoff, der bis zu einem bestimmten Grad Veränderungen des pH-Werts abfängt. Für die Entwicklung von Karies sind die beiden folgenden Puffersysteme wichtig:

- das Phosphatsystem
- das Bikarbonatsystem

Die Form des Phosphats im Speichel wird vom pH-Wert des Speichels beeinflusst. Bei einem pH-Wert von 7,5–6 liegt das Phosphat überwiegend in Form von Dihydrogen-($H_2PO^-_4$) und Monohydrogenphosphat (HPO^{2-}_4) vor und nimmt H^+-Ionen gemäß der folgenden Reaktion auf:

$$H^+ + HPO^{2-}_4 \rightleftarrows H_2PO^-_4$$

Wenn der pH-Wert sinkt, d. h. wenn die H^+-Konzentration steigt, bindet das Monohydrogenphosphat ein Wasserstoffion und wird zu Dihydrogenphosphat. Wenn also ausreichend Monohydrogenphosphat vorhanden ist, um mit den H^+-Ionen zu reagieren, sinkt der pH-Wert nicht weiter.

Das Bikarbonatsystem greift bei einem niedrigeren pH-Wert (ca. pH 6) als das Phosphatsystem und nimmt H^+-Ionen gemäß der folgenden Reaktion auf:

$$H^+ + HCO_3^- \rightleftarrows H_2CO_3 \rightleftarrows CO_2 + H_2O$$

Dieses System funktioniert am besten bei stimulierter Speichelproduktion, da die Konzentration der HCO_3^--Ionen mit zunehmender Speichelfließrate steigt (Abb. 1.11) [22] [23] [24]. Die Freisetzung von Kohlenstoffdioxidgas (CO_2) aus dem Speichel steigert die Pufferkapazität des Systems zusätzlich, da die Reaktion dadurch nach rechts verschoben wird.

Organische Bestandteile des Speichels: In Tab. 1.1 sind die wichtigsten Proteine und Enzyme des Speichels und ihre bekannten Funktionen aufgeführt. Es scheint, dass eine Reihe von ihnen – Lysozyme, Agglutinine und Antikörper – eine rein antimikrobielle Funktion haben. Unter den im Speichel enthaltenen Phosphoproteinen ist **Statherin** hervorzuheben, das reich an der Aminosäure Tyrosin ist und indirekt eine wichtige Rolle im Kariesprozess spielt. Wie bereits erwähnt, ist pH-neutraler Speichel übersättigt mit Ionen, die in Hydroxylapatit, dem wichtigsten anorganischen Bestandteil von Zahnschmelz, enthalten sind. Phosphoproteine enthalten Phosphorinsequenzen, die Kalzium sehr stark binden, dadurch den übersättigten Zustand aufrechterhalten und gleichzeitig die spontane Kristallisation verhindern [25]. Statherin ist bislang das einzige Speichelprotein, von dem bekannt ist, dass es sowohl die primäre als auch die sekundäre Ausfällung von Hydroxylapatit im übersättigten Milieu des Speichels verhindert. Da Statherin und andere Inhibitoren Proteine sind, unterliegen sie der mikrobiologischen Zersetzung, insbesondere durch Säuren in der Plaque.

Pellikel

Die Pellikel ist ein dünner, bakterienfreier Film, der die Zähne überzieht (Abb. 1.**12**). Sie bildet sich durch die Adsorption von Speichelproteinen, z. B. Glykoproteinen, die eine hohe Affinität für das Mineral in der Zahnoberfläche besitzen [26]. Die positiv geladenen Hydroxylapatitkristalle ziehen negativ geladene organische Bestandteile des Speichels an. Wird die Pellikel entfernt, z. B. während einer professionellen Zahnreinigung, setzt die Neubildung innerhalb von Sekunden ein. Die Stärke der Pellikel variiert in verschiedenen Bereichen der Zähne und beträgt im Allgemeinen 1–10 µm. Sie kann jedoch auch dicker werden und sich durch Farbstoffe im Essen oder in Tabak verfärben.

Die Pellikel spielt eine wichtige Rolle beim Schutz des Zahnhartgewebes vor mechanischen und chemischen Verletzungen. Mechanisch schützt sie vor Abrieb und chemisch wirkt sie als selektiv permeable Diffusionsbarriere [27].

Hyposalivation

Die Diagnose „Hyposalivation“ wird gestellt, wenn die Speichelfließrate im nicht stimulierten Zustand unter 0,1 ml/min oder bei Stimulation unter 0,7 ml/min beträgt [28].

Die folgenden Einflüsse können die Speichelfließrate beeinträchtigen, sodass es zur Hyposalivation kommt:

- Medikamenteneinnahme, z. B. Antidepressiva, Diuretika, Antihistaminika, Antihypertensiva, Antiemetika und Narkotika
- Bestrahlung
- Diabetes mellitus, Autoimmunerkrankungen, AIDS
- Menopause
- Essstörungen
- Speichelsteine

Xerostomie ist das subjektive Empfinden von Mundtrockenheit, das häufig die orale Funktion und sogar die Lebensqualität beeinträchtigt. Eine Speichelfließrate von weniger als 0,16 ml/min führt zu einem erhöhten Kariesrisiko [29] (Abb. 1.**13**) infolge der oben genannten Gründe (niedrige Clearance-Rate, geringere Sättigung mit wichtigen Elektrolyten).

MERKE

Speichel reduziert die Auflösung der Zahnhartgewebe durch seine Reinigungsfähigkeit, seinen Elektrolytgehalt und seinen Gehalt an antimikrobiellen Faktoren. Hyposalivation erhöht daher das Risiko einer Kariesentstehung.

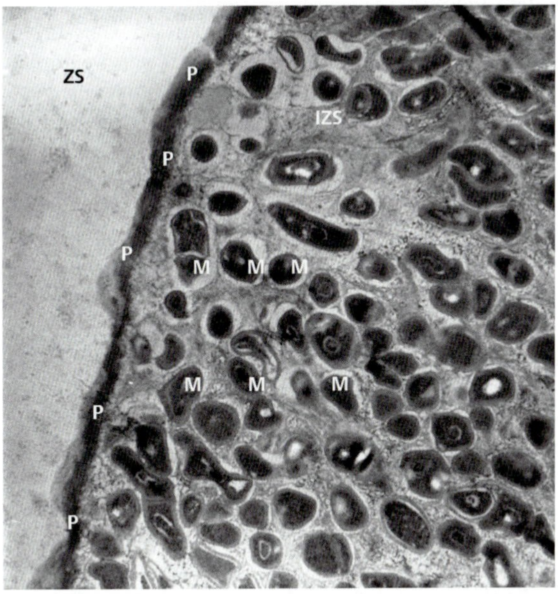

Abb. 1.**12** Transmissionselektronenmikroskopische Untersuchung von Plaque, die aus Mikroorganismen **(M)** und interzellularen Substanzen **(IZS)** besteht. Diese befinden sich in direktem Kontakt mit der Pellikel **(P)**, die wiederum direkt am Zahnschmelz **(ZS)** anhaftet, der in diesem Präparat entfernt wurde.

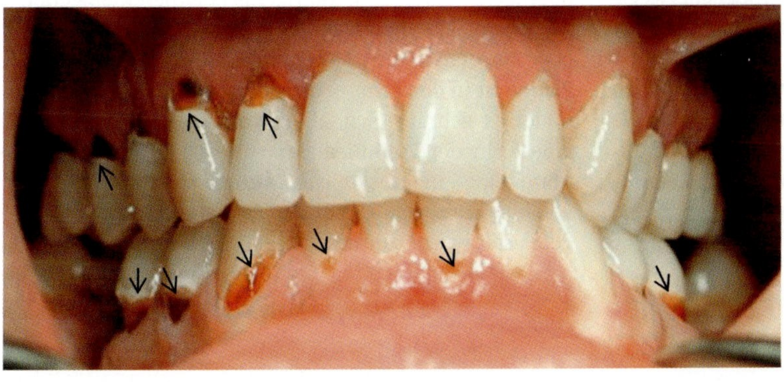

Abb. 1.**13** Beispiel eines Patienten, der infolge der Einnahme von Antidepressiva an Hyposalivation (Speichelfließrate im Ruhezustand: 0,05 ml/min) und Xerostomie leidet. Die Mundschleimhaut ist trocken und Karies (Pfeile) hat sich überwiegend an den Zahnhälsen gebildet.

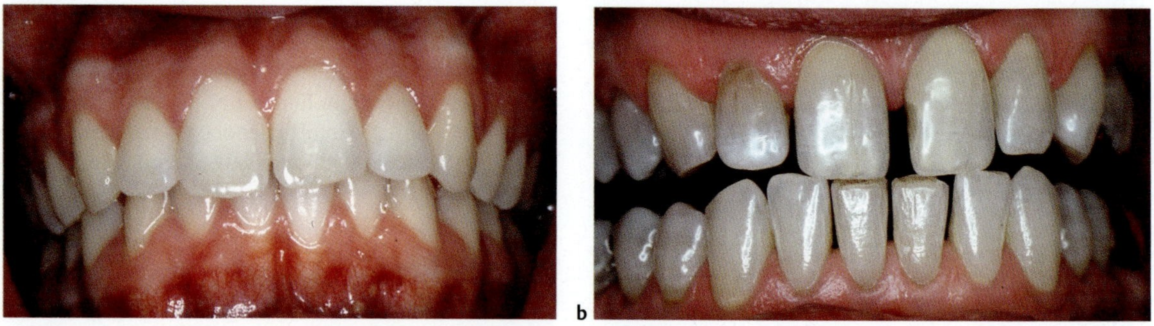

Abb. 1.**14** Gebiss eines jungen **(a)** und eines alten **(b)** Menschen. Abnutzung ist ein natürlicher Alterungsprozess und wird nur dann pathologisch, wenn sie für das entsprechende Alter zu stark ist und klinische Beschwerden verursacht.

Altersbedingte Veränderungen

Die meisten Gewebe des menschlichen Körpers haben einen physiologischen Umsatz ihrer Komponenten. Die Umsatzrate variiert je nach Gewebe: Der Umsatz von Pulpagewebe gilt als hoch, während der von Dentin und Zement gering ist. Zahnschmelz ist – nach seiner vollständigen Bildung – ein Gewebe ohne biologischen (durch Zellen vermittelten) Stoffumsatz. Die Veränderung des Zahnschmelzes im Verlauf des Lebens ist daher physikalisch-chemischer Natur. Abnutzung führt zum Verlust von Schneidezahnhöckerchen, Perikymatien und Imbrikationslinien, was mit zunehmendem Alter zu einem flacheren Erscheinungsbild der Zähne führt (vergl. Abb. 1.**14**). Auf Kristallebene hat älterer Zahnschmelz einen höheren Fluoridanteil [30]. Die Gründe hierfür werden in Kap. **2** und Kap. **12** behandelt.

Im **Dentin** finden mindestens 2 altersbedingte Veränderungen statt. Dies sind

- die physiologische Bildung von **Sekundärdentin,** in Abgrenzung zum Primärdentin, das bis zur vollständigen Ausformung des Zahns gebildet wird und
- die allmähliche Verengung der Dentinkanälchen, die als **Dentin-** oder **tubuläre Sklerose** bezeichnet wird.

Die Veränderungen des Dentins im Verlauf des Lebens haben einige klinische und kosmetische Folgen [31]. So kann die Verkleinerung der Pulpahöhle infolge der Bildung von Sekundärdentin zwar die Reaktion und Freilegung der Pulpa verhindern, erschwert möglicherweise aber auch eine Behandlung der Pulpa. Tubuläre Sklerose führt zu einer Verringerung der Empfindlichkeit und Durchlässigkeit, wobei Letzteres ein tieferes Eindringen toxischer Agenzien in das Dentin verhindern kann. Die Gesamtheit der Veränderungen im Dentin (Kondensation) beeinflussen die Farbe der Zähne. Da der Zahnschmelz relativ transluzent ist, erscheinen ältere Zähne gelblicher als jüngere Zähne (Abb. 1.**14**).

Die auffälligste altersbedingte Veränderung des **Zements** besteht darin, dass seine Dicke sich mit der Zeit beinahe verdreifacht. Nach bestem Wissen der Autoren hat dies keinerlei klinische Folgen.

Die **Pulpa** verändert sich mit dem Alter von einem zellreichen und faserarmen Gewebe zu einem zellarmen und faserreichen Gewebe [31]. Diese Veränderungen sind aus klinischer Sicht wichtig, da sich die Reaktivität älterer Pulpa von der jüngerer Pulpa unterscheidet. Dies muss bei der Wahl von Maßnahmen zur Vitalerhaltung der Pulpa berücksichtigt werden.

Die Zusammensetzung des Speichels scheint sich mit dem Alter nur wenig zu verändern. Allerdings führt die im hohen Alter häufiger beobachtete Reduktion der Speichelsekretion (Hyposalivation) zu einer Einschränkung der protektiven Funktionen des Speichels, wodurch die Entstehung von Karies begünstigt wird [32] [33].

Generell ist es wichtig, zwischen Anzeichen der natürlichen, altersbedingten Abnutzung und Anzeichen pathologischer Prozesse zu unterscheiden. Allerdings darf dabei nicht vergessen werden, dass der Übergang zwischen „natürlicher Alterung" und „Krankheit" meistens fließend und die Definition von „Krankheit" oft kontrovers ist.

Plaque oder dentaler Biofilm?

Definition: Dentale Plaque ist ein allgemeiner Begriff für die komplexe mikrobielle Gemeinschaft auf der Zahnoberfläche, die in eine Matrix aus Polymeren eingebettet ist, welche entweder von Bakterien produziert werden oder aus dem Speichel stammen [34]. Der Begriff **dentale Plaque** ist in der Zahnmedizin seit dem Ende des 19. Jahrhunderts gebräuchlich, als er von G. W. Black definiert wurde. In der Zahnmedizin wird er zur klinischen Beschreibung makroskopisch **sichtbarer Ansammlungen von Mikroorganismen auf den Zähnen** verwendet. In jüngerer Zeit wurde zur Beschreibung von Plaque der Begriff

Tab. 1.2 Klassische Methoden zur Klassifizierung oraler Mikroorganismen sowie Beispiele.

Eigenschaft	Ausprägungsformen	Beispiele Streptokokken	Beispiele Laktobazillen
Zellmorphologie	Kokken, Stäbchen, Fäden etc.	kokkoid	stäbchenförmig
Gramfärbung der Mikroorganismen	positiv od. negativ	positiv	positiv
Zellanordnung	einzeln oder in Ketten	Ketten	zufällig, aber oft in Ketten
Bewegungen	ja/nein	nein	nein
Sporenbildung	ja/nein	nein	nein
Toleranz von Sauerstoff	aerob, fakultativ anaerob u. obligat anaerob	fakultativ anaerob	fakultativ anaerob
Katalase	positiv od. negativ	negativ	negativ
Kohlenhydratstoffwechsel	Homo- oder Heterofermentation	beides	beides

dentaler Biofilm verwendet. Ein Biofilm wird definiert als „3-dimensionale Ansammlung interagierender Mikroorganismen, die an einer Oberfläche haften und in eine Matrix extrazellulärer polymerer Substanzen eingebettet sind" [35]. Biofilme sind auch auf anderen wasserbedeckten Oberflächen zu finden, z. B. in Wasserleitungen von Dentaleinheiten und Aquarien. In diesem Buch verwenden die Autoren beide Begriffe.

MERKE

Die Begriffe „dentale Plaque" und „dentaler Biofilm" bezeichnen im Zusammenhang mit Karies dasselbe: eine makroskopisch sichtbare Ansammlung von Mikroorganismen, gemischt mit interzellularer Substanz, auf den Zähnen.

Klassifizierung oraler Mikroorganismen

Der Niederländer Antonie van Leeuwenhoek war der Erste, der mithilfe einfacher Mikroskope „kleine Tierchen" in der Plaque entdeckte. Eigentlich sah er Mikroorganismen unterschiedlicher Morphologie: einige waren klein und rund, andere recht lang, einige lagen still, während sich andere bewegten. Seit damals werden Mikroorganismen der Mundhöhle mittels einfacher und komplexerer Lichtmikroskope untersucht. Manche Mikroorganismen können eingefärbt werden, manche nicht **(grampositiv** oder **gramnegativ)** (Tab. 1.2). Die Mikroorganismen wurden auch mit Elektronenmikroskopen, durch Kultivierung auf unterschiedlichen Medien und in jüngerer Zeit mithilfe genetischer Methoden untersucht. Bis heute wurden in Biofilmen der Mundhöhle mehr als **700 verschiedene Arten** identifiziert. Die Zusammensetzung der Arten variiert von Person zu Person, an verschiedenen Stellen innerhalb der Zahnreihe und sogar an verschiedenen Stellen innerhalb der Plaque.

Tab. 1.3 illustriert die allgemeine **biologische Klassifizierungshierarchie** anhand von 2 der am gründlichsten untersuchten Mikroorganismen (Bakterien), die im Zusammenhang mit Karies stehen, nämlich Streptococcus mutans und Lactobacillus acidophilus. Beides sind Bakterien (Reich), die eine grampositive Zellwandstruktur haben (Firmicutes, Stamm). Streptococcus mutans sind kokkenförmige und Lactobacillus acidophilus stäbchenförmige Bazillen (Klasse) und das wichtigste Stoffwechselendprodukt der Kohlenhydratfermentierung ist Milchsäure, weswegen sie zur Ordnung der **Lactobacillales** gehören. Streptococcus mutans gehört zur Familie der Streptococcaceae, Lactobacillus acidophilus zur Familie der Lactobacillaceae. Zur Gattung Streptococcus, die den Großteil der Mikroorganismen in der Mundhöhle ausmacht und zu der auch die Art Streptococcus mutans zählt, gehören also fakultativ anaerobe, grampositive und kettenbildende Kokken, die sich nicht bewegen und keine Sporen bilden (Tab. 1.2). Die Gattung Lactobacillus, zu der die Art Lactobacillus acidophilus gehört, umfasst hauptsächlich fakultativ anaerobe, grampositive, stäbchenförmige Bakterien, die sich nicht bewegen und keine Sporen bilden.

Die Unterscheidung einzelner Arten kann zum Beispiel anhand von Wachstumsmustern auf einer Reihe selektiver und nicht selektiver Agarplatten erfolgen (Tab. 1.2). Streptococcus mutans kann z. B. von Streptococcus sanguinis durch das Muster der Kolonienbildung bei der Kultivation auf Mitis-salivarius-Agar unterschieden werden. Streptococcus mutans bildet schleimige granulare Kolonien, während Streptococcus sanguinis kleine, fest anhaftende Kolonien bildet. Biochemische Tests zeigen außerdem, dass Streptococcus mutans im Gegensatz zu Streptococcus sanguinis Sorbit verstoffwechselt.

Untersuchungen mit anderen, in den 1980er-Jahren aufgekommenen Techniken wie serologischen und genetischen Tests (Checkerboard DNA-DNA-Hybridisierung, Polymerase-Kettenreaktion) [36], [37] deuteten darauf hin, dass Streptococcus mutans in Untergruppen unterteilt

Tab. 1.3 Biologische Klassifikation von Streptococcus mutans und Lactobacillus acidophilus.

	Streptococcus mutans	Lactobacillus acidophilus
Reich	Bakterien	Bakterien
Abteilung/ Stamm	Firmicutes	Firmicutes
Klasse	Bacilli (kokkoid)	Bacilli (stäbchenförmig)
Ordnung	Lactobacillales	Lactobacillales
Familie	Streptococcaceae	Lactobacillaceae
Gattung	Streptococcus	Lactobacillus
Art	mutans, salivarius etc.	acidophilus, casei etc.

werden kann, z. B. in die Serotypen a–h, wobei die ursprüngliche Form von Streptococcus mutans die Serotypen c, e und f umfasst. Die Serotypen d und g werden Streptococcus sobrinus genannt. Diese Unterscheidung ist wichtig, da manche Serotypen aus Saccharose mehr Säure herstellen als es Streptococcus mutans vermag [38].

Kolonisierung der Mundhöhle bei Neugeborenen

Bei der Geburt ist der Mund eines Neugeborenen normalerweise steril, wird jedoch rasch von Mikroorganismen kolonisiert, die insbesondere von der Mutter, aber auch aus anderen Quellen wie Milch, Nahrung, Wasser usw. stammen. Die ersten Mikroorganismen, die die Mundhöhle eines Neugeborenen kolonisieren, werden als **Pioniere** [34] bezeichnet. Die weitere Entwicklung oder die mikrobielle Sukzession hängen davon ab, welche Bedingungen diese Pioniere vorfinden, z. B. die Ernährung oder der lokale pH-Wert, und wie sie diese möglicherweise verändern. Schließlich entwickelt sich eine Klimaxflora, die eine stabile, komplexe mikrobielle Gemeinschaft mit großer Artenvielfalt ist. In der Zeit, bevor die ersten Zähne durchbrechen, besteht die Mikroflora hauptsächlich aus Streptokokken und insbesondere aus Streptococcus salivarius. Allerdings verläuft die Plaque-Entwicklung auf den oralen Weichgeweben nicht in derselben Weise wie auf den Zähnen, aufgrund der kontinuierlichen Desquamation der äußeren Zellen, auf denen die Mikroorganismen siedeln. Wenn die ersten Zähne durchbrechen, lässt sich eine Veränderung der Mikroflora feststellen, da Arten aufkommen, die sich an die Zahnhartgewebe anheften können, wie Streptococcus mutans und Streptococcus sanguinis.

Plaque: Entwicklung und Stoffwechselendprodukte

Eine professionelle Zahnreinigung wie auch gründliches Zähneputzen entfernen die Plaque und die Pellikel, sodass der Zahnschmelz danach freiliegt. Werden die Zähne von Speichel benetzt, beginnt die Bildung einer neuen Pellikel. In den ersten Stunden nach der Zahnreinigung heften sich Mikroorganismen im Speichel mithilfe schwacher biologischer wie auch elektrostatischer Kräfte, z. B. der Van-der-Waals-Käfte, an die **Pellikel** auf den Zähnen an [39]. Solche Mikroorganismen werden wie die oben im Zusammenhang mit der Kolonisierung der Mundhöhle eines Neugeborenen erwähnten Mikroorganismen ebenfalls als Pioniere bezeichnet. Bei den Pionieren handelt es sich meistens um Streptococcus sanguinis, Streptococcus oralis und Streptococcus mitis biovar 1, doch auch Gattungen wie Actinomyces, Haemophilus und Neisseria sind vertreten [40]. Der Mechanismus dieser ersten Adhärenz von Mikroorganismen an die Pellikel ist komplex und noch nicht vollständig verstanden. Allerdings scheint es, dass die Mikroorganismen über eine Art Erkennungssystem in ihrer Zellmembran verfügen, das auf Rezeptoren in der Pellikel passt [39]. Außerdem finden Mikroorganismen in Entwicklungsdefekten und im Fissurensystem ohne physikalische Kräfte Schutz [18] [19].

Zum Überleben und zur Fortpflanzung benötigen die Mikroorganismen Energie. Zur Energiegewinnung haben sie zahlreiche unterschiedliche Methoden, die von dem in der Mundhöhle verfügbaren Substraten (Speichel- und Nahrungsbestandteilen) beeinflusst werden. Die Pioniere, die sich nach 3–6 Stunden auf den Zähnen angesammelt haben, bilden eine **einschichtige Zelllage**. Sie sind hauptsächlich aerob oder fakultativ anaerob und nutzen wahrscheinlich Sauerstoff aus dem umgebenden Speichelfilm, der durch die Zellmembran eindringt und über den Krebs-Zyklus (s. Cole u. Eastoe 1977 [1] oder andere Werke zur Biochemie) in den Zellen Energie freisetzt. Die Endprodukte, die aus den Zellen ausgeschieden werden, sind CO_2 und Wasser und nicht schädlich für die Zähne.

Infolge der Vermehrung der Pioniere und der Anheftung neuer Mikroorganismen kann über die folgenden Stunden ein rascher Anstieg der Anzahl der Mikroorganismen auf den Zähnen beobachtet werden (6–12 Stunden). Dadurch entsteht anstelle der einschichtigen Zelllage eine mehrschichtige **Ansammlung von Mikroorganismen** [40]. Mit zunehmender Dicke der Schicht aus Mikroorganismen (an einem bestimmten Punkt wird sie sichtbar und damit zu Plaque) sinkt die Sauerstoffkonzentration in der unteren Schicht (an der Zahnoberfläche) und die Zusammensetzung dieser Schicht verschiebt sich zu mehr fakultativ anaeroben oder obligat anaeroben Mikroorganismen.

Haben die Mikroorganismen keinen Zugang zu Nährstoffen aus der Nahrung, beziehen sie ihre Energie hauptsächlich aus Glykoproteinen im Speichel. Die bei deren Fermentation entstehenden **Stoffwechselnebenprodukte** der Mikroorganismen setzen sich etwa zu gleichen Teilen aus Milchsäure, Essigsäure und Propionsäure zusammen

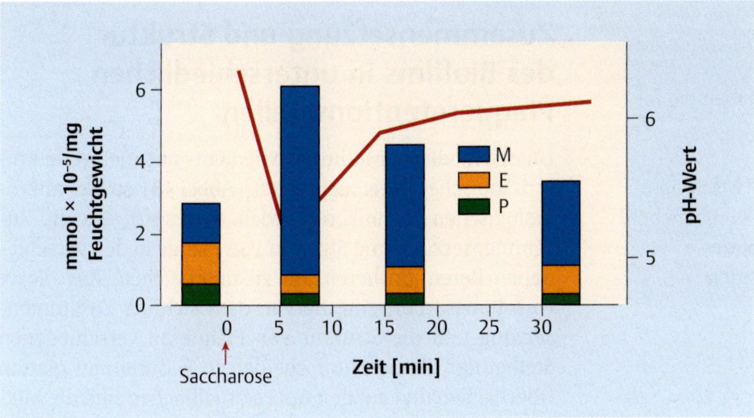

Abb. 1.**15** Endprodukte des Säurestoffwechsels und Veränderung des pH-Werts der Plaque vor und nach der Einnahme eines Zuckerstücks. **E:** Essigsäure; **P:** Propionsäure; **M:** Milchsäure.

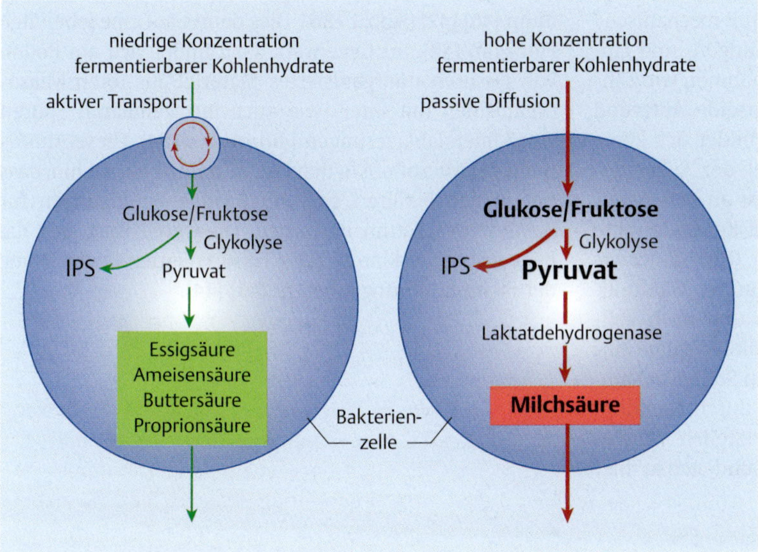

Abb. 1.**16** In Mikroorganismen ablaufende Stoffwechselvorgänge: Schematische Darstellung des Prozesses, in dem Poly- und Disaccharide (Kohlenhydrate) in die Zelle eines Mikroorganismus eindringen und zu Monosacchariden (Glukose und Fruktose) abgebaut werden. Diese werden genutzt, um durch Glykolyse Energie für den Mikroorganismus bereitzustellen oder um intrazelluläre Polysaccharide (IPS) als Energiespeicher zu erzeugen. Die Endprodukte der Fermentation sind Säuren, die von dem Mikroorganismus ausgeschieden werden. Wenn Kohlenhydrate in hoher Konzentration vorhanden sind, wird Milchsäure gebildet, die die Zahnhartgewebe demineralisieren kann.

(Abb. 1.**15**). Die Konzentration und Stärke der Säuren sind, hauptsächlich wegen der Wirkung der Puffersysteme, für die Zähne nicht schädlich. Haben die Mikroorganismen dagegen Zugang zu **fermentierbaren Kohlenhydraten**, sinkt der pH-Wert in der flüssigen Phase der Plaque innerhalb von 3 Minuten und erreicht erst nach 20–30 Minuten wieder sein normales Niveau. Der Grund für diesen Abfall des pH-Werts liegt darin, dass manche Mikroorganismen in der Lage sind, den verfügbaren Zucker, der aufgrund der sehr hohen Konzentration die Zellmembran passiv durchdringt, umzuwandeln und über den Glykolyse-Pfad zu Milchsäure/Laktat umzusetzen [1] (Abb. 1.**16**). Der Anteil der Milchsäure verachtfacht sich [2] in den ersten Minuten, nachdem man mit dem Frühstück begonnen hat. Dieser Prozess erfordert, dass die Mikroorganismen über ein System von entsprechenden Enzymen verfügen. In diesem Fall handelt es sich um **Laktatdehydrogenase**, die es den Mikroorganismen ermöglicht, Pyruvat in Milchsäure umzuwandeln, das dann durch die Zellmembran an die Umgebung abgegeben wird [1] (Abb. 1.**16**). Während des Stoffwechselprozesses wird Energie in Form von ATP erzeugt. Die Mikroorganismen nutzen die in ATP gespeicherte Energie hauptsächlich für die Zellfunktionen und die Replikation. Mikroorganismen ohne Laktatdehydrogenase können infolge des Überangebots an Substrat (Zucker) sterben. Manche Mikroorganismen können auch **intrazelluläre Polysaccharide (IPS)** synthetisieren und als „Kraftstoff" nutzen, wenn in der Umgebung kein Zucker für den Stoffwechsel verfügbar ist [1]. Nicht zuletzt verfügen manche Mikroorganismen über konstitutive Enzyme wie Glycosyltransferasen und Fructosyltransferasen, die Saccharose in Glykane bzw. Fruktane (extrazelluläre Polysaccharide) umwandeln. Glykane verbinden die Mikroorganismen miteinander und Fruktane können leicht verstoffwechselt werden und als Nährstoffreserve dienen [1] (s. Kap. **11**).

MERKE

Mikroorganismen in kariogener Plaque haben die folgenden Eigenschaften [35]:
- anaerob oder fakultativ anaerob
- azidogen (säurebildend, hauptsächlich Milchsäure)
- azidophil (können in stark saurem Milieu überleben)
- Produzenten intrazellulärer Polysaccharide
- Produzenten extrazellulärer Polysaccharide

Plaqueretentionsstellen

Plaque kann nur in Bereichen auf den Zähnen entstehen, in denen es keine mechanischen oder chemischen Störungen gibt [9] [34] [35] [41]. Beispiele für mechanische Störungen an der Zahnoberfläche sind Zungen- und Lippenbewegungen und Mundhygienemaßnahmen wie Zähneputzen oder die Verwendung von Zahnseide. Aufgrund der mechanischen Störung durch Kauen bildet sich keine Plaqueansammlung am inzisalen Drittel der Schneidezähne. Die **funktionale Selbstreinigung** ist an der marginalen Gingiva, unter- und oberhalb der Kontaktpunkte von Approximalflächen, während des Durchbrechens der Molaren und Prämolaren auf der gesamten Okklusalfläche einschließlich der Höckerspitzen und nach vollständiger Okklusion im Fissuren-System dieser Zähne eingeschränkt, weshalb sich Plaque an diesen Stellen ansammeln kann (Abb. 1.**17**), solang sie nicht durch Mundhygienemaßnahmen entfernt wird. Diese Stellen werden daher Plaqueretentionsstellen genannt und genau hier kann Karies entstehen [9] [41].

Zusammensetzung und Struktur des Biofilms in unterschiedlichen Plaqueretentionsstellen

Unterschiedliche Methoden wie licht- und elektronenmikroskopische Untersuchungen (Abb. 1.**18**) sowie mikrobiologischen Techniken wurden eingesetzt, um die Zusammensetzung und Struktur von Plaque in den verschiedenen Retentionsbereichen zu untersuchen. Aus dieser Forschungsarbeit ging hervor, dass sich die Zusammensetzung und die Struktur von Plaque an verschiedenen Stellen der Zähne unterscheidet. In Fissuren auf glatten Oberflächen und auf den Approximalflächen sind die Mikroorganismen palisadenartig, senkrecht zur Zahnoberfläche angeordnet und viele befinden sich im Teilungsstadium [40] [42] (Abb. 1.**18d**). Dies deutet auf eine lebendige Flora hin [42]. Im Gegensatz dazu findet sich am Boden von Fissuren unorganisiertes Material aus toten Mikroorganismen mit inter- wie auch intrazellulären Spuren von Mineralablagerungen [40] (Abb. 1.**18e**). Diese Anordnung der Mikroflora in den Fissuren weist darauf hin, dass tief in den Fissuren eher ungünstige Bedingungen für Bakterienwachstum herrschen. Hierdurch lässt sich die Beobachtung erklären, dass Fissurenkaries in der Nähe der Fissurenöffnung entsteht [43] [44].

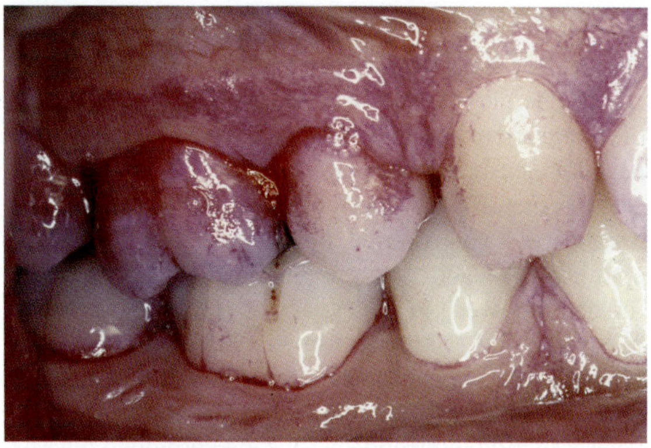

a

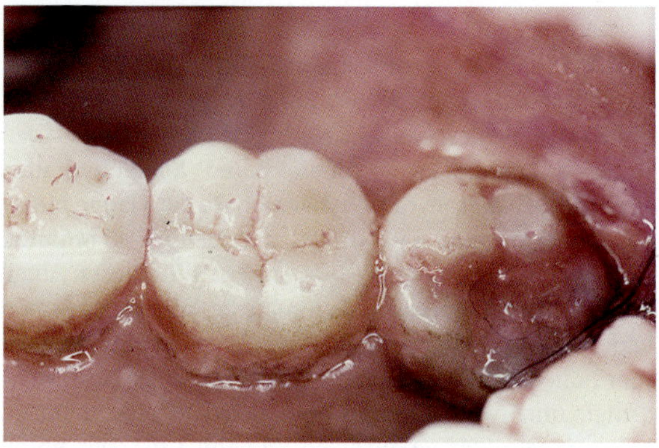

b

Abb. 1.**17** Illustration von Plaqueretentionsstellen.
a Nach Einfärbung sieht man sowohl approximal als auch am Gingivalsaum die Plaque sehr deutlich.
b Auf der Okklusalfläche eines Molaren ohne Antagonisten.

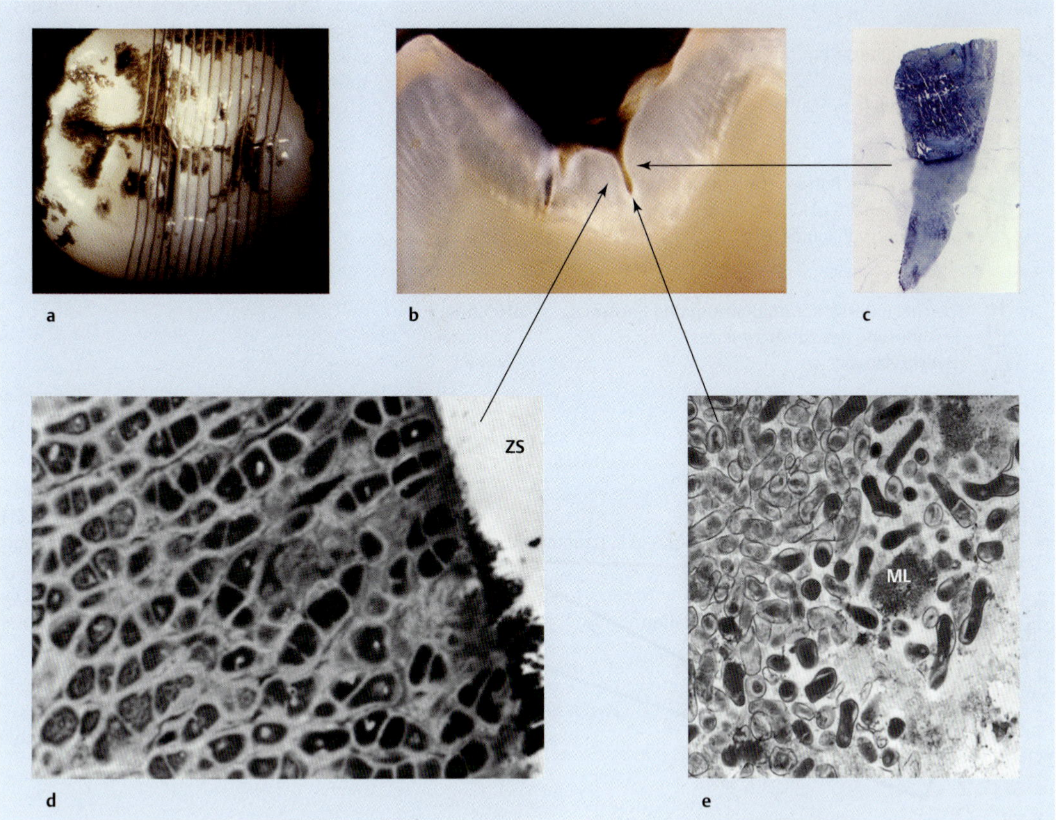

Abb. 1.**18** Direkt nach der Extraktion wurden serielle Schnitte eines Molaren hergestellt **(a, b)**. Das Hartgewebe wurde entfernt, sodass die Plaque übrig blieb. Von dieser wurden Semidünnschnitte angefertigt **(c)**. Ultradünnschnitte wurden mit einem Transmissionselektronenmikroskop untersucht **(d, e)**. Zuordnung siehe Pfeile.

a Herstellung serieller Schnitte.

b Serieller Schnitt.

c Semidünnschnitt der Plaque.

d Nahe des Fissureneingangs sind viele Mikroorganismen im Teilungsstadium zu erkennen. Die Mikroorganismen sind senkrecht zur Zahnschmelzoberfläche **(ZS)** angeordnet.

e Im unteren Bereich finden nur wenige Zellteilungen statt, es ist keine Struktur erkennbar und Mineralisationsbereiche **(ML)** sind sichtbar.

ZUSAMMENFASSUNG

Das physiologische Zusammenspiel der 3 Systeme in der Mundhöhle

Zähne bestehen aus Zahnschmelz, Dentin, Zement und Pulpagewebe. Mikroorganismen in der Mundhöhle heften sich an die Zahnoberfläche an und wachsen dort, wenn sie nicht durch funktionale Kräfte oder Mundhygienemaßnahmen entfernt werden. Sind die Zähne sauber und haben direkten Kontakt mit Speichel mit einem pH-Wert von ungefähr 7 (Abb. 1.**19**, Fall a), ist der Speichel übersättigt mit Mineralien, die im Zahnhartgewebe enthalten sind. Dieses besteht hauptsächlich aus Hydroxylapatit. Nach dem Le-Chatelier-Prinzip müsste Hydroxylapatit ausfällen, doch wird dies durch verschiedene Proteine im Speichel, wie Statherin, verhindert. Sammeln sich Mikroorganismen in einem Biofilm an und bauen Kohlenhydrate ab, entstehen dabei verschiedene Säuren, was zu einem geringfügigen Absinken des pH-Werts führt (Abb. 1.**19**, Fall b). Zunächst werden die Säuren durch die Puffersysteme im Speichel neutralisiert. Wenn sich reife (kariogene) Plaque entwickelt hat, scheiden die Mikroorganismen beim Abbau von Kohlenhydraten hauptsächlich Milchsäure aus. Dies führt zu einer Untersättigung des Speichels mit den relevanten Ionen, was eine Demineralisation der Zahnhartgewebe nach sich zieht (Abb. 1.**19**, Fall c). Die Untersättigung des Speichels mit Kalzium, Phosphaten und Hydroxidionen erfolgt, wenn der pH-Wert unter 5,5 sinkt. Was geschieht, wenn der pH-Wert sich normalisiert, und welche Rolle Fluoridionen und Statherin in diesen Prozessen spielen, wird in Kap. **2** und Kap. **3** behandelt. Neben den Elektrolyten im Speichel ist die Clearance-Rate für den Kariesprozess sehr wichtig, da eine hohe Clearance-Rate – beispielsweise durch Kauen von Kaugummi – dazu führt, dass ein möglicher pH-Abfall kürzer andauert als bei zu niedriger Clearance-Rate oder wenn die Selbstreinigung der Mundhöhle wie im Falle von Hyposalivation stark eingeschränkt ist (Abb. 1.**20**).

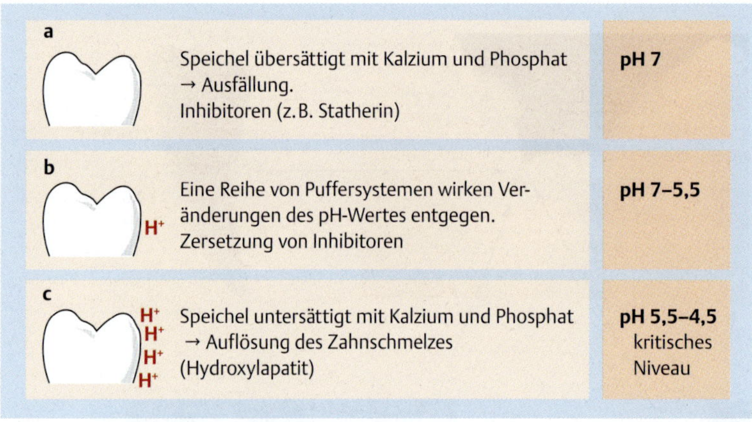

Abb. 1.**19** Schematische Darstellung des Zusammenhangs zwischen Säure (H^+), Absinken des pH-Werts und dem Zusammenspiel der Puffersysteme im Speichel.

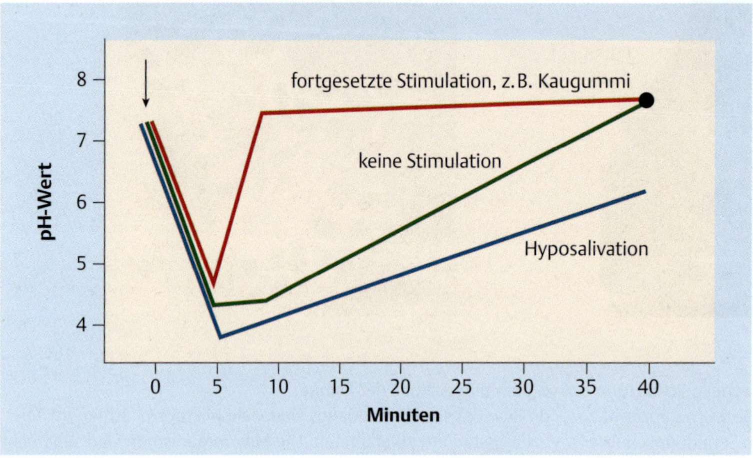

Abb. 1.**20** Schematische Darstellung des Zusammenhangs zwischen Absinken des pH-Werts nach Saccharoseeinnahme (Pfeil) und der Funktion des Speichels bei Stimulation, ohne Stimulation und bei Hyposalivation. Es ist erkennbar, dass bei Stimulation des Speichelflusses der pH-Wert deutlich schneller wieder sein normales Niveau erreicht.

LITERATUR

1. Cole AS, Eastoe JE. Biochemistry and Oral Biology. Bristol: John Wright and Sons; 1977
2. Geddes DA. Acids produced by human dental plaque metabolism in situ. Caries Res 1975; 9: 98–109
3. Carlsen O. Dental morphology. Copenhagen: Munksgaard; 1987
4. Krogh-Poulsen, W. Tændernes morfologi. 3 rd ed. Copenhagen: Munksgaard; 1967
5. Schour I, Massler M. Studies in tooth development. The growth patterns of human teeth. J Am Dent Assoc 1940; 27: 1778–1793 and 1918–1931
6. Lysell L, Magnusson B, Thilander B. Time and order of eruption of the primary teeth. A longitudinal study. Odontol Rev 1962; 13: 217–234
7. Kurol J, Rasmussen P. Occlusal Development, preventive and interceptive Orthodontics. In: Koch G, Poulsen S, eds. Pediatric Dentistry. Copenhagen: Munksgaard; 2001: 321–349
8. Helm S, Seidler B. Timing of permanent tooth emergence in Danish children. Community Dent Oral Epidemiol 1974; 2: 122–129
9. Carvalho JC, Ekstrand KR, Thylstrup A. Dental plaque and caries on occlusal surfaces of first permanent molars in relation to stage of eruption. J Dent Res 1989; 68: 773–779
10. Ekstrand KR, Martignon S, Christiansen ME. Frequency and distribution patterns of sealants among 15-year-olds in Denmark in 2003. Community Dent Health 2007; 24: 26–30
11. Nielsen LA. Cariesprogression i det primære tandsæt fra 3-til 7 års-alderen. Tandlægebladet 2001; 105: 704–711
12. Mjør IA, Fejerskov O. Human Oral embryology and histology. Copenhagen: Munksgaard; 1986
13. Wang L, Guan X, Yin H et al. Mimiicking the self-organinized microstructure of tooth enamel. J Phys Chem 2008; 112: 5892–5899
14. Young RA. Implications of atomic substitutions and other structural details in apatites. J Dent Res 1974; 53: 193–203
15. Larsen MJ. Dissolution of enamel. Scand J Dent Res 1973; 81: 518–522
16. ten Cate JM, Featherstone JDB. Physicochemical Aspects of Fluoride-Enamel Interactions. In: Fejerskov O, Ekstrand J, Burt BA, eds. Fluoride in Dentistry. Copenhagen: Munksgaard; 1996: 252–272
17. Shellis RP, Duckworth RM. Studies on the cariostatic mechanisms of fluoride. Int Dent J. 1994; 44 (Suppl. 1): 263–273
18. Fejerskov O, Josephsen K, Nyvad B. Surface ultrastructure of unerupted mature human enamel. Caries Res 1984; 18: 302–314

19. Ekstrand K, Holmen L, Qvortrup K. A polarized light and scanning electron microscopic study of human fissure and lingual enamel of unerupted mandibular third molars. Caries Res 1999; 33: 41–49

20. Ferguson DB. The Salivary Glands and their Secretions. In: Feeguson DB, ed. Oral Bioscience. Edingburgh: Churchill Livingstone; 1999

21. Bardow A, Hofer E, Nyvad B et al. Effect of saliva composition on experimental root caries. Caries Res 2005; 39: 71–77

22. Dawes C. The effects of flow rate and duration of stimulation on the concentrations of protein and the main electrolytes in human parotid saliva. Arch Oral Biol 1969; 14: 277–294

23. Dawes C. The effects of flow rate and duration of stimulation on the concentrations of protein and the main electrolytes in human submandibular saliva. Arch Oral Biol 1974; 19: 887–895

24. Dawes C. Factors influencing salivary flow rate and composition. In: Edgar M, Dawes, C, O´Mullane D, eds. Saliva and Oral Health. London: BDJ Books; 2004

25. Moreno EC, Varughese K, Hay DI. Effect of human salivary proteins on the precipitation kinetics of calcium phosphate. Calcif Tiss Int 1979; 28: 7–16

26. Lendenmann U, Grogan J, Oppenheim FG. Saliva and dental pellicle – a review. Adv Dent Res 2000; 14: 22–28

27. Zahradnik RT, Moreno EC, Burke EJ. Effect of salivary pellicle on enamel subsurface demineralization in vivo. J Dent Res 1976; 55: 664–670

28. Nederfors T. Xerostomia and hyposalivation. Adv Dent Res 2000; 14; 48–56

29. Bardow A, Lagerlöf F, Nauntofte B et al. The Role of Saliva. In: Fejerskov O, Kidd E, eds. Dental Caries. The Disease and its Clinical Management. Oxford: Blackwell, Munksgaard; 2008: 190–207

30. Brudevold F. Aldersforandringer I tandnemaljen. Nor Tandlægeforen Tid 1957; 67: 451–458

31. Mjør IA. Changes in the Teeth with Aging. In: Holm-Pedersen P, Löe H, eds. Textbook of Geriatric Dentistry. Copenhagen: Munksgaard; 1996: 94–102

32. Scott J. Degenerative changes in the histology of the human submandibular gland occurring with age. J Biol Buccale 1977; 5: 311–319

33. Baum BJ. Changes in salivary glands and salivary secretion with aging. In: Holm-Pedersen P, Löe H, eds. Textbook of Geriatric Dentistry. Copenhagen: Munksgaard; 1996: 117–126

34. Marsh PD, Martin M. Oral microbiology.3 rd ed. London: Chapman and Hall; 1992

35. Marsh PD. Microbial ecology of dental plaque and its significance in health and disease. Adv Dent Res 1994; 8: 263

36. Sibley CG, Ahlquist JE. The phylogeny of the hominoid primates, as indicated by DNA-DNA hybridization. J Molecul Evol 1984; 20: 2–15

37. Smith M. Synthetic DNA and biology. Biosci 1994; 14: 51–66

38. de Soet JJ, Nyvad B, Kilian M. Strain-related acid production by oral streptococci. Caries Res 2000; 34: 486–490

39. Gibbons RJ. Baterial adhesion to oral tissue: a model for infectitious diseases. J Dent Res 1989; 68: 750–760

40. Nyvad B, Kilian M. Microbiology of the early microbial colonization of human enamel and root surfaces in vivo. Scand J Dent Res 1987; 95: 369–380

41. Thylstrup A, Bruun C, Holmen L. In vivo caries models – mechanisms for caries initiation and arrestment. Adv Dent Res 1994; 8: 144–157

42. Ekstrand KR, Bjørndal L. Structural analyses of plaque and caries in relation to the morphology of the groove-fossa system on erupting mandibular third molars. Caries Res 1997; 31: 336–348

43. Carvalho JC, Thylstrup A, Ekstrand KR Results after 3 years of non-operative occlusal caries treatment of erupting permanent first molars. Community Dent Oral Epidemiol 1992; 20: 187–192

44. Ekstrand KR, Kuzmina IN, Kuzmina E et al. Two and a half-year outcome of caries-preventive programs offered to groups of children in the Solntsevsky district of Moscow. Caries Res 2000; 34: 8–19

45. Wakita M, Kobayashi S: The three-dimensional structure of Thomas' processes and the development of the microstructural organisation of tooth enamel. Mechanisms of tooth and enamel formation. Quintessence, Tokyo, 1983.

Ätiologie und Pathogenese der Karies

P. Shellis

2

Einleitung

Wie in Kap. **1** beschrieben, werden Zähne kontinuierlich mit Speichel benetzt, dessen Hauptfunktion es u. a. ist, die Auflösung und Ablagerung von Mineralien im Mund zu minimieren [1] [2], da beides die Zähne und andere orale Gewebe schädigen kann. Speichel kann die Auswirkungen von Angriffen, wie dem Konsum säurehaltiger Getränke, abmildern, die zu einer Auflösung von Zahngewebe führen, da er einen nahezu neutralen pH-Wert hat, hinreichend gut gepuffert ist und Mineralionen enthält. Bei Karies wird diese Homöostase durch säurebildende metabolische Prozesse in lokalen Ansammlungen von Bakterien gestört. Dies wiederum führt zu einem Mineralverlust bei den Hartgeweben, wodurch ihre Integrität beschädigt und schließlich ihre Funktion beeinträchtigt wird.

Der Großteil der Oberfläche eines Zahns wird durch Reibung durch die Zunge, die Wangen und Nahrungsmittel bakterienfrei gehalten. Bakterien besiedeln aber Bereiche der Zahnoberfläche, die vor diesen Selbstreinigungskräften geschützt sind (Plaqueretentionsstellen), und bilden einen als **dentale Plaque** [3] [4] bezeichneten Film eng gepackter Bakterien, in dem eine spezifische Mikroumgebung erzeugt wird, die teilweise vom Speichel isoliert ist und direkt an der Zahnoberfläche anliegt. Die menschliche Kost enthält verschiedene leicht fermentierbare Kohlenhydrate: Monosaccharide wie Glukose und Fruktose, Disaccharide wie Saccharose und Maltose sowie Oligosaccharide wie diejenigen, die in Honig enthalten sind. In diesem Kapitel werden diese insgesamt als „Zucker“ bezeichnet und spezifische Kohlenhydrate namentlich angegeben. Jedes Mal, wenn Zucker aufgenommen werden, werden diese von Plaquebakterien metabolisiert, wodurch eine Akkumulation von Endprodukten in Form organischer Säuren verursacht wird, die zu einer vorübergehenden Senkung des pH-Werts der Plaque führt. Eine solche Episode kann zu einem **„kariogenen Säureangriff“** führen, da sich, wenn der pH-Wert der Plaque tief genug sinkt, Mineralien aus dem darunterliegenden Zahnhartgewebe lösen können. Der fortschreitende Mineralverlust aufgrund der Lösung durch Plaquesäuren **(Demineralisation)** während wiederholter Säureangriffe ist der primäre Prozess der Karies.

Diese grundlegende Ätiologie wird durch das bekannte Venn-Diagramm von Keyes (Abb. 2.**1**) zusammengefasst, das die Wechselbeziehung der 3 Faktoren „Zahn“, „Bakterien“ und „Substrat“ (Zucker) veranschaulicht. Während die Kombination zweier Faktoren einen beisteuernden Faktor erzeugt (z. B. Bakterien + Zahn → Plaque; Bakterien + Substrat → Säure), wird die Wechselwirkung aller 3 Faktoren benötigt, um Karies zu initiieren. Läsionen werden nur an Orten initiiert, an denen sich Plaque ansammeln kann. Häufig werden primäre kariöse Läsionen bei Kindern auf der Zahnschmelzoberfläche initiiert: am häufigsten in den okklusalen Grübchen und Fissuren, weniger oft an Approximalflächen und selten an Glattflächen. Im jungen Erwachsenenalter nimmt die Approximalkaries zu. Bei älteren Menschen treten neue Primärläsionen an durch Gingivarezession freigelegten Wurzeloberflächen an den Rändern von Restaurationen („Sekundärkaries“) auf [5].

Karies schreitet im Regelfall relativ langsam voran (über Monate und Jahre) und im frühen Stadium erzeugt die Demineralisation unter der Oberfläche liegende Läsionen, die im Prinzip arretiert oder ausheilen können. Zwischen den Säureangriffen kehrt der pH-Wert der Plaque zum „Ruhewert“ zurück, der nahezu neutral ist, was ermöglicht, dass Mineralionen in der Plaque zur Wiedereinlagerung von Mineralien in die kariöse Läsion beitragen können. Dieser Prozess wird als **Remineralisation** bezeichnet. Der Kariesprozess verläuft daher nicht nur in eine Richtung, sondern umfasst einen **dynamischen Prozess** von Mineralverlust und -zurückgewinnung [6] (Abb. 2.**2**). Wenn die Bilanz dieser Prozesse zugunsten der Demineralisation ausfällt, weiten sich kariöse Läsionen aus und der am Gewebe aufgrund mechanischer Zerstörung (Zahnschmelz) oder Bakterieneinwirkung (Dentin) auftretende Schaden wird irreversibel. In diesem Falle stehen nur noch die Restauration oder die Extraktion als Behandlungsmöglichkeiten zur Verfügung.

Trotz der scheinbar simplen Ätiologie wird die Karies hauptsächlich aus 2 Gründen als multifaktorielle Erkrankung betrachtet:

- Zunächst wurde trotz umfangreicher Forschung bisher nicht nachgewiesen, ob Karies nur von 1 Pathogen oder von einer Vielzahl verschiedener Bakterien verursacht wird.
- Ferner werden das Risiko eines Kariesbefalls und die Geschwindigkeit, mit der die Erkrankung fortschreitet, durch zahlreiche Faktoren beeinflusst [5] [7]. Aus diesen

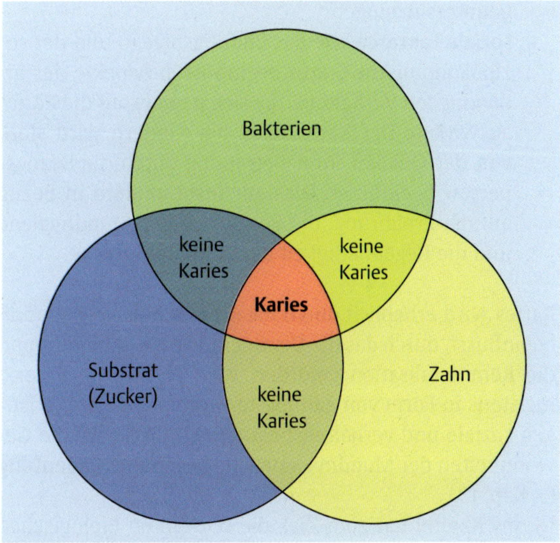

Abb. 2.**1** Venn-Diagramm mit einer Zusammenfassung der Ätiologie der Karies. Das Diagramm zeigt, dass für die Karies sowohl azidogene Bakterien als auch eine Ernährung, aus der die Bakterien Säure produzieren können, in Verbindung mit säureempfindlichen Zahngeweben erforderlich sind.

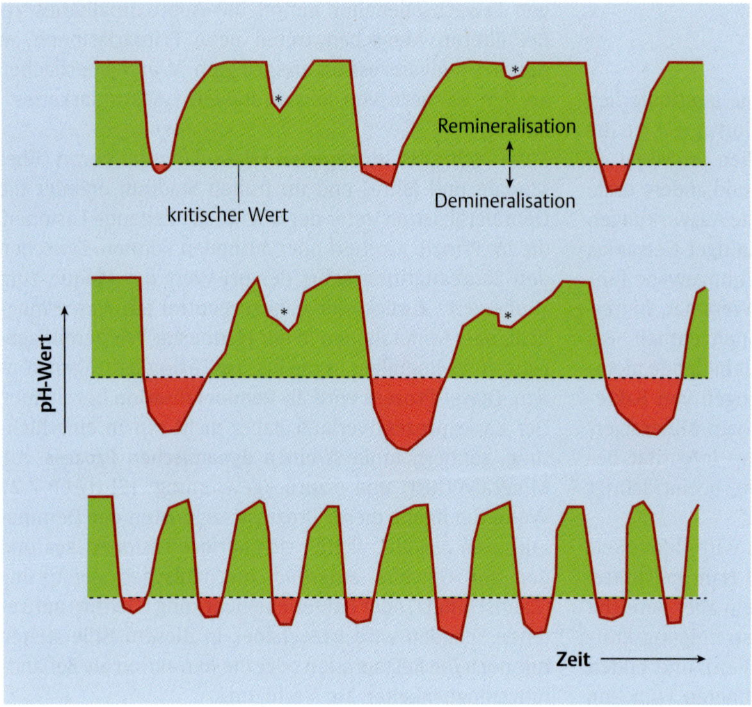

Abb. 2.2 Im Laufe eines Tages führt die wiederholte Aufnahme von Zucker zu Episoden mit einem niedrigen pH-Wert der Plaque. Nicht alle stellen eine Gefahr für die Zahnhartgewebe dar **(*)**: nur die Episoden, in denen der pH-Wert unter den **kritischen pH-Wert** fällt, können eine **Demineralisation**. verursachen (rote Bereiche). Wenn die Zuckeraufnahme selten und begrenzt erfolgt (oben), ist der Anteil der Zeit, in der der pH-Wert unter dem kritischen pH-Wert liegt, gering und die resultierende Demineralisation wird durch die **Remineralisation** in den Perioden mit nahezu neutralem pH-Wert kompensiert. Die Demineralisations-Remineralisations-Balance kippt aber zugunsten der Demineralisation, wenn größere Mengen Zucker aufgenommen werden, wodurch der pH-Wert tiefer und länger abfällt (Mitte), oder wenn häufiger Zucker aufgenommen wird (unten). In beiden Fällen wird der Anteil der Zeit, in der die Bedingungen in der Plaque die Demineralisation begünstigen, zu Ungunsten der Zeit erhöht, in der die Remineralisation das verlorene Mineral ersetzen kann.

ergibt sich eine Hierarchie auf individueller, verhaltensbedingter und sozialer Ebene:

- **individuelle Faktoren:** orale Bakterienflora, Löslichkeit der Zahnmineralien, Struktur der Hartgewebe, Fließrate und Zusammensetzung des Speichels
- **verhaltensbedingte Faktoren:** Häufigkeit des Konsums von Nahrungsmitteln mit fermentierbaren Kohlenhydraten, Frequenz und Effizienz der Mundhygiene, Inanspruchnahme zahnmedizinischer Vorsorgeuntersuchungen
- **soziale Faktoren** wie das Bildungsniveau und der sozioökonomische Status beeinflussen Aspekte des individuellen Verhaltens, die sich negativ auf die Karies auswirken. Der Kariesbefall bei Kindern wird stark von der Qualität ihrer Betreuung durch die Bezugsperson beeinflusst. Dies gilt insbesondere in Bezug auf die Ernährung, die Beachtung der Mundhygiene und die Regelmäßigkeit der Zahnarztbesuche.

Karies wird erheblich durch die Anwesenheit von **Fluorid** beeinflusst, durch das die Demineralisation gehemmt und die Remineralisation gefördert wird [6] [8]. Da Fluorid meistens in Form von Zahnpasta verabreicht wird, erlangen soziale und verhaltensbedingte Einflüsse auf die Gewohnheiten der Mundhygiene eine besondere Bedeutung (s. Kap. **13**).
Dieses Kapitel hat zum Ziel, die relevanten biologischen und chemischen Faktoren zu umreißen und deren Interaktionen bei der Initiation und Progression von Karies zu beschreiben.

Im Einzelnen werden in diesem Kapitel folgende Themen behandelt:

- **Mikrobiologie:** Veränderungen der Plaqueflora im Zusammenhang mit Karies
- **Chemie der Zahnmineralien:** Konzepte von Löslichkeit, Lösung und Kristallwachstum, Eigenschaften von Zahnmineralien, Auswirkungen von Fluorid
- **kariogener Säureangriff:** Eigenschaften von Plaque, Säureproduktion aus Zucker und ihre Auswirkungen auf den pH-Wert, Faktoren, die die Schwere des kariogenen Säureangriffs beeinflussen
- **Chemie der Karies:** physikalisch-chemische Prozesse, die die Entstehung und Arretierung von Läsionen steuern

Karies ist nicht die einzige durch Demineralisation verursachte Zahnerkrankung. **Zahnerosion,** die ohne bakteriellen Beitrag durch die direkte Einwirkung von Säuren auf die Zahnoberflächen verursacht wird, führt zu einer stärkeren Abnutzung [9]. Am Ende des Kapitels wird kurz auf die Zahnerosion eingegangen.

Mikrobiologie der Karies

In seiner chemoparasitären Theorie (1890) postulierte Miller, dass Karies durch Säuren verursacht wird, die im Mund von Bakterien produziert werden, die Kohlenhydrate aus zwischen den Zähnen zurückgebliebenen Nahrungspartikeln metabolisieren. Bis in die 1960er-Jahre wurden Laktobazillen als wahrscheinliches Pathogen favorisiert, weil sie hochgradig **azidogen** (fähig zur schnellen Umwandlung von Zucker in Säure) und **azidurisch** (fähig, niedrigen pH-Wert-Bedingungen zu widerstehen) sind.

Dann zeigte eine Reihe klassischer Experimente mit Nagetieren, dass Karies eine infektiöse übertragbare Krankheit [10] ist, und das Augenmerk verlagerte sich auf Streptokokken und insbesondere auf Streptococcus mutans, der 1928 zuerst isoliert wurde. Streptococcus mutans ist nicht nur äußerst **azidogen** und **azidurisch**, sondern synthetisiert auch ein unlösliches, klebriges extrazelluläres Polysaccharid aus Saccharose, das die Adhäsion des Organismus fördert. Seit den 1960er-Jahren wurden zahlreiche wissenschaftliche Untersuchungen zur Mikrobiologie von Karies angestellt und viele Beobachtungs-, Langzeit- und Interventionsstudien weisen stark darauf hin, dass ein Zusammenhang zwischen Streptococcus mutans und Karies besteht [11]. Tatsächlich stehen viele Wissenschaftler auf dem Standpunkt, dass Streptococcus mutans das alleinige Kariespathogen ist. Im Regelfall wird dies auf weitere Mitglieder der taxonomischen Gruppe ausgeweitet, der Streptococcus mutans angehört (die Streptococcaceae, s. Kap. **1**). Dies gilt insbesondere für Streptococcus sobrinus, der, wenn auch weniger häufig und in geringerer Anzahl als Streptococcus mutans, ebenfalls aus der kariogenen Plaque von Menschen isoliert wurde. Die Hypothese, dass Karies durch eine Infektion mit Streptococcus mutans oder den Mutans-Streptokokken verursacht wird, wird als **spezifische Plaquehypothese** [12] bezeichnet.

Streptococcus mutans macht im Regelfall aber nur einen sehr kleinen Teil der Plaqueflora aus, kann nicht immer in kariesassoziierter Plaque nachgewiesen werden und kann in Plaque auftreten, ohne dass sich eine Karies entwickelt [13]. Darüber hinaus werden diese Eigenschaften, obwohl Streptococcus mutans natürlich besonders azidogen und azidurisch ist, zumindest in einem gewissen Maße auch von verschiedenen anderen Plaquebakterien aufgewiesen. Hierzu zählt nicht nur Streptococcus sobrinus, sondern auch eine Anzahl von „Niedrig-pH"-Streptococcaceae, wie beispielsweise bestimmte Stämme von Streptococcus oralis. Weitere azidogene/azidurische Plaquebakterien sind Stämme von Actinomyces (z. B. Actinomyces israelii und Actinomyces gerencseriae), Bifidobakterien und Laktobazillen. Der Anerkennung dieser Tatsache liegt die **nicht spezifische Plaquehypothese** zugrunde, die darauf hindeutet, dass neben Streptococcus mutans weitere azidogene säuretolerante Bakterien zum Kariesprozess beitragen und bei Abwesenheit von Streptococcus mutans die alleinigen für die Kariesinitiation verantwortlichen Erreger sein können [13] [14].

Eine 3. Hypothese, die **ökologische Plaquehypothese**, hebt die Bedeutung der Umgebung bei der Bestimmung der Zusammensetzung und der Eigenschaften der Plaquemikroflora hervor [15]. Nach dieser Hypothese (Abb. 2.**3**) gewinnen die Plaquebakterien ihre Energie in Mündern von Personen, die eine zuckerarme Kost zu sich nehmen, hauptsächlich durch den langsamen Abbau komplexer Speichel- und Nahrungsmoleküle, sodass der pH-Wert hier nur leicht und weniger häufig abfällt. Ein häufigerer Verzehr von Zucker stört die Homöostase einer solchen Plaque, da er das Wachstum azidogener und azidurischer Bakterien und somit niedrige pH-Wert-Bedingungen fördert. Bakterien, die empfindlich auf einen niedrigen pH-Wert reagieren, wachsen unter diesen Bedingungen weniger gut. Auf diese Weise verursacht eine höhere Verfügbarkeit von Zucker eine **ökologische Verschiebung** in der Plaquemikroflora, wodurch kariesfördernde Bedingungen geschaffen werden. Da die Bakterien allein basierend auf ihrer Fähigkeit ausgelesen werden, Säure zu produzieren und einem niedrigen pH-Wert zu widerstehen, ist dieser Prozess nicht spezifisch, sodass die Bakterien, die sich in einer zuckerreichen Umgebung vermehren, wie bereits erwähnt, aus einem Spektrum von Spezies bestehen können. Wenn aber Streptococcus mutans bereits den Mund besiedelt haben, wird deren Wachstum besonders bei sehr hoher Zuckerzufuhr zweifellos gefördert, sodass sie extrem saure Bedingungen erzeugen kön-

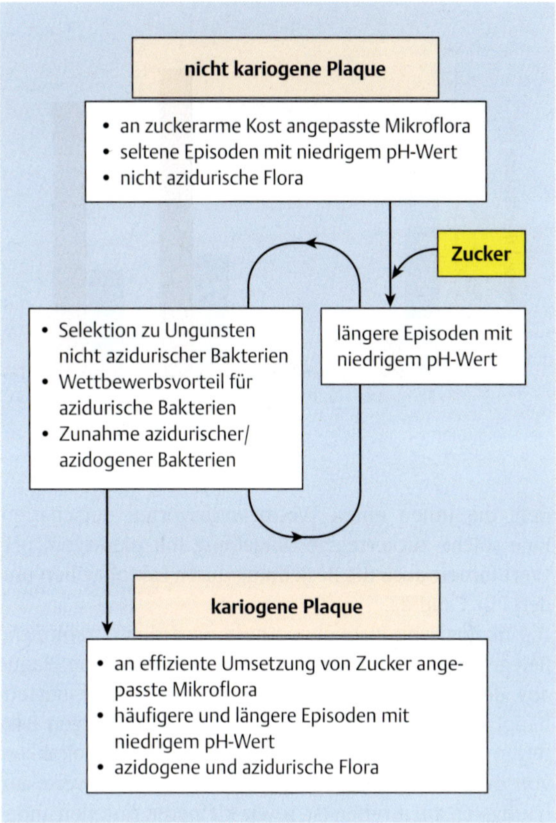

Abb. 2.**3** Umwandlung nicht kariogener Plaque (zuckerarme Ernährung) in kariogene Plaque (häufige Zuckeraufnahme). Eine häufigere Zuckeraufnahme führt dazu, dass der pH-Wert der Plaque häufiger und auf niedrigere Werte abfällt. Wenn die Zuckeraufnahme fortgesetzt wird, führt dies zu einer positiven Rückkopplungsschleife, in der die saurere Umgebung die ökologische Auslese azidogener, azidurischer Bakterien fördert, wodurch wiederum die Azidität der Plaqueumgebung erhöht wird. Schließlich begünstigt die ökologische Verschiebung Bedingungen, die sauer genug sind, um Karies zu initiieren.

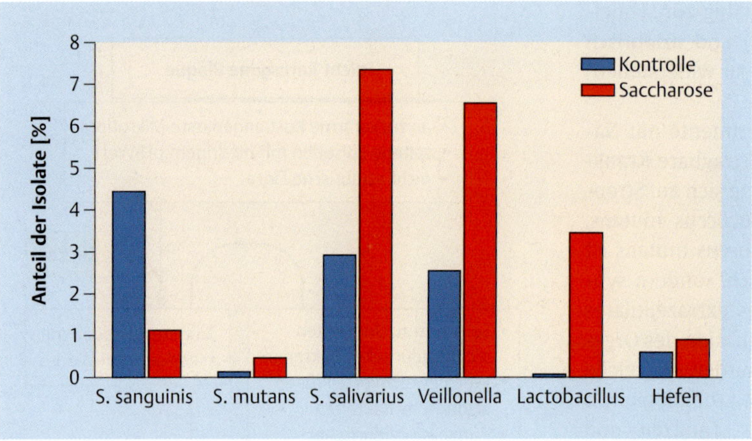

Abb. 2.**4** Ausgewählte Beispiele von in situ erfolgenden Populationsveränderungen in der Plaquemikroflora als Ergebnis einer Saccharoseexposition. „Saccharose"-Plaques wurden 7 Tage lang 6-mal pro Tag mit 10%iger Saccharoselösung gespült, während die Plaques der Kontrollgruppe gleich häufig mit einer Salzlösung gespült wurden. Die Saccharoseexposition führt zu einer Verminderung der nicht azidogenen Spezies Streptococcus sanguinis und zu einer Vermehrung der azidogenen Spezies und der laktatverstoffwechselnden Veillonella. Daten aus Ref. [17]

nen, die ihnen einen Wettbewerbsvorteil verschaffen. Eine solche zuckerreiche Umgebung mit niedrigem pH-Wert fördert auch die Besiedlung durch Laktobazillen und den Pilz Candida.

Die ökologische Plaquehypothese wird durch zahlreiche Belege gestützt. Die physiologische Mikroflora von Plaque aus dem Approximalbereich ist komplex und besteht hauptsächlich aus grampositiven stäbchenförmigen Bakterien (hauptsächlich Actinomyces) und Streptokokken, von denen Streptoccoccus sanguinis typischerweise am häufigsten anzutreffen ist, sowie kleineren Anteilen anderer Bakterien, wie z. B. Bacteroides, Neisseria, Veillonella, Fusobacterium, Rothia und Lactobacillus. Allerdings variiert die Zusammensetzung der Flora in den verschiedenen Bereichen der Zahnoberfläche erheblich. Eine erhöhte Zuckerzufuhr verursacht eine Vergrößerung des Anteils azidogener/azidurischer Bakterien [16] und es wurde eine Zunahme u. a. von Streptococcus mutans und Lactobacillus bei gleichzeitiger Abnahme des weniger säuretoleranten Streptococcus sanguinis [17] beobachtet (Abb. 2.**4**). Die Plaque kariesaktiver Personen hat einen größeren Anteil azidogener Bakterien als die kariesfreier Personen. Diese Veränderungen betreffen die Plaque allgemein und nicht nur auf den Oberflächen, auf denen sich Läsionen bilden [18]. **Veränderungen der Plaqueflora** können aufgrund der erheblichen intra- und interpersonellen Variationen schwer zu bestimmen sein, aber bei kariesaktiven Personen sinkt typischerweise der Anteil von Streptococcus sanguinis und Actinomyces naeslundii. Während der ersten Kariesstadien nehmen Streptococcus mutans, Streptococcus oralis und azidogene Actinomyces, wie z. B. Actinomyces gerencseriae, und Laktobazillen zu. Bei fortgeschrittenen (kavitierten) Läsionen kann eine moderate Zunahme von Streptococcus mutans auftreten, aber die Flora wird von Laktobazillen, Bifidobacterium und Prevotella dominiert [19] [20].

Befürworter der spezifischen Plaquehypothese erkennen den starken ökologischen Effekt von Zucker bei der Bestimmung der Zusammensetzung der Plaquemikroflora an, würden aber darauf bestehen, dass nur die Mengenzunahme von Streptococcus mutans ätiologisch signifikant ist. Während es wenig Zweifel daran gibt, dass Streptococcus mutans ein Haupterreger bei der Kariesinitiation ist [21], ist es doch sehr wahrscheinlich, dass auch andere azidogene/azidurische Bakterien sowohl bei der Initiation als auch bei der Progression von Läsionen eine wichtige Rolle spielen [13] [14].

MERKE

Karies ist wahrscheinlich keine „klassische" Infektionskrankheit, die von einem spezifischen Bakterium verursacht wird, das normalerweise nicht im Körper anzutreffen ist. Sie wird wahrscheinlich vielmehr durch das übermäßige Wachstum azidogener und azidurischer Teile der normalen oralen Flora verursacht, das durch einen übermäßigen Zuckerkonsum gefördert wird. Allerdings spielen manche Spezies und insbesondere Streptococcus mutans eine herausragende und gut dokumentierte Rolle in der Ätiologie der Karies.

Chemie der Zahnmineralien

Löslichkeit, Lösung und Kristallwachstum

Die den Phänomenen Demineralisation und Remineralisation bei der Karies zugrunde liegenden Prozesse sind die Lösung und die Ablagerung von Kristallen. Bei der Karies manifestiert sich die Ablagerung im Regelfall als erneutes Wachstum bereits teilweise aufgelöster Kristalle, obwohl auch die Ablagerung neuer Kristalle auftreten kann. Lösung und Kristallwachstum sind oberflächenbezogene Prozesse. An der Oberfläche eines in eine wässrige Lösung eingetauchten Festkörpers (z. B. mit Speichel benetzte Zahnschmelzkristalle) lösen sich laufend Ionen von der Oberfläche ab und gehen in die Lösung über und andere Ionen gehen den umgekehrten Weg und werden in den Festkörper eingelagert (A und B in Abb. 2.**5**). Wenn die Raten dieser Prozesse gleich sind, befindet sich der Festkörper im Gleichgewicht mit der Lösung und es tritt netto keine Lösung und kein Kristallwachstum auf. In dieser Situation wird die Lösung in Bezug auf den bestimmten Festkörper als „gesättigt“ bezeichnet. Die Konzentration des gelösten Festkörpers in einer gesättigten Lösung ist ein Maß für seine **Löslichkeit**. Wenn die Lösung weniger als die Gleichgewichtskonzentration an gelöstem Feststoff enthält, wird sie als **untersättigt** bezeichnet und wenn die Konzentration des gelösten Feststoffs in der Lösung größer als im Gleichgewicht ist, wird die Lösung als **übersättigt** bezeichnet. In Kontakt mit einer untersättigten Lösung ist die Rate der Ionen, die den Festkörper verlassen, tendenziell höher als die der Ionen, die die Lösung verlassen. Dies bedeutet, dass der Festkörper dazu tendiert, sich aufzulösen, und dass kein Kristallwachstum möglich ist. In einer übersättigten Lösung tritt ein Kristallwachstum auf, da tendenziell mehr Ionen die Lösung verlassen und der Oberfläche des Festkörpers hinzugefügt werden, aber der umgekehrte Prozess der Lösung nicht stattfinden kann. In dieser Beschreibung werden die Begriffe „tendiert zu“ und „tendenziell“ mit Absicht verwendet. Der Grund hierfür ist, dass sowohl die Lösung als auch das Kristallwachstum in der komplexen Umgebung des Munds stark von einem anderen oberflächenbezogenen Prozess beeinflusst werden kann: der **Adsorption** von Ionen oder Molekülen an der Kristalloberfläche, die den Übertritt von Ionen aus dem Feststoff in die Lösung und umgekehrt hemmt (C in Abb. 2.**5**). Inhibitorsubstanzen einschließlich von Makromolekülen wie Peptiden und Proteinen (z. B. Statherin) sowie Substanzen mit geringem Molekülgewicht wie das Pyrophosphation sind in biologischen Flüssigkeiten [22] wie dem Speichel [1] [2] und der interstitiellen Flüssigkeit von Plaque reichlich vorhanden. Voranstehend wurde eine empirische Definition der Löslichkeit gegeben. Diese ist ausreichend für ein Verständnis der Grundlagen der De- und Remineralisation bei Karies. Allerdings muss hierbei beachtet werden, dass es einen komplexeren Ansatz gibt, der auf fundamentalen Prinzipien der physikalischen Chemie basiert [23]. Dieser Ansatz ist genereller und ermöglicht Vorhersagen über die Lösung und das Kristallwachstum in komplexen Systemen. Beispielsweise ist es möglich, den Status einer bestimmten Lösung in Bezug auf die Lösung und das Kristallwachstum aller möglichen Feststoffe quantitativ zu definieren, indem für jeden der **Sättigungsgrad** (SG) berechnet wird. Dieser hat den Wert 1 bei gesättigten, > 1 bei übersättigten und < 1 bei untersättigten Lösungen. Darüber hinaus gilt, dass die potenzielle chemische Triebkraft für den jeweiligen Prozess umso größer ist, je stärker der SG vom Wert 1 abweicht. Allerdings ist es schwierig, diesen Ansatz vollständig auszunutzen, da Unsicherheiten bei der Definition der Löslichkeiten der in Zahngeweben enthaltenen unreinen Mineralien bestehen.

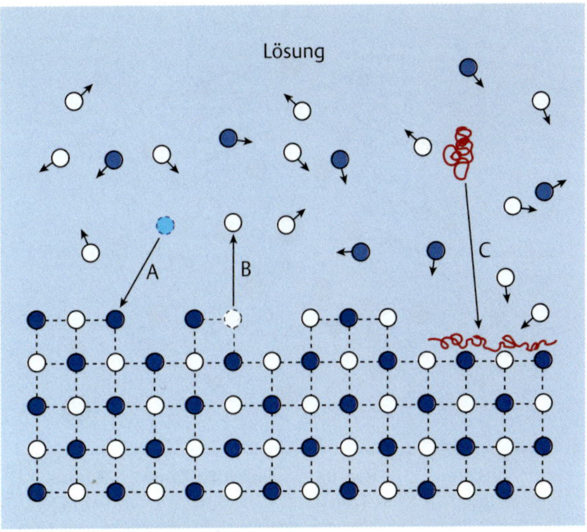

Abb. 2.**5** Kristallwachstum **(A)** und Lösung **(B)** als Oberflächenprozesse des Austauschs von Ionen/Molekülen zwischen der Oberfläche eines Feststoffs und der benetzenden Lösung. Rechts **(C)** wird die Adsorption eines Makromoleküls gezeigt, das den Transfer der Ionen zwischen der Oberfläche des Feststoffs und der Lösung blockiert.

Mineralien von Zahngeweben

Zahnhartgewebe sind Verbundmaterialien, bei denen Mineralkristalle eng mit einer organischen Matrix verbunden sind. Das Mineral ist eine Form des **Hydroxylapatits**, ein Kalziumphosphattyp, der in seiner Reinform die Formel $Ca_5(PO_4)_3OH$ hat und der das bei neutralem pH-Wert am wenigsten lösliche nicht fluoridierte Kalziumphosphat ist [23]. Hydroxylapatit gehört einer Familie von Mineralien **(Apatite)** an, die alle eine ähnliche Kristallstruktur aufweisen und die bemerkenswerte Fähigkeit haben, den Austausch eines Ions durch ein anderes zuzulassen [24] [25].

Die Zusammensetzung des Hydroxylapatits in Zahnhartgeweben wird durch den Einbau einer Anzahl von **„Verunreinigungsionen“** in die Kristallstruktur verändert. Hierzu zählen insbesondere Magnesium, Natrium und Karbonat (Abb. 2.**6**, Tab. 2.**1**), die aus den Gewebeflüssigkeiten während der Zahnbildung stammen. Verunreinigungsionen unterscheiden sich (in Ladung, Größe oder beidem) von den Ca^{2+}-, PO_4^{3-}- oder OH^--Ionen, die sie ersetzen (Abb. 2.**6**). Diese Verunreinigungen stören die Kristallstruktur, wodurch die Löslichkeit gesteigert wird. Die Ausnahme von dieser Regel ist das Fluoridion, das sowohl die Kristallinität verbessert als auch die Löslichkeit senkt (s. u.). Das Mineral des Zahnschmelzes enthält weniger Verunreinigungen als das Mineral des Dentins oder Zements: die Kristalle sind größer und perfekter geformt. Entsprechend ist die Löslichkeit von Zahnschmelz nur leicht höher als die reinen Hydroxylapatits, während die Löslichkeit von Dentin erheblich höher ist [26], obwohl ein verlässlicher Wert für die Löslichkeit erst noch bestimmt werden muss.

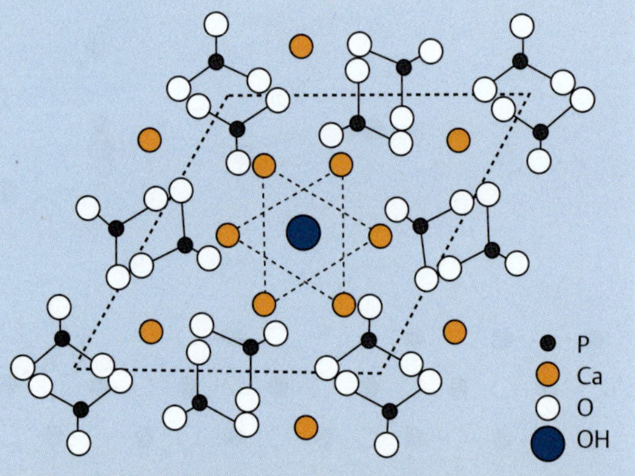

Gitter-ion	Radius [pm]	Substitutions-ion	Radius [pm]
Ca^{2+}	99	Mg^{2+}	65
		Na^{+}	95
PO_4^{3-}	238	CO_3^{2-}	185
OH^{-}	140	F^{-}	133
		CO_3^{2-}	185

Abb. 2.**6** Bei kristallinen Substanzen sind die konstituierenden Ionen oder Atome in einer regelmäßigen, sich wiederholenden Matrix angeordnet, die man sich als aus zahlreichen Grundeinheiten **(Einheitszellen)** aufgebaut vorstellen kann. Das Diagramm (oben) zeigt die Anordnung von Kalzium, Phosphat und Hydroxylgruppen in Hydroxylapatit (entlang der Längsachse eines Kristalls). Der Umriss einer Einheitszelle mit der Summenformel $Ca_{10}(PO_4)_6(OH)_2$ ist mit einer fetten gestrichelten Linie markiert. Die gestrichelten Dreiecke in der Mitte markieren Gruppen von 3 Kalziumionen, die in den aufeinanderfolgenden Schichten der Struktur jeweils um 60° gedreht sind und so einen „Kanal" bilden, in den die OH^{-}-Ionen eingelagert sind (vgl. Abb. 2.8). Die verbleibenden Kalziumionen bilden 2 Säulen mit einzelnen Ionen. Der besseren Übersicht wegen sind die Ionen nicht maßstabsgetreu abgebildet. In Wirklichkeit wären die Sauerstoffatome wesentlich größer und beanspruchten den größten Teil des Raums in der Struktur. In der Tabelle (unten) sind die Gitterionen den Verunreinigungsionen, die ihren Platz einnehmen können, gegenübergestellt, um die Unterschiede in Ladung und Größe (außer bei Fluorid) aufzuzeigen.

Die Löslichkeit eines Kalziumphosphats, die durch die Konzentration des in einer gesättigten Lösung gelösten Feststoffs definiert wird, ist nicht konstant, sondern variiert je nach der Zusammensetzung der Lösung. Der dominierende Faktor bei der Chemie des Kalziumphosphats ist der pH-Wert: Die Löslichkeit aller Kalziumphosphate steigt, wenn der pH-Wert unter 7 fällt. Die Löslichkeit von Hydroxylapatit steigt mit fallendem pH-Wert besonders rasch, und zwar mit einem Faktor von ca. 10 pro pH-Einheit (Abb. 2.**7**).

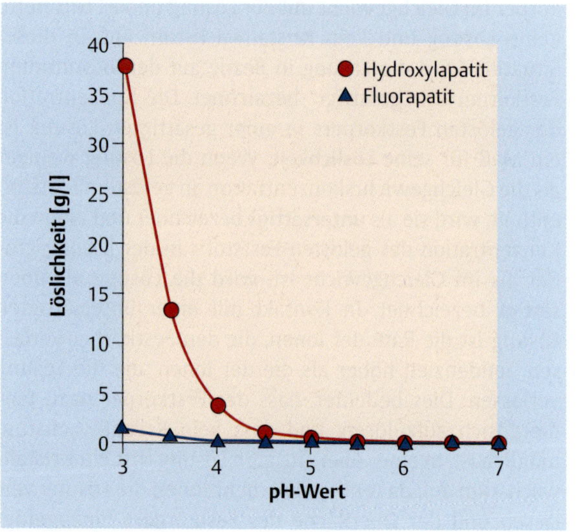

Abb. 2.**7** Veränderung der Löslichkeit von Hydroxylapatit und Fluorapatit mit dem pH-Wert.

Tab. 2.**1** Hauptbestandteile der mineralischen Komponente von Zahnschmelz und Dentin [Gew.-%] im Vergleich mit Hydroxylapatit (nach [25]).

Bestandteil	Hydroxylapatit	Zahnschmelz	Dentin
Kalzium	39,9	37,6	40,3
Phosphor	18,5	18,3	18,6
Karbonat		4,1	6,5
Natrium		0,7	0,1
Magnesium		0,2	1,1
Fluorid		0,01	0,07

MERKE

Zahnmineralien sind unreine Formen des Kalziumphosphats Hydroxylapatit. Sie werden schnell stärker löslich, wenn der pH-Wert der wässrigen Umgebung fällt. Daher

- verlieren Zähne Mineralien, wenn der pH-Wert wegen der Säureproduktion in der Plaque fällt und
- können Zähne erneut Mineralien aufnehmen, wenn der pH-Wert wieder steigt.

Fluorid vermindert die Löslichkeit und die Lösung von Zahnmineralien und fördert das Kristallwachstum von Hydroxylapatit, weshalb es eine stark vorbeugende Wirkung auf den Kariesprozess ausübt.

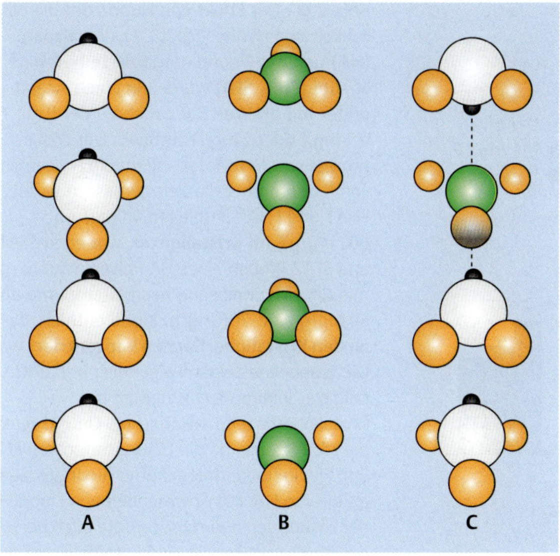

Abb. 2.**8** Das Kristallgitter von Hydroxylapatit (s. Abb. 2.6) enthält Kanäle, die von gestapelten Dreiecken aus Ca^{2+}-Ionen (orange Kugeln) gebildet werden, bei denen die aufeinanderfolgenden Dreiecke jeweils um 60° gedreht sind. Bei Hydroxylapatit **(A)** sind die OH^--Ionen (große weiße Kugeln stehen für Sauerstoff u. kleine schwarze Kugeln stehen für Wasserstoff) zu groß, um in die Kalziumdreiecke zu passen. Bei Fluorapatit **(B)** passen die F^--Ionen (grün) in die Dreiecke, da sie kleiner als das OH^--Ion sind, was zu einer kompakteren Kristallstruktur führt. Bei Fluorhydroxylapatiten **(C)** besetzen F^--Ionen einige der OH^--Positionen und können Wasserstoffbrückenbindungen mit angrenzenden OH^--Ionen (gestrichelte Linien) bilden. Dies unterstützt die Stabilisierung der Struktur.

Fluorid und die Chemie des Kalziumphosphats

Fluorid hat tief greifende Auswirkungen auf die Löslichkeit von Hydroxylapatit und Zahnmineralien. Es wird leicht in die Apatitstruktur aufgenommen, da OH^--Ionen durch F^--Ionen ersetzt werden können. **Fluorapatit**, bei dem sämtliche OH^--Ionen durch F^--Ionen ersetzt sind, ist weniger löslich als Hydroxylapatit bei pH 7 oder niedriger (Abb. 2.**7**). Bei Hydroxylapatitkristallen befinden sich die OH^--Ionen in Kanälen, die von 3-eckigen Gruppen von Ca^{2+}-Ionen gebildet werden, liegen aber zwischen den Dreiecken [24] [25] (A in Abb. 2.**8**). Bei Fluorapatit passt das geringfügig kleinere F^--Ion in die Dreiecke (B in Abb. 2.**8**), was zu einer dichteren und stabileren Kristallstruktur führt. Durch eine teilweise Substitution von F^- durch OH^- entstehen **Fluorhydroxylapatite**, von denen angenommen wird, dass sie durch Wasserstoffbrückenbindungen zwischen benachbarten F^-- und OH^--Ionen stabilisiert werden [24] (C in Abb. 2.**8**).

Obwohl die Auswirkungen von Fluorid auf die **Kristallstruktur** natürlich wichtig sind, sind sie wahrscheinlich wesentlich weniger bedeutsam als die **Reaktionen**, die zwischen den Kristalloberflächen von Apatiten und dem in der benetzenden Flüssigkeit gelösten Fluorid auftreten. Wenn Fluorhydroxylapatit oder auch reines Hydroxylapatit, das selbstverständlich keine Fluoridionen enthält, in eine saure Lösung gegeben wird, die geringe Konzentrationen von Fluoridionen enthält, liegt die Lösungsrate im Vergleich mit einer fluoridfreien Lösung niedriger [27] [28] (Abb. 2.**9**). Dieses Phänomen tritt deshalb auf, weil an den Kristalloberflächen bis zu einer Tiefe von wahrscheinlich nicht viel mehr als einer Einheitszelle OH^--Ionen durch F^--Ionen ersetzt werden [29]. Die F^--Ionen stabilisieren die umliegenden Ca^{2+}-Ionen [29]. Die Bereiche der Kristalloberfläche in denen die F^--Ionen die OH^--Ionen ersetzt haben, wurden praktisch in Fluorapatit umgewandelt und sind daher deutlich weniger löslich als nicht fluoridierte Bereiche [27] [30] [31]. Wenn sie sauren Bedingungen ausgesetzt werden, lösen sich **nicht fluoridierte Bereiche** der Kristalloberflächen mit der für Hydroxylapatit normalen Geschwindigkeit auf, während sich die **fluoridierten Bereiche** langsamer oder gar nicht auflösen. Insgesamt ist die Lösungsgeschwindigkeit daher langsamer als bei der Abwesenheit von Fluorid. Dieser Effekt wird umso stärker, je höher die Fluoridkonzentration in der umgebenden Lösung ist, da dann ein größerer Teil der Oberflächen des Kristalls in Fluorapatit umgewandelt wird. Daher kann die Auflösung des Zahnminerals ganz oder teilweise durch niedrige Fluoridkonzentrationen in der Umgebung des Zahns verhindert werden. Ein ähnlicher Effekt scheint für die geringere Löslichkeit von Fluorhydroxylapatiten in fluoridfreier Säure verantwortlich zu sein [32]. In diesem Fall werden durch die teilweise Lösung des Feststoffs in der Säure ausreichend Fluoridionen erzeugt, um die Kristalloberflächen in Fluorapatit umzuwandeln [31].

Die geringere Löslichkeit von Fluorapatit wirkt sich auch auf das **Kristallwachstum** aus. Wenn in einer Lösung, die gegenüber Hydroxylapatit übersättigt ist, Fluoridionen verfügbar sind, wird das Kristallwachstum beschleunigt. Der entstehende Feststoff ist kein Hydroxylapatit, sondern in Abhängigkeit von der verfügbaren Fluoridmenge Fluorapatit oder ein Fluorhydroxylapatit, sodass das Produkt der Remineralisation bei Anwesenheit von Fluorid tendenziell weniger löslich ist als das zuvor verlorene Mineral [6].

Wenn Zähne beispielsweise bei der Behandlung mit Fluoridlack hohen Fluoridkonzentrationen ausgesetzt werden, kann sich eine Form von **Kalziumfluorid** (CaF_2), wahrscheinlich in Verbindung mit Phosphat, an die Zahnoberflächen anlagern [30]. Die für die Anlagerung des CaF_2-ähnlichen Materials erforderlichen Ca^{2+}-Ionen entstammen den Zahnmineralien, weshalb sich bei einem niedrigen pH-Wert mehr Präzipitat bildet. Obwohl seine Bildung Ca^{2+}-Ionen aus der Zahnoberfläche entfernt, könnte CaF_2-ähnliches Material eine vorteilhafte Wirkung haben: Da es relativ gut löslich ist, kann es als Fluoridreservoir fungieren und höhere Konzentrationen von Ca^{2+}- und F^--Ionen in der Zahnumgebung aufrechterhalten.

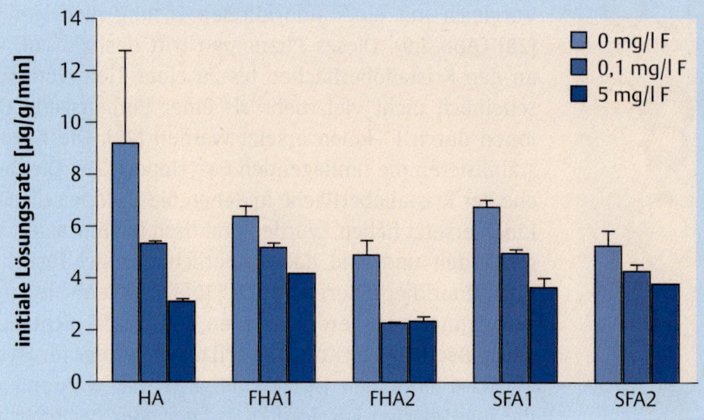

Abb. 2.**9** Der Effekt von Fluorid auf die Löslichkeit von Hydroxylapatit. Hydroxylapatit **(HA)** und mit Fluorid modifizierte Hydroxylapatite **(FHA, SFA)** wurden in einen Acetatpuffer mit pH-Wert 5,0 gegeben, der 0 mg/l, 0,1 mg/l oder 5 mg/l F enthielt. Der Lösungsprozess wurde verfolgt, indem die Freisetzung von Kalzium über die Zeit gemessen wurde. FHA1 und FHA2 enthielten 44 mg/g bzw. 602 mg/g F **im Kristallgitter,** wogegen SFA1 und SFA2 Proben eines HA-Pulvers waren, das mit einer Fluoridlösung bearbeitet wurde und 60 mg/g bzw. 706 mg/g Fluorid enthielt, das **an den Kristalloberflächen konzentriert** war. Die Ergebnisse zeigen Folgendes: In das Kristallgitter inkorporiertes und an die Kristalloberflächen adsorbiertes Fluorid senkt die Lösungsrate, da die Lösungsraten von FHA und SFA in fluoridfreiem Puffer niedriger lagen als die von HA. Die Anwesenheit von Fluorid in der Lösung senkt die Lösungsrate auch bei HA, das überhaupt kein Fluorid enthält.

PRAXISTIPP

Auf Grundlage dieser Belege lautet die heute vorherrschende Meinung, dass die Strategien zur Kariesprävention unter Verwendung von Fluorid darauf abzielen sollten, niedrige, aber ausreichende Konzentrationen von Fluoridionen in der Umgebung des Zahns aufrechtzuerhalten, anstatt die Fluoridkonzentration im Zahnmineral zu erhöhen **[30]**.

Dies wird durch lokale Fluoridapplikation, z. B. durch Zahnpasten, Mundspülungen und Lacke sowie die Fluoridierung von Trinkwasser erreicht. Obwohl Letztere ursprünglich mit dem Ziel eingesetzt wurde, die Löslichkeit des Zahnminerals zu senken, hat sie eine erhebliche lokale Wirkung **[33]** (s. Kap. **12**).

Der kariogene Säureangriff

Dentale Plaque ist ein Beispiel für einen **Biofilm**, also eine dünne Schicht von Mikroorganismen, die an einer festen Oberfläche haftet. Biofilme kommen in einem breiten Spektrum von Arten vor, die jeweils an ihr Habitat angepasst sind. Das Leben in einem Biofilm erfordert physiologische Anpassungen aufseiten der darin enthaltenen Mikroorganismen und bietet auch zahlreiche Vorteile, wie beispielsweise einen Schutz vor antimikrobiell wirkenden Stoffen **[34]**. Die Struktur von Biofilmen variiert stark, aber im Falle der dentalen Plaque sind die darin enthaltenen Bakterien eng gepackt und nehmen ca. 75% des Volumens ein **[35]**. Das restliche Volumen besteht aus einer Matrix aus Proteinen, Kohlenhydratpolymeren und anderen Substanzen (Abb. 2.**10**). Viele Matrixkomponenten, wie z. B. extrazelluläre Polysaccharide, sind größtenteils bakterieller Herkunft, andere aber, einschließlich einer Reihe von Proteinen, stammen aus dem Speichel und der Sulkusflüssigkeit.

Aufgrund der dichten Struktur der Plaque erfolgt der Übertritt von Nährstoffen und Stoffwechselendprodukten zwischen der Mundhöhle und der Plaque sowie innerhalb der Plaque per **Diffusion**, die ein relativ langsamer Prozess ist (Abb. 2.**11a**). Eine sich hieraus ergebende Konsequenz ist, dass die Verfügbarkeit von Nährstoffen oder antibakteriellen Substanzen nicht einheitlich ist, sondern entsprechend der Tiefe variiert. Wenn beispielsweise ein Nährstoff aufgenommen wird, entsteht innerhalb der Plaque ein Gradient (Abb. 2.**11b**), bei dem die Konzentration nach innen hin abfällt und der durch den bakteriellen Stoffwechsel steiler wird, da durch die Nutzung nahe der äußeren Oberfläche weniger Material für die Diffusion nach innen zur Verfügung steht (Abb. 2.**12**). Dieses Phänomen hat bedeutende Auswirkungen auf die **Ökologie der Plaque**. Beispielsweise sind die meisten Plaquebakterien obligat anaerob (können nur bei Abwesenheit von Sauerstoff überleben), wie beispielsweise Veillonella, oder fakultativ anaerob (leben bevorzugt unter Abwesenheit von Sauerstoff), wie beispielsweise Streptokokken und Actinomyces. Dies liegt wahrscheinlich daran, dass der Sauerstoff von aeroben Bakterien wie Neisseria an der Oberfläche der Plaque verbraucht wird und das Innere der Plaque nicht erreicht **[3]**. Ein ähnlicher Prozess schränkt wahrscheinlich die Exposition gegenüber antimikrobiell wirkenden Stoffen ein, da diese Stoffe durch die starke Interaktion mit Bakterien in der äußeren Plaque immobilisiert werden, sodass die Konzentration, die die innere Plaque erreicht, zu niedrig sein kann, um wirksam zu werden. Stoffwechselendprodukte entweichen langsam aus der Plaque, da ihre Bewegung gleichermaßen durch Diffusion reguliert wird. Diese Phänomene sind von zentraler Bedeutung für den Kariesprozess, da sie die verschiedenen Phasen des Säureangriffs steuern.

Die interstitielle Flüssigkeit, die die Matrix benetzt und als **Plaqueflüssigkeit** bezeichnet wird, ist die Komponente der

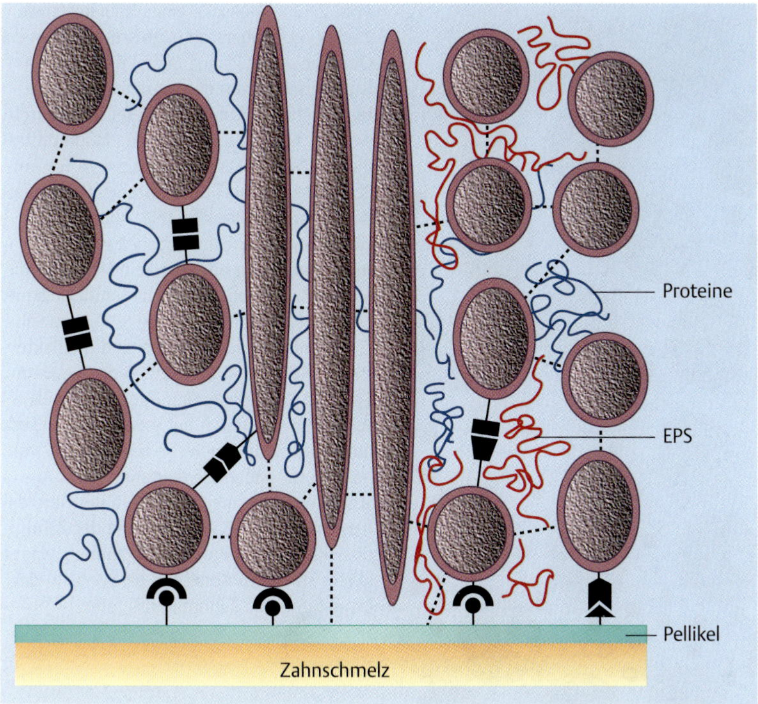

Abb. 2.**10** Zahnoberflächen, die mit Speichel in Kontakt stehen, sind mit einem erworbenen Film aus adsorbierten Speichelproteinen bedeckt (Pellikel). Erstbesiedelnde Bakterien lagern sich an den Film an und die Plaque nimmt an Umfang und Komplexität zu, indem sich weitere Bakterien an die Erstbesiedler anlagern. Die Anlagerung wird von spezifischen Rezeptoren an den Oberflächen der Bakterien (geometrische Schlüssel/Schlosssymbole) vermittelt. Die Kohäsion der Plaque wird aber noch durch weitere unspezifische Interaktionen (gepunktete Linien) verbessert. Hierzu zählen z. B. Kalziumbrücken und Interaktionen zwischen Polymeren, die die Plaquematrix bilden: Proteine und extrazelluläre Polysaccharide (EPS) wie Glukane.

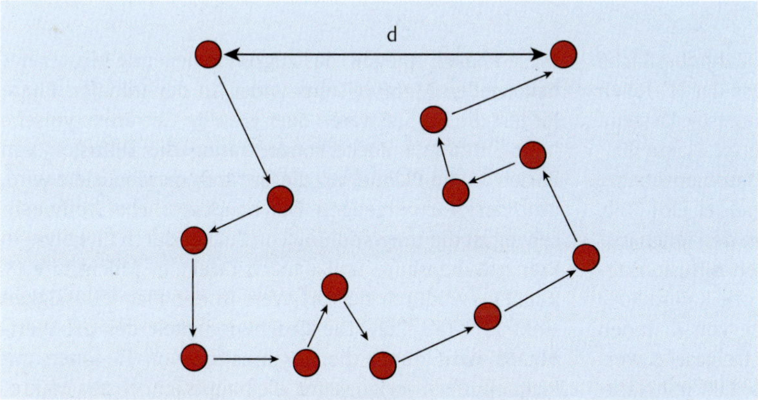

a

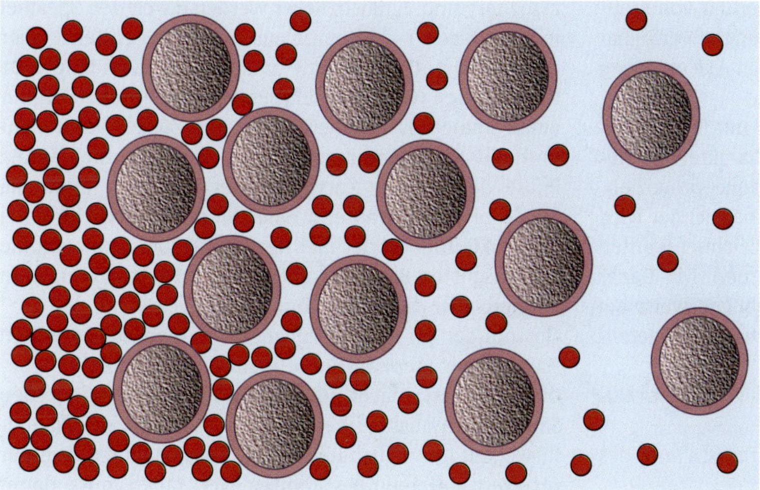

b

Abb. 2.**11** Diffusion.

a Ein einzelnes Molekül (kleiner roter Kreis) in der Lösung macht häufige kleine „Sprünge" (→ Einzelpfeile). Obwohl jeder Sprung in eine zufällige Richtung erfolgt, führt eine Serie von Sprüngen zu einer Nettobewegung des Moleküls (←→ Doppelpfeil; d = Nettodistanz der Bewegung).

b Moleküle, wie z. B. Zucker diffundieren aus dem Speichel (links) über die Plaqueflüssigkeit in die Plaque. Da sich mehr Moleküle aus Bereichen mit einer hohen Konzentration in Bereiche mit niedriger Konzentration bewegen als umgekehrt, ergibt sich ein Nettotransfer von Molekülen in Richtung des Konzentrationsgradienten.

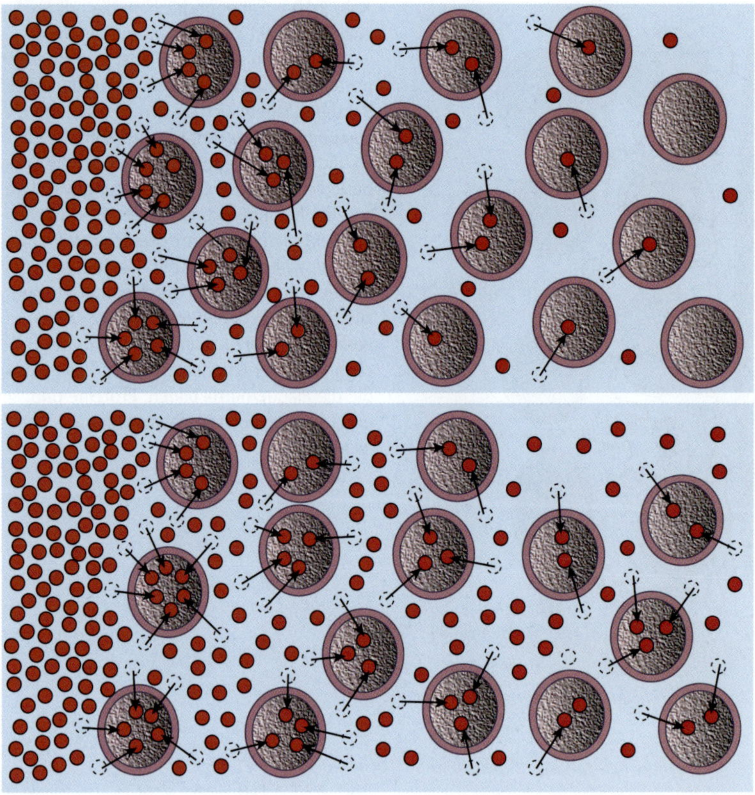

Abb. 2.**12** Moleküle eines Nährstoffs wie Zucker oder Sauerstoff (rote Kreise), die in die Oberfläche der Plaque (links) diffundieren, werden sofort von den an der Oberfläche befindlichen Bakterien umgesetzt, wodurch weniger Moleküle tiefer in die Plaque diffundieren können. Dies führt zu einem wesentlich steileren Abfall der Konzentration als bei der einfachen Diffusion (vgl. Abb. 2.11). Wenn der Stoffwechsel schnell erfolgt, erreicht nur wenig oder gar kein Nährstoff die am tiefsten gelegenen Schichten der Plaque. **Oben:** Bei Plaque, die wenig EPS (extrazelluläre Polysaccharide) enthält, sind die Bakterien dicht gepackt und setzen die aus dem Speichel diffundierenden Zuckermoleküle schnell um, wodurch nur wenige in der Tiefe ankommen. **Unten:** Wenn reichlich EPS vorhanden ist, haben die Bakterien mehr Abstand, wodurch mehr Zucker in die Tiefe diffundiert und die Bakterien nahe der Zahnoberfläche Säure produzieren können, was zu einem stärkeren Abfall des pH-Werts in der Umgebung des Zahnminerals führt.

Plaque, die in direktem Kontakt mit der Zahnoberfläche steht und daher das Medium für den Fluss der H^+-Ionen und Mineralionen während des Kariesprozesses darstellt. Eine Analyse durch Zentrifugierung isolierter Plaqueflüssigkeit zeigt, dass sich ihre Elektrolytzusammensetzung erheblich von der des Speichels unterscheidet [36] (Tab. 2.**2**). Dies liegt hauptsächlich daran, dass der Ionenaustausch zwischen den beiden Flüssigkeiten diffusionsabhängig und langsam ist. Daher wird die hohe Kaliumkonzentration durch die langsame Clearance von K^+-Ionen verursacht, die durch die bakterielle Lyse freigesetzt werden. In Plaque, die längere Zeit keinen Kontakt mit Nährstoffen hatte, ist Essigsäure die vorherrschende organische Säure (Tab. 2.**2**). Diese ist ein Endprodukt von Stoffwechselwegen, die aus den niedrigen Mengen verfügbaren Kohlenhydrats die maximale Menge an ATP erzeugen [3].

Ein Säureangriff wird durch den Kontakt mit fermentierbaren Kohlenhydraten initiiert, der ein charakteristisches Änderungsmuster des pH-Werts der Plaque provoziert, das als **Stephan-Kurve** [3] [4] (Abb. 2.**13**) bezeichnet wird und mithilfe von Mikroelektroden aufgezeichnet werden kann, die in die Plaque eingebracht werden. Die Dauer einer Stephan-Kurve variiert, liegt aber üblicherweise bei 30–60 Minuten. Die Kurve kann in **2 Phasen** aufgeteilt werden:

- einen initialen schnellen Abfall des pH-Werts vom Ruhewert (ca. pH 7),
- gefolgt von einer langsameren Wiederherstellung des pH-Werts.

Diese Phasen spiegeln das zugrunde liegende Muster des bakteriellen Metabolismus wider. In der initialen Phase fördert die für Süßwaren oder gesüßte Getränke typische hohe intraorale Zuckerkonzentration die Diffusion von Zucker in die Plaque, wo dieser rasch metabolisiert wird, um Energie zu erzeugen. Der hauptsächliche Stoffwechselweg ist die Umwandlung von Zucker durch **Glykolyse** in Brenztraubensäure und danach direkt in Milchsäure (s. Kap. **11**), wodurch der pH-Wert in der Plaqueflüssigkeit sinkt [3] (Tab. 2.**2**). Die Geschwindigkeit des pH-Wert-Abfalls wird durch die Kombination von H^+-Ionen mit Plaquepuffern verlangsamt, die hauptsächlich aus Makromolekülen bestehen, die mit der Zellwand der Bakterien assoziiert sind. Einfachzucker werden durch den Speichel innerhalb von 1–2 Minuten aus dem Mund entfernt, aber der pH-Wert-Abfall in der Plaque dauert etwas länger, da die Bakterien weiter Zucker metabolisieren, der zu Beginn eindiffundiert ist. Schließlich ist der Zucker verbraucht und die Säureproduktion endet, wodurch die initiale Phase der Stephan-Kurve beendet wird. Der minimale lokale pH-Wert während einer Stephan-Kurve liegt bei ca. pH 4,0. Dies ist der niedrigste Wert, bei dem auch die azidurischsten Bakterien gerade noch Säure produzieren können, aber die Durchschnittswerte liegen höher.

Obwohl der pH-Wert der Plaque während der gesamten Dauer einer Stephan-Kurve niedriger als unter Ruhebedingungen ist, macht nur ein Teil dieser Zeitspanne den Säureangriff aus. Bei neutralem pH-Wert ist die Plaqueflüssigkeit tatsächlich übersättigt. Dies bedeutet, dass der pH-Wert auf einen bestimmten Wert fallen muss, damit

Tab. 2.**2** Vergleich der Elektrolytzusammensetzungen von Speichel (nicht stimuliert) und Plaqueflüssigkeit sowie Veränderungen in der Zusammensetzung der Plaqueflüssigkeit während eines kariogenen Säureangriffs. In den Spalten „Speichel" und „Plaqueflüssigkeit, Ruhebedingungen" werden pH-Werte und die Elektrolytkonzentrationen [mmol/l] in nicht stimuliertem gemischtem Speichel und in unter „Ruhebedingungen" gewonnener Plaqueflüssigkeit verglichen, die von Probanden stammen, die über Nacht nichts gegessen hatten. Die rechte Spalte zeigt die Werte [mmol/l] der durchschnittlichen Elektrolytkonzentrationen 3 Minuten nach einer 1-minütigen Exposition (mit 5%iger Saccharoselösung) bei einer Gruppe kariesaktiver Probanden. Der Sättigungsgrad in Bezug auf Hydroxylapatit fällt, aber obwohl eine lokale Untersättigung aufgetreten sein könnte, lässt sie sich in dieser Stichprobe der gesamten Plaque nicht nachweisen. Nach [36] u. [66].

	Speichel	Plaqueflüssigkeit Ruhebedingungen	Plaqueflüssigkeit 3 Min. nach Saccharose-Exposition
pH-Wert	pH 6,8	pH 6,66	pH 5,37
Kalzium, gesamt	1,43	3,16	5,47
Phosphat, gesamt	5,10	11,0	9,4
Chlorid	23,2	45,2	24,1
Natrium	10,1	29,4	23,0
Kalium	22,7	66,4	62,8
Ammonium	4,35	21,6	12,4
Magnesium	0,21	2,3	1,7
Acetat	–	22,5	15,6
Laktat	–	5,6	33,1
SG(HA)*		8,85	1,50

* Sättigungsgrad in Bezug auf Hydroxylapatit

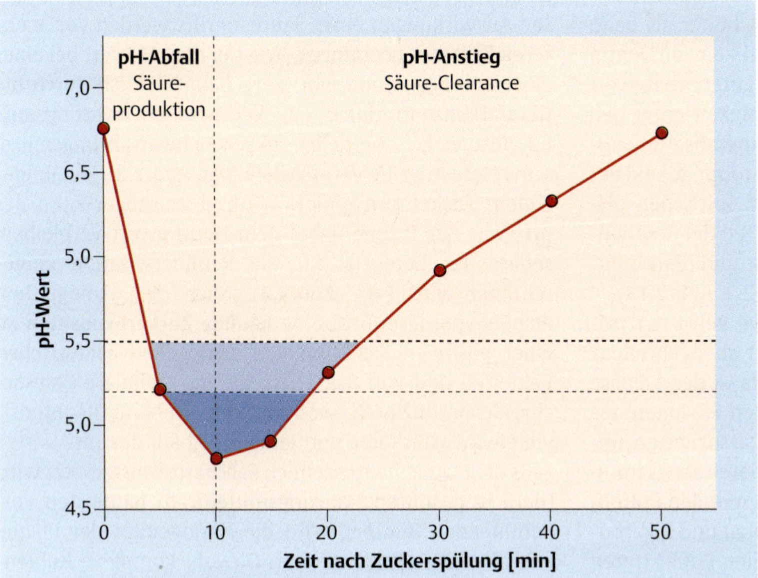

Abb. 2.**13** Stephan-Kurve. Die gestrichelten horizontalen Linien zeigen den Bereich für den kritischen pH-Wert. Die Schattierung verdeutlicht die Periode des kariogenen Säureangriffs, in der die Plaqueflüssigkeit mit Zahnschmelzmineral untersättigt ist. Die stärkere Schattierung unterhalb des unteren Schätzwerts für den kritischen pH-Wert steht für die zunehmende Schwere des Säureangriffs mit fallendem pH-Wert (s. Abb. 2.7).

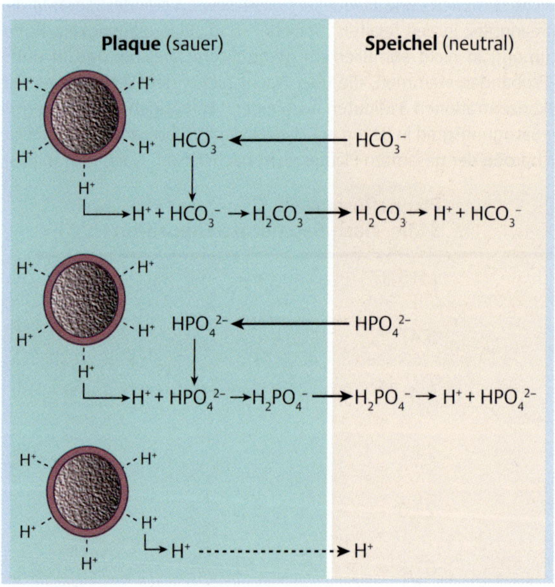

Abb. 2.**14** Clearance der H^+-Ionen aus der Plaque während der 2. Phase der Stephan-Kurve. H^+-Ionen, die aus festen (nicht diffusionsfähigen) Puffern freigesetzt werden, die mit bakteriellen Zellwänden in Verbindung stehen (links), diffundieren langsam heraus (gestrichelter Pfeil, unten). Die Clearance wird durch diffusionsfähige Puffer aus dem Speichel (Bikarbonat [oben] und Phosphat [Mitte]) beschleunigt, die als H^+-Transporter fungieren.

die Plaqueflüssigkeit hinsichtlich des Zahnminerals nur noch gesättigt ist. Dieser pH-Wert wird als **kritischer pH-Wert** bezeichnet [23]. Für das Mineral des Zahnschmelzes wurde dieser Wert auf Grundlage von Plaqueflüssigkeitsanalysen auf pH 5,5–5,2 berechnet. Das Mineral des Dentins ist bekanntermaßen löslicher als das des Zahnschmelzes [26], weshalb der kritische pH-Wert höher als beim Zahnschmelz sein muss. Da aber die Löslichkeit von Dentin nicht präzise bekannt ist, steht noch kein guter Schätzwert fest. Sobald der pH-Wert der Plaqueflüssigkeit unter den kritischen pH-Wert fällt, kann eine Demineralisation auftreten. Umgekehrt wird die Auflösung gestoppt, sobald der pH-Wert der Plaqueflüssigkeit über den kritischen pH-Wert steigt. Daher repräsentiert nur der Teil der Stephan-Kurve zwischen dem kritischen pH-Wert und dem minimalen pH-Wert einen Säureangriff (Abb. 2.**2**, Abb. 2.**13**).

Während der 2. Phase der Stephan-Kurve kehrt der pH-Wert zum Ruhewert zurück. Dies dauert aber typischerweise länger als der Abfall des pH-Werts in der 1. Phase der Kurve. Während dieser Phase werden H^+-Ionen aus den mit den Zellwänden der Bakterien assoziierten immobilen Puffern freigesetzt und diffundieren langsam in den Speichel. H^+-Ionen werden auch von mobilen Puffern (kleine, diffusionsfähige Ionen wie Phosphat und Bikarbonat) aus der Plaque entfernt. Diese mobilen Puffer treten als H^+-„Träger" zwischen der Plaqueflüssigkeit und dem Speichel auf [37] (Abb. 2.**14**). Während der 2. Phase der Stephan-Kurve steigt der pH-Wert über den kritischen pH-Wert und die Mineralablagerung wird möglich. Diese kann entweder als Kristallwachstum in der kariöse Läsion auftreten, wo sie die Erneuerung des verlorenen Minerals (Remineralisation) unterstützt, oder als Ablagerung innerhalb der Plaque (Zahnsteinbildung).

Plaquebakterien setzen Zucker nicht nur zu Säure um. Insbesondere synthetisieren viele Bakterien aus Zucker **Polysaccharide** (s. Kap. **11**). Hierzu gehören extrazelluläre Polymere der Glukose (Glukane) oder Fruktose (Fruktane) und intrazelluläre glykogenähnliche Speicherpolysaccharide. Alle von ihnen sind relevant für den Kariesprozess. **Intrazelluläre Polysaccharide** (IPS) können zwischen den Mahlzeiten (Zuckerzufuhr) ebenso wie lösliche Fruktane als Energielieferant verwendet werden und die daraus resultierende Säureproduktion kann die Erholungsphase der Stephan-Kurve ausdehnen. IPS-produzierende Bakterien sind wegen des Selektionsdrucks durch die häufige Aufnahme von Zucker in der Plaque kariesaktiver Personen in größerer Menge vertreten [18]. **Extrazelluläre Glukane** sind im Regelfall unlöslich und werden nicht zur Energieproduktion verwendet. Die unlöslichen klebrigen Glukane, die von Streptococcus mutans synthetisiert werden, spielen eine wichtige Rolle bei der Adhäsion dieser Bakterien an den Zahnoberflächen und bei deren Verbleib in der Plaque. Sie können die Kariogenität von Plaque auch auf andere Weise steigern. In Plaque mit reichlich vorhandenen extrazellulären Glukanen ist die Anzahl der Bakterien pro Volumeneinheit reduziert. Hieraus folgt, dass Zucker, der zu Beginn eines Säureangriffs in Plaque diffundiert, weniger schnell umgesetzt wird und daher tiefer in die Plaque diffundieren kann. Dies verlegt die Säureproduktion näher an der Zahnoberfläche, wodurch eine stärker kariogene Umgebung entsteht [38] (Abb. 2.**12**). Saccharose kann andere Veränderungen in der Zusammensetzung der Plaquematrix induzieren, die zu einer Depletion von Mineralionen führen [38].

Die Auswirkungen eines Säureangriffs werden von mehreren Faktoren beeinflusst. Wie tief der pH-Wert bei einer einzelnen Exposition fällt, wird hauptsächlich durch die **Gesamtkonzentration des Zuckers** in einem Nahrungsmittel festgelegt, weshalb zuckerreiche Nahrungsmittel schwerere Angriffe verursachen (vgl. Abb. 2.**2**). Je häufiger zudem Zucker konsumiert wird, desto länger kann der pH-Wert der Plaque unter dem Neutralwert verbleiben, sodass das Potenzial für die Remineralisation eingeschränkt wird (vgl. Abb. 2.**2**). Nach der ökologischen Plaquehypothese führt eine **häufige Zuckerexposition** zu einer positiven Selektion von azidogenen azidurischen Bakterien und von Bakterien, die intrazelluläre Polysaccharide produzieren, wodurch der Säureangriff intensiviert wird (stärkerer und längerer Abfall des pH-Werts). Falls die Plaque hauptsächlich Saccharose ausgesetzt wird (dem in gesüßten Nahrungsmitteln am häufigsten vorkommenden Zucker), wird die Kariogenität der Plaque wie oben dargestellt erhöht. Obwohl komplexe Kohlenhydrate (z. B. Stärke) als relativ gering kariogen betrachtet werden, erhöht Stärke wahrscheinlich die Klebrigkeit zuckerreicher Nahrungsmittel, wodurch diese nahe an der Zahnoberfläche gehalten werden, was den kariogenen Säureangriff verlängert [39].

Einige Mitglieder der Plaqueflora schwächen die Auswirkungen der Milchsäureproduktion ab. Veillonella, das sich regelmäßig in Plaque findet, erzeugt Energie, indem es Milchsäure in Essigsäure und Propionsäure metabolisiert. Da diese Säuren schwächer als Milchsäure sind, entfernen sie H^+ aus der Plaqueflüssigkeit und heben so den pH-Wert an [3]. Andere Bakterien können Ammoniak aus stickstoffhaltigen Substanzen (z. B. Aminosäuren) erzeugen, was ebenfalls zu einer Anhebung des pH-Werts führt. Plaquebakterien binden erhebliche Mengen an Kalzium [40] und wenn der pH-Wert fällt, werden Ca^{2+}-Ionen im Austausch für H^+-Ionen freigesetzt (Abb. 2.**15**, Tab. 2.**2**). Hierdurch steigt der Sättigungsgrad.
Die hauptsächlichen **Wirtsfaktoren**, die den Säureangriff beeinflussen, sind die Fließrate und die Pufferkapazität des Speichels [1] [37]. Der Anstieg des pH-Werts während der 2. Phase der Stephan-Kurve wird durch einen hohen Speichelfluss gefördert, da dieser dabei hilft, H^+-Ionen aus der Plaque zu entfernen. Ein den Kariesprozess mildernder Faktor ist, dass der Konsum von Nahrungsmitteln den Speichelfluss stimuliert und dies von einer erhöhten Bikarbonatkonzentration im Speichel begleitet wird: beides fördert die Entfernung von H^+-Ionen aus der Plaque (s. Kap. **1**).

MERKE

Die Anwesenheit von aus dicht gepackten Bakterien bestehender Plaque in geschützten Bereichen des Zahns behindert den Fluss oraler Flüssigkeiten über die Zahnoberfläche, sodass der Substanzaustausch zwischen der Zahnoberfläche oder der Plaque und den oralen Flüssigkeiten über den langsamen Prozess der Diffusion erfolgt. Hieraus folgt, dass die Metabolisierung von Zucker durch Plaquebakterien zu einer Akkumulation von Säure und einem Abfall des pH-Werts der Plaque führt, gefolgt von einem Anstieg des pH-Werts, wenn die H^+-Ionen an den Speichel abgegeben werden. Das Muster des schnellen pH-Wert-Abfalls und der langsameren Wiederherstellung des pH-Werts in der Plaque wird als Stephan-Kurve bezeichnet. Eine Episode, bei der der pH-Wert der Plaque unter dem kritischen pH-Wert (ca. pH 5,2–5,5 für Zahnschmelz) liegt, stellt einen kariogenen Säureangriff dar, bei dem der Zahn Mineralien verlieren kann. Die Schwere des kariogenen Säureangriffs wird von zahlreichen Faktoren beeinflusst. Hierzu zählen beispielsweise die Ernährung (insbesondere der Zuckerkonsum), die Plaqueflora und die Fließrate sowie die Puffereigenschaften des Speichels.

Chemie der Karies

Die Bildung von kariösen Läsionen wird von 2 Prozessen gesteuert: der Auflösung von Mineralien und der Diffusion von Säure in die Hartgewebe (und von Mineralionen nach außen).

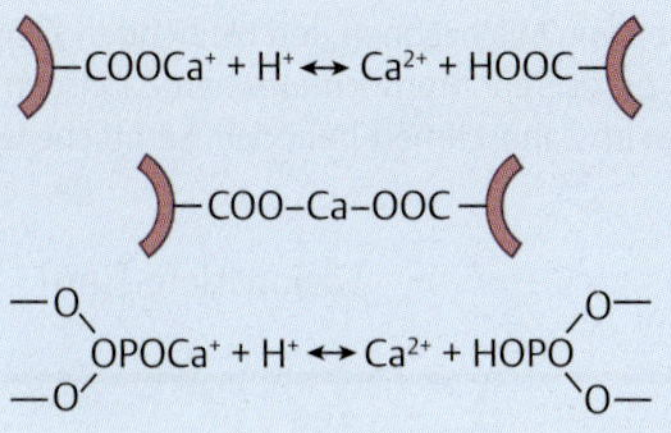

Abb. 2.**15** Freisetzung von an Bakterien gebundenen Kalziumionen während eines kariogenen Säureangriffs. Bei neutralem pH-Wert sind Kalziumionen an Carboxylgruppen (oben links) und Phosphatgruppen (unten links) gebunden, die mit bakteriellen Zellwänden verbunden sind. Wenn der pH-Wert der Plaque fällt, werden Ca^{2+}-Ionen von H^+-Ionen verdrängt (oben rechts, unten rechts). Der hieraus resultierende Abfall der Konzentration der H^+-Ionen und der Anstieg der Konzentration der Ca^{2+}-Ionen steigern die Sättigung der Plaqueflüssigkeit, wodurch der kariogene Säureangriff abgemildert wird. Einige Ca^{2+}-Ionen fungieren als Brücken zwischen benachbarten Plaquebakterien (Mitte) und erhöhen die Kohäsion der Plaque. Auch diese Ca^{2+}-Brückenionen werden unter sauren Bedingungen freigesetzt.

Entstehung von Zahnschmelzläsionen

Die Löslichkeit – und damit auch die Lösungsrate – nimmt von der Oberfläche in Richtung auf die Schmelz-Dentin-Grenze zu [26] [41] (s. a. Kap. **3**) und korreliert mit einem ähnlichen Gradienten für die Konzentrationen von Karbonat und Magnesium [42]. In kleinerem Maßstab ist das Mineral an den Prismengrenzen (intraprismatisches Mineral) deutlich löslicher als das Mineral in den Prismenkernen [26] und ist somit der erste Teil der Zahnschmelzstruktur, der an der fortschreitenden Front einer Läsion (transluzente Zone) angegriffen wird. Die Prismengrenzen enthalten die größten Zahnschmelzporen und diese werden durch diesen Mineralverlust weiter vergrößert, sodass sie die bevorzugten Diffusionspfade während des weiteren Fortschritts der Läsion bilden, wenn eine Demineralisation in den Prismen auftritt [43].
Die Gesamtrate des Läsionsfortschritts wird durch die Diffusion beeinflusst, was bedeutet, dass die Läsion umso langsamer fortschreitet, desto tiefer sie in das Gewebe eindringt [44], obwohl dies durch den Gradienten der nach innen hin zunehmenden Löslichkeit eingeschränkt werden kann. Läsionen breiten sich im Zahnschmelz von Milchzähnen schneller als in dem bleibender Zähne aus [45] (Tab. 2.**3**). Dies scheint hauptsächlich durch quantitative Unterschiede in der Porenstruktur (Tab. 2.**3**) und nicht durch eine unterschiedliche Löslichkeit des Minerals bedingt zu sein [26] [45].
Ein typisches Merkmal von kariösen Läsionen des Zahnschmelzes ist eine Oberflächenschicht, die deutlich mehr Mineral zurückbehält, als der darunterliegende Läsionskörper. Es wurden zahlreiche Mechanismen vorgeschlagen, aufgrund derer die Oberflächenschicht so viel Mineral zurückbehalten könnte [44]. Die Theorie, die am besten von den verfügbaren Belegen unterstützt wird, lautet, dass sich in der wässrigen Umgebung des Zahns gelöste

Tab. 2.**3** Tiefe von Läsionen, die in vitro durch eine 21-tägige Lagerung im Laktatpuffer + Carboxymethylzellulose (pH 4,5) bei Zahnschmelzproben von Milchzähnen und bleibenden Zähnen erzeugt wurden. Ebenfalls aufgeführt werden der Anteil der Zahnschmelzstruktur, der aus dem poröseren interprismatischen Zahnschmelz besteht, sowie die spezifische Oberfläche der Prismengrenzen, an denen sich die größten Poren im Zahnschmelz befinden. Sämtliche Unterschiede zwischen den beiden Zahnschmelzarten sind statistisch höchst signifikant. Nach [45].

	Läsionstiefe [µm]	interprismatische Fraktion [%]	spezifische Oberfläche der Prismengrenzen [m^2/g]
Milchzähne	199 ± 39	30,2 ± 5,2	0,27 ± 0,02
bleibende Zähne	115 ± 27	23,1 ± 3,6	0,23 ± 0,03

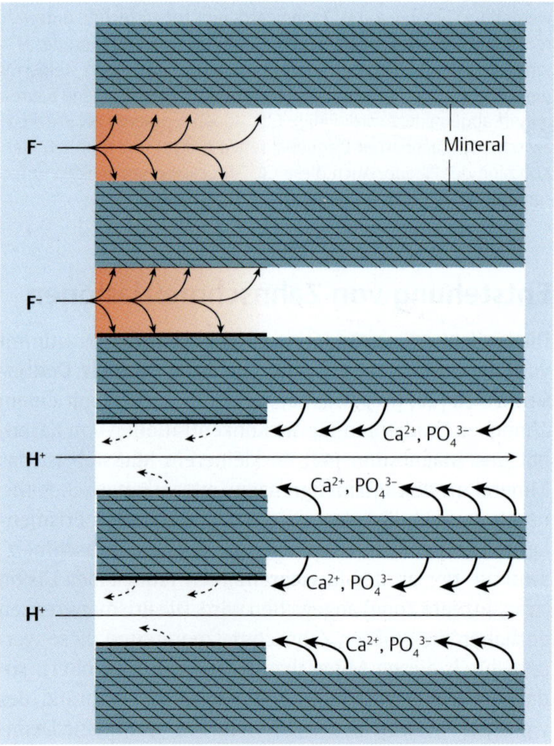

Abb. 2.**16** Hypothese für die Rolle der Inhibitoren (z. B. Fluorid) bei der Entstehung der Oberflächenschicht von kariösen Läsionen [8]. Die mineralische Phase ist gemustert. In der Plaqueflüssigkeit gelöstes Fluorid diffundiert in die Zahnschmelzporen und adsorbiert am Mineral der Porenwände (oben), wodurch dessen Löslichkeit gesenkt wird (veranschaulicht durch kräftige Linien an der Mineraloberfläche). Da die Konzentration des verfügbaren Fluorids niedrig ist, wird das Fluorid im äußeren Zahnschmelz erschöpft (angedeutet durch die Schattierung in den Poren), weshalb die Löslichkeit des inneren Zahnschmelzes nicht verringert wird. Hieraus folgt, dass die während eines kariogenen Säureangriffs in den Zahnschmelz diffundierende Säure nur kleine Mengen Mineral aus der Oberflächenschicht und mehr aus dem inneren Zahnschmelz löst, was zu einer gesteigerten Porosität führt.

Inhibitoren an Kristalle in der Oberflächenschicht anlagern und die Auflösung verhindern, sodass diese Schicht verschont wird, während das darunterliegende Gewebe verletzlich bleibt und sich weiter auflöst (Abb. 2.**16**). Zu den beteiligten Inhibitoren könnten auch Substanzen wie Proteine und Pyrophosphate gehören, aber höchstwahrscheinlich spielt Fluorid eine besonders wichtige Rolle [45]. In-vitro-Experimente unter möglichst realistischen Bedingungen weisen darauf hin, dass Zahnschmelzoberflächen bei Abwesenheit von Fluorid einfach demineralisiert werden, wogegen sich bei Anwesenheit von Fluorid in niedrigen Konzentrationen (z. B. 0,1 mg/l) eine Oberflächenschicht bildet [46] [47]. Fluoridionen fördern wahrscheinlich auch die Ablagerung von Fluorhydroxylapatit auf Kristallen in der Oberflächenschicht. Dies würde auch die in dieser Schicht beobachtete bessere Kristallinität [48] erklären. In vivo bildet sich nicht sofort eine Oberflächenschicht, was wahrscheinlich durch die niedrigen verfügbaren Fluoridkonzentrationen bedingt ist.
In-vitro-Experimente deuten darauf hin, dass das Fortschreiten von Zahnschmelzläsionen durch aus den Zahnhartsubstanzen stammende Proteine [49], die sich wahrscheinlich an Kristalloberflächen anlagern und die Auflösung innerhalb der Läsion verhindern, verlangsamt wird.

MERKE

Demineralisation ist der zentrale Prozess bei der Karies, aber er variiert auf der Gewebeebene und der histologischen Ebene. Die für Zahnschmelzkaries charakteristische relativ intakte Oberflächenschicht geht wahrscheinlich auf die Auswirkungen von Inhibitoren der Demineralisation (insbesondere Fluorid) zurück. Relativ geringe Fluoridkonzentrationen in der Zahnumgebung verhindern die Kariesprogression während eines Säureangriffs und können die Remineralisation in den Phasen fördern, in denen der pH-Wert neutral ist. Läsionen können arretiert werden, wenn die kariogenen Bedingungen wegfallen und die Remineralisation überwiegt.

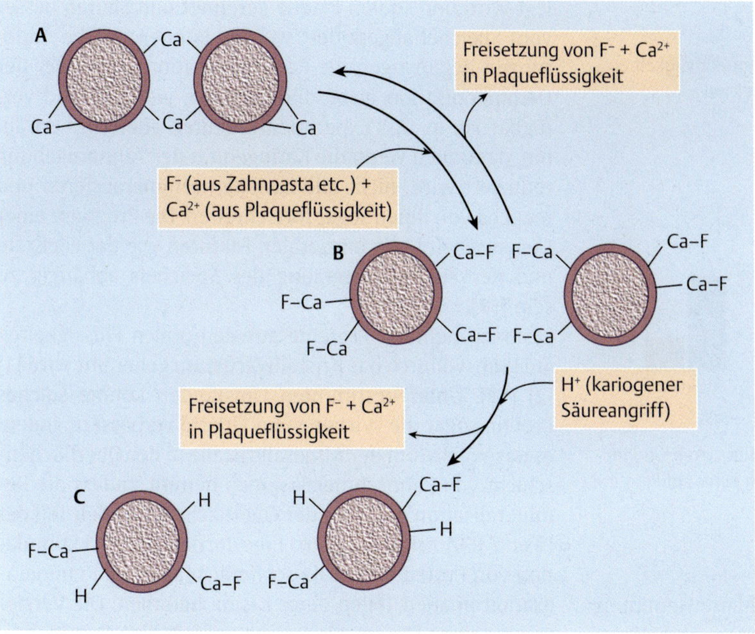

Abb. 2.**17** Bindung und Freisetzung von Fluorid in der Plaque. **A**: Vor einer Fluoridgabe binden Plaquebakterien Kalziumionen, von denen einige als Brücken zwischen benachbarten Zellen fungieren (vgl. Abb. 2.15). **B**: Nach der Zuführung von hohen Konzentrationen von Fluorid (z. B. Zahnpasta, Mundspülung) bilden Fluoridionen Komplexe mit gebundenen Kalziumionen. Da jedes Fluoridion nur eine der Valenzen des Kalziums nutzt, entstehen weitere Positionen für Kalzium- und Fluoridbindungen. Mit der Zeit tritt der umgekehrte Prozess auf. Fluorid und Kalzium werden langsam freigesetzt, wodurch die Fluoridkonzentration in der Plaque über einen längeren Zeitraum erhöht bleibt. **C**: Ein schneller Abfall des pH-Werts wie bei einem kariogenen Säureangriff führt dazu, dass Kalziumionen von den Bindungspositionen auf den Bakterienoberflächen verdrängt werden. Dies führt zu einer schnellen Freisetzung von Kalzium- und Fluoridionen in die Plaqueflüssigkeit.

Hintergrund: Mineralablagerung in der Karies. Neben Hydroxylapatit gibt es viele andere Kalziumphosphate mit unterschiedlichen Zusammensetzungen und Löslichkeitseigenschaften, von denen manche eine Rolle bei der Entstehung von Karies spielen oder spielen könnten.

- **Brushit** ($CaHPO_4 \times 2\,H_2O$) ist bei neutralem pH-Wert löslicher als Hydroxylapatit, wird aber, da seine Löslichkeit mit dem pH-Wert weniger variiert, ab einem pH-Wert von ca. pH 4 weniger löslich als Hydroxylapatit. Er wurde als Zwischenstufe bei der Formation der Oberflächenschicht der kariösen Läsion vorgeschlagen, aber es gibt hierfür keinen direkten Beweis [44].
- zwei gemischte Kalzium-/Magnesiumsalze, oft undifferenziert als **Whitlockit** bezeichnet: **Magnesiumwhitlockit** (MWH) $Ca_9Mg(HPO_4)(PO_4)_6$ und **magnesiumhaltiges β-Trikalziumphosphat** (MTCP) $(Ca,Mg)_3(PO_4)_2$

MWH ist bei neutralem pH-Wert löslicher als Hydroxylapatit, wird aber in Plaqueflüssigkeit ab einem pH-Wert von ca. pH 5,5 weniger löslich als Hydroxylapatit und Brushit. Während der Entstehung von Zahnschmelzläsionen bilden sich an den Prismengrenzen kleine Kristalle vermutlich aus Magnesiumwhitlockit [43], wahrscheinlich in Zusammenhang mit der Freisetzung von Magnesium, Kalzium und Phosphat aus labilem Mineral an der fortschreitenden Front. Das bei der Dentinsklerose gebildete intratubuläre Mineral kann aus nadelförmigem Hydroxylapatit oder gröberen Kristallen magnesiumhaltigen β-Trikalziumphosphats oder Whitlockits bestehen [51] [52] [53].

Entstehung von Dentinläsionen

In-situ-Studien legen nahe, dass Läsionen im Dentin wahrscheinlich wegen der höheren Konzentration von Unreinheiten, der niedrigeren Kristallinität und der kleineren Kristallgröße des Minerals mehr als doppelt so schnell fortschreiten wie im Zahnschmelz [50]. Die Demineralisation von Dentin legt die reichlich vorhandene organische Matrix frei, sodass diese für die Einwirkung bakterieller Proteasen und durch nicht enzymatische Prozesse angreifbar wird, welche die Dentinmatrix irreversibel verändern und ihre Remineralisationsfähigkeit beeinträchtigen. Eine Mineralablagerung erfolgt häufig in den Dentintubuli in einem schmalen Band zwischen der Läsion und der Pulpa: ein Phänomen, das als **Dentinsklerose** bezeichnet wird [51] [52]. Dies spielt bei der Hemmung der Penetration von Bakterien von der Läsion zur Pulpa eine zentrale Rolle. Es wird normalerweise angenommen, dass die Sklerose auf Aktivitäten der Odontoblasten zurückzuführen ist, aber physikalisch-chemische Lösungs-/Repräzipitationsprozesse spielen möglicherweise auch eine bedeutsame Rolle [53] (s. Kap. **3**).

Fluorid und die Entstehung von Läsionen

In der wässrigen Zahnumgebung diffundiert Fluorid in die Läsion und verlangsamt die Demineralisation. In-vitro-Experimente zeigen, dass die für eine Auswirkung auf den Mineralverlust erforderliche Konzentration im umgekehrten Verhältnis zum pH-Wert steht, aber im pH-Bereich 4,0–5,5 scheint eine Fluoridkonzentration von 2 mg/l ausreichend zu sein, um bei Zahnschmelz die Bildung von Läsionen zu verhindern [46] [47]. Wesentlich höhere Fluoridkonzentrationen (5- bis 10-mal höher) sind

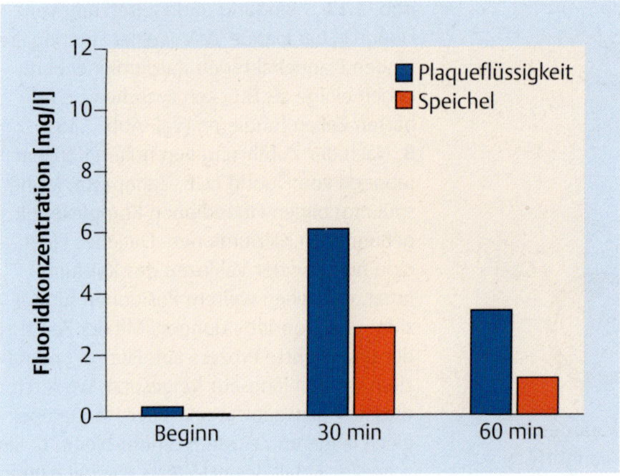

Abb. 2.**18** Fluoridkonzentration in der Plaqueflüssigkeit und im Speichel zu Beginn und 30 bzw. 60 Minuten nach einer Spülung mit 1000 mg/l Natriumfluorid. Nach [56].

erforderlich, um bei Dentin eine vergleichbare Hemmung von Läsionen zu erzielen **[54]**. In vivo stammt gelöstes Fluorid in der oralen Umgebung z. B. aus fluoridhaltiger Zahnpasta, Mundspülungen oder fluoridiertem Wasser, aber die direkte Quelle für die Läsion ist die Plaque. Fluorid, das beispielsweise nach dem Zähneputzen in die Plaque diffundiert, wird dort durch 2 Mechanismen gebunden:

- durch die Bindung an Bakterienoberflächen mithilfe von Ca^{2+}-Ionen **[55]** (Abb. 2.**17**) und
- eventuell durch die Ablagerung von kalziumfluoridähnlichen Mineralien.

Beide Reaktionen sind reversibel und stellen F^--Ionen bereit, wenn die **Fluoridkonzentration der Plaque** fällt. Die Freisetzung geht mit einer Freisetzung von Ca^{2+}-Ionen einher und steigt mit sinkendem pH-Wert. Diese Prozesse haben erhebliche kariespräventive Wirkung. Fluorid wird ebenfalls von anderen intraoralen „Reservoirs" aufgenommen. Hierzu zählen beispielsweise die Mundschleimhaut und die Zahnoberflächen. Die besondere Effizienz der Plaque bei der Speicherung von Fluorid zeigt sich aber dadurch, dass die Konzentration des in der Plaqueflüssigkeit gelösten Fluorids 1 Stunde nach einer Fluoridspülung (1000 mg/l, ca. 1000 ppm) nicht nur höher als im Speichel, sondern auch immer noch auf einem Niveau ist, bei dem In-vitro-Experimente darauf hindeuten, dass es die Bildung von Läsionen verhindert **[56]** (Abb. 2.**18**).

Arretierung und Remineralisation von Läsionen

Das Fortschreiten einer kariösen Läsion kann verlangsamt oder angehalten werden, wenn die Schwere oder Häufigkeit der Säureangriffe vermindert wird. Dies kann beispielsweise durch **Plaquekontrolle**, eine eingeschränkte oder weniger häufige **Zuckeraufnahme** oder durch den **Verlust eines Nachbarzahns** geschehen, aufgrund dessen eine zuvor unzugängliche approximale Oberfläche freigelegt wird und so von Plaque gereinigt und Säuren besser vom Speichel abgepuffert werden können. Solche Änderungen begünstigen die Remineralisation gegenüber der Demineralisation insbesondere dann, wenn Fluorid verfügbar ist. In-situ-Experimente deuten allerdings darauf hin, dass, auch wenn die Kariogenität der Zahnumgebung reduziert wird, nicht alle Läsionen remineralisieren und manche von ihnen sogar fortschreiten. Die Prognose einer Läsion scheint von intraoralen Faktoren wie der Fließrate und der Zusammensetzung des Speichels abhängig zu sein **[57]**.

Läsionen nehmen **Proteine** aus den oralen Flüssigkeiten auf **[58]**, wodurch das Kristallwachstum gehemmt wird **[1] [2] [59]**. Unter bestimmten Umständen könnte solches Protein sogar die Wirkung von Fluorid verbessern, indem es das Wachstum der Mineralkristalle in der Oberflächenschicht von Zahnschmelzläsionen hemmt, sodass die Remineralisation im unter der Oberfläche liegenden Teil der Läsion **[59]** erfolgen kann. Eine fortlaufende Akkumulation von Proteinen würde schließlich aber die Remineralisation in allen Teilen einer Läsion hemmen. Die Versiegelung einer Läsion durch eine vollständige Remineralisation der Oberflächenschicht oder die Hemmung des Kristallwachstums in der Läsion durch Proteine könnten die Beobachtung erklären, dass Läsionen, die bereits länger (6 Monate oder mehr) vorhanden sind, nicht auf eine Fluoridbehandlung ansprechen **[60]**.

MERKE

Die Remineralisation ist ein grundlegender Teil eines pH-Zyklus (Abfall und anschließender Wiederanstieg des pH-Werts) und erfolgt hauptsächlich, wenn der pH-Wert wieder zu ca. pH 5,5–7,0 zurückkehrt. Man spricht von einer arretierten Karies, wenn über die Zeit netto kein Verlust von Ionen auftritt.

Zahnerosion

Bei der Erosion wirken saure Substanzen direkt auf die exponierten Zahnoberflächen ein, ohne dass hieran Bakterien beteiligt sind. Hierdurch erstrecken sich die Schädigungen über große Bereiche der Zahnoberfläche und sind nicht wie kariöse Läsionen lokal begrenzt. Die approximalen und gingivalen Bereiche scheinen hiervon aber verschont zu bleiben. Dies liegt wahrscheinlich an der hohen Pufferkapazität der Plaque. Die für die Erosion verantwortlichen Säuren können endogen oder exogen sein **[61]**. **Endogene Säure** rührt aus Magensaft her, der durch beispielsweise bei Bulimie oder gastroösophagealen Erkrankungen auftretenden Reflux in den Mund gelangt. **Exogene Säuren** können berufsbedingten Ursprungs sein (z. B. saure technische Dämpfe) oder in Nahrungsmitteln (z. B. Sauerkonserven) oder Getränken (z. B. Weine, Limonaden, Fruchtsäfte) enthalten sein.

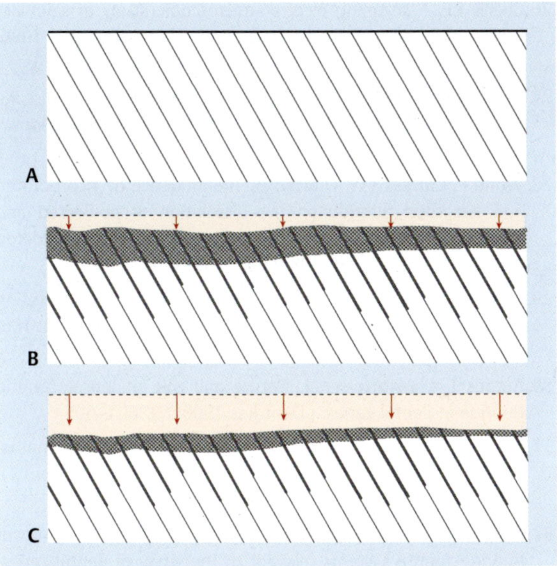

Abb. 2.**19** **A**: Querschnitt durch gesunden Zahnschmelz mit Prismengrenzen als schräge Linien. **B**: Zahnschmelz nach Exposition gegenüber einer erosiven Flüssigkeit. An der äußersten Oberfläche wurde ein Teil des Zahnschmelzes vollständig aufgelöst (ursprüngliche Oberfläche gekennzeichnet durch gestrichelte Linie). Unterhalb dieser Zone ist Säure in den Zahnschmelz diffundiert und hat eine „erweichte" Zone verursacht (gepunktet), in der eine partielle Demineralisation auftritt. Die Demineralisation erstreckt sich am tiefsten entlang der Prismengrenzen (kräftige Linien), da das Mineral an diesen Stellen stärker löslich ist. **C**: Wenn die Oberfläche in **B** abrasiven Kräften (z. B. Zähneputzen) ausgesetzt wird, wird der äußere, stärker demineralisierte Teil der erweichten Schicht abgetragen, was zu einem weiteren Verlust der Zahnoberfläche führt.

Die Zahnoberfläche wird durch die Exposition gegenüber einer sauren Substanz im Regelfall deutlich schwerer als durch einen kariogenen Säureangriff angegriffen. Bei einem kariogenen Säureangriff ist das Milieu (Plaqueflüssigkeit) teilweise mit Zahnmineral gesättigt und der pH-Wert fällt selten bis auf pH 4,0, wogegen erosive Substanzen im Regelfall wenig oder gar kein Kalzium oder Phosphat enthalten und ihr pH-Wert mit bis zu pH 2,4 extrem niedrig sein kann [62]. Die pH-/Löslichkeitskurve für HA (Abb. 2.**7**) zeigt, dass die Auflösung bei solch niedrigen pH-Werten extrem hoch ist. Darüber hinaus erfolgt der Abtransport des gelösten Minerals vom Zahn während eines kariogenen Säureangriffs langsam durch Diffusion, wogegen bei der Erosion eine wesentlich bessere Clearance erfolgt, was insbesondere dann gilt, wenn das erosive Agens eine Flüssigkeit ist. Obwohl ein erosiver Säureangriff i. d. R. kurz ist (1–2 Minuten bei Limonade [63]), ist die Demineralisationsrate daher deutlich höher als bei Karies.

Die Primärläsion bei der Zahnschmelzerosion ist eine **partielle Demineralisation** („Erweichung") einer sich bis einige Mikrometer unter die Oberfläche erstreckenden Schicht, die durch Säure entsteht, die in die submikroskopischen Poren des Gewebes diffundiert (Abb. 2.**19**). Erweichter Zahnschmelz kann durch mechanische Kräfte beschädigt werden, die auf gesunden Zahnschmelz keine Auswirkung hätten, wie z. B. die Reibung durch die Zunge oder das Zähneputzen [64]. Somit kann das erweichte Gewebe sehr bald nach dem erosiven Säureangriff verloren gehen (Abb. 2.**19**) und wiederholte Angriffe können schließlich zu einem sichtbaren Gewebeverlust führen [64]. Durch die Erosion von Dentin entsteht eine oberflächliche Schicht demineralisierter Dentinmatrix, die durch den Angriff bakterieller Proteasen und danach durch Abrasion bedroht wird [65].

ZUSAMMENFASSUNG

Karies entsteht durch den Verlust von Mineralien aus den Zahnhartgeweben, als Folge der Umwandlung in der Nahrung enthaltener Zucker in Säuren in einem bakteriellen Biofilm (Plaque), der sich an geschützten Bereichen auf den Zahnoberflächen bildet. Der Mineralverlust kann durch das Kristallwachstum umgekehrt werden, das durch die Anlagerung von Mineralionen aus den oralen Flüssigkeiten (Remineralisation) gefördert wird. Wenn die Demineralisation die Remineralisation überwiegt, weiten sich kariöse Läsionen aus und brechen schließlich unter Bildung von Kavitäten zusammen, wodurch die Zahnfunktion beeinträchtigt wird. Die Geschwindigkeit der Ausweitung wird durch die Plaqueflora, die Ernährung, die Biochemie des Speichels, die Mundhygiene und zahlreiche verhaltensbedingte und sozioökonomische Faktoren beeinflusst. Fluorid ist wahrscheinlich der wichtigste Faktor, da es die Demineralisation reduziert und die Remineralisation verbessert. Fluorid vermindert die Löslichkeit der Zahnmineralien durch Reaktionen an den Kristalloberflächen. Es wird daher angenommen, dass die lokale Applikation zur Aufrechterhaltung niedriger aber effektiver Fluoridkonzentrationen in der Zahnumgebung effektiver als eine systemische Fluoridversorgung ist. Zahnerosion ist weniger lokalisiert als Karies, wird durch schwerere Säureangriffe verursacht und wirft schwierige Probleme bei der Prävention auf.

LITERATUR

1. Edgar WM, Dawes C, O'Mullane D,eds. Saliva and Oral Health. 3 rd ed. London: BDJ Books; 2004
2. Hay DI, Moreno EC. Macromolecular Inhibitors of Calcium Phosphate Inhibition in human Saliva. Their Roles in Providing a Protective Environment for the Teeth. In: Kleinberg I, Ellison SA, Mandel ID, eds. Saliva and Dental Caries. New York: IRL Press; 1979: 45–58
3. Marsh PD, Martin M. Oral Microbiology. 3 rd ed. London: Chapman Hall; 1992
4. Marsh PD, Nyvad B, The oral microflora and biofilms on teeth. In: Fejerskov O, Kidd, EAM, eds. Dental Caries. The Disease and its Clinical Management. Oxford: Blackwell Munksgaard; 2003: 29–48

5. Fejerskov O, Kidd EAM, eds. Dental Caries. The Disease and its Clinical Management. Oxford: Blackwell Munksgaard; 2003
6. ten Cate JM, Featherstone JD. Mechanistic aspects of the interactions between fluoride and dental enamel. Crit Rev Oral Biol Med 1991; 2: 283–296
7. Harris R, Nicoll AD, Adair PM et al. Risk factors for dental caries in young children: A systematic review. Community Dent Health 2004; 21 (Suppl.): 71–85
8. Shellis RP, Duckworth RM. Studies on the cariostatic mechanisms of fluoride. Int Dent J 1994; 44: 263–273
9. Lussi A, ed. Dental Erosion. Monographs in Oral Science 20. Basel: Karger; 2006
10. Tanzer JM. Dental caries is a transmissible infectious disease: The Keyes and Fitzgerald revolution. J Dent Res 1995; 74: 1536–1542
11. Tanzer JM, Livingston J, Thompson AM. The microbiology of primary dental caries in humans. J Dent Edu 2001; 65: 1028–1037
12. Loesche WJ. Role of Streptococcus mutans in human dental decay. Microbiol Rev 1986; 50: 353–380
13. Nyvad B, Takahashi N. Caries ecology revisited: Microbial dynamics and the caries process. Caries Res 2008; 42: 409–418
14. Beighton D. The complex oral microflora of high-risk individuals and groups in the caries process. Community Dent Oral Epidemiol 2005; 33: 248–255
15. Marsh PD. Are dental diseases examples of ecological catastrophes? Microbiology 2003; 149: 279–294
16. Hayes ML, Carter EC, Griffiths SJ. The acidogenic microbial composition of dental plaque from caries-free and caries-prone people. Arch Oral Biol 1983; 28: 381–386
17. Minah GE, Lovekin GB, Finney JP. Sucrose-induced ecological response of experimental dental plaques from caries-free and caries-susceptible human volunteers. Infect Immun 1981; 34: 662–675
18. van Ruyven FOH, Lingström P, van Houte J et al. Relationship among mutans streptococci, 'low-pH' bacteria and iodophilic polysaccharide-producing bacteria in dental plaque and early enamel caries in humans. J Dent Res 2000; 79: 778–784
19. Becker MR, Paster BJ, Leys EJ et al. Molecular analysis of bacterial species associated with childhood caries. J Clin Microbiol 2002; 40: 1001–1009
20. Corby PM, Lyons-Weiler J, Bretz WA et al. Microbial risk indicators of early childhood caries. J Clin Microbiol 2005; 43: 5753–5759
21. Russell RRB. How has genomics altered our view of caries microbiology? Caries Res 2008; 42: 319–327
22. Meyer JL, Fleisch H. Calcification inhibitors in rat and human serum and plasma. Biochim Biophys Acta 1984; 799: 115–121
23. ten Cate JM, Larsen MJ, Pearce EIF et al. Chemical Interactions between the Tooth and Oral Fluids. In: Fejerskov O, Kidd EAM, eds. Dental Caries. The Disease and its Clinical Management. Oxford: Blackwell Munksgaard; 2003: 49–70
24. Young RA, Brown WE. Structures of biological minerals. In: Nancollas GH, ed. Biological mineralization and demineralization, Berlin: Springer; 1982: 101–141
25. Elliott JC. Structure and Chemistry of the Apatites and other Calcium Phosphates. Amsterdam: Elsevier; 1994
26. Shellis RP. A scanning electron-microscopic study of solubility variations in human enamel and dentine. Arch Oral Biol 1996; 41: 473–484
27. Christoffersen MR, Christoffersen J, Arends J. Kinetics of dissolution of calcium hydroxyapatite VII. The effect of fluoride ions. J Cryst Growth 1984; 67: 107–114
28. Wong L, Cutress TW, Duncan JF. The influence of incorporated and adsorbed fluoride on the dissolution of powdered and pelletized hydroxyapatite in fluoridated and non-fluoridated acid buffers. J Dent Res 1987; 66: 1735–1741
29. de Leeuw N. Resisting the onset of hydroxyapatite dissolution through the incorporation of fluoride. J Phys Chem B 2004; 108: 1809–1811
30. Arends J, Christoffersen J. Nature and role of loosely bound fluoride in dental caries. J Dent Res 1990; 69: 601–605
31. Brown WE, Gregory TM, Chow LC. Effects of fluoride on enamel solubility and cariostasis. Caries Res 1977; 11 (Suppl. 1): 118–141
32. Moreno EC, Kresak M, Zahradnik RT. Physicochemical aspects of fluoride-apatite systems relevant to the study of dental caries. Caries Res 1977; 11 (Suppl. 1): 142–171
33. Groeneveld A, van Eck AAMJ, Backer Dirks O. Fluoride in caries prevention: Is the effect pre- or post-eruptive? J Dent Res 1990; 69 (Spec.): 751–755
34. Marsh PD. Dental plaque as a microbial biofilm. Caries Res 2004; 38: 204–211
35. Schroeder HE, de Boever J. The Structure of microbial Dental Plaque. In: McHugh WD, ed. Dental Plaque. Edinburgh: Livingstone; 1970: 49–74
36. Gao XJ, Fan Y, Kent RL et al. Association of caries activity with the composition of dental plaque fluid. J Dent Res 2001; 80: 1834–1839
37. Dibdin GH. Effect on a cariogenic challenge of saliva/plaque exchange via a thin salivary film studied by mathematical modelling. Caries Res 1990; 24: 231–238
38. Paes Leme AF, Koo H, Bellato CM et al. The role of sucrose in cariogenic dental biofilm formation – new insight. Crit Rev Oral Biol Med 2006; 85: 878–887
39. Lingström P, van Houte J, Kashket S. Food starches and dental caries. Crit Rev Oral Biol Med 2000; 11: 366–380
40. Rose RK, Dibdin GH, Shellis RP. A quantitative study of calcium binding and aggregation in selected oral bacteria. J Dent Res 1993; 72: 78–84
41. Theuns HM, Driessens FCM,van Dijk JWE et al. Experimental evidence of a gradient in the solubility and in the rate of dissolution of human enamel. Caries Res 1986; 20: 24–31
42. Weatherell JA, Robinson C, Hallsworth AS. Variations in the chemical composition of human enamel. J Dent Res 1974; 53: 180–192
43. Johnson NW. Some aspects of the ultrastructure of early human enamel caries seen with the electron microscope. Arch Oral Biol 1967; 12: 1505–1521
44. Arends J, Christoffersen J. The nature of early caries lesions in enamel. J Dent Res 1986; 65: 2–11
45. Shellis RP. Relationship between human enamel structure and the formation of caries-like lesions in vitro. Arch Oral Biol 1984; 29: 975–981

46. Margolis HC, Moreno EC, Murphy BJ. Effect of low levels of fluoride in solution on enamel demineralization in vitro. J Dent Res 1986; 65: 23–29

47. ten Cate JM, Duijsters PPE. Influence of fluoride in solution on tooth demineralization. Caries Res 1983; 17: 193–199, 513–519

48. Aoba T, Moriwaki Y, Doi Y et al. The intact surface layer in natural enamel caries and acid-dissolved hydroxyapatite pellets. An X-ray diffraction study. J Oral Path 1981; 10: 32–39

49. Arends J, Schuthof J, Christoffersen J. Inhibition of enamel demineralization by albumin. Caries Res 1986; 20: 337–340

50. Øgaard B, Rølla G, Arends J. In vivo progress of enamel and root surface lesions under plaque as a function of time. Caries Res 1988; 22: 302–325

51. Schüpbach P, Guggenheim B, Lutz F. Histopathology of root surface caries. J Dent Res 1990; 69: 1195–1204

52. Johnson NW, Taylor BR, Berman DS. The response of deciduous dentine to caries studied by correlated light and electron microscopy. Caries Res 1969; 3: 348–368

53. Daculsi G, LeGeros RZ, Kérébel B. Possible physico-chemical processesin human dentin caries. J Dent Res 1987; 66: 1356–1359

54. ten Cate JM, Damen JJM, Buijs MJ. Inhibition of dentin demineralization by fluoride in vitro. Caries Res 1998; 32: 141–147

55. Rose RK, Shellis RP, Lee AR. The role of cation bridging in microbial fluoride binding. Caries Res 1996; 30: 458–464

56. Vogel GL, Carey CM, Ekstrand J. Distribution of fluoride in saliva and plaque fluid after a 0.048 mol/L NaF rinse. J Dent Res 1992; 71: 1553–1557

57. Dijkman AG, Schuthof J, Arends J. In vivo remineralization of plaque-induced initial enamel lesions – a microradiographic investigation. Caries Res 1986; 20: 202–208

58. Teranaka T, Koulourides T, Butler WT. Protein content and amino-acid content of consolidated carious lesions in human enamel and of experimental lesions in bovine enamel exposed to the human mouth. Arch Oral Biol 1986; 31: 405–410

59. Fujikawa H, Matsuyama K, Uchiyama A et al. Influence of salivary macromolecules and fluoride on enamel lesion remineralization in vitro. Caries Res 2008; 42: 37

60. Zantner C, Martus P, Kielbassa AM. Clinical monitoring of the effect of fluorides on long-existing white spot lesions. Acta Odont Scand 2006; 64: 115–122

61. Zero DT, Lussi A. Etiology of Erosion: intrinsic and extrinsic Factors. In: Addy M, Embery G, Edgar WM, Orchardson R, eds. Tooth Wear and Sensitivity. London: Martin Dunitz; 2000: 121–130

62. Lussi A, Jaeggi T. Chemical Factors. In: Lussi A, ed. Dental Erosion. Monographs in Oral Science 20. Basel: Karger; 2006: 77–87

63. Millward A, Shaw L, Harrington E et al. Continuous monitoring of salivary flow rate and pH at the surface of the dentition following consumption of acidic beverages. Caries Res 1997; 31: 44–49

64. Addy M, Shellis RP. Interactions between Attrition, Abrasion and Erosion in Tooth Wear. In: Lussi A, ed. Dental Erosion. Monographs in Oral Science 20. Basel: Karger; 2006: 17–31

65. Ganss C, Schlueter N, Hardt M et al. Effects of toothbrushing on eroded dentine. Eur J Oral Sci. 2007; 115: 390–396

Histologisches und klinisches Erscheinungsbild der Karies

W. Buchalla

3

Einleitung

Das klinische Erscheinungsbild einer kariösen Läsion ist für den Zahnarzt von großem Interesse, da es über die Entstehung der Karies Aufschluss gibt und wertvolle Informationen für eine korrekte Diagnose und die Wahl einer adäquaten Behandlung liefert. Die Kenntnis von der Histologie kariöser Läsionen ist die Voraussetzung für ein umfassendes Verständnis des Krankheitsprozesses. Sie unterstützt den Zahnarzt daher mit Informationen, die für die richtige Behandlungsentscheidung benötigt werden (Kap. **9** u. Kap. **20**). Ein Großteil des histologischen Wissens über den Kariesprozess, über das wir heute verfügen, wurde bereits vor vielen Jahren oder sogar Jahrzehnten generiert. Neben Fortschritten in der oralen Biologie, dem Verständnis der Rolle dentaler Biofilme und anderen Faktoren hat die Erfindung des Durchlichtmikroskops und insbesondere der Polarisationsmikroskopie wesentlich zum Erkenntnisgewinn von Entstehung und Voranschreiten der Karies beigetragen. Aber auch andere Techniken wie die Transmissions- und Rasterelektronenmikroskopie, die Fluoreszenzmikroskopie und die Mikroradiografie haben ihren Anteil an unserem heutigen Verständnis, wie sich eine kariöse Läsion im Zahn entwickelt.
In diesem Kapitel werden folgende Themen behandelt:

- Wie sieht Schmelz- und Dentinkaries klinisch und histologisch aus?
- Wie stellt sich eine kariöse Läsion mit verschiedenen Untersuchungsmethoden, z. B. Lichtmikroskopie, Rasterelektronenmikroskopie, Mikroradiografie (Mineralgehalt) und Mikrohärte dar?
- Karies ist ein dynamischer Prozess – wie erkennt man Kariesaktivität?
- Wo befinden sich Bakterien innerhalb einer kariösen Läsion?
- Lässt sich der Kariesprozess aufhalten und kann Zahnhartgewebe sogar remineralisiert werden?
- Zahnerosion – keine Karies, aber auch schädlich für die Bezahnung.

Schmelzkaries

Lokalisation im Zahn

Die kariöse Auflösung der Zahnhartsubstanzen (d. h., des Zahnschmelzes, des Dentins und des Zahnzements) wird von **Säuren** verursacht, die von dem dentalen **Biofilm** auf der Zahnoberfläche produziert werden. Sie beginnt immer an der der oralen Umgebung ausgesetzten Zahnoberfläche. Klinisch kann es sich dabei um die Zahnschmelzoberfläche, den Wurzelzement oder exponiertes Dentin handeln. Der Einfachheit halber soll zunächst das histologische und klinische Erscheinungbild der schmelzbegrenzten Karies betrachtet werden. Danach werden der weiteren Ausbreitung der Karies in das Dentin hinein folgend, auch weiter fortgeschrittene Kariesstadien dargestellt. Die klinische Beobachtung zeigt, dass Karies am häufigsten an typischen anatomischen Stellen der Zähne entsteht. Diese Stellen werden als **Retentionsbereiche der Plaque** bezeichnet (Abb. 3.**1**, s. a. Kap. **1**). Bei Kindern und jüngeren Menschen ist Karies in den Grübchen und Fissuren, im jungen Erwachsenenalter auch an approximalen Oberflächen, typisch. Bei älteren Menschen ist Karies am Zahnfleischrand typisch, insbesondere, wenn Wurzelzement und Dentin exponiert sind. Diesen **Prädilektionsstellen** der Karies ist gemeinsam, dass die Plaqueanreicherung durch einen lokalen Schutz vor einer mechanischen Reinigung, wie den Bewegungen von Zunge und Wangen oder dem Zähneputzen begünstigt wird. Obwohl kariöse Läsionen in erster Linie an bestimmten Stellen entstehen, sind die spezifischen Eigenschaften des Biofilms (Abb. 3.**2**) in hohem Maße dafür verantwortlich, ob sich Karies bildet oder nicht, und nicht so sehr die spezifischen Eigenschaften des Zahnschmelzes selbst (Abb. 3.**1e–f**, s. a. Kap. **2**). Im Prinzip sind die grundlegenden Prozesse der Kariesentstehung unabhängig von der spezifischen Lokalisation gleich. Im Zahnschmelz beginnt der kariöse Prozess mit einem leichten „Ätzen" der Oberfläche (Abb. 3.**3**) unter einer Plaqueschicht [**1**]. Es ist davon auszugehen, dass dieser Prozess im Frühstadium häufig an fast jeder plaquebedeckten Fläche eintritt, sobald die Flüssigkeit innerhalb der dentalen Plaque hinsichtlich der im Zahnschmelz vorkommenden Mineralien untersättigt ist (Kap. **2**). Im sehr frühen Zustand ist dieser Ätzvorgang reversibel. Nur unter kariogenen Bedingungen schreitet der Auflösungsprozess weiter fort. Dabei entstehen dann Mikroporen an der Zahnschmelzoberfläche (Abb. 3.**3**), die sich dann tiefer in den Zahnschmelz fortpflanzen (Abb. 3.**4**). Diese Mikroporen befinden sich an der Prismenperipherie und, bei einer weiteren Progression, innerhalb der Prismen (Kap. **1** und Kap. **2**).

MERKE

Kariöse Läsionen entstehen lagespezifisch in Plaqueretentionsbereichen. Zu Beginn ist eine kariöse Läsion nicht mehr als eine geringfügige, klinisch nicht erkennbare Ätzung der Oberfläche unterhalb eines dentalen Biofilms.

Initialkaries („White-Spot-Läsion")

Das erste **klinische Anzeichen** einer kariösen Läsion im Schmelz ist die sogenannte **Initialkaries** oder **„White-Spot-Läsion"**. Diese Läsionen werden sichtbar, wenn die Schmelzoberfläche von Plaque befreit und einige Sekunden mit Druckluft luftgetrocknet wird (Abb. 3.**5**). In weiter fortgeschrittenen Stadien wird Initialkaries auch sichtbar, wenn die Schmelzoberfläche noch feucht ist. In diesem Stadium kann der Kariesprozess bereits durch die gesamte Schmelzschicht bis in das Dentin vorgedrungen sein [2] [3] [4]. Initialkaries erscheint **weiß**, weil ein **größe-**

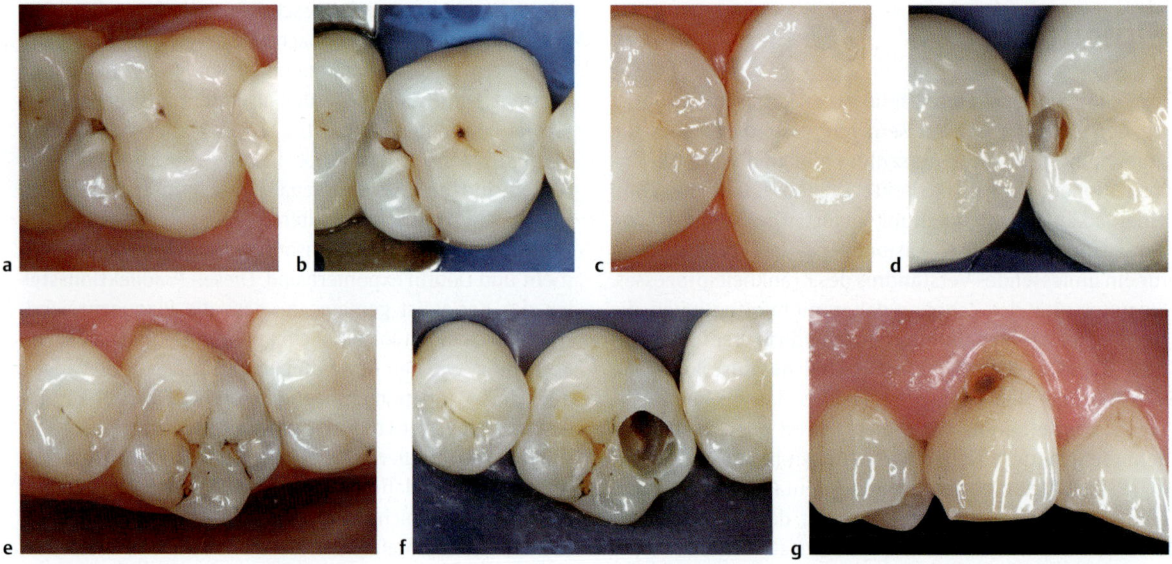

Abb. 3.1 Kariöse Läsionen entstehen in Bereichen mit Plaqueakkumulation
a Plaqueakkumulation in den Fissuren eines oberen Molars.
b Nach der Reinigung zeigt dieser Zahn eine tiefe (distale) und eine weniger vorangeschrittene (zentrale) kariöse Läsion.
c Visuell kaum erkennbare approximale kariöse Läsion, verursacht durch Plaqueakkumulation unterhalb des Kontaktpunktes.
d Gleicher Zahn wie in **c**; im Rahmen der Präparation für eine Füllung wird die Ausdehnung der kariösen Läsion bis in das Dentin sichtbar. Nicht Unterschiede in der Qualität von Zahnschmelz oder Dentin sind für die Entstehung einer kariösen Läsion verantwortlich, sondern die Ansammlung von Plaque.
e Dies wird an diesem rotierten unteren Molar deutlich.
f Der Molar aus **e** weist eine tiefe approximale Karies an einer anatomisch ungewöhnlichen Stelle auf.
g Zahnhalskaries an einem Eckzahn im Oberkiefer.

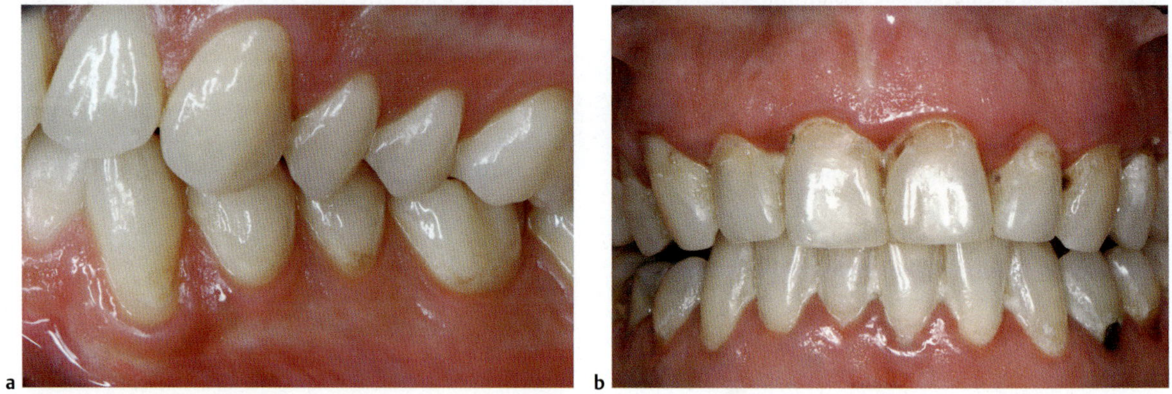

Abb. 3.2 Plaqueakkumulation an approximalen und zervikalen Bereichen, die bereits zu Zahnhalskaries geführt hat.
a Geringe Mengen von Plaque mit darunter beginnender Zahnhalskaries (junger Patient).
b Approximale und zervikale Plaqueablagerung mit Zahnhalskaries an mehreren Zähnen (älterer Patient mit Hyposalivation).

rer Anteil des **einfallenden Lichts zurückgestreut** wird, als von den umgebenden nicht betroffenen Schmelzbereichen. Ursache dafür ist ein vergrößertes Porenvolumen. Darunter versteht man die Zunahme der Poren in Zahl und Größe, wenn der Zahnschmelz demineralisiert wird. Der Unterschied zwischen dem Brechungsindex der Luft (oder der Elektrolyte), die diese Poren füllt, und dem des angrenzenden Schmelzes ist verantwortlich für die unterschiedlichen optischen Eigenschaften.

Aktivität von Initial- und Primärkaries („White-Spot-Läsion" und „Brown-Spot-Läsion")

Approximal tritt die Initialkaries („White-Spot-Läsion") typischerweise in länglicher Form unterhalb des Kontaktpunkts oder um diesen herum auf. Dort ist sie unter normalen Bedingungen nicht direkt einsehbar (Abb. 3.**6**). An den vestibulären oder oralen Flächen zeigt sich Initialkaries meist als ausgedehnte Linie dicht oberhalb des Gingivarandes. In manchen Fällen findet sich ein weiß-

a
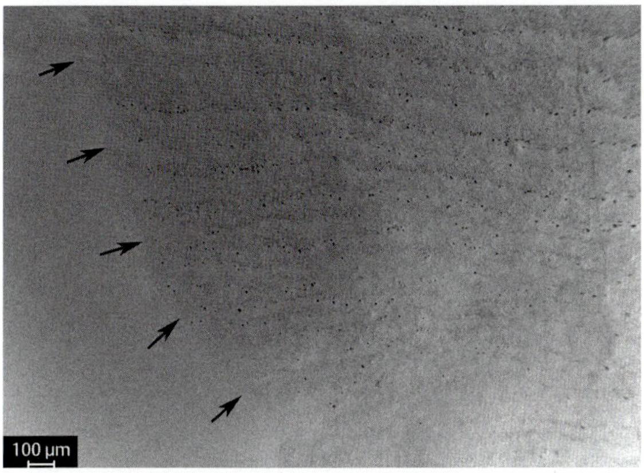

b
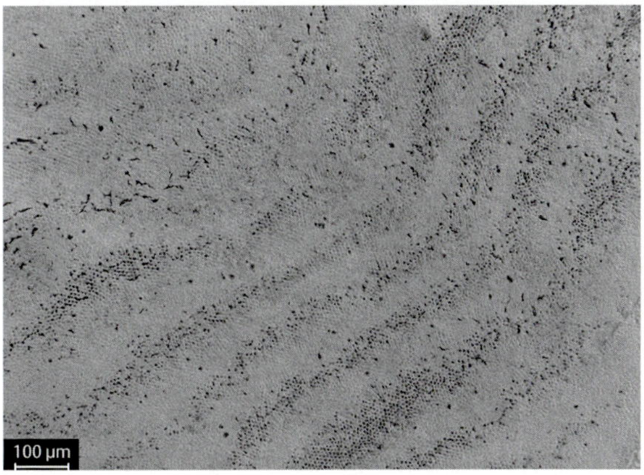

c
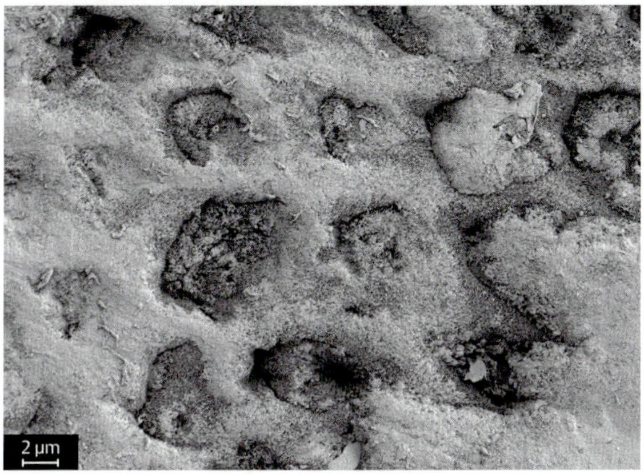

Abb. 3.**3** Rasterelektronenmikroskopische Aufnahmen einer Approximalfläche eines Molaren nach Extraktion und gründlicher Ultraschallreinigung in NaOCl-Lösung zur Oberflächen schonenden Entfernung der Plaque.

a Die Grenze einer frühen kariöse Läsion (mit schwarzen Pfeilen gekennzeichnet) trennt den gesunden Schmelz (links) vom geätzten, leicht demineralisierten Schmelz.

b Poren in der Schmelzoberfläche bilden sich zunächst entlang der Perikymatien.

c Oft zeigt sich eine bienenwabenähnliche Struktur, die auf die bevorzugte Auflösung der Prismenzentren hinweist.

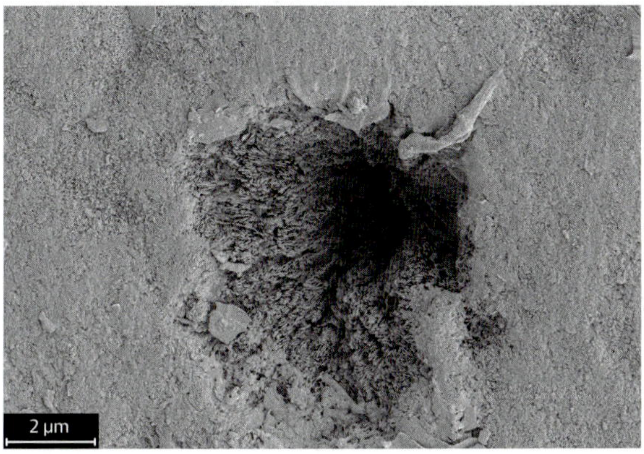

Abb. 3.**4** Rasterelektronenmikroskopische Aufnahme einer Mikropore, die von Schmelz geringer Porosität umgeben ist (intakte Oberflächenschicht). Die Mikropore erstreckt sich mehrere µm in den Schmelz. Solche Mikroporen sind oft der Eingang zu Kanälen, die sich mehrere Hundert Mikrometer in den Schmelz ausdehnen können.

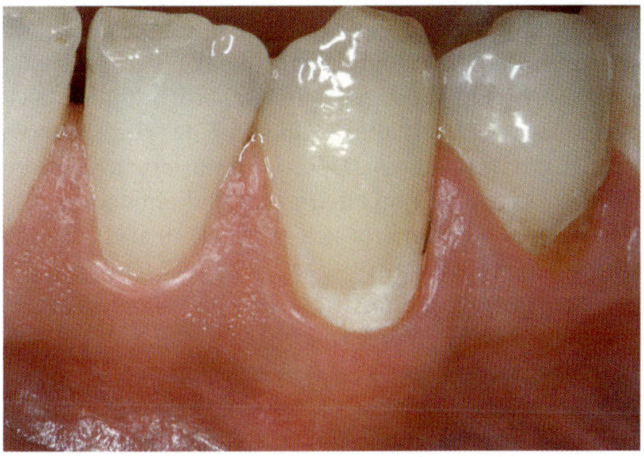

Abb. 3.**5** Initialkaries am Zahnhals eines unteren Eckzahns nach der Entfernung der überlagernden Plaque und kurzer Lufttrocknung. Man beachte das stumpfe, matte Erscheinungsbild, das für eine aktive Läsion spricht. Die Zahnhalskariesläsion des Prämolaren ist bereits weiter entwickelt und zeigt auch zervikal ein Einbrechen der Schmelzschicht. Das Blut, das sich am Gingivasaum des Eckzahns sammelt, wurde durch die Zahnreinigung vor der Aufnahme verursacht und deutet auf Gingivitis in diesem Bereich hin.

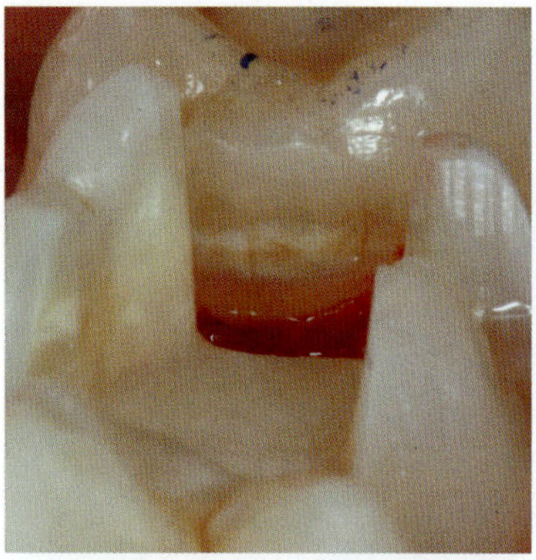

Abb. 3.**6** Approximale Initialkaries mit zentraler bräunlicher Verfärbung, die nach der Präparation des Nachbarzahns sichtbar wurde. Die längliche Form ist typisch für approximale Initialkaries.

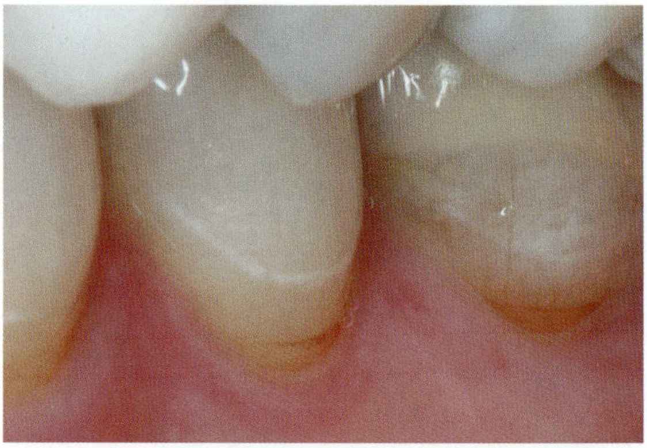

Abb. 3.**7** Bandförmige initiale kariöse Läsionen an unteren Prämolaren, die parallel zum Zahnfleischsaum, aber deutlich darüber verlaufen. Diese Läsionen müssen entstanden sein, als der Zahn noch nicht vollständig durchgebrochen war.

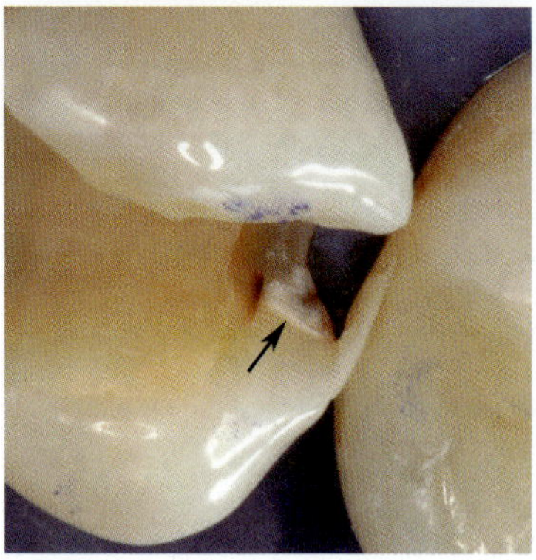

Abb. 3.**8** Schnitt durch eine approximale kariöse Läsion, die während einer Kavitätenpräparation freigelegt wurde. Die Schmelzkaries (Pfeil) hat ein typisches kegelförmiges Erscheinungsbild.

liches, gelegentlich auch eher dunkel verfärbtes Band, das parallel zum Zahnfleischrand, aber in einigem Abstand dazu verläuft (Abb. 3.**7**). In einem solchen Fall hat sich die Läsion höchstwahrscheinlich gebildet, als der Zahn noch nicht vollständig durchgebrochen war, also in einer Phase, in der die Zahnreinigung häufig vernachlässigt wird. Nach dem vollständigen Durchbruch können sich die ökologischen Verhältnisse aufgrund der jetzt besseren Reinigbarkeit verändern. Dadurch stabilisiert sich das demineralisierte Band und arretiert im Stadium der „White-Spot-Läsion" oder verfärbt sich gelegentlich auch zu einer „Brown-Spot-Läsion".

Bei okklusaler Lokalisation entsteht Initialkaries bevorzugt in den Fissuren und Grübchen (s. Kap. **1**) [5] [6] [7]. Häufig werden exogene Pigmente in Initialkaries eingebaut, die beispielweise aus Lebensmitteln stammen und zu einer Braunfärbung führen („Brown-Spot-Läsion"). Man geht häufig davon aus, dass dieser Einbau exogener Pigmente über einen längeren Zeitraum erfolgt, sodass „Brown-Spot-Läsionen" in der Regel älter sind als „White-Spot-Läsionen". Das bedeutet, dass eine braune Verfärbung tendenziell ein Anzeichen einer langsamen Progression oder einer geringen Aktivität sein kann. Allerdings hängt die Pigmentierung einer Initialkaries von mehreren Faktoren wie zum Beispiel Essgewohnheiten oder der Oberflächenporosität ab. In manchen Fällen bleiben initiale kariöse Läsionen auch jahrelang weiß. Daher lässt sich nicht grundsätzlich verallgemeinern, dass das Fehlen einer braunen Verfärbung kariösen Schmelzläsion ein Anzeichen hoher Kariesaktivität und schneller Progression ist.

Ein verlässlicherer Indikator für die **Aktivität einer Läsion** ist die Oberflächenbeschaffenheit nach dem vorsichtigen Entfernen des Biofilms. Da aktive Läsionen sich in einem Zustand des Nettoverlusts von Mineralstoffen befinden, weisen sie mehr Poren an der Oberfläche auf als Läsionen, die nicht aktiv sind. Daher zeigt aktive Initialkaries eine matte, stumpfe Oberfläche, wogegen die Oberfläche einer inaktiven Läsion glänzend erscheint [1] [8]. Klinisch selten von Plaque bedeckte Läsionen sind fast immer glänzend und inaktiv, was hauptsächlich auf die Einlagerung von Mineralien (Remineralisation) und den Abrieb und die Poliervorgänge bei der Plaquebeseitigung zurückzuführen ist [1].

Der Verlauf der Läsionsentwicklung folgt bei Initialkaries im Zahnschmelz annähernd der Ausrichtung der Schmelzprismen. Die 3-dimensionale Morphologie kleinerer schmelzbegrenzter approximaler kariöser Läsionen ähnelt einem Kegel, der seine Basis an der Schmelzoberfläche hat und dessen Spitze in Richtung der Schmelz-Dentin-Grenze weist (Abb. 3.**8**). Die dreidimensionale Morphologie okklusaler Karies weist aufgrund der Prismenrichtung im Fissurenbereich mit der Spitze in Richtung Oberfläche und hat ihre Basis an der Schmelz-Dentin-Grenze (Abb. 3.**9**).

MERKE

Das erste klinische Anzeichen von Zahnschmelzkaries ist die sogenannte Initialkaries oder „White-Spot-Läsion", die sich histologisch bis zu mehreren hundert Mikrometer tief in den Schmelz ausbreiten kann. Initialkaries besteht aus einem porösen Läsionskörper, der von einer gut mineralisierten Oberflächenzone bedeckt ist. Das Erscheinungsbild und die Porosität dieser Oberflächenschicht korrelieren mit der Läsionsaktivität. Die Entwicklung der Läsion folgt der Richtung der Schmelzprismen.

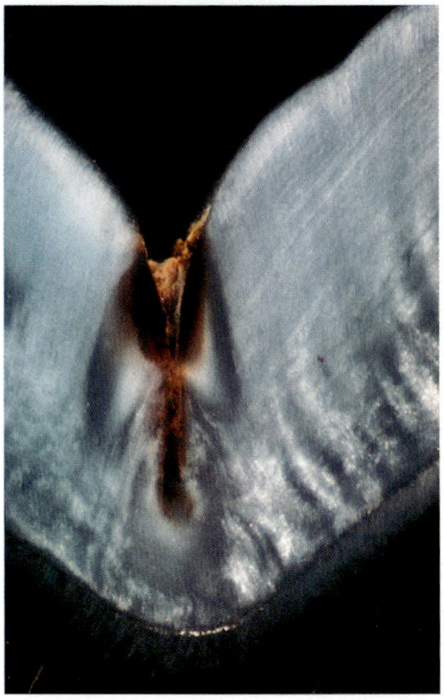

Abb. 3.**9** Histologischer Schnitt durch die Krone eines Prämolaren mit Karies in einer Fissur ohne Kavitation. Auflichtmikroskopische Aufnahme. Die Entwicklung der Läsion folgt der Ausrichtung der Prismen, was zu einer umgekehrten Kegelform („Schmetterling") führt. Die tiefste Demineralisation trat am Fissureingang auf, was wahrscheinlich durch eine bessere Ernährung der Plaquebakterien an dieser Stelle zurückzuführen ist.

Histologisches Erscheinungsbild der Zahnschmelzkaries

Durchlicht- und Polarisationsmikroskopie

Eine kariöse Läsion, die im Schmelz deutlich entwickelt ist und das Dentin noch nicht erreicht hat und noch keine Kavitätenbildung aufweist, hat typische histologische Merkmale. Diese finden sich teilweise auch in Läsionen in weiter fortgeschrittenen Stadien mit Kavitation der Oberfläche wieder. Viele der Erkenntnisse zur Histologie kariöser Läsionen wurden mittels Durchlicht- und Polarisationsmikroskopie gewonnen.

Hintergrund: In der **Durchlichtmikroskopie** lassen sich dünne Schichten des Zahnhartgewebes betrachten, wobei hauptsächlich die Unterschiede in der Lichtstreuung und Absorbtion genutzt werden. Veränderungen innerhalb des Schmelzes aufgrund einer kariösen Demineralisation führen zu mehr Streuung und Rückstreuung, wodurch diese Bereiche dunkler als ihre Umgebung erscheinen. Die zusätzliche Aufnahme von Pigmenten führt zu einer erhöhten Absorbtion, die den Rückstreueffekt noch weiter verstärkt. Die **Polarisationsmikroskopie** nutzt die optische Anisotropie von Kristallen. Darunter versteht man, dass polarisiertes Licht, das auf einen Kristall fällt, in zwei Teile gespalten wird, deren Wellen senkrecht zueinander oszillieren, aber aufgrund unterschiedlicher Brechungsindizes unterschiedliche Geschwindigkeiten aufweisen. Diese Eigenschaft wird als Doppelbrechung bezeichnet. Sie tritt in vielen, aber nicht allen kristallinen Materialien auf, aber auch in regelmäßig gebauten organischen Stoffen wie bestimmten Proteinen. Einer der beiden Brechungsindizes wird als außerordentlicher oder **extraordinärer Brechungsindex (n_e)** bezeichnet, der parallel zur optischen Achse beispielsweise eines Kristalls definiert wird. Im Gegensatz dazu tritt der ordentliche oder **ordinäre Brechungsindex (n_o)** senkrecht zur optischen Achse dieses Kristalls auf [9]. Optisch isotrop ist der Kristall nur für Licht, das sich parallel zur optischen Achse fortpflanzt. Für alle anderen Richtungen einfallenden Lichts ist der Kristall anisotrop. Das bedeutet, dass die einfallende Lichtwelle in zwei Wellen gespalten wird, die sich mit den unterschiedlichen Brechungsindizes n_o und n_e bewegen, wobei ihre Oszillationsebenen senkrecht zueinander stehen. Wenn $n_e > n_o$, weist der Kristall oder das Objekt eine **positive Doppelbrechung** auf, wenn $n_e < n_o$, ist es eine **negative Doppelbrechung**.
Liegen neben solchen Kristallen Porenräume vor, so ergibt sich durch das Material, das diese Poren füllt (das Imbitionsmedium, z. B. Luft, Kanadabalsam, Chinolin oder andere Flüssigkeiten) ein 3. Brechungsindex. Die Beziehung zwischen diesen drei Brechungsindizes und dem Porenvolumen im Objekt bestimmt, wie viel Licht maximal den 2. Polarisator passiert, der in einem Polarisationsmikroskop auf der Okularseite des Objekts sitzt. Durch die Verwendung verschiedener Imbitionsmedien mit unterschiedlichen Brechungsindizes und durch Drehen des Objekts zwischen den beiden gekreuzten Polarisatoren lassen sich Informationen zur Beschaffenheit des untersuchten Gewebes und zum Porenvolumen in diesem Gewebe gewinnen.

Die traditionelle Histologie dünner Schnitte senkrecht zur Oberfläche und durch die Schmelzläsion beschreibt 4 voneinander abgrenzbare Zonen innerhalb des kariösen Schmelzes, die mittels Durchlicht- und Polarisationsmikroskopie dargestellt werden können (Abb. 3.**10**). An der Läsionsfront befindet sich eine Zone, die bei etwa 50% aller untersuchten Proben beobachtet werden [10]. Sie erscheint heller als gesunder, ungeschädigter Zahnschmelz und zeigt in der Durchlichtmikroskopie kaum strukturelle Merkmale, wenn ein Imbibitionsmedium verwendet wird, das einen Brechungsindex ähnlich dem Brechungsindex von Zahnschmelz aufweist (d. h. Chinolin mit n = 1,625 bei 589 nm). Diese **transluzente Zone** enthält Poren, die größer als die Chinolinmoleküle sind und sich hauptsächlich an den Prismenperipherien befinden [11]. Das Porenvolumen in gesundem Schmelz beträgt etwa 0,1%. In der transluzenten Zone ist das Porenvolumen auf bis zu 1% erhöht [12] (Abb. 3.**11**). In der polarisationsmikroskopischen Untersuchung zeigt die transluzente Zone wie der ungeschädigte Schmelz eine negative Doppelbrechung. In der transluzenten Zone finden sich Kristalle, die geringfügig kleiner sind als in ungeschädigtem Schmelz (40 nm Durchmesser), was auf eine **beginnende Demineralisation** hindeutet.
Die nächste Zone nach der transluzenten Zone in Richtung Schmelzoberfläche wird allgemein als **dunkle Zone** bezeichnet. Sie findet sich in den meisten Schnitten durch Schmelzläsionen [10]. Sie erscheint in der Durchlichtmikroskopie mit Chinolin als Imbibitionsmedium dunkel und bräunlich. Dieses Erscheinungsbild weist auf das Vorliegen von Poren hin, die kleiner als Chinolinmoleküle sind.

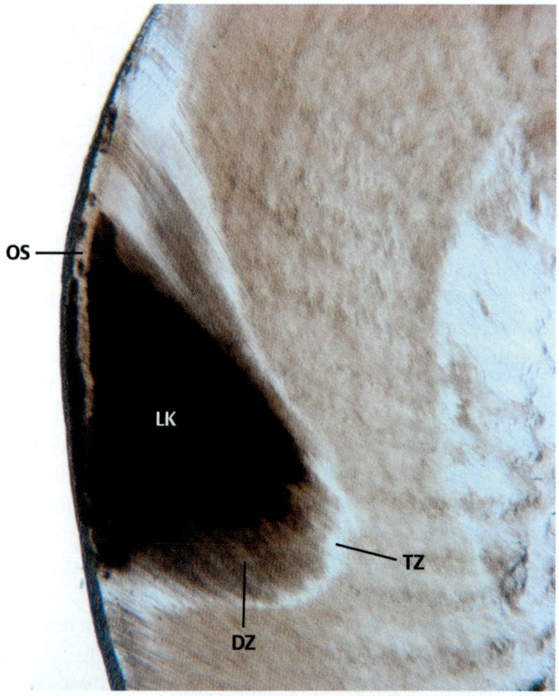

a

Abb. 3.**10** Histologischer Schnitt durch eine kariöse Läsion im Schmelz, die die Schmelz-Dentin-Grenze nicht erreicht.
a Die Durchlichtmikroskopie zeigt (beginnend mit der äußeren Oberfläche) eine intakte Oberflächenschicht **(OS)**, den Läsionskörper **(LK)**, die dunkle Zone **(DZ)** und die transluzente Zone **(TZ)**.
b Polarisationsmikroskopische Aufnahme desselben Präparats. Die transluzente Zone und Teile der Oberflächenzone zeigen eine positive Doppelbrechung. Der Läsionskörper weist eine negative Doppelbrechung auf.
c Polarisationsmikroskopische Aufnahme mit einer Lambda-Platte. Die transluzente Zone und Teile der Oberflächenzone zeigen eine positive Doppelbrechung. Der Läsionskörper weist eine negative Doppelbrechung auf.

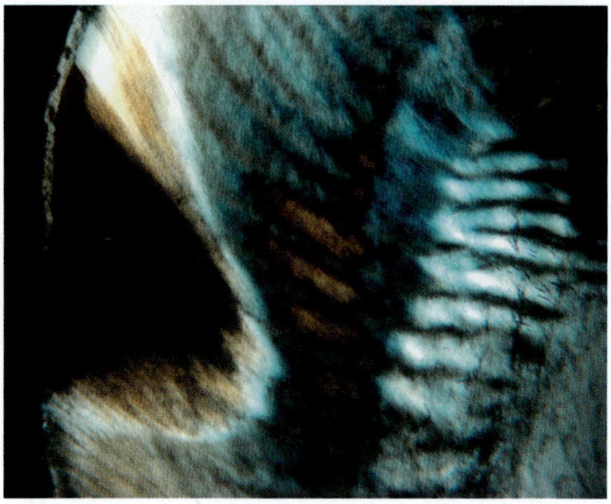
b

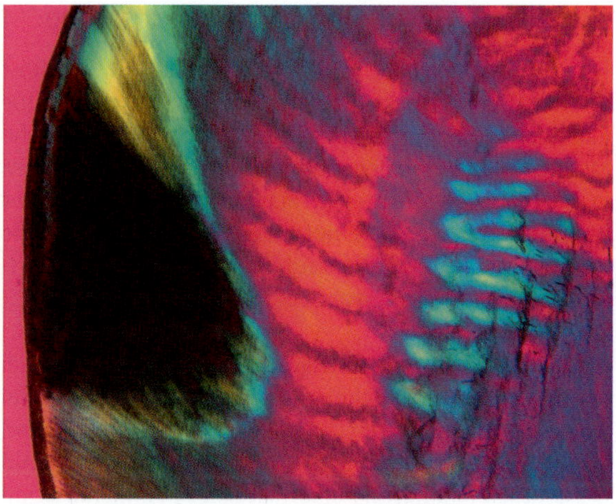
c

Weil diese kleinen Poren mit Luft gefüllt bleiben, ist die Lichtstreuung in diesem Bereich erhöht, was zu einer stärkeren Rückstreuung führt. Diese wiederum erklärt das dunkle Erscheinungsbild in der Durchlichtmikroskopie und das helle Erscheinungsbild in der Auflichtmikroskopie. Das Vorliegen kleiner Poren neben größeren Poren, die mit Chinolin gefüllt werden können, wird auch in der Polarisationsmikroskopie bestätigt. Aufgrund dieser kleinen luftgefüllten Poren wird die negative Doppelbrechung, die typisch für ungeschädigten Schmelz und die transluzente Zone ist, in der dunklen Zone in eine positive Doppelbrechung umgewandelt. Bei Verwendung eines Imbibitionsmediums mit geringerer Molekülgröße (Thoulet-Lösung, n = 1,62) wird die dunkle Zone in der Durchlichtmikroskopie hell und weist in der Polarisationsmikroskopie eine negative Doppelbrechung auf. Das **Porenvolumen der dunklen Zone** wurde auf **2–4%** geschätzt. Die Demineralisation in der dunklen Zone wirkt sich auch auf die Prismenperipherie aus, aber stärker als in der transluzenten Zone. Es gibt Hinweise darauf, dass die kleinen Poren (die nicht von Chinolin durchdrungen werden) teilweise remineralisierte größere Poren sind [10]. Ein weiterer Hinweis darauf, dass in der dunklen Zone Remineralisationsprozesse stattfinden, ist das Vorliegen von **Kristallen** mit einem **größeren Durchmesser** (50–100 nm) als im ungeschädigten Schmelz (40 nm) [13]. Kürzlich wurde über das Vorliegen exogener Lipide und Proteine in den Poren innerhalb der dunklen Zone berichtet. Es wurde vermutet, dass diese die Mineralablagerung und damit die Remineralisation behindern [14].

Die nächste Zone in Richtung der Schmelzoberfläche ist der **Läsionskörper**, der innerhalb der kariösen Läsion den

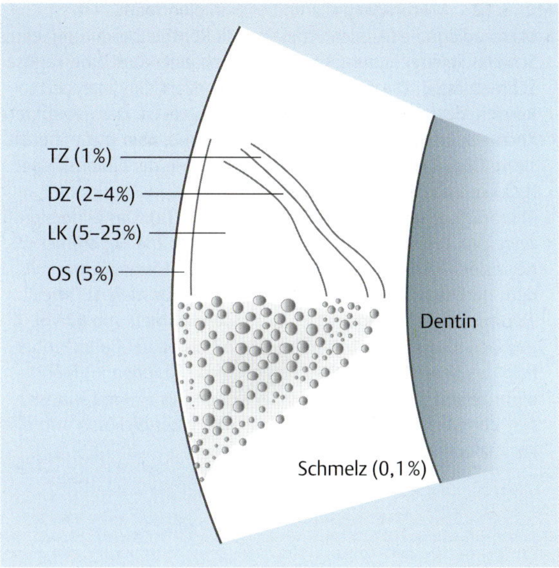

Abb. 3.**11** Schemazeichnung der verschiedenen Zonen einer kariösen Läsion im Schmelz, die die Schmelz-Dentin-Grenze noch nicht erreicht, Poren (unterer Teil der Zeichnung) und Porenvolumen (in Klammern). **OS:** Oberflächenschicht; **LK:** Läsionskörper; **DZ:** dunkle Zone; **TZ:** transluzente Zone

höchsten Grad der Demineralisation aufweist. Der Läsionskörper findet sich in allen histologischen Präparaten von kariösen Schmelzläsionen. Diese Zone ist in der Mikroradiografie (s. u.) deutlich sichtbar. Aber auch in der klinischen Radiografie ist sie erkennbar, sofern sie nicht von zu viel gesundem Zahnhartgewebe überlagert wird (s. Kap. **6**). Wird das Präparat mit dem Imbibitionsmedium Chinolin mit der Durchlichtmikroskopie betrachtet, erscheint der Läsionskörper hell, ähnlich wie gesunder Schmelz, was auf Poren mit relativ großem Durchmesser hinweist. In der Polarisationsmikroskopie zeigt der Läsionskörper eine positive Doppelbrechung (im Gegensatz zur negativen Doppelbrechung des gesunden Schmelzes). Wird Wasser als Imbibitionsmedium verwendet, dessen Brechungsindex sich von dem des gesunden Zahnschmelzes unterscheidet ($n_{Wasser} = 1{,}333$), so behält der Läsionskörper seine positive Doppelbrechung in der Polarisationsmikroskopie bei (gesunder Schmelz weist unter diesen Bedingungen eine negative Doppelbrechung auf). Im Läsionskörper sind Retziusstreifen deutlich sichtbar. Entlang der Prismenperipherie lösen sich Kristalle ganz oder teilweise auf, aber diese Kristallauflösung lässt sich auch innerhalb der Prismen beobachten (siehe TEM weiter unten). Das Porenvolumen im Läsionskörper ist mit 5–25 % und mehr von allen Zonen der Schmelzkaries am höchsten [15].

Die äußerste Zone der Schmelzkaries ist die **Oberflächenzone**, die manchmal auch als **intakte** oder **pseudointakte Oberflächenschicht** bezeichnet wird. Sie ist typischerweise 10–50 µm dick, kann aber auch eine Dicke von 120 µm erreichen [16]. Ihre kennzeichnende Eigenschaft ist ein relativ hoher Mineralstoffgehalt bei einem **Porenvolumen**, das aufgrund von **Remineralisationsprozessen** (s. Kap. **2**) **unter 5 %** liegen kann. Wegen der erfolgten Remineralisation ist die Kristallgröße etwas größer (40–80 nm) als in gesundem Schmelz. Die Oberflächenzone ist in der Mikroradiografie (s. u.) deutlich sichtbar. In der Polarisationsmikroskopie weist die Oberflächenzone mit Wasser als Imbibitionsmedium (n = 1,333) eine negative Doppelbrechung wie gesunder Schmelz auf, was in den meisten Fällen auch ohne zusätzliches Imbibitionsmedium (Luft mit n = 1,000) gilt.

MERKE

Die klassischen Zonen der Schmelzkaries wurden wegen ihrer unterschiedlichen Darstellung in der Durchlichtmikroskopie aufgrund Unterschieden in Zahl und Größe der Poren identifiziert (beginnend an der äußeren Schmelzoberfläche):

- Oberflächenzone
- Läsionskörper
- dunkle Zone
- transluzente Zone

Unter Verwendung von Imbibitionsmedien mit unterschiedlichen optischen Brechungsindizes in der Durchlichtmikroskopie oder Polarisationsmikroskopie lassen sich Informationen zu den Porengrößen und zum Porenvolumen in gesundem und kariösem Zahnschmelz gewinnen.

Mikroradiografie

Der Vorteil an der Mikroradiografie ist, dass der **Mineralgehalt** direkt durch die im Vergleich zu den organischen Bestandteilen höhere Röntgenopazität der Mineralien im Schmelz und Dentin gemessen wird. Die Mikroradiografie gilt als Goldstandard für die Bestimmung der räumlichen Verteilung des Mineralstoffgehalts in kariöse Läsionen von der Oberfläche bis in die tieferen Schichten. Am häufigsten werden hierfür 80–100 µm dicke Schnitte senkrecht zur Zahnoberfläche durch die kariöse Läsion präpariert [17]. Diese Schnitte werden zusammen mit einem Stufengraukeil aus Aluminium für die Kalibrierung vor einen hochauflösenden Röntgenfilm oder eine Filmplatte montiert. Diese Konstruktion wird mit CuKα-Röntgenstrahlen senkrecht zum Film und zur Schnittoberfläche bestrahlt. Man spricht dabei auch von **transversaler Mikroradiografie.** Der entwickelte Film wird unter einem Mikroskop betrachtet und kann zur qualitativen Beurteilung der kariösen Läsion herangezogen werden (Abb. 3.**12**). Durch Messen der Schwärzung des Films (Film-Densitometrie) und Korrelation mit den Grauwerten des abgebildeten Aluminiumstufenkeils, kann der Mineralstoffgehalt an jedem beliebigen Punkt des Präparats berechnet werden, was eine quantitative Auswertung ermöglicht [18] [19]. Mittels **Rückstreuelektronenmikroskopie** von Zahnschnitten mit einem Rasterelektronenmikroskop (Abb. 3.**13**) lassen sich qualitative Informationen ähnlich denen aus der Mikroradiografie gewinnen.

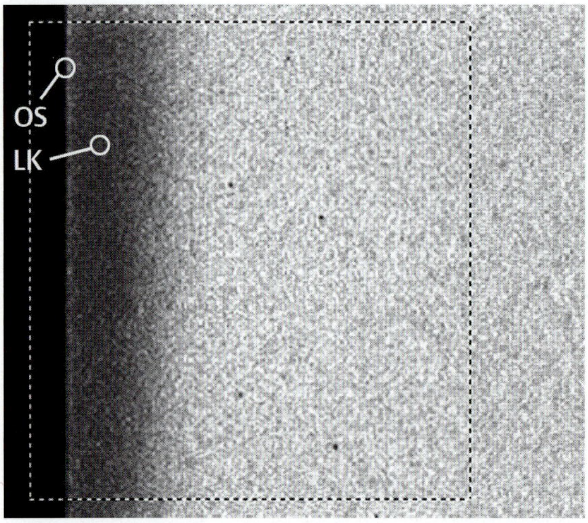

a

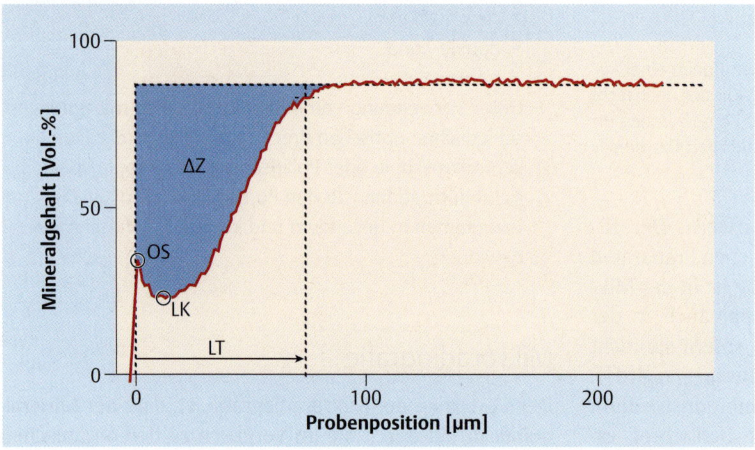

b

Abb. 3.**12** Mikroradiografie und Mikroradiogramm.

a Mikroradiografie (Ausschnitt einer TMR-Röntgenbelichtung) eines Schnitts senkrecht zur Oberfläche durch eine künstliche kariöse Schmelzläsion. Die gepunktete Linie markiert den analysierten Bereich, dessen Auswertung in **(b)** dargestellt ist. Das gepunktete Rechteck umfasst 265 × 277 μm. Eine dünne, aber gut mineralisierte Oberflächenschicht (OS) ist genau wie der Läsionskörper (LK) klar erkennbar.

b Mikroradiogramm der Mikroradiografie aus **(a)**. Das Mineralprofil zeigt eine typische künstliche Schmelzkaries mit der stärker mineralisierten Oberflächenschicht **(OS)**, dem Läsionskörper mit dem geringsten Mineralgehalt **(LK)**, der Läsionstiefe **(LT)** bei 73 μm, dem Mineralgehalt im gesunden Schmelz von 87 Vol.-% und den integrierten Mineralverlust **ΔZ** als blauer Bereich oberhalb des Mineralprofils. Natürliche kariöse Läsionen im Frühstadium zeigen dieselben Merkmale, jedoch mit einem Läsionskörper, der weniger demineralisiert ist, und einer dickeren und stärker mineralisierten Oberflächenschicht.

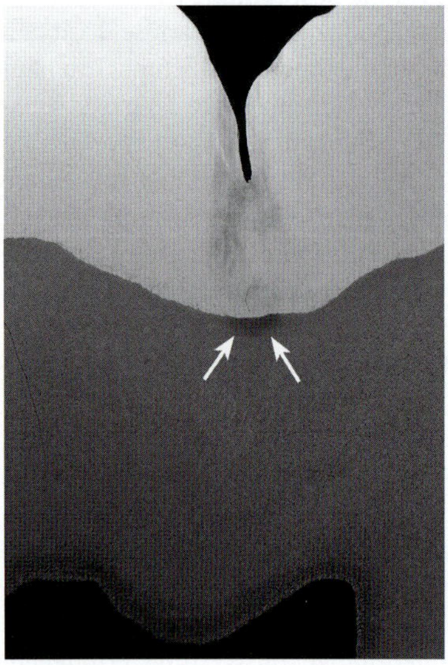

a

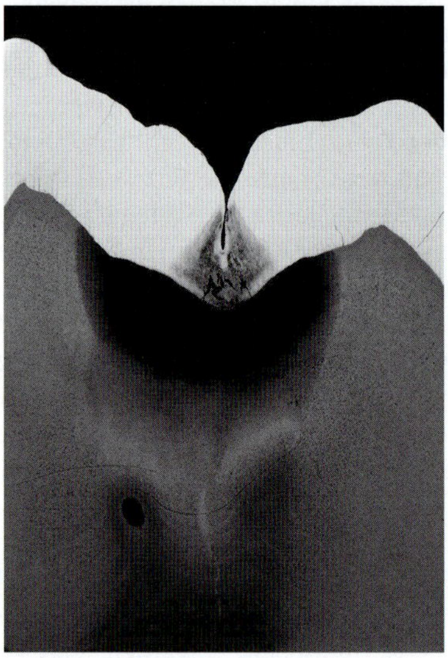

b

Abb. 3.**13** Aufnahme eines Schnitts durch einen kariösen unteren Molar mittels Rückstreurasterelektronenmikroskopie. Helleres Grau entspricht einem höheren Mineralgehalt.

a Frühe Fissurkaries mit intakter Schmelzoberfläche. Man beachte den inhomogenen Mineralverlust im Schmelz und die kleine Demineralisation im Dentin.

b Tiefe Dentinläsion mit noch intakter Schmelzoberfläche. Trotz der starken Demineralisation innerhalb des Schmelzes ist die Schmelzoberfläche noch intakt, was vermutlich auf fehlende mechanische Einwirkung in diesem Bereich zurückzuführen ist. Das Dentin in der Nähe der Schmelz-Dentin-Grenze ist stark demineralisiert. Näher an der Pulpa haben sich hellere, gut mineralisierte Zonen gebildet. Der runde schwarze Bereich im unteren Drittel ist Pulpa, die bei der Probenpräparation freigelegt wurde.

Die Natur initialer Karies lässt sich an **künstlich erzeugten Läsionen** studieren. Typischerweise werden hierfür Zahnschmelzpräparate mit natürlicher oder geschliffener und polierter Oberfläche einer sauren Pufferlösung oder einem sauren Gel ausgesetzt. Je nach verwendeter Demineralisationsmethode bilden sich innerhalb von Stunden und über (bis zu) mehrere Wochen oder Monaten kariöse Läsionen [20] [21] [22]. Diese Läsionen zeigen die meisten Merkmale natürlicher kariöse Läsionen (Abb. 3.**12**). Von der Oberfläche bis zur Schmelz-Dentin-Grenze ist die höher mineralisierte Oberflächenschicht wie auch der stärker demineralisierte Läsionskörper gut sichtbar. Ab dem Bereich der tiefsten Demineralisation nimmt der Mineralgehalt kontinuierlich in Richtung der tieferen Schichten zu, bis dieser dem Gehalt gesunden Zahnschmelzes entspricht. Die Position der dunklen und der transluzenten Zone, die in der Durchlicht- und Polarisationsmikroskopie getrennt von einander sichtbar sind, lässt sich mit der Mikroradiografie nicht getrennt bestimmen. Anders ausgedrückt entsprechen die relativ klaren Grenzen dieser Zonen, die sich in der Durchlicht- und der Polarisationsmikroskopie zeigen, keinen abrupten Änderungen im Mineralgehalt. Während künstlich erzeugte kariesähnliche Läsionen fast parallel zur Schmelzoberfläche verlaufen, bilden sich natürliche Schmelzläsionen in unregelmäßigeren Mustern aus. Ursache hierfür ist möglicherweise die unregelmäßige Verteilung und die ortsspezifischen Eigenschaften der kariogenen Plaque, die die Schmelzoberfläche bedeckt, sowie die im Verlauf der Zeit in der Plaque auftretenden Veränderungen des kariogenen Potenzials.

Ein Merkmal, das oft bei **natürlicher Schmelzkaries** beobachtet wird, ist die Bildung von Zonen mit unterschiedlichem Mineralgehalt oder von Bändern höheren Mineralgehalts, die sich durch den Läsionskörper erstrecken. Diese Bänder verlaufen quasi-parallel zur Oberfläche, können aber kurvig geformt sein, wobei die konvexe Seite in Richtung Schmelz-Dentin-Grenze weist. In künstlichen Kariesmodellen mit zyklischer De- und Remineralisation können solche Bänder ebenfalls auftreten. Dieser Befund stützt die Annahme, dass die Ausbildung von Mineralisationsbändern innerhalb einer kariösen Läsion auf Veränderungen der Kariogenität der Plaque zurückzuführen ist, die den Zahnschmelz bedeckt. Es wurde jedoch auch vermutet, dass die Schichten mit erhöhtem Mineralgehalt im Läsionskörper ehemaligen Bereichen der fortschreitenden Läsionsfront in einem früheren Stadium des kariösen Prozesses entsprechen [23].

Rasterelektronenmikroskopie (REM)

In der Rasterelektronenmikroskopie (REM) der Schmelzoberfläche zeigen sich die frühen Stadien der Kariesdemineralisation. Oft werden Oberflächenporositäten insbesondere in sehr frühen Stadien, entlang des Auftauchens der Retziusstreifen auf der Schmelzoberfläche (den Perikymatien) beobachtet (Abb. 3.**3a** u. Abb. 3.**3b**). Betrachtet man sie näher, zeigt sich eine **Vergrößerung** der **interprismatischen Räume,** die sich von der Oberfläche bis in die Tiefe der Läsion erstrecken kann. Häufig lassen sich die Auflösung, ausgehend von den interprismatischen Räumen und Auflösungserscheinungen des Prismenkerns in unmittelbarer Nachbarschaft beobachten (Abb. 3.**14**). In beiden Fällen beginnt auf der Kristallebene der Auflösungsprozess im Kristallzwischenraum, wobei sich der Kristallzwischenraum vergrößert und Kristalldurchmesser und -länge abnehmen. Auch eine Auflösung aus dem Inneren der Kristalle heraus ist beobachtet worden (siehe TEM weiter unten). Allerdings wurde für den Bereich des Läsionskörpers berichtet, dass der äußere Bereich der Prismen gelegentlich weniger zur Demineralisation neigt als das Prismazentrum. Als Ursachen dafür wurden eine Änderung der Kristallausrichtung im äußeren Bereich der Prismen [24] [25] sowie ein höherer Gehalt organischer Stoffe der Prismaperipherie erwogen. Es kann auch eine Remineralisation (ein Kristallwachstum) während des Kariesprozesses [26] [27] [28] angenommen werden, da im äußeren Bereich von Prismen von kariösem Schmelz Kristalle gefunden wurden, die einen dickeren Durchmesser (120–150 µm) aufweisen als Kristalle in gesundem Schmelz. In diesem Fall enthalten die neu gebildeten Kristalle höchstwahrscheinlich mehr Fluorid und sind weniger löslich als native Schmelzkristalle (s. Kap. **2**).

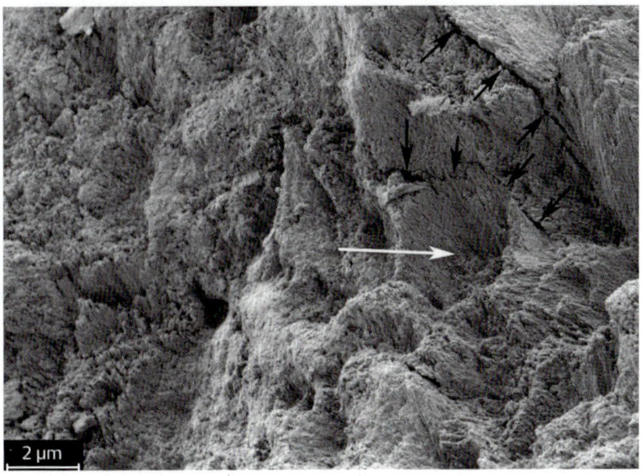

Abb. 3.**14** Rasterelektronenmikroskopische Aufnahme einer approximalen Initialkaries mit partieller Kavitätenbildung. Die schwarzen Pfeile deuten auf einen vergrößerten interprismatischen Raum hin. Der weiße Pfeil weist auf die Auflösung eines Prismazentrums hin.

Im Allgemeinen deckt die Rasterelektronenmikroskopie das Vorliegen kleiner Kavitationen (Mikrokavitationen) bereits in früheren Stadien auf, wenn die kariöse Läsion klinisch noch eine intakte Oberfläche zeigt.

Transmissionselektronenmikroskopie (TEM)

Die Transmissionselektronenmikroskopie (TEM) ist eine Technik für die Untersuchung von Zahnschmelz auf der ultrastrukturellen Ebene. Sie bietet eine theoretische Auflösungsgrenze von etwa 0,05 nm. Mittels der TEM lassen sich spezifische Merkmale kariösen Schmelzes insbesondere auf Ebene der Kristalle nachweisen. Einzelne Kristalle scheinen sich entweder von außen her aufzulösen [29], oder von innen entlang der C-Achse (Längsachse) des

Kristallgitters [29] [30] [30]. Es ist bisher nicht klar, unter welchen Bedingungen welche Form der Kristallauflösung bevorzugt stattfindet. Auf der Schmelzoberfläche von frühen kariösen Läsionen lassen sich lakunenähnliche Defekte beobachten, die etwa 5 µm breit und tief sind (Abb. 3.**4**) und mit Plaque einschließlich der darin enthaltenen Bakterien gefüllt sind. Obwohl die TEM hochaufgelöste Bilder ultradünner Zahnschmelzschnitte liefert, zeigt sie den Unterschied zwischen Karies und gesundem Zahnschmelz nur im Läsionskörper, mit einem Porenvolumen von etwa 10–25%. Im TEM sichtbar ist die Ausprägung schmaler Zwischenräume (30–100 nm breit), die sich im Läsionskörper um die Prismen herum formieren. Es ist jedoch bisher nicht eindeutig geklärt, ob dies ein Anzeichen der Demineralisation oder ein Artefakt der Präparation ist [29].

MERKE

- Initiale Karies im Zahnschmelz besteht aus einer Oberflächenschicht mit einem Mineralgehalt, der unter dem des gesunden Schmelzes liegt, aber höher ist als im darunterliegenden Läsionskörper.
- An der Front der voranschreitenden Schmelzkaries lösen sich Prismen zunächst von außen her auf, ausgehend von einer Erweiterung des interprismatischen Raumes. Vor allem im Läsionskörper zeigen sich Auflösungen auch der Prismenzentren.
- Schmelzkristalle können sich von außen her auflösen und werden dann im Laufe der Zeit kürzer, wobei der Durchmesser abnimmt. Gleichwohl lässt sich auch eine Auflösung entlang der C-Achse des Kristalls beobachten, was zu hohlen, röhrenähnlichen Kristallen führt.

Karies im Dentin

Das Voranschreiten eines an der Schmelzoberfläche begonnenen kariösen Prozesses in die Tiefe hängt von den Bedingungen an der Schmelzoberfläche ab. Unter kariogenen Bedingungen setzt sich der Kariesprozess fort und erreicht die Schmelz-Dentin-Grenze und schließlich das darunterliegende Dentin. Solange eine Approximal- oder Glattflächenkaries das Dentin noch nicht erreicht hat, sind die kariösen Bereiche nahe der Oberfläche am größten und nehmen in Richtung Schmelz-Dentin-Grenze an Größe ab (Abb. 3.**8**).

Sobald die **Schmelz-Dentin-Grenze** erreicht ist, kann sich der kariöse Prozess entlang dieser Grenze ausbreiten und von dort in das Dentin vordringen (Abb. 3.**15**, Abb. 3.**16**). Dies gilt auch für Okklusalkaries (Abb. 3.**13**). Es ist bekannt, dass die Schmelz-Dentin-Grenze einen höheren Gehalt organischer Substanz und einen geringeren Mineralstoffgehalt als der Zahnschmelz und Dentin aufweist [32] [33] [34]. Daher kann ihr höherer Gehalt an Wasser und organischer Substanz die laterale Ausbreitung kariogener Säuren ermöglichen und so zur Demineralisation im Bereich der Schmelz-Dentin-Grenze beitragen. Dasselbe gilt möglicherweise auch für die proteolytische Wirkung bestimmter bakterieller Enzyme (Einzelheiten weiter unten). Der Kariesprozess dehnt sich jedoch von den betroffenen Bereichen der Schmelz-Dentin-Grenze nicht homogen in das darunterliegende Dentin aus. Die deutlichsten Veränderungen im Dentin treten im Zentrum auf, wo der kariöse Schmelz die Schmelz-Dentin-Grenze erreicht. Die Breite des kariös betroffenen Dentins nimmt im Verlauf des kariösen Prozesses von der Schmelz-Dentin-Grenze in Richtung Pulpa ab. Die Ausbreitung des Kariesprozesses innerhalb des Dentins folgt der Richtung der Dentinkanälchen.

Eine laterale Ausbreitung entlang der Schmelz-Dentin-Grenze wird jedoch häufiger in fortgeschritteneren Stadien des Kariesprozesses beobachtet, in denen die Schmelzoberfläche bereits eingebrochen und nicht mehr intakt ist. Die Ursache dafür ist bisher nicht vollständig bekannt. Einige Autoren zeigen allerdings Ergebnisse, die darauf hindeuten, dass der Mineralgehalt der Schmelz-Dentin-Grenze kontinuierlich vom Schmelz in Richtung Dentin abnimmt [35] [36]. Sie bezweifeln daher, dass die Schmelz-Dentin-Grenze von Säuren leichter angegriffen wird als das Dentin.

Wichtig für das Verständnis ist die Erkenntnis, dass es einen **grundlegenden Unterschied** in den **Reaktionsmechanismen** zwischen **Zahnschmelz und Dentin** gibt. Zahnschmelz ist ein zellfreies Gewebe, das auf voranschreitende Karies keine zelluläre Reaktion zeigen kann: Die Reaktion im Zahnschmelz beruht auf Phänomenen der chemischen Auflösung und Präzipitation. Da das Dentin mit den Odontoblastenfortsätzen lebende Zellen enthält, wird es dagegen als vitales Gewebe angesehen [37] [38]. Das Dentin, die Odontoblasten und die Pulpa stehen in enger Beziehung zueinander. Das Dentin zeigt Reaktionen, die auf die **zellulären Mechanismen der Odontoblasten** zurückgehen. Daher lassen sich Dentin und Pulpa begründet als physiologische Einheit betrachten (Kap. **1**). Die Dentin-Pulpa-Einheit ist ein eigenständiges Organ, das auch Blut- und Lymphgefäße, Bindegewebe, Nervengewebe und Stammzellen enthält. Damit kann die Dentin-Pulpa-Einheit auf Stimuli reagieren, seien es physiologische Kaukräfte, Traumata (thermisch, mechanisch oder chemisch) oder Karies [39] [40]. In diesem Sinne ist die Dentin-Pulpa-Einheit mit Knochen vergleichbar, dessen anorganische Fraktion von Osteozyten und Osteoblasten moduliert wird, die ebenfalls auf physiologische oder pathologische Stimuli reagieren [41].

Die Histologie einer kariösen Läsion, die sich in das Dentin erstreckt, zeigt eine charakteristische Abfolge **verschiedener Zonen.** Während die Reihenfolge dieser Zonen immer gleich ist, steht das Vorliegen oder Fehlen einzelner Zonen im Zusammenhang mit dem Verlauf des Kariesprozesses auf seinem Weg in Richtung Pulpa (Abb. 3.**15**).

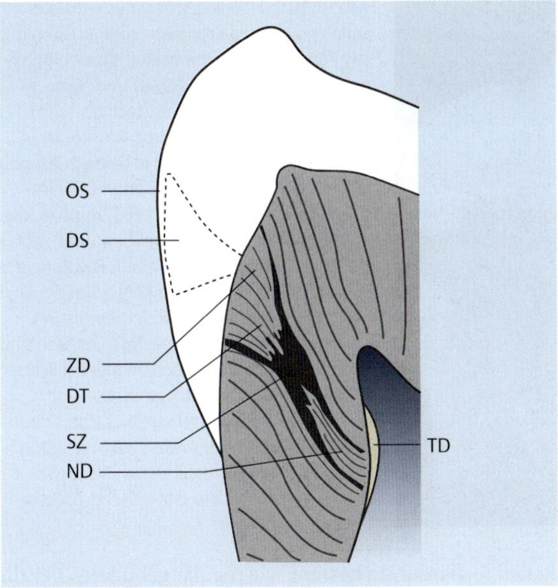

Abb. 3.**15** Schematische Illustration von Dentinkaries bei intakter Schmelzoberfläche **(a)**, Schmelzoberfläche mit Kavitation **(b)** und vollständig eingebrochenem Schmelz **(c)**.

a Erscheinungsbild von Dentinkaries bei intakter Oberflächenschicht **(OS)** des Schmelzes. Der demineralisierte Schmelz **(DS)** hat die Schmelz-Dentin-Grenze erreicht. Innerhalb des Dentins hat der betroffene Bereich eine breite Basis an der Schmelz-Dentin-Grenze, wo die Zone der Demineralisation **(ZD)** seitlich häufig von der sklerotischen Zone **(SZ)** eingeschlossen ist, die tiefer in Richtung Pulpa zu einer deutlich sichtbaren Zone zusammenläuft. Zwischen der Zone der Demineralisation und der sklerotischen Zone ist eine Zone mit „dead tracts" **(DT)** zu sehen. Zwischen der sklerotischen Zone und der Pulpa lässt sich das Dentin kaum von „normalem" Dentin unterscheiden. Allerdings kann davon ausgegangen werden, dass dieser Dentinbereich gewissen Veränderungen unterliegen muss, weil das andernfalls reaktive oder Tertiärdentin **(TD)** sonst nicht während aktiver Karies von den Odontoblasten gebildet würde. Man beachte, dass bei intakter Schmelzoberfläche einzelne Bakterien (nicht eingezeichnet) zwar in die Poren des Schmelzes eindringen können, sich aber nicht im Dentin finden.

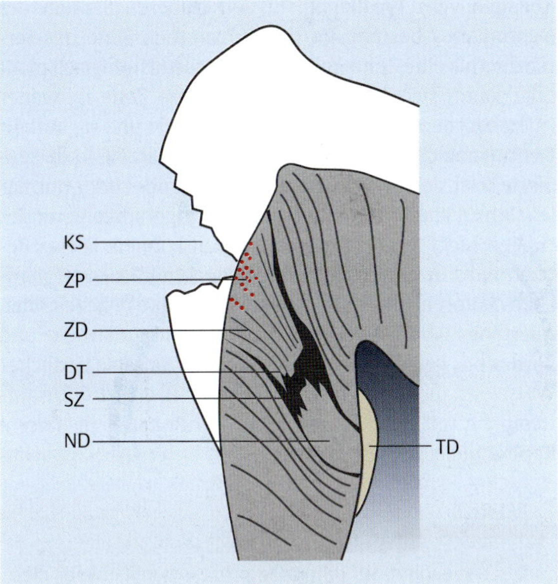

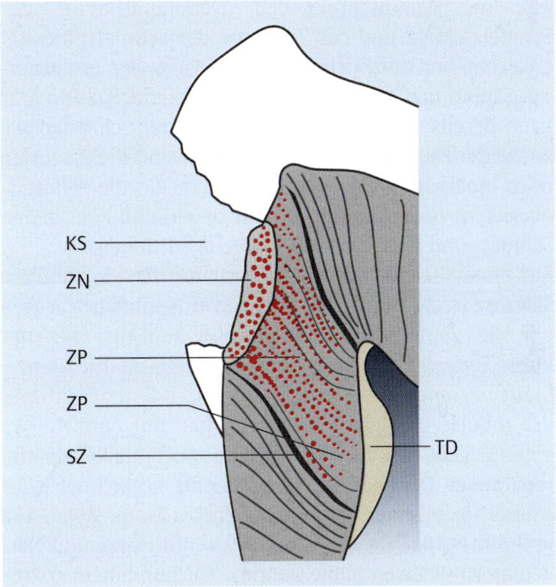

b Bei einer Kavitation des Schmelzes **(KS)** erreichen die Bakterien (rote Punkte) schnell das Dentin und dringen in die Dentinkanälchen ein, was als Zone der bakteriellen Penetration **(ZP)** bezeichnet wird. Solange die Bakterien auf das äußere Dentin begrenzt bleiben, bestehen die charakteristischen Zonen innerhalb des Dentins: Zone der Demineralisation **(ZD)**, „dead tracts" **(DT)**, sklerotische Zone **(SZ)**, kaum verändertes, „normales" Dentin **(ND)** und Tertiärdentin **(TD)**. Während des Prozesses der bakteriellen Penetration breiten sich die Zonen in Richtung Pulpa aus. Mit der Zeit verschwinden die „dead tracts" und die sklerotische Zone wird dünner.

c Bei Karies mit ausgeprägter Kavitation ist die Schmelzschicht teilweise verschwunden **(KS)** und das Dentin steht in direktem Kontakt mit dem dentalen Biofilm (nicht dargestellt). Die oberflächliche Dentinschicht, die Zone der Nekrose **(ZN)** ist stark mit Bakterien (rote Punkte) beladen, weich, und lässt keine Dentinkanälchen mehr erkennen. Unterhalb davon findet sich die Zone der bakteriellen Penetration **(ZP)**, die sich immer weiter in Richtung Pulpa ausdehnt. Die Zone der Demineralisation wandert vor der Zone der bakteriellen Penetration her, auf Kosten der sklerotischen Zone und des „normalen" Dentins, wird aber im Lauf der Zeit von der bakteriellen Penetration überholt. Innerhalb der Zone der Penetration sind die Dentinkanälchen stark mit Bakterien infiziert. Im Verlauf des kariösen Prozesses erweitert sich die Zone der bakteriellen Penetration auch lateral, wodurch die sklerotische Zone **(SZ)** seitwärts verdrängt wird. Tertiärdentin ist noch vorhanden, wird aber im Laufe der Zeit auch von Bakterien besiedelt.

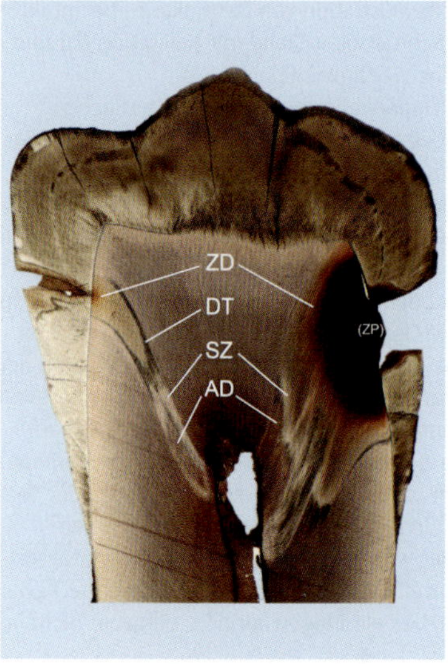

a

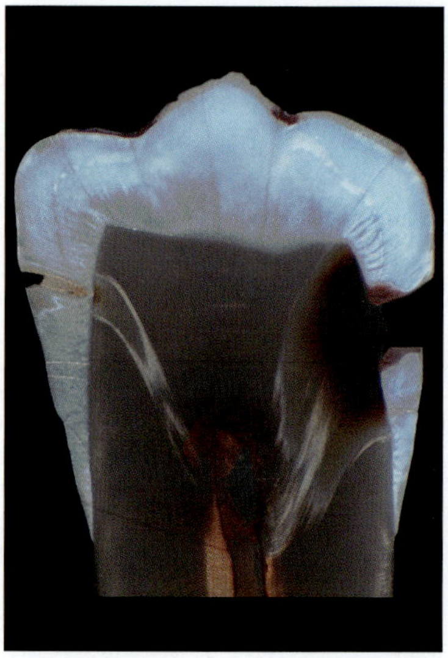
b

Abb. 3.**16** Histologischer mesio-distaler Schnitt durch die Krone eines Prämolaren mit zwei approximalen kariösen Läsionen mit einer Schmelzkavitation (links) und bis in das Dentin reichenden Kavität (rechts).
a Ansicht in der Durchlichtmikroskopie. Innerhalb des Dentins sind in beiden Läsionen die Zone der Demineralisation (**ZD**, rotbraun), die „dead tracts" (**DT**, dunkel), die sklerotische Zone (**SZ**, hell) und das „normale", Dentin **(ND)** zu sehen. Die Zone der bakteriellen Penetration **(ZP)** ist im dunklen rotbraun verfärbten Bereich der Läsion rechts anzunehmen, aber ihre Grenzen sind nicht genau zu erkennen. In diesem Schnitt ist kaum Tertiärdentin zu sehen.
b Auflichtmikroskopische Ansicht derselben Schicht wie in **(a)**. Anders als in der Durchlichtmikroskopie erscheinen die „dead tracts" hell und die sklerotische Zone ist kaum zu erkennen.

Frühe Anzeichen einer Dentinreaktion

Mit der voranschreitenden Demineralisation der Schmelzschicht und der Zunahme der Schmelzporosität erreichen und durchdringen die von Bakterien produzierten Säuren und Toxine das darunterliegende Dentin. Das kann bereits lange vor dem Einbruch der Schmelzoberfläche der Fall sein. In diesem Stadium sind die Bakterien noch innerhalb der Plaque organisiert, die die Schmelzoberfläche bedeckt, und sind nur in geringer Zahl in den Schmelz und nicht in das Dentin eingedrungen.
Ein erstes Zeichen der Dentinreaktion ist die **tubuläre Sklerose** (s. u.). Um Verwirrung zu vermeiden, betrachten wir die Veränderungen im Dentin zunächst von der Pulpa-Seite in Richtung der Schmelz-Dentin-Grenze. Meist beginnen die Odontoblasten, nachdem der Prozess der tubulären Sklerose eingesetzt hat, mit dem Aufbau einer Schicht **reaktiven Dentins,** das auch als **Reizdentin, reparatives Dentin** oder **Tertiärdentin** bezeichnet wird (Abb. 3.**15**, in einer fortgeschrittenen Läsion, Abb. 3.**17a** und Abb. 3.**18a**). Da die Odontoblastenfortsätze und Nervenfasern sich weit in die Dentinkanälchen hinein erstrecken, ist es denkbar, dass die Synthese von Reizdentin durch die Odontoblasten bereits mit der Penetration von Toxinen in die Dentinkanälchen ausgelöst werden kann. Von wenigen Ausnahmen abgesehen kann Reizdentin bei den meisten tief ins Dentin reichenden kariösen Läsionen nachgewiesen werden (Abb. 3.**16**). Wenn sich der Kariesprozess langsam über einen langen Zeitraum entwickelt, weist das Reizdentin eine regelmäßigere Struktur mit regelmäßigen Dentinkanälchen auf und ähnelt stark dem Primär- oder Sekundärdentin. Unter hoch kariogenen Bedingungen, d. h. bei sich schnell entwickelnder Karies, die einen starken Reiz auf die Pulpa und damit auf die Odontoblasten ausübt, ist die Expression des Reizdentins beschleunigt. Seine Struktur ist dann häufig unregelmäßig organisiert (dysplastisch), und es fehlen Dentinkanälchen. Dieses unregelmäßig geformte Dentin wird als Osteodentin oder Fibrodentin bezeichnet.

Reifes Tertiärdentin besteht wie regulär gebildetes Dentin aus **Kollagen** vom **Typ I**. Prädentin enthält dagegen auch **Kollagen** vom **Typ III** [42]. In den früheren Stadien der Dentinkaries besteht auf der pulpafernen Seite des Tertiärdentins eine Zone im Dentin, welche histologisch nicht oder kaum sichtbar verändert ist. Diese Zone ist weder (messbar) demineralisiert noch sklerosiert und sie enthält Dentinkanälchen mit Odontoblastenfortsätzen. In diesem Sinne lässt sich diese Zone auch als gesundes oder normales Dentin klassifizieren, obgleich geringgradige Veränderungen nicht ausgeschlossen werden können. Dieser Bereich wird in der englischsprachigen Literatur von manchen Autoren auch als „affected dentin(e)" bezeichnet. Allerdings ist dieser Begriff nicht eindeutig definiert und wird von verschiedenen Autoren in unterschiedlicher Weise gehandhabt, weswegen dieser Begriff im Zusammenhang mit der Histologie der Dentinkaries in diesem Kapitel nicht verwendet wird.

MERKE

Dentin reagiert auf den Kariesprozess bereits bevor die Schmelz-Dentin-Grenze erreicht ist und lange, bevor die Zahnschmelzoberfläche einbricht. Das erste Zeichen einer Dentinreaktion ist die tubuläre Sklerose. In diesem Stadium finden sich keine Bakterien im Dentin. Solange die Schmelzoberfläche makroskopisch intakt ist, dringen aufgrund der geringen Größe der Schmelzporen an der Oberfläche auch kaum Bakterien in den Zahnschmelz ein.

Weiter in Richtung der Schmelz-Dentin-Grenze ist in Dünnschnitten mittels Durchlichtmikroskopie eine Schicht **sklerotischen Dentins** zu erkennen, die sogenannte **transluzente Zone**. Am breitesten (in zentripetaler Richtung) ist es in der Nähe der darunter (pulpawärts) liegenden Schicht gesunden, nicht beeinträchtigten Dentins. Es weist jedoch „Flügel" auf, die sich fast parallel zu den Dentinkanälchen in Richtung der Schmelz-Dentin-Grenze erstrecken. Diese Zone erscheint in der Durchlichtmikroskopie hell, in der Auflichtmikroskopie dagegen dunkel, weil das Dentin aufgrund einer stärkeren Annäherung der Brechungsindizes der sklerotischen Kanälchen und des intertubulären Dentins transluzenter wird. Im sklerotischen Dentin finden sich obliterierte Kanälchen mit einer dicken peritubulären Schicht und ein kalzifiziertes Kanallumina, das hauptsächlich hoch organisierte Apatitkristalle und, in geringerem Ausmaß, Kristalle aus tribasischem Kalziumphosphat (Whitlockite) enthalten [43]. Wie bereits erwähnt gelten diese Eigenschaften, für ein Stadium der Kariesentwicklung, in dem die Schmelzoberfläche zwar porös, aber noch intakt und das Dentin selbst kaum demineralisiert ist. Im Verlauf des Fortschreitens der Demineralisation ändern sich Ausdehnung und Eigenschaften der sklerotischen Zone.

Die nächste Zone in Richtung Außenseite des Zahns erscheint in der Durchlichtmikroskopie relativ dunkel. Die Bildung dieser Zone, die als **„dead tracts"** bezeichnet wird, ist eine Folge der Obliteration der darunterliegenden Zone, die aus sklerotischem Dentin besteht. Die Dead-Tract-Zone ist idealerweise vollständig von der sklerotischen Zone umschlossen (Abb. 3.**15**). Aufgrund der tubulären Obliteration innerhalb der sklerotischen Zone und des Rückzugs der Odontoblastenfortsätze erscheinen die Dentinkanälchen in der Dead-Tract-Zone leer und vom lebenden Odontoblasten abgeschlossen, woraus sich auch der Name „dead tract" erklärt. Die Bezeichnung geht auf Experimente zurück, in denen ein Farbstoff in die Pulpahöhle extrahierter Zähne mit Dentinkaries gegeben und dessen Ausbreitung in das Dentin an Schnitten mit der Durchlichtmikroskopie untersucht wurde [44]. Es wurde beobachtet, dass der Farbstoff in die Dentinkanälchen des gesunden Dentins eindrang. In Bereichen am Rand der kariösen Läsion konnte der Farbstoff nicht in sklerotisches Dentin vordringen. In dünnen Schnitten füllen sich die Dentinkanälchen in der Dead-Tract-Zone schnell mit Luft. Sie können aber noch Rückstände der Odontoblastenfortsätze enthalten, und sind üblicherweise aber für von Kariesbakterien gebildeten Säuren und proteolytische Enzyme leichter durchgängig als Dentinkanälchen in gesundem Dentin. Daher bietet diese Zone dem weiteren Fortschreiten des kariösen Prozesses **weniger Widerstand** als gesundes oder sklerotisches Dentin. In späteren Stadien des Kariesprozesses, in denen sich Kavitäten im Schmelz bilden, können Bakterien ebenfalls gut in die Dentinkanälchen in der Dead-Tract-Zone eindringen.

Zwischen den „dead tracts" und der Schmelz-Dentin-Grenze lässt sich die sogenannte **Zone der Demineralisation** finden, und zwar ab dem Zeitpunkt, wenn die kariöse Schmelzdemineralisation die Schmelz-Dentin-Grenze erreicht. Die Zone der Demineralisation wird durch das Eindringen organischer Säuren bakteriellen Ursprungs in das Dentin verursacht. Obwohl diese Zone in erheblichem Ausmaß demineralisiert ist, erscheint sie in der Durch- und in der Auflichtmikroskopie recht ähnlich wie gesundes Dentin. Die Zone der Demineralisation hat einen geringeren Mineralgehalt (nur etwa 25 Vol.-% und weniger) und weist eine geringere Härte (bis zu einem Bereich von nur etwa 10 KHN und weniger) auf als das sklerotische Dentin. Solange der Schmelz nicht kollabiert ist, ist ein Eindringen von Bakterien in das darunterliegende Dentin unwahrscheinlich. Das bedeutet, dass die bakteriellen kariogenen Säuren, Enzyme und Toxine vorwiegend in der Plaque synthetisiert werden, die die Schmelzoberfläche bedeckt. Solange diese Oberfläche nicht eingebrochen ist, gelangen sie demnach durch Diffusion tief in das Dentin.

MERKE

Der kariöse Prozess erreicht oft die Schmelz-Dentin-Grenze bei noch intakter, nicht eingebrochener Oberfläche. Im weiteren Verlauf lassen sich in der Durchlichtmikroskopie die folgenden Zonen erkennen (von der Schmelz-Dentin-Grenze in Richtung Pulpa):

- Zone der Demineralisation
- „dead tracts"
- sklerotische Zone
- normales, nur leicht verändertes Dentin
- Tertiärdentin

Fortgesetzte Kariesprogression in das Dentin

Der Kollaps der (pseudo-)intakten Oberflächenschicht des Schmelzes bedeutet eine wesentliche Änderung in der Kariesprogression und für die Prognose. Solange die Schmelzoberfläche makroskopisch intakt ist, ist die Penetration von Bakterien oder deren Bestandteilen stark begrenzt. Der Einbruch der intakten Schmelzoberfläche bedeutet nicht nur, dass die Poren im Schmelz so groß geworden sind, dass die mechanische Stabilität nicht länger gewährleistet werden kann, sondern auch, dass nun Bakterien in großer Zahl in die Schmelzläsion eindringen können. Damit ist zumindest bei okklusalen und approximalen Läsionen die Beseitigung der Bakterien und der Plaque aus den Poren und dem Schmelzkrater mit mechanischen Mitteln nicht mehr möglich. Von diesem Zeitpunkt an ist, je nach den bestehenden Ernährungsbedingungen, die Progression der Läsion sehr wahrscheinlich. Mit dem Eindringen großer Mengen an Bakterien in den porösen Schmelz können Bakterien unter geeigneten Bedingungen die Schmelz-Dentin-Grenze schnell erreichen und dringen in das Dentin ein. Dort bilden sie die **Zone der Penetration,** die die frühere Zone der Demineralisation ersetzt. Zu diesem Zeitpunkt ist der Zone der Demineralisation der Zone der Penetration vorgelagert. Dies ist von klinischer Bedeutung, da es bedeutet, dass das demineralisierte Dentin nicht notwendigerweise Bakterien enthält und während der Exkavation belassen werden kann (Kap. **18**). Auch die irreversible Pulpitis tritt meist erst in späteren Stadien auf, in denen sich die Bakterien der Pulpa bis auf etwa 0,5 mm genähert haben [45].

a 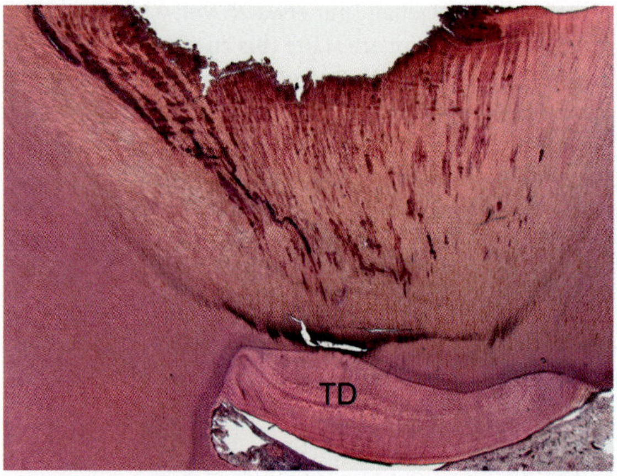

b 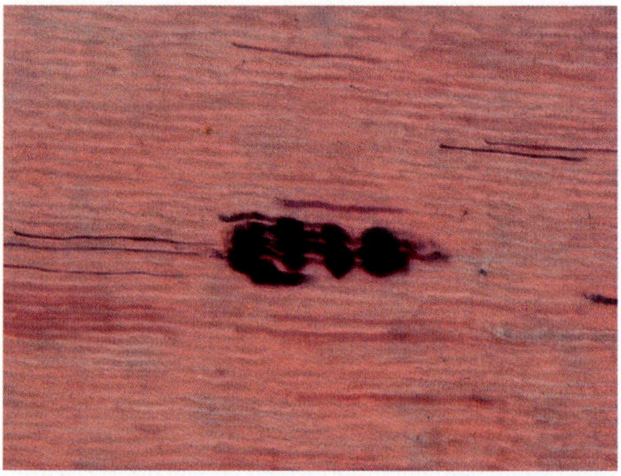

Abb. 3.**17** Dekalzifizierter Schnitt durch kariöses Dentin (HE-Färbung).
a Querschnitt durch kariöses Dentin mit dunkel angefärbten bakterieninfizierten Dentinkanälchen mit ampullen- und rosenkranzförmigen Erweiterungen. Auch eine gut entwickelte Schicht Tertiärdentin **(TD)** ist erkennbar.
b Rosenkranzförmige Erweiterung einzelner Dentinkanälchen mit einer Anreicherung vieler Bakterien illustrieren die hohe Elastizität des Dentins. Es entsteht der Eindruck, dass die angrenzenden Dentinkanälchen zur Seite verschoben wurden.

Mit dem tieferen Eindringen der Bakterien in die Zone der Demineralisation bewegt sich diese Zone selbst auf Kosten der Dead-Tract-Zone in Richtung der Zone des sklerotischen Dentins (Abb. 3.**15c**). Während das sklerotische Dentin mit seinen mineralisierten Kanälchen einer weiteren Demineralisation und bakteriellen Penetration noch einen gewissen Widerstand entgegensetzt, bietet die Dead-Tract-Zone mit ihren weiten Kanälchen nur noch relativ wenig Schutz gegen Demineralisation und bakterielles Eindringen. Der Durchmesser der Bakterienzellen entspricht in erster Näherung etwa dem Durchmesser der Dentinkanälchen. Im Verlauf der weiteren Progression der bakteriellen Front verschwindet das sklerotische Dentin ganz, und zwar meist, bevor die Bakterienfront die Pulpawand erreicht. In diesem Stadium kann die Schmelzschicht bereits vollständig eingebrochen sein, sodass ein großer Bereich kariösen Dentins freiliegt. Solange die jetzt offene Dentinoberfläche mit Plaque bedeckt bleibt, setzt sich der vollständige Abbau des Dentins fort. Während in den früheren Stadien der Dentinbeteiligung die Demineralisation durch **bakterielle Säuren** die Hauptrolle spielt, bauen in den späteren Stadien **hydrolytische und proteolytische Enzyme** die demineralisierte Dentinmatrix ab. Das verbleibende weiche Material besteht aus Resten demineralisierten Dentins und aus Plaque und wird oft als **Zone der Nekrose** bezeichnet. Es können weiterhin Reste der sklerotischen Zone bestehen, die das kariös betroffene Dentin an den Seiten einschließen (Abb. 3.**15c**, Abb. 3.**16**). Wenn die Zone der Penetration die Pulpa erreicht, ist eine **irreversible Entzündung der Pulpa** nicht mehr zu vermeiden [46] [47].

MERKE

Nach dem Einbrechen der intakten Schmelzoberfläche können Bakterien tiefer in den Schmelz eindringen und das Dentin erreichen. Beim weiteren Fortschreiten der kariösen Läsion im Dentin dringen die Bakterien schließlich in das demineralisierte Dentin ein und lösen es enzymatisch auf. Dadurch wird ein Teil der Zone der Demineralisation durch die Zone der bakteriellen Penetration und nachfolgend der Zone der Nekrose ersetzt. Die darunterliegenden Zonen dringen tiefer in das Dentin vor.

Ausbreitung der Bakterien im Dentin

Wenn die ersten Bakterien die Schmelz-Dentin-Grenze überwunden haben, finden sich in den Dentinkanälchen Bakterien gelegentlich einzeln, häufiger aber jedoch in Gruppen. Die Penetration der Kanälchen ist kein einheitlicher Vorgang, bei dem sich alle Kanälchen mit derselben Rate mit Bakterien füllen. Längsschnitte durch kariöses Dentin zeigen vielmehr, dass die Tiefe der Infektion und auch die Dichte der Bakterien von Kanälchen zu Kanälchen sehr unterschiedlich ausfallen. In der Zone der Penetration finden sich jedoch zahlreiche Dentinkanälchen, die vollständig oder teilweise dicht mit bakteriellen Zellen aufgefüllt sind (etwa 10^5 lebensfähige Bakterien/g) [15]. In diesen Fällen ist der Querschnitt der Dentinkanälchen aufgrund von Demineralisation und proteolytischem Einfluss vergrößert. Gleichzeitig werden auch die intertubulären Seitenverzweigungen mit Bakterien gefüllt. Eine spezifische histomorphologische Eigenschaft, die ausschließlich mit der Karies vergesellschaftet ist, ist die lokale, oft ampullenförmige Vergrößerung von dicht mit Bakterien gefüllten Dentinkanälchen, die je nach Form als **Ampullen,**

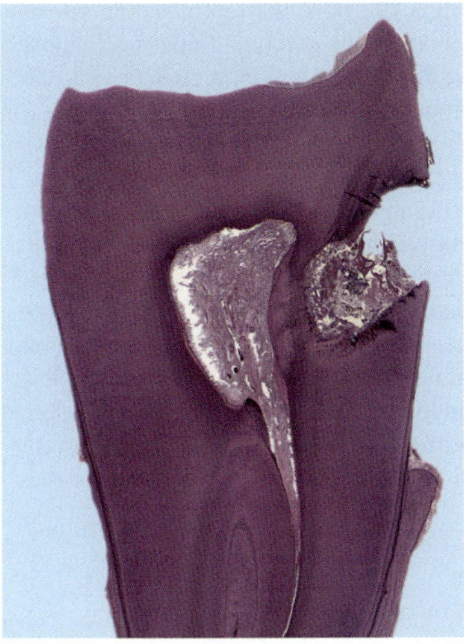
a

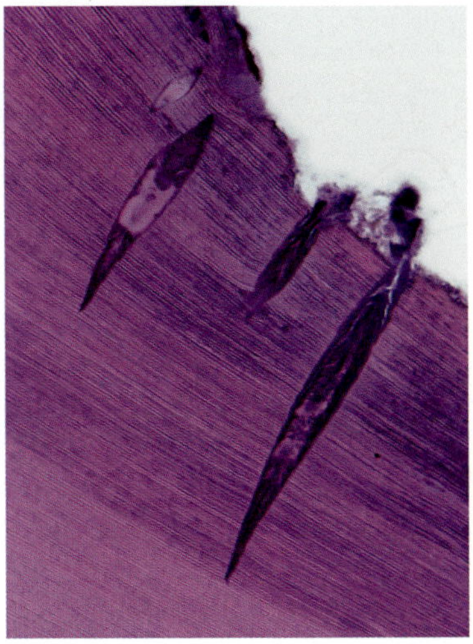
b

Abb. 3.**18** Dekalzifizierter Schnitt durch kariöses Dentin (HE-Färbung).
a Übersicht über die Dentinläsion mit allen histologischen Karieszonen einschließlich der Zone der Nekrose an der Außenseite und des Tertiärdentins entlang der Pulpawand. Auf der Kronenseite der Läsion haben sich senkrecht zu den Dentinkanälchen gut anfärbbare Spalten in einem Bereich stark demineralisierten Dentins gebildet.
b Detailaufnahme desselben Zahns. Transversale mit Bakterien gefüllte Spalten haben sich senkrecht zu den Dentinkanälchen gebildet, wahrscheinlich entlang der Linien des inkrementellen Dentinwachstums.

Rosenkränze oder **Kavernen** bezeichnet werden. Die Kanälchen neben diesen erweiterten Dentinkanälchen werden lokal zur Seite geschoben und biegen sich darum herum (Abb. 3.**17**). Parallel zu den Wachstumslinien des Dentins können sich **Spalten** finden, die ebenfalls stark mit Bakterien infiziert sind (Abb. 3.**18**). Noch mehr Bakterien als in der Zone der Penetration lassen sich in der Zone der Nekrose mit etwa 10^8 lebensfähigen Bakterien/g **[15]** finden.

Die Zusammensetzung der Bakterien im kariösen Dentin unterscheidet sich deutlich von der in der Plaque. Bakterien an der fortschreitenden Front im kariösen Dentin sind säureproduzierende Arten, hauptsächlich Laktobazillen. Innerhalb der kariösen Läsion ist die Zusammensetzung der Bakterien komplexer. Dominiert wird sie jedoch aufgrund der anaeroben Bedingungen von streng und fakultativ anaeroben Arten **[48] [49]**. Insgesamt sind **Laktobazillen** die **dominanten Bakterien** im kariösen Dentin.

Härte des kariösen Dentins

Die **Mikrohärte** (nach Knoop oder Vickers) wird in vitro häufig genutzt, um die Qualität von Schmelz und Dentin und die Ausdehnung des kariösen Prozesses zu beurteilen. Bei der Verwendung der Mikrohärte ist zu bedenken, dass sie bezogen auf Dentin einen systematischen Fehler enthält. Die Mikrohärte eines Materials wird bestimmt, indem ein Diamant (Indenter oder Prüfkörper) bekannter Geometrie für eine bestimmte Zeit und unter einer bestimmten Last auf eine flache, polierte Oberfläche gesetzt wird. Nach dem Entfernen des Prüfkörpers wird die Größe des zurückbleibenden Eindrucks unter einem Mikroskop gemessen und zur Berechnung der Härtezahl verwendet. Diese Methode funktioniert gut mit Materialien, die eher plastisch als elastisch verformbar sind, wie die meisten Metalle. Sie funktioniert auch mit brüchigerem Material wie Zahnschmelz, da der Eindruck relativ deutliche Kanten mit einem deutlich abgegrenzten Rand von abgelagertem Material zeigt und seine Größe sich nach dem Entfernen der Last und des Prüfkörpers nicht wesentlich ändert. Bei Dentin besteht das Problem, dass es erhebliche elastische Eigenschaften aufweist. Der zurückbleibende Eindruck ist daher geringer, als er unter Belastung war. Die Last und die Verzögerung zwischen Entfernen der Last und der Messung haben einen deutlichen Einfluss auf den Messwert. Auch das Gebiet um den Eindruck herum wird während der Belastung elastisch verformt und kehrt nach der Entlastung in seine ursprüngliche Form zurück. Daher sollten bei der Mikrohärtebestimmung von Dentin keine absoluten Werte verglichen werden. Ein Vergleich relativer Werte, die unter identischen Bedingungen gemessen wurden, kann jedoch ein valides Verfahren darstellen, sofern sich die plastischen und elastischen Eigenschaften innerhalb der Probe nicht ändern.

Die manuell mit einer zahnärztlichen Sonde abgeschätzte Härte von Dentin wird auch klinisch verwendet, um das Vorliegen kariösen Dentins zu beurteilen (Kap. **18**). Bei der Betrachtung der Härte kariösen Dentins ist zu bedenken, dass auch die **Mikrohärte gesunden Dentins** bereits **große Variationen** innerhalb eines einzelnen Zahns und von Zahn zu Zahn aufweist. Typischerweise nimmt die Mikrohärte gesunden Dentins von der Schmelz-Dentin-Grenze in Richtung Pulpa aufgrund des geringen Mineralgehaltes der Schmelz-Dentin-Grenze zu, erreicht aber schnell (innerhalb weniger Hundert Mikrometer) ihr Maximum. Ab dort nimmt die Mikrohärte kontinuierlich und deutlich in Richtung Pulpa ab (Abb. 3.**19**). Die **Knoop-Härte (KH)** liegt etwa zwischen bis zu 70 am äußeren Dentin und 20 in Pulpanähe **[50]**. Diese Abnahme der KHN lässt sich z. T. auf die größere Fraktion an Dentinkanälchen pro Querschnittsfläche und den größeren Kanälchendurchmesser in der Nähe der Pulpa zurückführen. Zum anderen ist auch das geringere Ausmaß der Mineralisation des peritubulären und intertubulären Sekundärdentins verantwortlich. Auch der Mineralgehalt ist in Pulpanähe geringer, was mittels Mikroradiografie nachweisbar ist (Abb. 3.**20**).

Kariöses Dentin ist hinsichtlich der **Härte** sogar noch variabler, sodass die hier genannten Werte nur als qualita-

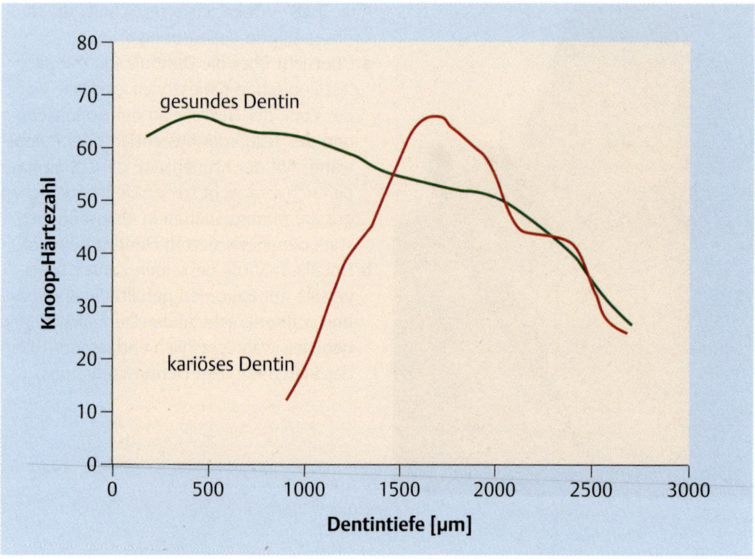

Abb. 3.**19** Mikrohärteprofile (Knoop) von Querschnitten durch gesundes und kariöses Dentin. Gesundes Dentin erreicht sein Härtemaximum wenige Hundert Mikrometer von der Schmelz-Dentin-Grenze entfernt und zeigt eine abnehmende Härte von dort in Richtung Pulpa. Das kariöse Dentin beginnt sehr weich am Boden der Kavität. Von dort nimmt die Härte zu und kann Werte erreichen, die denen gesunden Dentins entsprechen oder sogar darüberliegen, sofern unterhalb der kariösen Dentinläsion noch eine gesunde Dentinschicht vorhanden ist. Weiter in Richtung der Pulpa nehmen die Härtewerte im auch hier gesunden Dentin wieder ab.

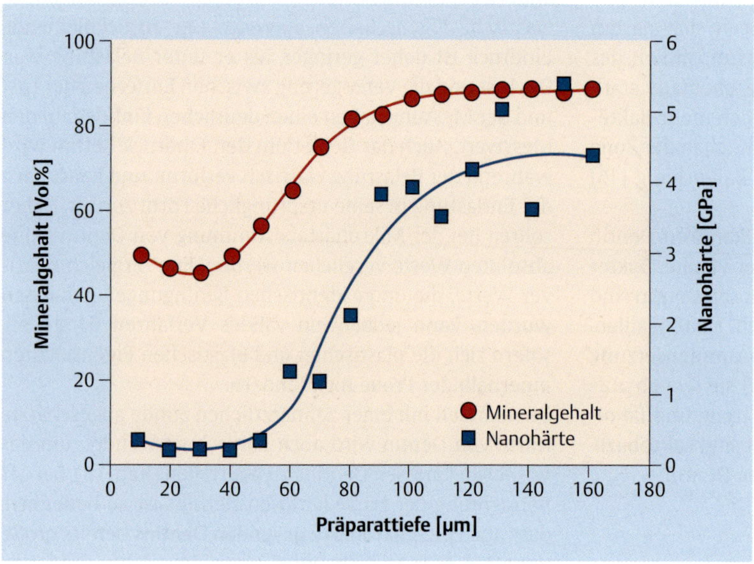

Abb. 3.**20** Vergleich der Nanohärtewerte (Berkovich, rechte Y-Achse) mit dem Mineralgehalt (TMR, linke Y-Achse) einer künstlich erzeugten Schmelzkariesläsion. Beide Methoden zeigen eine gewisse Ähnlichkeit in der Form der Profile. Mit beiden lassen sich die intakte Oberflächenschicht und der Läsionskörper erkennen. Ein Mineralgehalt von 50 Vol% oder weniger führt zu einer deutlichen Gewebeerweichung mit Nanohärtewerten unterhalb von 5 GPa. Der Mineralgehalt nimmt zum Ende der Läsion hin schneller zu. In diesem Fall findet sich das Ende der Läsion in Bezug auf den Mineralgehalt bei etwa 110 µm, wo die Nanohärte noch nicht ganz die „gesunden" Werte erreicht hat. Die Streuung der Werte ist in der Bestimmung der Nanohärte größer als in der Bestimmung des Mineralgehalts. Zum Teil wird dies auf die geringe Auflagefläche des Berkovich-Indenters zurückgeführt.

tive Beispiele gelten können, die mit Vorsicht zu verwenden sind. In einer typischen Situation, in der die Dentinkaries noch nicht vollständig bis zur Pulpa fortgeschritten ist, lässt sich verallgemeinernd sagen, dass innerhalb der Dentinläsion die Härte von der Schmelz-Dentin-Grenze durch das kariöse Dentin hindurch in Richtung des darunterliegenden gesunden Dentins zunimmt. Innerhalb der gesunden Dentinzone nimmt die Mikrohärte in Richtung der Pulpa, wie für gesundes Dentin beschrieben, ab. Die sklerotische Zone zwischen der Zone der Demineralisation und dem gesunden Dentin kann in der Nähe der Zone des gesunden Dentins etwas härter sein als gesundes Dentin in derselben Tiefe **[50]**. Insbesondere in einem fortgeschrittenerens Stadium des kariösen Prozesses wurde jedoch auch beschrieben, dass innerhalb der Zone des sklerotischen Dentins die Knoop-Mikrohärte von gesunden Werten (etwa 40–70 KHN) auf der Pulpaseite der sklerotischen Zone auf 25–30 KHN auf der Läsionsseite der sklerotischen Zone abnimmt **[51]**. In diesem Fall kann angenommen werden, dass die Mineralausfällung durch das Wachstum des peritubulären Dentins oder innerhalb der Kanälchen in den äußeren Bereichen der sklerotischen Zone nicht so ausgeprägt ist, da hier auch demineralisierende Mechanismen zum Tragen kommen. Daher endet die Demineralisation nicht an der Grenze der Zone der Demineralisation, sondern kann sich deutlich in die sklerotische Zone hinein erstrecken.

Auch die **Härte des gesunden Zahnschmelzes** zeigt eine gewisse Variabilität und nimmt in Richtung der Pulpa ab. In typischen künstlich erzeugten Schmelzkariesläsionen zeigt das Härteprofil von der Oberfläche bis zur Schmelz-Dentin-Grenze eine gewisse Korrelation mit dem Mineralgehalt, der sich aus der Mikroradiografie ableiten lässt. Dasselbe Phänomen ließ sich in Nanohärtemessungen mit einem Berkovich-Indenter beobachten (Abb. 3.**20**) [52].

MERKE

Innerhalb des kariösen Zahnschmelzes zeigen Härte und Mineralgehalt eine gewisse Korrelation. Diese ist jedoch nicht so direkt, dass sich der eine Parameter aus dem anderen berechnen ließe. Innerhalb des kariösen Dentins nimmt die Härte vom demineralisierten Dentin, das weich ist, in Richtung des sklerotischen Dentins zu, das in manchen Teilen etwas härter ist als gesundes Dentin. Zwischen der sklerotischen Zone und der Pulpa nimmt die Härte wiederum ähnlich ab, wie in kariesfreien Bereichen.

Fluoreszenzeigenschaften kariösen und gesunden Zahnhartgewebes

Obwohl sie bereits seit vielen Jahren bekannt ist [53], wird die Nutzung der natürlich vorhandenen **Autofluoreszenz** der Zähne für diagnostische Zwecke [54] [55] [56] [57] [58] und für die Kariesbehandlung [59] erst seit Kurzem genutzt. Abb. 3.**21** zeigt Fluoreszenzaufnahmen von Schnittpräparaten (100 µm), zweier Zähne mit jeweils unterschiedlich weit entwickelten kariösen Bereichen. Wenn diese mit violettem Licht angeregt werden, fluoreszieren gesunder Schmelz und gesundes Dentin gelb-grün. Die gelb-grüne Autofluoreszenz des Dentins ist jedoch deutlich heller. Die approximale Karies ohne Kavitation (Abb. 3.**21a**) zeigt eine demineralisierte Zone innerhalb des Schmelzes, die nicht an die Schmelz-Dentin-Grenze heranreicht. Dennoch erstreckt sich innerhalb des darunterliegenden Dentins eine „dunklere Zone" über zwei Drittel in Richtung Pulpa, die identisch ist mit der Zone sklerotischen Dentins, die sich in der Durchlichtmikroskopie beobachten lässt [60]. Auf der anderen Seite zeigt bakteriell infizierter Schmelz der approximalen Läsion eine **rote Autofluoreszenz**. Man beachte, dass die infizierte, rot fluoreszierende Zone auf den Schmelz begrenzt ist, während das darunterliegende Dentin bereits Zeichen einer Reaktion aufgrund der Diffusion von Säuren und anderen Metaboliten zeigt. Die okklusale Läsion, die in diesem Zahnschnittpräparat vorhanden ist, zeigt bakterielle Aktivität (rote Autofluoreszenz) am Grund der Fissur, die jedoch noch nicht in das Dentin eingedrungen ist. Die dunkel erscheinende sklerotische Dentinzone umgibt jedoch eine hell gelb-grün fluoreszierende Zone. Dabei handelt es sich um die Zone der Demineralisation, bei welcher die natürlich vorhandenen gelb-grünen Fluoreszenzfarbstoffe aufgrund eines als „Dequenching" bezeichneten Effektes stärker fluoreszieren [61]. Eine Fluoreszenzaufnahme eines Schnittpräparats durch eine weiter fortgeschrittene okklusale Läsion mit Einbruch des Schmelzes (Abb. 3.**21b**) zeigt ein Eindringen der Bakterien in das Dentin (rote Autofluoreszenz), die Zone der Demineralisation (helle gelb-grüne Zone) und eine weniger stark fluoreszierende Zone (dunkleres Erscheinungsbild) des sklerotischen Dentins.

Die Ursache für die rote Autofluoreszenz sind **Porphyrinverbindungen**, die von Bakterien produziert werden [62]. Diese Porphyrine, in erster Linie Coproporphyrin und Protoporphyrin IX [63], werden im Zahnhartgewebe immobilisiert. Sie sind damit ausgezeichnete Marker für Bereiche mit starker bakterieller Infektion. Einzeln in den Dentinkanälchen verstreute Bakterien erzeugen keine ausreichenden Mengen an Porphyrinverbindungen. Daher wurde vorgeschlagen, den Kontrast zwischen rot fluoreszierendem stark infiziertem Dentin und gelb-grün fluoreszierendem gesundem Dentin als Mittel zur Kariesdetektion während der Kariesexkavation zu verwenden [59] [64].

MERKE

Kariöser, bakteriell infizierter Schmelz und kariöses infiziertes Dentin zeigen bei Anregung mit violettem Licht eine starke rote Autofluoreszenz, die sich von der grünen Autofluoreszenz der gesunden Zahnstruktur unterscheidet. Dieser Unterschied ist vom menschlichen Auge wahrnehmbar.

Karies der exponierten Wurzel

Die Karies der exponierten Wurzel zeigte in den vergangenen Jahren eine erhöhte Prävalenz, insbesondere bei älteren Menschen [65]. Die Entstehung der Wurzelkaries ist abhängig von einer Freilegung der Wurzelbereiche, die meist durch Gingivarezessionen bedingt sind, und der Anreicherung von Plaque (Abb. 3.**22**). Hinsichtlich der Plaqueakkumulation unterscheidet sich die Entstehung der Wurzelkaries kaum von der Karies an anderen Stellen, also approximal, okklusal und auf glatten Oberflächen. Die Oberfläche der exponierten Wurzel kann mit einer Schicht Wurzelzement bedeckt sein. Diese Schicht kann im Laufe der Zeit durch das Putzen der Zähne oder Zahnbehandlungen wie die Entfernung von Zahnstein, Polieren oder parodontale Behandlungen (Scaling und Wurzelglätten) entfernt werden. Es ist bekannt, dass **Dentin gegenüber einer Demineralisation empfindlicher** ist als Zahnschmelz (s. Kap. **2**). Dasselbe gilt auch für die Zementschicht.

In den meisten Fällen breitet Wurzelkaries sich bis zu einem gewissen Maß entlang der Zement- oder Dentinoberfläche aus und dringt anfangs nicht stark in die Tiefe. Das Dentin der Wurzel hat weniger Dentinkanälchen als das Dentin der Krone und befindet sich bereits in einem „reifen" Stadium, wenn die Wurzelkaries entsteht. Dies ist bedingt durch die vorangegangenen externen Reize nach der Freilegung oder einfach durch das höhere Alter, wodurch Wurzeldentin häufig ein hohes Maß an Sklerose aufweist [66]. Es wurde beobachtet, dass Bakterien die

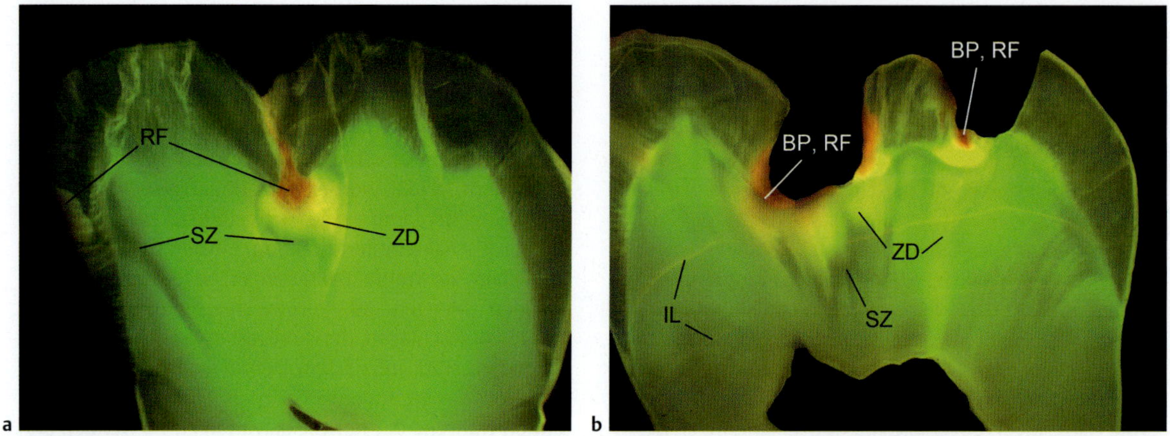

Abb. 3.**21** Fluoreszenzaufnahmen von Zahnschnitten bei einer Anregungswellenlänge von 405 nm und der Betrachtung durch einen 530-nm-Hochpassfilter. Allgemein fluoresziert gesundes Dentin stärker als Zahnschmelz. Gesunder Zahnschmelz und gesundes Dentin fluoreszieren grün. Bakteriell kontaminierte Bereiche fluoreszieren aufgrund der von den Bakterien produzierten Porphyrinverbindungen rot. Die Risse im Schmelz und Dentin sind während der Präparation verursachte Artefakte.

a Orale und okklusale kariöse Läsion mit makroskopisch intaktem Schmelz in einem bukko-oralen Schnitt durch einen unteren Molar. Die weniger ausgeprägte seitliche Läsion zeigt eine leuchtend grüne Fluoreszenz des demineralisierten Schmelzes und eine rote Fluoreszenz **(RF)** des äußeren demineralisierten Schmelzes, der mit Bakterien kontaminiert ist. Obwohl die Bakterien und die Demineralisation des Zahnschmelzes das innere Drittel der Schmelzschicht noch nicht erreicht hat, lässt sich im darunterliegenden Dentin ein Bereich ausmachen, der weniger stark als gesundes Dentin fluoresziert und sich in Richtung Pulpa erstreckt. Dieser Bereich entspricht der sklerotischen Zone **(SZ)**. Die erhöhten Mineralablagerungen in den Dentinkanälchen verursachen eine Verringerung der Fluoreszenz (Quenching der Fluoreszenzfarbstoffe). Die Fluoreszenzfarbstoffe sind höchstwahrscheinlich organischer Natur. Die okklusale Karies zeigt Bakterienaktivität (rote Fluoreszenz, **RF**) in der Fissur, die gerade beginnt, das Dentin zu penetrieren. Die sklerotische Zone (**SZ**) erscheint weniger fluoreszent (dunkel) um die Zone der Demineralisation (**ZD**) herum, die heller fluoresziert als gesundes Dentin. Die hellgrüne Fluoreszenz des demineralisierten Dentins wird durch einen als Dequenching bezeichneten Effekt verursacht, der zu einer stärkeren Fluoreszenz der grünen Fluoreszenzfarbstoffe führt.

b Innerhalb des Dentins sind 2 dünne fluoreszierende horizontale Linien zu beobachten, die möglicherweise 2 weniger mineralisierten Inkrementallinien **(IL)** entsprechen. Auch eine Tetrazyklineinnahme während der entsprechenden Wachstumsphase lässt sich als Ursache nicht vollständig ausschließen. Die größere okklusale kariöse Läsion (links) zeigt eine bakterielle Penetration (**BP**, rote Fluoreszenz, **RF**) hauptsächlich im Schmelz und am Übergang in das Dentin. Innerhalb des Dentins sind die hellgrün fluoreszierende Zone der Demineralisation (**ZD**) und die darunterliegende weniger fluoreszierende sklerotische Zone (**SZ**) erkennbar. Die kleinere Läsion mit Kavität rechts zeigt eine schmale Zone der Demineralisation (**ZD**), die bis zur Pulpa reicht.

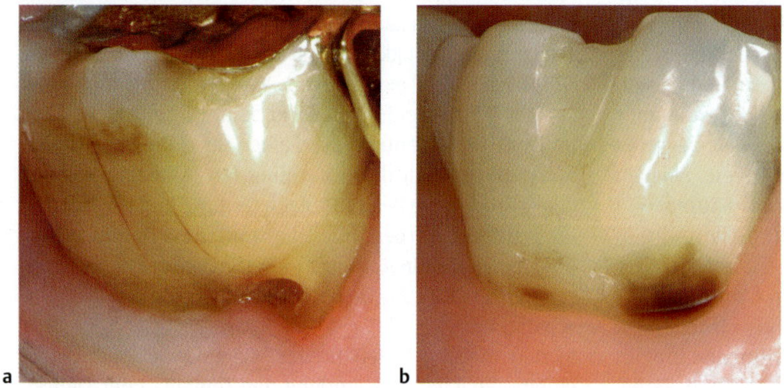

Abb. 3.**22** Kariöse Läsionen am Zahnhals mit unterschiedlicher Aktivität von 2 verschiedenen Patienten.

a Aktive Wurzelkaries in einem unteren Molar eines älteren Patienten. Die kariöse Läsion mit Kavität ist teilweise mit Plaque gefüllt. Die Gingiva ist im Bereich der Läsion entzündet und dringt in die Kavität ein.

b Arretierte Wurzelkariesläsion eines unteren Molaren bei einem Patienten mittleren Alters. Die Läsion wurde nach einer Änderung der Zahnputzgewohnheiten arretiert. Die Oberfläche ist glänzend und hart und weist ein Muster der Zahnputzabrasion auf. Arretierte Wurzelkariesläsionen neigen dazu, im Laufe der Zeit dunkler zu werden.

a
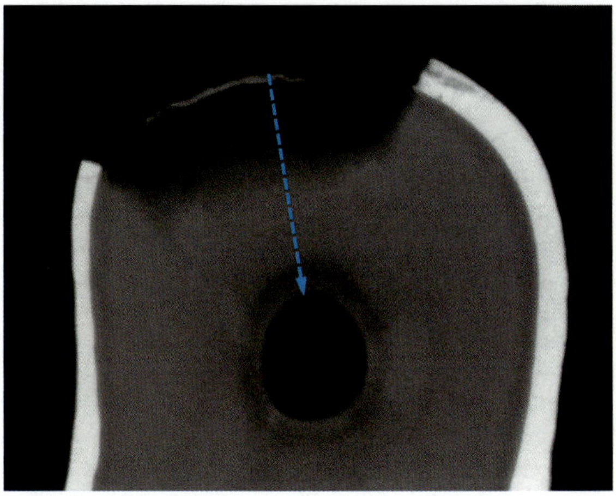

b
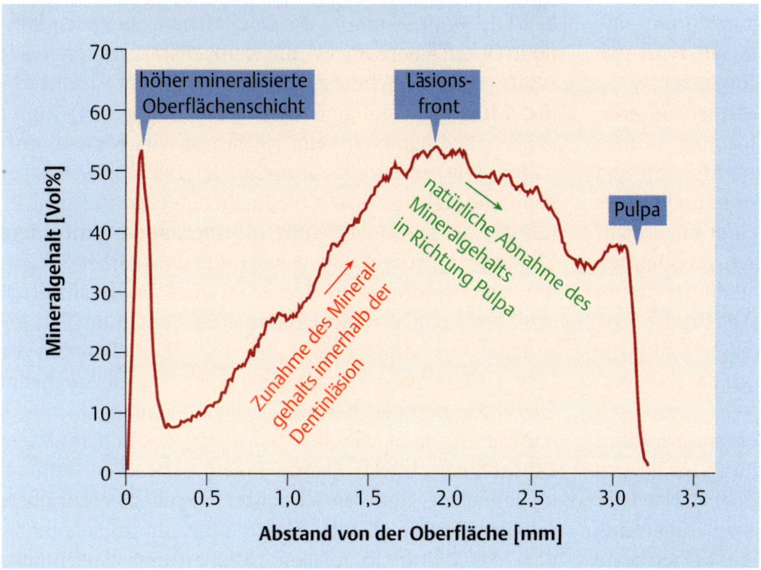

Abb. 3.**23** Mikroradiografie einer kariösen Zahnhalsläsion eines unteren Molars, geschnitten unmittelbar oberhalb der Schmelz-Zement-Grenze.

a kariösen Bedingungen ist die Schmelzschicht im Bereich der kariösen Läsion vollständig verschwunden. Das exponierte Dentin zeigt eine remineralisierte Schicht an der Oberfläche.

b Das Mikroradiogramm zeigt den Mineralgehalt der Zahnhalskariesläsion entlang des gestrichelten Pfeils in **(a)**. Der hohe Mineralgehalt der stärker mineralisierten Zone an der Oberfläche, der geringe Mineralgehalt im Zentrum der kariöse Läsion und die kontinuierliche Zunahme des Mineralgehalts in Richtung der Läsionsfront sind erkennbar. Außerdem ist im gesunden Teil des Dentins die Abnahme des Mineralgehalts in Richtung Pulpa zu beobachten.

Zementschicht bereits in einem frühen Stadium der Wurzelkariesentstehung penetrieren können. In das darunterliegende Dentin dringen sie erst in einem späteren Stadium ein. Ähnlich wie bei der Zahnschmelzkaries bildet sich eine **gut mineralisierte Oberflächenzone** an der Oberfläche des Zements oder des Dentins (wenn der Zement fehlt). Der Läsionskörper unterhalb dieser stärker mineralisierten Oberflächenzone ist dagegen stark demineralisiert und weist nur etwa 50% des natürlichen Mineralgehalts gesunden Dentins oder sogar weniger auf **[67]** (Abb. 3.**23**). Die histologische Schichtbildung ist im Wurzeldentin ähnlich wie im koronalen Dentin. Ein Querschnitt durch eine kariöse Läsion im Zahnwurzelbereich zeigt jedoch, dass diese Läsionen in den meisten Fällen eher flach sind.

MERKE

Für die Entstehung der Wurzelkaries gelten dieselben Prinzipien wie für eine koronale kariöse Läsion. Allerdings gibt es einige Aspekte, die die Entstehung von Karies im Zement und Dentin an der Zement-Schmelz-Grenze begünstigen. Die Hauptfaktoren, die zur Wurzelkaries beitragen, sind die Freilegung von Zahnhals und Wurzeloberfläche in Verbindung mit der Tatsache, dass Zement und Dentin anfälliger für die Demineralisation sind als Zahnschmelz sowie das Patientenalter, das nicht nur mit einer Freilegung der Wurzel einhergeht, sondern auch mit einem reduzierten Speichelfluss und Schwierigkeiten bei der Zahnreinigung.

Arretierung der Karies und Remineralisation

Der Kariesprozess wird von kohlenhydratverstoffwechselnden, säureproduzierenden Bakterien aufrecht erhalten, die in einem Biofilm, der Plaque, organisiert sind (Kap. **1** u. Kap. **2**). Der Kariesprozess setzt sich fort, solange die **Mikroumgebung** an der Zahnoberfläche ihre Kariogenität nicht ändert. Der kariöse Prozess lässt sich also nur aufhalten, wenn sich die Bedingungen an der Oberfläche ändern, also in ausreichendem Maße **Plaque entfernt** oder **kariogene Substrate vermieden** werden. Wenn ein Patient in der Lage ist, die Mikroumgebung an der Zahnoberfläche einer früher fortschreitenden kariöse Läsion wesentlich zu verbessern, bestehen gute Chancen, dass der Kariesprozess angehalten wird. Sobald die Bemühungen um eine Verbesserung der Mikroumgebung nachlassen, wird sich der Kariesprozess höchstwahrscheinlich fortsetzen.

In der täglichen Praxis finden sich viele Beispiele für **arretierte Karies.** Dazu gehört die bandförmige initiale Schmelzkaries an der bukkalen Fläche von Molaren und anderen Zähnen, das sich während des Zahndurchbruchs entlang des Zahnfleischsaums aufgrund einer unzureichenden Plaquebeseitigung in diesem Bereich gebildet hat. Sehr oft wird die Progression der Läsion mit dem weiteren Durchbruch der Zähne angehalten. Was bleibt, ist eine „Narbe", eine glänzende bandförmige weiße Läsion, die parallel zum Zahnfleischsaum, aber deutlich darüber, verläuft (Abb. 3.**7**).

Auch kariöse Läsionen im Dentin oder Zement erfordern nicht unbedingt eine restaurative Behandlung. Im aktiven Stadium sind diese Läsionen von Plaque bedeckt. Nach der Beseitigung der Plaque tritt in den meisten Fällen eine (hell-)braun verfärbte weiche („lederartige") Oberfläche zu Tage. Hinsichtlich des Grads der Verfärbung ist eine breite Palette bräunlicher Verfärbungen möglich. Wenn der Patient in der Lage ist, die Plaqueakkumulation unterstützt durch tägliche Reinigung des betroffenen Bereichs zu vermeiden, arretieren solche Läsionen (Abb. 3.**22**). Die Oberfläche wird dann härter und die Läsion meistens dunkler. Dieser Prozess erstreckt sich in der Regel über Monate.

Es wird gemeinhin angenommen, dass Primärkariesläsionen nicht weiter fortschreiten, sobald die darüberliegende Plaque beseitigt wird. Im Fall der Sekundärkaries (Karies im marginalen Bereich einer Restauration) ist die Situation nicht so einfach. In einigen Fällen von Restaurationsrandkaries besteht ein Spalt zwischen Restauration und Zahnschmelz oder Dentinwand. Dieser Randspalt ist sehr wahrscheinlich mit Plaque gefüllt, aber die tägliche Beseitigung der Plaque an dieser Stelle ist kaum möglich. Um die vollständige Entfernung der Restauration zu vermeiden, besteht grundsätzlich eine Möglichkeit darin, den Randspalt zu versiegeln (Kap. **19**). Unter bestimmten Voraussetzungen kann die Versiegelung eines solchen Randspaltes die Progression der Sekundärkaries erfolgreich aufhalten.

Bisher haben wir gesehen, dass ein Arretieren der Läsion unter klinischen Bedingungen möglich ist. Über das Arretieren der Läsion hinaus, wäre jedoch eine vollständige Remineralisation wünschenswert. Die vollständige **Remineralisation** scheint aber nur für sehr flache (nur wenige µm) künstlich erzeugte kariöse Zahnschmelzläsionen möglich zu sein. **Natürliche kariöse Läsionen,** die auf den Schmelz begrenzt sind, zeigen eine Mineralanreicherung in den äußeren Schichten, aber die tieferen Bereiche der Läsionen scheinen **nicht nennenswert zu remineralisieren.** Die Gründe dafür sind nicht genau bekannt, aber in die Läsion inkorporierte Proteine und eine verminderte Diffusion aufgrund blockierter Diffusionskanäle innerhalb der remineralisierten Oberflächenschicht spielen möglicherweise eine Rolle. Unter den jeweiligen klinischen Bedingungen (z. B. regelmäßige Plaqueentfernung, Verfügbarkeit von Fluorid) nimmt die Oberflächenzone (pseudointakte Oberflächenschicht), die weniger stark mineralisiert ist als gesunder Schmelz, aber stärker als der Läsionskörper, Mineralien auf und wird dicker (Abb. 3.**24**). Unter idealen Bedingungen kann sie fast so viel Mineral enthalten wie gesunder Zahnschmelz. Der Läsionskörper kann Mineral anreichern, bleibt aber stets geringer mineralisiert als gesunder Schmelz. Insbesondere unter dem Einfluss von Fluorid bilden sich im Läsionskörper Schichten (intermittierende Zonen stärker mineralisierten Schmelzes). In In-vitro-Experimenten mit künstlich erzeugten kariesähnlichen Läsionen im Schmelz nahm die Läsion Mineralien auf, aber die Tiefe der Läsion nahm weiter zu, wenn auch nur in geringem Umfang.

Kariöse Läsionen, die sich bei makroskopisch intaktem Zahnschmelz in das Dentin hinein erstrecken, können im Bereich des äußeren Schmelzes, wie oben beschrieben, remineralisieren. Es ist jedoch sehr unwahrscheinlich, dass das Dentin in solchen Läsionen eine wesentliche Remineralisation erfährt. Kariöse Läsionen, die sehr **tief in das Dentin** vordringen, zeigen jedoch eine Neigung zur Remineralisation, wenn sie vom kariogenen Säureangriff von der Außenseite des Zahns abgeschirmt werden. Erkennbar ist dies in einer **schrittweisen Kariesexkavation,** bei der der größere Teil der Karies entfernt, aber in Pulpanähe kariöses, weiches Dentin belassen wird, um eine Eröffnung der Pulpa zu vermeiden. Bei einem erneuten Zugang, typischerweise 6–17 Monate nach einer provisorischen Restauration mit einem Kalziumhydroxidpräparat, lässt sich klinisch in den meisten Fällen beobachten, dass das zuvor weiche Dentin in Pulpanähe durch Remineralisation härter geworden ist. Bisher liegt kein eindeutiger Nachweis darüber vor, woher die Mineralien stammen. Am wahrscheinlichsten ist jedoch, dass sowohl das Kalziumreservoir des Kalziumhydroxidpräparats als auch die intratubuläre Flüssigkeit der Pulpa, letztere durch Bereitstellung von (Kalzium und Phosphat) beteiligt sind (s. Kap. **18**).

Oberflächliche kariöse Läsionen im Zahnhals- und Wurzelbereich haben ein erhebliches Remineralisationspotenzial. Die Remineralisation von Dentin wird jedoch in erster Linie auf Mineralablagerungen in den **Dentinkanälchen**

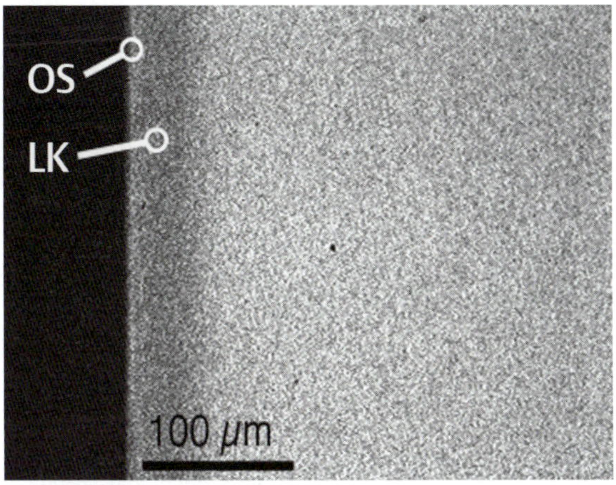

a

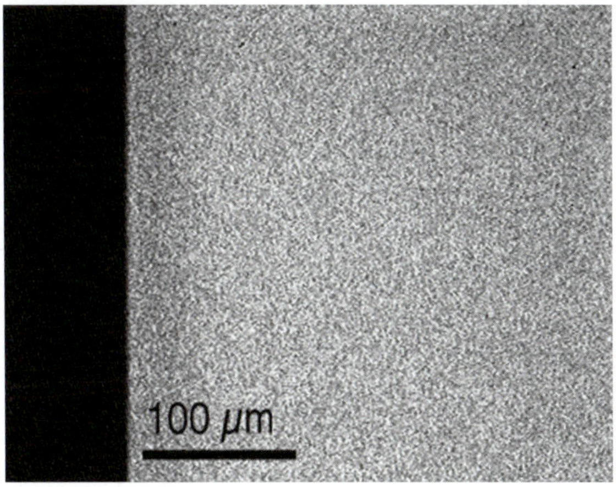

b

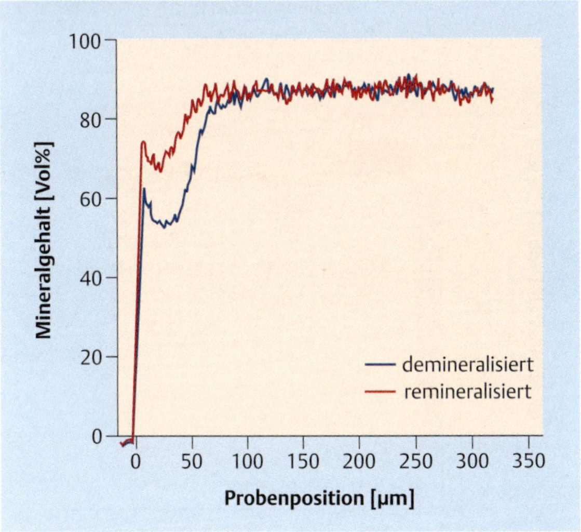

c

Abb. 3.**24** TMR einer künstlichen Schmelzkaries nach Demineralisation und Remineralisation.

a Mikroradiografie (Ausschnitt einer TMR-Röntgenbelichtung) eines Schnitts senkrecht zur Oberfläche durch eine künstliche frühe Schmelzkariesläsion unmittelbar nach der Demineralisationsbehandlung. Die Oberflächenschicht **(OS)** und der Läsionskörper **(LK)** sind deutlich erkennbar.

b Mikroradiografie desselben Präparats wie in **(a)**, aber 14 Tage nach der Remineralisation in situ. Der Läsionskörper ist weniger deutlich als in **(a)**, was auf eine Remineralisation hindeutet.

c Das Mikroradiogramm der Mikroradiografien in **(a)** und **(b)** zeigt einen Mineralgewinn im gesamten Läsionskörper dieser flachen Schmelzläsion.

zurückgeführt. In-vitro-Experimente zur Remineralisation des Dentins mit künstlich erzeugten kariesähnlichen Läsionen haben eine Hypermineralisation nachgewiesen (Abb. 3.**25**). In diesem Fall war der Mineralgehalt des remineralisierten Dentins an der Dentinoberfläche höher als in gesundem Dentin. Der Bereich der stärksten Demineralisation innerhalb des Dentins blieb jedoch hypomineralisiert.

Neben der erfolgreichen Plaquebeseitigung trägt auch **Fluorid** zur Remineralisation von kariösen Läsionen bei, indem es das chemische Gleichgewicht von einer Netto-Demineralisation zu einer Netto-Remineralisation verschiebt (s. Kap. **2**).

MERKE

Die Arretierung von kariösen Läsionen wird klinisch häufig beobachtet. Um den Kariesprozess von einer Netto-Demineralisation in eine Netto-Remineralisation umzuwandeln, müssen sich die lokalen Bedingungen an der Zahnoberfläche ändern. Insbesondere der aufliegende Biofilm muss vollständig entfernt oder zumindest deutlich reduziert werden. Eine Arretierung wirkt sich insbesondere auf die pseudointakte Oberflächenschicht und die dunkle Zone in kariösem Schmelz aus. Selbst tief gelegene Anteile von kariösem Dentin können remineralisieren, wenn der darüber gelegene Kariesprozess arretiert wird. Dieser Mechanismus wird bei der schrittweisen Kariesexkavation genutzt.

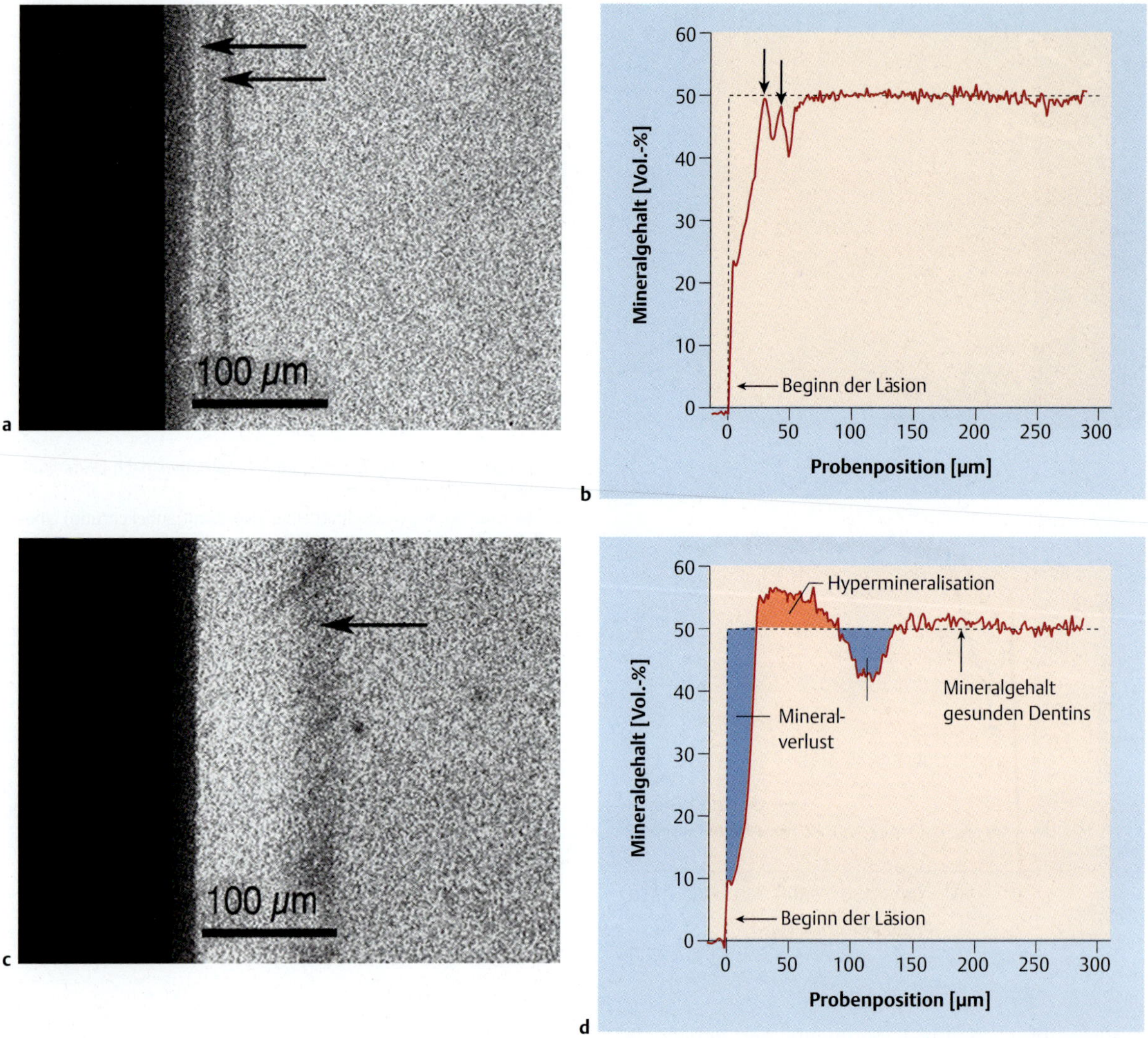

Abb. 3.**25** TMR einer künstlichen Dentinkaries nach Remineralisation mit intermittierender Fluoridexposition.

a Mikroradiografie (Ausschnitt einer TMR-Röntgenbelichtung) einer zuvor 60 µm tiefen Dentinläsion nach 1 Tag der Remineralisation mit 3 × 5-minütigen Expositionen mit einer 1500-ppm-Fluoridlösung im Abstand von jeweils 8 Stunden. Innerhalb des Läsionskörpers sind 2 deutliche Schichten der Mineralanreicherung zu sehen (schwarze Pfeile).

b Das Mikroradiogramm zur Mikroradiografie in **(a)** zeigt dieselben beiden höher mineralisierten Schichten (schwarze Pfeile) mit fast demselben Mineralgehalt wie in gesundem Dentin (50 Vol.-%).

c Mikroradiografie (Ausschnitt einer TMR-Röntgenbelichtung) einer zuvor 60 µm tiefen Dentinläsion nach 5 Tagen der Remineralisation mit 5-minütigen Expositionen mit einer 1500-ppm-Fluoridlösung im Abstand von jeweils 8 Stunden. Innerhalb des Läsionskörpers hat sich eine breite hypermineralisierte Schicht gebildet, die in Richtung des gesunden Dentins von einer demineralisierten Schicht abgegrenzt wird (schwarzer Pfeil). Man beachte, dass sich die Läsion (demineralisierte Schicht) tiefer in das Dentin hinein verlagert hat.

d Das Mikroradiogramm der Mikroradiografie in **(c)** zeigt dieselbe breite hypermineralisierte Schicht und die demineralisierte Schicht, die sich weiter in das Dentin hineinbewegt hat.

Korrelation der Histologie mit Röntgenaufnahmen und dem klinischen Befund der Karies

Die Korrelation der Histologie mit dem klinischen Befund und Röntgenaufnahmen kariöser Läsionen hängt stark von verschiedenen Umständen ab. Dazu zählen die Entstehung der kariösen Läsionen, die Lokalisation und wie gut die Röntgenaufnahme bzw. die klinische Beurteilung durchgeführt werden können. Es gibt jedoch eine gewisse Korrelation zwischen der Histologie und dem klinischen und röntgenologischen Befunden [68]. In Tab. 3.**1** sind typische Zusammenhänge zwischen histologischen, klinischen und röntgenologischen Befunden angegeben. Die Tabelle kann nur eine Übersicht geben, im Einzelfall ist von einer größeren Variabilität auszugehen.

Tab. 3.1 Korrelation zwischen histologischem, röntgenologischem und klinischem Befund verschiedener Kariesstadien. Für die Röntgenaufnahme und den klinischen Befund werden ideale Bedingungen angenommen (Approximalkaries für die Röntgenaufnahme, und für den klinischen Befund direkt einsehbare Bereiche).

Histologie	Röntgenaufnahme	klinischer Befund
–	–	gesund
Ätzung der Oberfläche	–	–
flache Läsion (ca. < 100 µm) des Schmelzes bei intakter Oberflächenschicht	–	White- oder Brown-Spot nur unter trockenen Bedingungen sichtbar
Läsion des Schmelzes, die sich halb bis zur Schmelz-Dentin-Grenze erstreckt, bei intakter Oberflächenschicht	Transluzenz nicht oder kaum sichtbar	White- oder Brown-Spot, unter trockenen Bedingungen gut sichtbar, unter feuchten Bedingungen kaum sichtbar
kariöse Läsion, die sich bei noch intakter Schmelzoberfläche bis zur Schmelz-Dentin-Grenze erstreckt. Die Dentinreaktionen umfassen die Bildung unterschiedlicher Zonen und von Tertiärdentin.	Transluzenz im Schmelz	White- oder Brown-Spot, sichtbar unter trockenen Bedingungen, manchmal auch unter feuchten Bedingungen, aber keine Kavitation
Die Dentinreaktionen umfassen unterschiedliche Zonen und Tertiärdentin. In lokalisierten Bereichen einbrechenden Schmelzes sind Bakterien zu finden, die den Schmelz durchdringen.	Transluzenz auf das äußere Drittel des Dentins begrenzt	White- oder Brown-Spot, unter trockenen und feuchten Bedingungen sichtbar. Kleine lokalisierte Einbrüche der Schmelzoberfläche können sichtbar sein.
Nach dem Einbruch des Schmelzes finden sich Bakterien in den Dentinkanälchen. Die Dentinreaktionen umfassen unterschiedliche Zonen und Tertiärdentin.	Transluzenz im mittleren Drittel des Dentins	ausgeprägte makroskopische Kavitation, meist innerhalb eines White- oder Brown-Spots; Schmerzen oder Beschwerden möglich
Das Dentin ist weiter exponiert. Die exponierte Dentinoberfläche beginnt zu zerfallen (Zone der Nekrose) und die Zone der Penetration erstreckt sich weiter in das Dentin hinein. Im fortgeschrittenen Stadium können die Bakterien bis zur Pulpa vorgedrungen sein.	Transluzenz im inneren Drittel des Dentins	ausgeprägte Kavität bei erhöhter Wahrscheinlichkeit von Schmerzen oder Beschwerden

Erosion – ein nicht kariöser Defekt

Nicht kariöse Defekte sind entweder der Abnutzung (Attrition, Abrasion, Abfraktion oder Erosion) zuzuschreiben oder während der Zahnentwicklung entstanden (Molaren-Inzisiven-Hypomineralisation, traumatisch bedingte Schäden, Fluorose). Im vergangenen Jahrzehnt sind insbesondere die Erosionsdefekte näher untersucht worden.

Erosive und kariöse Läsionen unterscheiden sich histologisch und in ihrer Ätiologie (s. Kap. **2**). Die Erosion wird im Gegensatz zur Karies nicht durch Bakterien verursacht, sondern durch die **direkte Auflösung von Schmelz und Dentin durch Säuren** [69]. Diese Säuren können aus der Nahrung (saure Speisen und Getränke) oder aus dem Magen (durch Reflux oder Erbrechen) stammen. In manchen Fällen führen Umweltbedingungen, z. B. schlecht gepflegte Schwimmbäder oder häufiger Kontakt mit sauren Dämpfen in der Industrie oder besondere Gewohnheiten zu einer Zahnerosion. Unter Erosionsbedingungen werden Kalzium und Phosphat, die aus dem Schmelz oder Dentin herausgelöst werden, sofort von der Schmelz- oder Dentinoberfläche abgelöst und nicht, wie bei der Karies, einige Zeit in einem Reservoir wie der Plaque „geparkt", weshalb sie auch sofort und irreversibel verloren gehen.

Hinsichtlich der erosiven **Mineralauflösung** des Zahnschmelzes kommen 2 verschiedene Arten der Auflösung vor, die für das weitere Schicksal des geschädigten Schmelzes relevant sind. Betrachtet man eine einzige Exposition gegenüber einer sauren Lösung unter Laborbedingungen, geht eine bestimmte Menge an Material, eine Schicht von etwa 0–1 µm **vollständig verloren**. Unter extremen Laborbedingungen, die mit der klinischen Situation nicht vergleichbar sind, können es auch mehr als 1 µm sein). Dieser Verlust kann in keiner Weise durch Remineralisation ausgeglichen werden. Die frisch exponierte Oberfläche wird bis zu einer Tiefe von etwa 10 µm weich und porös und zeigt ein ähnliches Erscheinungsbild wie das Säureätzmuster, das nach dem Kontakt mit 35–40%iger Phosphorsäure vor dem Legen einer adhäsiven Restauration zu beobachten ist (Abb. 3.**26**). Die erweichte Oberflächenzone ist nicht homogen weich, son-

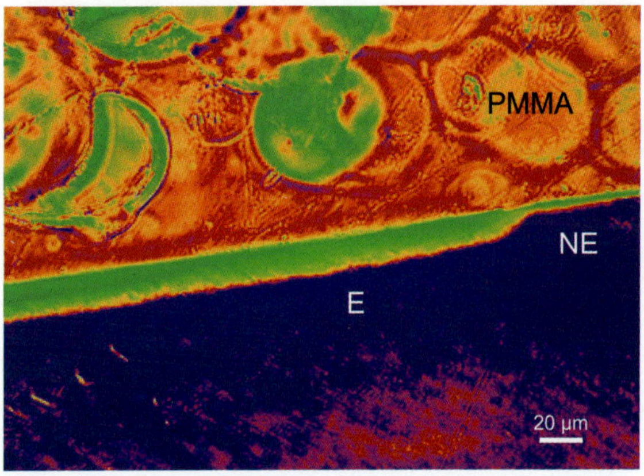

Abb. 3.**26** Schnitt durch Zahnschmelz nach 1-minütiger Erosion mit Zitronensäure (Falschfarben). Das Zahnschmelzpräparat wurde nach der Erosion in Acryl **(PMMA)** eingebettet und senkrecht zur Oberfläche durch den erodierten **(E)** und nicht erodierten **(NE)** Schmelz geschnitten. Das grüne Band entlang der Schmelzoberfläche im erodierten Bereich stellt eine Schicht demineralisierten, in diesem Stadium jedoch nicht vollständig abgetragenen Schmelzes von 10 µm Dicke dar.

dern weist einen zunehmenden Härtegradienten, von der stärker erweichten Oberfläche bis zum gesunden darunterliegenden Zahnschmelz, auf. Dieser Gradient kann bis zu einer Tiefe von 10 µm reichen, geht aber meistens nicht so tief. Aus diesem Grund sind Mikrohärtemessungen der Oberfläche (wie die nach Vickers und in geringerem Maße auch nach Knoop) möglicherweise nicht zuverlässig, da die Spitze des Prüfkörpers auf härterem Material ruht. Dabei kann es sich schon um gesunden Zahnschmelz handeln, sodass Mikrohärtewerte gemessen werden, die höher sind als es der tatsächlichen Härte der äußersten Schicht entspricht [70].

Die **erweichte Schicht** ist äußert empfindlich gegenüber mechanischen Kräften wie Attrition, Abrasion und Zähneputzen [71] [72]. Während die Erosion zu einem irreversiblen Verlust der Zahnsubstanz der äußersten Schmelzschicht führt, kann die erweichte Schicht, zumindest bis zu einem gewissen Grade, remineralisiert werden und damit ihre Widerstandsfähigkeit gegenüber Zähneputzen und anderen mechanischen Kräften wiedererlangen. Es ist in situ gezeigt worden, dass der Speichel aber deutlich mehr als 1 Stunde benötigt, um erweichten erodierten Schmelz bis zu seiner ursprünglichen mechanischen Widerstandsfähigkeit zu remineralisieren [72]. Aufgrund der lange andauernden Empfindlichkeit einer erosiv geschädigten Schmelzoberfläche wird ein erosiver Zahnhartsubstanzdefekt fast immer auch durch eine Kombination mit einer Attrition oder Abrasion entstehen. Um die Entstehung einer Schmelzerosion zu minimieren ist möglicherweise auch der Zeitpunkt des Zähneputzens (d. h. vor oder nach erodierenden Mahlzeiten) entscheidend (s. Kap. **10**). Auch Fluorid hat sich als wirksam erwiesen, jedoch nur in begrenztem Ausmaß [73] [74].

In der klinischen Situation scheint das erworbene Schmelzoberhäutchen (Pellikel) eine wichtige Schutzfunktion gegen Erosion zu haben, insbesondere, wenn der Erosionsangriff nicht zu stark ist. Die meisten Studien zur Schmelzerosion wurden bisher unter Laborbedingungen durchgeführt, in denen der Schmelz nicht von einer Pellikel geschützt ist. Aufgrund der Schutzwirkung der Pellikel ist der erosionsbedingte Substanzverlust im Mund deutlich geringer, als Experimente an polierten, aber ungeschützten Schmelzoberflächen erwarten lassen. So erklärt sich, warum ältere Menschen mit „normalen" Essgewohnheiten noch ihre eigenen Zähne haben, obwohl sie regelmäßig saures Obst, Gemüse und saure Getränke zu sich nehmen.

Die Mechanismen der Erosion sind bei Schmelz und Dentin grundsätzlich die gleichen. Dennoch gibt es Unterschiede. Ein erosiver Angriff auf **Dentin** lässt Kollagenfasern an der Oberfläche zurück. Dieses Phänomen ist auch von der Säureätzung bei adhäsiven Zahnbehandlungen bekannt. Bei aufeinander folgenden erosiven Angriffen kann das **exponierte Kollagennetz** an der Dentinoberfläche bis zu einem gewissen Grad vor einer weiteren Erosion der Oberfläche schützen. Diese schützende Kollagenschicht auf der Dentinoberfläche kann allerdings durch Pepsin geschädigt werden, wenn Ösophagusreflux oder Erbrechen die Ursache der Erosion sind [75]. Neuere Strategien gegen die Dentinerosion berücksichtigen insbesondere die Kollagenmatrix des Dentins. Matrixmetalloproteinasen (MMP) im Dentin scheinen eine Rolle beim Dentinabbau aufgrund von Karies und Erosion zu spielen [76]. Momentan wird daher nach Möglichkeiten gesucht, die MMP-Aktivität einzuschränken [77].

MERKE

Als Erosion wird der Verlust von Zahnhartgewebe aufgrund einer direkten Auflösung durch Säuren bezeichnet, die aus der Nahrung, dem Magen oder der Umwelt stammen, aber nicht von Bakterien. Während eines erosiven Angriffs gehen Kalzium und Phosphat irreversibel verloren. Die verbleibende Schmelz- oder Dentinoberfläche wird nur bis zu ein paar Mikrometern demineralisiert. Von Plaque bedeckte Bereiche sind dagegen vor Erosion geschützt. Die Pellikel scheint eine wichtige Rolle bei der Prävention des Substanzverlusts durch Erosion zu spielen.

ZUSAMMENFASSUNG

Ein wesentlicher Faktor für die Entstehung kariöser Läsionen – die Anreicherung von Plaque – wird an bestimmten, mechanisch geschützten Stellen begünstigt. Kariöse Läsionen beginnen typischerweise an diesen sogenannten Prädilektionsstellen. Die Entstehung einer kariösen Läsion, die an der Schmelzoberfläche beginnt und sich in Richtung Dentin und weiter in Richtung Pulpa ausbreitet, folgt unabhängig von der Lokalisation immer denselben Mechanismen.

Histologisch sind innerhalb einer kariösen Läsion unterschiedliche Zonen erkennbar, die von der Tiefe der Läsion, aber auch davon abhängen, ob und in welchem Ausmaß die Schmelzoberfläche eingebrochen ist. Bei einer auf den Zahnschmelz begrenzten kariösen Läsion ist die äußere Schmelzschicht (pseudointakte Oberflächenschicht) weniger mineralisiert als gesunder Schmelz, aber stärker als der Läsionsbereich unterhalb der äußeren Schmelzschicht. Solange die Schmelzoberfläche makroskopisch intakt ist, dringen nur wenige Bakterien in den Schmelz ein. Mit dem Einbruch der intakten Schmelzoberfläche beschleunigt sich das Voranschreiten der kariösen Läsion und Bakterien können tiefer und in größerer Anzahl in den Schmelz und das Dentin eindringen. In kariösen Dentinbereichen befinden sich demineralisierte Bereiche meistens auch vor bakteriell infizierten Bereichen.

Von den histologischen Techniken, die zur Untersuchung von Schmelz- und Dentinkariesläsionen eingesetzt werden, kann die Lichtmikroskopie verwendet werden, um unterschiedliche Zonen in der Schmelz- und der Dentinkaries darzustellen, die unterschiedlichen Porenvolumina und einer unterschiedlichen Größenverteilung solcher Poren entsprechen. Mit mikroradiografischen Techniken lässt sich der Mineralgehalt als Funktion der Läsionstiefe genau analysieren. Die Rasterelektronenmikroskopie zeigt Veränderungen der Schmelzoberfläche in frühen Läsionsstadien und innerhalb einer Läsion auf der Ebene der Schmelzprismen. Die Transmissionselektronenmikroskopie bietet Einsicht in Veränderungen auf der Kristallebene.

Selbst wenn eine kariöse Läsion voranschreitet, wird die Demineralisation von Phasen der Remineralisation unterbrochen. Nur bei einer längerfristigen Veränderung an der Oberfläche solcher kariöser Läsionen zugunsten weniger kariogener Bedingungen kann eine Netto-Remineralisation erreicht werden. Klinisch kann dies meist durch die erfolgreiche regelmäßige Beseitigung von Plaque und die Gabe von Fluorid erreicht werden. Unter diesen Bedingungen lässt sich der kariöse Prozess anhalten und eine Remineralisation der äußeren Schicht des Schmelzes oder des freiliegenden Dentins erreichen. Das Ergebnis der Läsionsremineralisation kann jedoch als „Narbe" betrachtet werden, da eine vollständige Remineralisation im Sinne einer restitutio ad integrum nicht eintritt. Die Remineralisation tieferer Läsionen lässt meist einen weniger mineralisierten Bereich zurück.

Sowohl Karies als auch Erosion verursachen einen Mineralverlust des Zahnhartgewebes. Die Ätiologie und damit die Histologie beider Prozesse ist jedoch deutlich verschieden. Die Erosion wird nicht von Bakterien verursacht, sondern durch die direkte Auflösung des Schmelzes und des Dentins aufgrund von Säuren, die aus der Nahrung, dem Magen oder anderen Quellen in der Umwelt stammen. Erosion führt zu einem sofortigen irreversiblen Verlust von Kalzium und Phosphat aus der Schmelz- oder Dentinoberfläche und führt lediglich zu einer flachen, nur wenige Mikrometer tiefen Erweichung der Oberfläche. Diese erweichte Oberfläche ist sehr leicht abrasiv entfernbar, was zu einem weiteren Zahnhartsubstanzverlust führt. Die zurückgebliebene, erweichte Oberfläche kann durch die Speichelmineralien remineralisiert werden, allerdings nur unter der Voraussetzung, dass sie für längere Zeit mechanisch nicht geschädigt wird.

LITERATUR

1. Thylstrup A, Bruun C, Holmen L. In vivo caries models – mechanisms for caries initiation and arrestment. Adv Dent Res 1994; 8: 144–157
2. Ekstrand K, Kuzmina I, Bjorndal L et al. Relationship between external and histologic features of progressive stages of caries in the occlusal fossa. Caries Res 1995; 29: 243–250
3. Ekstrand K, Martignon S, Ricketts D et al. Detection and activity assessment of primary coronal caries lesions: a methodologic study. Oper Dent 2007; 32: 225–235
4. Ekstrand KR, Ricketts DN, Kidd EAM et al. Detection, diagnosing, monitoring and logical treatment of occlusal caries in relation to lesion activity and severity: an in vivo examination with histological validation. Caries Res 1998; 32: 247–254
5. Carvalho J, Ekstrand K, Thylstrup A. Dental plaque and caries on occlusal surfaces of first permanent molars in relation to stage of eruption. J Dent Res 1989; 68: 773–779
6. Carvalho J, Ekstrand K, Thylstrup A. Results after 1 year of non-operative occlusal caries treatment of erupting permanent first molars. Community Dent Oral Epidemiol 1991; 19: 23–28
7. Carvalho J, Thylstrup A, Ekstrand K. Results after 3 years of non-operative occlusal caries treatment of erupting permanent first molars. Community Dent Oral Epidemiol 1992; 20: 187–192
8. Nyvad B, Machiulskiene V, Baelum V. Reliability of a new caries diagnostic system differentiating between active and inactive caries lesions. Caries Res 1999; 33: 252–260
9. Hecht E. Optics. Reading: Addison-Wesley; 1998
10. Silverstone L. Structure of carious enamel, including the early lesion. Oral Sci Rev 1973; 3: 100–160
11. Silverstone LM, Johnson NW, Hardie JM, Williams RAD. Enamel Caries. In: Silverstone LM, Johnson NW, Hardie JM, Williams RAD, ed. Dental Caries: Aetiology, Pathology and Prevention. London: Macmillan; 1981: 133–161
12. Darling A. Studies of the early lesion of enamel caries. Br Dent J 1958; 105: 119–135
13. Silverstone LM. Remineralization and Enamel Caries: Significance of Fluoride and Effect on Crystal Diameter. In: Leach SA, Edgar WM, eds. Demineralization and Remineralization of Teeth. Oxford: IRL Press: 1983: 185
14. Shellis R, Hallsworth A, Kirkham J et al. Organic material and the optical properties of the dark zone in caries lesions of enamel. Eur J Oral Sci 2002; 110: 392–395
15. Schroeder HE. Karies und Erosion. Pathobio Oral Struktur 1997; 3: 95
16. Meyer-Lückel H, Paris S, Kielbassa A. Surface layer erosion of natural caries lesions with phosphoric and hydrochloric acid gels in preparation for resin infiltration. Caries Res 2007; 41: 223–230

17. Buchalla W, Attin T, Schulte-Mönting J et al. Fluoride uptake, retention, and remineralization efficacy of a highly concentrated fluoride solution on enamel lesions in situ. J Dent Res 2002; 81: 329–333

18. Angmar B, Carlström D, Glas JE. Studies on the ultrastructure of dental enamel. IV. The mineralization of normal tooth enamel. J Ultrastr Res 1963; 8: 12–23

19. de Josselin de Jong E, ten Bosch JJ, Noordmans J. Optimised microcomputer-guided quantitative microradiography on dental mineralised tissue slices. Phys Med Biol 1987; 32: 887–899

20. Arends J, Christoffersen J. The nature of early caries lesions in enamel. J Dent Res 1986; 65: 2–11

21. Magalhaes A, Moron B, Comar L et al. Comparison of cross-sectional hardness and transverse microradiography of artificial carious enamel lesions induced by different demineralising solutions and gels. Caries Res 2009; 43: 474–483

22. Thylstrup A, Bruun C, Holmen L. In vivo caries models – mechanisms for caries initiation and arrestment. Adv Dent Res 1994; 8: 144–157

23. Weatherell JA, Robinson C, Hallsworth AS. Microanalytical Studies on single Sections of Enamel. In: Stack MV, Fearnhead RW, eds. Tooth Enamel II: Its Composition, Properties, and fundamental Structure. Report of the proceedings of a second International Symposium on the Composition, Properties, and Fundamental Structure of Tooth Enamel, held at the London Hospital Medical College, 16/17 June 1969. Bristol: Wright and Sons; 1971: 31–38

24. Boyde A. The Structure of developing Mammalian Dental Enamel. In: Stack MV, Fearnhead RW, eds. Tooth Enamel: Its Composition, Properties, and fundamental Structure: Bristol: Wright and Sons; 1965: 163–167

25. Meckel AH, Griebstein W, Neal R. Structure of mature human dental enamel as observed by electron microscopy. Arch Oral Biol 1965; 10: 775–783

26. Johansen E. The nature of the carious lesion. Dent Clin North Am 1962; 6: 305–320

27. Johnson N. Some aspects of the ultrastructure of early human enamel caries seen with the electron microscope. Arch Oral Biol 1967; 12: 1505–1521

28. Silverstone L, Poole D. Histologic and ultrastructural features of remineralized carious enamel. J Dent Res 1969; 48: 766–770

29. Johnson NW. Transmission electron microscopy of early carious enamel. Caries Res 1967; 1: 356–369

30. Johansen E. Comparison of the ultrastructure and chemical composition of sound and carious enamel from human teeth. In: Stack MV, Fearnhead RW, eds. Tooth Enamel: Its Composition, Properties, and fundamental Structure. Bristol: Wright and Sons; 1965: 177–181

31. Johnson N: Differences in the shape of human enamel crystallites after partial destruction by caries, EDTA and various acids. Arch Oral Biol 1966; 11: 1421–1424

32. Almer JD, Stock S. High energy X-ray scattering quantification of in situ-loading-related strain gradients spanning the dentinoenamel junction (DEJ) in bovine tooth specimens. J Biomech 2010; 43: 2294–2300

33. Stock SR, Vieira AE, Delbem A et al. Synchrotron microcomputed tomography of the mature bovine dentinoenamel junction. J Struct Biol 2008; 161: 162–171

34. Tesch W, Eidelman N, Roschger P et al. Graded microstructure and mechanical properties of human crown dentin. Calcif Tissue Int 2001; 69: 147–157

35. Schulze K, Balooch M, Balooch G et al. Micro-Raman spectroscopic investigation of dental calcified tissues. J Biomed Mater Res A 2004; 69: 286–293

36. Xu C, Yao X, Walker M et al. Chemical/molecular structure of the dentin-enamel junction is dependent on the intratooth location. Calcif Tissue Int 2009; 84: 221–228

37. Kamal A, Okiji T, Kawashima N et al. Defense responses of dentin/pulp complex to experimentally induced caries in rat molars: an immunohistochemical study on kinetics of pulpal Ia antigen-expressing cells and macrophages. J Endod 1997; 23: 115–120

38. Steinman R. Physiologic activity of the pulp-dentin complex. Quintessence Int 1985; 16: 723–726

39. Cooper P, Takahashi Y, Graham L et al. Inflammation-regeneration interplay in the dentin-pulp complex. J Dent 2010; 38: 687–697

40. Lee Y, Liu J, Clarkson B et al. Dentin-pulp complex responses to carious lesions. Caries Res 2006; 40: 256–264

41. Larmas M, Kortelainen S, Backman T et al. Odontoblast-mediated regulation of the progression of dentinal caries. Proc Finn Dent Soc 1992; 88 (Suppl. 1): 313–320

42. Karjalainen S, Soderling E, Pelliniemi L et al. Immunohistochemical localization of types I and III collagen and fibronectin in the dentin of carious human teeth. Arch Oral Biol 1986; 31: 801–806

43. Zavgorodniy A, Rohanizadeh R, Bulcock S et al. Ultrastructural observations and growth of occluding crystals in carious dentin. Acta Biomater 2008; 4: 1427–1439

44. Fish EW. Surgical pathology of the mouth. London: Pitman and Sons; 1948

45. Shovelton D. The maintenance of pulp vitality. Br Dent J 1972; 133: 95–101

46. Langeland K. Tissue response to dental caries. Endod Dent Traumatol 1987; 3: 149–171

47. Reeves R, Stanley H. The relationship of bacterial penetration and pulpal pathosis in carious teeth. Oral Surg Oral Med Oral Pathol 1966; 22: 59–65

48. Hoshino E. Predominant obligate anaerobes in human carious dentin. J Dent Res 1985; 64: 1195–1198

49. Martin F, Nadkarni M, Jacques N et al. Quantitative microbiological study of human carious dentin by culture and real-time PCR: association of anaerobes with histopathological changes in chronic pulpitis. J Clin Microbiol 2002; 40: 1698–1704

50. Fusayama T, Okuse K, Hosoda H. Relationship between hardness, discoloration, and microbial invasion in carious dentin. J Dent Res 1966; 45: 1033–1046

51. Ogawa K, Yamashita Y, Ichijo T et al. The ultrastructure and hardness of the transparent layer of human carious dentin. J Dent Res 1983; 62: 7–10

52. Buchalla W, Imfeld T, Attin T et al. Relationship between nanohardness and mineral content of artificial carious enamel lesions. Caries Res 2008; 42: 157–163

53. Stübel H. Die Fluoreszenz tierischer Gewebe in ultraviolettem Licht. Arch Ges Physiol 1911; 142: 1–14

54. Alfano RR, Yao SS. Human teeth with and without dental caries studied by visible luminescent spectroscopy. J Dent Res 1981; 60: 120–122

55. Buchalla W. Comparative fluorescence spectroscopy shows differences in non-cavitated enamel lesions. Caries Res 2005; 39: 150–156

56. Buchalla W, Lennon ÁM, Attin T. Comparative fluorescence spectroscopy of root caries lesions. Eur J Oral Sci 2004; 112: 490–496

57. de Josselin de Jong E, Sundstrîm F, Westerling H et al. A new method for in vivo quantification of changes in initial enamel caries with laser fluorescence. Caries Res 1995; 29: 2–7

58. Hibst R, Paulus R. New approach on fluorescence spectroscopy for caries detection. In: Featherstone JDB, Rechman P, Fried D, eds. Lasers in Dentistry V. Proc SPIE 1999; 3593: 41–147

59. Lennon ÁM. Fluorescence-aided caries excavation (FACE) compared to conventional method. Oper Dent 2003; 28: 341–345

60. Lennon ÁM, Buchalla W, Stookey GK. A new fluorescence method to detect residual caries. Caries Res 2001; 35: 265

61. van Der Veen MH, ten Bosch JJ. The influence of mineral loss on the auto-fluorescent behaviour of in vitro demineralised dentin. Caries Res 1996; 30: 93–99

62. Lennon A, Buchalla W, Brune L et al. The ability of selected oral microorganisms to emit red fluorescence. Caries Res 2006; 40: 2–5

63. Buchalla W, Attin T, Niedmann Y et al. Porphyrins are the cause of red fluorescence of carious dentin: verified by gradient reversed-phase HPLC. Caries Res 2008; 42: 223

64. Lennon A, Buchalla W, Rassner B et al. Efficiency of 4 caries excavation methods compared. Oper Dent 2006; 31: 551–555

65. Micheelis W, Schiffner, U. Vierte Deutsche Mundgesundheitsstudie – (DMS IV): neue Ergebnisse zu oralen Erkrankungensprävalenzen, Risikogruppen und zum zahnärztlichen Vorsorgungsgrad in Deutschland 2005. Institut der Deutschen Zahnärzte (IDZ). IDZ Materialreihe Band 31. Köln: Deutscher Ärzte-Verlag; 2006

66. Schupbach P, Guggenheim B, Lutz F. Human root caries: histopathology of initial lesions in cementum and dentin. J Oral Pathol Med 1989; 18: 146–156

67. Schupbach P, Guggenheim B, Lutz F. Human root caries: histopathology of advanced lesions. Caries Res 1990; 24: 145–158

68. Ekstrand KR, Ricketts DN, Kidd EAM. Reproducibility and accuracy of three methods for assessment of demineralization depth of the occlusal surface: an in vitro examination. Caries Res 1997; 31: 224–231

69. Lussi A, Jaeggi T. Erosion – diagnosis and risk factors. Clin Oral Invest 2008; 12 (Suppl. 1): S 5–S 13

70. Attin T. Methods for assessment of dental erosion. Monogr Oral Sci 2006; 20: 152–172

71. Addy M, Shellis R. Interaction between attrition, abrasion and erosion in tooth wear. Monogr Oral Sci 2006; 20: 17–31

72. Attin T, Knofel S, Buchalla W et al. In situ evaluation of different remineralization periods to decrease brushing abrasion of demineralized enamel. Caries Res 2001; 35: 216–222

73. Lagerweij M, Buchalla W, Kohnke S et al. Prevention of erosion and abrasion by a high fluoride concentration gel applied at high frequencies. Caries Res 2006; 40: 148–153

74. Wiegand A, Attin T. Influence of fluoride on the prevention of erosive lesions – a review. Oral Health Prev Dent 2003; 1: 245–253

75. Schlueter N, Ganss C, Hardt M et al. Effect of pepsin on erosive tissue loss and the efficacy of fluoridation measures in dentin in vitro. Acta Odontol Scand 2007; 65: 298–305

76. van Strijp AJ, Jansen D, Degroot J et al. Host-derived proteinases and degradation of dentin collagen in situ. Caries Res 2003; 37: 58–65

77. Magalhaes A, Wiegand A, Rios D et al. Chlorhexidine and green tea extract reduce dentin erosion and abrasion in situ. J Dent 2009; 37: 994–998

Danksagungen Prof. Dr. Hans-Ulrich Luder vom Institut für Orale Biologie am Zentrum für Zahnmedizin der Universität Zürich sei für die zahlreichen wertvollen Diskussionen und die Bereitstellung der Abb. 3.9, 3.10, 3.13, 3.16 und 3.17 herzlich gedankt. Mein Dank gilt ebenfalls Dr. Hao Yu für die Präparation und Bildgebung für die Abb 3.3, 3.4 und 3.14 und PD. Dr. Áine M. Lennon für die Überlassung der Abb 3.21.

Paradigmenwechsel

S. Paris u. H. Meyer-Lückel

4

Einleitung

In den vorhergehenden Kapiteln wurde die Ätiologie und Pathogenese sowie das klinische Erscheinungsbild der Karies beschrieben. In diesem kurzen Kapitel sollen die Auswirkungen unserer wissenschaftlichen Modelle und Paradigmen zur Kariesentstehung auf das zahnärztliche Handeln besprochen werden. Darüber hinaus soll die Pathogenese der Karies in einem Schema zusammengefasst werden, welches uns in Kap. **9** dazu dient, die verschiedenen Interventionsmöglichkeiten einzuordnen. Im Detail beinhaltet dieses Kapitel

- Erläuterungen zum Einfluss wissenschaftlicher Paradigmen auf unser zahnärztliches Handeln,
- Überlegungen zur spezifischen und ökologischen Plaquehypothese sowie
- ein aktuelles Modell zur Pathogenese der Karies.

Wissenschaftliche Paradigmen

Unter **Paradigmen** versteht man die allgemein anerkannten wissenschaftlichen Anschauungen und Denkweisen einer Zeit. Paradigmen sind geprägt durch Theorien und Modellvorstellungen. Um die komplexen Phänomene und Zusammenhänge der Natur erfassbar, erklärbar und vorhersagbar zu machen, bedient man sich häufig abstrahierter idealisierter und vereinfachter Modelle. Natürlich führt eine Vereinfachung, Idealisierung und Abstraktion zu Problemen. Modelle und Theorien sowie die von ihnen geprägten Paradigmen stoßen daher in bestimmten Situationen an ihre Grenzen. Ein Paradigma mitsamt seinen Theorien und Modellvorstellungen wird immer solange von der Wissenschaftsgemeinschaft eines Faches akzeptiert, wie es in der Lage ist, die Zusammenhänge der Natur zufriedenstellend erklären zu können und verlässliche Voraussagen zu treffen. Stößt ein Paradigma hierbei an seine Grenzen, muss es entweder weiter ausgebaut werden oder aber es wird durch ein konkurrierendes Paradigma mit eigenen Theorien und Modellvorstellungen abgelöst. Das neue Paradigma wird dann nach und nach von immer mehr Mitgliedern der Wissenschaftsgemeinschaft akzeptiert und das alte letztlich ganz verlassen. Diesen Vorgang nennt man dann **wissenschaftliche Revolution** [1] [2].

Auch die (Zahn-)Medizin ist von wissenschaftlichen Paradigmen geprägt. So basiert die in vielen Ländern praktizierte Zahnmedizin und dieses Buch auf dem was im Allgemeinen als „westliche Schulmedizin" bezeichnet wird. Dagegen verwendet die „traditionelle chinesische Medizin" andere mit der „westlichen Schulmedizin" nicht vereinbare Paradigmen. Die verschiedenen medizinischen Paradigmen beeinflussen natürlich auch unsere Ansätze, Krankheiten zu therapieren. So sind die therapeutischen Ansätze in der Schulmedizin vollkommen verschieden von denen der traditionellen chinesischen Medizin.

Paradigmen und Theorien spiegeln auch immer die wissenschaftlichen und gesellschaftlichen Erfahrungen ihrer Urheber wieder. So spiegelt sich in der spezifischen Plaquehypothese und den aus ihr abgeleiteten Therapieformen (s. u.), welche zum Beginn der 2. Hälfte des vorherigen Jahrhunderts geprägt wurden, ein zu dieser Zeit verbreitetes Denken der wissenschaftlich-technischen Beherrschung der (feindlichen) Umwelt durch den Menschen wider. Die ökologische Plaquehypothese, welche in den letzten Dekaden geprägt wurde, entstand dagegen während einer Zeit, in der besonders in den industrialisierten Nationen das Bewusstsein erwuchs, dass die Bekämpfung unserer Umwelt durchaus negative Folgen auf uns und unser Leben hat und somit der Umwelt- und Artenschutz nicht nur ein ethisches, sondern auch ein pragmatisches Gebot ist. In der Medizin zeigte sich, dass Mikroorganismen nicht per se schädlich sind, sondern sogar positive und für unsere Physiologie unersetzliche Funktionen haben [3]. Die ökologische Plaquehypothese stellt daher nicht die Umwelt (Bakterien) als Ursache für Karies in den Vordergrund, sondern unser eigenes Verhalten.

Die sich gerade vollziehende Abkehr von der spezifischen Plaquehypothese und Hinwendung zur ökologischen Plaquehypothese stellt einen klassischen Paradigmenwechsel dar, der die Zahnmedizin sehr wahrscheinlich nachhaltig verändern wird.

Wie Paradigmen unser klinisches Handeln beeinflussen

Die spezifische Plaquehypothese

Die chemoparasitäre Theorie von Miller [4] rückte erstmals Mikroorganismen als Verursacher von Karies in das Licht der Wissenschaft. Spätere Versuche – mit gnotobiotischen (keimfreien) Hamstern – identifizierten bestimmte spezifische Bakteriensorten wie Mutans-Streptokokken und Laktobazillen als essenzielle Faktoren für eine Kariesentstehung [5] [6] [7]. Hierbei zeigte sich, dass gnotobiotische Hamster auch bei zuckerhaltiger Kost keine Karies entwickelten, wogegen Hamster, welche mit Streptococcus mutans infiziert worden waren, unter kariogener Kost Karies entwickelten. Die hieraus abgeleitete spezifische Plaquehypothese stellt also eine **Infektion** des Wirtes mit **spezifischen pathogenen Keimen** (z. B. Streptococcus mutans) in den Vordergrund. Konsequenterweise wurde und wird Karies demnach häufig als „übertragbare Infektionskrankheit" beschrieben [8]. Diese Ansicht prägte die Zahnmedizin über Jahre hinweg.

Sieht man Karies als eine Infektionskrankheit, so ist, ähnlich wie bei anderen klassischen Infektionskrankheiten, die attraktivste präventive Maßnahme eine **Vermeidung des Kontakts mit dem Erreger**. Dies führte zu präventiven Ansätzen, welche auf die Vermeidung einer Übertragung der Keime z. B. von der Mutter auf das Kind abzielten. So wurde häufig empfohlen, einen Speichelkontakt zwischen Mutter und Kind möglichst zu vermeiden [9]. Dies führte zu Empfehlungen, dass junge Mütter den Schnuller oder den Löffel des Kindes möglichst nicht in den Mund nehmen sollten [10]. Eltern werden jedoch die Erfahrung gemacht haben, dass die Übertragung von Erkältungskrankheiten zwischen Kind und Eltern und umgekehrt kaum zu vermeiden ist. Wieso sollte dies dann bei Mutans-Streptokokken funktionieren? Und woher sollte das Kind die physiologische orale Flora „erwerben", wenn nicht von seinen nächsten Kontaktpersonen? Ob eine nachhaltige Vermeidung der Übertragung von Bakterien von den Eltern auf das Kind generell möglich oder überhaupt erstrebenswert ist, scheint daher fraglich.

Nach bereits erfolgter Infektion steht bei klassischen Infektionskrankheiten eine **Bekämpfung der Erreger** (wenn dies möglich ist) z. B. mit antimikrobiellen Substanzen im Fokus der Therapie. In der Kariestherapie bedeutet dies die mechanische oder chemische Entfernung oder zumindest Dezimierung der bakteriellen Plaque. Sogar Versuche zur regelmäßigen Anwendung von Antibiotika in Zahnpasten wurden verfolgt [11]. Auch die **vollständige Kariesexkavation** im Dentin ist von dem Gedanken geprägt, dass nur eine vollständige Eradikation der Erreger zu einer Heilung der Erkrankung führt. Aber auch sehr moderne immunologische Ansätze, wie die Entwicklung von Impfstoffen gegen Streptococcus mutans, sind von der spezifischen Plaquehypothese geprägt [12].

MERKE

Die spezifische Plaquehypothese stellt die Infektion mit spezifischen Keimen in den Vordergrund der Kariesätiologie und führt zu therapeutischen Ansätzen, die auf eine möglichst vollständige Entfernung der krankheitsverursachenden Keime abzielen.

Die ökologische Plaquehypothese

Kritiker der spezifischen Plaquehypothese argumentieren, dass Mutans-Streptokokken auch bei Personen nachgewiesen werden, welche klinisch „kariesfrei" sind [13] [14]. Dagegen kann Streptococcus mutans auch nicht bei allen an Karies erkrankten Patienten nachgewiesen werden. Da die vielfältige bakterielle Flora des Verdauungssystems ein lebensnotwendiger Bestandteil unseres Körpers ist, der in ständigem Austausch mit seiner Umwelt steht, scheint es zudem nicht angebracht, bei einem Wechsel der bakteriellen Zusammensetzung von einer „Infektion" zu sprechen. Denn man erkannte, dass für die Entstehung von Karies auch andere Faktoren, wie die regelmäßige Zufuhr fermentierbarer Kohlenhydrate, notwendig sind, um das Wachstum und den Stoffwechsel kariogener Bakterien zu begünstigen. Das Vorhandensein kariogener Mikroorganismen wie z. B. Streptococcus mutans scheint daher zwar ein notwendiger, nicht aber ein hinreichender Faktor zu sein, um Karies auszulösen. Diese Beobachtungen führten dazu, dass das Paradigma der spezifischen Plaquehypothese mehr und mehr kritisch hinterfragt wurde [14].

Die heute weitgehend favorisierte ökologische Plaquehypothese stellt im Gegensatz zur spezifischen Plaquehypothese daher nicht die Infektion mit pathogenen Mikroorganismen in den Vordergrund, sondern erklärt Karies vielmehr durch eine **Störung der Homöostase der oralen Mikroflora** [15]. Verursacht wird dies durch eine selektive Begünstigung (potenziell) pathogener Mikroorganismen (wie z. B. Streptococcus mutans) durch eine zuckerreiche Ernährung. Es wird angenommen, dass nicht eine exogene Infektion der für Karies verantwortlichen pathogenen Spezies zur Karies führt, sondern dass diese Spezies vielmehr auch bei Gesunden ein Teil der physiologischen (endogen) Flora sind und nur durch qualitative und quantitative Veränderungen pathologisch werden [14]. Der vermehrte Konsum niedermolekularer Kohlenhydrate führt also zu einer Bevorzugung von Mikroorganismen, die diese Zucker effizient zu organischen Säuren verstoffwechseln (azidogen) und zudem den dabei entstehenden niedrigen pH-Wert tolerieren (azidurisch).

Dieser ökologische Ansatz hat natürlich Auswirkungen auf die Therapie. So steht die Vermeidung einer Keimübertragung nach der ökologischen Plaquehypothese nicht im Fokus der Prävention. Wahrscheinlich ist sogar die Übertragung einer gesunden bakteriellen oralen Flora von der Mutter auf das Kind sinnvoll. Statt der wahrscheinlich kaum möglichen Vermeidung der Übertragung von pathogenen Keimen ist vielmehr die Entwicklung einer physiologischen bakteriellen oralen Flora bei der Mutter durch entsprechende Interventionen und Empfehlungen zu unterstützen. Neuere Ansätze zielen sogar auf eine gezielte Stärkung einer physiologischen bakteriellen Flora durch probiotische Produkte ab [16]. Eine **Vermeidung** der Übertragung **von krankheitsfördernden Verhaltensweisen** (Zuckerkonsum) von der Mutter auf das Kind scheint nach der ökologischen Plaquehypothese zielführender für die Vermeidung von Karies als der Ansatz der Verhinderung einer Keimübertragung. Ist bereits Karies und damit eine pathogene Flora vorhanden, so kann im Gegensatz zu früheren Ansätzen das Therapieziel nicht die Eradikation oder Dezimierung aller Bakterien sein, da hierbei auch die physiologische Flora Schaden nehmen würde. Zudem würde selbst bei der selektiven Dezimierung einer kariogenen Spezies wahrscheinlich eine andere potenziell pathogene Spezies deren ökologische Nische besetzen und zu ähnlichen Problemen führen. Daher steht heute vielmehr eine **Wiederherstellung des physiologischen Gleichgewichts** im Vordergrund therapeutischer Ansätze (s. Kap. **9**–Kap. **12**). Wenn Karies keine Infektion darstellt, ist auch die vollständige Exkavation infizierten Dentins zu hinterfragen. Vielmehr können demnach alleine die **unvollständige Kariesexkavation** und die lokale Schaffung ungünstiger Verhältnisse (kein Raum für Biofilmformation, Unterbindung der Nährstoffversorgung durch Versiegelung) ausreichend für eine Kontrolle der Erkrankung zu sein (s. Kap. **15**–Kap. **18**).

MERKE

Die ökologische Plaquehypothese stellt eine Verschiebung des ökologischen Gleichgewichts in der Mundhöhle in den Vordergrund der Kariesätiologie und führt zu therapeutischen Ansätzen, die auf eine Kontrolle der verschiedenen ätiologischen Faktoren des Prozesses abzielen.

Ein aktuelles Kariesmodell

Nach dem gegenwärtigen Wissen scheint die ökologische Plaquehypothese die derzeit attraktivste und am weitesten akzeptierte Theorie zur Ätiologie und Pathogenese der Karies zu sein. Die Ätiologie der Karies wurde in verschiedenen Modellen und Schemata beschrieben [17] [18] [19] [20]. Ein an der ökologischen Plaquehypothese orientiertes Modell zur Ätiopathogenese der Karies ist in Abb. 4.1 dargestellt.

Einer zuckerreichen Ernährung kommt nach dem gegenwärtigen Verständnis eine zentrale Rolle in der Ätiologie und Pathogenese der Karies zu [21]. Diese exponierte Rolle des Zuckers ist dadurch zu begründen, dass Karies eine Erkrankung in Zivilisationen ist, in denen vermehrt (oder übermäßig viel?) Zucker konsumiert wird, was in dem weit überwiegenden Anteil der Menschheitsgeschichte nicht der Fall war [22]. Ein übermäßig hoher Konsum an niedermolekularen Kohlenhydraten scheint daher eher unphysiologisch zu sein, als die Existenz normalerweise geringer Mengen an potenziell kariogenen Keimen in der physiologischen Flora. Durch die häufige Zufuhr fermentierbarer Kohlenhydrate kommt es jedoch zu einer pathologischen Veränderung der oralen Mikroflora unter Begünstigung azidogener und azidurischer Spezies [15]. Der Konsum niedermolekularer Kohlenhydrate führt auch dazu, dass potenziell kariogene Bakterien wie Streptococcus mutans organische Säuren produzieren, die eine Demineralisation der Zahnhartsubstanzen induzieren. Hierdurch entstehen letztlich die für Karies charakteristischen klinischen Symptome. Doch auch protektive Faktoren wirken auf den Kariesprozess ein. Sowohl die Wirtsabwehr als auch die Mundhygiene des Patienten limitieren das Wachstum und die Stoffwechselaktivität des oralen Biofilms und damit dessen Säureproduktion. Der Speichel begünstigt mit seinen puffernden Eigenschaften und seinem Mineralgehalt eine Remineralisation der Zahnhartsubstanzen. Durch eine äußere Zufuhr von Fluoriden und Kalziumverbindungen kann die remineralisierende Wirkung des Speichels zudem noch verstärkt

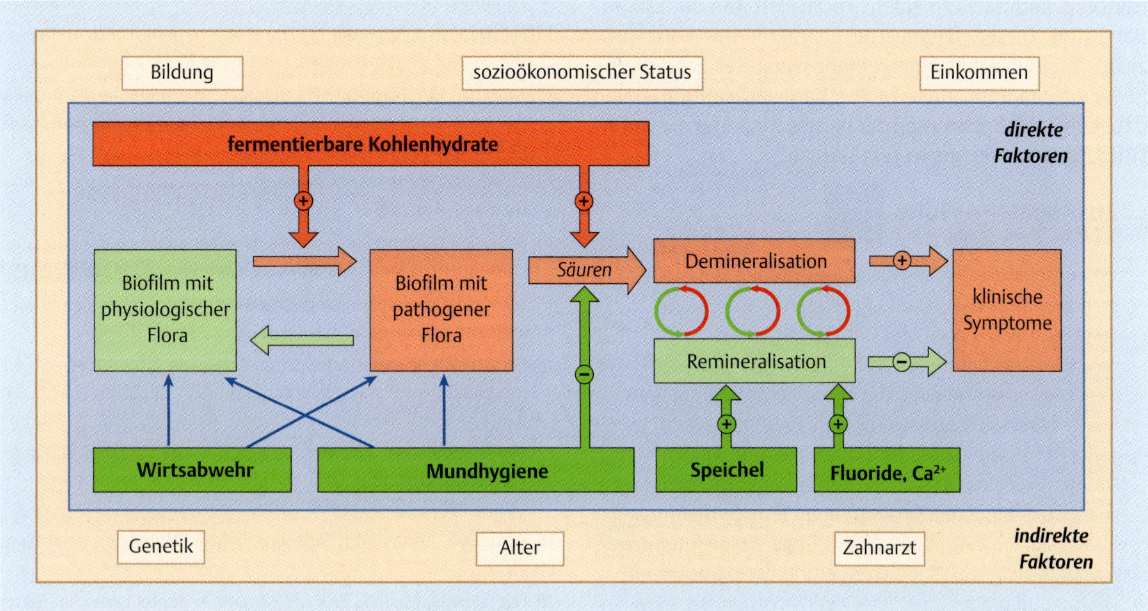

Abb. 4.1 Der primäre kausale **pathogene Faktor (dunkelrot)** für Karies ist der häufige Konsum fermentierbarer Kohlenhydrate (Zucker). Hierdurch kommt es zu einer Veränderung der bakteriellen Flora des oralen Biofilms und zu einer Begünstigung azidogener und azidurischer Spezies (pathogene Flora). Durch deren erhöhte metabolische Aktivität, die ebenfalls durch häufigen Zuckerkonsum verursacht wird, kommt es zu einer vermehrten Bildung von organischen Säuren. Dies wiederum führt zu einer Begünstigung der Demineralisation von Zahnhartsubstanzen, was letztlich zu den charakteristischen klinischen Symptomen der Karies führt. Dem gegenüber stehen einige **protektive Faktoren (dunkelgrün)**: Die Wirtsabwehr (Immunsystem, physiologische Selbstreinigung) und die Mundhygiene des Patienten limitieren die Anzahl oraler Mikroorganismen und letztlich kann durch Mundhygiene der Biofilm zumindest lokal entfernt und dadurch eine Säurebildung verhindert werden. Zudem wird durch die Bestandteile des Speichels sowie zugeführte Fluoride oder Kalziumverbindungen die Remineralisation von Zahnhartsubstanzen gefördert. Dies kann wiederum die klinischen Symptome der Karies lindern. Neben diesen direkten Einflussfaktoren haben einige indirekte Faktoren (über die direkten Faktoren) nur einen mittelbaren Einfluss auf den Kariesprozess, sind aber teilweise stark mit ihm assoziiert. Aus Gründen der Vereinfachung wurden nicht alle Assoziationen gekennzeichnet.

werden [23]. Neben diesen lokal und direkt wirkenden Faktoren sind auch andere verhaltensbedingte und sozioökonomische Faktoren mit Karies assoziiert, wie aus epidemiologischen Untersuchungen erkennbar wird [24]. Diese sind jedoch nur indirekt kausal (über die lokalen Faktoren) mit dem Kariesprozess verbunden [14].

Mit Ausnahme des Konsums fermentierbarer Kohlenhydrate, in Abb. 4.1 als **pathogener Faktor** (dunkelrot) wiedergegeben, werden alle anderen lokalen Faktoren, die den Kariesprozess beeinflussen, als **protektive Faktoren** (dunkelgrün) dargestellt. Die Minderung oder der Wegfall der protektiven Faktoren kann jedoch schwerwiegende Auswirkungen auf den Kariesprozess haben. So führt der Wegfall der protektiven Funktion des Speichels bei Patienten mit Hyposalivation häufig zu extrem schnell voranschreitender Karies, obwohl andere Faktoren kaum verändert sind [25]. Insofern sind sowohl eine Steigerung des pathogenen Faktors „fermentierbarer Kohlenhydrate" als auch der Wegfall oder die Minderung protektiver Faktoren als **Risikofaktoren** für Karies anzusehen.

Nach unserem heutigen Verständnis ist Karies also eine **multifaktoriell bedingte Erkrankung**. Ob und wie schnell Karies entsteht, hängt von dem komplexen Zusammenspiel der verschiedenen beteiligten pathogenen und protektiven Faktoren ab. Überwiegen die protektiven Faktoren, entsteht keine Karies oder die bereits entstandene Karies arretiert/heilt. Überwiegen jedoch die pathogenen Faktoren, kommt es zu einem Voranschreiten der Erkrankung [20]. Dieser dynamische Charakter des Kariesprozesses erlaubt daher eine Beeinflussung der Erkrankung in jedem Stadium. Ansätze zur Kariesprävention zielen daher auf die Minimierung der pathogenen und die Unterstützung der protektiven Faktoren ab.

ZUSAMMENFASSUNG

Wissenschaftliche Paradigmen bestimmen unser Verständnis von Krankheiten und dadurch auch unser (zahn-)ärztliches Handeln. Das Paradigma der spezifischen Plaquehypothese führt zu präventiven Ansätzen, die auf eine Vermeidung der Infektion mit kariogenen Mikroorganismen abzielen und zu Therapieformen, welche die Elemination möglichst aller kariogenen Mikroorganismen anstreben. Die ökologische Plaquehypothese stellt hingegen Umwelt- und Verhaltenseinflüsse in den Vordergrund und bedingt in der Folge Interventionen, welche auf eine Verringerung der pathogenen Faktoren und/oder eine Stärkung der protektiven Faktoren abzielen.

LITERATUR

1. Kuhn TS. Die Struktur wissenschaftlicher Revolutionen. Frankfurt: Suhrkamp; 1979
2. Chalmers AF. Wege der Wissenschaft. Berlin: Springer; 2007
3. Hoopers LV, Wong MH, Thelin A et al. Molecular analysis of commensal host-microbial relationships in the intestine. Science 2001; 291: 881–884
4. Miller WD. Textbook of conservative dentistry. [Lehrbuch der Conservirenden Zahnheilkunde]. 2nd ed. Leipzig: Thieme; 1898
5. Orland FJ, Blayney JR, Harrison RW et al. Use of the germfree animal technique in the study of experimental dental caries. I. Basic observations on rats reared free of all microorganisms. J Dent Res 1954; 33: 147–174
6. Fitzgerald RJ, Jordan HV, Stanley HR. Experimental caries and gingival pathologic changes in the gnotobiotic rat. J Dent Res 1960; 39: 923–935
7. Keyes PH. The infectious and transmissible nature of experimental dental caries. Findings and implications. Arch Oral Biol 1960; 1: 304–320
8. Tanzer JM. Dental caries is a transmissible infectious disease: the Keyes and Fitzgerald revolution. J Dent Res 1995; 74: 1536–1542
9. Caufield PW, Cutter GR, Dasanayake AP. Initial acquisition of mutans streptococci by infants: evidence for a discrete window of infectivity. J Dent Res 1993; 72: 37–45
10. Suhonen J. Mutans streptococci and their specific oral target. New implications to prevent dental caries? Schweiz Monatsschr Zahnmed 1992; 102: 286–291
11. Hill TJ, Sims J, Newman M. The effect of penicillin dentifrice on the control of dental caries. J Dent Res 1953; 32: 448–452
12. Taubman MA, Nash DA. The scientific and public-health imperative for a vaccine against dental caries. Nat Rev Immunol 2006; 6: 555–563
13. Marsh PD, Martin M. Oral Microbiology. 3 rd ed. London: Chapman and Hall; 1992
14. Fejerskov O. Changing paradigms in concepts on dental caries: consequences for oral health care. Caries Res 2004; 38: 182–191
15. Marsh PD. Microbial ecology of dental plaque and its significance in health and disease. Adv Dent Res 1994; 8: 263–271
16. He X, Lux R, Kuramitsu HK, et al. Achieving probiotic effects via modulating oral microbial ecology. Adv Dent Res 2009; 21: 53–56
17. Keyes PH. Recent advances in dental caries research. Bacteriology. Bacteriological findings and biological implications. Int Dent J 1962; 12: 443–464
18. König KG. Karies und Kariesprophylaxe. München: Goldmann; 1971
19. Fejerskov O, Manji F. Risk assessment in dental caries. In: Bader JD, ed. Risk assessment in dentistry. Chapel Hill: University of North Carolina Dental Ecology; 1990: 215–217

20. Featherstone JD. Prevention and reversal of dental caries: role of low level fluoride. Community Dent Oral Epidemiol 1999; 27: 31–40

21. Zero DT. Sugars – the arch criminal? Caries Res 2004; 38: 277–285

22. Moore WJ. The role of sugar in the aetiology of dental caries. 1. Sugar and the antiquity of dental caries. J Dent 1983; 11: 189–190

23. ten Cate JM, Featherstone JD. Mechanistic aspects of the interactions between fluoride and dental enamel. Crit Rev Oral Biol Med 1991; 2: 283–296

24. Harris R, Nicoll AD, Adair PM et al. Risk factors for dental caries in young children: a systematic review of the literature. Community Dent Health 2004; 21: 71–85

25. Fox PC. Salivary enhancement therapies. Caries Res 2004; 38: 241–246

Visuell-taktile Detektion und Beurteilung

K. R. Ekstrand, S. Martignon

5

Einleitung

Die Verwendung der Begriffe **Detektion** und **Beurteilung** im Rahmen der Befundung von kariösen Läsionen ist noch nicht sehr weitverbreitet. Stattdessen wird oftmals der Begriff **Diagnose** verwendet, um das Ergebnis der klinischen und radiologischen Untersuchung zu beschreiben. Das aktuelle internationale Glossar der wichtigsten Begriffe [1] legt hierzu Folgendes fest:

- **Läsionsdetektion** impliziert einen herkömmlicherweise mit optischen oder anderen Hilfsmitteln erfolgenden Prozess der Identifizierung (und/oder Aufzeichnung) der Veränderungen im Schmelz und/oder Dentin und/ oder Zement, die durch den Kariesprozess hervorgerufen wurden.
- **Läsionsbeurteilung** ist die Bewertung der Eigenschaften einer kariösen Läsion, nachdem sie erkannt wurde. Diese Eigenschaften können optische, physikalische, chemische oder biochemische Eigenschaften wie Farbe, Größe oder Oberflächenbeschaffenheit umfassen.
- **Kariesdiagnose** sollte für die professionelle Zusammenfassung aller Krankheitsanzeichen und -symptome stehen, anhand derer sich das vergangene oder gegenwärtige Auftreten der Krankheit Karies identifizieren lässt (s. Kap. **9**).

Wenn man den Begriff „Diagnose" im Lexikon nachschlägt, stellt man fest, dass es aus den griechischen Wörtern „dia" (durch) und „gnosis" (Wissen, Erkenntnis) zusammengesetzt ist. Folglich kann nur mithilfe von Wissen über Krankheiten eine professionelle Zusammenfassung bzw. die korrekte Diagnose erstellt werden [2]. Deshalb wurden in Kap. **1** bis Kap. **4** dieses Buchs die Struktur der Zähne, die Ätiologie und Pathogenese der Karies auf histologischer und klinischer Ebene und der Kariesprozess als theoretisches Modell dargestellt.

Wie sich hieraus ersehen lässt, ist die Diagnose ein Prozess [3]. In seinem Verlauf werden verschiedene Symptome einer Krankheit (wie Karies) mithilfe qualitativer und quantitativer Methoden und Instrumente erkannt und beurteilt. Grundsätzlich führt der Diagnoseprozess bei der Karies entweder zu dem Schluss, dass die **Läsion wahrscheinlich fortschreitet** oder dass sie dies nicht tut. Im ersteren Fall ist ein weiterer Verlust an Mineralien zu erwarten, wenn keine Veränderung relevanter Faktoren der Erkrankung erfolgt, weshalb dann eine non-, mikro- oder minimal-invasive Behandlung erfolgen sollte. Es sollte die Therapie gewählt werden, die die beste **Prognose** bietet, die Läsionsprogression zu verhindern, ohne hierbei zu viel gesundes und krankes Hartgewebe „opfern" zu müssen. Wenn der Diagnoseprozess zu der Erkenntnis führt, dass die Läsion **arretiert** ist, ist unter den gegenwärtigen oralen Bedingungen kein weiterer Mineralverlust zu erwarten. Daraus folgt, dass in diesem Fall keine Behandlung der kariösen Läsionen erforderlich ist (s. Kap. **9** u. Kap. **20**).

MERKE

Durch die Detektion und Beurteilung der Symptome einer Erkrankung mithilfe verschiedener Hilfsmittel kommt man zu einer Diagnose.

In diesem Kapitel werden wir mit der Vorstellung der visuell-taktilen Untersuchungsmethode beginnen, die das wichtigste Instrument in der zahnärztlichen Diagnostik darstellt. Das nächste Kapitel behandelt Röntgentechniken und andere Methoden zur Karieserkennung. Die visuell-taktile Methode beinhaltet die Verwendung des Auges und einer grazilen Sonde, mit der der optische Eindruck bestätigt wird. Eine kariöse Läsion kann auf diese Weise

- detektiert werden (d. h. es kann subjektiv bestimmt werden, ob eine kariöse Läsion vorhanden ist),
- auf ihren Schweregrad (Tiefe) hin beurteilt werden,
- auf ihren Aktivitätsstatus hin beurteilt werden.

MERKE

Die visuell-taktile Untersuchung der Zähne ist zwar nur eine von mehreren Methoden zur Detektion und Beurteilung der Karies, aber immer noch die wichtigste.

In diesem Kapitel werden folgende Themen behandelt:

- Voraussetzungen für die visuell-taktile Untersuchung der Zähne
- visuell-taktile Indizes zur Aufzeichnung und Beurteilung von kariösen Läsionen
- Beziehungen zwischen den visuellen Zeichen der Karies und der histologischen Tiefe
- Bewertung des Aktivitätsstatus von kariösen Läsionen
- Unterschiede zwischen der Karies und anderen Zahnhartsubstanzerkrankungen

Allgemeine Anmerkungen

Da Karies nur dort entsteht, wo sich ein kariogener Biofilm ansammelt, entwickelt sich Karies am häufigsten in der Nähe des Zahnfleischsaums, zervikal der Approximalkontakte und in den Grübchen und Fissuren der okklusalen Flächen. Karies tritt sehr selten an der Inzisalkante oder den Höckern der Zähne auf. Bei älteren Personen tritt Wurzelkaries häufig auf, wenn sich das Zahnfleisch zurückgebildet hat.

Grundsätzlich können **Primärkaries,** also Karies an nicht restaurierten Flächen, und **Karies an Restaurationsrändern** (alte Terminologie: Sekundärkaries oder rezidivierende Karies) sowohl an den Kronen als auch an den Wurzeln auftreten. **Residuale Karies** steht für demineralisiertes

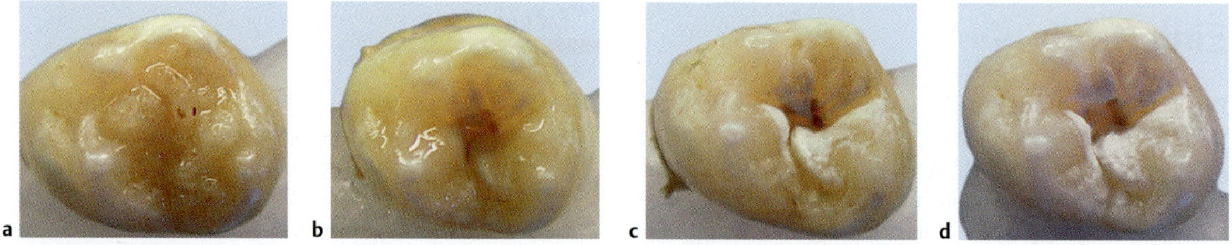

Abb. 5.**1** Okklusale Ansicht eines extrahierten Zahns.
a Biofilm auf dem Zahn.
b Nach einer professionellen Reinigung lässt sich die Karies auf der okklusalen Oberfläche erkennen.
c Die Karies wird nach der Lufttrocknung besser sichtbar.
d Druckvolles Sondieren hat Zerstörungen der Oberflächenintegrität verursacht.

Gewebe (häufig Dentin), das aus bestimmten Gründen zurückgelassen wurde, bevor eine Restauration erfolgte.
Gute Beleuchtung sowie saubere und trockene Zähne sind erforderlich, wenn eine Untersuchung auf Karies und andere Zahnhartsubstanzdefekte erfolgen soll [4]. Dies ist insbesondere wichtig, um Frühstadien der Karies erkennen zu können [3] [4] [5] (Abb. 5.**1**). Eine **professionelle Zahnreinigung** kann mithilfe rotierender Bürsten oder durch einfaches manuelles Zähneputzen erfolgen. Approximalflächen können am einfachsten mit Zahnseide gereinigt werden. Vestibulär im Molarenbereich des Oberkiefers werden Watterollen platziert, um den Speichel aus den Ohrspeicheldrüsen aufzufangen. Ergänzend können lingual Absaugung und/oder Watterollen eingesetzt werden. Jeder Zahn wird dann beispielsweise beginnend mit dem hintersten Zahn des rechten Oberkiefers (Zahn 18) untersucht. Die distale, okklusale, orale und bukkale Oberfläche und schließlich der mesiale/distale Approximalraum zum benachbarten Zahn werden separat unter sauberen und trockenen Bedingungen betrachtet. Die Untersuchung wird in anteriorer Richtung fortgesetzt, wobei zunächst der Oberkiefer und dann der Unterkiefer abgeschlossen wird. Hierfür werden eine **grazile Sonde** und ein **Dentalspiegel** benötigt. **Visuell** wird auf Farbabweichungen zur gesunden Zahnstruktur geachtet, **taktil** werden Unregelmäßigkeiten in der Morphologie der Zahnoberfläche ertastet (wenig Druck).

FEHLER UND GEFAHREN

Eine Sondierung demineralisierten Zahnhartgewebes mit zu viel Druck kann Defekte provozieren [6] (vgl. Abb. 5.**1c** mit Abb. 5.**1d**), die die Bildung eines kariogenen Biofilms und dadurch eine weitere Kariesprogression erleichtern.

In den letzten Jahren wurde die Verwendung von **Vergrößerungshilfen** zunehmend beliebter. Man könnte annehmen, dass die Vergrößerung insbesondere bei Initialläsionen eine genauere Erkennung und Bewertung der kariösen Läsionen ermöglicht. Allerdings zeigen Studien keine eindeutige Verbesserung der Untersuchungsergebnisse, wenn mit Vergrößerungshilfe anstatt nur mit dem bloßen Auge gearbeitet wird [7] [8].

Histologische und klinische Merkmale der Karies

Koronale kariöse Läsionen

Koronale Karies bildet sich meist in den Fissurensystemen, approximal sowie am Gingivarand der anderen Glattflächen. Frühstadien der Karies an den Approximalflächen entziehen sich der visuellen Untersuchung, da sie vom Nachbarzahn verdeckt werden. Karies im Fissurensystem entwickelt sich meist am Eingang und im unteren Bereich der Fissuren. Nach dem Reinigen und Trocknen können initiale wie fortgeschrittenere Stadien okklusaler kariöser Läsionen visuell identifiziert werden [9] [10].
Die **ersten Veränderungen**, die sich visuell feststellen lassen, sind Farbveränderungen von gelblichweiß zu kalkweiß. Wenn der Kariesprozess fortschreitet, wird der weiße Bereich mit der Zeit noch deutlicher sichtbar. Im nächsten Stadium treten kleinere **Einbrüche** (Mikrokavitäten) im Zahnschmelz und/oder ein dunkler Schatten durch darunterbefindliches kariöses Dentin auf. Auf dieses Stadium folgt die Zerstörung (Kavitation) des Zahnschmelzes und von Teilen des Dentins in unterschiedlichem Umfang. Schließlich ist die Oberfläche bzw. der Zahn durch den Demineralisationsprozess vollständig zerstört. Wenn die Progression in einem frühen, nicht kavitierten, Stadium gestoppt wird, verfärbt sich der weißliche Bereich insbesondere auf den Okklusalflächen häufig bräunlich und verbleibt so als „Narbe“ (Abb. 5.**2**).
Die Farbveränderung von gelblichweiß in kalkweiß lässt sich durch die Auflösung von Mineralien erklären. Diese hat zur Folge, dass die interkristallinen Räume größer werden und das Porenvolumen zunimmt. Hierdurch wird das Licht gestreut, was sich visuell als opaker Bereich erkennen lässt, der sich vom umgebenden durchscheinenden gesunden Zahnschmelz unterscheidet. Dieses Phänomen kann physikalisch durch die unterschiedlichen **Brechungsindizes** der verschiedenen Medien/Strukturen erklärt werden. Luft hat einen Brechungsindex (RI)

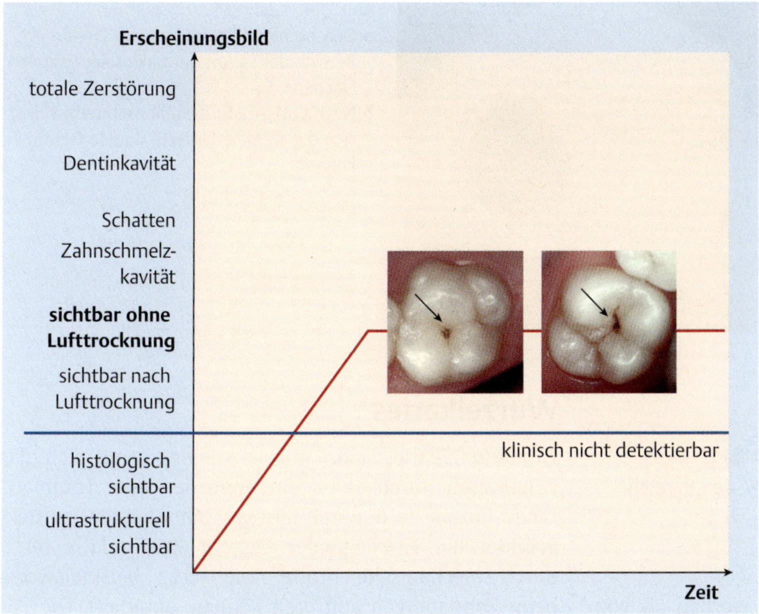

Abb. 5.**2** Abhängigkeit des klinischen Erscheinungsbildes von der Zeit. Brown-Spot-Läsionen sind auch ohne vorherige Lufttrocknung leicht erkennbar.

von 1,0, Wasser/Speichel von 1,33 und Zahnschmelz von 1,62 [11] [12]. Wenn im Labor eine Flüssigkeit (z. B. Chinolin) mit einem Brechungsindex von 1,62, der dem des umgebenden gesunden Zahnschmelzes entspricht, auf eine weißliche initiale Karies aufgebracht wird, ist die Läsion nicht mehr sichtbar (s. Kap. **3**). Im klinischen Alltag können die Läsionen nur getrocknet und mit Wasser neu angefeuchtet werden, um sehr kleine Läsionen mit einer sehr geringen Zunahme des Porenvolumens identifizieren zu können. Nach dem Trocknen ist eine kariöse Läsion, die normalerweise mit Speichel benetzt ist, deutlicher sichtbar, da sich der Brechungsindex der am stärksten demineralisierten Teile hierdurch auf 1,0 ändert. Nach dem Aufbringen von Wasser steigt der Brechnungsindex in diesen Poren (ähnlich wie bei Speichel) wieder auf 1,33 und die Läsion ist nicht mehr oder zumindest kaum noch sichtbar. Wenn diese initialen kariösen Läsionen des Zahnschmelzes weißlich sind, werden sie als **White-Spot-Läsionen** bezeichnet. Dunkle Verfärbungen durch Nahrung oder Tabakrauch können sie über die Zeit in **Brown-Spot-Läsionen** verändern.

MERKE

Wenn eine kariöse Läsion bereits ohne Lufttrocknung klinisch sichtbar ist, hat sich im Verhältnis mehr Mineral aufgelöst als bei Läsionen, die erst nach Lufttrocknung sichtbar werden.

Wenn Säuren das Dentin erreichen, lösen sie das Mineral des Dentins auf. Da demineralisiertes Dentin farblich von gesundem Dentin abweicht, erscheint es stärker gelblich oder bräunlich (Abb. 5.**3**). In manchen Fällen scheint diese Farbveränderung durch den darüberliegenden Zahnschmelz hindurch und ist als Schatten sichtbar (Abb. 5.**4**). Wenn dieser erkennbar ist, hat folglich eine Demineralisation des Dentins stattgefunden. Es muss hierbei betont werden, dass **demineralisiertes Dentin** nicht dasselbe ist, wie Dentin, das **Mikroorganismen** oder sogar **Biofilme** beherbergt. Solange die kariöse Läsion nicht kavitiert ist, befinden sich zwar gelegentlich einzelne Mikroorganismen, aber keine etablierten Biofilme in der Läsion. Wenn die Läsion **kavitiert** ist, dringen größere Mengen von Mikroorganismen in den Zahnschmelz ein und können auch dort kariogene Biofilme bilden [13] [14]. Mikrokavitäten sind Kavitäten in den äußeren Bereichen des demineralisierten Zahnschmelzes, der das demineralisierte Dentin bedeckt. Wenn kein Zahnschmelz mehr vorhanden ist, wird dies als Dentinkavität bezeichnet [15].

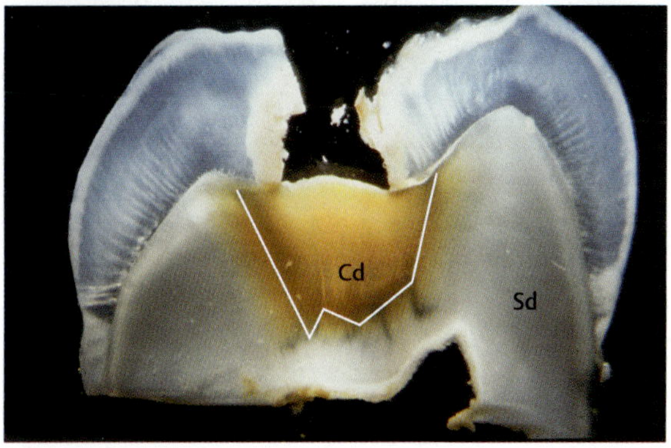

Abb. 5.**3** Schnitt des koronalen Teils des Zahns mit Farbveränderungen im demineralisierten Dentin (**Cd;** mit Linien markiert) im Vergleich zum umgebenden normalen Dentin **(Sd)**.

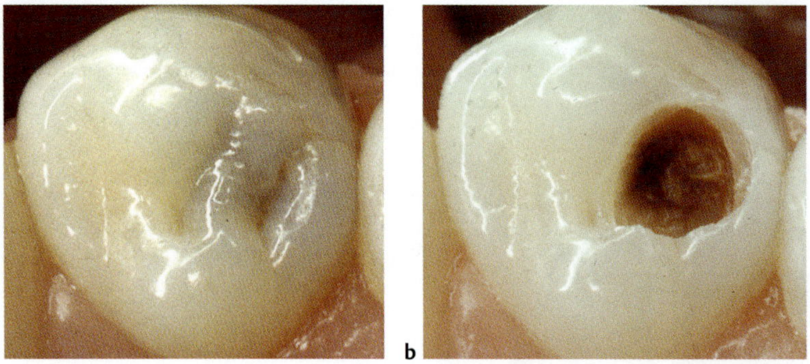

Abb. 5.**4** Zahn 34.
a Durchschimmerndes kariöses Dentin im Bereich der Läsion der okklusalen/distalen Flächen.
b Nach Entfernung des Zahnschmelzes lässt sich das demineralisierte dunkle Dentin erkennen.

PRAXISTIPP

Einbrüche der Zahnstruktur lassen sich klinisch verifizieren, indem man sanft eine Sonde über den Bereich zieht.

Kariöse Läsionen an Approximalflächen werden oft von der benachbarten Zahnoberfläche verdeckt und können daher nicht adäquat visuell untersucht werden. Die Platzierung eines kieferorthopädischen Gummirings (0,8 mm) über 2 Tage (Abb. 5.**5**) schafft ausreichend Platz, um beide Approximalflächen visuell-taktil untersuchen zu können. Für diese Technik wurde eine hohe Inter-Untersucher-Reproduzierbarkeit bei der Beurteilung des Kavitationsstatus berichtet [16]. Die Anzahl der Patienten, die die Verwendung von Separatoren als unangenehm empfindet, scheint gering zu sein [17]. Leider wird diese Methode in der zahnärztlichen Praxis nicht in größerem Umfang angewendet, da hierfür 2 Behandlungstermine erforderlich sind. Die Verwendung einer grazilen Sonde ohne vorherige Separation oder von Zahnseide (Zahnseide reißt häufig, wenn sie über die scharfkantigen Ränder einer Kavität gezogen wird) kann zumindest bei der Unterscheidung zwischen kavitierten und nicht kavitierten approximalen Läsionen von Nutzen sein.

Wurzelkaries

Zahnwurzelkaries kann nur entstehen, wenn sich das Zahnfleisch durch einen entzündlichen oder traumatischen Prozess (z. B. durch falsches Zähneputzen) zurückgebildet hat. Freiliegender Zement wird relativ rasch durch mechanische Kräfte, wie diese beispielsweise beim Zähneputzen auftreten können, abradiert. Die Pathogenese der Zahnwurzelkaries unterscheidet sich leicht von der der Zahnschmelzkaries, da die Karies im Dentin den Tubuli folgt. Mikroorganismen können bereits in sehr frühen Stadien der Wurzelkariesentstehung in die Tubuli vordringen. Bereits vorhandenes sklerotisches Dentin sowie die Anwesenheit von Speichel und Gingivalflüssigkeit kann die Progressionsrate senken. Gleichwohl tendiert Wurzelkaries dazu, sich zirkulär um den Zahnhals auszubreiten, anstatt sehr tief in das Dentin einzudringen. Wie im Schmelz sind kariöse Läsionen im Wurzelbereich zunächst nicht kavitiert (Abb. 5.**6**).

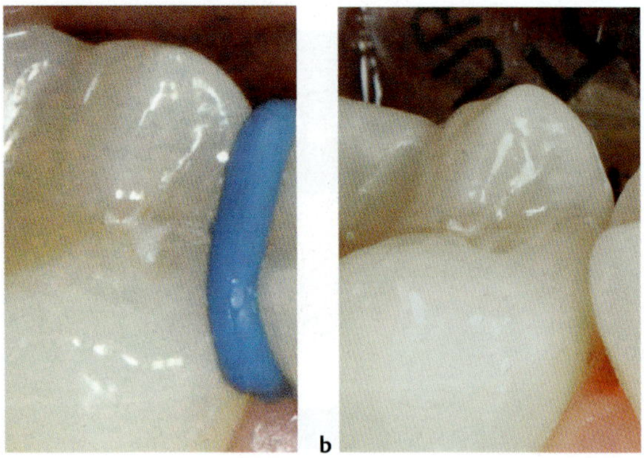

Abb. 5.**5** Zahnseparation für die visuell-taktile Kariesdetektion und -beurteilung an Approximalflächen.
a Gummiring in situ.
b Die kariöse Läsion an Zahn 36 mesial ist nun zu erkennen.

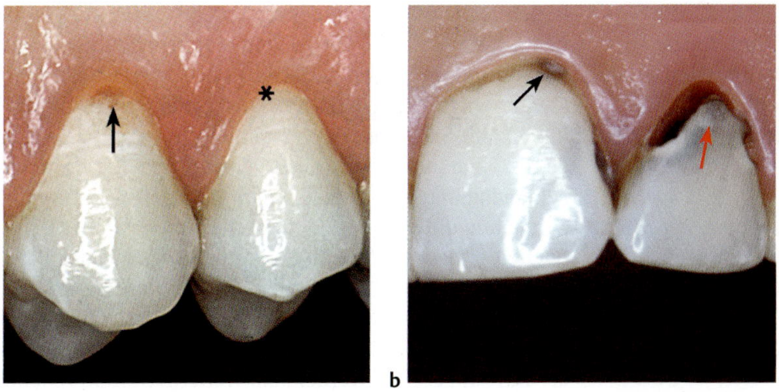

a b

Abb. 5.**6** Verschiedene Stadien der Wurzelkaries bei einem Patienten.

a Eine nicht kavitierte kariöse Läsion befindet sich an Zahn 24 **(Pfeil)**, während an Zahn 25 trotz dezent freiliegender Wurzeloberfläche keine Karies zu erkennen ist (*).

b An Zahn 21 **(schwarzer Pfeil)** ist eine kavitierte Wurzelkaries (Tiefe < 0,5 mm) zu erkennen. Zahn 22 weist eine größere Kavitation auf (Tiefe > 0,5 mm), die den Schmelz unterminiert hat **(roter Pfeil)**.

PRAXISTIPP

Wenn gesundes Dentin sondiert wird, fühlt sich die Textur hart an. Demineralisiertes Dentin ist weicher als gesundes Dentin und kann mit der Sonde eingedrückt werden. Oftmals fühlt sich das Dentin „klebrig“ an.

Karies im Randbereich von Restaurationen

Für Karies im marginalen Bereich von Restaurationen (Abb. 5.**7a** u. Abb. 5.**7b**) gibt es viele Bezeichnungen, wie z. B. **Sekundärkaries**, um sie von der Primärkaries abzugrenzen, und **rezidivierende Karies**, um das Ergebnis einer mangelnden Plaquekontrolle zu verdeutlichen. In diesem Kapitel wird der Begriff **Karies an Restaurationsrändern („caries adjacent to restorations“, CAR)** bevorzugt, weil diese im Prinzip der Pathogenese folgt, die für die Primärkaries der Krone und des Wurzeldentins umrissen wurde [18] [19] [20]. Aufgrund histologischer Untersuchungen wurde vorgeschlagen, die **Randkaries im Schmelzbereich** in 2 Teilen zu beschreiben:

- eine äußere Primärläsion neben der Restauration und
- eine Wandläsion zwischen der Restauration und der Kavität.

Bei initialen Zahnschmelz- und Dentinläsionen ist die Wandläsion schmal, aber wenn die Läsion die Schmelz-Dentin-Grenze erreicht, kann sie sich lateral ausbreiten. Die äußere primäre kariöse Läsion ist eine unterhalb der

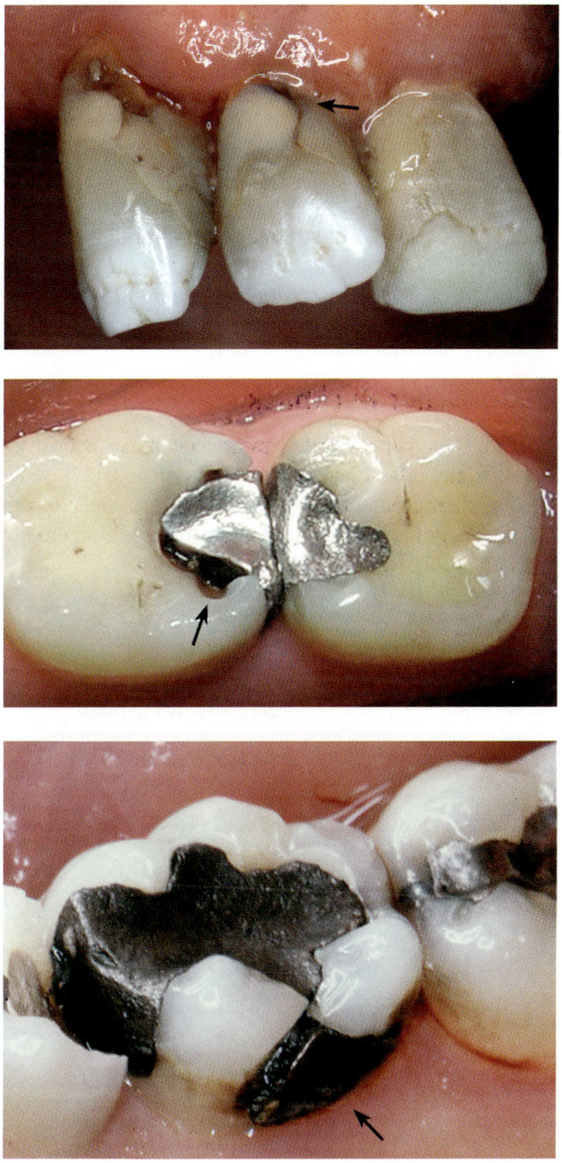

a b c

Abb. 5.**7** Beispiele für Karies an Restaurationsrändern (siehe Pfeile).

a Beginnende kariöse Läsion.

b Fortgeschrittene kariöse Läsion.

c Lockere Amalgamfüllung mit darunterliegender Karies.

Oberfläche liegende Läsion („subsurface lesion"), die sich in Richtung der Prismen weiter in den Zahnschmelz ausbreitet. Wenn die Läsion die Schmelz-Dentin-Grenze erreicht, erfolgt die Demineralisation entlang der betroffenen Dentintubuli. Eine initiale Randkaries im Wurzelbereich folgt ebenfalls den Dentintubuli.
Zudem kann eine Restauration mangelhaft (z. B. locker) sein (Abb. 5.**7c**) und Plaque einschließen, was zu einer sehr schnellen Entwicklung von Karies führen kann.

Indizes für die klinische Erfassung der Karies

Es wurden zahlreiche Indizes für die visuell-taktile Erfassung verschiedener Stadien der Karies sowie von Restaurationen und Versieglern beschrieben. Die Zuverlässigkeit in Bezug auf die intra- und interindividuelle Reproduzierbarkeit der einzelnen Indizes wird oft in Kappa-Werten ausgedrückt. Zur Erleichterung der Lesbarkeit dieses Abschnitts wird die Zuverlässigkeit der einzelnen Indizes in die nachfolgend (Tab. 5.**1**) aufgeführten 3 Stufen eingeteilt (modifiziert nach **[21]**). Wenn also ein Erfassungssystem hier mit ☺☺☺ ☻☻☻ bewertet wurde, bedeutet dies, dass sowohl intra- als auch interindividuelle Reproduzierbarkeit fast perfekt sind.

Historischer Rückblick

Im Laufe der Jahre wurden zahlreiche Klassifizierungssysteme zur Erfassung der Karies entwickelt **[22]**. Jedes System diente einem bestimmten Zweck, wie z. B. der Verwendung in epidemiologischen Untersuchungen, klinischen Studien oder der klinischen Praxis.

Tab. 5.**1** Bewertung der Reproduzierbarkeit von Indizes in 3 Stufen (ein Untersucher).

Bewertung	**verwendetes Symbol**
Intraindividuelle Reproduzierbarkeit (ein Untersucher)	
schlecht	☺
mäßig/substanziell	☺☺
fast perfekt	☺☺☺
nicht bewertet	X
Interindividuelle Reproduzierbarkeit (zwischen Untersuchern)	
schlecht	☻
mäßig/substanziell	☻☻
fast perfekt	☻☻☻
nicht bewertet	X

In den letzten 50 Jahren hat ein von der WHO empfohlenes System [☺☺☺/☻☻☻] für epidemiologische Studien weite Verbreitung gefunden **[23]**. Dieses erfasst nur Karies mit Kavitationen, einem relativ späten Stadium der Erkrankung (Abb. 5.**8**). Dies ist verständlich, da das System in erster Linie dafür entwickelt wurde, um Karies unter **Feldbedingungen** ohne Reinigung und Trocknung der Zähne und unter Verwendung nicht professioneller Lichtquellen erfassen zu können. Da die Karies auf der Kavitationsebene erfasst wird, gibt es keine guten Gründe, Codes für aktive oder arretierte kariöse Läsionen zu verwenden, da alle kavitierten Läsionen in diesem System als aktiv angesehen werden. Ein weiteres System (Radike **[24]** [X/☻☻☻]) erfasst die Karies auch nur auf der Kavitationsebene oder für diejenigen kariösen Läsionen, in denen die Sonde kleben bleibt.
Der moderne Ansatz ist heute, die Karies zu arretieren, bevor Restaurationen erforderlich werden, und daher ist es notwendig, initiale, nicht kavitierte Läsionen ebenso zu erfassen wie kavitierte Stadien **[25]**[X/X] **[26]** **[27]** **[28]**[☺☺☺/☻☻☻]. Solche Indizes können auch in **klinischen Studien** verwendet werden, in denen kleine Veränderungen innerhalb kurzer Zeiträume vom Beginn bis zur Abschlussuntersuchung erfasst werden müssen. Tab. 5.**2** zeigt das von Kuzmina et al. **[27]** verwendete Bewertungssystem, bei dem die **Primärkaries in 4 Stufen** eingeteilt wird:

- 1 = initiale, nicht kavitierte Karies
- 2 = Karies mit Mikrokavitation (im Schmelz)
- 3 = Karies mit kavitiertem Dentin
- 4 = tiefe Dentinkaries

Abb. 5.**9** zeigt ein Formular für die Erfassung von Primärkaries und Restaurationsrandkaries sowie von Restaurationen, Wurzelkanalbehandlungen und Extraktionen bei Kindern des öffentlichen Zahngesundheitsdiensts in Dänemark **[29]** **[30]**. Dieses System[☺☺☺/☻☻☻] wird seit den 1970er-Jahren jeden Tag sowohl von Zahnärzten als auch von Dentalhygienikern verwendet. Die Bewertungen für eine komplette Population von Kindern konnten hiermit erstmals in einem Computersystem erfasst werden, sodass Durchschnittswerte für DMFS und DMFT sowie die Prozentzahlen der Kinder mit DMFT = 0 auf individueller Ebene wie auch auf Gemeinde- und nationaler Ebene berechnet werden konnten.

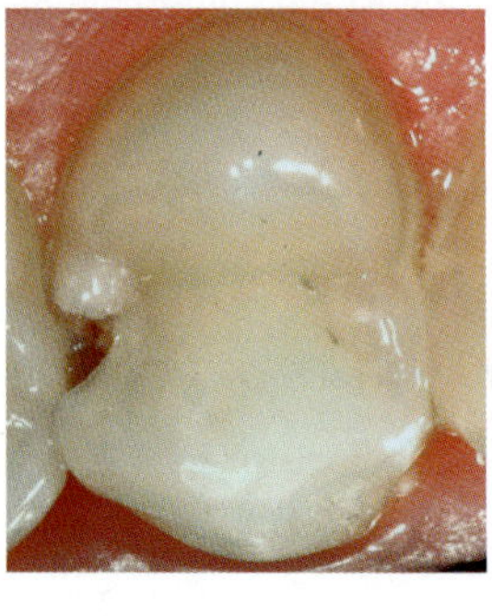

Abb. 5.**8** Beispiel für eine kavitierte kariöse Läsion, die im Klassifikationssystem der WHO als Karies registriert wird.

Name: **Personennummer:**

	18	17	16	15	14	13	12	11	21	22	23	24	25	26	27	28
Zahn vorhanden		+	+	+	+	+	+	+	+	+	+	+	+	+	+	
okk		0	1											4	8	
mes														4		
buc																
dis																
ora															8	

Oberkiefer

	48	47	46	45	44	43	42	41	31	32	33	34	35	36	37	38
Zahn vorhanden	+	+	+	+	+	+	+	+	+	+	+	+	+	+	+	+
okk			6											2		
mes			6													
buc			6											9		
dis			6													
ora			6													

Unterkiefer

leer = gesunde Oberflächen
0 = aktive Primärkaries ohne Kavitation
1 = Primärkaries mit Kavitation
2 = Sekundärkaries oder verlorene/defekte Füllung
3 = Zahnfraktur
4 = Füllung
5 = Pulpabehandlung
6 = Extraktion wegen Karies
7 = Extraktion aus anderem Grund
8 = intakter Fissurenversiegler
9 = arretierte Läsion

DMFS = 9
DMFT = 4

Abb. 5.**9** Formular und Kennziffern, die im öffentlichen Gesundheitswesen Dänemarks zur Erfassung von Karies verwendet werden. Alle bleibenden Zähne außer 18 und 28 sind vorhanden (+). An 17 befindet sich okklusal eine aktive, nicht kavitierte Läsion (Kennziffer 0). An 16 befindet sich okklusal eine kavitierte Primärläsion (Kennziffer 1). An 26 befindet sich okklusal/mesial eine Restauration (Kennziffer 4). An 27 wurden okklusal und oral Versiegelungen durchgeführt. An 36 befinden sich okklusal eine kavitierte Läsion (Kennziffer 2) neben einer Restauration und bukkal eine arretierte Läsion (Kennziffer 9). 46 wurde wegen Karies extrahiert (Kennziffer 6). In der Abbildung werden auch der DMFS- und der DMFT-Wert angegeben.

Tab. 5.**2** Klassifikation der verschiedenen Stadien der Karies nach dem Kuzmina-System [32]

Klassifikation der Karies	**Kennziffer**
normale Schmelztransluzenz (gesund)	0
opaker Schmelz mit matt-weißlicher Oberfläche (aktive Karies ohne Kavitation)	1
matt-weißlicher Schmelz mit lokalisiertem Oberflächendefekt im Zahnschmelz, der nicht bis ins Dentin reicht (Kavitation im Schmelz)	2
initiale Dentinkavität	3
tiefe Dentinkaries	4
aktive Karies mit Kavität an gefüllter Fläche	5
Sekundärkaries	6
gefüllte Fläche	7
glänzende Oberfläche des opaken Bereichs mit unterschiedlich starker bräunlicher Verfärbung (arretierte Läsion)	8
versiegelte Oberflächen	9

Es gibt einige andere Erfassungssysteme, die es wert sind, erwähnt zu werden, und die auch Wurzelkaries erfassen, die aber mit der histologisch ermittelten Tiefe der Läsionen und/oder dem Aktivitätsstatus der Läsionen verknüpft sind. Diese werden in den folgenden Abschnitten besprochen.

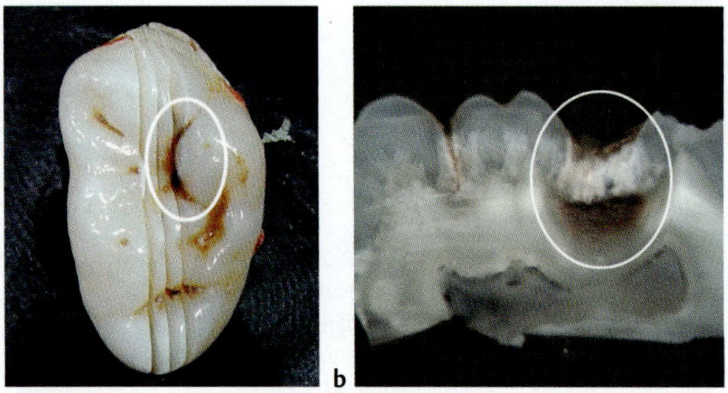

a b

Abb. 5.**10** Auf der seriell geschnittenen Okklusalfläche lässt sich ein dunkler Schatten erkennen **(a)**, Karies ist im Zahnschmelz und relativ tief im Dentin zu sehen **(b)**.

MERKE

Herkömmliche Kariesindizes konzentrieren sich auf kavitierte Läsionen (bis ins Dentin). Neuere Indizes erfassen auch nicht kavitierte Läsionen. Die Mehrheit der Indizes ist nicht hinreichend wissenschaftlich evaluiert, obwohl die Reproduzierbarkeit bei den meisten von ihnen recht gut zu sein scheint.

Korrelation zwischen Histologie und klinischem Schweregrad – ICDAS

Traditionell wurde die Beziehung zwischen den klinischen Anzeichen der Karies und den entsprechenden histologischen Veränderungen an extrahierten Zähnen untersucht, die durch die ausgewählten Bereiche des Zahns seriell geschnitten oder hemiseziert wurden (Abb. 5.**10**) [5] [31]. Um die Beziehung zwischen dem oft als Wert ausgedrückten klinischen Anzeichen (z. B. 0–4) und der ebenfalls als Wert ausgedrückten Tiefe der Läsionen (z. B. 0–4) darzustellen, werden entweder der Korrelationskoeffizient und/oder Begriffe wie Sensitivität und Spezifität verwendet, um die Genauigkeit (Validität) des Erfassungssystems zu beschreiben. Unabhängig davon, müssen bestimmte **Schwellenwerte** der Karieserkrankung definiert werden.

Koronale kariöse Läsionen

Für okklusale kariöse Läsionen wurde ein System mit 5 visuellen Schweregraden (Tab. 5.**3**) in Bezug zur histologischen Läsionstiefe gesetzt, die ebenfalls in 5 Schweregrade eingeteilt wurde [15]☺☺☺/☻☻☻. Die Genauigkeit dieses Erfassungssystems war substanziell bis hervorragend, was bedeutet, dass beispielsweise der visuell beurteilte Wert 1 sehr gut mit dem histologischen Wert 1 korrespondierte usw. Dieses System war der Vorläufer des aktuellsten Klassifizierungssystems **(ICDAS, International Caries Detection and Assessment System)**☺☺/☻☻, das von einer Gruppe von Kariologen und Epidemiologen entwickelt wurde (Abb. 5.**11**) [32] [33] [34]. Für Primärkaries gibt es 7 visuelle Schweregrade (Codes), beginnend

- bei gesunden Oberflächen über
- erste sichtbare Veränderungen nach Lufttrocknung,
- ohne Lufttrocknung deutlich sichtbare Veränderungen,
- mikrokavitierte Oberflächen,
- verschattete Läsionen und Dentinkavitäten bis hin zu
- Defekten, bei denen mehr als die Hälfte der Oberfläche durch die Karies verloren ging.

Tab. 5.**3** Das von Ekstrand et al. [15] entwickelte Klassifikationssystem für die Detektion der Okklusalkaries und die Beurteilung ihrer Tiefe

Wert	visuelles Erscheinungsbild	histologische Tiefe
0	keine oder leichte Veränderung der Schmelztransluzenz nach längerer Lufttrocknung (> 5 s)	keine Schmelzdemineralisation oder nur opaker Bereich nahe der Oberfläche
1	auf der feuchten Oberfläche kaum sichtbare (weiße od. braune) Opazität, die nach Lufttrocknung deutlich sichtbar wird	Schmelzdemineralisation beschränkt auf die äußere Hälfte der Schmelzschicht
2	weiße od. braune Opazität, die ohne Lufttrocknung deutlich sichtbar ist	Demineralisation beteiligt 50 % des Zahnschmelzes und bis zu einem Drittel des Dentins
3	lokalisierter Einbruch in opakem oder verfärbtem Schmelz u./od. gräuliche Verfärbung durch das darunterliegende Dentin	Demineralisation bis in das mittlere Dentindrittel
4	Kavitation bis in das Dentin im Bereich des opaken oder verfärbten Dentins	Demineralisation bis in das innere Dentindrittel

ICDAS-code	Glattflächen	Okklusalflächen
0 gesund	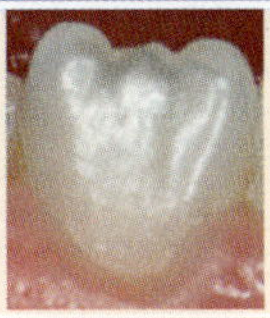	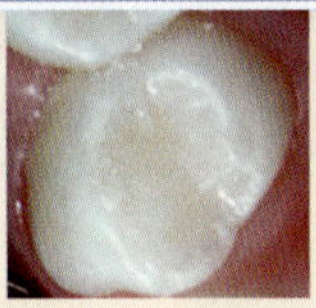
1 erste visuelle Veränderung des Schmelzes	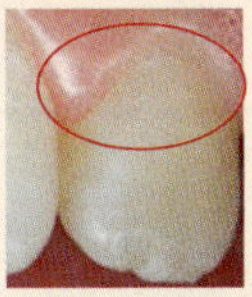	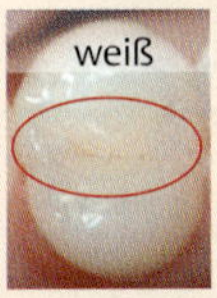 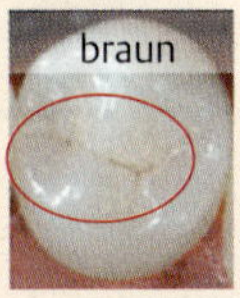
2 deutliche visuelle Veränderung des Schmelzes	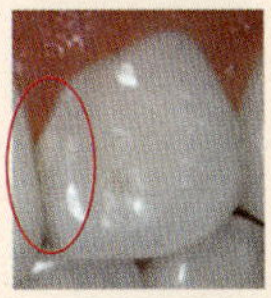	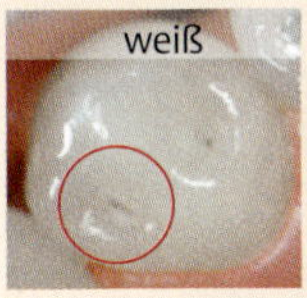 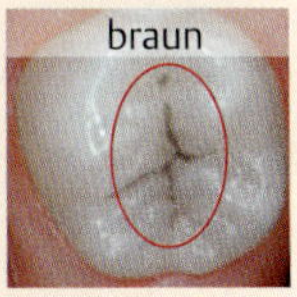
3 lokalisierte Einbruch des Schmelzes	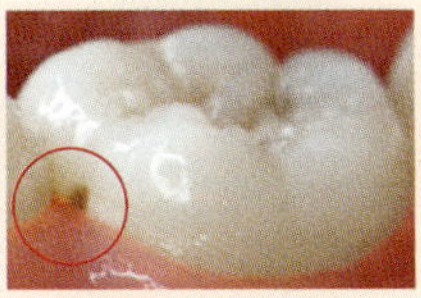	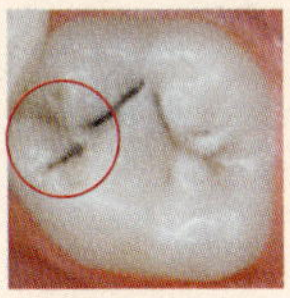
4 dunkler Schatten im darunter liegenden Dentin	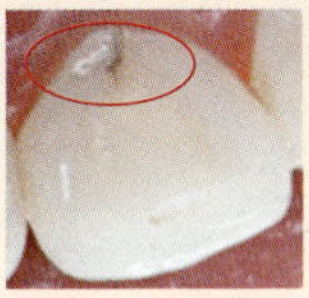	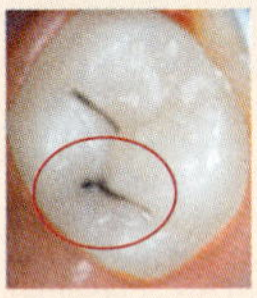
5 deutliche Kavitation mit sichtbarem Dentin	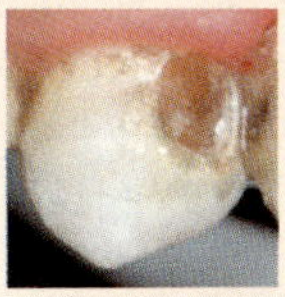	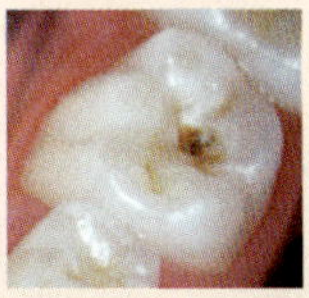
6 ausgedehnte deutliche Kavitation mit sichtbarem Dentin	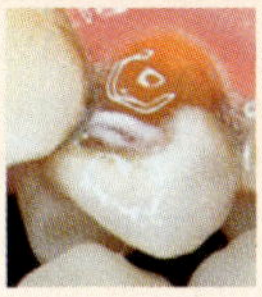	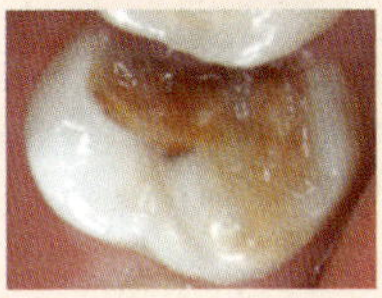

Abb. 5.**11** Bewertungssystem für koronale Primärkaries nach ICDAS (International Caries Detection and Assessment System).

ICDAS steht in enger Beziehung zu den histologischen Befunden an den okklusalen (Tab. 5.**4**) [34] aber auch an den approximalen Oberflächen [35]. Das ICDAS-System wurde dafür konzipiert, für jede Art von Studie eingesetzt werden zu können – **Feldstudien, Langzeitstudien und Interventionsstudien.** Es wurde eine Richtlinie für die Verwendung des ICDAS-Systems für koronale Primärkaries entwickelt [36]. Darüber hinaus wird im vorliegenden Lehrbuch eine Möglichkeit zur Implementierung des ICDAS-Systems in der täglichen zahnärztlichen Praxis vorgestellt (Kap. **9** u. Kap. **24–26**).

Bei primären koronalen kariösen Läsionen wurde in Bezug auf die **bakterielle Besiedlung** eine gute Korrelation zwischen der Läsionstiefe und der Anzahl der Mikroorganismen an der Schmelz-Dentin-Grenze (SDG) beobachtet [14]. Bei nicht kavitierten (oberflächlichen) Läsionen wurden maximal einige wenige Mikroorganismen an der SDG gefunden. Bei mittelgroßen bzw. profunden kariöse Läsionen wurde eine beträchtliche bis sehr hohe Anzahl von Mikroorganismen an der SDG gefunden.

Basierend auf diesen Ergebnissen erscheint es klinisch relevant, 3 Schweregrade zu beschreiben, wenn die Beziehung zwischen visuellen Anzeichen der Karies auf der Oberfläche und der entsprechenden Tiefe der koronalen kariöse Läsionen dargestellt werden soll: **oberflächliche, mittlere** und **tiefe Läsionen** (Tab. 5.**5**; s. Kap. **9**).

Tab. 5.**4** **Korrelation zwischen den ICDAS-Codes und der histologischen Tiefe der kariösen Läsionen.** Flächen, die visuell als gesund bewertet werden, sind in den meisten Fällen auch histologisch gesund (35 von 37). Defekte an Flächen mit einer White-Spot-Läsion, die sich nur nach Lufttrocknung erkennen lässt, oder mit einer kleinen Brown-Spot-Läsion (ICDAS 1) sind in den meisten Fällen auf die äußere Hälfte des Zahnschmelzes beschränkt. White-Spot-Läsionen, die sich ohne Lufttrocknung erkennen lassen, oder weiter fortgeschrittene Brown-Spot-Läsionen (ICDAS 2) dehnen sich histologisch über die innere Hälfte des Zahnschmelzes bis ins äußere Dentindrittel aus. Mikrokavitierte oder solche mit dunkel durchschimmerndem Dentin Läsionen (ICDAS 3 bzw. 4) reichen im Regelfall bis ins mittlere Dentindrittel, wogegen kavitierte Dentinläsionen (ICDAS 5 und 6) histologisch bis ins innere Dentindrittel reichen oder sogar bis in die Pulpa vorangeschritten sind.

ICDAS-Code	gesund	äußere Schmelzhälfte	innere Schmelzhälfte – äußeres Dentindrittel	mittleres Dentindrittel	inneres Dentindrittel	Gesamt
0 gesund	35	2				37
1 W/B trocken	3	16	1			20
2 W/B feucht		3	21	5		29
3 Mikrokav.			4	7	2	13
4 Schatten			1	7	1	9
5 Dentinkav.				5	13	18
6 Dentinkav.					13	13
Gesamt	38	21	27	24	29	139
Korrelationskoeffizient: 0,85						

Tab. 5.**5** Beziehung zwischen der visuellen Klassifizierung der Karies und der histologischen Veränderungen mit zugehörigem Begriff.

visuelle Klassifizierung	histologische Befunde	Begriff
White- od. Brown-Spot-Läsionen, kein sichtbarer Einbruch	Schmelzkaries, und falls Dentinkaries vorhanden, ist diese maximal auf das äußere Drittel beschränkt	oberflächlich
Mikrokavitation u./od. Schatten	Dentinkaries im mittleren Drittel	mittel
Dentinkavität	Dentinkaries im inneren Drittel	tief

Wurzelkaries

Die ICDAS-Gruppe hat ebenfalls ein Klassifikationssystem☺☺☺/X für primäre Wurzelkariesläsionen entwickelt [32] [36]. Die Codes hierfür sind:

- **0:** gesunde Wurzeloberfläche (s. Sternchen-Markierung in Abb. 5.**6a**)
- **1:** Ein abgegrenzter Bereich auf der Wurzeloberfläche oder an der Schmelz-Dentin-Grenze ist verfärbt (hell-/dunkelbraun, schwarz). Noch ist keine Kavität vorhanden, die tiefer als 0,5 mm ist (s. schwarze Pfeile in Abb. 5.**6a** u. Abb. 5.**6b**).
- **3:** Ein abgegrenzter Bereich auf der Wurzeloberfläche oder an der Schmelz-Dentin-Grenze ist verfärbt (hell-/dunkelbraun, schwarz). Eine Kavität ≥ 0,5 mm ist vorhanden (s. roter Pfeil in Abb. 5.**6b**).

Es gibt bisher noch keine Studien, die das visuelle Erscheinungsbild von Wurzelkaries mit der histologischen Tiefe der entsprechenden Läsionen in Beziehung setzen. Die klinische Erfahrung zeigt jedoch, dass nicht kavitierte Wurzelkariesläsionen weniger tief demineralisiert sind als mikrokavitierte Läsionen (Kavitationstiefe < 0,5 mm), die wiederum weniger tief demineralisiert sind als stärker kavitierte Läsionen (> 0,5 mm). Dies scheint ebenfalls für kariöse Läsionen im Wurzelbereich am Rand von Restaurationen zu gelten.

Die Zahnanatomie lehrt uns, dass der Abstand von der Wurzeloberfläche bis zum Pulpagewebe im Bereich von 1–4 mm liegt. Daher ist es wie bei der koronalen Karies zweckmäßig, zwischen oberflächlichen, mittleren und profunden kariöse Läsionen zu differenzieren (Abb. 5.**6**).

Karies im Randbereich von Restaurationen

Nach bestem Wissen der Autoren gibt es keine Studien, die das visuelle Erscheinungsbild von Restaurationsrandkaries mit den entsprechenden histologischen Veränderungen in Beziehung setzen. Da diese prinzipiell der Primärkaries ähnelt [18] [19] [20], wird angenommen, dass die histologischen Veränderungen denen von primären kariösen Läsionen entsprechen. Daher arbeitet ICDAS mit denselben Codes wie für primäre kariöse Läsionen. Hierfür stehen jedoch derzeit keine Daten über die Zuverlässigkeit und Validität zur Verfügung.

Beurteilung der Kariesaktivität

In Verbindung mit der Erfassung des Schweregrads der Läsion (z. B. mithilfe des ICDAS-Systems) sollte auch eine Beurteilung der Kariesaktivität erfolgen. Dies bedeutet, dass aktive kariöse Läsionen von inaktiven unterschieden werden. Die **Beurteilung der Kariesaktivität** sollte semantisch von der **Kariesrisikobewertung der Person/des Patienten** (individuelle Ebene) abgegrenzt werden. Die Kariesaktivität beschreibt klinisch visuell-taktil erhobene Merkmale, anhand derer die Wahrscheinlichkeit der Progredienztendenz einer kariösen Läsion abgeschätzt wird. Bei der Kariesrisikobewertung werden zahlreiche weitere individuelle Faktoren (z. B. Karieserfahrung, Ernährung oder allgemeiner Plaquestatus) berücksichtigt, die unter Berücksichtigung weiterer zahnflächenspezifischer Befunde (z. B. Röntgen) zur Diagnosestellung herangezogen werden.

Koronale kariöse Läsionen

Es scheint keinen einzelnen Faktor (Prädiktor) zu geben, durch den sich genau bestimmen lässt, ob eine Läsion aktiv oder arretiert (inaktiv) ist [37] [38] [39]. Als wichtigste Prädiktoren wurden das Vorhandensein von **Plaque,** die **Lokalisation** der Läsion, **das visuelle Erscheinungsbild** der Läsion einschließlich des Glanzes und die **taktile Empfindung** vorgeschlagen, [39] [40] [41]. Zudem scheint die **Blutungsneigung der Gingiva** in Bezug auf Blutungen nach vorsichtiger Sondierung ebenfalls ein guter Prädiktor zu sein, zumindest wenn die Läsion nahe am Zahnfleischsaum liegt [42].

Demineralisierter Zahnschmelz, der regelmäßig einem kariogenen Biofilm ausgesetzt ist, kann sich im Vergleich mit dem umgebenden gesunden Zahnschmelz rauer **anfühlen**, wenn eine Sonde sanft über die Oberfläche geführt wird [43]. Wenn dieser Bereich jetzt durch Zähneputzen sauber gehalten wird, kann die Bürste den zuvor rauen Bereich polieren, sodass er wieder glatt wird. Hierbei kann eine leichte Abrasion des demineralisierten Zahnschmelzes auftreten (s. A1–D1 in Abb. 5.**12**). Somit können Rauheit und Glätte der Läsion den Aktivitätsstatus der Läsion anzeigen.

Das visuelle Erscheinungsbild der Läsionen scheint in dieser Hinsicht auch von Wert zu sein. Nicht kavitierte White Spots in Retentionsbereichen der Plaque werden eher als aktiv beurteilt, während nicht kavitierte Brown Spots i. d. R. arretiert erscheinen [39]☺☺☺/☻☻☻. Darüber hinaus wurden Läsionen mit durchschimmerndem Dentin, aber

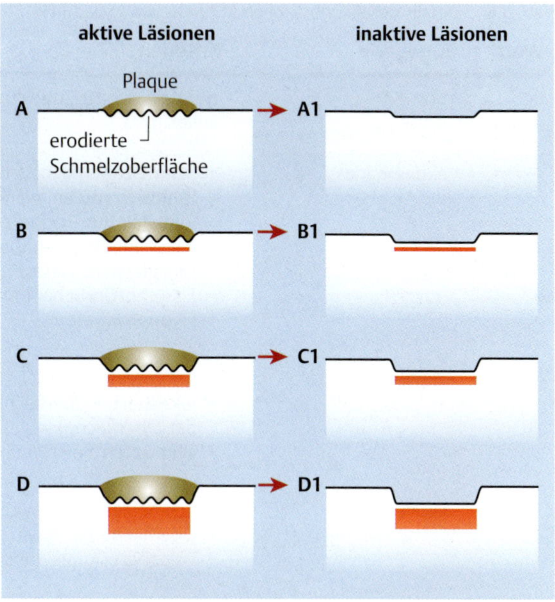

Abb. 5.**12** Abbildungen der prinzipiellen Erscheinungsbilder der äußersten Schmelzbereiche (mit Plaque bedeckter Zahnschmelz) sowie des unter der Oberfläche liegenden Zahnschmelzes bei aktiven Läsionen (A–D) und nach deren Arretierung (A1–D1). Aktive Läsionen sind tendenziell rau, wenn eine Sonde über die Läsion geführt wird, wogegen dieselben Läsionen nach ihrer Arretierung glatter erscheinen, die gewissermaßen als eine „Narbe" verbleibt. **A:** erodierte Oberfläche ohne Läsion. **B–D:** initiale Erosion mit unter der Oberfläche liegender Läsion. **A1–D1:** Entsprechende Stadien der Läsionsbildung wie A–D, aber wegen regelmäßiger Plaqueentfernung arretiert. Der abradierte Oberflächenschmelz wurde durch Abnutzung teilweise oder vollständig entfernt, aber die unter der Oberfläche liegende Läsion verbleibt in einem ähnlichen Zustand wie zur Zeit der aktiven Kariesentwicklung.

auch solche mit Kavitationen bis in das Dentin bei diesem Dokumentationssystem ebenfalls als aktiv angesehen.

Bei den **„Nyvad-Kriterien"** (Tab. 5.**6**) [41] [44]☺☺☺/☻☻☻ wird die Aktivität mit dem Vorhandensein von Plaque und Eigenschaften wie der **Farbe**, dem **Glanz** und der **Rauheit** der kariösen Läsion in Beziehung gesetzt. Nach Ansicht der Autoren hat „eine typische aktive, nicht kavitierte Läsion eine weißliche/gelbliche opake Oberfläche mit Glanzverlust, die ein kreidiges oder neoweißes Erscheinungsbild aufweist. Die Oberfläche fühlt sich rau an, wenn die Spitze einer grazilen Sonde sanft darüber bewegt wird." Im Gegensatz dazu sind „inaktive kariöse Läsionen im Schmelz in der Regel glänzend und fühlen sich bei einer vorsichtigen Sondierung glatt an." Beide Klassifizierungen wiesen eine substanzielle bis hervorragende Genauigkeit auf, was bedeutet, dass sie sich gut zur Unterscheidung aktiver und arretierter Läsionen eignen [39] [41].

Es wurde eine zusätzliche Systematik zum ICDAS-Erfassungssystem entwickelt, um die Kariesaktivität zu beurteilen [34] [37]. Hierbei werden jedem der 4 oben genannten klinischen Prädiktoren Bewertungszahlen zugeordnet (Abb. 5.**13**). Hiernach ist eine Gesamtpunktzahl von mehr

Tab. 5.**6** Details der diagnostischen Kriterien von Nyvad [41]

Wert	Kategorie	Kriterien
0	gesund	normale Schmelztransluzenz und -textur (leichte Verfärbung sonst gesunder Fissur zulässig)
1	aktive Karies	• Schmelzoberfläche ist weißlich/gelblich **opak** mit **Glanzverlust;** (intakte Oberfläche) fühlt sich **rau** an, wenn die Spitze der Sonde sanft über die Oberfläche bewegt wird; im Regelfall mit Plaque bedeckt • kein klinisch erkennbarer Substanzverlust. • Glattflächen: kariöse Läsion typischerweise in der Nähe des Zahnfleischsaums. • Fissuren/Grübchen: intakte Fissurenmorphologie; Läsion erstreckt sich entlang der Fissurenwände
2	aktive Karies	• Kriterien wie Wert 1 • lokalisierter Oberflächendefekt (Mikrokavität) ausschließlich im Schmelz (Diskontinuität der Oberfläche) • kein unterminierter Zahnschmelz od. erweichter Boden mit der Sonde erkennbar
3	aktive Karies	• Schmelz-/Dentinkavität mit bloßem Auge leicht sichtbar • Oberfläche der Kavität fühlt sich bei sanfter Sondierung **weich** oder **ledrig** an • Pulpabeteiligung möglich
4	inaktive Karies	• Schmelzoberfläche ist weißlich, bräunlich oder schwarz; Schmelz kann **glänzen** und fühlt sich (intakte Oberfläche) **hart** und **glatt** an, wenn die Spitze der Sonde sanft über die Oberfläche bewegt wird • kein klinisch erkennbarer Substanzverlust • Glattflächen: kariöse Läsion typischerweise in einigem Abstand vom Zahnfleischsaum • Fissuren/Grübchen: intakte Fissurenmorphologie; Läsion erstreckt sich entlang der Fissurenwände
5	inaktive Karies	• Kriterien wie Wert 4 • lokalisierter Oberflächendefekt (Mikrokavität) ausschließlich im Schmelz. (Diskontinuität der Oberfläche) • kein unterminierter Zahnschmelz od. erweichter Boden mit der Sonde erkennbar
6	inaktive Karies	• Schmelz-/Dentinkavität mit bloßem Auge leicht sichtbar • Oberfläche der Kavität kann **glänzen** und fühlt sich bei Sondierung mit leichtem Druck **hart** an • keine Pulpabeteiligung
7	Füllung	benachbarte Zahnhartsubstanz gesund
8	Füllung + aktive Karies	kariöse Läsion kann kavitiert oder nicht kavitiert sein
9	Füllung + inaktive Karies	kariöse Läsion kann kavitiert oder nicht kavitiert sein

als 7 Punkten ein starker Indikator dafür, dass die Läsion **aktiv** ist, während eine Gesamtpunktzahl von 7 Punkten oder weniger darauf hindeutet, dass die Läsion **arretiert (inaktiv)** ist. Die Genauigkeit dieses Bewertungssystems scheint akzeptabel zu sein [34].

Die Bewertung des Plaquestatus gehört nicht zu der vorgestellten Aktivitätsbewertung was damit zusammenhängt, dass die ICDAS-Codierung an sauberen und trockenen Zähnen durchgeführt wird, um das Risiko zu minimieren, insbesondere initiale kariöse Läsionen nicht zu übersehen [4]. Daher wird als Ersatz für das Auftreten von Plaque der Faktor **Retentionsbereich für Plaque** eingesetzt, da Karies am wahrscheinlichsten in einem solchen Bereich entsteht [45] (s. Kap. **1**).

Wurzelkaries

Tab. 5.**7** zeigt eines der detailliertesten Systeme [46] zur Erfassung von Wurzelkaries und Karies im marginalen Bereich von Restaurationen der Wurzeln[☺☺☺/X] sowie zur Unterscheidung von aktiven und inaktiven Läsionen. Die Genauigkeit dieses Erfassungssystems wurde noch nicht untersucht.

Es wurde ein ähnliches Zusatzsystem wie für die Aktivität koronaler Karies entwickelt, mit dem sich die Aktivität von kariösen Läsionen im Wurzelbereich bewerten lässt [47]. In Tab. 5.**8** werden die 4 Prädiktoren, ihre Eigenschaften und die zugehörigen Punktewerte aufgeführt. Eine Gesamtpunktzahl von 3–5 Punkten zeigt an, dass die Lä-

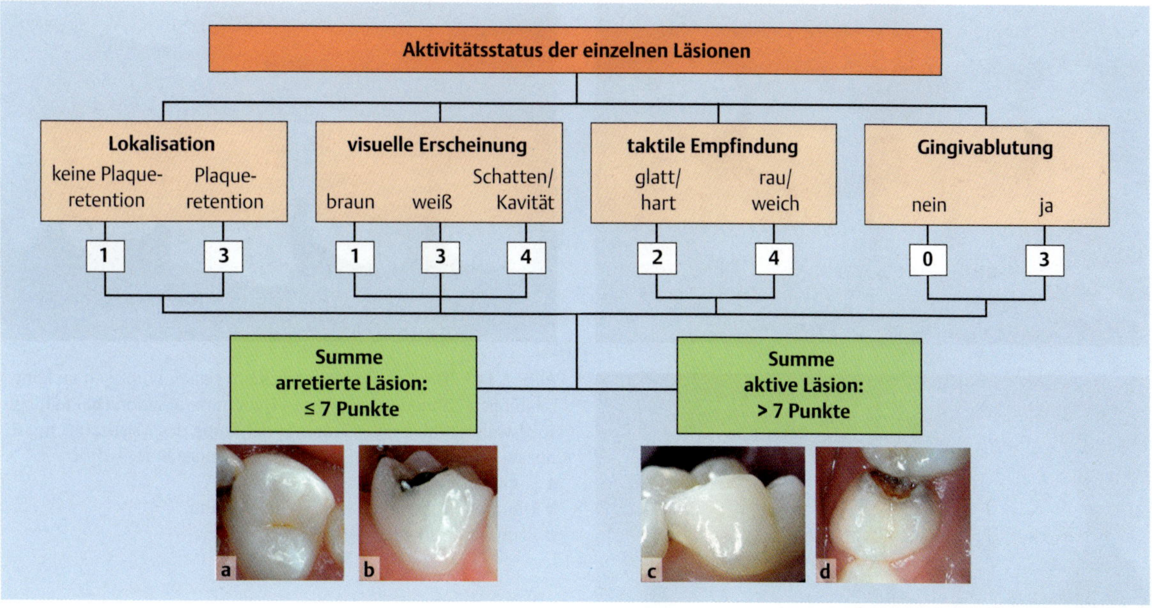

Abb. 5.**13** Bewertung der Kariesaktivität von 4 koronalen kariösen Läsionen. Die Gingivablutung wird nur erfasst, wenn sich die Läsion nahe dem Zahnfleisch befindet, daher nicht in Fall a.

a Lokalisation: 3; visuell: 1; taktil: 2 = 6
b Lokalisation: 1; visuell: 3; taktil: 2; Gingiva: 0 = 6
c Lokalisation: 3; visuell: 3; taktil: 4; Gingiva: 3 = 3
d Lokalisation: 3; visuell: 4; taktil: 4; Gingiva: 3 = 14

Tab. 5.**7** Kriterien für Wurzelkaries nach Fejerskov et al. 1991 [46]

Kriterium
inaktive Läsion ohne Oberflächendefekt
inaktive Läsion mit Kavität
aktive Läsion ohne definitiven Oberflächendefekt
aktive Läsion mit Oberflächendefekt (Kavität), aber Kavität ist schätzungsweise max. 1 mm tief (visuell)
aktive Läsion mit Kavität, > 1 mm tief, aber ohne Pulpabeteiligung
Läsion mit vermutlicher Pulpabeteiligung
Füllung ist auf die Wurzeloberfläche beschränkt od. erstreckt sich von einer koronalen Fläche bis auf die Wurzeloberfläche
Füllung mit aktiver Randkaries
Füllung mit inaktiver Randkaries

Tab. 5.**8** Prädiktoren für die Kariesaktivität von kariösen Läsionen im Wurzelbereich und gewichtete Werte

Prädiktor	Eigenschaften	Wert
Lokalisation der Läsion	> 1 mm von der Gingiva entfernt	0
	entlang der Gingiva (≤ 1 mm)	1
Erscheinungsbild der Läsion	bräunlich	0
	gelblich	1
Textur	hart	0
	ledrig	1
	weich	3
Kontur	keine Kavität oder glatter Kavitätenrand	0
	Kavität / Rand unregelmäßig	1

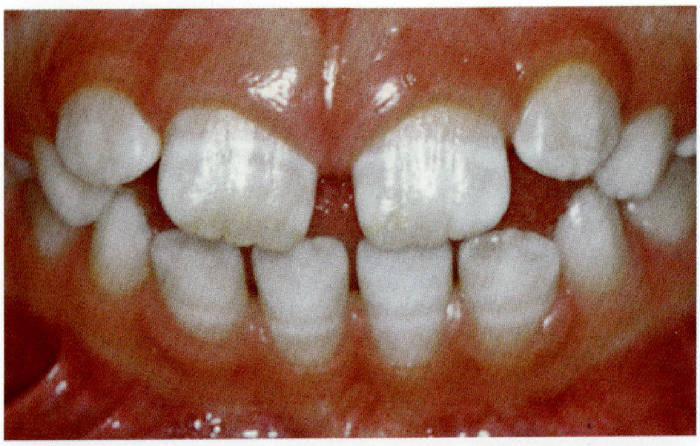
a

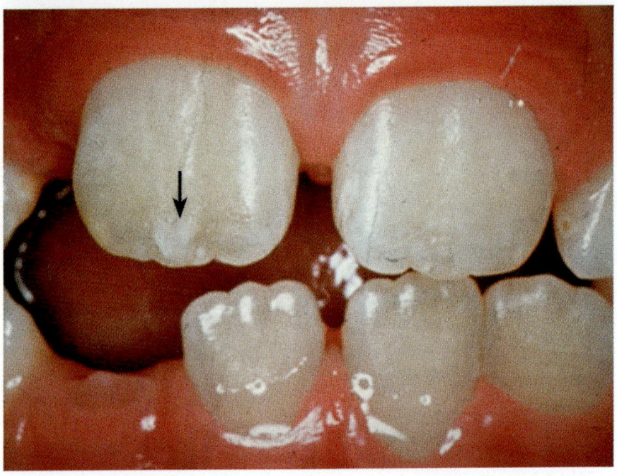
b

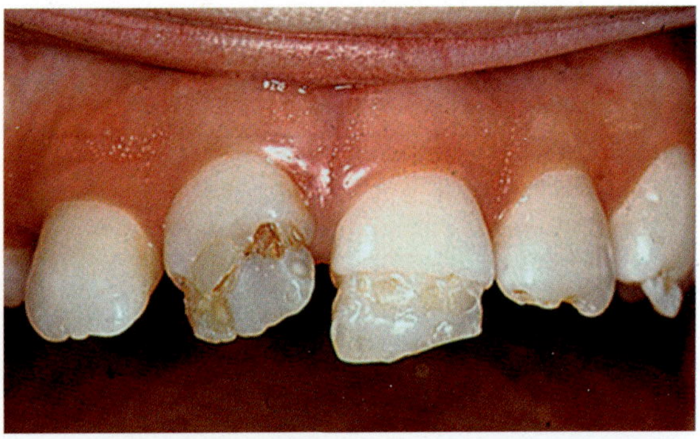
c

Abb. 5.**14** Dentale Fluorose erscheint relativ homogen an kontralateralen Zähnen **(a)**, wogegen Hypomineralisation (**b,** Pfeil) beispielsweise infolge eines Traumas der Pulpa des Milchzahns meist nur an einem einzelnen Zahn (v. a. Schneidezähne) auftritt.
a Fluorose.
b Traumatisch bedingte Hypomineralisation.
c Zahnschmelzhypoplasie.

sion arretiert ist. Eine höhere Punktzahl als 5 zeigt an, dass die Wurzelkaries aktiv ist. Die Genauigkeit bei der Unterscheidung aktiver und arretierter Läsionen war substanziell.

Karies im Randbereich von Restaurationen

Obwohl es einige Belege für die Zuverlässigkeit (Reproduzierbarkeit) und Validität (Genauigkeit) der Bewertung der Aktivität primärer kariöser Läsionen gibt [34] [41] [47], stehen nur sehr wenige Belege zur Bewertung der Aktivität von solchen im Randbereich von Restaurationen zur Verfügung. Da wir annehmen, dass sich diese wie Primärkaries verhalten [18] [19] [20], sollten die oben genannten Überlegungen zur Primärkaries auch Anwendung finden können. Es steht jedoch fest, dass sich aktive Karies im Randbereich einer Füllung mithilfe der folgenden Variablen nicht zuverlässig vorhersagen lässt [18] [48]:

- aufgeworfene Ränder um eine Amalgamfüllung
- verfärbter Rand einer Amalgamfüllung
- verfärbter Rand einer zahnfarbenen Restauration

Daher scheint der Ersatz einer Restauration mit diesen Eigenschaften und ohne weitere schwerwiegendere Defekte keinesfalls indiziert zu sein. Eine lockere Restauration und/oder marginale Defekte über 400 µm [20], angrenzend an eine Restauration, führen zu einer vermehrten Plaqueansammlung mit kariogenem Potenzial. Hier ist eine Reparatur oder Erneuerung der Restauration indiziert (Kap. **20**).

Visuelle Unterschiede zwischen Karies und anderen Zahnhartsubstanzveränderungen

Initiale Stadien der **dentalen Fluorose** (Abb. 5.**14a**) und Schmelzopazitäten/Hypomineralisation (Abb. 5.**14b**) sind weiß wie beginnende kariöse Läsionen, da bei allen Mineral fehlt. In Tab. 5.**9** werden u. a. die Darstellungen von Russel und Mitarbeitern [49] zur Unterscheidung milder Formen der dentalen Fluorose sowie anderer Formen der Hypomineralisation vorgestellt – und wie sie sich insbesondere von der Karies, aber auch von einer **Molaren-Inzisiven-Hypomineralisation** und von **Erosionen** unterscheiden.
Da die Karies eine lokalisierte Erkrankung ist, die sich in Retentionsbereichen der Plaque entwickelt, können Lage und Form der Läsion helfen, Karies von dentaler Fluorose und Schmelzopazitäten zu unterscheiden. Darüber hinaus tritt dentale Fluorose an kontralateralen Zähnen auf, was bei Karies und an den Opazitäten sehr selten vorkommt. Schließlich werden sehr frühe Stadien kariöser Läsionen nach Lufttrocknung deutlicher sichtbar und erscheinen kleiner, wenn sie wieder mit Wasser/Speichel befeuchtet werden, während sich Farbe und Größe der Opazitäten

Tab. 5.**9** Merkmale von Karies sowie milderen Formen dentaler Fluorose, nicht durch Fluorid verursachten Opazitäten des Zahnschmelzes (Hypomineralisation), Molaren-Inzisiven-Hypomineralisation sowie Erosionen.

	Karies	milde Formen der Fluorose [48]	nicht durch Fluorid verursachte Opazität [48]	Molaren-Inzisiven-Hypomineralisation	Erosion
betroffene Bereiche	Retentionsbereiche der Plaque	an oder in der Nähe der Höckerspitzen oder Inzisalkanten; normalerweise mittig auf der glatten Oberfläche	mittig auf den Glattflächen; kann die ganze Krone betreffen	an den Höckerspitzen eines oder mehrerer 1. Molaren und an den Schneidezähnen	kann den Großteil der Krone betreffen; Approximalflächen sind kaum betroffen und Bereiche nahe der Gingiva sind größtenteils nicht betroffen
Form der Läsion	folgt der Plaquebesiedlung	folgt den Inkrementallinien	häufig rund oder oval	von stark lokalisiert bis den Großteil der Oberfläche betreffend	der Säureexposition folgend
Abgrenzung	klar differenziert vom benachbarten normalen Schmelz	Schatten hypomineralisierten Schmelzes im Gesunden	klar abgegrenzt vom benachbarten normalen Schmelz	Schatten hypomineralisierten Schmelzes im Gesunden	klar abgegrenzt vom benachbarten normalen Schmelz
Farbe	opaker als gesunder Schmelz (kreidig/stumpf), wenn keine Sekundärfärbung	etwas opaker als gesunder Schmelz (erscheint mattiert)	cremiggelb bis dunkel rötlichorange; kann beim Durchbruch pigmentiert sein	cremiggelb bis bräunlich	• initiale Stadien: normale Farbe • fortgeschrittenere Stadien: Farbe des Dentins
betroffene Zähne	jeder Zahn	jeder Zahn, aber an homologen Zahnpaaren	jeder Zahn	meistens 1. Molaren und Schneidezähne	alle Zahnarten
Hypoplasie	Einbruch/Kavitation tritt im späten Stadium der Krankheit auf	Kavitationsbildung bei schwereren Stadien	nicht vorhanden bis schwer	Kavitationsbildung bei schwereren Stadien	keine, aber die Oberflächen werden glatt und glänzend; in späteren Stadien Verlust der Oberflächenmerkmale

nicht verändern, wenn sie befeuchtet oder getrocknet werden.

Die verschiedenen Fluoroseindizes (z. B. der Dean- und der Thylstrup/Fejerskov-Index) werden in Kap. **12** beschrieben. Hypomineralisationen werden oft in alleinig auftretende Opazitäten (Abb. 5.**14b**, keine Hypoplasie) und Fälle mit Hypoplasie (Abb. 5.**14c**) eingeteilt.

Im letzten Jahrzehnt wurde einer weiteren Entwicklungsstörung des Zahnschmelzes viel Aufmerksamkeit gewidmet, nämlich der **Molaren-Inzisiven-Hypomineralisation (MIH)** [50] (Abb. 5.**15**). Die MIH betrifft bis zu alle vier der 1. permanenten Molaren oft in Verbindung mit einer Hypomineralisation der Schneidezähne. Es können aber auch andere Zähne betroffen sein. Im Gegensatz zum diffusen Erscheinungsbild der Opazitäten bei der dentalen Fluorose ist die MIH durch klar abgegrenzte Läsionen gekennzeichnet, bei denen der hypomineralisierte Zahnschmelz abplatzen kann und eine schnelle Kariesprogression zu beobachten ist. Die Prävalenz variiert von Land zu Land. In Schweden [51] trat bei 20% der jungen Kinder MIH auf (s. Kap. **8**). Jeweils 1 Drittel war minimal, mäßig

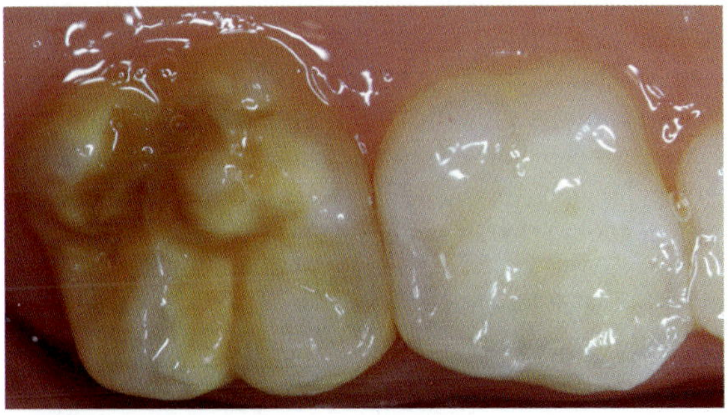

Abb. 5.**15** Bleibender Oberkiefermolar bei einem 7-Jährigen, der Merkmale der Molaren-Inzisiven-Hypomineralisation (MIH) aufweist.

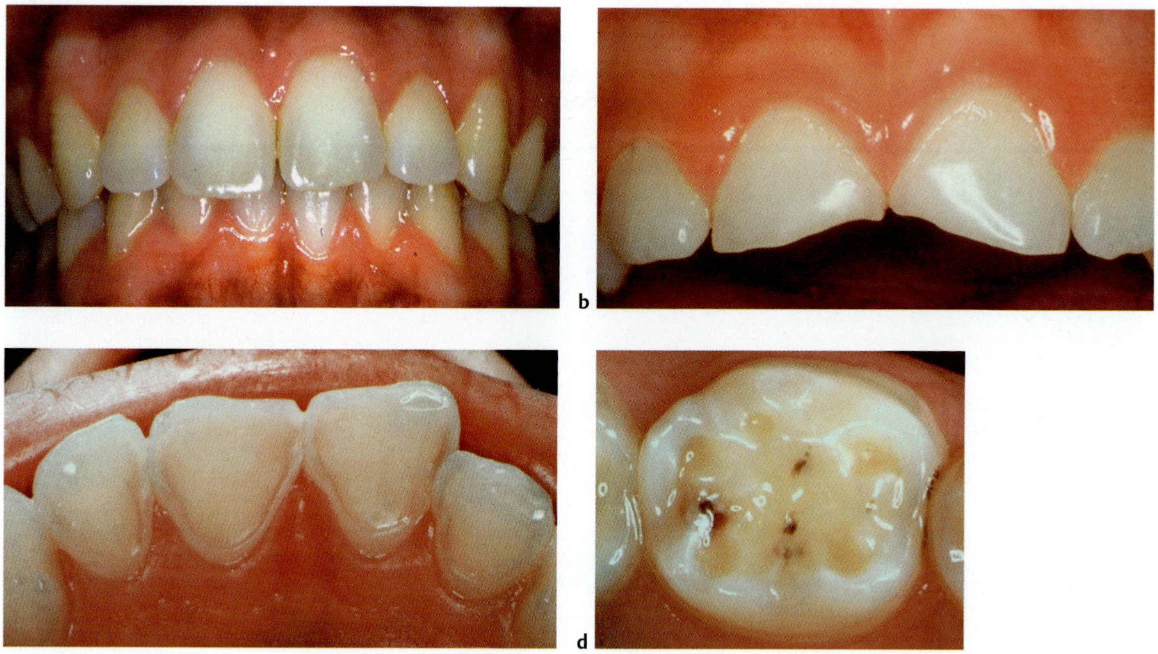

Abb. 5.**16**
a sehr milde Erosion der Oberkieferfrontzähne
b deutliche Erosion der palatinalen Flächen der Oberkieferschneidezähne
c Erosion mit Dentinbeteiligung und wahrscheinlich zusätzlicher abrasiver Komponente im Bereich der mesialen Schneidekanten
d Erosion mit Dentinbeteiligung und beginnender Karies

bzw. schwer betroffen. Mehrere ätiologische Faktoren wie Erkrankungen der Atemwege, Veränderungen der Umwelt, das Stillen **[50]** und seit Kurzem mit Amoxicillin behandelte Infektionen (z.B. Otitis media) wurden mit MIH in Zusammenhang gebracht **[52]**.

Das Erscheinungsbild der Zahnerosion unterscheidet sich von anderen Erkrankungen der Zahnhartgewebe **[53] [54]**. Die Erklärung hierfür liegt darin, dass Karies, dentale Fluorose und Hypomineralisation durch eine Zunahme des Porenvolumens zwischen den Apatitkristallen gekennzeichnet sind. Erosionsdefekte sind ebenfalls sehr oberflächlich demineralisiert, aber diese Veränderungen kennzeichnet sich hauptsächlich durch einen an der Oberfläche beginnenden Verlust der Zahnsubstanz (s. Kap. **2** u. Kap. **3**). Abb. 5.**16a** ist ein Beispiel für das bleibende Gebiss eines 20-jährigen Mannes mit keinen oder sehr oberflächlichen Stadien der Erosion, wogegen die Abb. 5.**16b**, Abb. 5.**16c** und Abb. 5.**16d** Beispiele für Erosionen mit zunehmendem Schweregrad zeigen.

ZUSAMMENFASSUNG

Der visuell-taktile Teil des Diagnoseprozesses für Karies umfasst Folgendes:

- Detektion einer Läsion und Feststellung, dass es sich um Karies und nichts anderes handelt
- Beurteilung der Tiefe/des Schweregrads
- Beurteilung des Aktivitätsstatus

Damit alle Stadien der Karies gefunden werden können, muss die klinische Untersuchung an sauberen und getrockneten Zähnen und unter Verwendung einer geeigneten Lichtquelle vorgenommen werden.

Es gibt zahlreiche Indizes und Erfassungssysteme für kariöse Läsionen. Die Zuverlässigkeit der Mehrheit der Kariesindizes ist mäßig bis hervorragend. Es besteht sowohl bei Milchzähnen als auch bei bleibenden Zähnen eine mäßige bis starke Beziehung zwischen dem Erscheinungsbild der Karies und der Tiefe (Histologie) der Läsion. Es ist relativ schwer, approximale kariöse Läsionen visuell-taktil zu bewerten, allerdings kann eine Zahnseparation hilfreich sein. Basierend auf dem Erscheinungsbild einer kariösen Läsion ist es möglich, ihre Tiefe vorherzusagen, da

- nicht kavitierte Läsionen hauptsächlich auf den Schmelz beschränkt sind oder gerade ins Dentin übergehen (oberflächliche Läsion),
- mikrokavitierte oder Läsionen mit einem Dentinschatten meist vom Schmelz bis ins mittlere Drittel des Dentins reichen (mittlere Läsion) und
- kavitierte Dentinläsionen vom Schmelz bis zum inneren Drittel des Dentins reichen, also bis nahe an die Pulpa (tiefe Läsion).

Mit keiner einzelnen klinischen Variable lässt sich der Aktivitätsstatus einer kariösen Läsion zuverlässig und genau bestimmen. Die besten Vorhersageergebnisse scheinen sich mit einer Kombination aus den Faktoren Plaqueretentionsbereich, Lokalisation, visuelles Erscheinungsbild, taktile Erscheinung der Läsion sowie der Gingivastatus erzielen zu lassen.

Die in diesem Kapitel vorgestellte visuell-taktile Detektions- und Beurteilungssystematik sollte die grundsätzliche Entscheidung, ob eine kariöse Läsion oberflächlich, mittel oder tief sowie aktiv oder inaktiv ist, ermöglichen.

Es gibt andere Veränderungen der Zahnhartsubstanzen die ein ähnliches Erscheinungsbild wie Karies aufweisen. Hierbei handelt es sich um dentale Fluorose und Hypomineralisation des Zahnschmelzes einschließlich der Molaren-Inzisiven-Hypomineralisation. Insbesondere die Lokalisation der Läsion kann für eine Differenzialdiagnose von Nutzen sein. Erosionen haben ein anderes Erscheinungsbild als die anderen durch tiefer gelegenen Mineralverlust charakterisierten Erkrankungen der dentalen Hartgewebe.

LITERATUR

1. Longbottom CL, Huysmans MC, Pitts NB, Fontana M. Glossary of key terms. In: Pitts N. Detection, assessment, diagnosis and monitoring of caries. Monogr Oral Sci 2009: 209–216
2. Thylstrup A, Fejersjov O. Textbook of Cariology. Copenhagen: Munksgaard; 1986
3. Ekstrand KR, Ricketts DN, Kidd EAM. Occlusal caries: pathology, diagnosis and logical management. Dent Update 2001; 28: 380–387
4. Möller IJ, Poulsen S. A standardized system for diagnosing, recording and analyzing dental caries data. Scand J Dent Res 1973; 81: 1–11
5. Ekstrand KR, Kuzmina I, Bjørndal L et al. Relationship between external and histologic features of progressive stages of caries in the occlusal fossa. Caries Res 1995; 29: 243–250
6. Ekstrand K, Qvist V, Thylstrup A. Light microscope study of the effect of probing in occlusal surfaces. Caries Res 1987; 21: 368–374
7. Forgie AH, Pine CM, Pitts NB. The use of magnification in a preventive approach to caries detection. Quintessence Int 2002; 33: 13–16
8. Haak R, Wicht MJ, Hellmich M et al. The validity of proximal caries detection using magnifying visual aids. Caries Res 2002; 36: 249–255
9. Carvalho JC, Ekstrand KR, Thylstrup A. Dental plaque and caries on occlusal surfaces of first permanent molars in relation to stage of eruption. J Dent Res 1989; 68: 773–779
10. Ekstrand KR, Bjørndal L. Structural analyses of plaque and caries in relation to the morphology of the groove-fossa system on erupting mandibular third molars. Caries Res 1997; 31: 336–348
11. Silverstone LM. The histopathology of enamel lesion produced in vitro and their relation to enamel caries [PhD Thesis]. Bristol: University of Bristol; 1967
12. Silverstone LM. Structure of carious enamel, including the early lesion. Oral Sciences Reviews 1973; 3; 100–160
13. Thylstrup A, Qvist V. Principal Enamel and Dentine Reactions during Caries Progression. In: Thylstrup A, Leach SA, Qvist V, eds. Dentine and Dentine Reactions in the Oral Cavity. Oxford: IRL Press; 1987
14. Ricketts DN, Ekstrand KR, Kidd EAM et al. Relating visual and radiographic ranked scoring systems for occlusal caries detection to histological and microbiological evidence. Oper Dent 2002; 27: 231–237
15. Ekstrand KR, Ricketts DNJ, Kidd EAM. Reproducibility and accuracy of three methods for assessment of demineralization depth of the occlusal surface: an in vitro examination. Caries Res 1997; 31: 224–231
16. Hintze H, Wenzel A, Danielsen B et al. Reliability of visual examination, fibre-optic transillumination, and bite-wing radiography, and reproducibility of direct visual examination following tooth separation for the identification of cavitated carious lesions in contacting approximal surfaces. Caries Res 1998; 32: 204–209
17. Rimmer PA, Pitts NB. Temporary elective tooth separation as a diagnostic aid in general dental practice. Br Dent J 1990; 169: 87–92
18. Kidd EAM. Diagnosis of secondary Caries. In: Stookey GK, ed. Early Detection of Dental Caries. Proceedings of the 1st Annual Indiana conference. Indianapolis: Indiana University School of Dentistry 1996; 157–162
19. Kidd EAM, Joyston-Bechal S. Essentials of Dental Caries: The Disease and its Management. Bristol: Wright; 1987: 158–170
20. Özer L, Thylstrup A. What is known about caries in relation to restorations as a reason for replacement? A review. Adv Dent Res 1995; 9: 394–402
21. Landis JR, Koch GG. The measurement of observer agreement for categorical data. Biometrics 1977; 159–174
22. Ismail AI. Visual and visuo-tactile detection of dental caries. J Dent Res 2004; 83 (Spec.): 56–66
23. World Health Organization (WHO). Oral Health Surveys: Basic Methods. 4th ed. Geneva: World Health Organization; 1997
24. Radike AW. Criteria for diagnosing Dental Caries. In: American Dental Association. Proceedings of the Conference on the clinical Testing of cariostatic Agents. Chicago: American Dental Association; 1968: 87–88
25. Marthaler TM. A standardized system of recording dental conditions. Helv Odontol Acta 1966; 10: 1–19
26. Ekstrand KR, Kuzmina IN, Kuzmina E et al. Two and a half-year outcome of caries-preventive programs offered to groups of children in the Solntsevsky district of Moscow. Caries Res 2000; 34: 8–19
27. Kuzmina IN, Kuzmina E, Ekstrand KR. Dental caries among children from Solntsevsky – a district in Moscow, 1993. Community Dent Oral Epidemiol 1995; 23: 266–270
28. Kuzmina I. A caries preventive program among children in a district of Moscov [PhD Thesis]. Copenhagen: University of Copenhagen; 1997
29. Friis-Hasché E. Child oral health care in Denmark. Copenhagen: Copenhagen University Press; 1994
30. Friis-Hasché E. Skolebørns sundhedstilstand. Copenhagen: Odontologisk Boghandels; 1981
31. Downer MC. Concurrent validity of an epidemiological diagnostic system for caries with the histological appearance of extracted teeth as validating criterion. Caries Res 1997; 9: 231–246
32. Pitts N: „ICDAS"– an international system for caries detection and assessment being developed to facilitate caries epidemiology, research and appropriate clinical management. Community Dent Health 2004; 21: 193–198
33. Ismail AI, Sohn W, Tellez M et al. The International Caries Detection and Assessment System (ICDAS): an integrated system for measuring dental caries. Community Dent Oral Epidemiol 2007; 35: 170–178

34. Ekstrand KR, Martignon S, Ricketts DJ et al. Detection and activity assessment of primary coronal caries lesions: a methodologic study. Oper Dent 2007; 32: 225–235

35. Ekstrand KR, Luna LE, Promisiero L et al. The reliability and accuracy of two methods for proximal caries detection and depth on directly visible proximal surfaces: an in vitro study. Caries Res 2011; 45: 93–99

36. im Internet: www.icdas.org

37. Ekstrand KR, Zero DT, Martignon S et al. Lesion activity assessment. Monogr Oral Sci 2009; 21: 63–90

38. Pitts NB, ed. Detection, assessment, diagnosis and monitoring of caries. Monogr Oral Sci 2009; 21

39. Ekstrand KR, Ricketts DNJ, Kidd EAM et al. Detection, diagnosing, monitoring and logical treatment of occlusal caries in relation to lesion activity and severity: an in vivo examination with histological validation. Caries Res 1998; 32: 247–254

40. Ekstrand KR, Ricketts DNJ, Longbottom C et al. Visual and tactile assessment of arrested initial enamel carious lesions: an in vivo pilot study. Caries Res 2005; 39: 173–177

41. Nyvad B, Machiulskiene V, Baelum V. Reliability of a new caries diagnostic system differentiating between active and inactive caries lesions. Caries Res 1999; 33: 252–260

42. Ekstrand KR, Bruun G, Bruun M. Plaque and gingival status as indicators for caries progression on approximal surfaces. Caries Res 1998; 32: 41–45

43. Thylstrup A, Brunn C, Holmen L. In vivo caries models – Mechanisms for caries initiation and arrestment. Adv Dent Res 1994; 144–157

44. Nyvad B, Machiulskiene V, Baelum V. Construct and predictive validity of clinical caries diagnostic criteria assessing lesion activity. J Dent Res 2003; 82: 117–122

45. Thylstrup A, Birkeland JM. Prognosis of Caries. In: Thylstrup A, Fejerskov O, eds. Textbook of Cariology. Copenhagen: Munksgaard; 1986: 358–367

46. Fejerskov O, Luan WM, Nyvad B et al. Active and inactive root surface caries lesions in a selected group of 60–80-year-old Danes. Caries Res 1991; 25: 385–391

47. Ekstrand KR, Martignon S, Pedersen PH. Development and evaluation of two root caries controlling programmes for home-based frail people older than 75. Gerodontology 2008; 25: 67–75

48. Kidd EAM, Joyston-Bechal S, Beighton D. Marginal ditching and staining as a predictor of secondary caries around amalgam restorations: a clinical and microbiological study. J Dent Res 1995; 74: 1206–1211

49. Russell AL. The differential diagnosis of fluoride and non-fluoride enamel opacities. J Public Health Dent 1961; 21: 143–146

50. Weerheijm KL, Jälevik B, Alaluusua A. Molar-incisor hypomineralisation. Caries Res 2001; 35: 390–391

51. Jälevik B, Klingberg G, Barregard L et al. The prevalence of demarcated opacities in permanent first molars in a group of Swedish children. Acta Odontol Scan 2001; 59: 255–260

52. Laisi S, Ess A, Sahlberg C et al. Ammoxicillin may cause molar incisor hypomineralization. J Dent Res 2009; 88: 132–136

53. Ganss C, Lussi A. Diagnosis of erosive tooth wear. In: Lussi A. Dental erosion. Monogr Oral Sci 2006; 20: 32–43

54. Lussi A. Dental erosion. Clinical diagnosis and case history taking. Eur J Oral Sci 1996; 104: 191–198

Radiologische und zusätzliche diagnostische Verfahren

R. Haak, M. J. Wicht

6

Einleitung

Viele Kariesprädilektionsstellen liegen naturgemäß in visuell nur schwer zugänglichen Bereichen der Zähne. Daher ist die visuell-taktile Diagnostik besonders im Approximalbereich sowie in tiefen Fissuren und Grübchen und an Restaurationsrändern oftmals nicht ausreichend, um bereits frühe kariöse Läsionen zu detektieren und beurteilen zu können. Hier können zusätzliche Verfahren herangezogen werden, um weitere wertvolle diagnostische Informationen zu erhalten.

Die am weitesten verbreitete zusätzliche diagnostische Methode ist die Bissflügelröntgentechnik. Hierbei werden kariöse Läsionen über die mit dem Mineralverlust einhergehende Zunahme der Radiotransluzenz der Zahnhartsubstanzen sichtbar gemacht. Besonders für approximale aber auch okklusale Läsionen liefern Bissflügelröntgenaufnahmen zusätzliche diagnostische Informationen oder erlauben sogar erst deren Detektion.

Andere diagnostische Verfahren basieren auf der Durchleuchtung der Zähne mit sichtbarem Licht (Faseroptische Transillumination), auf der Fluoreszenz gesunder oder kariöser Zahnhartsubstanzen (DIAGNOdent, Kamerasysteme) oder auf der elektrischen Leitfähigkeit der Karies (elektrische Widerstandsmessung, Impedanzspektroskopie). In diesem Kapitel werden die verschiedenen zusätzlichen diagnostischen Verfahren vorgestellt, ihre klinische Anwendung beschrieben sowie deren Vor- und Nachteile diskutiert.

Im Speziellen werden in diesem Kapitel behandelt:

- Anwendung der Bissflügelröntgentechnik
- analoge und digitale radiologische Systeme
- Bewertung und Aussagekraft röntgenologischer Befunde
- Indikationsstellung und Kontrollintervalle bei Bissflügelröntgenaufnahmen
- diagnostische Verfahren basierend auf sichtbarem Licht
- Kariesdiagnostik mittels elektrischem Strom

Kontext der radiologischen Kariesdetektion

Kariöse Primärläsionen treten gehäuft im Kindes- und Jugendalter auf [1], wobei das Zeitfenster, mit einem erhöhten Risiko eine okklusale kariöse Läsion zu entwickeln, direkt mit dem Zahndurchbruch beginnt, während approximale Defekte verstärkt ab dem 13. Lebensjahr auftreten. In der heutigen Zeit übersteigt die Anzahl initialer Läsionen mit nicht eingebrochenen Oberflächen den Anteil etablierter Defekte bzw. gefüllter Zahnflächen deutlich [2], sodass sich insgesamt das Erkennen und die Beurteilung kariöser Läsionen wesentlich erschwert hat [3].

Während früher mit dem Entdecken einer kariösen Läsion direkt die Indikation zur restaurativen Therapie verknüpft war, ist es heute das Ziel der Therapie, das Fortschreiten der Karies durch kausale Intervention z. B. durch Kontrolle des bakteriellen Biofilms oder Ernährungsberatung etc. zu stoppen. Erst wenn der Biofilm direkten Kontakt zum Dentin hat, kommt es zu einer hinreichenden Bakterieninvasion, die neben der Demineralisation auch eine Destruktion der organischen Dentinanteile bewirkt (Kap. **3**). Daher sind meist erst ab diesem Stadium restaurative Maßnahmen indiziert. Reaktive Veränderungen des Dentins auf einen kariösen Prozess an der Zahnoberfläche sind als Indikator bei der Entscheidung zur invasiven Therapie nicht geeignet [4].

MERKE

Primäres Ziel der kariologischen Kausaltherapie ist es, mittels Biofilmkontrolle die Progression einer Läsion zu stoppen oder zumindest zu verlangsamen.

Die Beschaffenheit der Oberfläche wird aktuell als das entscheidende Zielkriterium für den Restaurationsentscheid eingeschätzt, da sie wesentlich stärker mit der Hygienefähigkeit bzw. mit der Möglichkeit korreliert, den kariogenen Biofilm mit entsprechenden Hygienemaßnahmen zu entfernen. Ist eine Kavitation vorhanden, verändert sich der gesamte Metabolismus des Biofilms [5].

MERKE

Bei Vorliegen einer Oberflächenkavitation sind im Allgemeinen die Möglichkeiten nicht invasiver Präventionsmaßnahmen erschöpft und die Indikation zur restaurativen Therapie erreicht.

Der Einsatz radiologischer diagnostischer Verfahren hat das primäre Ziel, kariöse Läsionen an klinisch nicht oder nur schwer einsehbaren Arealen zu detektieren und zu beurteilen. Dies gilt insbesondere für **Approximal-**, aber auch für **Okklusalflächen** und für Karies an Restaurationsrändern. Somit erlauben die radiologischen Verfahren einerseits mehr kariöse Läsionen zu detektieren (höhere Sensitivität). Andererseits dienen die radiologischen Befunde auch dazu, klinisch erhobene Befunde durch zusätzliche Informationen über die radiologische Kariesausdehnung zu präzisieren (Beurteilung). Zeitlich versetzt angefertigte Aufnahmen ermöglichen darüber hinaus zusätzlich die longitudinale Betrachtung einer kariösen Läsion und lassen somit Rückschlüsse auf deren Progressionsverhalten zu (Abb. 6.**1**).

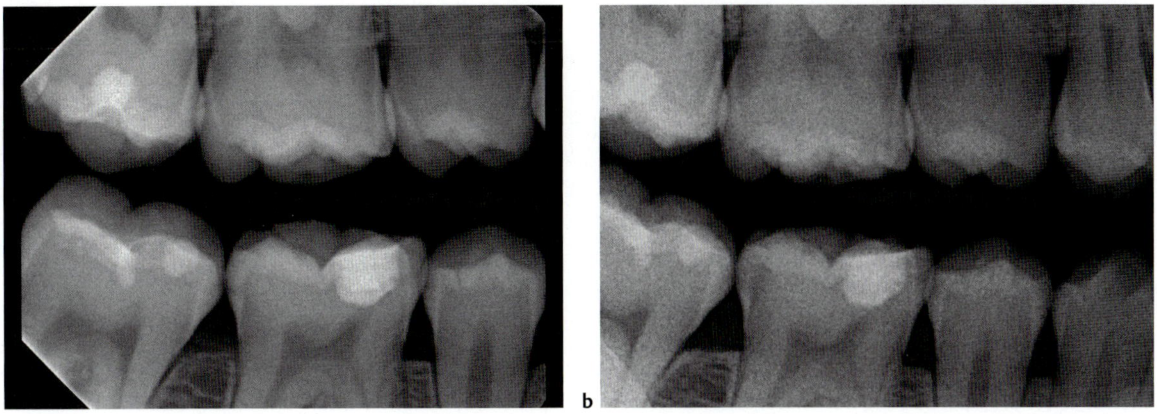

a b

Abb. 6.**1** Rechte Kieferhälfte eines 21-jährigen Patienten mit mittlerem Kariesrisiko.

a Die distale approximale Läsion an Zahn 46 hat gerade die Schmelz-Dentin-Grenze durchbrochen. Das Therapiekonzept sah zu diesem Zeitpunkt, neben einem engmaschigen Monitoring, intensivprophylaktische Maßnahmen vor.

b Die Kontrollaufnahme nach 6 Monaten zeigte eine deutliche Progression der Läsion mit radiologischer Ausbreitung in das 2. Dentindrittel (D2), sodass eine invasive Therapie nicht mehr verhindert werden konnte.

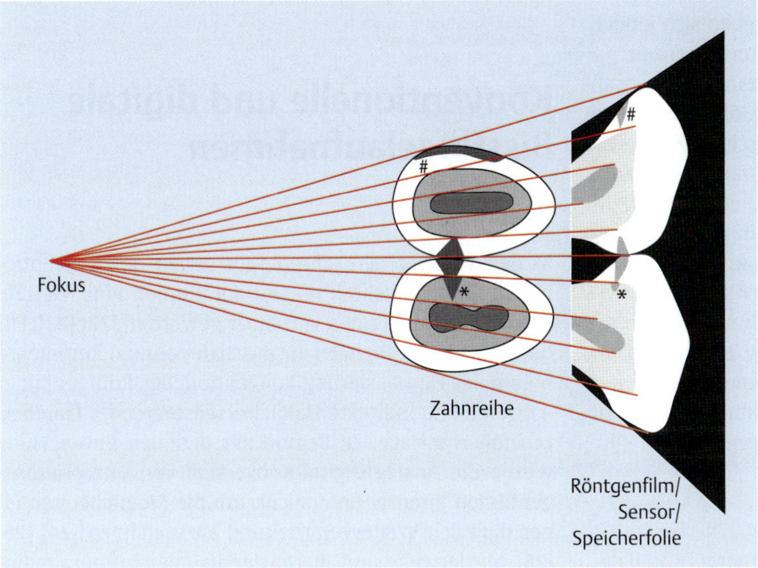

Abb. 6.**2** Die Röntgenstrahlen gehen vom Fokus der Röntgenröhre aus, durchstrahlen das Objekt (Zahnreihe) und treffen auf den Röntgenfilm bzw. den Sensor oder die Speicherfolie. Dabei werden sie je nach Röntgenopazität und Dicke der durchstrahlten Gewebe unterschiedlich abgeschwächt. Hierdurch entsteht ein 2-dimensionales Überlagerungsbild der 3-dimensionalen anatomischen Strukturen. Die (histologische) Ausdehnung der Karies wird durch diesen Überlagerungseffekt tendenziell unterschätzt (*). Jedoch kann auch eine Überschätzung der Kariestiefe auftreten, wenn die Karies eher länglich geformt ist und parallel zum Strahlengang verläuft (**#**).

MERKE

Radiologische diagnostische Verfahren zielen primär auf die Detektion und Beurteilung kariöser Läsionen in klinisch schwer einsehbaren Approximalräumen, aber auch an Okklusalflächen und Restaurationsrändern ab.

Die radiologische Darstellung kariöser Läsionen beruht auf der Visualisierung kariöser Läsionen über die Abnahme der Radioopazität der erkrankten Zahnhartsubstanzen, die durch den Verlust an Mineralien hervorgerufen wird (Abb. 6.**2**). Werden Röntgenbilder zur Kariesdetektion verwendet, sollten intraorale Aufnahmen in der Bissflügelprojektion eingesetzt werden [6] [7]. Bereits seit 1925 werden sie nur geringfügig modifiziert genutzt [8]. Die Technik zeichnet sich durch den Einsatz eines Filmhalters mit Aufbiss aus, der approximale Überlappungen und Projektionsfehler reduziert [9].

Validität und Reliabilität der radiologischen Kariesdetektion

Welcher Goldstandard?

Im Gesamtkonzept der Kariesdiagnostik stellt die radiologische Kariesdetektion nur ein zusätzliches Hilfsmittel dar. Der Zahnarzt ist damit nicht in der Lage herauszufinden, ob eine Oberflächenkavitation vorliegt oder nicht, sondern kann dieses klinisch relevante Entscheidungskriterium nur anhand der Korrelation zur Demineralisationsdarstellung des Röntgenbilds abschätzen. Daher muss man sich bei der Übertragung der wissenschaftlichen Daten zur Qualität der radiologischen Kariesdiagnostik auf den klinischen Therapieentscheidungsprozess immer vergegenwärtigen, welche Validierungsmethode bzw. „Goldstandard" in der jeweiligen Studie zum Einsatz kam. In den meisten Untersuchungen zur radiologischen Kariesdetektion wurde die **Tiefenausdehnung der Läsionspenetration** als Referenzkriterium gewählt und histologisch oder klinisch bestimmt [10]. Hieraus ergeben sich jedoch nicht zwingend korrekte klinische Konsequenzen (s. Kap. **9**) [11]. Vielmehr sollte der „Goldstandard" sich an der individuellen Fragestellung der Studie orientieren [12]. Will man die Qualität der radiologischen Diagnostik im Hinblick auf einen möglichen restaurativen Behandlungsbedarf beurteilen, ist die Beurteilung einer möglichen **Oberflächenkavitation** für die Validitätsbestimmung entscheidend. Zwar zeigen Daten aus In-vitro-Studien (mit extrahierten Zähnen) eine moderate Korrelation zwischen dem klinischen Erscheinungsbild und der röntgenologischen Ausdehnung approximaler und okklusaler Läsionen [13]. Dennoch kann von der radiologischen Kariesausdehnung nur indirekt auf die Wahrscheinlichkeit einer Oberflächenkavitation geschlossen werden.

Sensitivität und Spezifität

In In-vitro-Untersuchungen lag die Sensitivität (Anteil der richtig als kariös erkannten kariösen Zähne) der Detektion von Dentinläsionen in einem Bereich zwischen 50% und 70%, während die Spezifität (Anteil der richtig als gesund erkannten gesunden Zähne) zwischen 70% und 97% schwankte [14]. Demgegenüber stellt sich die Detektion von kariösen Schmelzläsionen deutlich schwieriger dar [15] [16]. Einigkeit herrscht darüber, dass mit der radiologischen Information zusätzlich zur klinischen Befunderhebung mehr kariöse Läsionen als allein mit der visuellen Inspektion identifiziert werden können [17] [18] [19]. Es konnte gezeigt werden, dass mit Bissflügelaufnahmen die Anzahl der festgestellten Kariesläsionen um 827% gegenüber der rein visuellen Detektion gesteigert werden konnte [20]. Im Umkehrschluss bedeutet dies, dass bei der rein visuellen Befunderhebung nur 10,8% der kariösen Defekte im Vergleich zur kombinierten visuellen und radiologischen Inspektion entdeckt werden.

MERKE

Die zusätzliche Information der radiologischen Untersuchung steigert in Kombination mit der klinischen signifikant die Anzahl richtig detektierter kariöser Läsionen.

Reproduzierbarkeit

Betrachtet man die Reproduzierbarkeit der Einschätzung auf Basis von intraoralen Bissflügelaufnahmen, so ist von moderater bis guter inter- und intrapersoneller Reliabilität zwischen 2 Einschätzungen derselben Röntgenaufnahme auszugehen [20] [21]. Dies bedeutet allerdings auch, dass die subjektive Komponente der Einschätzung eines Röntgenbefunds ebenso wie die reine Fähigkeit, die optischen Informationen einer Röntgenaufnahme zu erkennen, durchaus einen Einfluss auf das Detektionsresultat hat.

Konventionelle und digitale Bissflügelaufnahmen

Systeme

In den vergangenen Jahren sind neben der konventionellen Röntgentechnik mit Intraoralfilmen eine Vielzahl von digitalen Systemen verfügbar geworden [22] [23]. Für die Anfertigung digitaler Intraoralaufnahmen kommen – neben der Digitalisierung konventioneller Röntgenbilder – direkte und indirekte **Halbleitersensoren** oder **Lumineszenzfolien** infrage. Zu Beginn der digitalen Entwicklung wurde die Analog/Digital-Konversion von Intraoralröntgenfilmen intensiv untersucht, um die Möglichkeiten einer digitalen Weiterverarbeitung abzuschätzen [24] [25] [26]. Mittlerweile sind aber in der digitalen Intraoralradiologie nur noch die direkten Techniken von Bedeutung [27] [28] [29]. Die Halbleitersensoren auf CCD-Basis (CCD: Charge Coupled Device) oder CMOS-Basis (CMOS: Complementary Metal Oxide Semiconductors) wandeln die Röntgenstrahlung entweder mit einer lumineszierenden Folie in sichtbares Licht um, das vom röntgengekapselten CCD-Chip detektiert wird, oder der Röntgenstrahl wird ohne Zwischenträger direkt auf den Siliziumschaltkreisen des Chips in ein elektrisches Signal konvertiert. Ein CMOS-Sensor verfügt gegenüber einem CCD-Sensor grundsätzlich über eine etwas höhere Empfindlichkeit, rauscht geringfügig stärker und hat einen geringeren Platz- und Strombedarf. Beide Systeme scheinen aber momentan gleichwertig einzuschätzen zu sein. Speicherfolien müssen demgegenüber erst in einem Scanner ausgelesen werden, sind aber leichter zu positionieren als Sensoren [30].

Vorteile digitaler Technologien

Die digitale Intraoralröntgentechnik bietet im Vergleich zur konventionellen Technik grundsätzlich einige Vorteile. Infolge der größeren Belichtungstoleranz sollten weniger Darstellungsfehler auftreten und technische Probleme und Umweltbedenken in Zusammenhang mit der Nasschemie gehören der Vergangenheit an. Darüber hinaus lässt sich Zeit und Dosis einsparen und die digitalen Bilder sind elektronisch bearbeitbar [6]. Demgegenüber muss allerdings für jedes neu auf dem Markt erscheinende System nachgewiesen werden, dass die Aufnahmen eine mindestens der konventionellen Technik ähnliche Validität und Reproduzierbarkeit der Kariesdarstellung besitzen [14] [19]. Für zahlreiche aktuelle Digitalsysteme und Dentalfilme konnte dies mittlerweile nachgewiesen werden [31] [32] [33] [34], sodass in der Bilddarstellung heute mindestens von einer **Äquivalenz digitaler und analoger Systeme** ausgegangen werden kann. Darüber hinaus besteht bei digitalen Systemen die Möglichkeit der rechnergestützten Bildbearbeitung [35]. Ziel der digitalen Bildmanipulation ist es dabei, Informationen, die für die Detektion der Karies von Bedeutung sind, deutlicher zu präsentieren und vernachlässigbare Bilddetails zu unterdrücken [24]. Zu allen Digitalsystemen sind Softwareprogramme mit eigenen Bildbearbeitungsoptionen verfügbar, die in die Menüstruktur implementiert sind [36]. Obwohl diese Manipulationsoptionen mit eindeutigen Fachtermini bezeichnet werden könnten, wird in der Regel auf individuelle Bezeichnungen oder auf visualisierende Schaltflächen zurückgegriffen, sodass die Programme in ihrem Funktionsumfang nur schwer vergleichbar sind. Keineswegs klar ist allerdings, ob Programme mit gleichen Bildtransformationen und Filtern dieselben Resultate der Verarbeitung liefern und ob die Optionen frei miteinander kombinierbar sind [36]. Aus diesem Grund ist es die Aufgabe künftiger Untersuchungen, die Auswirkung von Bildveränderungen auf verschiedene diagnostische Fragestellungen und speziell hinsichtlich der Kariesdetektion zu untersuchen.

MERKE

Die digitale Röntgentechnik bietet der konventionellen Technik gegenüber Vorteile hinsichtlich Darstellung, Belichtungstoleranz, Umweltverträglichkeit, Zeitbedarf und Strahlendosis.

TACT und digitale Volumentomografie

Da keine perfekte Korrelation zwischen der detektierbaren Demineralisationsfront und der Oberflächenbeschaffenheit besteht [37], wird weiterhin nach einer Möglichkeit gesucht, diese essenzielle diagnostische Information auch für visuell nicht zugängliche Zahnoberflächen zu erheben. Grundsätzlich könnten für diese Fragestellung radiologische **3-dimensionale Schichttechniken** besonders geeignet sein, da hierbei der Summationseffekt der klassischen Intraoralröntgenaufnahme entfällt, durch den relevante Informationen von den im Strahlengang befindlichen Strukturen überlagert werden. Darüber hinaus kann die Lage der Schicht aus einem 3-dimensionalen Volumendatensatz frei bestimmt werden, sodass man nicht an die bukko-orale Projektionsrichtung und die damit verbundene Darstellung konventioneller Intraoralröntgenaufnahmen gebunden ist. Die konventionelle Form der radiologischen Darstellung, die auch als Transmissionsradiografie bezeichnet wird, ist charakterisiert durch eine punktförmige Strahlungsquelle und einen flachen Strahlungsrezeptor, sodass das Röntgenbild sich aus der Schwächung der Transmissionsstrahlung im Gewebe ergibt. Grundsätzlich können bei der 2-dimensionalen Wiedergabe einer 3-dimensionalen Gewebekonfiguration durch die Überlagerung anatomischer Strukturen falsch-negative oder falsch-positive Befunde befördert werden, wenn z. B. bukkale oder orale kariöse Läsionen bei der

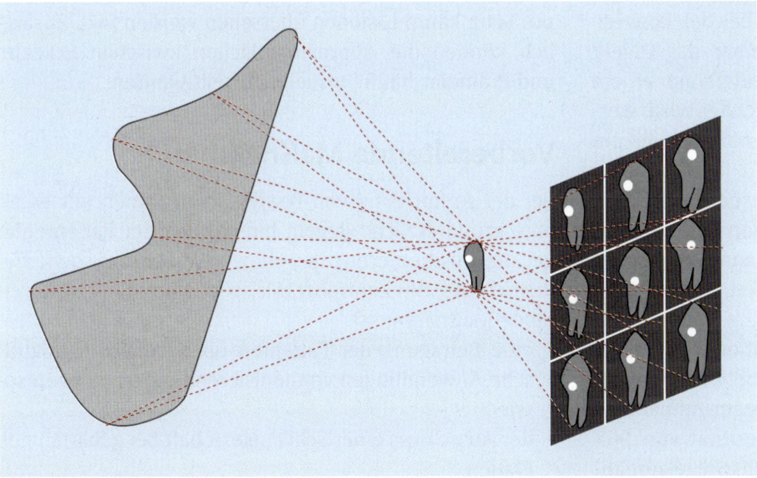

Abb. 6.3 Prinzip der Tuned-Aperture-Volumentomografie. Das Objekt wird aus mehreren unterschiedlichen, nicht vorgegebenen Projektionen aufgenommen. Aus den 2-dimensionalen Bildern und einer am Objekt fixierte Metallkugel (Referenz) wird das Objekt rechnerisch 3-dimensional rekonstruiert.

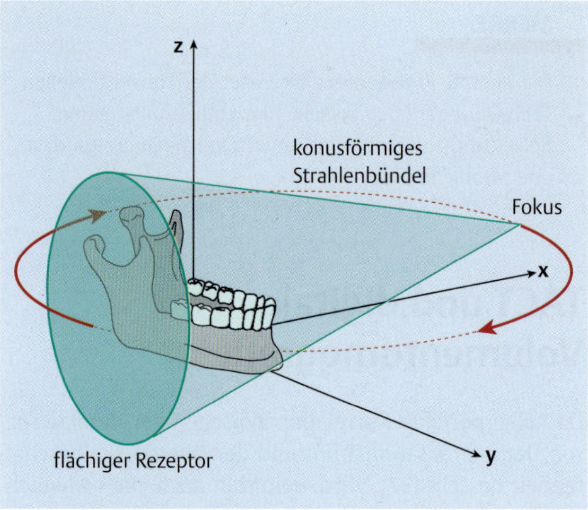

Abb. 6.**4** Prinzip der Digitalen Volumentomografie (DVT) oder Cone-Beam-Tomografie. Ein konusförmiges Strahlenbündel umfährt zusammen mit einem flächenförmigen Sensor das Objekt um 360°. Über komplexe Algorithmen wird daraus eine 3-dimensionale Darstellung des Objekts errechnet.

Beurteilung approximaler Zahnflächen auf dem Röntgenbild zu einer Läsion verschmelzen [38].

Ein Ansatz, radiologische Daten in eine 3-D-Matrix einzupassen, stellt die **„Tuned-aperture computed tomography" (TACT)** dar [39]. Hierbei werden mindestens 3 unterschiedlich projizierte digitale Röntgenbilder mithilfe eines Referenzpunkts überlagert und es wird ein 3-D-Datensatz generiert, der in Form von Schnittbildern oder einer 3-D-Animation darstellbar ist [40] (Abb. 6.**3**).

Während bei der Erkennung artifizieller Läsionen eine verbesserte Detektion, im Vergleich zum konventionellen Röntgenfilm und einem CCD-Sensor, gezeigt werden konnte [41], war ein positiver Einfluss auf die Detektion von okklusaler und approximaler Karies nicht feststellbar [42] [43].

Ein weiterer Ansatz ist die **Cone-Beam-Computertomografie** oder **Digitale Volumentomografie (DVT).** Hierbei wird – ähnlich wie bei der konventionellen Computertomografie – das Objekt durch einen maximal 360°-Umlauf eines Strahlenbündels abgetastet. Anders als bei der konventionellen Computertomografie, bei welcher das Objekt mit einem fächerförmigen Strahlenbündel und einem ringförmig angeordnetem Detektor abgetastet wird, werden beim DVT ein konusförmiges Strahlenbündel und ein flächiger Detektor verwendet (Abb. 6.**4**).

In aktuellen Veröffentlichungen konnte experimentell gezeigt werden, dass auch die Kariesdetektion mithilfe lokaler Schichtbilder verbessert werden kann [44]. Daher stellte sich uns die Frage, ob Kavitationen approximaler kariöse Läsionen anhand von Cone-beam-Computertomogrammen besser als mit konventionellen Intraoralröntgenaufnahmen zu detektieren sind. Es konnte gezeigt werden, dass mithilfe der Cone-Beam-Aufnahmen eine Sensitivität von 80% bei einer Spezifität von 96% erreichbar war, während anhand von Bissflügelaufnahmen nur 29% der kariöse Läsionen mit Kavitation richtig identifiziert werden konnten [45].

Diese vielversprechenden Resultate zeigen, dass für die Unterscheidung von intakten und eingebrochenen Zahnoberflächen im Approximalraum die Cone-Beam-Technologie nutzbringend eingesetzt werden könnte. Auch für die Darstellung okklusaler Läsionen mit Dentinbeteiligung konnte bisher im Einzelfall gezeigt werden, dass diese Defekte leichter zu erkennen sind als auf klassischen Röntgenaufnahmen (Abb. 6.**5**). Ein Problem, das vor der Praxisreife noch zu klären sein wird, ist allerdings die Artefaktbildung röntgendichter Materialien, die bei tomografischen Aufnahmetechniken immer auftritt und Defekte maskieren kann. Ob diese Technik aufgrund des erheblichen Investitionsbedarfs jemals Einzug in die Arbeitsabläufe der Kariesbeurteilung halten wird, muss die zukünftige Entwicklung zeigen.

MERKE

Der Einsatz 3-dimensionaler Schichttechnikröntgenaufnahmen ermöglicht, verglichen mit 2-dimensionalen Bissflügelaufnahmen, eine höhere Detektionsrate approximaler Kavitationen, hat jedoch zum gegenwärtigen Zeitpunkt noch keine Praxisreife erlangt.

Bissflügeltechnik

Traditionell wird empfohlen, einen Bereich von der Distalfläche des Eckzahns bis zur Distalfläche des endständigen Molaren darzustellen [19], sodass in der Regel 2 Filme der Größe 2 auf jeder Seite des Mundes benötigt werden. Wird stattdessen ein länglicher Bissflügelfilm (Größe 3) verwendet, lässt sich zwar die Strahlenbelastung reduzieren, es muss aber mit mehr Überlappungen, Projektionsfehlern und nicht dargestellten Approximalflächen gerechnet werden [46]. Da heutzutage bei vielen Patienten die Wahrscheinlichkeit, kariöse Läsionen an Eckzähnen und 1. Prämolaren zu entwickeln, eher gering ist, ist allerdings davon auszugehen, dass auch mit nur 1 Aufnahme pro Seite kaum Läsionen übersehen werden [47]. Zusätzlich können die Approximalflächen zwischen Eckzahn und Prämolar häufig visuell beurteilt werden.

Vorbereitende Maßnahmen

Bei der Anfertigung von Bissflügelaufnahmen gilt es einige grundsätzliche Regeln hinsichtlich der Patientenlagerung, Positionierung des Films bzw. Sensors sowie der Ausrichtung des Zentralstrahls zu beachten. Als vorbereitende Maßnahme ist

- eine Befragung der Patienten über frühere medizinische Anwendungen von ionisierenden Strahlungen sowie
- der Ausschluss einer Schwangerschaft bei gebärfähigen Frauen,

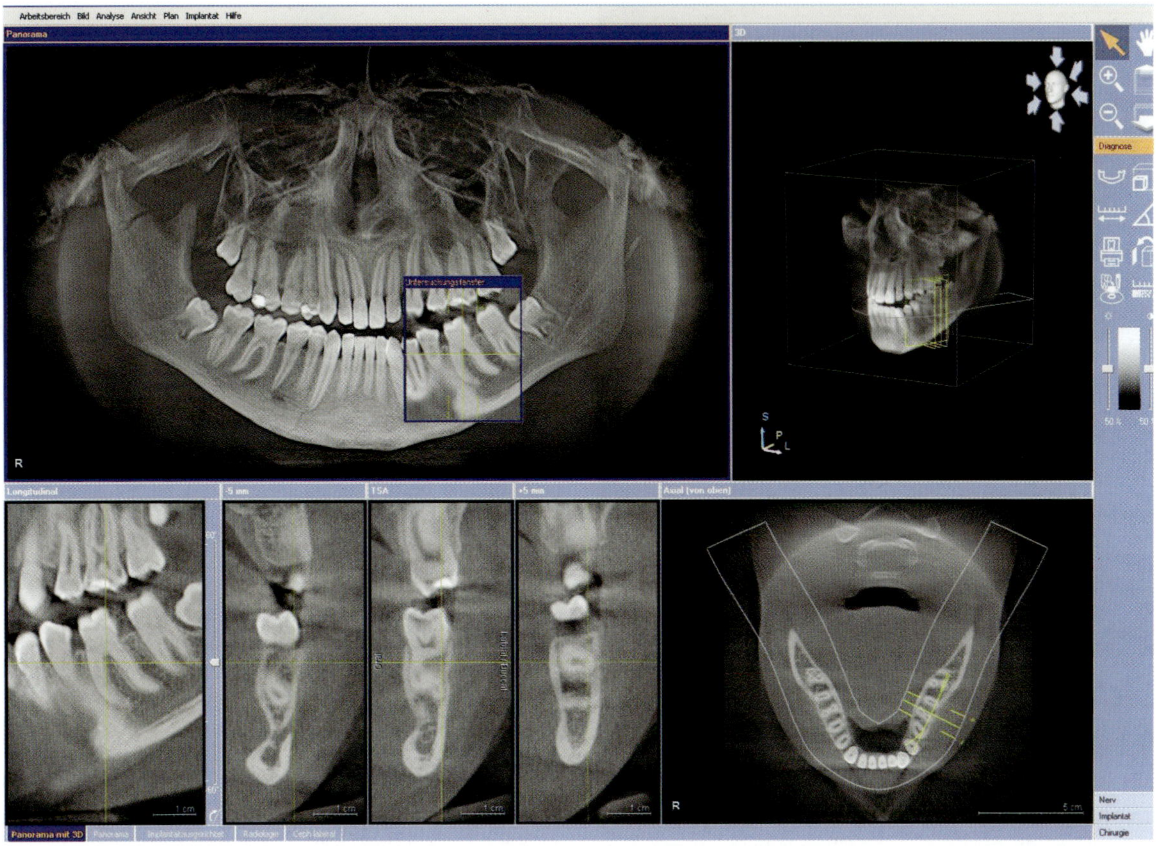

Abb. 6.**5** Schichtdarstellung des digitalen Volumentomogramms. Die okklusalen Läsionen an den Zähnen 26 und 36 sind deutlich zu erkennen. Neben der valideren Beurteilung von Kontinuitätseinbrüchen wird insbesondere die genauere Abschätzung einer Dentinbeteiligung bei okklusalen Defekten als Vorteil der digitalen Volumentomografie angesehen.

- das Anlegen eines Strahlenschutzes,
- die Entfernung herausnehmbaren Zahnersatzes sowie von Schmuck, Brille u. Ä. obligat.

Klinische Durchführung

Wie bereits oben erwähnt, überwiegen die Vorteile der digitalen Radiografie, insbesondere hinsichtlich des Strahlenschutzes, der Umweltbelastung und der Vermeidung von Darstellungsfehlern. Daher beschränken sich die folgenden klinischen Abbildungen auf die Darstellung eines digitalen Systems (Xios, Sirona, Bensheim), können aber grundsätzlich auf andere Systeme übertragen werden.

Spezielle Bissflügelhalter sind aus technischen Gründen mit einem Aufbiss versehen, an dem der Sensor mechanisch verankert wird (Abb. 6.**6**). An der nach extraoral führenden Zentrierstange ist ein Visierring, als Positionierhilfe für den Tubus, angebracht, der die orthoradiale Ausrichtung des Zentralstrahls ermöglicht. Der Kopf des Patienten sollte mittels einer Kopfstütze stabilisiert werden, wobei die Bipupillarlinie sowie die Okklusionsebene annähernd parallel zum Fußboden ausgerichtet sein sollten. Danach erfolgt die intraorale Positionierung des Sensors wobei die Aufbissplatte des Halters zwischen den Okklusalflächen der oberen und unteren Seitenzähne fixiert wird und der Sensor möglichst nahe an den Oralflächen der betreffenden Zähne liegen sollte (Abb. 6.**7**). Aufgrund oben ausgeführter epidemiologischer Gegebenhei-

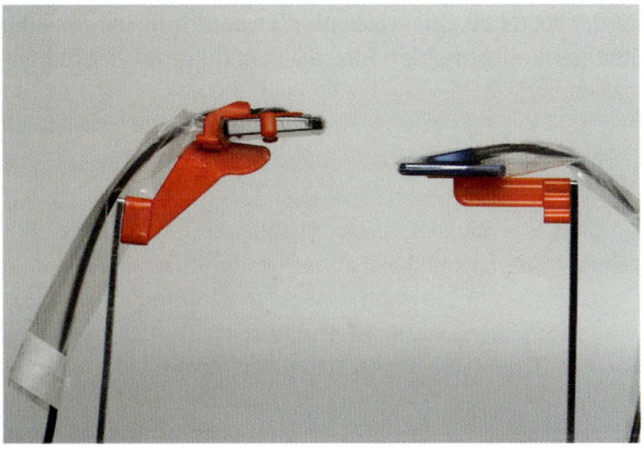

Abb. 6.**6** Bei den Bissflügelhaltern für die digitale Radiografie wird der Sensor in einem Plastikschutz entweder an den Aufbiss gesteckt (links, XCP Dentsply Rinn-Bissflügelhalter) oder geklebt (rechts, Xios, Sidexis). Bei der gesteckten Variante kann es aufgrund von Handhabungsfehlern und Verschleiß schneller zu einer nicht rechtwinkligen Ausrichtung des Sensors zum Tubus und somit zu unpräzisen Aufnahmen kommen.

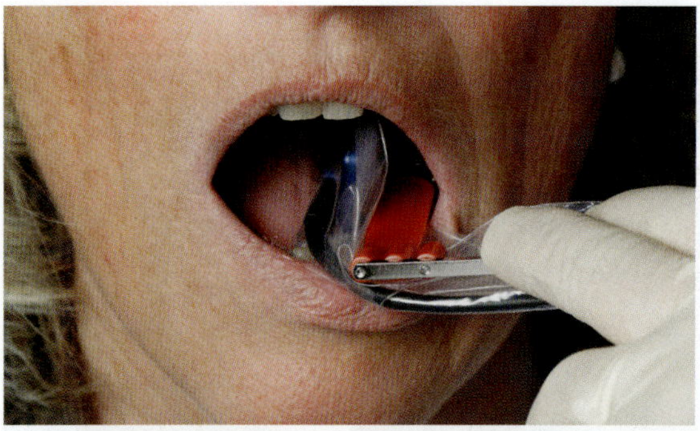
a

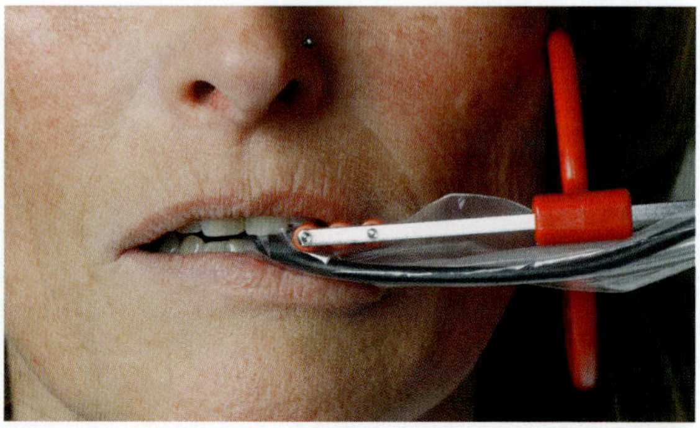
b

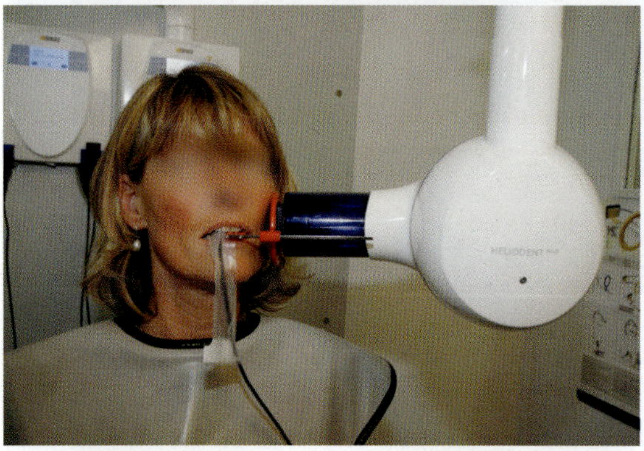
c

Abb. 6.**7** Bissflügelhalter-Positionierung.

a Die intraorale Positionierung des Sensors erfolgt vorzugsweise mittels einer leichten Rotation, indem der Halter zuerst horizontal eingebracht wird und dann in Richtung des Alveolarfortsatzes geschwenkt wird.

b Der Patient wird gebeten, vorsichtig und langsam die Zahnreihen zueinander zu führen, bis die Aufbissplatte sicher fixiert ist.

c Im Folgenden wird der Visierring so nahe wie möglich an die Wange geschoben und der Tubus in 2 Ebenen parallel zur Zentrierstange ausgerichtet. Der Zentralstrahl wird dadurch parallel zum Bissflügel ausgerichtet und sollte bei der Anfertigung einer einzelnen Bissflügelaufnahme pro Seite tangential durch den Kontaktpunkt zwischen 2. Prämolar und 1. Molar verlaufen.

ten ist häufig die Anfertigung einer Bissflügelaufnahme pro Kieferhälfte ausreichend. Sollten jedoch aus anatomischen Gründen 2 Aufnahmen indiziert sein, so empfiehlt es sich mit der anterioren Projektion zu beginnen, da diese aufgrund der Sperrigkeit des Sensors schwieriger ist. Vermeidbare Fehler bei der Aufnahmetechnik führen in der Regel zu Qualitätseinbußen und Informationsverlust der Röntgenbilder oder machen diese im Zweifel unbrauchbar.

MERKE

Die Verwendung spezieller Bissflügelhalter, inklusive eines Visierrings und einer Zentrierstange, sowie die sachgerechte Lagerung des Patienten ermöglichen eine weitestgehend orthoradiale und somit überlagerungsfreie Darstellung der Approximalräume.

Reproduzierbare Einstellung

Soll im Sinne eines longitudinalen Monitorings radiologisch eine Aussage über das Progressions- oder Stagnationsverhalten einer kariösen Läsion getroffen werden, so sollten im Idealfall die Aufnahmebedingungen zu jedem Zeitpunkt identisch sein. Eine reproduzierbare Projektion kann jedoch nur erfolgen, wenn die intraorale Position des Aufbisses, die Lage des Films (Sensors) sowie die Führung des Zentralstrahls auf Folgeaufnahmen übertragen werden können. Spezielle Filmhalter (Abb. 6.**8**) ermöglichen derart reproduzierbare Projektionen und somit auch den Einsatz spezieller Röntgensoftware für die digitale Subtraktionsradiografie. Durch pixelweise Subtraktion zweier registrierter, d. h. unter identischen Aufnahmebedingungen angefertigter Aufnahmen, wird ein neues Bild generiert, welches den Unterschied zwischen den Bildern visualisiert.

Befunddokumentation bei Bissflügelaufnahmen

Radiologische Ausdehnung und klinischer Oberflächenbefund approximaler Läsionen

Für eine fundierte Therapieentscheidung, vor allem aber für das longitudinale Monitoring kariöser Läsionen, ist eine detaillierte Dokumentation der radiologischen Befunde unerlässlich (Abb. 6.**9**, Abb. 6.**10**).

MERKE

Eine detaillierte Dokumentation radiologischer Befunde ist unerlässlich in Bezug auf die Therapieplanung, aber auch, um Veränderungen einer Läsion über einen längeren Zeitraum zu beobachten.

In Hinblick auf eine Therapieentscheidung ist von besonderer Bedeutung das **Stadium** der Läsion, an dem die

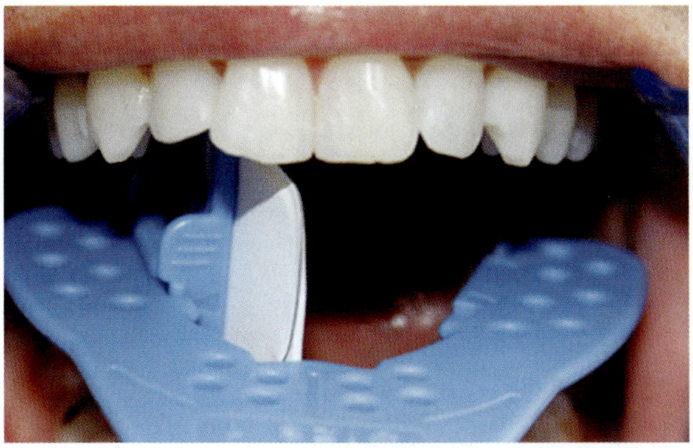
a

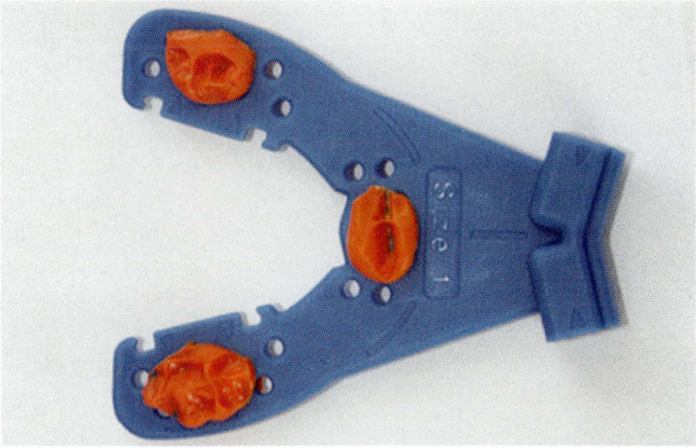
b

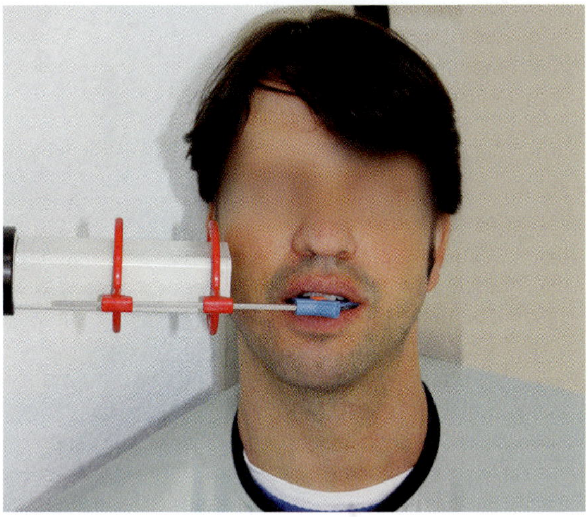
c

Abb. 6.**8** Bissflügelhalter mit Bissregistrat und doppeltem Visierring ermöglichen eine reproduzierbare Einstellung und somit exaktere Vergleichsmöglichkeiten während der Longitudinalbetrachtung (Monitoring) von Läsionen.

a Bissflügelhalter (TenoLux, DMG) *in situ*.

b Bissregistrat.

c Doppelter Visierring (Rinn, Dentsply) zur reproduzierbaren Fixierung des Tubus.

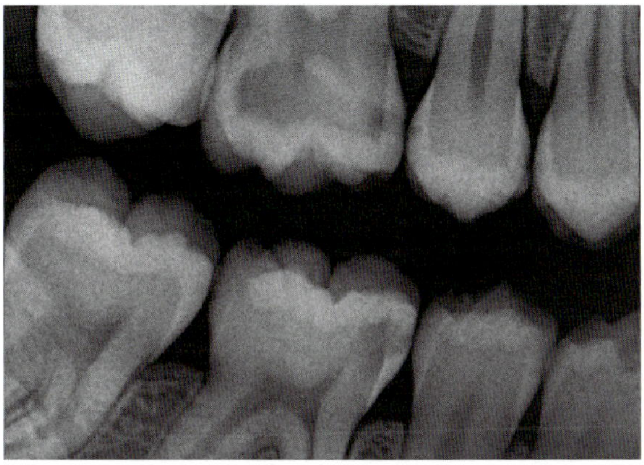

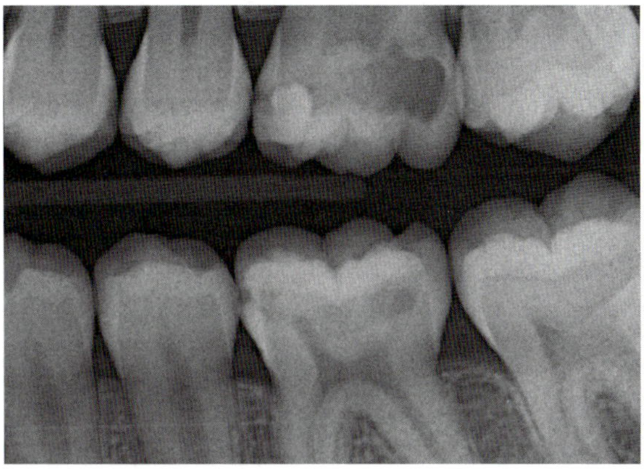

Abb. 6.**9** Bissflügelaufnahmen einer 13-jährigen Patientin mit okklusalen sowie approximalen Primärläsionen unterschiedlicher Ausprägung. An den Zähnen 16, 26 und 36 imponieren okklusale Läsionen mit Ausdehnung in das mittlere (Zahn 36; D2) und das innere Dentindrittel (Zähne 16, 26; D3). Bukkale Demineralisationen an den beiden oberen 6-Jahr-Molaren überlagern diese ausgeprägten Befunde zusätzlich. Die Zähne 16, 36 und 46 weisen zusätzlich eine mesiale Dentinläsion auf, die bei 46 das innere Dentindrittel (D3) und bei 16 sowie 36 das 2. Dentindrittel (D2) erreicht hat. Die mesiookklusale Fossa des Zahns 26 wurde bereits zu einem früheren Zeitpunkt restauriert und zeigt analog der übrigen 1. Molaren eine mesiale Transluzenz, im Sinne einer approximalen Primärläsion, die bis an die Restauration reicht. Der Zahn 15 weist im distalen Kontaktareal bereits eine beginnende Schmelzdemineralisation (äußere Schmelzhälfte; E1) auf. Aufgrund des geringen Alters der Patientin muss von einem sehr hohen Kariesrisiko und einer hohen Progressionsrate ausgegangen werden, insbesondere vor dem Hintergrund, dass bereits die Prämolaren klinisch wie radiologisch Anzeichen von Demineralisation aufweisen. Auch nach erfolgter Restauration der fortgeschrittenen Läsionen ist ein radiologisches Recall von 6 Monaten empfehlenswert.

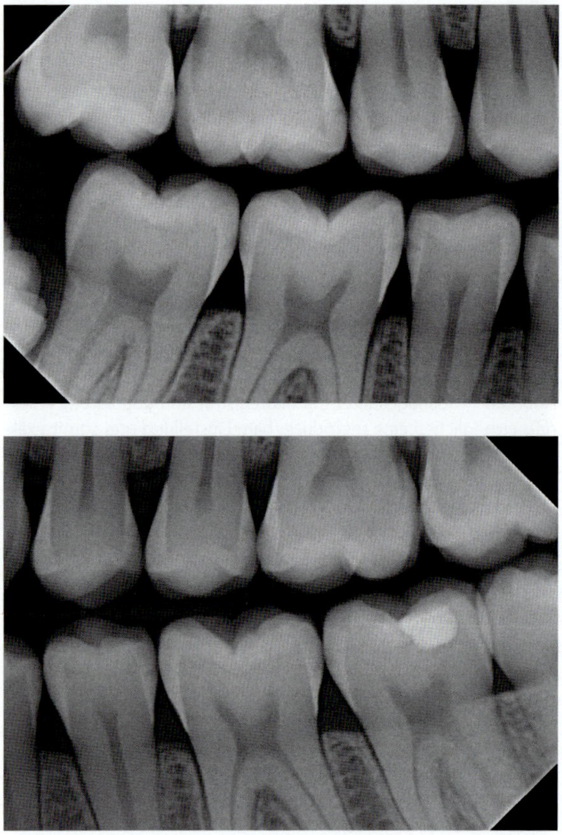

a
b

Abb. 6.**10** Bissflügelröntgenbilder einer 18-jährigen Patientin mit mittlerem Kariesrisiko. Klinisch konnten keine Anzeichen kariöser Läsionen entdeckt werden; die Patientin erhielt nach eigenen Angaben im Alter von 13 Jahren eine Restauration an Zahn 37. Die Bissflügelaufnahmen zeigen jedoch, dass mit wenigen Ausnahmen alle Prämolaren und Molaren auf den Schmelz begrenzte Initialläsionen (E1, E2) aufweisen, die auf eine nicht oder unzureichend durchgeführte Approximalraumhygiene hindeuten. Ein entsprechendes Mundhygienetraining und konsequente Verwendung von Zahnseide führte nach 4 Jahren Betreuung zu einer Stabilisierung der Befunde. Das radiologische Recallintervall wurde von anfänglich 6 Monaten auf 1 Jahr ausgedehnt.

Zahnoberfläche eingebrochen ist (Kavitation), da hier aufgrund der erschwerten Reinigbarkeit im Allgemeinen die Schwelle zur invasiven Therapie liegt.
Wurde die radiografische Penetrationstiefe einer Läsion in Bezug zu dem korrespondierenden Oberflächenbefund gestellt, zeigte sich,

- dass bei initialen Schmelzläsionen (E1) (Tab. 6.**1**) die Oberfläche in allen Fällen intakt war und
- dass Läsionen, die radiologisch die innere Schmelzhälfte erreichten (E2) nur klinisch in nur 10,5% der Fälle eine Kavitation zeigten.
- Bei einer radiologischen Ausdehnung in die äußere Dentinhälfte waren immerhin noch 59% der Oberflächen intakt und
- erst bei einer Radioluzenz innerhalb der 2. Hälfte des Dentins konnte sicher von einem Oberflächeneinbruch ausgegangen werden [37].

Tab. 6.**1** Einteilung radiologischer Befunde zur Beschreibung der Läsionstiefe bei Approximalkaries (modifiziert nach Tveit et al. [49] und Hintze et al. [50]).

Grad	Beschreibung	
E1	Radioluzenz in der äußeren Schmelzhälfte	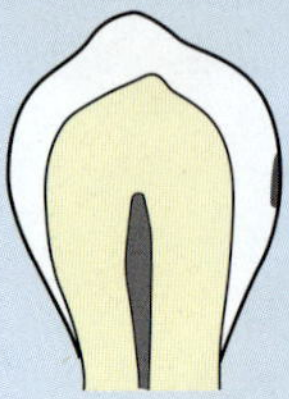
E2	Radioluzenz in der inneren Schmelzhälfte	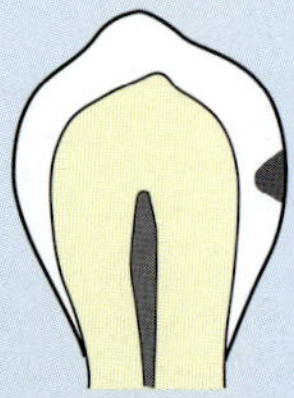
D1	Radioluzenz im äußeren Dentindrittel	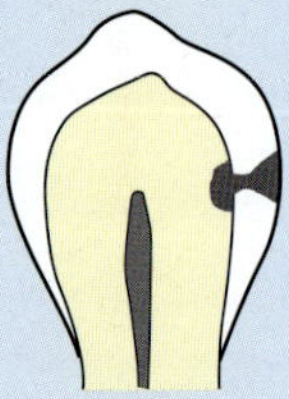
D2	Radioluzenz im mittleren Dentindrittel	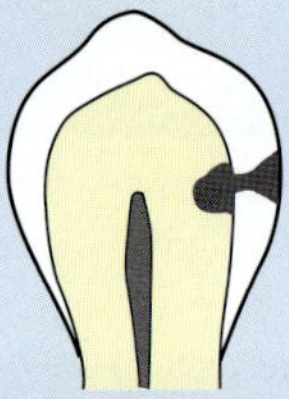
D3	Radioluzenz im inneren Dentindrittel	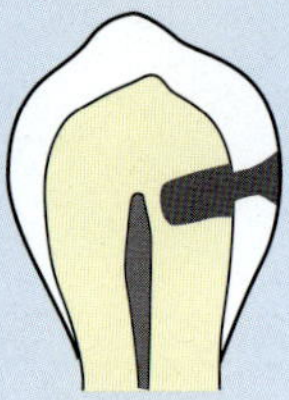

Eine vergleichbare klinische Untersuchung zeigte, dass im Mittel 32% der radiologischen Läsionen innerhalb des 1. Dentindrittels (D1) eine Kavitation aufwiesen, ab dem 2. Dentindrittel waren es immerhin 72% [48]. Die radiologische Penetrationstiefe, bei der die Wahrscheinlichkeit einer eingebrochenen Oberfläche überwiegt, liegt demzufolge im Bereich des 2. Dentindrittels. Die in Tab. 6.**1** vorgestellte Klassifikation unterteilt 5 Kariesgrade, bzw. Penetrationstiefen unter Berücksichtigung dieser wichtigen Erkenntnis [49] [50]. Im Bereich der Läsionsgrade E1 und D3 lassen die radiologischen Befunde also relativ sichere Rückschlüsse auf den klinischen Oberflächenbefund (Kavitation ja/nein) und somit auch auf den Therapieentscheid zu, da in der Regel ein invasives Vorgehen erst bei Vorliegen einer Kavitation indiziert ist. Innerhalb der Kategorien E2, D1und D2 ist diese Ableitung nur mit einer mehr oder minder hohen Wahrscheinlichkeit möglich.

MERKE

Die Wahrscheinlichkeit einer Oberflächenkavitation ist erst ab einer radiologischen Ausdehnung der Karies in das mittlere Dentindrittel größer als 50%.

Beurteilung von Okklusalflächen

Die Klassifikation kann mit Einschränkungen auch auf okklusale Karies übertragen werden. Die Beurteilung von Bissflügelaufnahmen hinsichtlich des Vorhandenseins okklusaler Läsionen erhöht die Sensitivität der visuellen Diagnostik. Dieser Effekt zeigt sich besonders bei deutlichen Dentinläsionen, während Initialläsionen aufgrund von Überlagerungseffekten schwerer zu detektieren sind. Verglichen mit histologischen Schnitten als externem Validitätskriterium wurden ca. 50% der okklusalen Läsionen radiologisch übersehen [51].

Der Mach-Band-Effekt

Besondere Beachtung sollte auch dem sogenannten Mach-Band-Effekt gewidmet werden. Dieses Sinnesphänomen bewirkt bei der radiologischen Beurteilung, dass durch laterale Hemmung im Auge die Kontrastwahrnehmung künstlich verstärkt wird [29] [52]. An einer Grenze zwischen hellen und dunklen Flächen (Schmelz-Dentin-Grenze) scheint so auf der hellen Seite der Grenze ein schmales Band zu liegen, das noch heller ist (Abb. 6.11). Entsprechend erscheint auf der dunklen Seite der Grenze ein schmales, besonders dunkles Band, welches fälschlicherweise als Dentinkaries gedeutet werden könnte [53].

Abb. 6.**11** Der Mach-Band-Effekt beschreibt eine Verstärkung des Kontrastes zwischen 2 Graustufen aufgrund der Verschaltung der Lichtrezeptoren in der Netzhaut. Die Streifen sehen jeweils rechts dunkler aus als links. In Wirklichkeit ist der Grauwert jedes Streifens rechts und links identisch. Der gleiche Effekt kann zu einer falsch-positiven Beurteilung einer Dentinkaries führen.

Abschätzung der Progressionswahrscheinlichkeit

Ein einzelnes Röntgenbild erlaubt dem Behandler keine Rückschlüsse darüber, ob eine Karies progredient ist oder nicht. Der Vergleich mehrerer, zeitlich in einem angemessenen Zeitraum aufeinander folgender Bissflügelaufnahmen kann hierbei hilfreich sein. Steht jedoch nur ein einzelnes Röntgenbild zur Verfügung, kann im Bedarfsfalle die Abschätzung der Progressionswahrscheinlichkeit mittels klinischer Parameter unterstützt werden. Neben dem Auftreten von Plaque und der Breite des Kontaktpunktes kann vor allem der Entzündungsgrad der angrenzenden Papille einen Hinweis auf die Progressionswahrscheinlichkeit einer Approximalkaries bieten [54]. Läsionen, deren angrenzende Papille auf vorsichtiges Sondieren blutet, zeigen eine höhere Progressionswahrscheinlichkeit als solche, deren angrenzende Papille keine Entzündungszeichen aufweist. Um jedoch eine Fehlinterpretation zu vermeiden, sollte im Vorfeld sichergestellt werden, dass der Patient nicht an einer generalisierten Gingivitis leidet, bzw. es sollte im Vorfeld eine gezielte professionelle Reinigung der Approximalbereiche durchgeführt werden (s. Kap. **5**).

Festlegung des radiologischen Recallintervalls

Intervalldeterminierende Parameter

Die Frage, wie häufig und in welchem Intervall eine Wiederholung von Bissflügelröntgenaufnahmen sinnvoll ist, kann auf Grundlage der vorhandenen Literatur nicht eindeutig beantwortet werden [55] [56] [57]. Die existierenden Richtlinien und Leitlinien lassen einen Spielraum für individuelle Entscheidungen und Abwägungen [58] [59] [60]. Nur in einem Punkt herrscht Einigkeit: Ein starres Intervall, das für alle Patienten im klinischen Alltag anzuwenden ist, ist abzulehnen. Der Zahnarzt muss differenziert und individuell entscheiden und das Risiko von Fehlentscheidungen abschätzen. Hier vorgestellt sind zum einen die Empfehlungen der Europäischen Leitlinie zum Strahlenschutz in der zahnärztlichen Radiologie [59] (Tab. 6.**2**), zum anderen diejenigen der American Dental Association [60] (Tab. 6.**3**).

MERKE

Die Frequenz radiologischer Folgeuntersuchungen sollte sich patientenorientiert primär nach dem Kariesrisiko, dem Alter und in zu beobachtenden kariösen Läsionen richten. Der Nutzen jeder angefertigten Röntgenaufnahme sollte dem Patienten ersichtlich sein.

Um ein patienten- und präventionsorientiertes Konzept der radiologischen Kariesdiagnostik zu etablieren, ist zum

Tab. 6.2 Empfehlung der Europäischen Kommission für die Intervalle der radiologischen Kariesdiagnostik [59].

Alter	hohes Kariesrisiko	mittleres Kariesrisiko	niedriges Kariesrisiko
Kinder	6 Monate	1 J.	Milchgebiss: 18–24 Monate* 2. Dentition: 2 J.*
Erwachsene	6 Monate	1 J.	2 J.*

* Längere Intervalle sind möglich, wenn langfristig ein niedriges Kariesrisiko besteht.

einen die Frage der **Strahlenexposition** vor Bedeutung. Neben dem klaren juristischen Gebot, die Strahlenexposition gering zu halten, sind unnötig angefertigte Röntgenaufnahmen auch aus ethischen Überlegungen abzulehnen [59]. Zum anderen gilt es, das **Kariesrisiko** für die Festlegung des korrekten Intervalls für die Anfertigung von Bissflügelaufnahmen zu berücksichtigen [55] [56]. Hierzu ist nicht nur eine einmalige Einschätzung notwendig, sondern das Risiko sollte regelmäßig reevaluiert werden, um Veränderungen direkt Rechnung tragen zu können [55]. Für eine Risikoanalyse sind dabei verschiedene Parameter zu berücksichtigen, wie z. B.

- die Karieserfahrung,
- die Speichelflussrate und
- existierende Schmelz- und Dentinläsionen im Röntgenbild sowie
- das Alter des Patienten (siehe Kap. **7** und Kap. **24**).

Eine röntgenologische Baseline-Untersuchung bei Erstvorstellung des Patienten ist sinnvoll und wird allgemein empfohlen [55] [56] [59] [60]. Während dieses 1. Termins wird das Kariesrisiko eingeschätzt, um das Intervall für den 1. radiologischen Recall festzulegen. Wichtig ist, dass die Intervalle des klinischen und radiologischen Recalls nicht identisch sein müssen [55] [56], wobei die radiologische Kariesdiagnostik die klinische Untersuchung nur ergänzen und nicht ersetzen kann [57].

Einen Anhaltspunkt für den Abstand zwischen 2 Röntgenkontrolluntersuchungen stellt die durchschnittliche Zeit dar, die eine Schmelzläsion benötigt, um ins Dentin zu penetrieren. Für eine Altersgruppe mit niedrigem Kariesrisiko kann von einer Zeitspanne von mindestens 4 Jahren ausgegangen werden [61] [62], wobei in Skandinavien mittlerweile Zeiträume von 6–8 Jahren angegeben werden [63]. Dieser Zeitraum schlägt sich bereits auch in den Empfehlungen aus dem Jahre 1992 [55] für die Altersgruppen über 25 Jahre nieder (s. Kap. **20**). Ein kürzerer Abstand sollte in Altersgruppen mit grundsätzlich gesteigertem Risiko – wie beispielsweise im Wechselgebiss und der Adoleszenz – gewählt werden. Da sich das Risiko für eine Progression und Etablierung von kariösen Läsionen ebenso individuell verändern kann, sollte nach jeder radiologischen Beurteilung das Recallintervall neu festgelegt werden [56]. Wenn über einen längeren Zeitraum keine neue Läsion aufgetreten ist und auch keine Progression der bestehenden Läsionen zu beobachten war, sollte der Abstand zur nächsten Röntgenuntersuchung ausgedehnt werden. Je länger der retrospektiv zu betrachtende Zeitraum ist, desto großzügiger darf das Intervall ausgedehnt werden [56].

Besonderheiten bei Kindern und Jugendlichen

Für Kinder und Jugendliche mit hohem Kariesrisiko ist ein engmaschiges Recall von 6–12 Monaten sinnvoll [55] [56] [57]. Die aktuellen Richtlinien berücksichtigen dies entsprechend [59] [60] [61] [62] [63] [64]. Insbesondere Kinder und Jugendliche besitzen ein erhöhtes Risiko, approximale Läsionen zu entwickeln [57]. Daher wird auch für diese Altersgruppen eine radiologische Untersuchung für sinnvoll erachtet, eine 1. Untersuchung empfiehlt sich mit 5 Jahren, da in diesem Alter bereits bei 30–50 % der Kinder approximale kariöse Läsionen vorliegen. Eine 2 Röntgenuntersuchung wird im Alter von 8–9 Jahren empfohlen, um Läsionen an den mesialen Approximalflächen der ersten bleibenden Molaren zu diagnostizieren. Weitere radiologische Untersuchungen sollten im Alter von 12–13 und 15–16 Jahren erfolgen. Bei Kindern und Jugendlichen, die bei den radiologischen Untersuchungen als kariesfrei beurteilt werden, kann das Recallintervall deutlich verlängert und damit die Strahlenbelastung reduziert werden. Sinnvoll ist es aber in jedem Fall, im Alter von 15–16 Jahren eine radiologische Untersuchung auch bei Kindern mit niedrigem Kariesrisiko durchzuführen, da dieses Lebensalter nach Durchbruch und Einstellung der

Tab. 6.3 Radiologisches Untersuchungsregime nach Empfehlung der American Dental Association [60]

	Kind mit Milchgebiss	Kind mit Wechselgebiss	Jugendlicher mit 2. Dentition	Erwachsener, voll-/teilbezahnt
Neupatient	* erste Anfertigung von Bissflügelaufnahmen			
Recallpatient mit sichtbarer Karies oder hohem Kariesrisiko	6–12 Monate*			6–18 Monate
Recallpatient ohne sichtbare Karies und mit niedrigem Kariesrisiko	12–24 Monate*		18–36 Monate*	24–36 Monate*

* wenn approximale Zahnflächen klinisch nicht beurteilbar

Approximalkontakte als Hochrisikophase für approximale Läsionen gilt [56].

MERKE

Bissflügelaufnahmen sind in der Regel bereits im Milchgebiss indiziert, da Kinder und Jugendliche ein erhöhtes Risiko haben, approximale Läsionen zu entwickeln.

Grundsätzlich bleibt festzuhalten, dass die Bedeutung der radiologischen Kariesdetektion gerade vor dem Hintergrund eines veränderten Erscheinungsbilds und Auftretens der Karies in der heutigen Zeit eher zugenommen hat, um speziell auch den Erkrankungsverlauf an klinisch nicht zugänglichen Stellen longitudinal beurteilen zu können.

Faseroptische Transillumination (FOTI)

Die Faseroptische Transillumination (FOTI) ist ein auf **sichtbarem Licht** basierendes Verfahren zur Detektion und Beurteilung approximaler und okklusaler kariöser Läsionen. Hierbei wird Licht aus einer starken Lichtquelle über eine Faseroptik durch eine feine Spitze (0,3-0,5 mm) auf die zu beurteilende Zahnfläche geleitet. Das Licht breitet sich durch die Zahnhartsubstanzen aus und wird je nach Transluzenz der beteiligten Gewebe unterschiedlich stark gestreut und absorbiert. Gesunder Zahnschmelz ist für sichtbares Licht relativ transluzent. Wenn das Porenvolumen innerhalb der Zahnhartsubstanzen jedoch durch Demineralisation erhöht ist und im Dentin zudem kariesbedingte bräunliche Verfärbungen vorliegen, wird hierdurch das Licht innerhalb der Karies vermehrt gestreut und absorbiert, was in einem Schatten resultiert.

Um approximale Karies zu detektieren, wird die Lichtsonde bukkal oder lingual des Kontaktpunktes platziert und das Durchscheinen des Lichtes entweder von der gegenüberliegenden Seite oder von okklusal über die Randleiste beurteilt (Abb. 6.**12**). Um okklusale Demineralisationen zu detektieren, wird die Sonde bukkal oder lingual vor- und zurückbewegt und das Durchscheinen von okklusal beurteilt. Hierbei ist es sinnvoll, die Behandlungsleuchte auszuschalten und andere Lichtquellen zu dimmen.

Schatten, welche nicht über die Randleiste hinausgehen und an der Okklusalfläche einen Durchmesser < 2 mm aufweisen, reichen histologisch oft nur in den Schmelz oder das äußere Dentin. Dagegen ist Karies, welche größere Schatten verursacht, meistens auch histologisch tiefer im Dentin ausgebreitet [65] [66] [67].

Die meisten verfügbaren Studien zu FOTI evaluierten die Sensitivität und Spezifität der Methode für die Läsionsdetektion im Schmelz sowie im Dentin [65] [68] [69] [70]. Durch die Verwendung von FOTI kann gegenüber der visuell-taktilen Diagnostik die Anzahl der detektierten approximalen Läsionen nahezu verdoppelt werden. Allerdings ist die Bissflügelröntgentechnik abermals sensitiver als die beiden anderen Techniken zusammen: Nur etwa ein Fünftel der radiologisch detektierten Schmelzläsionen und nur die Hälfte der radiologisch bis in das Dentin reichenden Läsionen wurden von bei der Kombination aus visuell-taktiler Befunderhebung und FOTI detektiert [70].

Der wesentliche Vorteil der FOTI gegenüber der Bissflügelröntgentechnik besteht in der fehlenden Strahlenbelastung für den Patienten und der damit einhergehenden gesundheitlichen Unbedenklichkeit der Methode, weswegen FOTI insbesondere gerade für die Kariesdiagnostik bei Kindern bedenkenlos eingesetzt werden kann. Der wesentliche Nachteil besteht sicherlich in der geringeren Sensitivität der Methode speziell bei Schmelzläsionen.

MERKE

Mittels Faseroptischer Transillumination (FOTI) kann eine größere Anzahl früher Läsionen detektiert werden als mit der visuell-taktilen Diagnostik allein. Allerdings liegt die Sensitivität der FOTI für diese Läsionen noch deutlich unter derjenigen der Bissflügeltechnik

Auf Fluoreszenz basierende Verfahren

In wissenschaftlichen Studien wurden verschiedene auf Fluoreszenz basierende Methoden zur Kariesdiagnostik untersucht [71] [72]. Viele haben bislang aber keine weite Verbreitung in zahnärztlichen Praxen gefunden. Die klinisch am weitesten verbreitete Methode ist das DIAGNOdent (KaVo, Biberach, Deutschland). Die Methode basiert auf der Messung der Fluoreszenz bestimmter Farbstoffe, welche in kariösen Läsionen auftreten.

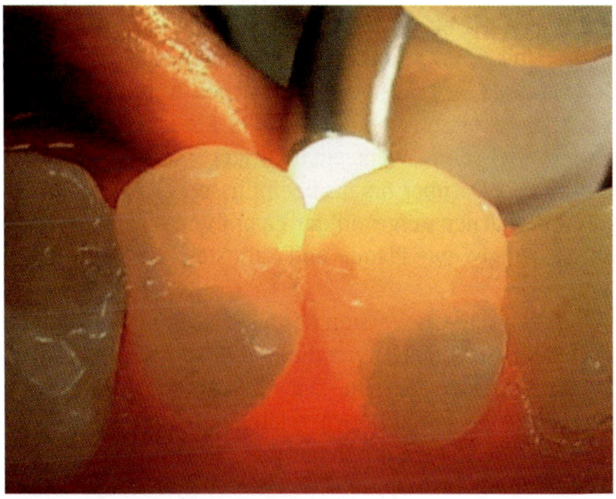

Abb. 6.**12** Klinische Anwendung der Faseroptischen Transillumination (FOTI). Die approximale Karies mesial 25 und distal 23 ist jeweils als dunkler Schatten erkennbar.

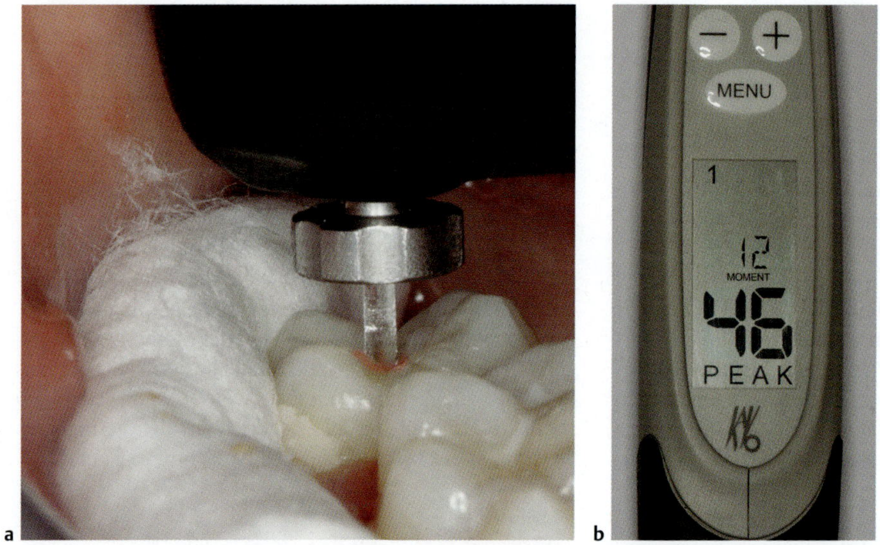

Abb. 6.**13** Kariesdiagnostik mittels Laserfluoreszenz.
a Beurteilung einer okklusalen Karies mittels DIAGNOdent
b Das Gerät zeigt die aktuell gemessene Fluoreszenz und den Höchstwert in Form relativer Werte (0-99) an.

Das DIAGNOdent generiert ein rotes Laserlicht (655 nm), welches durch eine Faseroptik in eine feine Spitze geleitet wird. Die Spitze wird über die beurteilende Zahnfläche geführt. Das Laserlicht wird dabei von den organischen Bestandteilen vor allem in Dentin absorbiert und regt dabei die Elektronen an. Diese werden auf ein höheres Energieniveau angehoben und verlassen dieses kurz darauf wieder. Dabei geben sie Energie in Form von Licht einer höheren Wellenlänge ab. Diesen Vorgang nennt man Fluoreszenz. Das Fluoreszenzlicht wird mit optischen Fasern im Handstück weitergeleitet, gefiltert und quantifiziert (Abb. 6.**13**). Die Intensität der Fluoreszenz korreliert mit der Läsionsausdehnung und wird in Werten zwischen 0 und 99 angegeben. Die Fluoreszenz kariöser Läsionen wird wahrscheinlich durch Porphyrine, farbigen organischen Abbauprodukten von Mikroorganismen, verursacht.
Für okklusale Läsionen ist DIAGNOdent in der Lage verhältnismäßig verlässlich zwischen auf den Schmelz begrenzten und bereits in das Dentin reichenden Läsionen zu unterscheiden (Sensitivität + Spezifität ~1,6) [73] [74]. Hierbei wurde ein Schwellenwert von 30 vorgeschlagen, ab dem mit einer Dentinkaries zu rechnen ist. Ein Problem der Methode besteht in dem deutlichen Anteil falsch positiver Ergebnisse (Gesunde werden als krank erkannt), insbesondere dann, wenn ein niedriger Schwellenwert gewählt wird. Darüber hinaus beeinflussen nicht gereinigte Zahnoberflächen aufgrund der Eigenfluoreszenz von Verunreinigungen wie Plaque und Zahnstein die Messwerte [74].
Die derzeit neueste Version des DIAGNOdent enthält Optiken sowohl für die Anwendung an okklusalen wie auch an approximalen Flächen. Die Anwendung an Approximalflächen ist jedoch noch relativ neu und nur wenig validiert [75]. Einige Probleme wie die relativ dicke und fragile Approximal-Optik sowie zu hoch gemessene Werte durch Plaque und Zahnstein schränken die Anwendbarkeit der Methode im Approximalraum ein.

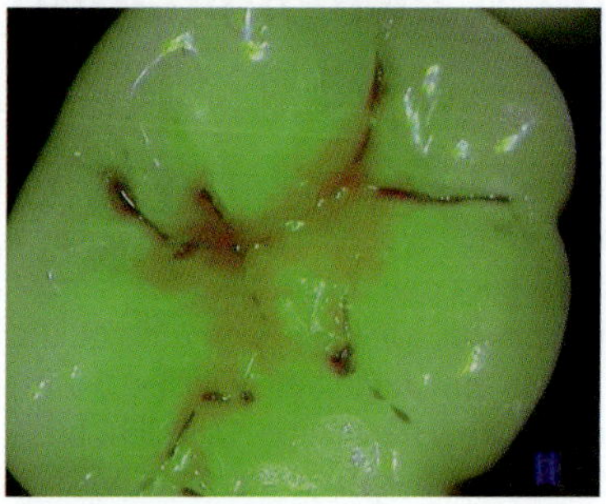

Abb. 6.**14** Okklusalfläche eines Molaren aufgenommen mit einer Fluoreszenzkamera (hier Sopro-Life, Aceton). Die gesunde Zahnhartsubstanz wird grün und Karies rot dargestellt. Ähnlich wie beim DIAGNOdent fluoreszieren Plaque und Zahnstein ähnlich wie Karies und werden daher auch rot dargestellt.

In den vergangenen Jahren sind verschiedene intraorale Kamerasysteme auf den Markt gekommen, die mit verschiedenen Lichtfiltern versehen sind und somit auch die Aufnahme von Fluoreszenzbildern erlauben. Hierbei werden häufig verschiedene Filter in Kombination eingesetzt, so dass nicht nur die oben beschriebene Fluoreszenz kariöser Zahnhartsubstanzen, sondern auch die Autofluoreszenz gesunder Zahnhartsubstanzen visualisiert wird (Abb. 6.**14**). Allerdings liegen zu diesen Systemen bisher nur sehr wenige Studien vor, so dass über deren diagnostische Qualität keine endgültigen Aussagen getroffen werden kann [76] [77].

Elektrische Leitfähigkeit

Die Beurteilung von Karies mittels elektrischen Stroms basiert auf der höheren Leitfähigkeit bzw. dem geringeren elektrischen Widerstand des demineralisierten und porösen Schmelzes gegenüber gesundem Schmelz. Ähnlich wie bei der elektrometrischen Längenbestimmung in der

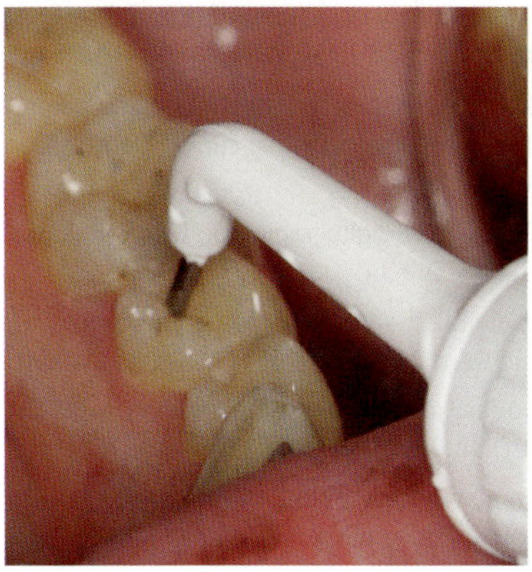

Abb. 6.**15** Kariesdiagnostik mittels elektrischer Leitfähigkeit (hier CariesScan).

Endodontologie wird hierbei über eine Elektrode ein schwacher elektrischer Gleich- oder Wechselstrom auf eine Zahnoberfläche geleitet (Abb. 6.**15**). Eine zweite Elektrode wird entweder im Mund des Patienten angebracht oder in der Hand des Patienten gehalten. Der Strom fließt dann von der Elektrode über die kariöse Läsion, die Zahnhartsubstanzen (besonders Dentin) über die Pulpa und die Weichgewebe zur zweiten Elektrode. Die Stromstärke wird gemessen und die daraus ein relativer Wert für die Kariestiefe errechnet, der auf einem Display angezeigt wird. Derzeit ist die Methode nur an okklusalen Flächen und unter sorgsamer Feuchtigkeitskontrolle anwendbar, da jegliche Feuchtigkeit auf der Zahnoberfläche den Stromkreis über die Gingiva schließt und so zu falschen Ergebnissen führt. Für okklusale Flächen ist die Sensitivität der elektrischen Leitfähigkeit im Vergleich zu visuell-taktilen Methoden höher, die Spezifität jedoch geringer [78] [79] [80].

ZUSAMMENFASSUNG

Nach der visuellen Inspektion nimmt die radiologische Darstellung kariöser Läsionen mittels Bissflügelaufnahmen im Gesamtkonzept der Kariesdiagnostik eine zentrale Rolle ein, die dem Zahnarzt klinisch relevante Informationen über die Beschaffenheit insbesondere unversorgter, nicht einsehbarer Approximalräume liefert. Darüber hinaus können mit gewissen Einschränkungen auch okklusale Läsionen sowie Karies an Restaurationen mit Hilfe von Bissflügelaufnahmen detektiert werden. Digitale Röntgensysteme bieten im Vergleich zur konventionellen Intraoralröntgentechnik deutliche Vorteile, wie z. B. geringere Strahlenexposition und Umweltbelastung, Zeitersparnis und die Möglichkeit zur digitalen Bildbearbeitung. Auch hinsichtlich der Darstellungsqualität kann die Digitaltechnologie im Vergleich mit konventionellen Systemen mindestens als gleichwertig eingestuft werden. Dreidimensionale Verfahren (TACT, DVT) lieferten unter Laborbedingungen ansprechende Ergebnisse hinsichtlich der Detektion eingebrochener Approximalflächen, haben aber bislang, nicht zuletzt auch aufgrund der hohen Investitionskosten keine Praxisreife erlangt.

Bei der Anfertigung intraoraler Röntgenbilder sind eine korrekte Lagerung des Patienten, die Positionierung des Films/Sensors und des Tubus maßgeblich für die Qualität des Bildes verantwortlich. Analog der Erhebung visuell-taktiler Befunde ist auch bei der Bewertung von Röntgenbildern eine möglichst detaillierte Diskriminierung und Dokumentation im Rahmen der allgemeinen Kariesdiagnostik empfehlenswert. In der Literatur werden verschiedene Ansätze zur Kategorisierung der röntgenologischen Ausdehnung von Karies beschrieben. Hierbei scheint es besonders wichtig, die strategisch bedeutsamen Übergänge, z. B. von der inneren Schmelzhälfte in das Dentin oder vom ersten in das zweite Dentindrittel zu dokumentieren. Je nach individuellem Kariesrisiko wird in Übereinkunft mit dem Patienten das Intervall zwischen den Wiederholungsuntersuchungen festgelegt. Dies kann zwischen 6 Monaten bei Kindern und Jugendlichen mit hohem Kariesrisiko und 4 Jahren oder länger bei erwachsenen Patienten mit dokumentiert niedrigem Kariesrisiko liegen.

Die Faseroptische Transillumination (FOTI) basiert auf der Durchleuchtung der Zahnhartsubstanzen mit sichtbarem Licht, wobei Karies als dunkler Schatten erscheint. Der Vorteil der Methode gegenüber radiologischen Verfahren liegt in der fehlenden Belastung mit ionisierenden Strahlen. Allerdings ist die Sensitivität der FOTI gerade für frühe Läsionsstadien deutlich geringer als die von Bissflügelröntgenaufnahmen. Verschiedene diagnostische Verfahren wie das DIAGNOdent oder Kamerasysteme nutzen die Fluoreszenz bestimmter organischer Bestandteile der Karies. Die Kariesdiagnostik mittels elektrischer Leitfähigkeit nutzt die Tatsache, dass die Porositäten kariöser Läsionen elektrischen Strom besser leiten als gesunde Zahnhartsubstanzen. Die beiden letztgenannten Prinzipien sind aber nur an Zahnflächen, die gut zugänglich sind (Glatt- und Okklusalflächen) anwendbar und teilweise nur unzureichend wissenschaftlich untersucht.

LITERATUR

1. Mejare I, Stenlund H, Zelezny-Holmlund C. Caries incidence and lesion progression from adolescence to young adulthood: a prospective 15-year cohort study in Sweden. Caries Res 2004; 38: 130–141
2. Hannigan A, O'Mullane DM, Barry D et al. A caries susceptibility classification of tooth surfaces by survival time. Caries Res 2000; 34: 103–108
3. Weerheijm KL, Gruythuysen RJ, van Amerongen WE. Prevalence of hidden caries. ASDC J Dent Child 1992; 59: 408–412
4. Thylstrup A, Fejerskov O. Clinical and pathological Features of Dental Caries. In: Thylstrup A, Fejerskov O, eds. Textbook of Clinical Cariology. Copenhagen: Munksgaard; 1996: 111–148

5. Fejerskov O, Scheie AA, Manji F. The effect of sucrose on plaque pH in the primary and permanent dentition of caries-inactive and -active Kenyan children. J Dent Res 1992; 71: 25–31
6. Kidd EA, Mejare I, Nyvad B. Clinical and radiographic caries diagnosis; in Fejerskov O, Kidd EA (eds): Dental Caries – The disease and its management. ed. Oxford: Blackwell Munksgaard; 2003: pp 111–128
7. Akarslan ZZ, Akdevelioglu M, Gungor K, et al. A comparison of the diagnostic accuracy of bitewing, periapical, unfiltered and filtered digital panoramic images for approximal caries detection in posterior teeth. Dentomaxillofac Radiol 2008; 37: 458–463
8. Raper HR. Practical clinical preventive dentistry based upon the periodic roentgen-ray examniations. J Am Dent Assoc 1925; 12: 1084–1100
9. Pitts NB. Film-holding, beam-aiming and collimating devices as an aid to standardization in intra-oral radiography: a review. J Dent 1984; 12: 36–46
10. Hintze H, Wenzel A. Diagnostic outcome of methods frequently used for caries validation. A comparison of clinical examination, radiography and histology following hemisectioning and serial tooth sectioning. Caries Res 2003; 37: 115–124
11. Nyvad B. Diagnosis versus detection of caries. Caries Res 2004; 38: 192–198
12. ten Bosch JJ, Angmar-Mansson B. Characterization and validation of diagnostic methods. Monogr Oral Sci 2000; 17: 174–189
13. Ratledge DK. A clinical and laboratory investigation of the tunnel restoration. [PhD Thesis], London: University of London; 1999
14. Wenzel A. Current trends in radiographic caries imaging. Oral Surg Oral Med Oral Pathol Oral Radiol Endod 1995; 80: 527–539
15. Hintze H, Wenzel A, Jones C. In vitro comparison of D- and E-speed film radiography, RVG, and visualix digital radiography for the detection of enamel approximal and dentinal occlusal caries lesions. Caries Res 1994; 28: 363–367
16. White SC, Yoon DC. Comparative performance of digital and conventional images for detecting proximal surface caries. Dentomaxillofac Radiol 1997; 26: 32–38
17. Kidd EA, Pitts NB. A reappraisal of the value of the bitewing radiograph in the diagnosis of posterior approximal caries. Br Dent J 1990; 169: 195–200
18. Pitts NB, Kidd EA. Some of the factors to be considered in the prescription and timing of bitewing radiography in the diagnosis and management of dental caries. J Dent 1992; 20: 74–84
19. Wenzel A. Bitewing and digital bitewing radiography for detection of caries lesions. J Dent Res 2004; 83 (Spec. C): C 72–C 75
20. Poorterman JH, Aartman IH, Kalsbeek H. Underestimation of the prevalence of approximal caries and inadequate restorations in a clinical epidemiological study. Community Dent Oral Epidemiol 1999; 27: 331–337
21. Hintze H, Wenze A. Clinical and laboratory radiographic caries diagnosis. A study of the same teeth. Dentomaxillofac Radiol 1996; 25: 115–118
22. Kaeppler G. Digitale Röntgentechnik im Zahn- und Kieferbereich – eine Übersicht. Dtsch Zahnärztl Z 1996; 51: 194–205
23. Wenzel A. Digital imaging for dental caries. Dent Clin North Am 2000; 44: 319–338, vi
24. Versteeg CH, Sanderink GC, van der Stelt PF. Efficacy of digital intra-oral radiography in clinical dentistry. J Dent 1997; 25: 215–224
25. Attaelmanan A, Borg E, Grondahl HG. Digitisation and display of intra-oral films. Dentomaxillofac Radiol 2000; 29: 97–102
26. Janhom A, van Ginkel FC, van Amerongen JP et al. Scanning resolution and the detection of approximal caries. Dentomaxillofac Radiol 2001; 30: 166–171
27. Wenzel A, Grondahl HG. Direct digital radiography in the dental office. Int Dent J 1995; 45: 27–34
28. Miles DA. The deal on digital: the status of radiographic imaging. Compend Contin Educ Dent 2001; 22: 1057–1062; quiz 1064
29. Williams CP. Digital radiography sensors: CCD, CMOS, and PSP. Pract Proced Aesthet Dent 2001; 13: 395–396
30. Bahrami G, Hagstrom C, Wenzel A. Bitewing examination with four digital receptors. Dentomaxillofac Radiol 2003; 32: 317–321
31. Wenzel A. Digital radiography and caries diagnosis. Dentomaxillofac Radiol 1998; 27: 3–11
32. Syriopoulos K, Sanderink GC, Velders XL et al. Radiographic detection of approximal caries: a comparison of dental films and digital imaging systems. Dentomaxillofac Radiol 2000; 29: 312–318
33. Uprichard KK, Potter BJ, Russell CM et al. Comparison of direct digital and conventional radiography for the detection of proximal surface caries in the mixed dentition. Pediatr Dent 2000; 22: 9–15
34. Haak R, Wicht MJ, Noack MJ. Conventional, digital and contrast-enhanced bitewing radiographs in the decision to restore approximal carious lesions. Caries Res 2001; 35: 193–199
35. Williams CP. Digital radiography sensors: contemporary software. Pract Proced Aesthet Dent 2001; 13: 644–646
36. Lehmann TM, Troeltsch E, Spitzer K. Image processing and enhancement provided by commercial dental software programs. Dentomaxillofac Radiol 2002; 31: 264–272
37. Pitts NB, Rimmer PA. An in vivo comparison of radiographic and directly assessed clinical caries status of posterior approximal surfaces in primary and permanent teeth. Caries Res 1992; 26: 146–152
38. Wenzel A, Hintze H. Perception of image quality in direct digital radiography after application of various image treatment filters for detectability of dental disease. Dentomaxillofac Radiol 1993; 22: 131–134
39. Webber RL, Horton RA, Tyndall DA et al. Tuned-aperture computed tomography (TACT). Theory and application for three-dimensional dento-alveolar imaging. Dentomaxillofac Radiol 1997; 26: 53–62
40. Webber RL, Webber SE, Moore J. Hand-held three-dimensional dental X-ray system: technical description and preliminary results. Dentomaxillofac Radiol 2002; 31: 240–248
41. Nair MK, Tyndall DA, Ludlow JB et al. The effects of restorative material and location on the detection of simulated recurrent caries. A comparison of dental film, direct digital radiography and tuned aperture computed tomography. Dentomaxillofac Radiol 1998; 27: 80–84
42. Abreu jr. M, Tyndall DA, Ludlow JB. Detection of caries with conventional digital imaging and tuned aperture computed tomography using CRT monitor and laptop displays. Oral Surg Oral Med Oral Pathol Oral Radiol Endod 1999; 88: 234–238
43. Shi XQ, Han P, Welander U et al. Tuned-aperture computed tomography for detection of occlusal caries. Dentomaxillofac Radiol 2001; 30: 45–49

44. van Daatselaar AN, Tyndall DA, van der Stelt PF. Detection of caries with local CT. Dentomaxillofac Radiol 2003; 32: 235–241

45. Haak R, Wicht MJ, Ritter L et al. Cone Beam Tomography for the Detection of approximal carious caviatations. Caries Res 2006; 40: 346

46. Kaffe I, Gordon M, Laufer B et al. Detection of proximal carious lesions: two-film versus four-film bitewing radiography. Oral Surg Oral Med Oral Pathol 1984; 57: 567–571

47. Hintze H, Wenzel A. A two-film versus a four-film bite-wing examination for caries diagnosis in adults. Caries Res 1999; 33: 380–386

48. Hintze H, Wenzel A, Danielsen B et al. Reliability of visual examination, fibre-optic transillumination, and bite-wing radiography, and reproducibility of direct visual examination following tooth separation for the identification of cavitated carious lesions in contacting approximal surfaces. Caries Res 1998; 32: 204–209

49. Tveit AB, Espelid I, Skodje F. Restorative treatment decisions on approximal caries in Norway. Int Dent J 1999; 49: 165–172

50. Hintze H, Wenzel A, Danielsen B. Behaviour of approximal carious lesions assessed by clinical examination after tooth separation and radiography: A 2.5-year longitudinal study in young adults. Caries Res 1999; 33: 415–422

51. Wenzel A, Fejerskov O. Validity of diagnosis of questionable caries lesions in occlusal surfaces of extracted third molars. Caries Res 1992; 26: 188–194

52. Mach E. Über die Wirkung der räumlichen Vertheilung des Lichtreizes auf die Netzhaut. Sitzungsberichte der Kaiserlichen Akademie der Wissenschaften, Wien. Mathematisch-naturwissenschaftliche Classe, Zweite Abteilung. 1865; 52: 303–322

53. Moereau JL. [The dangers of the supposed "Mach band" effect in dental radiography. Apropos of 3 cases]. Chir Dent Fr 1985; 55: 37–39

54. Ratledge DK, Kidd EA, Beighton D. A clinical and microbiological study of approximal carious lesions. Part 1: the relationship between cavitation, radiographic lesion depth, the site-specific gingival index and the level of infection of the dentine. Caries Res 2001; 35: 3–7

55. Pitts NB, Kidd EA. The prescription and timing of bitewing radiography in the diagnosis and management of dental caries: contemporary recommendations. Br Dent J 1992; 172: 225–227

56. Stodt T, Attin T. Die Bissflügel-Röntgenaufnahme als Bestandteil der präventiven Zahnheilkunde – eine Übersicht. Schweiz Monatsschr Zahnmed 2004; 114: 882–889

57. Mejare I. Bitewing examination to detect caries in children and adolescents – when and how often? Dent Update 2005; 32: 588–590, 593–594, 596–597

58. Pitts NB, Kidd EA. Selection criteria for dental radiography. Br Dent J 1992; 173: 227

59. European Commission. Radiation Protection 136. European Guidelines on Radiation Protection in Dental Radiology. The Safe Use of Radiographs in Dental Radiology. Luxembourg: Office for Official Publications of the European Communities; 2004

60. American Dental Association (ADA), Council on Dental Benefit Programs, Council of Dental Practice, Council on Scientific Affairs. The selection of patients for dental radiographic examinations. American Dental Association (ADA), US Department of Health and Human Services, Public Health Service, Food and Drug Administration (FDA); 2004

61. Darvell BW, Pitts NB. A mathematical model for the progression of approximal carious lesions through enamel. Aust Dent J 1984; 29: 111–115

62. Mejare I, Kallest I C, Stenlund H. Incidence and progression of approximal caries from 11 to 22 years of age in Sweden: A prospective radiographic study. Caries Res 1999; 33: 93–100

63. Mejare I, Stenlund H. Caries rates for the mesial surface of the first permanent molar and the distal surface of the second primary molar from 6 to 12 years of age in Sweden. Caries Res 2000; 34: 454–461

64. Espelid I, Mejare I, Weerheijm K. EAPD guidelines for use of radiographs in children. Eur J Paediatr Dent 2003; 4: 40–48

65. Friedman J, Marcus MI. Transillumination of the oral cavity with use of fiber optics. J Am Dent Assoc 1970; 80: 801-809

66. Cortes DF, Ekstrand KR, Elias-Boneta AR, et al. An in vitro comparison of the ability of fibre-optic transillumination, visual inspection and radiographs to detect occlusal caries and evaluate lesion depth. Caries Res 2000; 34: 443-447

67. Cortes DF, Ellwood RP, Ekstrand KR. An in vitro comparison of a combined FOTI/visual examination of occlusal caries with other caries diagnostic methods and the effect of stain on their diagnostic performance. Caries Res 2003; 37: 8-16

68. Stephen KW, Russell JI, Creanor SL, et al. Comparison of fibre optic transillumination with clinical and radiographic caries diagnosis. Community Dent Oral Epidemiol 1987; 15: 90-94

69. Verdonschot EH, Bronkhorst EM, Wenzel A. Approximal caries diagnosis using fiber-optic transillumination: a mathematical adjustment to improve validity. Community Dent Oral Epidemiol 1991; 19: 329-332

70. Peers A, Hill FJ, Mitropoulos CM, et al. Validity and reproducibility of clinical examination, fibre-optic transillumination, and bite-wing radiology for the diagnosis of small approximal carious lesions: an in vitro study. Caries Res 1993; 27: 307-311

71. de Josselin de Jong E, Sundstrom F, Westerling H, et al. A new method for in vivo quantification of changes in initial enamel caries with laser fluorescence. Caries Res 1995; 29: 2-7

72. Neuhaus KW, Longbottom C, Ellwood R, et al. Novel lesion detection aids. Monographs in oral science 2009; 21: 52-62

73. Lussi A, Imwinkelried S, Pitts N, et al. Performance and reproducibility of a laser fluorescence system for detection of occlusal caries in vitro. Caries Res 1999; 33: 261-266

74. Ricketts D. The eyes have it. How good is DIAGNOdent at detecting caries? Evid Based Dent 2005; 6: 64-65

75. Lussi A, Hack A, Hug I, et al. Detection of approximal caries with a new laser fluorescence device. Caries Res 2006; 40: 97-103

76. Jablonski-Momeni A, Schipper HM, Rosen SM, et al. Performance of a fluorescence camera for detection of occlusal caries in vitro. Odontology 2011; 99: 55-61

77. Matos R, Novaes TF, Braga MM, et al. Clinical performance of two fluorescence-based methods in detecting occlusal caries lesions in primary teeth. Caries Res 2011; 45: 294-302

78. Lussi A, Firestone A, Schoenberg V, et al. In vivo diagnosis of fissure caries using a new electrical resistance monitor. Caries Res 1995; 29: 81-87

79. Ricketts DN, Kidd EA, Liepins PJ, et al. Histological validation of electrical resistance measurements in the diagnosis of occlusal caries. Caries Res 1996; 30: 148-155

80. Longbottom C, Huysmans MC. Electrical measurements for use in caries clinical trials. J Dent Res 2004; 83 Spec No C:C76–79

Kariesrisikobewertung und -vorhersage

C. van Loveren

7

Einleitung

Die Terminologie im Bereich der Kariesrisikobewertung oder der Vorhersage einer zukünftigen Karieserkrankung ist leicht missverständlich. Wir werden in diesem Kapitel nur sehr wenige Begriffe verwenden und definieren und ihren praktischen Nutzen in der zahnärztlichen Tätigkeit aufzeigen. Das **Kariesrisiko** kann als die Wahrscheinlichkeit definiert werden, mit der ein Mensch in einem festgelegten Zeitraum eine bestimmte Mindestanzahl an kariösen Läsionen in einem vorgegebenen Krankheitsstadium entwickelt, vorausgesetzt, dass der Expositionsstatus hinsichtlich der beeinflussenden Faktoren während dieser Zeit stabil bleibt [1] [2] [3]. Die Kariesrisikobewertung und eine Kariesvorhersage können auf einer Anzahl von Prädiktoren basieren, den Risikofaktoren, Risikoindikatoren oder Risikomarkern: der 1. ist in den Kariesprozess involviert, der 2. und 3. werden nur mit dem Prozess assoziiert. Wir werden in diesem Kapitel die Begriffe Prädiktor und Risikofaktor verwenden. Beide Begriffe können umweltbedingte, verhaltensbezogene sowie biologische Faktoren sein.

Dieses Kapitel behandelt:

- die folgenden Konzepte der Kariesvorhersage: Prävalenz, Sensitivität, Spezifität, Trefferrate, erwarteter Nutzen und ROC-Kurve
- die Nützlichkeit verschiedener Prädiktoren, wie Zeichen einer früheren Karieserfahrung
- das Computerprogramm Cariogram zur Kariesvorhersage
- den Wert einer frühen Kariesdiagnose für die präventive Behandlungsplanung individueller okklusaler Oberflächen
- das Nexø-Programm

Die klinische Einschätzung des Zahnarztes

Zum Wohl des Patienten und für einen sinnvollen Gebrauch der Ressourcen sollten in der Zahnmedizin sowohl Überbehandlung wie auch Unterbehandlung so weit wie möglich vermieden werden. Für kariespräventive Strategien bedeutet dies, dass der Zahnarzt versuchen sollte, zu unterscheiden zwischen denjenigen Patienten

- die Karies entwickeln werden, einschließlich zusätzlicher neuer Läsionen zu den bereits bestehenden (hohes Risiko → hoher Fokus auf Prävention bei diesen Patienten), und denen
- die keine neue Karies entwickeln werden (geringes Risiko → kein oder niedriger Fokus auf Prävention bei diesen Patienten).

In der täglichen Praxis erfolgt diese Vorhersage oft auf Grundlage der **klinischen Einschätzung des Zahnarztes**. Wie zuverlässig ist diese Einschätzung?

> **MERKE**
>
> Das Kariesrisiko ist die Wahrscheinlichkeit, mit der ein Mensch in einem festgelegtem Zeitraum neue kariöse Läsionen entwickelt.

In einer Studie, in der 15 Zahnärzte vorhersagen sollten, ob Kinder innerhalb des nächsten Jahres Dentinkariesläsionen mit Restaurationsbedarf entwickeln würden, erkannten die Zahnärzte 35–79% der Kinder, die kavitierte kariöse Läsionen entwickelten und 75–97% der Kinder, die kariesfrei (auf Kavitationslevel) blieben [4] [5]. Terminologisch ausgedrückt: die Zahnärzte zeigten eine **Sensitivität** (Fähigkeit, diejenigen zu erkennen, die Dentinkaries [die Erkrankung] entwickeln) von 35–79% und eine **Spezifität** (Fähigkeit, diejenigen zu erkennen, die keine Dentinkaries entwickeln [keine Erkrankung]) von 75–94% (Tab. 7.**1**). Betrachtet man die einzelnen Zahnärzte, so

- hat derjenige (Zahnarzt A) mit der niedrigsten Sensitivität (35% → Der Zahnarzt hat 35% der Patienten erkannt, die später kavitierte Karies entwickelt haben) 92% der Patienten erkannt, die kariesfrei blieben (92% Spezifität) und
- derjenige (Zahnarzt B) mit der höchsten Sensitivität (79%) zeigte eine Spezifität von 75%.

Es war eine interessante Beobachtung, dass die Vorhersagen nur leicht besser waren, wenn der Zahnarzt die gleichen Kinder mehrere Jahre behandelt hatte, im Vergleich zu den Vorhersagen, die bei einer 1. Behandlung gemacht wurden. Die durchschnittliche Sensitivität der Zahnärzte stieg von 40% auf 50%, aber die durchschnittliche Spezifität blieb bei etwa 90% [4]. Waren die Kinder zu Beginn der Studie ohne Kavitäten und Restaurationen (DMF = 0; s. Kap. **8**), sank die durchschnittliche Sensitivität auf 23%, was auf eine hohe Anzahl falsch-negativer Vorhersagen schließen lässt (es sind Kavitationen vorhanden, aber in der klinischen Einschätzung wurde dies nicht vorhergesagt), was wiederum darauf schließen lässt, dass die Zahnärzte durch den kariesfreien Status fehlgeleitet wurden.

Daraus ergeben sich die folgenden Fragen:

- Sollten (diese) Zahnärzte ihrer klinischen Einschätzung folgen, wenn sie kariesaktive Kinder für kariespräventive Strategien auswählen?
- Was bedeutet der Unterschied zwischen Zahnarzt A und B für deren Patienten? Wären Sie lieber ein Patient von Zahnarzt A oder B?
- Welcher Zahnarzt sind Sie selbst?
- Gibt es Tests, die die Risikofaktoren systematisch einbeziehen, die besser funktionieren als die klinische Einschätzung dieser beiden Zahnärzte?

Trotz der Vielfalt an Literatur zum Thema Kariesrisikobestimmung ist die letzte Frage schwer zu beantworten, da die Ergebnismessungen bei der Menge an Karies und bei den Zeiträumen variieren, über die die Vorhersagen gemacht wurden. Beim Vergleich der Unterschiede zwischen Zahnarzt A und B führt dieses Kapitel die **Trefferrate** und den **erwarteten Nutzen** ein. Dies sind 2 Verfahren, mit denen die Leistung der klinischen Einschätzung und häufig vorgeschlagener Tests zur Kariesvorhersage sowie ihre Leistung im Vergleich mit der Anwendung keines Tests bewertet werden kann.

Die Trefferrate einer Strategie oder eines Prädiktors

Es gibt verschiedene Methoden, um die Genauigkeit der Vorhersage auszudrücken, z. B. die Sensitivität, die Spezifität und die Trefferrate. Für alle von ihnen ist es notwendig, dass die Daten dichotomisiert werden. Dies bedeutet, dass die Daten in einer 2 × 2-Tabelle strukturiert werden, in der zum Beispiel die Vorhersage in „Karieszunahme erwartet" und „keine Karieszunahme erwartet" unterteilt und die tatsächliche Karieszunahme ab einem bestimmten Grenzwert (dies wird während der Studie beobachtet) in „Ja" oder „Nein" eingeteilt wird (Tab. 7.1). Die Trefferrate ist die Anzahl der richtig-positiven Vorhersagen plus die Anzahl der richtig-negativen Vorhersagen dividiert durch die Anzahl aller Vorhersagen (Tab. 7.1). Die Trefferrate kann in Prozent dargestellt werden, indem das Ergebnis der Division mit 100% multipliziert wird.

Abb. 7.1 zeigt die Trefferrate (in diesem Fall den Prozentsatz der richtig für präventive Maßnahmen Eingeteilten) im Verhältnis zur Prävalenz der Kariesentwicklung, wenn präventive Strategien entweder regelmäßig oder niemals angewendet werden. Wenn zum Beispiel 20 von 100 Personen, die alle regelmäßig präventive Strategien anwenden, Kavitationen bekämen (Prävalenz der Kariesentwicklung: 20%), wäre die Trefferrate dieser Strategie 20. Also ist die Trefferrate bei regelmäßiger Anwendung von präventiven Strategien gleich der Prävalenz der Kariesentwicklung (Abb. 7.1). Würde andererseits niemand präven-

Tab. 7.1 4-Felder-Tafel zur Auswertung der Genauigkeit eines dichotomen Prädiktors und Formeln für einige ausgewählte Genauigkeitswerte.

		tatsächliche Karieszunahme		
		ja (1 oder mehr kavitierte Läsionen)	nein (keine kavitierten Läsionen)	Gesamt
Prädiktor	Zunahme	**richtig-positiv (RP) richtige Therapie**	**falsch-positiv (FP) Überbehandlung**	RP+FP
	keine Zunahme	**falsch-negativ (FN) Unterbehandlung**	**richtig-negativ (RN) richtige (= keine) Therapie**	FN+RN
Gesamt		RP+FN	FP+RN	n: RP+FP+FN+RN
Formeln				
Prävalenz	(RP+FN)/n			
Sensitivität (Se)	RP/(RP+FN)			
Spezifität (Sp)	RN/(RN+FP)			
1-Prävalenz	(FP+RN)/n			
Trefferrate	(RP+RN)/n oder • ((Prävalenz × Se) + (1-Prävalenz)) × Sp/n • richtige Behandlung + richtige Nicht-Behandlung/Anzahl der Personen • kann durch Multiplikation mit 100 in % ausgedrückt werden			
Nutzen	numerischer Wert für ein Gesundheitsergebnis, z. B. richtige Behandlung (RP), richtige Nicht-Therapie (RN), Unterbehandlung (FN) oder Überbehandlung (FP)			
erwarteter Nutzen	• Prävalenz × [Se × $Nutzen_{(RP)}$ + (1-Se) × $Nutzen_{(FN)}$] + (1-Prävalenz) × [Sp × $Nutzen_{(RN)}$ + (1-Sp) × $Nutzen_{(FP)}$] • wenn $Nutzen_{(RP)}$ = $Nutzen_{(RN)}$ = 1 und $Nutzen_{(FP)}$ = $Nutzen_{(FN)}$ = 0, dann ist der erwartete Nutzen = Trefferrate			

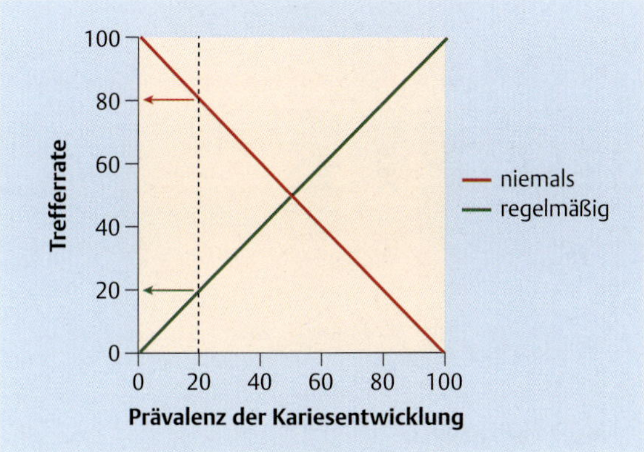

Abb. 7.**1** Trefferrate (% richtig-positive + % richtig-negative Behandlungszuweisungen) im Verhältnis zum Prozentsatz an Kindern mit Kariesentwicklung (Prävalenz), wenn die präventiven Maßnahmen niemals oder regelmäßig angewendet werden. Die gestrichelte Linie zeigt die entsprechende Trefferrate für eine Prävalenz von Dentinkaries bei 20% im Falle von regelmäßig durchgeführten (Trefferrate: 20) oder niemals durchgeführten (Trefferrate: 80) präventiven Strategien.

tive Strategien anwenden und 20 von 100 Personen würden Karies entwickeln, betrüge die Trefferrate 80%: 80% (1-Prävalenz der Kariesentwicklung) der Personen erhielten korrekterweise keine Behandlung (Abb. 7.**1**).

Hintergrund: Der Begriff „Prävalenz der Kariesentwicklung" wird in diesem Kapitel anstelle des Begriffs „Kariesinzidenz" verwendet, da somit dem in Tab. 7.**1** vorgestellten Modell (4-Felder-Tafel) besser Rechnung getragen wird.

Wenn nur die Anzahl der richtigen Entscheidungen gezählt wird und sie gleich gewichtet werden, sind Strategien mit hohen Trefferraten besser als Strategien mit niedrigen Trefferraten. Daraus folgt, dass es besser ist, regelmäßig Prophylaxemaßnahmen anzuwenden als nie, wenn die Prävalenz der Kariesentwicklung über 50% liegt, wogegen es besser ist, niemals präventive Strategien anzuwenden, als dies regelmäßig zu tun, wenn die Prävalenz unter 50% liegt.

Die Trefferrate kann auch für Zahnarzt A und Zahnarzt B bestimmt werden. Hierfür werden jedoch Berechnungen benötigt, da wir anfänglich nur die Sensitivität und die Spezifität der Zahnärzte und die Prävalenz der Kariesentwicklung kennen. Die Anzahl der richtig-positiven Vorhersagen (RP) entspricht der Prävalenz × Sensitivität (Tab. 7.**1**) und die Anzahl der richtig-negativen Vorhersagen (RN) entspricht der (1-Prävalenz) × Spezifität. Also kann die Anzahl der richtig-positiven und der richtig-negativen Vorhersagen für Zahnarzt A errechnet werden, wenn wir uns ins Gedächtnis rufen, dass seine Sensitivität bei 35% und seine Spezifität bei 92% lagen, und ebenso für Zahnarzt B, dessen Sensitivität bei 79% und dessen Spezifität bei 75% lagen. Die Trefferraten für Zahnarzt A und B werden in Tab. 7.**2** für die steigende Prävalenz der Kariesentwicklung errechnet. Wenn zum Beispiel die Prävalenz einer Dentinkariesentwicklung bei 50% liegt, ist

- die Anzahl der richtig-positiven Vorhersagen von Zahnarzt A 50 × 0,35 = 17,5 und
- seine Anzahl richtig-negativer Vorhersagen ist 50 × 0,92 = 46.
- Zusammengenommen beträgt die Trefferrate also 63,5.

In Abb. 7.**2a** und Abb. 7.**2b** werden die Trefferraten von Zahnarzt A und B den Trefferraten gegenübergestellt, wenn präventive Strategien bei allen oder keinen der Patienten angewendet werden, wie in Abb. 7.**1** dargestellt. Wenn also Strategien mit hohen Trefferraten besser als Strategien mit niedrigen Trefferraten sind, folgt hieraus wiederum, dass Zahnarzt A nicht seiner klinischen Einschätzung vertrauen sollte, wenn die Kariesprävalenz unter 18% liegt (Trefferrate < 83 gegenüber einer Trefferrate > 84 bei keiner Prävention), und Zahnarzt B nicht, wenn die Kariesprävalenz unter 25% liegt. Unter diesen Bedingungen sollten Zahnärzte in Praxen mit solch niedrigen Prävalenzen einer Kariesentwicklung der Strategie folgen, niemals präventive Strategien anzuwenden. Bei höheren Prävalenzen als > 18% bzw. > 25% sollten Zahnarzt A und B ihrer klinischen Einschätzung folgen. Steigen die Prävalenzen einer Kariesentwicklung jedoch über 60% bzw. 78%, sollten Zahnarzt A und B nicht länger ihrer klinischen Einschätzung folgen, sondern immer präventive Strategien anwenden. Wenn die Abb. 7.**2a** und Abb. 7.**2b** übereinandergelegt werden, kann festgestellt werden, dass bei Prävalenzen unter 28% die Trefferrate von Zahnarzt A höher als die von Zahnarzt B ist (Abb. 7.**2c**). Also ist Zahnarzt A in diesem Fall der genauere Zahnarzt. Bei Prävalenzen über 28% ist die Trefferrate von Zahnarzt B höher als die von Zahnarzt A, was Zahnarzt B in diesem Fall zum „besseren" Zahnarzt macht.

MERKE

Wenn nur die Anzahl der richtigen Entscheidungen gezählt wird und sie gleich gewichtet werden, sind Strategien mit hohen Trefferraten besser als Strategien mit niedrigen Trefferraten.

Der Nutzen einer Vorhersage

Das oben genannte Ergebnis, dass Zahnarzt A besser ist als Zahnarzt B, wenn die Kariesprävalenz unter 28% liegt, hängt nicht mit der Tatsache zusammen, dass Zahnarzt A mehr richtig-positive Vorhersagen hat, sondern mit der Tatsache, dass Zahnarzt A mehr richtig-negative Vorhersagen hat (s. Tab. 7.**2**). Man könnte argumentieren, dass richtig-positive Vorhersagen (Patienten, die neue Karies entwickeln, werden erkannt) wichtiger sind als richtig-negative Vorhersagen (Patienten, die keine neue Karies entwickeln, werden erkannt). In dem Fall kann in der Formel für die Trefferrate den richtig-positiven Vorher-

Tab. 7.**2** Berechnung der Trefferrate für Zahnarzt A und B im Verhältnis zur Prävalenz von Kindern, die (kavitierte) kariöse Läsionen entwickeln.

Eigenschaften der Studienpopulation		**Zahnarzt A (Sensitivität 35%; Spezifität 92%)**					**Zahnarzt B (Sensitivität 79%; Spezifität 75%)**				
Prävalenz	(1-Prävalenz)	richtig-positiv +		richtig-negativ	=	Trefferrate	richtig-positiv +		richtig-negativ	=	Trefferrate
% der Kinder, die Dentinläsionen entwickeln	% der Kinder, die keine Dentinläsionen entwickeln	Prävalenz × Sensitivität	+	(1-Prävalenz) × Spezifität	=	richtig-positiv + - richtig-negativ	Prävalenz × Sensitivität	+	(1-Prävalenz) × Spezifität	=	richtig-positiv + richtig-negativ
0	100	0,0	+	92,0	=	92,0	0,0	+	75,0	=	75,0
10	90	3,5	+	82,8	=	86,3	7,9	+	67,5	=	75,4
20	80	7,0	+	73,6	=	80,6	15,8	+	60,0	=	75,8
30	70	10,5	+	64,4	=	74,9	23,7	+	52,5	=	76,2
40	60	14,0	+	55,2	=	69,2	31,6	+	45,0	=	76,6
50	50	17,5	+	46,0	=	63,5	39,5	+	37,5	=	77,0
60	40	21,0	+	36,8	=	57,8	47,4	+	30,0	=	77,4
70	30	24,5	+	27,6	=	52,1	55,3	+	22,5	=	77,8
80	20	28,0	+	18,4	=	46,4	63,2	+	15,0	=	78,2
90	10	31,5	+	9,2	=	40,7	71,1	+	7,5	=	78,6
100	0	35,0	+	0,0	=	35,0	79,0	+	0,0	=	79,0

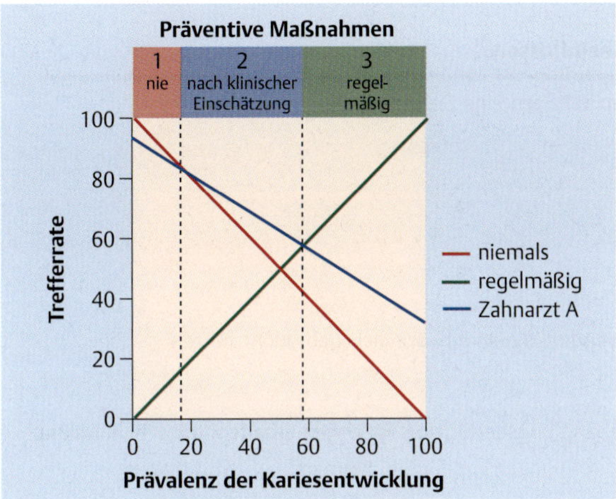

a

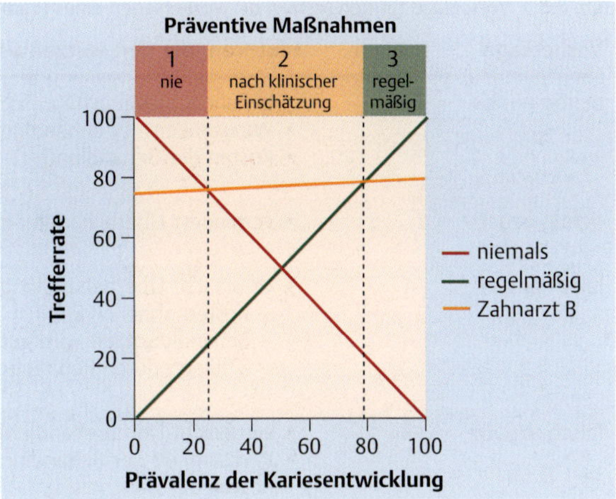

b

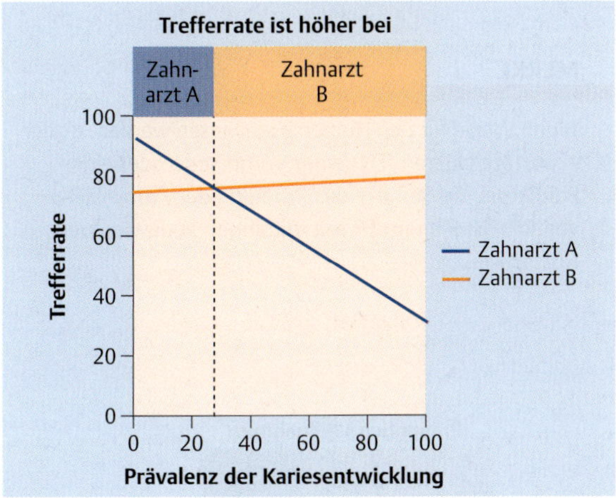

c

Abb. 7.**2** Trefferrate im Verhältnis zum Prozentsatz der Kinder, die eine Kariesentwicklung zeigen, wenn präventive Strategien niemals oder regelmäßig angewendet werden und wenn sie aufgrund der Vorhersage auf Basis der klinischen Einschätzung von Zahnarzt A **(a)** und Zahnarzt B **(b)** angewendet werden. Bereich 1: weder die klinische Einschätzung noch die präventive Strategie sollte angewendet werden; Bereich 2: die klinische Einschätzung soll entscheiden, ob die präventive Strategie angewendet wird oder nicht; Bereich 3: die präventive Strategie sollte immer angewendet werden.

c Trefferrate im Verhältnis zum Prozentsatz der Kinder, die eine Kariesentwicklung zeigen, wenn präventive Strategien auf Grundlage der auf der klinischen Einschätzung von Zahnarzt A oder Zahnarzt B basierenden Vorhersage angewendet werden. Unter 28% Prävalenz ist Zahnarzt A besser, über 28% Prävalenz ist Zahnarzt B besser.

sagen ein höherer Wert (und somit eine höhere Gewichtung) zugeordnet werden als den richtig-negativen Vorhersagen. Dies verändert das Ergebnis des Vergleichs von Zahnarzt A und Zahnarzt B. Die Gewichtung, die einer richtigen bzw. falschen Vorhersage zugeordnet wird, wird **Nutzen** genannt. Diese Nutzenwerte können auch falsch-positiven und falsch-negativen Vorhersagen zugeordnet werden. Die Bedeutung dieser falschen Beurteilungen sollte ebenfalls in der Nutzenbewertung widergespiegelt werden.

Unglücklicherweise gibt es keine allgemein anerkannten Werte für den Nutzen, die den Vorhersagen (RP, RN, FP, FN) eines Prädiktors zugordnet werden müssen. Es ist nachvollziehbar, dass Zahnärzte, Patienten und Budgetverantwortliche (z. B. in Krankenhäusern) wahrscheinlich unterschiedliche Ansichten über die zu vergebenden Nutzenwerte haben. In Tab. 7.**3** werden Vorschläge für Nutzenwerte gemacht und diese Werte werden in den Berechnungen in diesem Kapitel verwendet. Wenn der Leser diesen Werten nicht zustimmt und das Verhältnis zwischen den Werten verändern möchte, so muss er die Berechnungen mit seinen eigenen Werten erneut durchführen. Dadurch kann der Leser zu anderen Ergebnissen kommen als der Autor.

MERKE

Die Gewichtung, die einer Vorhersage (RP, RN, FP, FN) eines Prädiktors zugeordnet wird, wird Nutzen genannt. Unglücklicherweise gibt es keine allgemein anerkannten Werte für den Nutzen, die den unterschiedlichen Vorhersagen eines Prädiktors zugeordnet werden müssen.

Wenn Nutzenwerte zugewiesen werden, kann der **erwartete Nutzen (EN)** eines Prädiktors berechnet werden (Tab. 7.**1**). In Tab. 7.**4** werden die erwarteten Nutzen von Zahnarzt A berechnet (mithilfe der in Tab. 7.**1** vorgestellten Formel), wobei die Werte für richtig-positive Vorhersagen mit dem numerischen Wert 2 multipliziert werden, richtig-negative mit 1, falsch-positive mit –1 und falsch-negative mit –2. Die Erklärung für diese Multiplikatoren ist in Tab. 7.**3** aufgeführt.

Die gleichen Berechnungen können für die Strategien „niemals behandeln“, „regelmäßig behandeln“ und für Zahnarzt B durchgeführt werden. Die Ergebnisse dieser Berechnungen werden in Abb. 7.**3** dargestellt. Sie zeigt, dass Zahnarzt A und B bis zu einer Prävalenz von 10% bzw. 15% die Behandlungsstrategie „niemals behandeln“ anwenden sollten. Ab einer Prävalenz von 10% bzw. 15% bis zu einer Prävalenz von 42% (Zahnarzt A) bzw. 65%

Tab. 7.**3** Vorschläge für den Nutzen der Vorhersagen eines Prädiktors.

Vorhersage	Nutzen	Faktoren, die den Nutzenwert beeinflussen
richtig-positiv	2	• behandlungsbedürftige Patienten erhalten eine Behandlung • Wirksamkeit der Behandlung • Kosten der Behandlung
richtig-negativ	1	• verhindert Überbehandlung
falsch-positiv	−1	• verursacht Überbehandlung: – Kosten ohne Wirkung – Behandlungszeit wird verschwendet, die andere wirklich gebraucht hätten – Schäden durch Behandlung
falsch-negativ	−2	• verursacht Unterbehandlung; behandlungsbedürftige Patienten erhalten keine Behandlung • Wirksamkeit der Behandlung • Kosten der Behandlung

(Zahnarzt B) sollten sie ihrer eigenen Einschätzung vertrauen. Bei Prävalenzen oberhalb dieser Werte sollten sie der Strategie „alle behandeln" folgen. Wenn die erwarteten Nutzen von Zahnarzt A und Zahnarzt B übereinandergelegt werden, ist zu sehen (Abb. 7.**3c**), dass bei einer Prävalenz von unter 18 % Zahnarzt A der genauere Zahnarzt ist, wogegen Zahnarzt B dies bei einer höheren Prävalenz der Kariesentwicklung ist.

MERKE

Wenn Werte für den Nutzen zugewiesen werden, ist der erwartete Nutzen (EN) einer Vorhersage oder eines Prädiktors die Summe des Produkts der Prozentsätze von RP, FN, RN und FP mit den ihnen zugewiesenen Nutzenwerten.

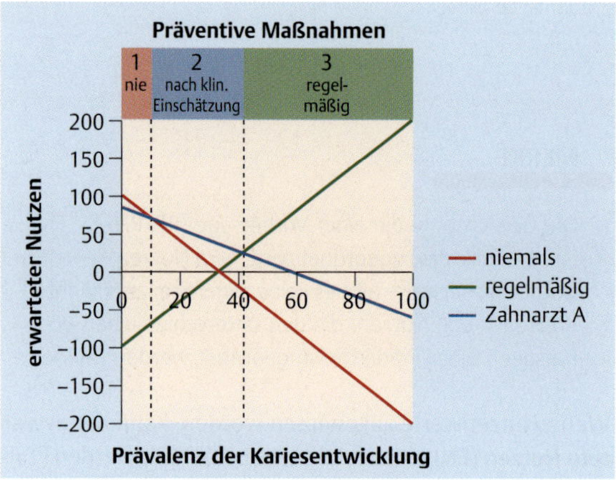

a

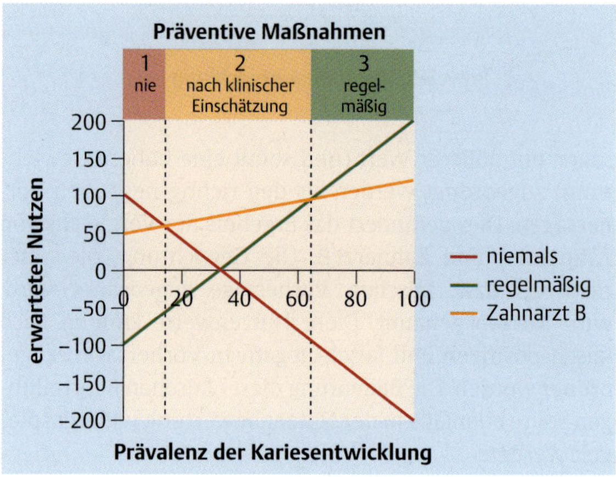

b

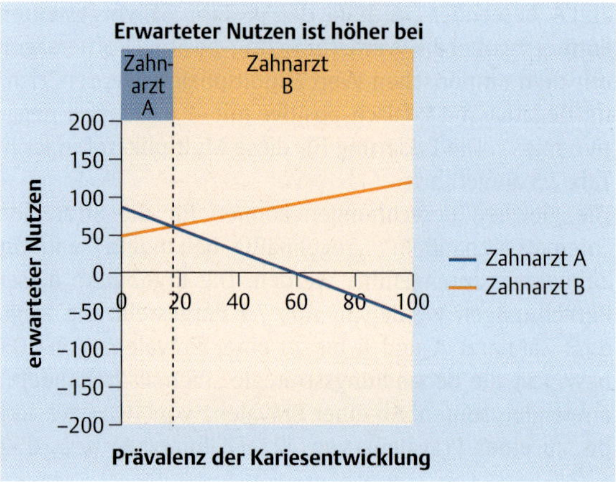

c

Abb. 7.**3** Erwarteter Nutzen im Verhältnis zum Prozentsatz der Kinder, die eine Kariesentwicklung zeigen, wenn präventive Strategien niemals bzw. regelmäßig angewendet werden und wenn sie aufgrund der auf der klinischen Einschätzung von Zahnarzt A **(a)** bzw. Zahnarzt B **(b)** basierenden Vorhersage angewendet werden. Bereich 1: weder die klinische Einschätzung noch die präventive Strategie sollte angewendet werden; Bereich 2: die klinische Einschätzung soll entscheiden, ob die präventive Strategie angewendet wird oder nicht; Bereich 3: die präventive Strategie sollte immer angewendet werden. **(c)** Erwarteter Nutzen im Verhältnis zum Prozentsatz der Kinder, die eine Kariesentwicklung zeigen, wenn präventive Strategien auf Grundlage der auf der klinischen Einschätzung von Zahnarzt A oder Zahnarzt B basierenden Vorhersage angewendet werden. Unter 18 % Prävalenz ist Zahnarzt A besser, über 18 % Prävalenz ist Zahnarzt B besser.

Tab. 7.4 Berechnung des erwarteten Nutzens (EN) einer Vorhersage von Zahnarzt A im Verhältnis zur Prävalenz von Kindern, die kariöse Läsionen entwickeln.

Eigenschaften der Studienpopulation		**Zahnarzt A (Sensitivität 35%; Spezifität 92%)**								
Prävalenz	(1-Prävalenz)	EN richtig-positiv	+	EN falsch-negativ	+	EN richtig-negativ	+	EN falsch-positiv	=	Gesamt-EN
% der Kinder, die Dentinläsionen entwickeln	% der Kinder, die keine Dentinläsionen entwickeln	Prävalenz × Sensitivität × Nutzen	+	Prävalenz × (1-Sensitivität) × $Nutzen_{(FN)}$	+	(1-Prävalenz) × Spezifität × $Nutzen_{(RN)}$	+	1-Prävalenz × (1-Spezifität) × $Nutzen_{(FP)}$	=	Gesamt-EN
0	100	0 × 0,35 × 2 = 0	+	0 × 0,65 × −2 = 0	+	100 × 0,92 × 1 = 92,0	+	100 × 0,08 × −1 = −8,0	=	84,0
10	90	10 × 0,35 × 2 = 7	+	10 × 0,65 × −2 = −13	+	90 × 0,92 × 1 = 82,8	+	90 × 0,08 × −1 = −7,2	=	69,6
20	80	20 × 0,35 × 2 = 14	+	20 × 0,65 × −2 = −26	+	80 × 0,92 × 1 = 73,6	+	80 × 0,08 ×−1 = −6,4	=	55,2
30	70	30 × 0,35 × 2 = 21	+	30 × 0,65 × −2 = −39	+	70 × 0,92 × 1 = 64,4	+	70 × 0,08 × −1 = −5,6	=	40,8
40	60	40 × 0,35 × 2 = 28	+	40 × 0,65 × −2 = −52	+	60 × 0,92 × 1 = 55,2	+	60 × 0,08 × −1 = −4,8	=	26,4
50	50	50 × 0,35 × 2 = 35	+	50 × 0,65 × −2 = −65	+	50 × 0,92 × 1 = 46,0	+	50 × 0,08 × −1 = −4,0	=	12,0
60	40	60 × 0,35 × 2 = 42	+	60 × 0,65 × −2 = −78	+	40 × 0,92 × 1 = 36,8	+	40 × 0,08 × −1 = −3,2	=	−2,4
70	30	70 × 0,35 × 2 = 49	+	70 × 0,65 × −2 = −91	+	30 × 0,92 × 1 = 27,6	+	30 × 0,08 × −1 = −2,4	=	−16,8
80	20	80 × 0,35 × 2 = 56	+	80 × 0,65 × −2 = −104	+	20 × 0,92 × 1 = 18,4	+	20 × 0,08 × −1 = −1,6	=	−31,2
90	10	90 × 0,35 × 2 = 63	+	90 × 0,65 × −2 = −117	+	10 × 0,92 × 1 = 9,2	+	10 × 0,08 × −1 = −0,8	=	−45,6
100	0	100 × 0,35 × 2 = 70	+	100 × 0,65 × −2 = −130	+	0 × 0,92 × 1 = 0	+	0 × 0,08 × −1 = 0	=	−60,0

Objektive Prädiktoren

Ein Nachteil der oben dargelegten Strategie der klinischen Einschätzung besteht darin, dass weder der Zahnarzt selbst noch der Patient weiß, wie gut der Zahnarzt ist. Daher besteht ein Bedarf nach **objektiveren Vorhersagemodellen.** Die folgenden Prädiktoren/Risikofaktoren werden am häufigsten in die Modelle einbezogen:

- Anzeichen einer früheren Karieserfahrung
- Plaquemenge
- Ernährungsanalysen
- mikrobiologische Speicheltests
- Tests der Fließrate und Pufferkapazität des Speichels
- Fluoridzufuhr

Es hat sich gezeigt, dass die Nützlichkeit dieser Tests vom Alter der einzelnen Personen abhängt, bei denen diese angewendet werden, und dass insbesondere eine frühere **Karieserfahrung** den bedeutendsten Risikoindikator zur Abschätzung einer zukünftigen Kariesentwicklung darstellt [6]. Der Status der zuletzt durchgebrochenen/freigelegten Oberfläche war das beste Maß für frühere Karieserfahrungen. Wenn Bakterienwerte in die prädiktiven Modelle einbezogen wurden, wurde dadurch keine oder nur eine moderate Verbesserung der Anpassungsgüte der Modelle erzielt [7] [8]. Obwohl die Bestimmung der **Keimzahlen von Laktobazillen und Streptococcus mutans** für sich genommen einen gewissen Vorhersagewert hat, konnte durch die Kombination dieser Werte mit dem DMFS, einschließlich Initialläsionen, die Vorhersage nicht verbessert werden. Die Vorhersagekraft der **Speichelfließrate** für Karies bei gesunden Menschen ist sehr gering und die der **Pufferkapazität** ist, falls überhaupt vorhanden, extrem gering, sodass beide Werte nicht verwendet werden sollten [1]. Echte Hyposalivation stellt hingegen eine ernste Gefahr für die Mundgesundheit dar, weshalb Patienten mit vermindertem Speichelfluss intensivere Vorsorgemaßnahmen benötigen. Dennoch sollten Speichelflusstests nur zur Bestätigung eines konkreten Verdachts auf eine Hyposalivation eingesetzt werden.
Obwohl eine stark zuckerhaltige Ernährung und eine schlechte Mundhygiene wichtige Bestandteile der Kariesätiologie ausmachen (s. Kap. **2**), ist die Vorhersagekraft dieser Parameter in Populationen, in denen die Verwendung von Fluorid verbreitet ist, sehr gering [7] [9]. Bei einer nicht ausreichenden Verwendung von Fluorid können diese Faktoren einen prädiktiven Wert haben, aber in diesen Populationen besteht möglicherweise nur eine geringe Variationsbreite bei der Aufnahme von Saccharose und dem Grad der Mundhygiene. Dies beeinträchtigt die Vorhersagekraft dieser Tests.

MERKE

Eine frühere Karieserfahrung ist der wichtigste Risikoindikator für eine zukünftige Entstehung von Karies. Der Status der zuletzt durchgebrochenen/freigelegten Oberfläche war das am besten geeignete Maß zur Abschätzung der früheren Karieserfahrung. Durch die Berücksichtigung von Bakterienwerten in prädiktiven Modellen wurde keine oder nur eine moderate Verbesserung der Anpassungsgüte der Modelle erzielt.

ROC-Kurve

Die **ROC-Kurve (Receiver Operating Characteristics)** stellt grafisch die Sensitivität und 1-Spezifität der verschiedenen möglichen Schwellenwerte eines Prädiktors dar. In Abb. 7.**4** werden ROC-Kurven zu den unterschiedlichen, oben beschriebenen Prädiktoren gezeigt (Daten aus [4] [5] [7] [10]). Je mehr sich die Linie der linken oberen Ecke des Diagrammfensters nähert (hohe Sensitivität und hohe Spezifität), umso besser ist der Prädiktor. Die Diagonale im Diagrammfenster von der linken unteren zur rechten oberen Ecke steht für die Werte, die keine Vorhersagekraft besitzen. Die Grafik lässt erkennen, dass der **DMFS der stärkste Prädiktor** mit den meisten Schwellenwerten ist. Der Laktobazillen-Test schneidet schlechter ab und hat vier Schwellenwerte. Der Mutans-Streptokokken-Test ist ähnlich wie der Laktobazillen-Test zu bewerten, hat jedoch nur drei Schwellenwerte. Die Pufferkapazität (zwei Schwellenwerte) besitzt keine Vorhersagekraft. Die einzelnen Untersuchungen funktionieren besser oder genauso gut wie die Tests [4] [5].

MERKE

In einer ROC-Kurve (Receiver Operating Characteristic) wird die Sensitivität der möglichen Schwellenwerte eines Tests (Prädiktors) gegen 1-Spezifität aufgetragen.

Cariogram

Es wurde ein interaktives Computerprogramm mit dem Namen **Cariogram** entwickelt, das die Informationen der folgenden Risikofaktoren und -indikatoren kombiniert:

- bisherige Karieserfahrung
- Allgemeinerkrankungen
- Ernährung in Bezug auf Inhalte und Häufigkeit der Zuckeraufnahme
- Mundhygiene
- Verwendung von Fluorid
- Speichelanalyse einschließlich Mutans-Streptokokken, Pufferkapazität und Sekretionsrate

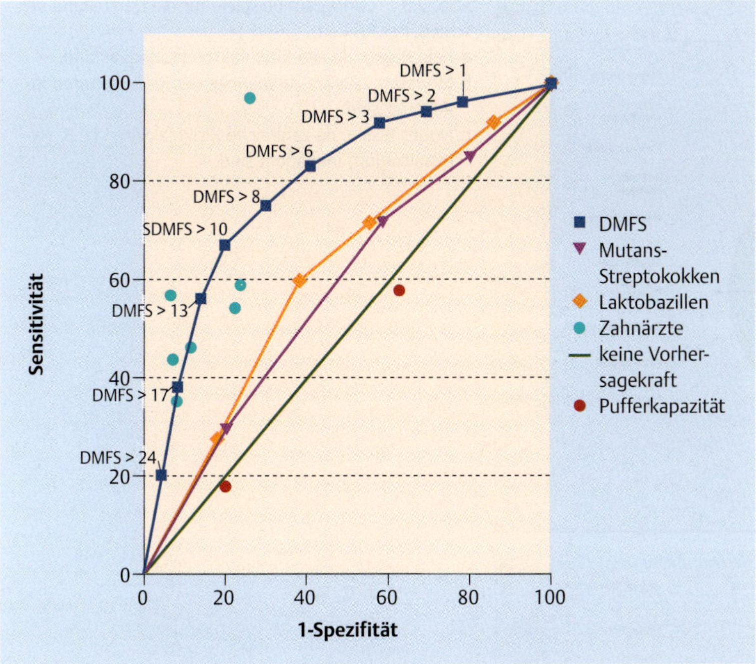

Abb. 7.**4** ROC-Kurven verschiedener Prädiktoren (Daten aus [7] und [10]) Personen, deren Werte niedriger sind als die Schwellenwerte, sollen laut Vorhersage keine Karies entwickeln, während Personen, deren Werte im Bereich der Schwellenwerte oder sogar darüber liegen, wahrscheinlich Karies entwickeln werden. Die Daten für die Zahnärzte stammen aus [4] und [5].

Das Programm Cariogram funktioniert im Prinzip so, dass Informationen, die über den Patienten gesammelt werden, in „Punktwerte" umgewandelt werden, die dann in das Programm eingegeben werden. Das Programm bewertet die Daten nach seinem integrierten Algorithmus und stellt das Ergebnis zusammengefasst in einem Tortendiagramm dar, das die Wahrscheinlichkeit darstellt, mit der in Zukunft keine neuen Kavitäten entwickelt werden (Abb. 7.**5**) [**11**].

In einer 2-jährigen prospektiven Studie wurden 446 Schulkinder im Alter von 10–11 Jahren zu Beginn der Studie nach ihrem geschätzten Kariesrisiko in 5 Gruppen aufgeteilt. Dort, wo Cariogram die Wahrscheinlichkeit, keine neuen Kavitäten zu entwickeln, mit 0–20% (hohes Risiko), 21–40%, 41–60%, 61–80% und 81–100% (niedriges Risiko) prognostizierte, hatten 8, 35, 42, 73 bzw. 83% der Kinder nach 2 Jahren keine neuen Läsionen [**12**]. Also schien die Aussagekraft dieses Programms akzeptabel zu sein.

Es bleibt die Frage, wie die Wahl der präventiven Strategien sich auf die einzelnen Untergruppen auswirkt. Die Antwort auf diese Frage lässt sich finden, wenn man die Wahrscheinlichkeitskategorien für die von Cariogram gelieferten Ergebnisse über Abb. 7.**3** legt (Abb. 7.**6**).

- In den 3 Untergruppen mit einer Wahrscheinlichkeit von unter 60%, frei von kavitierten Läsionen zu bleiben (hohes bis mäßiges Risiko), sollten alle Kinder präventiv behandelt werden (die Werte für den erwarteten Nutzen regelmäßiger Behandlung sind höher als die bei keiner Behandlung),
- in der Untergruppe mit einer Wahrscheinlichkeit von 61–80%, frei von Kavitationen zu bleiben, ist die Strategie unklar (da sich die Linien für den erwarteten Nutzen bei keiner Behandlung bzw. bei regelmäßiger Behandlung kreuzen) und
- in der Gruppe mit einer Wahrscheinlichkeit von über 80%, frei von Dentinkaries zu bleiben (niedriges Kariesrisiko), sollten keine Präventivmaßnahmen ergriffen werden (die Werte für den erwarteten Nutzen bei keiner Behandlung sind gegenüber denen bei regelmäßiger Behandlung höher).
- In den 2 Untergruppen mit einer Wahrscheinlichkeit von 41–60% und 61–80%, frei von Dentinkaries zu bleiben, kann die klinische Einschätzung des Zahnarzts das von Cariogram gelieferte Ergebnis überstimmen, da der zu erwartende Nutzen in diesen Fällen höher liegen kann.

Eine schwedische Studie verglich die Kariesrisikoprofile von Kindern (10–11 Jahre bei Studienbeginn) und Senioren (Altersgruppen 55, 65 und 75 bei Studienbeginn) mithilfe des Programms Cariogram. Nach 2 und 5 Jahren wurde die Karies neu bewertet und der Befall mit den Vorhersagen verglichen [**13**]. Von den Senioren gehörten 26%, von den Kindern 3% zu der Gruppe mit dem höchsten Kariesrisiko (Tab. 7.**5**). Die durchschnittliche Steigerung des DFS pro Jahr in der Gesamtgruppe der Kinder betrug 0,4 ± 0,8 und 1,2 ± 1,9 für die Senioren. Einzelne Faktoren, die deutlich zu den höheren Risikoprofilen der Senioren beitrugen, waren erhöhte Plaquewerte, erhöhte Anzahl von Mutans-Streptokokken und eine geringere Pufferkapazität. Insgesamt war das durch Cariogram bewertete Risiko für die Senioren doppelt so hoch wie für die Kinder. Diese Studie betonte die Notwendigkeit von Präventionsprogrammen für Senioren, aber auch den Bedarf an einem einfachen Vorhersagemodell für Senioren.

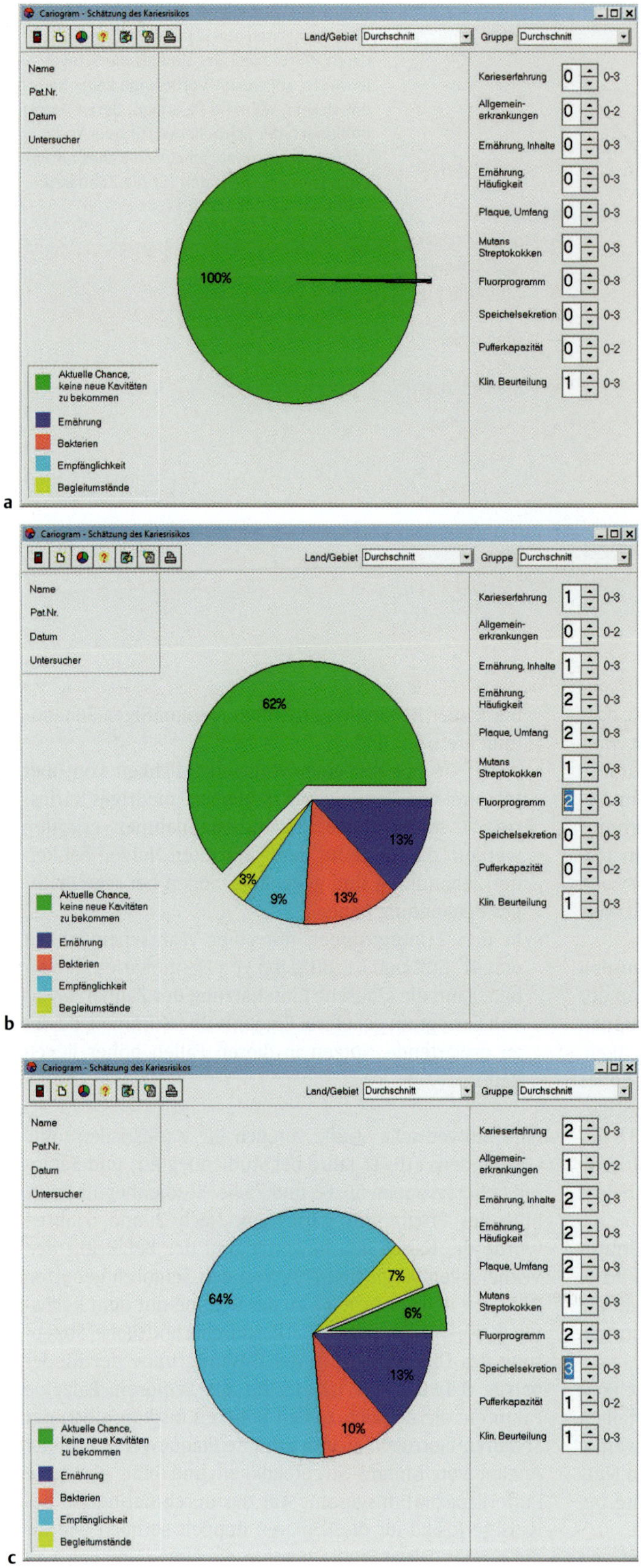

Abb. 7.**5** Cariogram-Beispiele für die Darstellung verschiedener Risiken.

a Kein Risiko, da alle Risikofaktoren adäquat sind.

b Moderates Risiko, da manche der Risikofaktoren inadäquat sind.

c Hohes Risiko, da zahlreiche Risikofaktoren (z. B. Hyposalivation) inadäquat sind.

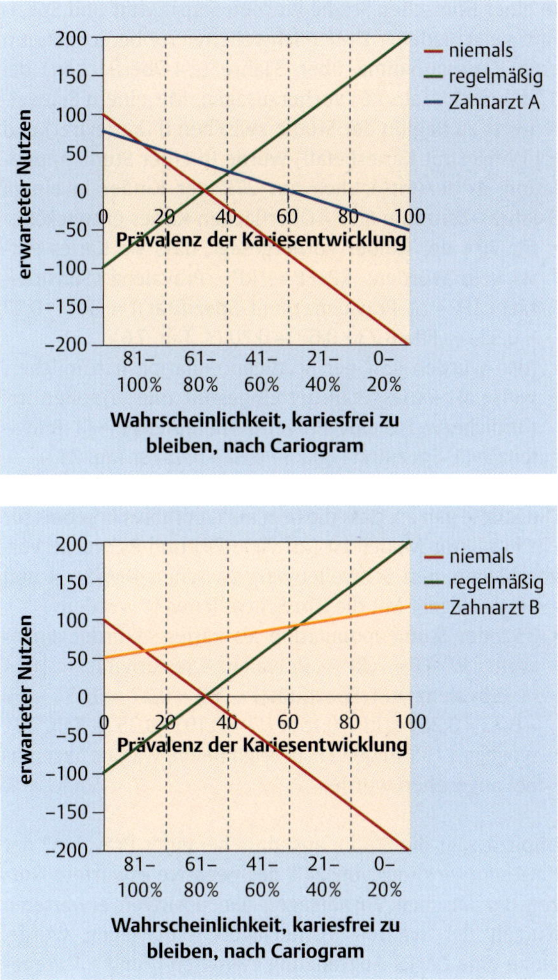

a

b

Abb. 7.**6** Die Ergebniskategorien der Cariogram-Vorhersage wurden über die folgende Darstellung gelegt: Erwarteter Nutzen im Verhältnis zum Prozentsatz der Kinder, die eine Kariesentwicklung zeigen, wenn präventive Strategien niemals bzw. regelmäßig angewendet werden und wenn sie aufgrund der auf der klinischen Einschätzung von Zahnarzt A **(a)** bzw. Zahnarzt B **(b)** basierenden Vorhersage angewendet werden. Für jede Cariogram-Kategorie wird deutlich, welche präventive Strategie den höchsten zu erwartenden Nutzen bringt.

Durch den Einschluss von Speichel- und mikrobiellen Untersuchungen ist Cariogram sehr aufwendig und teuer, was sich negativ auf den Nutzenwert auswirkt (s. Anmerkungen in Tab. 7.**3**). Die Kosten können sogar höher sein als die eigentliche Behandlung, sodass die Frage gerechtfertigt ist, wieso nicht nach der Strategie „alle behandeln" gehandelt werden sollte. Alternativ können nur die Punktwerte von 7 der im Programm aufgeführten 10 Risikofaktoren verwendet werden, z. B. können der **kostenaufwendige Mutans-Test** und der **Pufferkapazitätstest** ausgelassen werden.

Cariogram identifiziert die einzelnen Risikofaktoren des Patienten. Es kann sich als nützlich erweisen, die mit der Kariesätiologie verbundenen Ernährungs-, Speichel- und Mundhygienerisikofaktoren zu kennen, um die jeweiligen Strategien für die Prävention zukünftiger Karies festzulegen. Außerdem können **Patienten** mithilfe dieses Wissens dazu **motiviert** werden, ihre Bemühungen fortzusetzen. Darüber hinaus ermöglichen erneute Untersuchungen die Bewertung der Wirksamkeit der präventiven Strategien.

Die Ergebnisse der Vorhersage mit Cariogram wurden mit der Fähigkeit des Zahnarzts verglichen, das Kariesrisiko der Patienten einzustufen. Dies rief unter Zahnärzten Diskussionen über die relative Auswirkung der ätiologischen Faktoren der Karies hervor. Das lässt darauf schließen, dass das Cariogram auch als Werkzeug zur Verbesserung der Fähigkeit des Zahnarzts dienen kann, Kariesvorhersagen zu machen [11].

MERKE

Cariogram ist ein interaktives Computerprogramm, das die Informationen der folgenden Risikofaktoren und -indikatoren kombiniert: bisherige Karieserfahrung, Allgemeinerkrankungen, Ernährung in Bezug auf Inhalte und Häufigkeit der Zuckeraufnahme, Mundhygiene, die Verwendung von Fluorid, Speichelanalyse einschließlich Mutans-Streptokokken, Pufferkapazität und Sekretionsrate.

Tab. 7.**5** Kariesrisiko, ausgedrückt als prozentuale Wahrscheinlichkeit, Karies zu vermeiden, und Prozentsatz der Senioren und der Kinder in verschiedenen Gruppen gemäß den von Cariogram getroffenen Vorhersagen [13].

prozentuale Wahrscheinlichkeit, Karies zu vermeiden, die restaurative Maßnahmen erfordern würde, gemäß den Cariogram-Auswertungen	0–20% (hohes Risiko)	21–40%	41–60%	61–80%	81–100% (niedriges Risiko)
% der Erwachsenen	26	17	36	19	2
% der Kinder	3	7	14	26	50

PRAXISTIPP

Die Cariogram-Software kann unter http://www.mah.se/fakulteter-och-omraden/Odontologiska-fakulteten/Avdelning-och-kansli/Cariologi/Cariogram/ (Stand: 15.09.2011) heruntergeladen werden.

Zeichen früherer Karieserfahrungen

Die Zeichen früherer Karieserfahrungen, sowohl im Anfangsstadium als auch Restaurationen und Extraktionen, spielen bei der klinischen Einschätzung eindeutig eine Rolle. Frühere Karies fasst die Gesamtauswirkung aller Risikofaktoren zusammen, denen der Patient ausgesetzt war. Die Verwendung früherer Karieserfahrungen als Prädiktor für die zukünftige Karieszunahme wurde mit dem Argument kritisiert, dass eigentlich darauf abgezielt werden sollte, die Patienten mit einem hohen potenziellen Risiko zu ermitteln, bevor Zeichen eines Kariesbefalls auftreten. Da aber vergangene Karieserfahrungen ein starker Prädiktor sind, bedeutet dies, dass Kinder mit (Frühzeichen einer) Karies weiterhin Karies entwickeln und dass es weitere Karies zu verhindern gilt.

Wenn frühere Karieserfahrungen als Prädiktor verwendet werden, gibt es viele mögliche Schwellenwerte, an denen abgegrenzt werden kann, wann Patienten als gefährdet oder gefährdeter als andere Menschen eingestuft werden sollten.

Tab. 7.**6** Sensitivität (Se) und Spezifität (Sp) der Vorhersage der Karieszunahme (≥ 5) über einen Zeitraum von 3 Jahren nach dem D_3MFS-Ausgangswert in einer Kohorte von anfänglich 13-Jährigen [7].

DMFS-Ausgangswert	Se [%]	Sp [%]
≥ 1	92	38
≥ 2	83	54
≥ 3	74	65
≥ 4	63	74
≥ 5	55	80
≥ 6	44	85
≥ 7	38	90
≥ 8	32	92
≥ 9	24	95
≥ 14	10	100

In einer finnischen Studie wurden Sensitivität und Spezifität verschiedener DMFS-Schwellenwerte berechnet, um eine Karieszunahme über 3 Jahre (≥ 4 Oberflächen) bei 13-Jährigen (Tab. 7.**6**) vorherzusagen. Mit einem Schwellenwert zu Beginn der Studie zwischen 0 (kariesfrei) und ≥ 1 DMFS (mit Kariesbefall) wurde in einer Studienpopulation, in der tatsächlich nur 27 % der Kinder in einem 3-Jahres-Zeitraum an ≥ 4 Oberflächen Karies entwickeln,

- für 70 % der Kinder vorhergesagt, dass sie Karies entwickeln würden: RP+FP = (RP = Prävalenz × Sensitivität) + [FP = (1-Prävalenz) × (1-Spezifität)] = (RP = 0,27 × 0,92) + (FP = 0,73 × 0,62) = 0,70 (s. Tab. 7.**6**).
- Also wurden 45 % der Studienpopulation irrtümlicherweise als kariesgefährdet eingestuft und erhielten irrtümlicherweise eine Präventivtherapie: FP = (1-Prävalenz) × (1-Spezifität) = 0,73 × 0,62 = 0,45 (s. Tab. 7.**6**)).

Die Studie gab an, dass dies ein inakzeptables Ergebnis für ein Prädiktor-Modell ist (zu viele FP) und es wurde vorgeschlagen, den Schwellenwert zwischen DMFS < 4 und ≥ 4 festzulegen. Mit diesem Schwellenwert wurden

- 35 % der Studienpopulation als kariesgefährdet eingestuft: RP+FP = (RP = Prävalenz × Sensitivität) + [FP = (1-Prävalenz) × (1-Spezifität)] = (RP = 0,27 × 0,63) + (FP = 0,73 × 0,26) = (RP = 0,16) + (FP = 0,19) = 0,35 (s. Tab. 7.**6**),
- wogegen 19 % in den FP-Bereich fielen, was als akzeptabel angesehen wurde.

Implizit sagt die Studie aus, dass bei einer Prävalenz der Kariesentwicklung von 27 % der negative erwartete Nutzen der falschen Vorhersagen den positiven erwarteten Nutzen der wahren Vorhersagen überwiegen würde, wenn eine DMFS-Abgrenzung zwischen 0 und ≥ 1 vorgenommen wird, aber nicht, wenn die DMFS-Abgrenzung zwischen < 4 und ≥ 4 liegt. In der Studie wird nicht angegeben, welche Werte den verschiedenen Nutzen zugewiesen wurden.

In Abb. 7.**7** wird der erwartete Nutzen beider Schwellenwerte dargestellt und mit dem Nutzen bei keiner und bei regelmäßiger Therapie verglichen. Es wird wiederum deutlich, dass die beste Strategie von der Prävalenz der Kariesentwicklung (oder im jeweiligen Einzelfall von der Wahrscheinlichkeit einer Kariesentwicklung) abhängt:

- Bis zu einer Prävalenz der Kariesentwicklung von etwa 16 % ist die Strategie „niemals behandeln" die beste,
- zwischen 16 % und 38 % ist es die beste Strategie, Patienten mit einem DMFS-Ausgangswert ≥ 4 zu therapieren,
- zwischen 38 % und 75 % ist es die beste Strategie, alle Kinder mit Karies zu behandeln (DMFS-Abgrenzung ≥ 1) und
- bei über 75 % ist es die beste Strategie, alle Kinder zu therapieren, unabhängig davon ob sie Karies haben oder nicht.

Leider kann kein Vergleich mit den Zahnärzten A und B angestellt werden, weil diese keine Vorhersage machen sollten, welche Kinder innerhalb der nächsten 3 Jahre ≥ 4 Kavitäten entwickeln würden.

Die **Karieserfahrung im Milchgebiss** wurde verwendet, um Kariesentwicklung im bleibenden Gebiss vorherzusagen. Eine Studie zeigte, dass Sensitivität und Spezifität des Risikoindikators „Karies im Milchgebiss“ (6 Jahre) 57% bzw. 85% betrugen, wenn die 25% der Kinder mit der höchsten Karieserfahrung mit 13 Jahren ausgewählt werden sollten [14]. Zur Auswahl des oberen Viertels der Karieserfahrung im bleibenden Gebiss betrug die Sensitivität nur 28% im Alter von 6 Jahren, erreichte 68% im Alter von 9 Jahren und blieb auf diesem Level bis zum Alter von 12 Jahren. Die Spezifität nahm von 92% (6 Jahre) auf 85% (9 Jahre) ab und stieg dann gleichmäßig auf 93% (12 Jahre) an. Beim Screening nach einer hohen Karieszunahme bei kleinen Kindern unter 9 Jahren scheint Karies im Milchgebiss ein besseres Kriterium zu sein als Karies in den ersten bleibenden Molaren. Ist das Ziel, die Patienten mit einer späteren hohen Karieszunahme zu identifizieren, scheint ein Screening im Alter von 9 Jahren genauso präzise wie ein Screening zu einem späteren Zeitpunkt zu sein.

In der Schweiz wurde eine Methode zur Kariesvorhersage entwickelt, die die frühere Karieserfahrung als Prädiktor bei Kindern mit Milch- und bleibenden Zähnen verwendet [15] [16]. Eine geringe Anzahl an gesunden Milchmolaren und eine hohe Anzahl an nicht kavitierten Läsionen in den 1. bleibenden Molaren (verfärbte Grübchen und Fissuren bei 7/8-Jährigen und white Spots auf den glatten lingualen und bukkalen Glattflächen bei 10/11-Jährigen) erwiesen sich als die besten Variablen bei der Identifizierung eines hohen Risikos für zukünftige Karies bei Kindern. Die Zuhilfenahme röntgenologischer Variablen verbesserte die Qualität der Vorhersage nicht wesentlich. Die schweizerische Methode zur Kariesvorhersage wurde anhand einer Population niederländischer Kinder validiert und erwies sich trotz leichter Unterschiede im Alter der niederländischen Studienpopulation und geringer Unterschiede in der Kariesdiagnosemethode als stabil [8]. Während das schweizerische Modell das Vorhandensein von leicht bräunlich verfärbten Fissuren einschloss, die schwer zu detektieren sind, zeigte das niederländische Modell, dass die Vorhersage mindestens genauso gut ist, wenn nur etwas weiter vorangeschrittene und kavitierte Läsionen berücksichtigt werden. Dadurch würden die Vorhersagen in der Praxis leichter.

Sowohl das schweizerische als auch das niederländische System berechnen mit einer Regressionsformel einen individuellen Risikowert für jede Person. Im Prinzip bedeutet ein höherer Wert eine höhere Wahrscheinlichkeit, dass eine Person Karies entwickeln wird. Daher können Patienten nach dem Kariesrisiko geordnet werden. Der Prozentsatz der Personen, die in die Risikogruppe eingestuft werden, kann danach abhängig von den verfügbaren Ressourcen festgelegt werden. Abhängig vom Alter der Kinder, den Vorhersagezeiträumen und der Anzahl der vorherzusagenden Läsionen (≥ 2, ≥ 4, ≥ 6 neue Läsionen innerhalb von 4 Jahren) variierte die Sensitivität der Modelle von 65% bis über 80% und die Spezifität von 70–80% [16] [17]. Ein Vorteil dieser Modelle ist, dass die individuellen Risikowerte einfach mit jedem Computer oder programmierbaren Taschenrechner berechnet werden können.

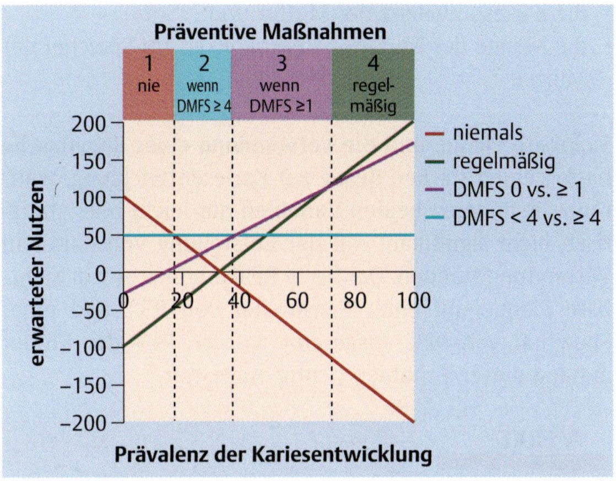

Abb. 7.**7** Der erwartete Nutzen im Verhältnis zum Prozentsatz der Kinder, die Karies entwickeln, wenn die präventiven Strategien „niemals behandeln“ bzw. „regelmäßig behandeln“ angewandt werden, oder wenn der DMFS-Index als einziger Prädiktor mit den Schwellenwerten 0 gegenüber ≥ 1 bzw. < 4 gegenüber ≥ 4 verwendet wird. Bereich 1: weder klinische Einschätzung noch präventive Strategie sollte angewendet werden; Bereich 2: präventive Strategie für Patienten mit DMFS ≥ 4; Bereich 3: präventive Strategie für Patienten mit DMFS ≥ 1; Bereich 4: immer präventive Strategie anwenden.

Der prädiktive Wert des DMF-Index kann bei älteren Menschen niedriger sein, da der DMF-Index ein kumulativer Wert ist. Dies bedeutet, dass der DMF-Index bei Personen mit hohem Risiko unverändert hoch bleibt, auch wenn sie ihr Verhalten ändern. Dennoch wurde ein Zusammenhang zwischen dem koronalen DMF-Index und dem Risiko nachgewiesen, Wurzelkaries zu entwickeln [18] [19].

MERKE

Für die Vorhersage einer hohen Karieszunahme bei kleinen Kindern unter 9 Jahren scheint Karies im Milchgebiss ein besseres Kriterium zu sein als Karies an den 1. bleibenden Molaren. Ist das Ziel, die Patienten mit einer späteren hohen Karieszunahme zu identifizieren, scheint ein Screening im Alter von 9 Jahren genauso präzise wie ein Screening zu einem späteren Zeitpunkt zu sein.

Zu jung für frühere Karieserfahrungen

Manche Patienten sind für frühere Karieserfahrungen zu jung. Bei diesen Patienten ist die **Bewertung der sichtbaren Plaque** möglicherweise eine gute Alternative. In einer Studie wurden 4 Variablen hinsichtlich ihrer Fähigkeit untersucht, 19 Monate alte Kinder zu identifizieren, die in den folgenden 1,5 Jahren Karies bekommen [20]. Die Variablen waren

- die sichtbare Plaque auf den labialen Flächen der oberen Schneidezähne,
- die Verwendung einer Babyflasche,

- die Kariesprävalenz der Mutter und
- die Menge der Mutans-Streptokokken im Speichel der Mutter.

Sichtbare Plaque und die **Verwendung einer Babyflasche** hatten einen starken Bezug zur Kariesentwicklung, während die anderen beiden Variablen nur leicht oder statistisch nicht signifikant mit der Entstehung von Karies in Verbindung standen. Der beste Risikoindikator war sichtbare Plaque mit einer Sensitivität von 83% und einer Spezifität von 92%. Insgesamt wurden 91% der Kinder anhand dieser Variablen richtig eingestuft.

MERKE

Patienten können für frühere Karieserfahrungen zu jung sein. Bei diesen Patienten ist die Bewertung der sichtbaren Plaque eine gute alternative Möglichkeit zur Bestimmung des Kariesrisikos.

Aktive gegenüber inaktiven Läsionen

Bei präventiven Strategien, die auf die einzelnen Zähne abzielen, ist es notwendig, das Kariesrisiko auf der Ebene der einzelnen Zähne (Progressionswahrscheinlichkeit) vorherzusagen. Dies ist insbesondere im Hinblick auf eine Strategie zur Platzierung von Grübchen- und Fissurenversiegelungen von Belang.

In einer Studie wurde ein visuell-taktiles Bewertungssystem für Maßnahmen an intakten Läsionen vorgestellt [21] (s. Kap. **5**). Intakte Läsionen haben laut Beschreibung eine weißliche/gelbliche matte opake Oberfläche, die sich rau anfühlt, wenn man die Spitze einer Sonde vorsichtig über die Oberfläche bewegt, und i. d. R. mit Plaque bedeckt ist. Inaktive Karies wird als Karies mit einer weißlichen, bräunlichen oder schwarz glänzenden intakten Oberfläche beschrieben. Der Zahnschmelz fühlt sich beim vorsichtigen Sondieren hart und glatt an. In einer späteren Veröffentlichung stellten die Autoren eine klinische Validierung dieser Methode vor, indem sie die Veränderungen der Oberflächen nach einem Zeitraum von 3 Jahren zeigten [22]. Diese Studie wurde mit Kindern in 2 Populationen durchgeführt, von denen eine unter Aufsicht täglich in der Schule mit einer fluoridhaltigen Zahnpasta die Zähne putzte, während die fluoridhaltige Zahnpasta in der anderen Gruppe nur selten benutzt und die Anwendung nicht kontrolliert wurde. Aus den vorgelegten Daten (Tab. 7.**7**) kann berechnet werden, dass in der Gruppe, die fluoridhaltige Zahnpasta in der Schule anwendete, der Prädiktor „aktive nicht kavitierte Läsion" gegenüber „inaktive nicht kavitierte Läsion bei Grübchen und Fissuren" eine Sensitivität und Spezifität von 38% bzw. 71% für die Vorhersage „aktiver nicht kavitierter Karies, Kavitationen oder Füllungen" aufwies (Tab. 7.**8**). Für den Schwellenwert zwischen gesunden Fissuren gegenüber Fissuren mit entweder inaktiven oder aktiven nicht kavitierten Läsionen beträgt die Sensitivität 80% und die Spezifität 70% (Tab. 7.**8**). Abb. 7.**8a** zeigt den erwarteten Nutzen dieses Prädiktors für die Umsetzung einer präventiven Behandlung. Nur für die Kinder in einem kurzen Prävalenzintervall zwischen 30% und 35%, könnte es von Nutzen sein, zwischen aktiven und nicht aktiven Läsionen zu unterscheiden um präventive Maßnahmen gezielt anzubieten. In den meisten Populationen würde diese Differenzierung jedoch nicht zu einem höheren zu erwartenden Nutzen beitragen. Die Unterscheidung zwischen gesunden Fissuren und Fissuren mit entweder inaktiven oder aktiven nicht kavitierten Läsionen wäre jedoch eine gute Methode, wenn die Prävalenz der Kariesentwicklung bei Fissuren zwischen ungefähr 18% und 65% liegt (Abb. 7.**8b**). Bei einer Prävalenz von unter 18% hat „keine Behandlung" den höchsten zu erwartenden Nutzen und bei über 65% hat die Strategie, alle Patienten zu behandeln, den höchsten zu erwartenden Nutzen.

MERKE

Bei Präventivstrategien, die auf einzelne Zähne abzielen, ist es notwendig, das Kariesrisiko auf dem Niveau des einzelnen Zahns zu bestimmen. Eine Unterscheidung zwischen gesunden Fissuren und Fissuren mit jedweden Anzeichen von nicht kavitierter Karies ist scheinbar besser als ein Schwellenwert zwischen aktiven und nicht aktiven nicht kavitierten Läsionen.

Tab. 7.**7** Originaldaten (Fluorid-Gruppe) aus dem Artikel von Nyvad et al. 2003 [21] (siehe Text).

Gesamtanzahl	Aufnahme bei Studienbeginn	Status nach 3 Jahren			
		gesund [%]	inaktiv, keine Kavitätenbildung [%]	aktiv, keine Kavitätenbildung [%]	Kavität od. Füllung [%]
1112	gesund	80	14	0	5
463	inaktiv, keine Kavitätenbildung	9	61	3	27
219	aktiv, keine Kavitätenbildung	27	35	5	34

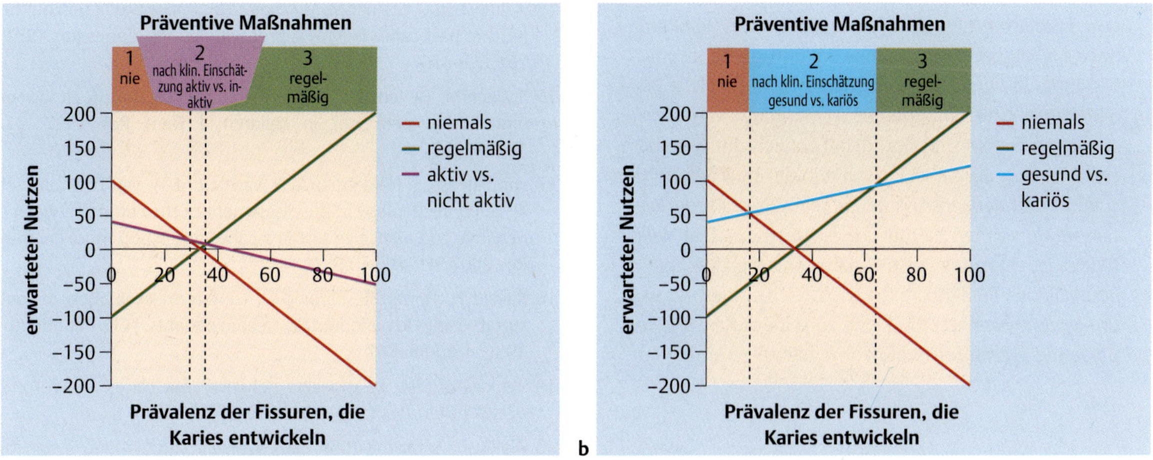

Abb. 7.**8** Erwarteter Nutzen kariespräventiver Maßnahmen für Fissuren im Verhältnis zum Prozentsatz der Fissuren, die eine weitere Kariesprogression zeigen, wenn **(a)** zwischen aktiver und inaktiver initialer Karies unterschieden wird und **(b)** nur zwischen gesunden und kariösen (aktive und inaktive) Läsionen in Fissuren unterschieden wird. Strategie sollte angewendet werden; Bereich 2: die klinische Einschätzung soll entscheiden, ob die präventive Strategie angewendet wird; Bereich 3: die präventive Strategie sollte immer angewendet werden.

Das Nexø-Modell

Können wir unseren Patienten die richtigen Präventionsprogramme bieten? Es gibt Hinweise darauf, dass dies sehr schwierig ist und dass selbst verstärkte Präventionsprogramme das Kariesrisiko nicht signifikant senken können [23] [24] [25] [26]. Dies könnte dadurch begründet sein, dass ein Großteil der Programme nicht individualisiert ist und den Einzelnen daher nicht dazu motiviert, Eigenverantwortung und eigene Ressourcen zur Vorbeugung oraler Erkrankungen aufzuwenden [27]. Ein Programm, das sowohl die Fähigkeit des Zahnarzts, Risikokinder zu erkennen, als auch die Eigenverantwortung und die Ressourcen der Kinder (Eltern) für die Prävention nutzt, ist das Nexø-Modell. Dieses Modell hebt sich von anderen ab, da es zusätzlich zu den genannten Risikofaktoren auch die Durchbruchphase der Molaren als besonderen Risikofaktor aufführt [28] [29].

In Kap. 21 wird das Nexø-Modell näher beschrieben.

ZUSAMMENFASSUNG

In diesem Kapitel wurden die Möglichkeiten zur frühen Bestimmung des zukünftigen Kariesrisikos vorgestellt und verschiedene Prädiktoren/Risikofaktoren verglichen. Die Vergleiche werden durch die Unterschiede im Studiendesign, in den verwendeten Schwellenwerten, im zu bestimmenden Kariesumfang, in der Studienpopulation usw. erschwert. In keiner der Studien wurden Konfidenzintervalle der Ergebnisse aufgezeigt. Daher erlauben die Vergleiche nur eine oberflächliche Betrachtung. Dennoch ist deutlich geworden, dass klini-

Tab. 7.**8** Berechnungen mit den Daten aus Tab. 7.**7**.

Berechnung der Sensitivität (Se) und Spezifität (Sp)		
Berechnung mit dem Schwellenwert „inaktiv, keine Kavitäten“ (n = 463) gegenüber „aktiv, nicht kavitierte Läsionen“ (n = 219)		
RP = 39 % × 219 = 85,4	FN = 30 % × 463 = 138,9	Se = RP/(RP+FN) = 85,4/(85,4 + 138,9) = 0,38
RN = 70 % × 463 = 324,1	FP = 61 % × 219 = 133,6	Sp = RN/(RN+FP) = 324,1/(324,1 + 133,6) = 0,71
Berechnung mit dem Schwellenwert „gesund“ (n = 1112) gegenüber „inaktiv, keine Kavitäten + aktiv, nicht kavitierte Läsionen“ (n = 462 + 219)		
RP = (39 % × 219) + (30 % × 463) = 224,3	FN = 5 % × 1112 = 55,6	Se = RP/(RP+FN) = 224,3/(224,4 + 55,6) = 0,80
RN = 94 % × 1112 = 1045,3	FP = (61 % × 219) + (70 % × 463) = 457,7	Sp = RN/(RN+FP) = 1045,3/(1045,3 + 457,7) = 0,70

sche Prädiktoren (wie z. B. Karieserfahrung) wohl am besten geeignet sind, um eine zukünftige Kariesentwicklung vorherzusagen. Zahnärzte können diese Prädiktoren in ihrer klinischen Beurteilung des Kariesrisikos zusammenfassen und sind dabei ähnlich gut wie spezielle Tests. Jeder Zahnarzt sollte in der Beurteilung des zukünftigen Kariesrisikos geübt sein. Programme wie Cariogram können hierbei von Nutzen sein. Das Nexø-Modell ist ein gutes Beispiel dafür, wie die klinische Beurteilung von Zahnärzten erfolgreich eingesetzt wird, um jedem einzelnen Kind eine zu seinem Kariesrisiko passende Präventionsmaßnahme bieten zu können.

LITERATUR

1. Hausen H, Seppä L, Fejerskov O. Can caries be predicted. In: Thylstrup A, Fejerskov O, eds. Textbook of clinical Cariology. Copenhagen: Munksgaard; 1994: 393–410
2. Bratthall D, Ramanathan Stjernwärd J, Hänsel Pettersson G. Assessment of Caries Risk in the Clinic – A modern Approach. In: Wilson NHF, Roulet JF, Fuzzi M, eds. Advances in operative Dentistry. Chicago: Quintessence; 2001: 61–72
3. Fontana M, Zero DT. Assessing patients' caries risk. J Am Dent Assoc 2006; 137: 1231–1239
4. Alanen P, Hurskainen K, Isokangas P et al. Clinician's ability to identify caries risk subjects. Community Dent Oral Epidemiol 1994; 22: 86–89
5. Isokangas P, Alanen P, Tiekso J. The clinician's ability to identify caries risk subjects without saliva tests – a pilot study. Community Dent Oral Epidemiol 1993; 21: 8–10
6. Powell LV. Caries prediction: a review of the literature. Community Dent Oral Epidemiol 1998; 26: 361–371
7. Hausen H. Caries Prediction. In: Fejerskov O, Kidd EAN, eds. Dental Caries: the Disease and its Clinical Management. 2nd ed. Oxford: Blackwell Munksgaard; 2008: 527–552
8. van Palenstein Helderman WH, Mikx FH, van't Hof MA et al. The value of salivary bacterial counts as a supplement to past caries experience as caries predictor in children. Eur J Oral Sci 2001; 109: 312–315
9. Burt BA, Pai S. Sugar consumption and caries risk: a systematic review. J Dent Educ 2001; 65: 1017–1023
10. Hausen H. Caries Prediction. In: Fejerskov O, Kidd EAM, eds. Dental Caries: the Disease and its Clinical Management. Oxford: Blackwell Munksgaard; 2003: 327–339
11. Hänsel Petersson GH, Bratthall D. Caries risk assessment: a comparison between the computer program 'Cariogram', dental hygienists and dentists. Swed Dent J 2000; 24: 129–137
12. Hänsel Petersson GH, Twetman S, Bratthall D. Evaluation of a computer program for caries risk assessment in schoolchildren. Caries Res 2002; 36: 327–340
13. Hänsel Petersson G, Fure S, Twetman S et al. Comparing caries risk factors and risk profiles between children and elderly. Swed Dent J 2004; 28: 119–128
14. Seppä L, Hausen H, Pöllänen L et al. Past caries recordings made in Public Dental Clinics as predictors of caries prevalence in early adolescence. Community Dent Oral Epidemiol 1989; 17: 277–281
15. Helfenstein U, Steiner M, Marthaler TM. Caries prediction on the basis of past caries including precavity lesions. Caries Res 1991; 25: 372–376
16. Steiner M, Helfenstein U, Marthaler TM. Dental predictors of high caries increment in children. J Dent Res 1992; 71: 1926–1933
17. van Palenstein Helderman WH, van't Hof MA, van Loveren C et al. Utility technology in the assessment of the cut-off between a negative and a positive test in a caries prediction model. Caries Res 2007; 41: 165–169
18. Ravald N, Hamp SE, Birkhed D. Long-term evaluation of root surface caries in periodontally treated patients. J Clin Periodontol 1986; 13: 758–767
19. Vehkalahti MM. Relationship between root caries and coronal decay. J Dent Res 1987; 66: 1608–1610
20. Alaluusua S, Malmivirta R. Early plaque accumulation – a sign for caries risk in young children. Community Dent Oral Epidemiol 1994; 22: 273–276
21. Nyvad B, Machiulskiene V, Baelum V. Reliability of a new caries diagnostic system differentiating between active and inactive caries lesions. Caries Res 1999; 33: 252–260
22. Nyvad B, Machiulskiene V, Baelum V. Construct and predictive validity of clinical caries diagnostic criteria assessing lesion activity. J Dent Res 2003; 82: 117–122
23. Seppä L, Hausen H, Pöllänen L et al. Effect of intensified caries prevention on approximal caries in adolescents with high caries risk. Caries Res 1991; 25: 392–395
24. Hausen H, Kärkkäinen S, Seppä L. Application of the high-risk strategy to control dental caries. Community Dent Oral Epidemiol 2000; 28: 26–34
25. Källestål C. The effect of five years' implementation of caries-preventive methods in Swedish high-risk adolescents. Caries Res 2005; 39: 20–26
26. Heyduck C, Meller C, Schwahn C, Splieth CH. Effectiveness of sealants in adolescents with high and low caries experience. Caries Res 2006; 40: 375–381
27. Hausen H, Seppä L, Poutanen R, Niinimaa A et al. Noninvasive control of dental caries in children with active initial lesions. A randomized clinical trial. Caries Res 2007; 41: 384–391
28. Ekstrand KR, Kuzmina IN, Kuzmina E et al. Two and a half-year outcome of caries-preventive programs offered to groups of children in the Solntsevsky district of Moscow. Caries Res 2000; 34: 8–19
29. Ekstrand KR, Christiansen ME. Outcomes of a non-operative caries treatment programme for children and adolescents. Caries Res 2005; 39: 455–467

Epidemiologie der Karies und nicht kariöser Zahnhartsubstanzdefekte

U. Schiffner

8

Einleitung

Die ersten Kapitel (Kap. **1**, Kap. **2**, Kap. **3**) haben sich mit den Grundlagen der Ökologie der Mundhöhle, insbesondere im Bereich der Zähne, befasst. Es wurden Faktoren erläutert, die zu einem unbalancierten Gleichgewicht zwischen Zahn und Biofilm mit der Folge einer Karies führen können. Auch die Entstehung von nicht kariösen Zahnhartsubstanzveränderungen wurde betrachtet. In den nachfolgenden Kapiteln wurde zunächst ein Kariesmodell (Kap. **4**) entwickelt, um hiernach auf die klinische Beschreibung der Karies und nicht kariöser Zahnhartsubstanzdefekte einzugehen: Also auf die Detektion und Beurteilung der Erkrankungen mit verschiedenen Hilfsmitteln und die Summation der erhobenen Befunde im Rahmen des diagnostischen Prozesses (s. Kap. **5**, Kap. **6**, Kap. **7**). In Kap. **9** wird aufgezeigt werden, wie die erhobenen Befunde für einen schadensgerechten Therapieentscheid genutzt werden können. Hierbei wird auf den Einfluss populationsbasierter Faktoren, wie beispielsweise die Verfügbarkeit von Fluoriden durch kollektive Maßnahmen, auf den Kariesprozess hingewiesen. Darüber hinaus wird der Kariesprozess von einer Reihe „indirekter Faktoren" beeinflusst, die nicht direkt an der Zahnoberfläche wirken. So hat eine geringe Schulbildung eines Elternteils Auswirkungen auf das Wissen, die Einstellung und auch das Verhalten seines Kindes bezüglich des Zähneputzens, wodurch die Karieserfahrung wiederum direkt beeinflusst wird. Schon aus diesem Grund ist die **Kenntnis** und **Beurteilung indirekter (populationsbasierter) Faktoren** bei der Entstehung von Karies und anderer Zahnhartsubstanzveränderungen auch für den praktisch tätigen Zahnarzt auch im Rahmen eines adäquaten Therapieentscheids von großer Bedeutung.

Über die Beobachtungen und Befunde auf Zahn- und Patientenebene sowie die Kenntnis der indirekten Faktoren hinausgehend hängt der Therapieentscheid an einer bestimmten Zahnfläche aber auch von den **Erfahrungen** ab, die ein Zahnarzt hinsichtlich der Häufigkeit und des Schweregrads der Karies in seinem Patientenkollektiv gemacht hat. Diese Einschätzung ist von vielen bereits beschriebenen Faktoren abhängig. So ist es von unmittelbarer Bedeutung für die Therapieentscheidung, welche Veränderungen als eine invasiv zu behandelnde Karies angesehen werden und welche eben nicht. Der optimale Therapieentscheid hängt aber auch zu einem gewissen Anteil von der Häufigkeit des Vorkommens einer Erkrankung ab. Dieses Konzept wurde in Kap. **7** eingehend dargestellt. Um bezüglich des **Vorkommens** und der **Verteilung einer Erkrankung** keinen subjektiven Trugschlüssen aufzusitzen, ist es äußerst hilfreich, wissenschaftlich fundierte Daten zu kennen, um die Krankheitslast besser abschätzen zu können. Erst durch die Kenntnis bevölkerungs- und gruppenbezogener Daten und Studien kann bei dem einzelnen Individuum ein optimaler Therapieentscheid getroffen werden. Diese Daten liefert die **Epidemiologie.**

Der Begriff Epidemiologie steht für eine wissenschaftliche Fachrichtung, die die Verbreitung, Verteilung und Schwere einer Erkrankung in der Gesamtbevölkerung oder in einzelnen Bevölkerungsgruppen beschreibt und Faktoren, die diese Parameter beeinflussen, analysiert. Der beschreibende Bereich der Epidemiologie beantwortet also Fragen nach dem „wie viele" und „welche" Personen erkrankt sind und „wie schwer" die Erkrankung ausgeprägt ist. Diese rein **deskriptiven epidemiologischen Untersuchungen** haben somit primär einen beobachtenden Charakter [1]. Darüber hinaus schafft die Verknüpfung der epidemiologischen Instrumente mit Faktoren, deren Rolle bei der Erkrankungsentstehung untersucht werden soll, Kenntnisse über die Erkrankungsätiologie **(analytische Epidemiologie)**. Die analytische Epidemiologie fördert darüber hinaus Kenntnisse über Kofaktoren und Kontrollmöglichkeiten von Erkrankungen. Schließlich begleiten die Instrumente der Epidemiologie wissenschaftliche Studien über die Effekte gezielter Maßnahmen zur Eindämmung oder Prävention von Erkrankungen **(experimentelle oder interventionelle Epidemiologie)**.

Im Detail befasst sich dieses Kapitel mit

- der Bedeutung, den Grundlagen und den Methoden der Epidemiologie,
- mit der Aussagekraft, aber auch den Grenzen gängiger Indizes zur Erfassung der Karies sowie nicht kariöser Zahnhartsubstanzveränderungen,
- aktuellen Entwicklungen zur Kariesprävalenz und Karieserfahrung sowie
- dem Vorkommen nicht kariöser Zahnhartsubstanzveränderungen.

MERKE

- **deskriptive Epidemiologie:** Liefert Zahlen über Erkrankungsstände (Verbreitung, Schwere, Veränderungen).
- **analytische Epidemiologie:** Verknüpft die Zahlen mit erkrankungs-/genesungs-/präventionsrelevanten Faktoren, liefert dadurch Kenntnisse zur Erkrankungsätiologie und zu Kontrollmöglichkeiten der Erkrankungen.
- **experimentelle Epidemiologie:** Analysiert den Einfluss genesungs-/präventionsrelevanter Interventionen auf die Erkrankung.

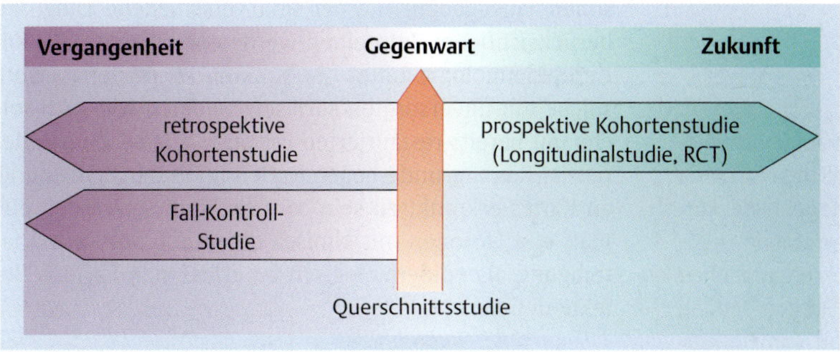

Abb. 8.**1** Studientypen in der Epidemiologie. **RCT:** randomisierte kontrollierte Studie (randomized clinical trial).

Allgemeine Bedeutung der Epidemiologie

Durch wiederholte Datenerhebungen oder im Zusammenhang mit weiteren geeigneten Parametern können Feststellungen zu Veränderungen der Häufigkeit oder Schwere der Befunde wie auch zu den hiermit verbundenen Ursachen getroffen werden. Aus den Daten über die **Prävalenz von Erkrankungen** sind darüber hinaus unmittelbar Fakten zur medizinischen Versorgung bzw. zum **Versorgungsbedarf** ableitbar. Die orale Epidemiologie ermöglicht somit die Beurteilung von präventiven und therapeutischen Interventionen und kann als Grundlage von Kosten-Nutzen-Analysen dienen. Die Epidemiologie hat sich auch zur Planung neuer und zur Evaluierung eingeführter Maßnahmen der zahnmedizinischen Gesundheitsversorgung und für Fragestellungen der Versorgungsforschung als unverzichtbares Instrument etabliert. Damit liefert die Epidemiologie über die deskriptiven Ansätze hinaus die Grundlagen für politische und gesundheitspolitische Entscheidungen, die weit über eine verwaltende Erfassung von Krankheitsständen hinausgehen und zu medizinischen wie auch gesellschaftlichen Konsequenzen führen können [2].

Da die Epidemiologie als Basis der Gesundheits- und Versorgungsforschung eine immer größere Rolle erhalten hat, sind an die Planung, Durchführung, Auswertung und Interpretation epidemiologischer Studien eine Reihe verschiedener Anforderungen zu stellen [1] [2]. Neben den einschlägigen qualitätssichernden Maßnahmen bei der Befunderhebung (Kalibrierung der Untersucher, Doppeluntersuchungen zur Feststellung intra- und interindividueller Abweichungen) müssen Grundsätze der medizinischen Ethik und des Datenschutzes [3] berücksichtigt werden. Schließlich ist die wissenschaftliche wie auch die öffentliche Kommunikation und Interpretation der Forschungsergebnisse einer epidemiologischen Studie originäre Aufgabe der Studienautoren [4].

Studientypen

In der Epidemiologie werden verschiedene Studientypen unterschieden.

In **Querschnittsstudien** können sowohl die Prävalenz einer Erkrankung als auch potenziell ursächliche oder zumindest assoziierte Faktoren erhoben werden [5]. Über deskriptive Angaben hinausgehende Interpretationen müssen bei Querschnittstudien allerdings mit Zurückhaltung erfolgen, da hier das Vorliegen von verzerrenden Einflussgrößen (sogenannten Confoundern) oftmals groß ist, da man die Faktoren retrospektiv erfasst.

Longitudinalstudien erfordern mindestens zwei Datenerhebungen bei dem gleichen Untersuchtenkollektiv mit der gleichen Untersuchungsmethodik. Anhand der erhobenen Daten sind Angaben zur Erkrankungsinzidenz möglich und auf ätiologische Erkrankungsparameter bezogene Aussagen sind in höherem Ausmaß zutreffend als aus Querschnittstudien generierte Aussagen. Unter den Längsschnittstudien können ferner retrospektive und prospektive Kohortenstudien unterschieden werden. Bei **retrospektiven Studien** wird der Gegenwartsbefund erhoben und anhand von Kenntnissen aus der Vorgeschichte beurteilt. Bei **prospektiven Studien** wird eine Studienhypothese erstellt und durch Abgleich von gegenwärtigen und in der Zukunft erhobenen Daten geprüft (Abb. 8.**1**).

Wichtige Parameter zur Charakterisierung der untersuchten Bevölkerungskohorte sind das Geschlecht, das Alter, die geografische Zuordnung und der **Sozialstatus** der Untersuchten. Für die Sozialschichtzuordnung werden die Variablen „Schulbildung", „berufliche Position" oder „Einkommen" herangezogen. Die sozialwissenschaftlichen Instrumente umfassen darüber hinaus meistens auch Einstellungs- und Verhaltensinformationen der definierten Probandenpopulation. Mit der Berücksichtigung der soziologischen Parameter werden zusätzlich zu den klinisch-zahnmedizinischen Informationen sozialwissenschaftliche Bezüge erzeugt, mit deren Hilfe das orale Morbiditätsgeschehen vertieft beschrieben oder erklärt werden kann [2].

MERKE

Studientypen in der Epidemiologie:
- **Querschnittstudie:** Erhebung von Erkrankungsbefunden sowie ggf. auch möglichen ursächlichen Faktoren zu einem einzigen Zeitpunkt. Rasche Ergebnisse, kostengünstig, aber Gefahr der Fehlinterpretation.
- **retrospektive Kohortenstudie:** In die Vergangenheit zurückreichende Längsschnittstudie. Datenerhebung in der Gegenwart, Beurteilung anhand von Einflussfaktoren aus der Vergangenheit. Rasche Ergebnisse, kostengünstig, aber kein Beweis eines Kausalzusammenhangs. Liefert fundierte Hypothesen.
- **prospektive Kohortenstudie:** In die Zukunft reichende Längsschnittstudie. Daten werden zur Überprüfung einer Hypothese in der Zukunft erhoben. Lange Dauer, hohe Kosten, belegt Kausalitäten.

Deskriptive Epidemiologie der Karies und anderer Zahnhartsubstanzdefekte

Epidemiologische Erfassung der Karies

Die epidemiologische Erhebung von Kariesbefunden kann klinisch oder radiologisch erfolgen. Unter Zuhilfenahme der Radiologie wird eine deutlich höhere Karieserfahrung ermittelt [6]. Neben organisatorischen Gründen, die gegen Röntgenaufnahmen sprechen, ist allerdings in verschiedenen Ländern deren Anfertigung für rein epidemiologische Zwecke nicht gestattet. Deshalb beruhen die meisten Daten zur Kariesepidemiologie auf klinischen Untersuchungen unter **Feldbedingungen.** Oftmals werden nur unter erschwerten Rahmenbedingungen (wenig Licht, keine Trockenheit, keine Zahnreinigung vor Untersuchung) erkennbare kariöse Läsionen an zugänglichen Zahnflächen als Karies registriert. Hieraus ergeben sich Grenzen der epidemiologischen Kariesregistrierung, die bei der Interpretation der Untersuchungsergebnisse zu beachten sind.
Die epidemiologische Beschreibung der Karies erfolgt oftmals als Prävalenz. **Prävalenz** bedeutet das **Vorkommen einer Erkrankung innerhalb einer Gruppe zu einem bestimmten Zeitpunkt.** Somit wird der prozentuale Anteil erkrankter Personen an der gesamten untersuchten Population (Bevölkerungsgruppe) angegeben. Fälschlicherweise wird gelegentlich aber auch das anhand von Einzelpersonen bestimmte und dann für eine Gruppe gemittelte kumulative Ausmaß der Karies und ihrer Folgen als Prävalenz bezeichnet. Diese Berechnung liefert den korrekt auch als **Karieserfahrung** bezeichneten DMF-Wert (s. u.).
Anstelle der Kariesprävalenz als prozentualer Anteil der von Karies betroffenen Personen wird oft auch der Anteil nicht erkrankter Individuen (sogenannte **kariesfreie Personen**) angegeben. Hierbei sind verschiedene Dinge zu berücksichtigen: Zum einen werden im Rahmen der Kariesepidemiologie unter „erkrankten" Personen sowohl solche mit unversorgten kariösen Defekten wie auch solche mit bereits restaurierten Läsionen erfasst. Zum anderen ist die zugrunde liegende Definition der Zuordnung, an Karies erkrankt zu sein, zu beachten. So werden oftmals erst Läsionen mit klinisch detektierbarer Dentinbeteiligung als epidemiologisch zu erfassende kariöse Defekte definiert [7].

MERKE

Die **Karieserfahrung,** die mit dem DMF-Index erfasst wird, spiegelt die vergangene (gefüllte und kariesbedingt fehlende Zähne) sowie die aktuelle fortgeschrittene Karies (meist solche, die eindeutig bis in das Dentin sichtbar ist) wider.

Diese Sichtweise negiert die Auffassung von Karies als dynamischem Prozess an der Zahnoberfläche, der von initialen Demineralisationen ausgehend über länger dauernde Perioden schließlich zur makroskopisch erkennbaren Karies führt. Meist werden nur die weit fortgeschrittenen Stadien der Erkrankung mit dargestellt. Die Beschränkung der epidemiologischen Kariesregistrierung auf dieses späte Stadium, das auch mit der Metapher der erkennbaren Spitze eines Eisbergs charakterisiert wird [8], lässt den langen Entwicklungsprozess bis zu diesem Stadium außer Acht (Abb. 8.**2**).
Die Angabe über die Häufigkeit nicht von Karies betroffener Personen in einem Kollektiv wurde früher auch als Anteil von Menschen mit **„naturgesunden Gebissen"** bezeichnet. Dieser Begriff wird heute jedoch nicht mehr verwendet, da er die Abwesenheit jeglicher oraler Erkrankung suggeriert. Die daraufhin längere Zeit favorisierte Bezeichnung **„kariesfreier"** Personen wird heute ebenso zurückgestellt, da dieser Begriff fehlinterpretierbar ist als Bezug lediglich auf unversorgte kariöse Läsionen, während Füllungen als versorgte kariöse Läsionen dabei unberücksichtigt blieben [5].
Wie bereits erwähnt, sind in der Kariesepidemiologie inzwischen die Begriffe der **Karieserfahrung** sowie der **Kariesprävalenz** etabliert, um die erwähnten Fehlinterpretationen zu vermeiden. Bei beiden Begriffen ist eine Definition der Schwelle anzugeben, ab der eine Zahnfläche als erkrankt angesehen wird, damit die berichteten Daten entsprechend richtig interpretiert werden können. Individuen **ohne Karieserfahrung** weisen demnach auf dem entsprechenden definierten Karieslevel keine unbehandelten kariösen Läsionen, aber auch keine Folgen der Karies (Füllung, Extraktion) auf. In einer Personengruppe, bei der zu einem bestimmten Zeitpunkt bei allen Mitgliedern ein solcher Zahnbefund beobachtet wird, liegt dementsprechend eine Kariesprävalenz von 0% vor.

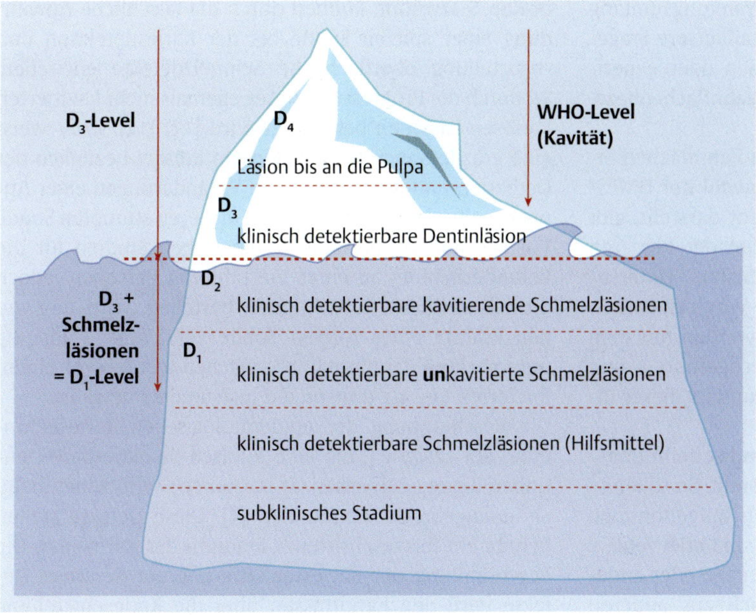

Abb. 8.**2** Die Darstellung der Karies in Form eines Eisbergs verdeutlicht den Umstand, dass nur fortgeschrittene Stadien der Karies (D_3-Level) mit der visuell-taktilen Methode erfasst werden, diese kariösen Läsionen ragen gewissermaßen aus dem Wasser. Initiale Läsionen werden nicht registriert, da diese nur bedingt erfassbar sind. Dies gilt insbesondere für suboptimale Untersuchungsbedingungen (v. a. wenig Licht und keine ausreichende Trockenheit) in Reihenuntersuchungen (mod. nach Pitts & Fyffe [63]).

Tab. 8.**1** Gebräuchliche Indizes zur Erfassung der Karieserfahrung.

Varianten des DMF-Indexes*	
DMFT	Summe der kariösen, wegen Karies gefüllten oder extrahierten bleibenden Zähne
D_3MFT oder D_{3-4}MFT	Summe der kariösen, wegen Karies gefüllten oder extrahierten bleibenden Zähne mit dem expliziten Hinweis, dass bei der D-Komponente nur kariöse Läsionen, die eindeutig bis in das Dentin extendieren werden erfasst
D_1MFT oder D_{1-4} MFT	Summe der kariösen, wegen Karies gefüllten oder extrahierten bleibenden Zähne mit dem expliziten Hinweis, dass bei der D-Komponente kariöse Läsionen sämtlichen Grades (auch initiale Stadien) erfasst werden
dmft	Summe der kariösen, wegen Karies gefüllten oder extrahierten Milchzähne
DMFT+ dmft	Gesamtsumme aller kariöser, wegen Karies gefüllter oder extrahierter Zähne im Wechselgebiss
deft	Summe der kariösen, wegen Karies gefüllten oder extrahierten Milchzähne; das „e" weist explizit auf extraktionsbedingt fehlende Zähne hin (im Gegensatz zu exfoliierten Zähnen). Wird heute selten verwendet.
dft	Summe der kariösen und wegen Karies gefüllten Milchzähne; die im Wechselgebiss gelegentlich schwierige Zuordnung fehlender Zähne als kariesbedingt fehlend wird umgangen

* Hinweis: Die Indexvarianten existieren auch auf Zahnflächen („Surface") bezogen („S" anstelle „T").

Indizes zur Erfassung koronaler Karies

Angaben über die Kariesprävalenz in einer Population geben, insbesondere in Altersgruppen mit allgemein hoher Karieserfahrung, nur ein unzulängliches Abbild der Erkrankung, da der mittlere Umfang der Erkrankung bei den einzelnen Individuen nicht erfasst wird. Hierzu sind genauere Erhebungsinstrumente, wie der **DMF-Index** erforderlich [9].

Der DMF-Index (Tab. 8.**1**) erfasst kariöse Veränderung und ihre therapeutischen Folgen wie Füllungen oder Extraktionen an den Zahnkronen. Dabei steht

- **„D" (decayed)** für kariös zerstörte Zähne oder Zahnflächen,
- **„M" (missing)** für Zähne, die aufgrund kariöser Zerstörung entfernt wurden, und
- **„F" (filled)** für gefüllte Zähne oder Zahnflächen.

Aus diesen Daten kann durch Zusammenfassen der an jeweils einem Zahn vorliegenden Befunde der DMFT-Index errechnet werden **(„T" = Teeth)**. Liegt einer der Befunde D, M oder F an einem Zahn vor, geht der Zahn in die Indexerstellung ein. Der DMFT-Wert ergibt sich durch Addition der entsprechenden Zähne je Individuum; für Kohorten werden die DMFT-Werte der einzelnen Kohortenmitglieder gemittelt. Der DMFT kann, sofern Weisheitszähne nicht berücksichtigt werden, Werte zwischen 0 und 28 annehmen.

Sofern mindestens eine Zahnfläche kariös oder gefüllt ist, wird der ganze Zahn als „DMF-Zahn" gewertet. Mithin gibt der DMFT-Index zwar ein genaueres Abbild der dentalen Gesundheit als die reine Prävalenzangabe, dennoch gibt die mathematisch gleiche Erfassung eines beispielsweise mit einer einflächigen Füllung versorgten Zahns oder eines extrahierten Zahns den Erkrankungsumfang nur begrenzt wieder. Daher sind für detailliertere Fragestellungen, insbesondere der analytischen oder experimentellen oralen Epidemiologie, auch **zahnflächenbezogene Erhebungen** üblich.

Die Addition der von Karies betroffenen Zahnflächen ergibt den **DMFS-Wert** („S" = Surface). Obwohl der DMFS-Wert das sensiblere Erhebungsinstrument darstellt, gibt die WHO dem DMFT-Index aus Gründen der besseren Standardisierbarkeit unter verschiedensten Untersuchungsbedingungen und damit besserer Vergleichbarkeit besonderes Gewicht [7] [10]. Weltweit werden mit dem DMFT-Index mehr Untersuchungen durchgeführt – und dementsprechend wird für Vergleiche zumeist dieser Index herangezogen.

Es ist zu berücksichtigen, dass der **DMF-Index** definitionsgemäß auf die **Karies** und **ihre Folgen** abstellt. So sollen in den Index nur Zähne oder Zahnflächen aufgenommen werden, die aufgrund von Karies gefüllt sind oder fehlen. Das bedeutet, dass aufgrund von Nichtanlage oder anderen Ursachen fehlende Zähne, wie auch aus anderen Gründen als Karies mit einem Restaurationsmaterial versehene Zähne, bei der Indexerhebung nicht berücksichtigt werden. Fehlen bleibende Zähne, so wird i. d. R. allerdings ein Fehlen wegen kariesbedingter Extraktion angenommen, sofern nicht eindeutige Aussagen der Untersuchten oder typische Konfigurationen (z. B. Fehlen aller 1. Prämolaren) andere Gründe plausibel erscheinen lassen. Aufgrund der mit dieser Annahme verbundenen Ungewissheit über den tatsächlichen Grund für Zahnverluste kann der DMF-Index insbesondere bei Erwachsenen und Senioren die Karieserfahrung nur näherungsweise abbilden.

Für den DMF-Index werden bleibende Zähne befundet. Sollen Befunde zur Karies im **Milchgebiss** dargestellt werden, so wird der Index hierfür in Kleinschreibung als **dmf-Index** abgekürzt. Sofern nicht anders angegeben, werden im Wechselgebiss i. d. R. nur die bleibenden Zähne berücksichtigt, Milchzähne bleiben ungeachtet ihres Kariesbefunds hierbei unberücksichtigt. Für verschiedene Fragestellungen kann jedoch auch die Angabe der gesamten Karieserfahrung (dmft+DMFT bzw. dmfs+DMFS) angezeigt sein. Für kariesepidemiologische Erhebungen während der Phase des Dentitionswechsels werden, um die Differenzierung von fehlenden Zähnen als kariesbedingt oder als physiologisch fehlend zu präzisieren oder auch zu umgehen, Indexvarianten wie die Angabe des **def-Indexes** (e = extracted) oder die Beschränkung auf die Komponenten d und f (df-Index) herangezogen.

Die epidemiologischen Kariesbefunde im Kronenbereich werden im Allgemeinen nur visuell und nicht durch Sondieren mit einer spitzen Sonde erhoben. Dieses Vorgehen steht in Übereinstimmung mit den Empfehlungen der WHO für epidemiologische Feldstudien [7]: Auf die zahnärztliche Sonde wird hiernach zugunsten einer standardisierten **stumpfen Parodontalsonde** verzichtet. Hierbei wird berücksichtigt, dass die forcierte Anwendung einer spitzen Sonde zu keiner verbesserten Detektion und Beurteilung beispielsweise der okklusalen Karies führt. Wie in Kap. **5** erwähnt, können durch die fälschliche Anwendung einer spitzen Sonde bei der Kariesdetektion und -beurteilung oberflächliche Schmelzdefekte entstehen, wodurch die Progression dieser ehemals nicht kavitierten kariösen Läsionen begünstigt wird [11] [12]. Zwar weist eine grazile Sonde bei drucklosem Einsatz bezüglich der Detektion und Beurteilung von Veränderungen einer Approximalkaries gegenüber einer dickeren stumpfen Sonde Vorteile auf. Da bei epidemiologischen Studien für die Befunderhebung an einer Vielzahl von Personen jedoch oftmals zeitliche Restriktionen bestehen, wird hier auf den Einsatz einer spitzen Sonde verzichtet – und die untersuchten Zahnkronenoberflächen werden vor einem forcierten Einsatz des spitzen Instruments bewahrt.

Die Beschränkung der epidemiologischen Kariesbefundung auf Läsionen, die eine klinisch detektierbare Dentinbeteiligung aufweisen (D_3-Läsionen), wird zunehmend als unangebracht empfunden [4]. Diese Defekte stellen bereits ein fortgeschrittenes Stadium der Karies dar. Die Beschränkung der Kariesregistrierung auf derartige Defekte wird den Kenntnissen über die Kariesentstehung nicht gerecht, da initiale oder auf den Schmelz begrenzte Läsionen nicht erfasst werden. Somit bleibt bei alleiniger Betrachtung der D_3MFT-Veränderungen unklar, ob hinter einem Kariesrückgang eine auch **frühe Kariesstadien** umfassende Entwicklung steckt oder ob es sich hierbei lediglich um eine Verschiebung der Erkrankungsschwere hin zu früheren Kariesstadien ohne Kavitation handelt. Zudem birgt dieses Vorgehen die Gefahr, dass bei rückläufiger Kariesprävalenz zunehmend höhere Anteile der tatsächlichen Karieserfahrung nicht registriert werden. Aus diesem Grund wird in aktuellen Erhebungen auch das Vorkommen von nicht kavitierenden kariösen Läsionen notiert (D_1-Level [4] (Abb. 8.**3**). Zusätzlich kann eine Unterteilung in aktive oder nicht aktive Läsionen erfolgen (s. Kap. **5**).

Unter dem Gesichtspunkt der Versorgungsforschung ist eine Differenzierung des DMF in seine einzelnen Komponenten (D-, M- oder F-Komponente) sinnvoll. Aus diesen Angaben können wichtige Informationen zu **Sanierungs-**

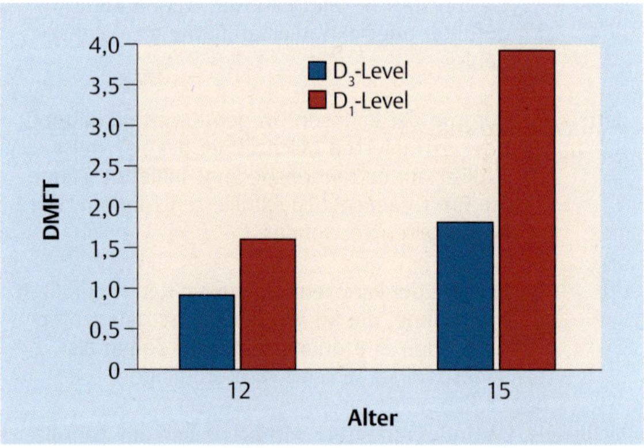

Abb. 8.**3** Karieserfahrung bei 12-jährigen Kindern und 15-jährigen Jugendlichen in Deutschland ohne (D_3-Level) und mit (D_1-Level) Berücksichtigung von Initialkaries [13].

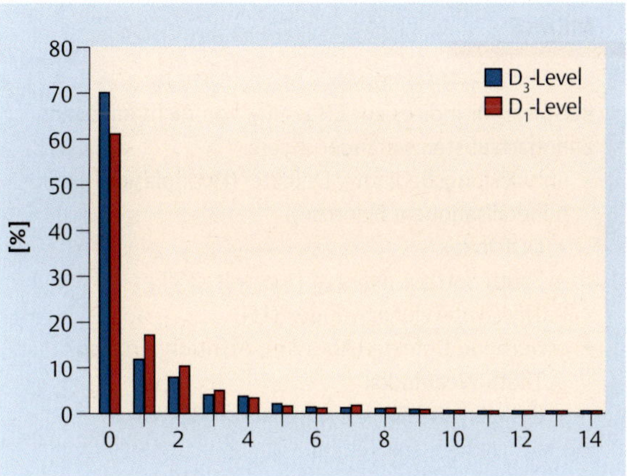

Abb. 8.**4** Häufigkeitsverteilung der Karieserfahrung (DMFT) bei 12-jährigen Kindern mit und ohne Berücksichtigung von D_1-Läsionen in Deutschland im Jahr 2005 [13].

grad und Behandlungsbedarf abgeleitet werden. Der Sanierungsgrad ist definiert als Prozentsatz der unbehandelten kariösen Zähne in Relation zur gesamten Karieserfahrung [4], bei Kindern vorzugsweise in Relation zur Summe aus unbehandelten und gefüllten Zähnen:

Sanierungsgrad = FT × 100/DT+FT)

Bei Kindern und Jugendlichen ist die Kariesprävalenz nicht normal verteilt [4] [5] [14] (Abb. 8.**4**). Daher sind hier Berechnungen des DMF-Mittelwerts und der Standardabweichung zwar zu Vergleichszwecken sinnvoll, jedoch geben sie kein hinreichend exaktes Bild der Erkrankung. Besser geeignet sind bei schiefen Verteilungen Angaben der Häufigkeitsverteilung einzelner Befundungsgrade.

Als weiteres Instrument zur epidemiologischen Darstellung der Kariesprävalenz in Risikogruppen wurde der **Significant-Caries-Index (SiC)**, der den DMFT-Wert für das Drittel der Kinder mit der höchsten Karieserfahrung wiedergibt, vorgeschlagen [15]. Er ist mithin kein gesondertes Erhebungsinstrument, sondern basiert auf der DMF-Verteilung [5].

Eine Weiterentwicklung des Ansatzes, Läsionen epidemiologisch so früh wie möglich zu erfassen, stellen Bestrebungen dar, die für die Kariesdetektion und -beurteilung definierten **ICDAS-Kriterien** auch für die Epidemiologie nutzbar zu machen [16]. Erste Anwendungen zeigen, dass dies prinzipiell möglich ist [17]. Es bleibt abzuwarten, ob sich dieses vor allem für die Karieserfassung an Okklusalflächen validierte Erfassungssystem mit seinem unter epidemiologischen Feldbedingungen erhöhten Zeitbedarf [18] durchsetzen wird.

Indizes zur Erfassung von Wurzelkaries

Neben der Kronenkaries stellt die Registrierung der Wurzelkaries ein epidemiologisches Forschungsfeld dar, das im Zuge des demoskopischen Wandels in vielen Ländern zunehmende Bedeutung erlangt. Voraussetzung für eine Wurzelkaries ist, dass Teile der Wurzeloberfläche nicht von Gingiva bedeckt sind. An den freiliegenden Wurzeloberflächen werden kariöse Läsionen und Füllungen zahn- oder zahnflächenbezogen registriert. Eine grobe Erfassung benennt den Anteil an Personen, die mindestens eine Zahnwurzel mit Karieserfahrung aufweisen (Wurzelkariesprävalenz). Genauere Betrachtungen addieren die Anzahl von Wurzelkaries betroffener oder wegen Karies gefüllter Wurzeloberflächen. Da diese Summe von der Anzahl **freiliegender Wurzeloberflächen** abhängig ist, hat sich zur Darstellung der Schwere der Erkrankung der Wurzelkariesindex (**Root Caries Index**, RCI) etabliert, der den prozentualen Anteil der von Wurzelkaries betroffenen Zähne bzw. Wurzeloberflächen an den freiliegenden Oberflächen beschreibt [19].

Auch für die Wurzelkaries kann zwischen aktiven und inaktiven Läsionen unterschieden werden (s. Kap. **5**) [20].

MERKE

- Die **Prävalenz der Wurzelkaries** gibt den Prozentsatz der Personen mit mindestens einem Zahn mit Wurzelkaries (versorgt oder unversorgt) an.
- Die **Wurzelkarieserfahrung** (Anzahl an Zähnen bzw. Flächen mit versorgter oder unversorgter Wurzelkaries) wird i. d. R. auf die Anzahl an Zähnen (Zahnflächen) mit freiliegenden Wurzeln bezogen, es ergibt sich ein Prozentwert.

Zahngesundheits-Indizes für Public-Health-Belange

Für die Zahnkaries wurden zur Beantwortung spezieller Public-Health-Fragestellungen weitere Indizes vorgeschlagen. Zur Planung und Implementierung zahnärztlicher Versorgungssysteme in nicht industrialisierten Ländern ist der DMF-Index kaum geeignet, weil die D-Komponente ohne weitere Differenzierung keinen Hinweis auf den Schweregrad und die Kariesprogression gibt [2]. Ein kürzlich vorgeschlagenes Erfassungsinstrument, der **PUFA-Index**, wurde entwickelt, um zusätzlich zur Kariesbefundung eine Einschätzung der klinischen Konsequenzen fortgeschrittener Stadien unbehandelter Karies machen und damit den Umfang der Behandlungsnotwendigkeit abzuschätzen zu können [21]. Dabei bedeuten die Komponenten:

- **„P“:** Pulpabeteiligung
- **„U“:** Ulzeration
- **„F“:** Fistelung
- **„A“:** Abszess.

Der Index eignet sich besonders für Regionen mit fehlender zahnmedizinischer Infrastruktur.

Ein weiterer Index, der **FST-Index**, stellt auf die Funktionstüchtigkeit des Gebisses ab [22]. Mit diesem Index wird die Anzahl der gefüllten **(F)** und der gesunden (**S,** „sound“) Zähne erfasst. Schließlich haben epidemiologische Angaben über die Anzahl vorhandener eigener Zähne oder über die Prävalenz totaler Zahnlosigkeit ihren Stellenwert bei Public Health-Belangen [2].

MERKE

Beschreibung der Zahngesundheit für Public-Health-Belange unter Einbeziehung kariesbedingter Einschränkungen:

- PUFA-Index: Anzahl erkrankter Zähne mit Pulpabeteiligung, Ulzeration, Fistelung und Abszedierung
- FST-Index: Anzahl gefüllter und gesunder Zähne
- Angaben über die Anzahl vorhandener eigener Zähne
- Prävalenz totaler Zahnlosigkeit

Indizes zur Erfassung von nicht kariösen Zahnhartsubstanzveränderungen

Neben der Karies können die Zähne andere erworbene oder angeborene Veränderungen der Hartsubstanzen aufweisen. Für viele dieser Veränderungen sind Indizes vorgeschlagen worden. Es sei darauf hingewiesen, dass ein kariesfreies Gebiss nicht gleichbedeutend mit gesunden Zähnen sein muss. Differenzialdiagnostisch können kariöse Läsionen von nicht kariösen Defekten meist anhand ihrer Lokalisation (Kariesprädilektionsstellen), ihrer Ausdehnung (Karies liegt fast nie ausschließlich inzisal und betrifft selten den gesamten Schmelzbereich der Zahnkrone), ihrer Abgrenzung (entwicklungsbedingte Defekte sind oft scharf abgegrenzt) und ihrer Verteilung in der Mundhöhle (eine Reihe von nicht kariösen Defekten tritt symmetrisch auf) unterschieden werden (s. Kap. **3**, Kap. **5**).
Im Zuge kontinuierlich rückläufiger Kariesprävalenz bei Kindern und Jugendlichen finden die nicht kariösen Veränderungen zunehmend wissenschaftliches und therapeutisches Interesse. Dabei sei dahingestellt, ob dieses gesteigerte Interesse auf einer höheren Prävalenz beruht, da die Veränderungen infolge einer rückläufigen Kariesprävalenz eher erkennbar sind, oder ob das Bewusstsein für nicht kariöse pathologische Veränderungen der Zahnhartsubstanzen gewachsen ist. Beispiele sind **Fluoroseindizes** oder aber Indizes zur Erfassung von Zahnsubstanzverlusten verschiedener Ätiologie wie z. B. von **Abrasionen oder Erosionen** [23] [24].

MERKE

Beispiele für Indizes zur Erfassung von nicht kariösen Zahnhartsubstanzveränderungen:

- entwicklungsbedingte Defekte (Hypoplasien, Hypomineralisationen, Fluorose):
  - DDE-Index
  - Tooth Surface Index of Fluorosis (TSIF)
  - Thylstrup-Fejerskov-Index (TFI)
- erworbene Defekte (Abrasion, Attrition, Erosion):
  - Tooth-Wear-Index
  - Basic Erosive Wear Examination (BEWE)

Entwicklungsbedingte Zahnhartsubstanzveränderungen

Hypoplasien und **Hypomineralisationen** der Zahnhartsubstanzen entstehen während der Zahnentwicklung. Unter den entwicklungsbedingten Veränderungen wird für den Zahnschmelz zwischen Ausprägungen mit und ohne Veränderungen der Zahnform unterschieden [25]. Letztere Varianten fallen durch Farbveränderungen auf (Opazitäten). Für die Entstehung von Schmelzhypoplasien und -hypomineralisationen können zwar umschriebene Zeitfenster im Kindesalter definiert werden, die Zuordnung zu eindeutigen Ursachen ist hingegen oftmals schwer. Neben Allgemeinerkrankungen und Ernährungsstörungen, die zu Veränderungen an mehreren (dann meist homologen) bis zu allen Zähnen führen können, sind Beeinträchtigungen der Ameloblasten durch Fluorid (**Fluorose**, s. Kap. **12**) oder Medikamente eine mögliche Ursache. Einzelne bleibende Zähne können durch lokale Infektionen am Periapex der vorhergehenden Milchzähne oder durch ein Milchzahntrauma, das sich direkt auf den noch unter dem Milchzahn befindlichen bleibenden Zahnkeim auswirkt, verändert sein.
Die epidemiologische Erfassung der Schmelzhypoplasien und -hypomineralisationen erfolgt als Prävalenz sowie mithilfe des **DDE-Indexes** (Index of developmental defects of dental enamel, [26] [27]). Dieser Index klassifiziert Strukturanomalien nach der Art, Anzahl, Lokalisation oder Ausdehnung und Begrenzung der Defekte und ist nicht auf deren Ätiologie bezogen.
In den letzten Jahren fallen zunehmend stark hypomineralisierte oder hypoplastische Veränderungen an den 6-Jahr-Molaren, aber auch an den Schneidezähnen, auf, die mit dem Begriff **Molaren-Inzisiven-Hypomineralisation (MIH)** bezeichnet werden. Die Ätiologie dieser meist scharf abgegrenzten Veränderungen ist nicht zufriedenstellend geklärt, es deutet sich aber der Einfluss von Allgemeinerkrankungen und Antibiotikatherapie an [28].
Angesichts der unterschiedlichen und teilweise ungeklärten Entstehungsweisen sowie der differierenden Lokalisationen und Ausprägungen der Hypoplasien wird zumeist die Prävalenz der MIH erfasst. Seltener wird bezüglich des Ausmaßes oder der Schwere der Veränderung

differenziert, da der DDE-Index hierfür als nicht geeignet gilt [29]. Es besteht jedoch ein Konsens darüber, welche Symptome einer epidemiologischen Erfassung der MIH-Prävalenz zugrunde gelegt werden sollten (u. a. umschriebene Opazitäten, posteruptive Schmelzeinbrüche, atypisch gelegene Restaurationen). Auf dieser Grundlage sind verschiedene Indizes zur Erfassung der MIH-Schweregrade vorgeschlagen worden, die bisher jedoch nicht einheitlich angewendet werden.

MERKE

Kriterien zur epidemiologischen Erfassung der Molaren-Inzisiven-Hypomineralisation [30]:

- umschriebene Opazitäten
- posteruptive Schmelzeinbrüche
- atypisch gelegene Restaurationen
- Extraktionen aufgrund von Hypomineralisation
- ausbleibende Eruptionen von Molaren und Inzisiven

Erworbene Zahnhartsubstanzdefekte

Unter den erworbenen nicht kariösen Zahnhartsubstanzdefekten sind vor allem die durch Säureeinwirkung entstehenden Erosionen und die durch mechanische Kräfte entstehenden **Attritionen** und **Abrasionen** von Bedeutung. Zu ihrer klinischen wie epidemiologischen Erfassung sind eine Vielzahl von Indizes vorgeschlagen worden [31]. Grundsätzlich ist dabei zwischen Indizes zu unterscheiden, die die Veränderungen an den Zahnhartsubstanzen ungeachtet ihrer Ätiologie bestimmen (z. B. Tooth Wear Index [24]), und Indizes, die Veränderungen bestimmter Ätiologien wie **Erosionen** ermitteln (z. B. **Basic Erosive Wear Examination**, BEWE [32]). Unter den ätiologieunabhängigen Indizes hat der **Tooth-Wear-Index** größere Verbreitung gefunden. Dieser erfasst sowohl das Vorkommen, die mittlere Anzahl abradierter Zähne als auch den Schweregrad der Veränderung, indem jede Zahnfläche einer Defektbeurteilung mit 5 Graduierungen unterworfen wird [24]. Diese Graduierung, die eine Abschätzung der Defekttiefe umfasst, macht den Index jedoch für größere epidemiologische Studien ungeeignet. Eine Vereinfachung (Simplified TWI [33]) beurteilt je Zahn nur noch in 4 Abstufungen das Vorhandensein von freiliegendem Dentin.

Erosionen sind als säurebedingte Schäden an der Zahnoberfläche definiert, an deren Entstehung keine Bakterien beteiligt sind. Angesichts zunehmenden klinischen wie wissenschaftlichen Interesses an erosiven Zahnschäden sind eine Reihe von Erosionsindizes vorgeschlagen worden. Auch hier geht die Entwicklung von komplexeren Indexdefinitionen, die getrennte Zahnflächen unter verschiedenen Kriterien beurteilen (z. B. Erosionsindex nach Lussi [34]), hin zu einfachen, in der Epidemiologie anwendbaren Bewertungssystemen (BEWE) [23]. Der BEWE registriert in jedem Sextanten in einer 4-stufigen Skala den ausgeprägtesten Erosionsbefund und verknüpft die Summe dieser Bewertungszahlen mit klinischen Empfehlungen.

MERKE

Basic Erosive Wear Examination, BEWE [23]:

- Registrierung sextantenweise
- **Grad 0:** kein Zahnschmelzverlust
- **Grad 1:** beginnender Verlust der Oberflächenstruktur
- **Grad 2:** deutliche Schädigung mit Zahnschmelzverlust von weniger als 50% der Zahnoberfläche
- **Grad 3:** deutliche Schädigung mit Zahnschmelzverlust von mehr als 50% der Zahnoberfläche

Je Sextant wird der höchste Wert notiert, die Addition der Bewertungszahlen ergibt den BEWE-Gesamtwert.

Die Anwendung von Erosionsindizes setzt das Erkennen erosiver Veränderungen gemäß anerkannter Definitionen voraus. Grenzen werden da erreicht, wo sich Kombinationsdefekte aus erosiven und mechanischen Ursachen überlagern.

Vorkommen und Verteilung der Karies

Kariesepidemiologie ist aufgrund von **Schädelfunden** über lange Zeiträume rückwirkend möglich. Aus derartigen Untersuchungen ist bekannt, dass Karies zwar immer existent war, aber nur in geringer Prävalenz vorkam [5] [35] [36]. Mit der Industrialisierung ging eine epidemische Verbreitung der Karies einher (Abb. 8.5). Seit der mit der Schaffung des DMF-Indexes etablierten wissenschaftlichen Registrierung der Karieserfahrung wurde in den Industrieländern eine zunächst ansteigende Kariesverbreitung, die lediglich durch die Ernährungsengpässe während des zweiten Weltkrieges unterbrochen wurde, dokumentiert [5] [35]. Seit den 1970er-Jahren ist diese Entwicklung in den Industrieländern rückläufig. Parallel hierzu nimmt die Kariesprävalenz in den nicht industrialisierten Ländern rapide zu. Zu Beginn der 1980iger-Jahre wurde in den Industrieländern erstmalig weniger Karies registriert als in den nicht industrialisierten Ländern [35] [37].

Die Entstehung kariöser Läsionen vollzieht sich nicht gleichmäßig über die Lebensspanne verteilt, vielmehr ist in bestimmten **Altersgruppen** das Risiko der Kariesentstehung erhöht. Dies betrifft vor allem die Phasen nach Durchbruch der 1. Dentition sowie der bleibenden Molaren in die Mundhöhle [38]. Für diese Altersgruppen besteht besonderes Interesse an epidemiologischen Kenntnissen. In den Lebensabschnitten mit erhöhtem Risiko neu auftretender Karies (nach Durchbruch der bleibenden Molaren und bei Gingivarezession) sind unterschiedliche Lokalisationen am Zahn, die Kariesprädilektionsstellen, besonders kariesgefährdet. In der bleibenden Dentition

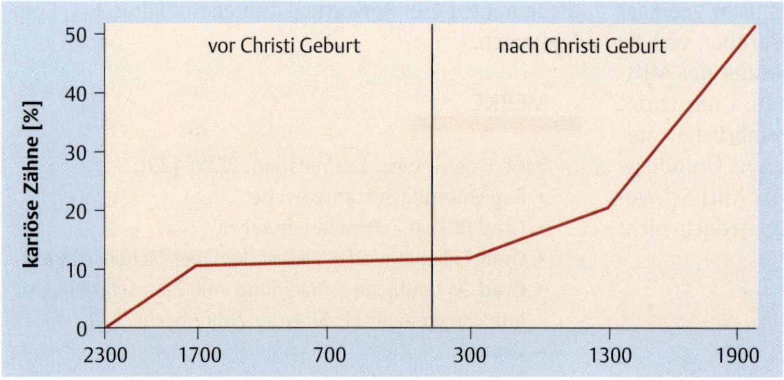

Abb. 8.**5** Prozentualer Anteil kariöser Zähne auf Grundlage von Schädelfunden in Griechenland [36].

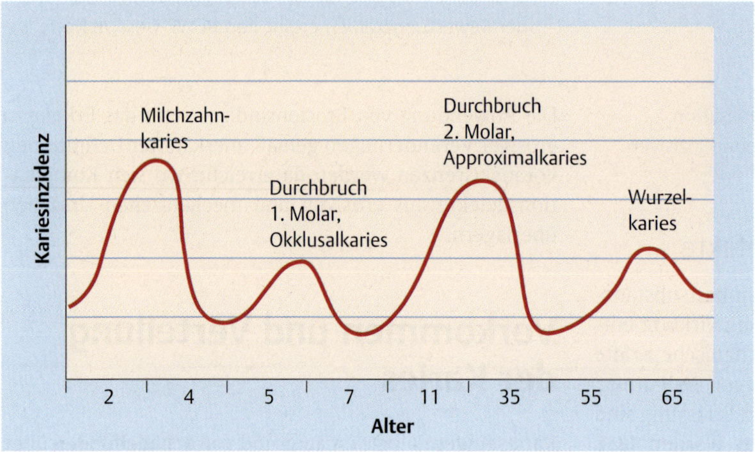

Abb. 8.**6** Phasen unterschiedlicher Kariesinzidenz (nach [38], um Wurzelkaries ergänzt).

ist insbesondere der 6-Jahr-Molar, zunächst mit seinen Okklusalflächen, ab dem Jugendlichenalter dann mit seinen Approximalflächen von Karies betroffen. Im Erwachsenen- und Seniorenalter steht die Wurzeloberflächenkaries im Mittelpunkt der Primärkariesentwicklung (Abb. 8.**6**).

Die WHO berücksichtigt diese Risikoverteilung mit der Empfehlung, kariesepidemiologische Daten für 5-, 12- und 15-Jährige zu erheben. Als weitere Altersgruppen zur Ermittlung der Kariesprävalenz werden die 35- bis 44-jährigen Erwachsenen sowie die 65- bis 74-jährigen Senioren genannt.

Kariesepidemiologische Trends

Globale Aspekte

Die weltweit umfangreichste Datensammlung zur Kariesprävalenz existiert für die Gruppe der **12-Jährigen** [40]. Für internationale Vergleiche (Abb. 8.**7**) eignet sich diese Gruppe laut WHO [7] am besten, da die 12-Jährigen in den meisten Ländern über die Schulsysteme einfach erreicht werden können. Auf diese Weise ist die Organisation epidemiologischer Erhebungen erleichtert. Allerdings ist bei vielen 12-jährigen Kindern der 2. Molar noch nicht in die Mundhöhle durchgebrochen und auch die Prämolaren und Eckzähne stehen erst kurze Zeit im Mundhöhlenmilieu, was zu einer geringen Kariesprävalenz in diesem Alter beitragen kann. Bei Einbeziehung **15-Jähriger** in kariesepidemiologische Feldstudien hingegen sind diese Zähne bereits längere Zeit in der Mundhöhle vorhanden [7].

Heute ist die Kariesprävalenz bei Kindern und Jugendlichen in den meisten Ländern mit etablierten Marktökonomien sehr niedrig. Die aktuellen Zahlen zur Kariesprävalenz und zur Karieserfahrung sind für definierte Altersgruppen in einer Datenbank der WHO gesammelt zugänglich [40].

Kinder und Jugendliche

Eine Reihe neuerer epidemiologischer Feldstudien aus Ländern mit etablierten Marktökonomien, in denen seit Längerem sowohl individual- als auch gruppenprophylaktische Maßnahmen auf breiter Basis durchgeführt werden, zeigt über die letzten Jahrzehnte einen eindrucksvollen Rückgang der Karieserfahrung im bleibenden Gebiss bei Kindern und Jugendlichen (Abb. 8.**8**) [7] [14] [41] [42] [43] [44] [45].

Exemplarisch sei die Entwicklung der Karieserfahrung bei Kindern und Jugendlichen anhand repräsentativer nationaler Studien aus Deutschland dargestellt (**Deutsche**

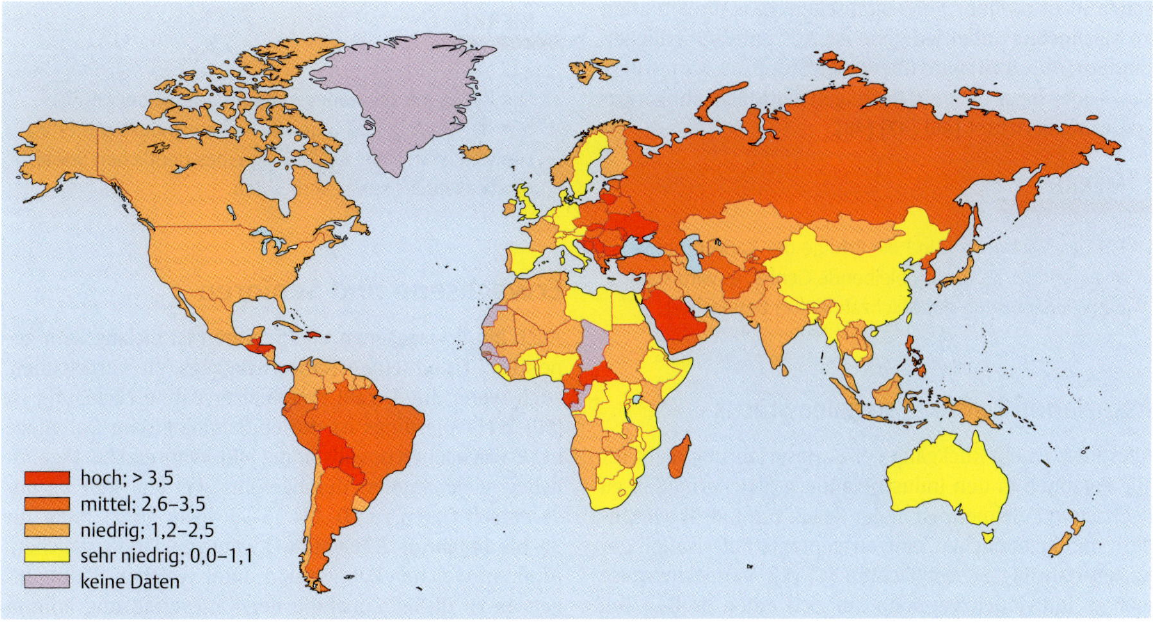

Abb. 8.**7** Durchschnittliche Anzahl kariös zerstörter, fehlender oder gefüllter Zähne (DMFT) bei 12-Jährigen (2008). Welt-Durchschnitt: 2,0; Höchstwert: Kroatien 6,7; niedrigste Werte: Ruanda, Tansania, Togo 0,3 nach [64].

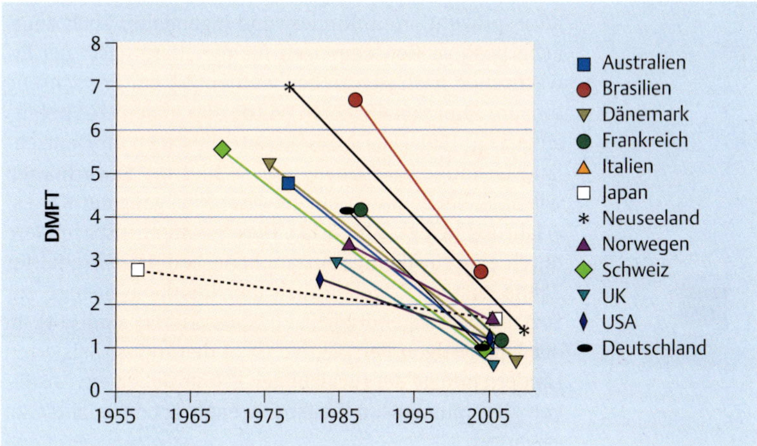

Abb. 8.**8** Kariesrückgang bei 12-jährigen Kindern in verschiedenen Ländern in den letzten Jahrzehnten (mod. nach [40]).

Mundgesundheitsstudien I–IV [13] [14]). Die zuletzt durchgeführte Studie von 2005 stellt eine Wiederholung einer bereits 1997 durchgeführten Erhebung mit gleicher Untersuchungsmethodik und Stichprobenziehung dar, sodass Vergleiche über Veränderungen der epidemiologischen Kariesbefunde möglich sind. Erste repräsentative Studien zur Karieserfahrung in Deutschland wurden bereits 1989 und 1992 durchgeführt. Bei der Erhebung 2005 konnte für die 12-Jährigen ein äußerst niedriger DMFT-Wert von 0,7 ermittelt werden (Abb. 8.**9**). Bei den 15-Jährigen wurde ein ebenfalls vergleichsweise niedriger DMFT-Wert von 1,8 bestimmt.

Für den deutlichen Kariesrückgang bei den 12-Jährigen in Deutschland kann als ein wichtiger Faktor das Vorhandensein von Fissurenversiegelungen angenommen werden. Bei ca. drei Viertel der 12- und der 15-Jährigen war mindestens ein Zahn versiegelt. Diese Kinder und Jugendlichen wiesen signifikant weniger Karies auf als die übrigen Altersgenossen **[14]**.

Mit durchschnittlich 0,9 Zähnen mit demineralisierten oder kariösen Schmelzarealen (D_1-Level) waren mehr Zähne mit einem der Dentinkaries vorhergehenden initialen Kariesstadium vorhanden als manifeste Dentinläsionen **[13]**. Dies unterstreicht auch bei rückläufiger Karieserfahrung die Notwendigkeit fortgesetzter präventiver Betreuungsmaßnahmen. Aus den Daten zum Rückgang der Karieserfahrung ist keineswegs abzuleiten, dass primär- und sekundärpräventive Betreuungskonzepte an Bedeutung verloren hätten. Zudem sollten die positiven Veränderungen der Karieserfahrung bei Kindern und Jugendlichen nicht darüber hinwegtäuschen, dass die Situation im **Milchgebiss** unbefriedigend ist. Aus unterschiedlichen Ländern (Abb. 8.**10**) wird über einen Stopp des Kariesrückgangs oder sogar über ein Ansteigen der Milchzahnkarieserfahrung berichtet [46] [47] [48].

MERKE

Für das Milchgebiss sind die Erfolge der Kariesprophylaxe geringer als für das bleibende Gebiss, es wird sogar ein Wiederanstieg der Milchzahnkaries beobachtet.

Assoziation Karies – sozialer Status

Allerdings ist ein Rückgang der Karieserfahrung nicht für alle Personen in den Industrieländern gleichermaßen zu beobachten. Vielmehr ist in der Regel, zumindest bei Kindern und Jugendlichen, eine ausgeprägte Polarisation der Karieserfahrung zu beobachten [5] [8]: Vergleichsweise wenige Individuen vereinen auf sich einen großen Teil der gesamten Karieserfahrung ihrer Altersgruppe (Abb. 8.**11**). Angehörige niedrigerer Sozialschichten weisen hierbei eine höhere Karieserfahrung auf und haben mehr extrahierte Zähne [5] [13] [48] [49].

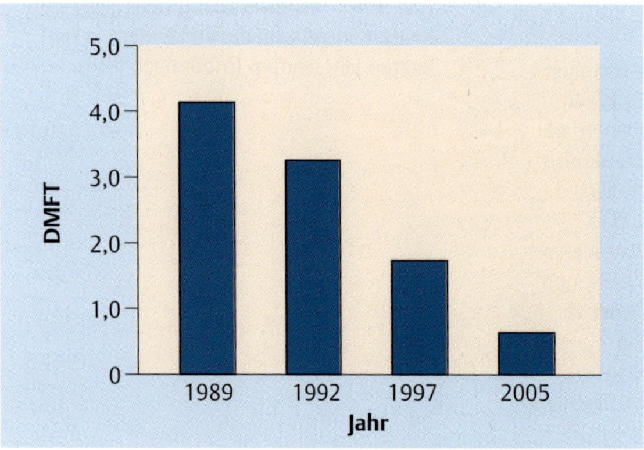

Abb. 8.**9** Deutlicher Rückgang der Karieserfahrung (ca. 85%) von 12-Jährigen in Deutschland von 1989 bis 2005 [13].

MERKE

Der Rückgang der Karieserfahrung im bleibenden Gebiss bei Kindern und Jugendlichen aus industrialisierten Ländern ist mit der Ausbildung eines deutlichen Sozialgradienten der Karies verbunden.

Erwachsene und Senioren

Auch bei Erwachsenen und Senioren ist bislang kein genereller Trend eines Kariesrückgangs zu verzeichnen, auch wenn die Anzahl extrahierter Zähne rückläufig ist [50] [51]. Allerdings ist die epidemiologische Datenlage bei Erwachsenen unvollständig [48]. Während bei Jugendlichen viele Studien durchgeführt werden, gibt es nur vereinzelt Daten zu 20- bis 35-Jährigen; etwas mehr für **35- bis 44-Jährige**. Es ist bislang wenig geklärt, in welchem Alter, an welchen Zähnen und unter welchen Bedingungen es zu dieser Zunahme der Karieserfahrung kommt (Abb. 8.**12**). Prospektive Studien legen nahe, dass der Kariesprozess im jungen Erwachsenenalter, insbesondere an den Approximalflächen, zwar langsam, aber kontinuierlich fortschreitet [39] [40].

Es steht die Hypothese im Raum, dass die Erfolge der Kariesprävention im Kindes- und Jugendalter auch deutliche positive Konsequenzen für die „Karieslast" bei Erwachsenen nach sich ziehen werden [5]. Für Erwachsene bis zum Alter von 45 Jahren wurde dies in den USA bereits aufgezeigt [50]. Die DMS IV konnte dies auch für Deutschland bestätigen: Erstmalig wurde hier bei **Erwachsenen** wie auch bei Senioren ein gewisser Rückgang der Karieserfahrung belegt (Abb. 8.**13**). Dieser kommt insbesondere durch eine rückläufige Anzahl kariesbedingt extrahierter Zähne zustande, wobei auch hier deutliche Bezüge zur Sozialschichtzugehörigkeit zu konstatieren sind [14]. In der langfristigen Perspektive ist in den industrialisierten Ländern infolge der **rückläufigen Zahnlosigkeit** ein Ansteigen der mundgesundheitsbezogenen Lebensqualität zu erwarten.

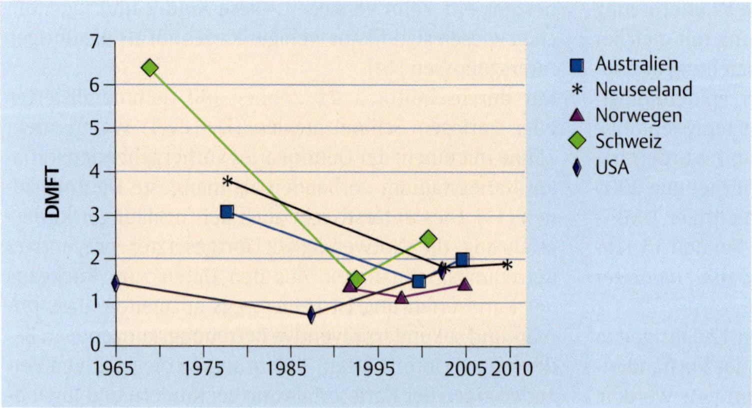

Abb. 8.**10** Kariesrückgang und -wiederanstieg bei 5-/6-jährigen Kindern in verschiedenen Ländern (aus [40]).

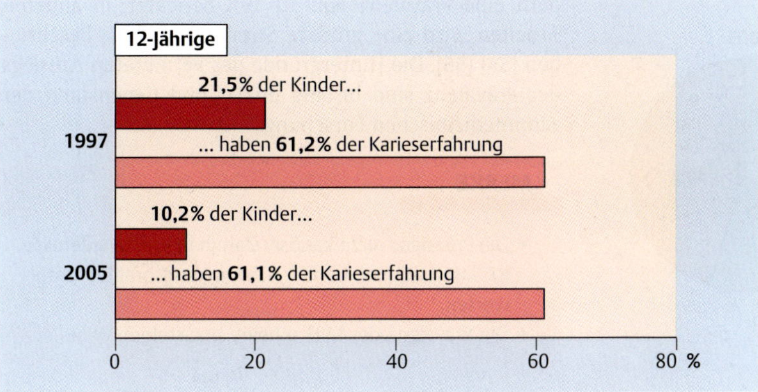

Abb. 8.**11** In den letzten Jahren ist in Deutschland eine zunehmende **Polarisierung der Karies** auf wenige Individuen feststellbar. Vereinigten im Jahr 1997 noch ca. 20% der 12-Jährigen ca. 60% der gesamten Karieserfahrung der Altersgruppe, so waren dies im Jahr 2005 „nur" noch ca. 10%. Merkmale der „Risikogruppe" sind: geringeres Bildungsniveau, weniger Fissurenversiegelungen, weniger Kontrollorientierung [13].

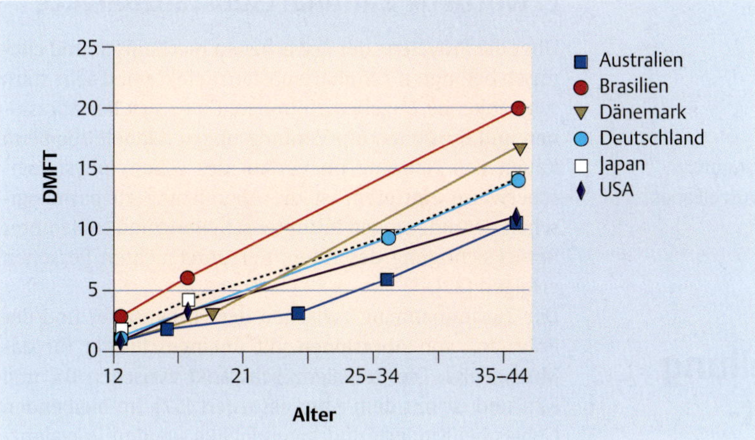

Abb. 8.**12** Anstieg der Karieserfahrung im jungen Erwachsenenalter (aus [40]).

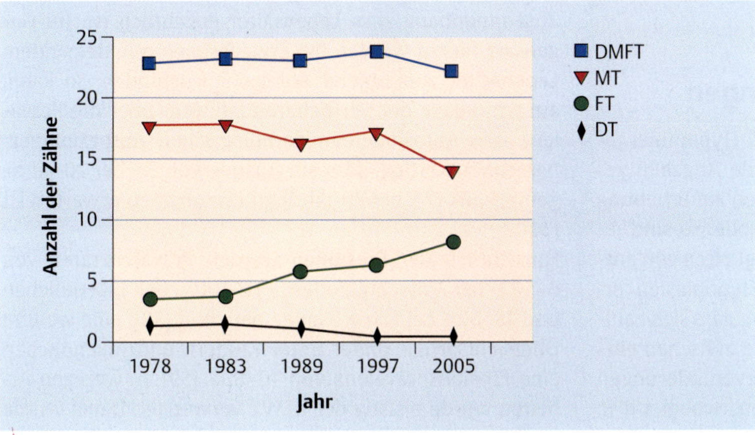

Abb. 8.**13** DMFT-Index und Einzelkomponenten für 65- bis 74-jährige Senioren in Westdeutschland von 1978 bis 2005 [13].

Wurzelkaries

Der zunehmende Erhalt eigener Zähne ist mit einer deutlich **ansteigenden Prävalenz der Wurzeloberflächenkaries** verbunden. So wiesen 2005 in Deutschland 21,5% der Erwachsenen und 45% der Senioren mindestens eine kariöse oder gefüllte Wurzelfläche auf (Abb. 8.**14**). Der auf die Anzahl freiliegender Wurzelflächen bezogene Root Caries Index (RCI) betrug bei Erwachsenen 9%, bei Senioren 17% [**13**]. Für die Seniorenkohorte entspricht die in Deutschland gefundene Prävalenz der im Zuge der NHANES III aus den USA berichteten Prävalenz von ca. 50% [**52**]. In Großbritannien weisen 45% der über 65-Jährigen mindestens einen Zahn mit einer restaurierten Wurzeloberfläche auf [**51**]. In all diesen Ländern ist auch die Wurzelkaries einem deutlichen Sozialgradienten unterworfen. Aus diesen Zahlen geht ein hoher präventiver oder therapeutischer Interventionsbedarf zur Vermeidung oder Behandlung der Wurzeloberflächenkaries hervor, der in Zukunft zunehmend ins Gewicht fallen wird.

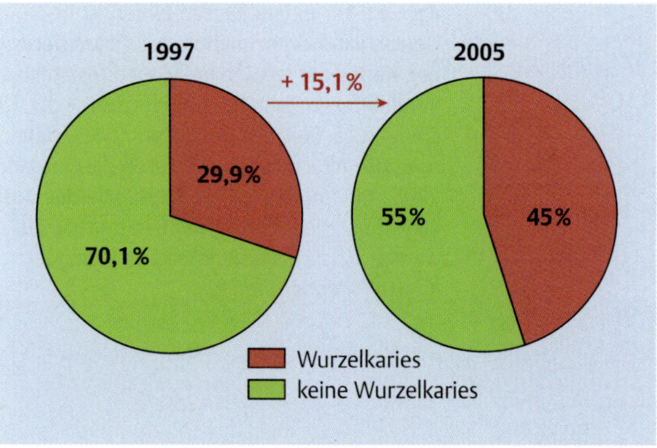

Abb. 8.**14** Anstieg der Wurzelkariesprävalenz im Seniorenalter in den letzten Jahren in Deutschland [13].

MERKE

Die Fortschritte der präventiven und restaurativen Zahnheilkunde sind mit einer höheren Wurzelkariesprävalenz verbunden.

Vorkommen und Verteilung nicht kariöser Zahnhartsubstanzveränderungen

Entwicklungsbedingte Zahnhartsubstanzveränderungen

Über die Prävalenz von Hypoplasien und Hypomineralisation werden weltweit stark differierende Angaben gemacht. Dies kann mit den unterschiedlichen zur Erhebung verwendeten Indizes zusammenhängen, ebenso sind jedoch auch tatsächlich abweichende Häufigkeiten von entwicklungsbedingten oder erworbenen Hypoplasien erkennbar. Schließlich ist zu berücksichtigen, dass sich zahlreiche Publikationen auf Zusammenhänge zwischen entwicklungsbedingten Zahnhartsubstanzveränderungen und diversen Erkrankungen beschränken, wobei i. d. R. hohe Prävalenzraten gefunden werden.

Die Prävalenz **entwicklungsbedingter Schmelzdefekte** in der Allgemeinbevölkerung wird für das Milchgebiss mit 4–60% angegeben **[53]**, für die bleibende Dentition werden um die 50% zitiert **[25]**. Dabei treten Defekte der Schmelzform deutlich seltener auf. Diese werden bei 4–9% der Kinder beobachtet. Zur Ätiologie und Prävalenz der Dentalfluorose sei auf Kap. **12** verwiesen.

Das klinische und wissenschaftliche Interesse an der **Molaren-Inzisiven-Hypomineralisation** hat in den vergangenen Jahren stark zugenommen. Parallel hierzu wird über steigende Prävalenzraten berichtet. In zeitlich dicht aufeinanderfolgenden Übersichtsarbeiten **[54]** wird bei Kindern eine Prävalenz von 10–19% berichtet. In anderen Arbeiten wird eine größere Streuung (2–40%) beschrieben **[55]** **[56]**. Die Hintergründe des vermuteten Anstiegs der Prävalenz sind bislang unklar und Gegenstand der zahnmedizinischen Forschung.

MERKE

- Die Prävalenz nicht kariöser Zahnhartsubstanzdefekte ist international hohen Schwankungsbreiten unterworfen.
- Die Prävalenz der MIH scheint anzusteigen.

Erworbene Zahnhartsubstanzdefekte

Über die Prävalenz der erworbenen mechanisch und chemisch bedingten Zahnhartsubstanzdefekte sind sehr stark schwankende Angaben zu finden. Da es sich bei Abrasionen und Erosionen um Veränderungen handelt, die beim Kauen von Nahrung im Verlauf des Lebens physiologischerweise eintreten, ist die Abgrenzung zu pathologischen Veränderungen mitunter schwierig und sollte unter Berücksichtigung des Alters der untersuchten Personen erfolgen **[32]**.

Der Zusammenhang zwischen dem Lebensalter und der Prävalenz von **Abrasionen** gilt uneingeschränkt für das Milchgebiss. Die Prävalenz schwankt zwischen 0% und 82% und ist mit dem Alter assoziiert **[57]**. Im bleibenden Gebiss bei Kindern und Jugendlichen werden Prävalenzraten zwischen 0% und 54% berichtet, wobei jedoch kein Zusammenhang zum Lebensalter ersichtlich ist. Im Gegensatz hierzu werden bei Erwachsenen mit steigendem Lebensalter zunehmend Abrasionen gefunden. So kann, auf Grundlage der verfügbaren Literatur über die Prävalenz von Abrasionen in pathologischen Ausprägungen, berechnet werden, dass ein Anstieg von 3% bei 20-jährigen bis auf 17% bei 70-jährigen Personen zu erwarten ist **[30]**.

Hinsichtlich der **Erosionen** werden Prävalenzraten von 6–50% bei Vorschulkindern, 11–100% bei Jugendlichen und 18–82% bei Erwachsenen berichtet **[58]**; eine weitere Übersichtsarbeit findet unter Kindern und Jugendlichen eine Erosionsprävalenz von 10–80% **[59]**. In wenigen Arbeiten wurde bislang der BEWE verwendet. Dabei wurde in einer Kohorte von 14–16 Jahre alten Jugendlichen mit einer Erosionsprävalenz von 58% gezeigt, dass dieser praktikabel ist **[60]**.

Offensichtlich unterscheidet sich die Prävalenz von erosiven Zahnhartsubstanzdefekten in verschiedenen Populationen. Als weitere Ursachen für die stark voneinander abweichenden Beobachtungen müssen die Anwendung unterschiedlicher Indizes sowie die Untersuchung verschiedener Altersgruppen, Dentitionen und Zahnflächen berücksichtigt werden. Repräsentative epidemiologische Studien zum Vorkommen dentaler Erosionen sind selten. Aus den USA wird unter Jugendlichen von 13–19 Jahren über eine Prävalenz von 46% berichtet **[61]**, in Island

wurden bei 16% der 12-jährigen und 31% der 15-jährigen Kinder Erosionen gefunden [62].
Der Trend vieler Einzeluntersuchungen zeigt eine Zunahme der Erosionsprävalenz [58]. Dieser Trend kann auf veränderte Ernährungs- und Mundpflegegewohnheiten, aber auch auf zunehmende Zahnerhaltung und den Rückgang der Kariestherapie bezogen werden. Kein Rückschluss kann aus den vorgelegten Daten auf Public-Health-Belange, auf Versorgungsbedarfe oder auf die Lebensqualität der betroffenen Personen gezogen werden.

MERKE

- Die Angaben zum Vorkommen von Erosionen schwanken stark.
- Aus den verfügbaren Daten zur Prävalenz erosiver Zahndefekte kann nur unzureichend auf die klinische Bedeutung dieser Veränderungen für das Individuum oder auf Versorgungsbedarfe geschlossen werden.

ZUSAMMENFASSUNG

Die **Kariesepidemiologie** gibt über die Verbreitung, Verteilung und Schwere der Karies in Populationen oder einzelnen Bevölkerungsgruppen Auskunft. Obgleich epidemiologische Untersuchungen zunächst einen beobachtenden Charakter haben und deskriptive Informationen liefern, können durch geeignete Studiendesigns Aussagen über den zahnmedizinischen Versorgungsstand bzw. über Versorgungsbedarfe, über Kosten-Nutzen-Verhältnisse und über Public-Health-Belange getroffen werden. Durch Kombination mit sozialwissenschaftlichen Erhebungsinstrumenten liefert die Kariesepidemiologie zusätzliche Informationen.
Angaben zur Karies werden zum einen als Prävalenz in der untersuchten Population und zum anderen als durchschnittliche Karieserfahrung je Individuum gemacht. Hierfür wird meist in definierten **Referenzaltersgruppen** (5- und 12-jährige Kinder, 15-jährige Jugendliche, 35- bis 44-jährige Erwachsene und 65- bis 74-jährige Senioren) der seit Langem etablierte **DMF-Index** ermittelt. Dieser erfasst kariöse Veränderung an den Zahnkronen und ihre therapeutischen Folgen wie Füllungen oder Extraktionen. Eine Beschränkung der Befundung auf kariöse Läsionen, die bereits das Dentin einbeziehen, gilt jedoch als überholt.
Heute ist die Kariesprävalenz bei Kindern und Jugendlichen in den meisten Industrieländern wesentlich niedriger als vor 40 Jahren. Initiale Kariesstadien machen den Großteil der Karieslast aus. Der Kariesrückgang ist allerdings von einer ausgeprägten **Polarisation der Karieserfahrung** begleitet. Im Milchgebiss stagniert der **Kariesrückgang**, und bei Erwachsenen ist er erst in einzelnen Studien auszumachen. Der rückläufige Anteil extrahierter Zähne geht mit einer Zunahme an Zähnen mit Wurzelkaries einher. Daher – und angesichts der Initialkaries – sind präventive Betreuungskonzepte unverändert erforderlich.
Verstärktes Interesse finden in den letzten Jahren die Klinik und Epidemiologie **nicht kariöser Zahnhartsubstanzveränderungen**. Zu ihrer epidemiologischen Erfassung sind eine Reihe von Indizes vorgeschlagen worden. Die Angaben zur Prävalenz der nicht kariösen Zahnhartsubstanzveränderungen schwanken beträchtlich. Für genauere Erfassungen von entwicklungsbedingten Defekten ist der DDE-Index und von erworbenen Defekten der TWI geeignet; für die zügige Erfassung von Erosionen bietet sich der BEWE an. Unter der Vielzahl von Indizes haben sich in dem Spannungsfeld zwischen Umfang und Genauigkeit der Erhebung und der Praktikabilität bislang jedoch keine einzelnen Vorschläge allgemein durchsetzen können.

LITERATUR

1. Arbeitsgruppe Epidemiologische Methoden der Deutschen Arbeitsgemeinschaft für Epidemiologie (DAE). Leitlinien und Empfehlungen zur Sicherung von Guter Epidemiologischer Praxis (GEP) (April 2004). Im Internet: http://www.gesundheitsforschung-bmbf.de/_media/Empfehlungen_GEP.pdf; Stand: 17.07.2011
2. Schiffner U, Jordan RA, Michaelis W. Wissenschaftliche Mitteilung zu Zielen und Methoden der epidemiologischen Erfassung oraler Erkrankungen. Hrsg. Arbeitskreis Epidemiologie und Public Health (AKEPH) der Deutschen Gesellschaft für Zahn-, Mund- und Kieferheilkunde (DGZMK). Dtsch Zahnärztl Z 2010; 65: 496–502
3. Deutsche Arbeitsgemeinschaft für Epidemiologie (DAE), Arbeitskreis Wissenschaft der Konferenz der Datenschutzbeauftragen des Bundes und der Länder. Epidemiologie und Datenschutz (1998). Im Internet: http://www.dgepi.de/doc/Epidemiologie%20und%20Datenschutz.pdf; Stand: 14.07.2011
4. Pitts NB. Diagnostic tools and measurements – impact on appropriate care. Community Dent Health 1992; 10: 1–9
5. Burt BA, Eklund SA. Dentistry, dental practice and the community. 6th ed. St. Louis: Elsevier Saunders; 2005
6. Bloemendal E, de Vet HC, Bouter LM. The value of bitewing radiographs in epidemiological caries research: a systematic review of the literature. J Dent 2004; 32: 255–264
7. World Health Organization (WHO). Oral health surveys. Basic methods. 4th ed. Geneva: World Health Organization; 1997
8. Pitts NB, Boyles J, Nugent ZJ et al. The dental caries experience of 5-year-old children in Great Britain (2005/6). Surveys co-ordinated by the British Association for the study of community dentistry. Community Dent Health 2007; 24: 59–63
9. Klein H, Palmer CE, Knutson JW. Studies on dental caries. I. Dental status and dental needs of elementary school children. Public Health Rep 1938; 53: 751–765
10. World Health Organization (WHO). Oral health global indicators for 2000. Geneva: World Health Organization; 1984
11. Ekstrand K, Qvist V, Thylstrup A. Light microscope study of the effect of probing in occlusal surfaces. Caries Res 1987; 21: 368–374

12. Lussi A: Impact of including or excluding cavitated lesions when evaluating methods for the diagnosis of occlusal caries. Caries Res 1996; 30: 389–393
13. Institut der Deutschen Zahnärzte (IDZ). Vierte Deutsche Mundgesundheitsstudie (DMS IV). Köln: Deutscher Ärzteverlag; 2006
14. Schiffner U, Hoffmann T, Kerschbaum T et al. Oral health in German children, adolescents, adults and senior citizens in 2005. Community Dent Health 2009; 26: 18–22
15. Bratthall D. Introducing the Significant Caries Index together with a proposal for a new global oral health goal for 12-year-olds. Int Dent J 2000; 50: 378–384
16. Ismail A: Visual and visuo-tactile detection of dental caries. J Dent Res 2004; 83 (Spec. C): C 56–C 66
17. Kühnisch J, Berger S, Goddon I et al. Occlusal caries detection in permanent molars according to WHO basic methods, ICDAS II and laser fluorescence measurements. Community Dent Oral Epidemiol 2008; 36: 475–484
18. Braga MM, Oliveira LB, Bonini GA et al. Feasibility of the International Caries Detection and Assessment System (ICDAS-II) in epidemiological surveys and comparability with standard World Health Organization criteria. Caries Res 2009; 43: 245–249
19. Katz RV, Hazen SP, Chilton NW et al. Prevalence and intraoral distribution of root caries in an adult population. Caries Res 1982; 16: 265–271
20. Ravald N, Birkhed D. Factors associated with active and inactive root caries in patients with periodontal disease. Caries Res 1991; 25: 377–384
21. Monse B, Heinrich-Weltzien R, Benzian H et al. PUFA – an index of clinical consequences of untreated dental caries. Community Dent Oral Epidemiol 2010; 38: 77–82
22. Sheiham A, Maizels J, Maizels A. New composite indicators of dental health. Community Dent Health 1987; 4: 407–414
23. Bartlett D, Ganss C, Lussi A. Basic Erosive Wear Examination (BEWE): a new scoring system for scientific and clinical needs. Clin Oral Investig 2008; 12 (Suppl. 1): S 65–S 68
24. Smith BGN, Knight JK. An index for measuring the wear of teeth. Br Dent J 1984; 156: 435–438
25. Pieper K: Zahnanomalien und ihre Versorgung. In: Einwag J, Pieper K, Hrsg. Kinderzahnheilkunde. München: Elsevier; 2008: 297–312
26. FDI Commission on Oral Health Research and Epidemiology. An epidemiological index of developmental defects of dental enamel (DDE Index). Int Dent J 1982; 32: 159–167
27. FDI Commission on Oral Health Research and Epidemiology. A review of the developmental defects of enamel index (DDE Index). Int Dent J 1992; 42: 411–426
28. Alaluusua S: Aetiology of Molar-Incisor-Hypomineralisation (MIH): A systematic review. Eur Arch Paediatr Dent 2010; 11: 53–58
29. Weerheijm KL, Duggal M, Mejàre I et al. Judgement criteria for Molar Incisor Hypomineralisation (MIH) in epidemiologic studies: a summary of the European meeting on MIH held in Athens, 2003. Eur J Pediat Dent 2003; 4: 110–113
30. van't Spijker A, Rodriguez JM, Kreulen CM et al. Prevalence of tooth wear in adults. Int J Prosthodont 2009; 22: 35–42
31. Bardsley PF. The evolution of tooth wear indices. Clin Oral Invest 2008; 12 (Suppl. 1): S 15–S 19
32. Bartlett D, Dugmore C. Pathological or physiological erosion – is there a relationship to age? Clin Oral Invest 2008; 12 (Suppl. 1): S 27–S 31
33. Bardsley PF, Taylor S, Milosevic A. Epidemiological studies of tooth wear and dental erosion in 14-year-old children in North West England. Part 1: The relationship with water fluoridation and social deprivation. Br Dent J 2004; 197: 413–416
34. Lussi A. Dental erosion clinical diagnosis and case history taking. Eur J Oral Sci 1996; 104: 191–198
35. Sheiham A. Changing trends in dental caries. Int J Epidemiol 1984; 13: 142–147
36. Sognnaes RF. A survey of dental caries in Greece. NY St Dent J 1949; 15: 15
37. Downer MC. Changing Patterns of Disease in the Western World. In: Guggenheim B, ed. Cariology Today. Basel: Karger; 1984: 1–12
38. Axelsson P. The effect of a needs-related caries preventive program in children and young adults – Results after 20 years. BMC Oral Health 2006; 6 (Suppl. 1): S 7
39. Mejàre I, Källestål C, Stenlund H et al. Caries development from 11 to 22 years of age: A prospective radiographic study. Prevalence and distribution. Caries Res 1998; 32: 10–16
40. World Health Organization (WHO) Collaborating Centre for Education, Training and Research in Oral Health. WHO Oral Health Country/Area Profile Project (CAPP). Country Oral Health Profiles. Im Internet: http://www.whocollab.od.mah.se; Stand: 14.07.2011
41. Brown LJ, Wall TP, Lazar V. Trends in total caries experience: permanent and primary teeth. J Am Dent Assoc 2000; 131: 223–231
42. Hugoson A, Koch G, Göthberg C et al. Oral health of individuals aged 3–80 years in Jönköping, Sweden during 30 years (1973–2003). I. Review of findings on dental care habits and knowledge of oral health. Swed Dent J 2005; 29: 125–138
43. Pitts NB, Boyles J, Nugent ZJ et al. The dental caries experience of 11-year-old children in Great Britain. Surveys coordinated by the British Association for the Study of Community Dentistry in 2004/2005. Community Dent Health 2006; 23: 44–57
44. Pitts NB, Chestnutt IG, Evans D et al. The dentinal caries experience of children in the United Kingdom, 2003. Brit Dent J 2006; 200: 313–320
45. Truin GJ, van Rijkom HM, Mulder J et al. Caries trends 1996–2002 among 6- and 12-year-old children and erosive wear prevalence among 12-year-old children in The Hague. Caries Res 2005; 39: 2–8
46. Dye BA, Arevalo O, Vargas CM. Trends in paediatric dental caries by poverty status in the United States, 1988–1994 and 1999–2004. Int J Paediatr Dent 2010; 20: 132–143
47. Haugejorden O, Birkeland JM. Evidence for reversal of the caries decline among Norwegian children. Int J Paediatr Dent 2002; 12: 306–315
48. Pitts NB, Fejerskov O, von der Fehr FR. Caries Epidemiology, with special Emphasis on diagnostic Standards. In: Fejerskov O, Kidd EAM, eds. Dental caries: The Disease and its Clinical Management. Oxford: Blackwell Munksgaard; 2003: 141–163
49. Truin GJ, König KG, Bronkhorst EM et al. Time trends in caries experience of 6- and 12-year-old children of different socioeconomic status in The Hague. Caries Res 1998; 32: 1–4

50. Brown LJ, Wall TP, Lazar V. Trends in caries among adults 18 to 45 years old. J Am Dent Assoc 2002; 133: 827–834
51. Kelly M, Steele J, Nuttall N et al. Adult Dental Health Survey. Oral Health in the United Kingdom 1998. London: Stationery Office; 2000
52. Winn DM, Brunelle JA, Selwitz RH et al. Coronal and root caries in the dentition of adults in the United States, 1988–1991. J Dent Res 1996; 75 (Spec.): 642–651
53. Seow WK. Enamel hypoplasia in the primary dentition: a review. J Dent Child 1991; 58: 441–452
54. Kellerhoff NM, Lussi A. Die Molaren-Inzisiven-Hypomineralisation. Schweiz Monatsschr Zahnmed 2004; 114: 243–249
55. Jälevik B. Prevalence and diagnosis of Molar-Incisor-Hypomineralisation (MIH): A systematic review. Eur Arch Paediatr Dent 2010; 11: 59–64
56. Willmott NS, Brian RAE, Duggal MS. Molar-Incisor-Hypomineralisation: A literature review. Eur Arch Paediatr Dent 2008; 9: 172–179
57. Kreulen CM, van't Spijker A, Rodriguez JM et al. Systematic review of the prevalence of tooth wear in children and adolescents. Caries Res 2010; 44: 151–159
58. Jaeggi T, Lussi A. Prevalence, incidence and distribution of erosion. Monogr Oral Sci 2006; 20: 44–65
59. Taji S, Seow WK. A literature review of dental erosion in children. Aust Dent J 2010; 55: 358–367
60. Margaritis V, Mamai-Homata E, Koletsi-Kounari H et al. Evaluation of three different scoring systems for dental erosion: a comparative study in adolescents. J Dent 2011; 39: 88–93
61. McGuire J, Szabo A, Jackson S et al. Erosive tooth wear among children in the United States: relationship to race/ethnicity and obesity. Int J Paediatr Dent 2009; 19: 91–98
62. Arnadottir IB, Holbrook WP, Eggertsson H et al. Prevalence of dental erosion in children: a national survey. Community Dent Oral Epidemiol 2010; 38: 521–526
63. Pitts, N.B., Fyffe, H.E.: The effects of various diagnostic thresholds upon clinical caries data for a low prevalence group. I Dent Res 1988: 67: 592–598
64. Petersen, P.E.: World map on caries, 12 year-olds, July 2003. www.who.int/oral_health/media/en/orh_figure6.pdf

Von der Diagnostik zur Therapie

S. Paris, K.R. Ekstrand, H. Meyer-Lückel

9

Einleitung

Der zahnärztliche Beruf ist nach wie vor sehr stark geprägt vom „Bohren und Füllen", also der restaurativen Rekonstruktion kariös zerstörter Zähne. In den vergangenen Jahrzehnten wurden hierbei vor allem durch die Entwicklung geeigneter dentaler Materialien und Techniken große Fortschritte erzielt, sodass heute minimal-invasive und zahnfarbene Restaurationen kariös zerstörter Zähne möglich sind. Doch bei aller Euphorie über diesen Fortschritt sollte nicht vergessen werden, dass der therapeutische Ansatz der Restauration kariöser Defekte mittels dentaler Materialien keinen kurativen sondern eher einen palliativen Charakter trägt [1]. Beschränkt man sich nämlich bei der Therapie der Karies auf die **Linderung der Symptome** ohne gleichzeitig eine **Heilung** der Erkrankung durch Beeinflussung der kausalen Faktoren anzustreben, ist das Auftreten neuer kariöser Defekte vorprogrammiert. Wie in Kap. **4** dargestellt, hängt der Verlauf des Kariesprozesses von dem komplexen Zusammenspiel pathogener und protektiver Faktoren ab. Um Karies kausal zu therapieren und weitere Läsionen zu verhindern, ist daher eine nachhaltige Beeinflussung einer oder mehrerer kausaler (Risiko-)Faktoren notwendig. Unser Beruf ist heute daher in einem Wandel begriffen, wobei sich der Schwerpunkt der zahnärztlichen Tätigkeit langsam weg von der klassischen chirurgisch-restaurativen Therapie und hin zu einer kausal ausgerichteten medizinischen Kontrolle des Kariesprozesses verlagert [2].

In diesem Kapitel werden die diagnostischen Voraussetzungen für eine frühzeitige und kausal orientierte Therapie der Karies diskutiert. Darüber hinaus gibt dieses Kapitel einen Überblick über die verschiedenen Ansätze und Maßnahmen zur Karieskontrolle, die in den späteren Kapiteln noch ausführlicher besprochen werden. Hier werden die verschiedenen Verfahren zunächst vorgestellt und ihre Indikationen in den unterschiedlichen Kariesstadien und -formen aufgezeigt. Im Speziellen werden in diesem Kapitel folgende Themen behandelt:

- Besonderheiten der zahnärztlichen Diagnostik
- Umgang mit diagnostischen Fehlern
- Ansatzpunkte der verschiedenen Therapien
- Therapieoptionen für unterschiedliche Prädilektionsstellen
- Welche Maßnahmen sind in welchem Krankheitsstadium indiziert?

Von der Diagnostik ...

Die Diagnose einer Krankheit ist die Voraussetzung für die Wahl einer adäquaten Therapie. In der Behandlung von Karies ist man oft verleitet, die Diagnostik wie auch die Therapie auf einzelne Zähne zu beschränken, da sich hier die augenfälligsten Symptome zeigen. Wie in den vorhergehenden Kapiteln beschrieben, ist Karies jedoch eine Erkrankung, deren Ursache nicht primär lokal auf einzelnen Zähnen, sondern eher im Verhalten des Patienten (Ernährung, Mundhygiene etc.) bzw. in die gesamte Mundhöhle beeinflussenden Faktoren (Speichel) zu suchen ist. Auch aus diesem Grund manifestiert sich Karies selten nur auf einzelnen Zähnen, sondern betrifft meist mehrere Zähne. Folglich darf sich die Diagnostik nicht nur auf einzelne Zähne konzentrieren, sondern sollte darüber hinaus auch die Patientenebene betrachten.

Diagnostik auf Patientenebene

Das Ziel der Diagnostik auf Patientenebene ist es einerseits, das **Kariesrisiko** des Patienten (also die Wahrscheinlichkeit, dass der Patient in Zukunft neue kariöse Läsionen bekommen wird) einzuschätzen. Dies ist vor allem für die Bestimmung des individuellen Therapiebedarfs sowie der diagnostischen Recallintervalle hilfreich. Darüber hinaus ist es das Ziel der Kariesrisikodiagnostik, die für den Patienten relevanten individuellen **Risikofaktoren zu identifizieren** und zu bewerten. Karies ist eine multifaktorielle Erkrankung und die Gewichtung der verschiedenen pathogenen und protektiven Faktoren ist von Patient zu Patient, aber auch bei einem Patienten zwischen verschiedenen Zeitpunkten, unterschiedlich. Die Identifikation der für den Patienten relevanten Risikofaktoren und die Analyse der Ausschöpfung protektiver Faktoren bildet daher die Voraussetzung für eine zielgerichtete kausal ausgerichtete Karieskontrolle.

Diagnostik auf Zahnebene

Wie wird Karies diagnostiziert?

In der Medizin ist die **Diagnose** definiert als die „Zuordnung einer gesundheitlichen Störung zu einem Krankheitsbegriff" [3]. Bei dieser klassischen Form der Diagnostik besteht die Herausforderung darin, einem Muster aus bestimmten Symptomen (objektiven und subjektiven), die ein Patient aufweist, eine zugrunde liegende Erkrankung zuzuweisen und hierbei andere infrage kommende Krankheiten differenzialdiagnostisch auszuschließen [4]. Für Karies wird diese Form der Diagnostik heute vor allem im zahnärztlichen Notdienst gefunden. Hierbei stellt sich der Patient bereits mit Beschwerden (Symptomen) vor, sodass deren vermutete Ursache (z. B. Karies, Pulpitis) gefunden werden und gegen andere möglichen Ursachen (z. B. akute Parodontitis) differenzialdiagnostisch abgegrenzt werden muss. Wird Karies als Ursache für die Symptome identifiziert, befindet sie sich oft bereits in einem fortgeschrittenen Stadium und bedarf einer Notfalltherapie.

In vielen Ländern mit einem entwickelten Gesundheitssystem geschieht die Kariesdiagnostik in der Regel jedoch unter anderen Umständen und trifft daher die oben genannte Definition nicht exakt [5] [6]. Hier erfolgt die Kariesdiagnostik vornehmlich in regelmäßigen zahnärztlichen Vorsorgeuntersuchungen mit dem Ziel der Früherkennung der Erkrankung. Der Patient hat dabei meistens noch keine Beschwerden. Unter diesen Umständen trägt die Diagnostik eher einen Screeningcharakter. Das heißt, der Zahnarzt **sucht gezielt nach** den spezifischen Symptommustern **einer bekannten Erkrankung** (in unserem Fall Karies) und die Anzahl der für diese Symptommuster infrage kommenden Differenzialdiagnosen ist sehr limitiert [6]. Die Herausforderung bei dieser Form der Diagnostik besteht daher eher in einer Detektion auch früher Stadien (mittels geeigneter Methoden) und in der möglichst adäquaten Beurteilung der Läsion – und daraus abgeleitet einer geeigneten Therapie. Auch wenn diese Form der Diagnostik sich grundlegend von der klassischen medizinischen Diagnostik unterscheidet [6], ist sie keineswegs nur in der Zahnmedizin zu finden, sondern gewinnt auch in verschiedenen allgemeinmedizinischen Disziplinen zunehmend an Bedeutung, bei denen sekundärpräventive Strategien im Sinne einer frühen Diagnose und Therapie von Erkrankungen (z. B. Kolonkarzinom) verfolgt werden. Screeninguntersuchungen eröffnen durch die frühe Detektion eine frühzeitige und daher häufig minimal intervenierende Therapie. Andererseits sind Screeninguntersuchungen aber auch mit dem Risiko falsch-positiver Befunde verbunden, wodurch es zu Überbehandlungen kommen kann (s. u.) [7]. In welchen Intervallen zahnärztliche Vorsorgeuntersuchungen stattfinden müssen, ist primär vom individuellen Kariesrisiko des Patienten abhängig (s. Kap. **6**, Kap. **24**). Da in den Vorsorgeuntersuchungen auch ein Screening nach anderen oralen Erkrankungen, neben Karies, wie Parodontitis und Mundschleimhauterkrankungen erfolgt, ist jedoch auch das individuelle Risiko für diese Erkrankungen zu berücksichtigen.

MERKE

In vielen Industrienationen hat die Kariesdiagnostik einen Screeningcharakter. Das erlaubt einerseits eine frühe Diagnose (und somit Therapie) der Erkrankung, führt andererseits jedoch auch zu einer Erhöhung falschpositiver Befunde.

Wo beginnt Karies?

Aus dem Obengesagten könnte der Schluss gezogen werden, dass es sinnvoll ist, die Symptome der Karies so früh wie nur irgend möglich zu detektieren, um Karies aufzuspüren und dann so früh wie möglich therapieren zu können. Eine solche Auffassung basiert auf einer **essentialistischen Anschauung.** Das heißt, dass man davon ausgeht, dass ein (verborgener) Prozess oder eine Krankheit namens Karies existiert – der zu den uns bekannten, für Karies typischen Symptomen führt (Abb. 9.**1**) [8]. Folglich ist es das Ziel der Diagnostik, durch möglichst genaue Methoden und frühe Entdeckung der Symptome die zugrunde liegende Krankheit „Karies“ aufzuspüren.

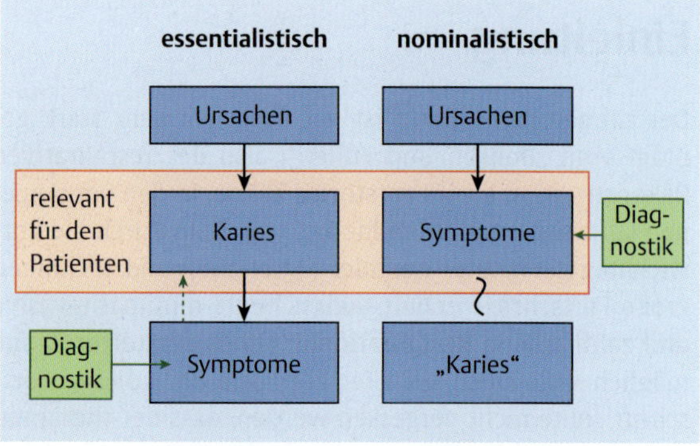

Abb. 9.**1** Essentialistisches und nominalistisches Konzept.

Doch wo beginnt Karies eigentlich? Das charakteristischste Symptom der Karies ist ein Mineralverlust der Zahnhartsubstanzen. Doch die physiologischen pH-Wert-Schwankungen in der Mundhöhle führen ständig zu einem lokalen Mineralverlust und -gewinn. Geringe, z. B. nur mit speziellen Methoden erfassbare Mineralverluste des Zahnschmelzes haben oft keinen pathologischen Wert und heilen von selbst. Dennoch können diese Läsionen die Frühstadien späterer Kavitationen darstellen. Das essentialistische Konzept, das die Existenz einer Krankheit unabhängig von deren Symptomen sieht, würde besagen, dass jeder dieser Läsionen die Krankheit Karies zugrunde liegt [8]. Hierdurch werden jedoch ungerechtfertigt viele Menschen als „an Karies erkrankt“ klassifiziert, denn nicht bei allen Patienten entwickeln sich aus den frühen Läsionen auch Kavitäten, die zu Beschwerden und Funktionseinbußen führen.

Aus dem oben gesagten wird deutlich, dass eine allgemeingültige Definition des Beginns der Erkrankung Karies nicht möglich ist. Das **nominalistische Konzept** geht daher davon aus, dass keine Krankheit namens Karies unabhängig von deren Symptomen existiert, sondern dass wir sowohl den pathologischen Prozess als auch dessen Symptome mit dem Begriff „Karies“ versehen haben. Die logische Folge hiervon ist, dass nur die Symptome, nicht aber der uns verborgene „Prozess namens Karies“ für den Patienten ein Problem darstellen und daher für ihn relevant sind. Daraus folgt wiederum, dass auch nur solche Diagnosen eine Relevanz haben, welche zu therapeutischen Maßnahmen führen, die auch einen **gesundheitlichen Vorteil** für den Patienten darstellen [1] [8]. Alle anderen Diagnosen sind daher streng genommen überflüssig. Hier liegt durchaus ein Problem, da wissenschaftliche Untersuchungen in der Regel die Qualität ihrer Methoden nur daran messen, wie verlässlich sie bestimmte Symptome der Erkrankung (z. B. Dentinbeteiligung bei Karies) messen, ohne dass deren Bedeutung für das Wohlbefinden des Patienten oder den Krankheitsverlauf hinterfragt wird. Als Vergleich werden hierfür oft möglichst genaue mikroskopische, in der Medizin auch labortechnische Methoden herangezogen. Ob diese Symptome jedoch eine Relevanz für die Prognose der Erkrankung sowie den Erfolg einer daraus abgeleiteten Therapie haben, wird in der

Regel nicht untersucht, da solche Untersuchungen sehr aufwendig sind.
In der Kariologie führte diese Vorgehensweise unter anderem dazu, dass lange die Detektion von „Dentinkaries", also der histologischen Beteiligung des Dentins, im Fokus der Kariesdiagnostik stand und dass das Entdecken verfärbten Dentins während des „Aufziehens" einer Fissur oder Randleiste als Bestätigung für die eigene Diagnose „restaurationsbedürftige Karies" gewertet wurde. Heute geht man dagegen davon aus, dass die histologische Beteiligung des Dentins per se keinen prognostischen und daher diagnostischen Wert hat. Vielmehr scheint in der Mehrzahl der Fälle ein Einbruch der Läsionsoberfläche prognostisch und deshalb auch diagnostisch relevant zu sein.

MERKE

Das Ziel der Kariesdiagnostik ist es, die Zeichen und Symptome der Krankheit Karies zu erfassen und zu beschreiben. Hierbei sind nur solche diagnostischen Informationen relevant, die eine therapeutische Relevanz haben.

Diagnostische Fehler und ihre Konsequenzen

Wie in den vorhergehenden Kapiteln beschrieben, ist jeder diagnostische Test fehlerbehaftet. Das heißt, ein positiver Test bedeutet nicht immer das Vorhandensein von Karies und ein negativer Test bedeutet nicht immer Kariesfreiheit. Vielmehr werden auch falsch-positive und falsch-negative Testresultate produziert (Tab. 9.1). Daraus resultiert dann entweder eine Überbehandlung (falsch-positive Befunde) und Unterbehandlung (falsch-negative Befunde) des Patienten.
Um die Probleme diagnostischer Fehler etwas besser zu veranschaulichen, schauen wir auf ein Beispiel aus der Justiz: Ähnlich wie medizinische Tests sind auch Gerichtsurteile fehlbar. Ein Richter (Test) versucht zwar immer, nur Schuldige zu verurteilen (richtig-positiv) und Unschuldige freizusprechen (richtig-negativ). Jedoch wird jeder Richter im Laufe seines Berufslebens auch Fehlurteile treffen und Schuldige zu Unrecht freisprechen (falsch-negativ) und Unschuldige zu Unrecht verurteilen (falsch-positiv).
Die Sensitivität und Spezifität unterschiedlicher diagnostischer Methoden wurde in den vorhergehenden Kapiteln beschrieben. Je besser ein Test ist, umso geringer wird die Fehlerrate des Tests sein (hohe Sensitivität, hohe Spezifität). Häufig ist jedoch eine Erhöhung der Sensitivität mit einer Verringerung der Spezifität verbunden. Ein strengerer Richter (höhere Sensitivität) würde weniger Schuldige freisprechen, jedoch würde er wahrscheinlich auch mehr Unschuldige zu Unrecht verurteilen (geringere Spezifität). Dagegen würde ein Richter, der primär darauf bedacht ist, keine Unschuldigen verurteilen (hohe Spezifität), wahrscheinlich tendenziell mehr Schuldige freisprechen (geringe Sensitivität). Ähnlich führt auch das Erfassen früherer Kariesstadien (z. B. verfärbte Fissur) – mit dem Ziel, mehr Karies richtig zu erkennen (Erhöhung der Sensitivität) – automatisch zu einer Erhöhung der falsch-positiven Befunde und damit zu einer geringeren Spezifität.

MERKE

Sensitivität und Spezifität einer diagnostischen Methode (Test) sind immer miteinander verbunden. Steigert man die Sensitivität, sinkt automatisch die Spezifität.

In den vorhergehenden Kapiteln wurden verschiedene diagnostische Verfahren und Einteilungsmethoden vorgestellt. Auch wenn die klinische Untersuchung noch immer die Basis der zahnärztlichen Diagnostik darstellt, können zusätzliche diagnostische Verfahren herangezogen werden, um die Detektion und Beurteilung von Karies – be-

Tab. 9.**1** Die 4-Felder-Tafel.

	Krankheit: ja	**Krankheit: nein**	
Test positiv	richtig-positiv	falsch-positiv	positiver Vorhersagewert: $\frac{\text{Anzahl richtig Positiver}}{\text{Anzahl aller positiv Getesteten}}$
Test negativ	falsch-negativ	richtig-negativ	negativer Vorhersagewert: $\frac{\text{Anzahl richtig Negativer}}{\text{Anzahl aller negativ Getesteten}}$
	Sensitivität: $\frac{\text{Anzahl richtig Positiver}}{\text{Anzahl aller Kranken}}$	Spezifität: $\frac{\text{Anzahl richtig Negativer}}{\text{Anzahl aller Gesunden}}$	

Im Idealfall fällt der Test bei allen Kranken positiv aus (richtig-positiv) und bei allen Gesunden negativ (richtig-negativ). In der Realität fällt der Test aber auch bei Kranken negativ aus (falsch-negativ) und bei Gesunden positiv (falsch-positiv). Die **Sensitivität** besagt, wie viel Prozent der Kranken richtig als krank erkannt werden. Die **Spezifität** sagt aus, wie viel Prozent der Gesunden richtig als gesund erkannt werden. Der **positive Vorhersagewert** sagt aus, zu wie viel Prozent der positiv Getesteten auch wirklich krank sind. Der **negative Vorhersagewert** sagt aus, wie viel Prozent der negativ Getesteten auch wirklich gesund sind.

sonders an Zahnflächen, die der visuell-taktilen Untersuchung nicht oder nur schwer zugänglich sind – zu verbessern. Durch die Heranziehung zusätzlicher diagnostischer Methoden kann dadurch oftmals eine höhere Anzahl kariöser Läsionen detektiert werden und damit die Zahl der falsch-negativen Befunde reduziert werden (Steigerung der Sensitivität). Jedoch erhöht sich bei einer bloßen Summation der positiven Befunde verschiedener Methoden nicht nur die Anzahl der richtig-positiven Befunde (und damit die Sensitivität), sondern auch die der falsch-positiven Befunde [6].

Um diese Problematik etwas anschaulicher zu machen, ziehen wir wieder ein analoges Beispiel aus der Justiz heran: Die Fehlbarkeit von Gerichtsurteilen ist ein bekanntes Problem. Würde aus diesem Grund prinzipiell jeder Verdächtige, der von einem Gericht freigesprochen wurde, ein 2. Gerichtsverfahren mit anderen Richtern und Zeugen durchlaufen müssen (zusätzliche diagnostische Verfahren), so könnte man vielleicht die Zahl der zu Recht verurteilten Verbrecher (richtig-positive Befunde) steigern und weniger Verbrecher kämen zu Unrecht frei. Allerdings würde zwangsläufig auch die Anzahl der zu Unrecht Verurteilten (der falsch-positiven Befunde) steigen, da sich auch diese Fehler addieren würden. Aus diesem Grund sollte man nicht jeden positiven Befund grundsätzlich als sicheres Zeichen für Karies werten und einfach die positiven Befunde mehrerer Methoden addieren. Vielmehr sollte die **Fehlbarkeit der jeweiligen diagnostischen Methode** reflektiert und widersprüchliche Ergebnisse mit weiteren Methoden überprüft werden [6].

MERKE

Wenn mehrere diagnostische Methoden genutzt werden, steigt die Anzahl der falsch-positiven Befunde. Daher ist eine Überprüfung widersprüchlicher Ergebnisse notwendig.

Aus ähnlichen Gründen ist es auch nicht sinnvoll, alle Methoden – im Sinne eines Screenings – einzusetzen. Wie oben dargestellt, trägt die zahnärztliche Untersuchung häufig einen Screeningcharakter. Sensitivität und Spezifität eines Tests sind immer abhängig von der jeweiligen Prävalenz der Erkrankung. Bei einem **Screening** ist die Prävalenz der Erkrankung aber oftmals gering (viele gesunde Zähne werden untersucht, um wenige kranke Zähne zu finden). Bei geringer Prävalenz steigt die Anzahl der falsch-positiven Befunde und der der positive Vorhersagewert sinkt.

Zur Veranschaulichung wieder ein Beispiel aus der Justiz: Würde man jeden Bürger ohne begründeten Anfangsverdacht für ein beliebiges Verbrechen vor Gericht stellen, so würde man sehr wahrscheinlich mehr (so zufällig erkannte) Verbrecher zu Recht inhaftieren. Allerdings wäre auch die Anzahl der wegen Justizirrtümern unschuldig Verurteilten wesentlich höher. Aus ähnlichen Gründen ist es nicht sinnvoll, mit einer diagnostischen Methode mit mäßiger Spezifität (z. B. Laserfluoreszenzmessung bei Schmelzkaries) grundsätzlich alle Okklusalflächen eines Patienten zu bewerten. Hierdurch würde die Methode unnötig viele falsch-positive Werte liefern. Vielmehr sollten solche Methoden auf Zahnflächen beschränkt werden, bei denen die klinische oder radiologische Voruntersuchung Hinweise auf Karies gegeben hat.

MERKE

Bei Screening- oder Vorsorgeuntersuchungen ist die Häufigkeit/Wahrscheinlichkeit einer Erkrankung relativ gering. Hierdurch steigt die Anzahl der falsch-positiven Befunde und der positive Vorhersagewert des Tests nimmt ab. Daher sollten zusätzliche diagnostische Methoden nur an klinisch „verdächtigen“ Zahnflächen und nicht im Sinne eines Screenings angewendet werden.

Der diagnostische Prozess

Der diagnostische Prozess im Rahmen zahnärztlicher Vorsorgeuntersuchungen umfasst mehrere Schritte:

- Zunächst müssen die für Karies charakteristischen Zeichen und Symptome entdeckt werden **(Detektion)**.
- Anschließend sollte eine genaue **Beurteilung** des Stadiums und der Aktivität erfolgen [11] [12].

Sowohl für die Detektion als auch die Beschreibung können grundsätzlich mehrere Methoden herangezogen werden, die dabei teils bestätigende, aber auch widersprüchliche Informationen liefern.

- Letztlich müssen die erhobenen Befunde zu einer **Diagnose** zusammengeführt werden,
- die dann die Grundlage für einen **Therapieentscheid** ist (Abb. 9.**2**) [2] [11]. Der Therapieentscheid wiederum besteht aus der Entscheidung,
  - **ob** die entsprechende Krankheit therapiert werden soll und dann darin,
  - **welche** Therapie gewählt wird [5].

Während der zahnmedizinischen Befunderhebung werden häufig die einzelnen Schritte des diagnostischen Prozesses unterbewusst abgearbeitet. Leider werden dabei nicht selten sogar die diagnostischen Schritte mit der Therapieplanung dahingehend vermengt, dass letztlich nur bestimmt wird, welche Zahnfläche mit welchem Material gefüllt werden soll [12] [13]. Die Gründe hierfür sind wahrscheinlich in der Historie zu suchen. Da früher die Karies aufgrund ihrer hohen Prävalenz fast ausschließlich restaurativ behandelt wurde, also wenig therapeutische Alternativen zur Verfügung standen, war es nicht notwendig, frühe Kariesstadien zu erfassen. Die Diagnostik bestand daher primär in einer Detektion kavitierter Läsionen (Karies Ja oder Nein) und aus dem Vorhandensein von Karies leitete sich quasi automatisch eine restaurative Therapie ab [14].

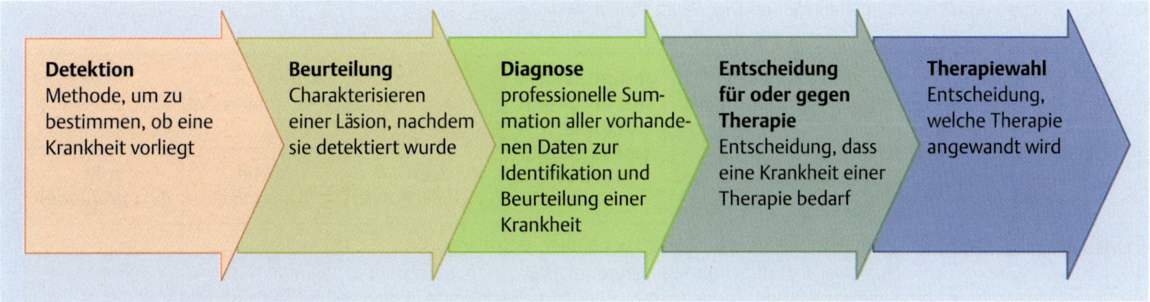

Abb. 9.**2** Der diagnostische Prozess und der Therapieentscheid.

Heute schreitet Karies in vielen Ländern und Bevölkerungsgruppen relativ langsam voran und es steht eine Vielzahl von therapeutischen Optionen zur Verfügung (s.u.). Um für das jeweilige **Kariesstadium** eine hinsichtlich der Invasivität adäquate Therapie wählen zu können, ist daher eine genauere Beurteilung der Erkrankung notwendig. Neben der Beurteilung des Kariesstadiums kommt heute der Bestimmung der **Kariesaktivität** eine besondere Bedeutung zu. Da das Ziel vieler therapeutischer Maßnahmen die Arretierung der Karies ist, müssen aktive und damit behandlungsbedürftige Stadien von inaktiven Stadien, die keiner Therapie (mehr) bedürfen, abgegrenzt werden. Bei Therapieansätzen, die auf eine Arretierung der Karies abzielen, ist häufig die Beobachtung der Läsionen über einen längeren Zeitraum sogar die einzige Möglichkeit, den Therapieerfolg zu kontrollieren. Beschränkt sich die zahnärztliche Befundung jedoch auf eine dichotome Ja/Nein-Dokumentation, gehen viele Informationen verloren und eine am Kariesstadium orientierte Therapiewahl ist nicht möglich.

MERKE

Die Beurteilung des Kariesstadiums und der Kariesaktivität ist die Voraussetzung für die Wahl einer adäquaten Therapie. Neben der Ermittlung des Therapiebedarfs dient die Diagnostik auch dazu, den Erfolg der Therapie zu überprüfen.

Das Herzstück der klinischen Diagnostik ist nach wie vor die klinische visuell-taktile Untersuchung. Diese wird gegebenenfalls unterstützt von anderen diagnostischen Methoden wie Bissflügelröntgen, FOTI oder Laserfluoreszenz. Diese Methoden geben dem Behandler ein möglichst differenziertes Bild der Karies. Für die geordnete Bewertung der verschiedenen Befunde ist es sinnvoll, diese in einem übersichtlichen Befundbogen zu dokumentieren (s. Kap. **24**).
Die „diagnostische Kunst" besteht nun darin, die **verschiedenen Befunde zu einer Diagnose zusammenzuführen**, die zu der für den Patienten und seine Krankheit idealen Therapie führt. Für eine Diagnose müssen die unterschiedlichen gesammelten Informationen (Befunde) gewichtet, interpretiert, bewertet und schließlich zu einem stimmigen Bild zusammengesetzt werden. Hierbei ist es besonders wichtig, zu reflektieren, was mit unterschiedlichen Methoden eigentlich gemessen wird. So erlauben klinische visuell-taktile Befunde primär eine Beurteilung der Oberflächenbeschaffenheit der Läsion und nur indirekt eine Einschätzung der Kariestiefe [9] [10] [15], während Bissflügelröntgenbilder, FOTI oder Laserfluoreszenz primär eine Einschätzung der Kariestiefe erlauben, aber keine direkten Aussagen über die Oberflächenbeschaffenheit machen [8]. Zwar bestehen prinzipiell gewisse Korrelationen zwischen Kariestiefe, Kariesaktivität und der Wahrscheinlichkeit einer Kavitation, dennoch können die Befunde teils widersprüchlich oder irreführend sein. Nicht zuletzt sollte, wie oben dargestellt, bedacht werden, dass jede Untersuchungsmethode auch falsche Werte liefern kann und diese Fehlerraten abhängig von Methode, Zahnfläche und Kariesausdehnung variieren können (vgl. Kap. **5**, Kap. **6**).
Neben diesen theoretischen Überlegungen ist die Entscheidung auch stark von den individuellen Erfahrungen des Behandlers abhängig. Zudem beeinflussen auch Überlegungen über die Konsequenzen, die für den Patienten – aber auch den Behandler – aus den Entscheidungen entstehen, den Entscheidungsprozess.

Kategorien und Schwellen

Um die klinisch mittels verschiedener Methoden beobachteten Symptome der Karies dokumentieren und Entscheidungsregeln aufstellen zu können, müssen die Befunde häufig kategorisiert werden. Das heißt, die oftmals recht komplexe klinische Situation muss vereinfachend einer überschaubar großen Anzahl von Kategorien (Diagnosen) zugeordnet werden. Zwischen den einzelnen Kategorien müssen dafür Schwellen definiert werden, die die Kategorien voneinander abgrenzen. Wie in den vorherigen Kapiteln dargestellt, wurde im Laufe der Zeit eine Vielzahl von Systemen für die Kategorisierung klinischer und röntgenologischer Befunde entwickelt [16]. Doch welches System ist für die Klinik am geeignetsten? Nach dem nominalistischen Konzept sind nur solche Kategorien sinnvoll, die sich an den zur Verfügung stehenden Therapieoptionen orientieren.
Hier ist einerseits eine Unterscheidung in **aktive** und **inaktive** Läsionen sinnvoll, da nur Erstere einer Therapie bedürfen [17]. Darüber hinaus wird oftmals eine Unterschei-

Tab. 9.**2** Therapeutisch relevante Befunde und Diagnosen für Primärkaries.

Diagnose / Befund	**inaktive Karies** *(caries non-progressiva)*	**gesunde Fläche mit erhöhtem Risiko** *(sanus majoris periculi)*	**aktive Karies** *(caries progressiva)*		
			früh *(... superficialis)*	**mittel** *(... media)*	**spät** *(... profunda)*
Visuell-taktiler Befund	Alle ICDAS-Stadien, inaktiv	ICDAS 0, Plaque-akkumulation	ICDAS 1–2 (aktiv)	ICDAS 3–4 (aktiv)	ICDAS 5–6 (aktiv)
Röntgenbefund	Hauptsächlich E0, E1, E2, D1	E0	E1, E2, D1	D1, D2	D2, D3
DIAGNOdent-Wert	Hauptsächlich <50	< 15	1–40	41–99	n/a
Invasivität/Therapie (wahrscheinlich)	keine	non- oder mikro-invasiv		minimal-invasiv	Invasiv + Maßnahmen, zur Vitalerhaltung der Pulpa, Endodontische Maßnahmen

dung nach **kavitierten** und **nicht kavitierten** Läsionen unternommen, da sich Erstere oftmals durch non- oder mikro-invasive Maßnahmen (s. u.) therapieren lassen, während Letztere zumindest an nicht direkt der Mundhygiene zugänglichen Zahnflächen, wie okklusal (Fissuren) oder approximal, einer restaurativen Therapie bedürfen [18]. Bei einer solchen dichotomen Unterscheidung ist jedoch häufig unklar, ob Mikrokavitationen, Schmelzeinbrüche (ICDAS 3) oder erst Dentinkaries (ICDAS 5) als „Kavitation" zu werten ist. Die individuelle Grenze ist hier von der Wirksamkeit der sich daraus ergebenden Therapien für die Grenzstadien abhängig (nominalistisches Konzept) [6]. Folgende Faktoren spielen bei der Einteilung der Diagnosen eine Rolle:

- Beschaffenheit der betroffenen Zahnoberfläche
- Ausdehnung der Karies
- zur Verfügung stehenden Therapieoptionen
- patientenabhängige Faktoren
- Einstellung des Behandlers

In Tab. 9.**2** wird eine entsprechende **Einteilung in 3 farbkodierte Diagnosen** vorgestellt, die sich später in einem kariologischen Befund und verschiedenen Therapieoptionen widerspiegeln wird (s. u.). Hierbei ist wichtig, dass besonders in Grenzstadien (z. B. ICDAS 3) keine strenge Zuordnung möglich ist. Vielmehr sollte nach der Beurteilung mehrerer Parameter abgewogen werden, welcher Diagnose (und damit Therapie) die Karies zuzuordnen ist. Darüber hinaus kann es sinnvoll sein, bei den späteren Stadien neben den kariösen Läsionen, die rein restaurative Interventionen benötigen (media), nochmals solche abzugrenzen, die zusätzlich Maßnahmen zur Vitalerhaltung der Pulpa oder endodontische Maßnahmen erfordern (profunda).

... zur Therapie

Therapieziele

Als Therapie bezeichnet man in der Medizin „Maßnahmen zur Heilung einer Krankheit; als ätiotrope oder kausale Therapie auf Beseitigung der Ursachen abzielend, als symptomatische Therapie nur Krankheitserscheinungen bekämpfend..." [19]. Auch hierin unterscheidet sich Karies nicht grundsätzlich von anderen Erkrankungen: Bei der Kariestherapie ist es unser Ziel, eine **Heilung** herbeizuführen, die **Symptome zu lindern** und die **Funktionen** der Zähne **wiederherzustellen.** In diesem Buch werden wir den Begriff „Therapie" etwas weiter definieren und neben Maßnahmen zur Heilung der Erkrankung Karies auch (primär-)präventive Maßnahmen mit einbeziehen, die auf eine Verhinderung der Erkrankung abzielen. Die dichotome Unterscheidung zwischen „gesund" und „krank" und folglich zwischen „Prävention" oder „Prophylaxe" und „Therapie" ist für Krankheiten wie Karies nicht zielführend, da, wie oben ausgeführt, kein allgemeingültiger Beginn der Erkrankung definiert werden kann. Zudem führen kausal ausgerichtete Maßnahmen sowohl zu einer Verhinderung der Entstehung, als auch zu einer Arretierung (Heilung) bereits existierender Läsionen (s. u.). Somit werden wir den Begriff „Therapie" für alle zahnärztlichen Maßnahmen verwenden, die das Ziel haben, die Krankheit zu verhindern, zu heilen bzw. ihre Symptome und Folgen zu lindern. Früher lag der Schwerpunkt der zahnärztlichen Behandlung in der Linderung der Symptome und Wiederherstellung der Funktion mittels restaurativer Maßnahmen. Die Heilung der Erkrankung (Wiederherstellung des ökologischen Gleichgewichts in der Mundhöhle, Arretierung von Läsionen) rückte erst in den ver-

Tab. 9.**3** Mögliche Therapieziele der Kariesbehandlung.

Ziel	Definition	Erkrankungsstadium	Invasivität
Ausheilung	„Restitutio ad integrum“, vollständige Wiederherstellung des gesunden Zustands	sehr frühe Läsionen	non-invasiv
Defektheilung	Besserung des Zustands ohne komplette Wiederherstellung des gesunden Zustands	unkavitierte Läsionen	non-invasiv, mikro-invasiv
Restauration	künstliche Wiederherstellung der Zahnform und Funktion	kavitierte Läsionen	invasiv
prothetische Rehabilitation	vollständiger künstlicher Ersatz des Zahns	komplette Zerstörung	invasiv

gangenen Jahrzehnten zunehmend in den Fokus der zahnärztlichen Therapie.

MERKE

In diesem Buch verwenden wir das Wort „Therapie“ für Maßnahmen zur Verhinderung und Heilung von Karies.

In der allgemeinen Pathologie werden verschiedene Heilungsarten beschrieben: Die vollständige Genesung oder „Restitution ad integrum“ ist die ideale Form der Heilung. Hierbei wird eine vollständige Regeneration der beteiligten Gewebe erreicht und die Symptome sind nicht mehr nachweisbar (Tab. 9.**3**). Diese Form der Heilung wird bei Karies jedoch nur bei sehr frühen Stadien beobachtet. In frühen Stadien ist eher eine „Defektheilung“ im Sinne einer narbigen Ausheilung der erkrankten Gewebe zu erwarten. Eine solche Heilung finden wir bei allen arretierten kariösen Läsionen, bei denen zwar der Kariesprozess gestoppt ist, aber die Symptome der Erkrankung wie Verfärbungen, erhöhte Porosität im Läsionskörper oftmals persistieren (White Spot, Brown Spot).

Ein wesentlicher Unterschied zwischen Karies und Erkrankungen anderer Gewebe und Organe ist, dass die Zahnhartsubstanzen nicht (Schmelz) oder nur in sehr begrenztem Umfang (Dentin) aktiv durch Zellen regenerierbar sind. Eine Heilung erfolgt primär durch Mineralisationsprozesse, an denen Zellen nicht direkt beteiligt sind. Remineralisationsprozesse können jedoch nur dort stattfinden, wo noch Kristallisationskeime vorhanden sind. Anderenfalls würden sich in der Mundhöhle unkontrolliert Mineralablagerungen bilden. Daher können kariöse Läsionen, bei denen bereits Kavitationen eingetreten sind, nicht mehr vollständig im Sinne einer Wiederherstellung der Zahnkonturen heilen. Ist Zahnhartsubstanz bereits in einem solchen Ausmaß verloren gegangen (Kavitation), kann der Kariesprozess bestenfalls arretiert werden. Das Ziel der Therapie besteht dann primär darin, die Zahnform und -funktion durch restaurative Maßnahmen wiederherzustellen und es hierdurch dem Patienten wieder zu ermöglichen, die Plaque regelmäßig entfernen zu können [20].

MERKE

Karies kann durch Remineralisationsvorgänge „heilen“. Ist jedoch bereits eine Kavitation aufgetreten, kann der Defekt nicht mehr durch Remineralisation wiederhergestellt werden, sondern muss restaurativ aufgefüllt werden, um die Zahnkontur – und damit die Voraussetzung für die Reinigung – wiederherzustellen.

Therapeutische Ansatzpunkte

Das in Kap. **5** vorgestellte Kariesmodell zeigt die verschiedenen ätiologischen Faktoren, die den Kariesprozess beeinflussen und somit gleichzeitig potenzielle Risikofaktoren für Karies darstellen (s. a. Kap. **8**). Prinzipiell bieten alle ätiologischen Faktoren der Karies Ansatzpunkte für therapeutische Interventionen, jedoch sind naturgemäß besonders die direkten Einflussfaktoren geeignet, um den Kariesprozess über eine Modifikation der **Ernährung**, des **Biofilms** oder der **Mineralisation** zu beeinflussen (Abb. 9.**3**). Darüber hinaus können über die Beeinflussung indirekter Faktoren wie „Wissen“ oder „Krankenversicherung“ kariespräventive Effekte erzielt werden. Hier setzen oftmals populations- und gruppenbasierte Strategien an (s. Kap. **13**). Im diesem Kapitel werden wir uns jedoch auf die lokalen (auf den Zahn und das Individuum bezogenen) Faktoren beschränken.

Gemeinsam ist den kausal wirkenden (also an den ätiologischen Faktoren ansetzenden) Strategien, dass sie keiner invasiven Behandlung der Zahnhartsubstanz bedürfen, sondern rein **non-invasiv** sind. Einige Therapieoptionen wie Versiegelung oder Infiltration (Schaffung einer Diffusionsbarriere) bedürfen nur sehr geringer Veränderungen der Zahnhartsubstanzen und sind somit als **mikro-invasiv** einzustufen. Dagegen sind symptomatische, restaurative Maßnahmen fast immer mit einer Opferung von Zahnhartsubstanz verbunden, also bestenfalls **minimal-invasiv**. Mit dem Zusatz „minimal“ soll hierbei zum Ausdruck gebracht werden, dass – im Gegensatz zu den klassischen, von G.V. Black definierten Präparationsregeln („extension for prevention“) – heute eine schadensorientierte Restauration des kariösen Defekts angestrebt wird (Tab. 9.**4**).

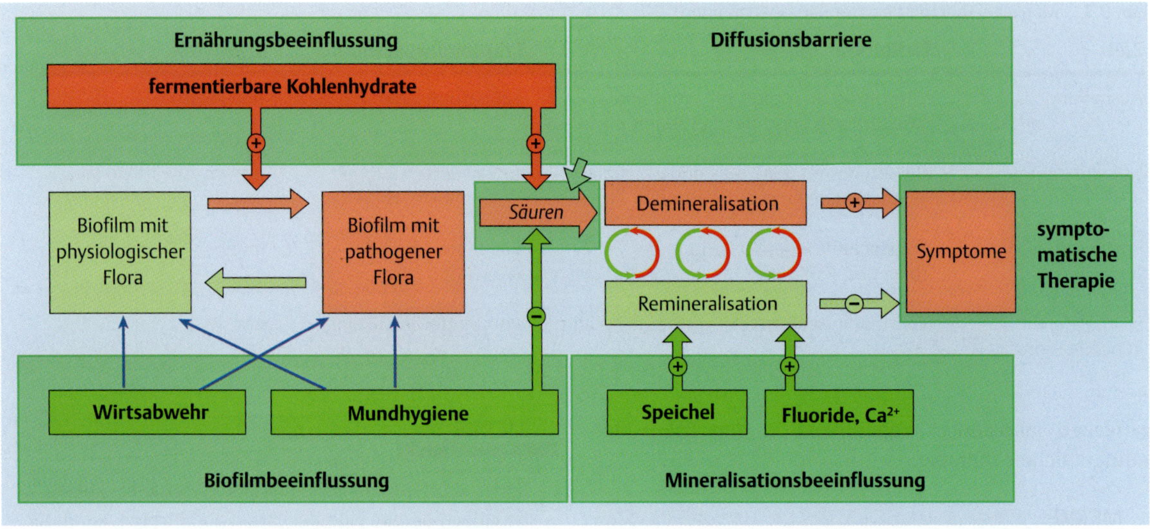

Abb. 9.**3** Die gängigsten präventiven Strategien setzen an kausalen Faktoren des Kariesprozesses an. Durch eine gezielte Beeinflussung der Ernährung, des Biofilms oder der Mineralisation bzw. der Schaffung einer Diffusionsbarriere soll der Kariesprozess dahingehend moduliert werden, dass die Demineralisation gehemmt und die Remineralisation gefördert wird. Die symptomatische (restaurative) Therapie beschränkt sich dagegen auf die Linderung der klinischen Symptome.

Tab. 9.**4** Ätiologische Ansatzpunkte verschiedener therapeutischer Strategien.

Ansatzpunkt	Maßnahme	siehe	Invasivität der Therapie
Biofilm	mechanisch: Mundhygiene	Kap. **10**	non-invasiv
	chemisch: antimikrobielle Substanzen		
	biologisch: Probiotika		
Ernährung	Ernährungsumstellung	Kap. **11**	
	Zuckersubstitution		
Mineralisation	Zufuhr mineralisationsfördender Substanzen: Fluoride, Kalziumverbindungen	Kap. **12**	
	Speichelstimulation: Kaugummi		
Diffusionsbarriere	Versiegelung	Kap. **15**, Kap. **16**	mikro-invasiv
	Infiltration	Kap. **17**	
Symptome	Restauration	Kap. **18**, Kap. **19**	(minimal-)invasiv

Non-invasive Maßnahmen

Zu den non-invasiven Maßnahmen werden alle Therapien gezählt, die mit keiner Opferung von Zahnhartsubstanz einhergehen, sondern direkt an kausalen Faktoren angreifen. Hierzu zählen Maßnahmen zur Beeinflussung des **Biofilms**, der **Ernährung** sowie der **Mineralisation**. Da Karies eine oftmals sehr langsam verlaufende, chronische Erkrankung ist und diese Maßnahmen direkt in den Kariesprozess eingreifen, müssen sie oftmals über lange Zeiträume angewandt werden, um wirksam zu sein. Daher ist es meist notwendig, dass diese therapeutischen Strategien von den Patienten selbst angewandt werden und bestenfalls sogar in deren Lebensstil integriert werden.

Beeinflussung des Biofilms

Der orale Biofilm ist ein notwendiger Faktor und seine metabolische Aktivität die treibende Kraft für die Entstehung von Karies [21]. Folglich führt eine regelmäßige und vollständige Entfernung des Biofilms zu einer Verhinderung oder Arretierung von Karies. Neben rein mechanischen **Mundhygienemaßnahmen** wie Zähneputzen gibt es auch chemische und biologische Maßnahmen, die dentale Plaque zu entfernen bzw. dahingehend zu modifizieren, dass gezielt potenziell pathogene Spezies unterdrückt bzw. kommensale, nicht pathogene Bakterien gefördert werden. Maßnahmen zur Biofilmbeeinflussung werden in Kap. **10** besprochen.

Beeinflussung der Ernährung

Der Ernährung kommt eine herausragende Rolle in der Kariesätiologie zu. Folglich führt eine Umstellung der Ernährung auf eine Kost, welche wenig niedermolekulare, fermentierbare Kohlenhydrate enthält, zu einer Verhinderung bzw. Verlangsamung oder Arretierung von Karies [22]. Oft ist den Patienten nicht bewusst, welche Nahrungsmittel Zucker enthalten und wie häufig sie diese konsumieren. Die **Ernährungsberatung** ist daher besonders bei Patienten mit erhöhtem Kariesrisiko eine wichtige therapeutische Maßnahme [23]. Leider ist aufgrund fehlender Adhärenz der Patienten das Ziel einer zuckerarmen Ernährung oftmals nur schwer zu erreichen – da Menschen, wahrscheinlich entwicklungsgeschichtlich bedingt, eine Vorliebe für süße Nahrung haben. Hinzu kommt, dass diese nur in Zeiten des Nahrungsüberflusses pathogene Neigung vonseiten der Nahrungs- und Genussmittelindustrie durch Werbung noch bestärkt wird. Da eine vollständige Vermeidung von Süßem oft nicht erreicht werden kann, ist eine Substitution von Zuckern durch natürliche oder synthetische **Zuckerersatz- und Zuckeraustauschstoffe** oftmals der pragmatischere Weg. Diese sind kaum oder nicht kariogen und haben oft schon durch die bloße Substitution von kariogenen Zuckern eine antikariogene Wirkung [24]. Zudem zeigen einige dieser Stoffe antibakterielle Eigenschaften und wirken über eine Stimulation des Speichels. Maßnahmen zur Ernährungsbeeinflussung werden in Kap. **11** besprochen.

Beeinflussung der Mineralisation

Karies ist durch einen Mineralverlust der Zahnhartsubstanzen gekennzeichnet. Bei der Heilung kariöser Defekte spielen Remineralisationsprozesse eine wichtige Rolle. Hierbei kommt den **Fluoriden** eine besondere Rolle zu. Wie bereits in Kap. **2** dargestellt, wirken Fluoride über eine Hemmung der Demineralisation und Förderung der Remineralisation von Zahnhartsubstanzen [25]. Besonders wenn Fluoride regelmäßig in geringen Mengen lokal verfügbar sind, haben sie einen starken karieshemmenden Effekt. Ein wesentlicher Vorteil ist hierbei, dass Fluoride über Nahrungsmittel (Wasser, Speisesalz) oder über Zahnpasta relativ leicht appliziert werden können. Der in den letzten Jahrzehnten vielerorts beobachtete Rückgang der Kariesprävalenz wird nicht zuletzt der weitverbreiteten Nutzung fluoridierter Zahnpasta zugeschrieben [26]. Die Verwendung von Fluoriden wird jedoch von toxikologischen Aspekten limitiert.
Auch **Kalzium-** und **Phosphatverbindungen** sind an den komplexen Vorgängen der De- und Remineralisation beteiligt und eine hohe Konzentration im Speichel kann daher prinzipiell das Gleichgewicht auch zugunsten einer Remineralisation verschieben. Ihre Anwendung als antikariogene Stoffe ist jedoch dadurch limitiert, dass Kalzium und Phosphat in hohen Konzentrationen in Lösungen ausfällen. Aufgrund der komplexen Funktionen des Speichels bei der Remineralisation von Zahnhartsubstanzen, wirkt bereits die **Stimulation der Speichelsekretion**, z. B. durch Kaugummi, antikariogen [27]. Maßnahmen zur Beeinflussung der Mineralisation werden in Kap. **12** besprochen.

Mikro-invasive Maßnahmen

Hierunter versteht man therapeutische Maßnahmen, die nur mit einer sehr geringfügigen Manipulation von Zahnhartsubstanzen (z. B. durch Ätzen) einhergehen. Hierzu zählen z. B. die **Versiegelung** von Fissuren und Glattflächen sowie die **Kariesinfiltration.**

Versiegelung

Die Versiegelung von Fissuren und Grübchen wurde ursprünglich als rein primärpräventive Maßnahme zur Verhinderung von Karies an gesunden Okklusalflächen angewandt (prophylaktische Versiegelung). Das Prinzip dieser Methode beruht darauf, dass anatomisch bedingt schwer zu reinigende tiefe Fissuren durch Auffüllen mit Kunststoff dann leicht zu reinigen sind. Zudem wird mit dem Kunststoff eine Diffusionsbarriere zwischen dem potenziell vorhandenen Biofilm und der Zahnhartsubstanz geschaffen, die eine weitere Demineralisation des Schmelzes verhindert. In den vergangenen Jahren wurde vermehrt auch die Versiegelung von kariösen Läsionen empfohlen [28] [29]. Zudem wurde das Verfahren auch zur Verhinderung einer Kariesprogression an bukkalen und approximalen Glattflächen angewandt. Die Versiegelung wird in Kap. **15** u. Kap. **16** besprochen.

Infiltration

Während die Versiegelung auf die Schaffung einer oberflächlichen Diffusionsbarriere abzielt, ist es das Ziel der Kariesinfiltration, eine Arretierung unkavitierter kariöser Läsionen durch die Infiltration der Hohlräume des Läsionskörpers mittels spezieller niedrigvisköser lichthärtender Kunststoffe zu erreichen. Hierdurch wird die Diffusionsbarriere nicht auf, sondern innerhalb der Läsion geschaffen und die Karies dadurch stabilisiert und arretiert [30] [31]. Die Kariesinfiltration wird in Kap. **17** vorgestellt.

(Minimal-)invasive Maßnahmen

Hierunter versteht man restaurative Maßnahmen, die das primäre Ziel haben, ein weiteres Voranschreiten und Verschlimmern der Erkrankung zu verhindern und hierbei der Entfernung bzw. Restauration kariös zerstörter Zahnhartsubstanz bedürfen.

Restauration

Mit der Kavitation einer kariösen Läsion ist oftmals ein Krankheitsstadium erreicht, das kaum noch durch Remineralisationsvorgänge ausgeheilt werden kann. In diesen Krankheitsstadien sind restaurative Maßnahmen indiziert, welche zum Ziel haben, die Hygienefähigkeit sowie die Kau-, die ästhetische und die phonetische Funktion des Zahns durch **plastische Rekonstruktion** wiederherzu-

Tab. 9.**5** Systemische therapeutische Maßnahmen in Abhängigkeit von individuellen Risikofaktoren.

Risikofaktor/ protektiver Faktor	Maßnahmen
Mundhygiene	Biofilmmodifikation: Mundhygieneinstruktion, professionelle Zahnreinigung, überwachtes Putzen
Ernährung	Ernährungsmodifikation: Ernährungsberatung, Zuckersubstitute
Fluoridexposition	lokale und systemische Fluoridierungsmaßnahmen
Speichelmenge	Speichelstimulation, Speichelersatzmittel
Allgemeinerkrankung, Medikation	Erwägung der Umstellung der Medikation in Absprache mit den betreuenden Fachärzten

stellen [18]. Hierfür kommen verschiedene Materialien wie Amalgame, Zemente oder Komposite infrage. Zuvor muss zumeist kariös veränderte Zahnhartsubstanz durch **Kariesexkavation** entfernt werden, primär um die mechanische Stabilität und Dichtigkeit der Restauration zu gewährleisten. Die Kariesexkavation und restaurative Therapie werden in Kap. **18** bzw. Kap. **19** besprochen.

Weiterführende Maßnahmen

Sind die kariösen Defekte sehr ausgedehnt, ist oftmals eine Restauration mittels plastischer Materialien zu zeitaufwendig oder nicht mehr praktikabel und es kommen Labor- oder CAD-CAM-gefertigte Restaurationen (Inlays, Onlays, Teilkronen) zum Einsatz. Zudem ist in diesem Stadium oftmals aufgrund der Beteiligung der Pulpa eine endodontische Behandlung notwendig. Für eine weiterführende Abhandlung dieser Themen wird jedoch auf entsprechende Werke der restaurativen Zahnheilkunde, Endodontologie und Prothetik verwiesen.

Welche Maßnahmen sind wann indiziert?

So wie eine umfassende Kariesdiagnostik sowohl die Ebene des Individuums (Bestimmung des individuellen Kariesrisikos) als auch die Ebene einzelner Zähne (Bestimmung des Kariesstadiums und der Kariesaktivität) umfasst, kann auch bei der Therapie zwischen Maßnahmen unterschieden werden, die darauf abzielen, die Krankheit auf der Ebene des Patienten (Individuumsebene) bzw. auf der Ebene einzelner Zahnflächen oder Zähne (Zahnebene) zu therapieren.

Individuumsebene

Die verschiedenen Faktoren, die zu der Entstehung oder Verhinderung von Karies führen, wirken mehrheitlich in der gesamten Mundhöhle und nicht nur auf einzelnen Zähnen. Entsprechend sollte eine Kariestherapie, neben lokalen Maßnahmen an einzelnen Zähnen, auch immer solche auf Patientenebene umfassen. Die **systemische Kariestherapie** sollte daher auf die für den jeweiligen Patienten relevanten und mittels Kariesrisikobestimmung identifizierten (s. o.) kausalen Risikofaktoren abzielen (Tab. 9.**5**). Hierbei spielt die Compliance des Patienten eine entscheidende Rolle. Viele non-invasive Therapieoptionen erfordern eine regelmäßige Anwendung bzw. eine Änderung der Lebensgewohnheiten des Patienten. Daher sind besonders diejenigen Maßnahmen erfolgreich, die sich am ehesten umsetzen lassen.

MERKE

Auf der Individuumsebene sind für die Auswahl und Gewichtung geeigneter Therapien vor allem die für den jeweiligen Patienten relevanten Risikofaktoren ausschlaggebend.

Zahnebene

Für die Wahl der richtigen Therapie für einzelne Zähne sind vor allem die Lokalisation sowie der Schweregrad und die Aktivität der Karies ausschlaggebend. Für gesunde Zähne, Zahnflächen oder Zahngruppen mit erhöhtem Risiko, zukünftig an Karies zu erkranken (z. B. Molaren im Durchbruch), werden **risikoorientierte** non-invasive Maßnahmen, wie z. B. lokale Fluoridierung und gezielte Mundhygieneinstruktion, oder mikro-invasive Maßnahmen wie Fissurenversiegelung angewandt, um eine Kariesentstehung zu verhindern (**Primärprävention**).
Bereits vorhandene aktive Karies in frühen Stadien sollte mit den gleichen non- und mikro-invasiven Maßnahmen im Sinne einer **Sekundärprävention** arretiert werden. Ist die Karies bereits in einem fortgeschrittenen Stadium, sind meist restaurative Maßnahmen erforderlich, um eine weitere Verschlimmerung der Erkrankung im Sinne einer **Tertiärprävention** zu verhindern.

MERKE

Auf Zahnebene sind vor allem die Lokalisation, der Schweregrad und die Aktivität der Karies für die Wahl der Therapie ausschlaggebend.

Therapieoptionen für okklusale Karies

Während die Diagnostik von Karies in Fissuren und Grübchen oftmals eine Herausforderung darstellt, ist die Therapie aufgrund der meist guten Zugänglichkeit des Hö-

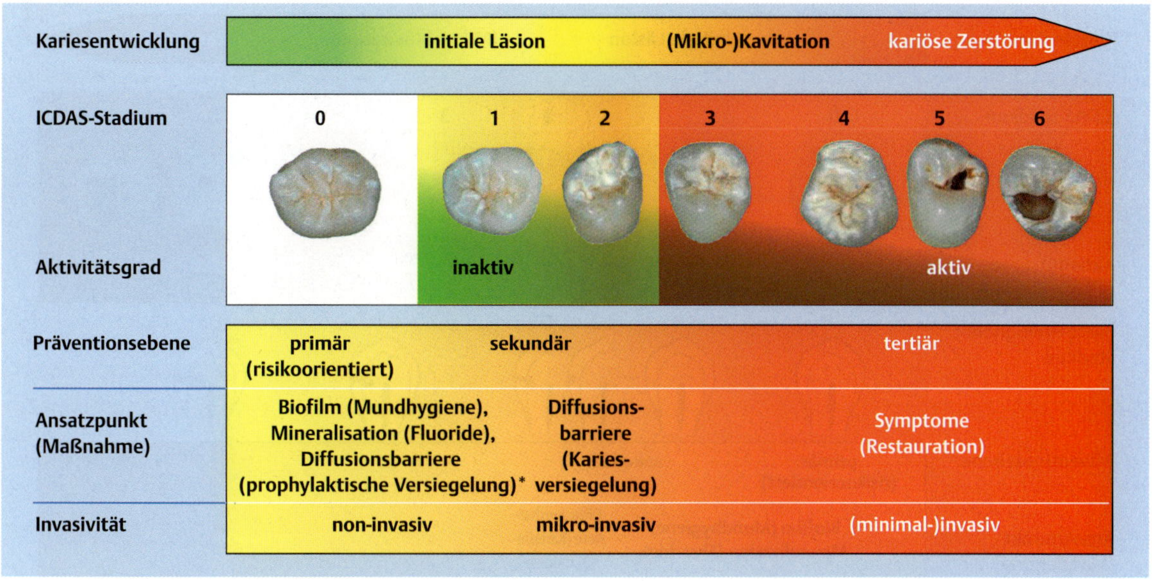

Abb. 9.**4** Therapieoptionen für die verschiedenen Stadien des Kariesprozesses auf Okklusalflächen. * Die prophylaktische Versiegelung zählt zu den mikro-invasiven Maßnahmen.

cker-Fissuren-Reliefs relativ einfach (Abb. 9.**4**). Für gesunde Fissuren mit erhöhtem Kariesrisiko (z. B. während des Zahndurchbruchs) sowie für Fissuren mit frühen Kariesstadien kommen prinzipiell non-invasive Verfahren wie die Biofilmkontrolle (mechanisch, chemisch) oder lokale Fluoridierung infrage. Zudem steht mit der Fissurenversiegelung ein sehr effektives mikro-invasives Verfahren zur Verfügung, das sowohl bei gesunden Fissuren (primärpräventiv) wie auch in unkavitierten Kariesstadien (sekundärpräventiv) eingesetzt werden kann, um den Kariesprozess zu arretieren. In späteren kavitierten Kariesstadien sind dagegen meist restaurative Verfahren (Kariesexkavation, Auffüllen des Defekts) indiziert.

Therapieoptionen für approximale Karies

Approximale Karies stellt aufgrund ihrer Lokalisation unterhalb des Kontaktpunkts oftmals nicht nur eine diagnostische, sondern auch eine therapeutische Herausforderung dar. Auch hier sind für gesunde Zahnflächen sowie für solche mit frühen Kariesformen non-invasive Verfahren wie Plaquekontrolle oder lokale Fluoridierung geeignet, um Karies vorzubeugen oder diese zu arretieren (Abb. 9.**5**).

Jedoch ist die Durchführung der Plaquekontrolle approximal wesentlich schwieriger als an anderen Zahnflächen (s. Kap. **10**). Für unkavitierte Kariesformen stehen mit der Kariesversiegelung und Kariesinfiltration auch mikro-invasive Maßnahmen zur Verfügung, um den Kariesprozess zu arretieren. Liegt bereits eine klinisch relevante Kavitation vor, so sind auch hier restaurative Maßnahmen indiziert, um die Reinigbarkeit der Zahnfläche wiederherzustellen. Hierbei führt jedoch die schlechte Zugänglichkeit dazu, dass bei der restaurativen Therapie oftmals auch große Anteile gesunder Zahnhartsubstanz entfernt werden müssen, um Zugang zu der erkrankten Zahnhartsubstanz zu erlangen.

MERKE

Bei okklusalen und approximalen Läsionen stellt ein Einbruch der Oberfläche oftmals eine Indikation für restaurative Maßnahmen dar.

Therapieoptionen für Karies an zugänglichen Glattflächen

Aufgrund der oftmals guten Zugänglichkeit der oralen und bukkalen Glattflächen, wird heute in Populationen mit niedriger Kariesprävalenz Karies an für die Mundhygiene zugänglichen Schmelzflächen seltener beobachtet als noch in der Prä-Fluoridära. Eine Ausnahme bilden jedoch Patienten mit festsitzenden kieferorthopädischen Apparaturen sowie Patienten mit stark eingeschränkter Mundhygiene.

Läsionen an zugänglichen Glattflächen lassen sich relativ leicht diagnostizieren. Zudem führt die gute Zugänglichkeit dazu, dass non-invasive Maßnahmen wie Plaquekontrolle oder lokale Fluoridierung sehr effektiv sind und solche Läsionen oftmals arretiert werden können. Bei Patienten mit festsitzenden kieferorthopädischen Apparaturen ist jedoch aufgrund der erschwerten Zugänglichkeit der Läsionen oftmals die Mundhygiene derart eingeschränkt, dass die Arretierung der Läsionen mittels non-invasiver Maßnahmen eine Herausforderung darstellt. Eine Besonderheit vestibulärer Läsionen stellt deren ästhetisches Erscheinungsbild dar. Während die Arretierung nicht kavitierter Läsionen an anderen Zahnflächen als Therapieerfolg zu werten ist, sind auch arretierte Läsionen

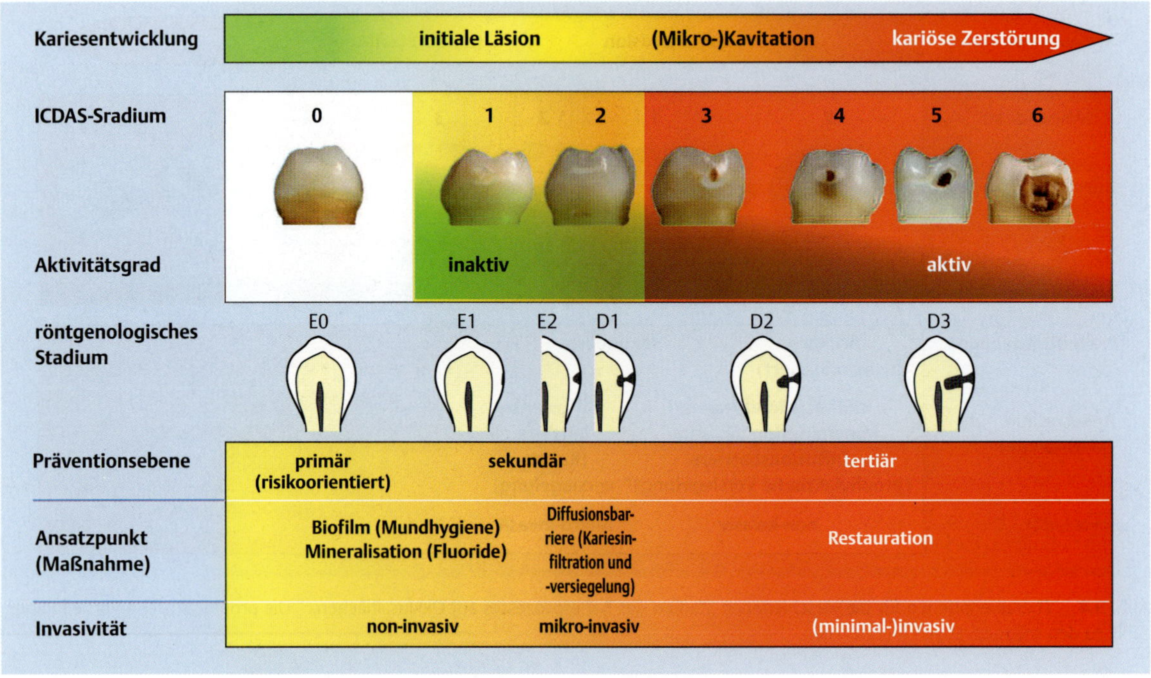

Abb. 9.**5** Therapieoptionen für die verschiedenen Stadien des Kariesprozesses auf approximalen Schmelzflächen.

aufgrund ihres häufig unästhetischen Erscheinungsbilds (Brown Spot oder White Spot) für viele Patienten kein akzeptables Therapieziel [32]. Daher wünschen viele Patienten hier eine ästhetische Rehabilitation, die oftmals wiederum mit der Opferung weiterer Zahnhartsubstanz einhergeht.

MERKE

An frei zugänglichen Glattflächen kann Karies selbst in späteren Stadien durch non-invasive Maßnahmen arretiert werden. Aus ästhetischen Gründen können jedoch auch mikro- oder minimal-invasive Maßnahmen notwendig werden.

Therapieoptionen für Wurzelkaries

Wurzelkaries tritt heute vermehrt bei älteren Patienten mit parodontalem Attachmentverlust und freiliegendem Zement oder Dentin auf. Die Therapiewahl für Wurzelkaries hängt hier primär von der Zugänglichkeit der Läsionen ab. Gut zugängliche Läsionen können durch non-invasive Maßnahmen selbst in kavitierten Stadien arretiert werden [33]. Hierbei kommt der regelmäßigen Entfernung des Biofilms eine wichtige Rolle zu. Da arretierte Wurzelkaries oft dunkelbraun erscheint, können auch hier ästhetische Aspekte eine restaurative Therapie erfordern.

Im Gegensatz zu frei zugänglichen Läsionen sind bei schwer zugänglichen Läsionen (z. B. approximal, subgingival oder bereits den Schmelz unterminierend) non-invasive Maßnahmen oftmals ineffektiv. Hier sind restaurative Maßnahmen indiziert. Ähnlich wie auch bei approximaler Schmelzkaries ist die restaurative Versorgung approximaler Wurzelkaries aufgrund des schwierigen Zugangs oftmals mit der Opferung großer Anteile gesunder Zahnhartsubstanz verbunden.

MERKE

Bei frei zugänglicher Wurzelkaries und guter Compliance sind non-invasive Maßnahmen oftmals erfolgreich. Bei schwer zu erreichender Wurzelkaries sind hingegen oftmals restaurative Maßnahmen indiziert.

ZUSAMMENFASSUNG

Der Rückgang der Kariesprävalenz in vielen Industrienationen und das verbesserte Wissen um die Ätiologie und Pathogenese der Karies haben in den vergangenen Jahrzehnten zu einer tendenziellen Verlagerung der zahnärztlichen Therapieschwerpunkte geführt. Standen früher die rein restaurative Therapie kariöser Läsionen oder gar der prothetische Ersatz kariös zerstörter Zähne im Vordergrund der zahnärztlichen Behandlung, gewinnen heute kausal ausgerichtete non- und mikro-invasive Therapieoptionen stärker an Bedeutung. Diese haben das Ziel, die Karies zu heilen oder zumindest das Voranschreiten der Erkrankung zu verlangsamen. Voraussetzung hierfür ist eine frühe Diagnose der Erkrankung. Heute wird Karies in den Industrienationen meistens während Screening- oder Vorsorgeuntersuchungen diagnostiziert. Dabei ist es wichtig, nicht nur die Karies auf einzelnen Zahnflächen zu detektieren, sondern darüber hinaus das Krankheitsbild umfassend zu beschreiben, um für das jeweilige Kariesstadium eine geeignete Therapie wählen zu können. Neben der Diagnostik kariöser Läsionen an einzelnen Zähnen ist dabei auch die Identifikation und Gewichtung individueller Risikofaktoren eine Voraussetzung für eine kausal ausgerichtete Therapie. Somit können die der Erkrankung zugrunde liegenden Verhaltensweisen des Patienten verändert werden.

LITERATUR

1. Baelum V. Caries management: technical solutions to biological problems or evidence-based care? J Oral Rehabil 2008; 35: 135–151
2. Pitts NB. Are we ready to move from operative to non-operative/preventive treatment of dental caries in clinical practice? Caries Res 2004; 38: 294–304
3. Hildebrand H. Pschyrembel klinisches Wörterbuch. Berlin: Walter de Gruyter; 1994
4. Beck JD. Issues in assessment of diagnostic tests and risk for periodontal diseases. Periodontol 2000 1995; 7: 100–108
5. Bader D, Shugars DA. Understanding dentists' restorative treatment decisions. J Public Health Dent 1992; 52: 102–110
6. Baelum V, Nyvad B, Gröndal HG et al. The Foundations of good diagnostic Practice. In: Fejerskov O, Kidd EAM, eds. Dental Caries. The Disease and its Clinical Management. Oxford: Blackwell Munksgaard; 2008: 103–120
7. Brewer NT, Salz T, Lillie SE. Systematic review: the long-term effects of false-positive mammograms. Ann Intern Med 2007; 146: 502–510
8. Baelum V, Heidmann J, Nyvad B. Dental caries paradigms in diagnosis and diagnostic research. Eur J Oral Sci 2006; 114: 263–277
9. Ekstrand KR, Ricketts DN, Kidd EA. Occlusal caries: pathology, diagnosis and logical management. Dent. Update 2001; 28: 380–387
10. Ekstrand KR, Zero DT, Martignon S, et al. Lesion activity assessment. Monographs in oral science 2009; 21: 63–90
11. Pitts NB. Modern concepts of caries measurement. J Dent Res 2004; 83 (Spec. C): C 43–C 47
12. Bader JD, Shugars DA. Variation in dentists' clinical decisions. J Public Health Dent 1995; 55: 181–188
13. Ismail AI, Hasson H, Sohn W. Dental caries in the second millennium. J Dent Educ 2001; 65: 953–959
14. Nyvad B. Diagnosis versus detection of caries. Caries Res 2004; 38: 192–198
15. Ekstrand KR, Ricketts DN, Kidd EA. Reproducibility and accuracy of three methods for assessment of demineralization depth of occlusal surface: an in vitro examination. Caries Res 1997; 31: 224–231
16. Ismail AI. Visual and visuo-tactile detection of dental caries. J Dent Res 2004; 83 (Spec. C): C 56–C 66
17. Nyvad B, Machiulskiene V, Baelum V. Reliability of a new caries diagnostic system differentiating between active and inactive caries lesions. Caries Res 1999; 33: 252–260
18. Kidd EAM, van Amerongen JP. The Role of operative Treatment. In: Fejerskov O, Kidd EAM, eds. Dental Caries: The Disease and its Clinical Management. Oxford: Blackwell Munksgaard; 2008: 355–365
19. Hoffmann-La Roche AG. Roche Lexikon der Medizin. München: Urban und Fischer; 1999
20. Kidd EA, Fejerskov O. What constitutes dental caries? Histopathology of carious enamel and dentin related to the action of cariogenic biofilms. J Dent Res 2004; 83 (Spec. C): C 35–C 38
21. Kidd EAM. How 'clean' must a cavity be before restoration? Caries Res 2004; 38: 305–313
22. Zero DT, Moynihan P, Lingström P et al. The Role of dietary Control. In: Fejerskov O, Kidd EAM, eds. Dental Caries. The Disease and its Clinical Management. Oxford: Blackwell Munksgaard; 2008: 329–349
23. Zero DT. Sugars – the arch criminal? Caries Res 2004; 38: 277–285
24. Makinen KK. Sugar alcohol sweeteners as alternatives to sugar with special consideration of xylitol. Med Princ Pract 2011; 20: 303–320
25. Ten Cate JM, van Loveren C. Fluoride mechanisms. Dent Clin North Am 1999; 43: 713–742, vii
26. Bratthall D, Hansel-Petersson G, Sundberg H. Reasons for the caries decline: what do the experts believe? Eur J Oral Sci 1996; 104: 416–422, 423–425, 430–432
27. Stookey GK. The effect of saliva on dental caries. J Am Dent Assoc 2008; 139 (Suppl.): S 11–S 17
28. Martignon S, Ekstrand KR, Ellwood R. Efficacy of sealing proximal early active lesions: An 18-month clinical study evaluated by conventional and substraction radiography. Caries Res 2006; 40: 382–388
29. Splieth CH, Ekstrand KR, Alkilzy M et al. Sealants in dentistry: outcomes of the ORCA Saturday Afternoon Symposium 2007. Caries Res 2010; 44: 3–13
30. Meyer-Lückel H, Fejerskov O, Paris S. [Novel treatment options for proximal caries]. Schweiz Monatsschr Zahnmed 2009; 119: 454–461
31. Paris S, Hopfenmuller W, Meyer-Lückel H. Resin infiltration of caries lesions: an efficacy randomized trial. J Dent Res 2010; 89: 823–826
32. Mattousch TJ, van der Veen MH, Zentner A. Caries lesions after orthodontic treatment followed by quantitative light-induced fluorescence: a 2-year follow-up. Eur J Orthod 2007; 29: 294–298
33. Nyvad B, Fejerskov O. Active root surface caries converted into inactive caries as a response to oral hygiene. Scand J Dent Res 1986; 94: 281–284

Karieskontrolle durch Beeinflussung des Biofilms

S. Paris, C. Dörfer, H. Meyer-Lückel

10

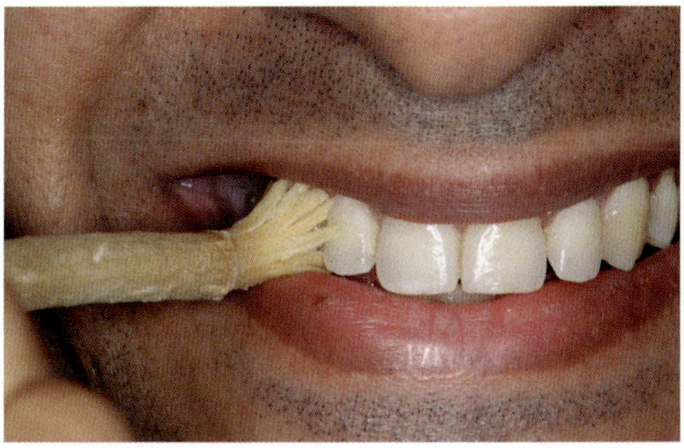

Abb. 10.1 Die Verwendung eines Miswak als einfache natürliche Bürste ist in afrikanischen und arabischen Ländern noch immer weitverbreitet.

Einleitung

Ein alter Slogan der Zahnmedizin lautet „ein sauberer Zahn wird nicht krank". Die Keyes-Ringe (vgl. Abb. 2.1) veranschaulichen, dass Bakterien/Plaque ein essenzieller kausaler Faktor für die Ausbildung von Karies sind. Bakterien wie Streptococcus mutans (S. mutans) zählen demnach zu den Hauptursachen von Karies, weshalb es auf den ersten Blick vernünftig erscheint, diese durch intensive Mundhygiene und chemische Wirkstoffe möglichst weitgehend aus der Mundhöhle zu beseitigen. Dieses Ziel ist jedoch weder realisierbar, noch wäre es für die Erhaltung der Zahngesundheit vorteilhaft (s. Kap. 4).

Um die Bedeutung der Mundhygiene für die Entstehung und Behandlung von Karies besser zu verstehen, müssen wir uns vergegenwärtigen, dass **Bakterien** seit jeher **Bestandteil des menschlichen Körpers** sind. Schätzungen zufolge enthält der menschliche Körper 10-mal mehr prokaryotische Zellen (Bakterien) als eukaryotische (humane) Zellen [1]. Die physiologische Flora spielt eine wichtige Rolle für die Physiologie des menschlichen Körpers. Sie ist an der Verdauung von Nährstoffen und der Abwehr potenziell pathogener Mikroorganismen wie beispielsweise Pilzen beteiligt. Dies erklärt, warum eine vollständige Entfernung der Bakterien aus der Mundhöhle weder möglich noch vernünftig ist. Folglich steht eher die Kontrolle oder positive Beeinflussung der Bakterien/Plaque im Mittelpunkt unserer Strategien zur Kariesprävention.

Für die Kontrolle des dentalen Biofilms stehen traditionell 2 Ansätze zur Auswahl: Erstens die **mechanische** Entfernung des Biofilms und zweitens die **chemische** Wirkung antimikrobieller Substanzen. Beide Strategien sind keine Erfindungen des Menschen, sondern während unserer Koevolution mit oralen Bakterien entstanden. Die komplexe Anatomie der Zähne und der umgebenden Weichgewebe ermöglichen eine sehr effiziente mechanische Selbstreinigung durch das Kauen und die Bewegung der Mundgewebe. Darüber hinaus wird die Anhaftung von Bakterien durch die physiologische Desquamation der oralen Epithelien begrenzt. Neben diesen mechanischen Strategien verfügt der menschliche Körper über zahlreiche chemische Substanzen mit antimikrobieller Wirkung des angeborenen und erworbenen Immunsystems. In den vergangenen Jahren wurden zahlreiche antimikrobielle Peptide [2] identifiziert und wir beginnen gerade erst, die wichtige Rolle dieser antimikrobiellen Substanzen für die Aufrechterhaltung des ökologischen Gleichgewichts zwischen Wirt und Mikroorganismen zu verstehen.

Menschen haben seit jeher die natürliche Reinigung der Mundhöhle durch die Anwendung mechanischer Hilfsmittel und chemischer Wirkstoffe mit dem Ziel unterstützt, ihre Zähne gesund zu erhalten. Die ersten Mundhygienegeräte waren Zahnhölzer (Miswak), die schon vor mehr als 5000 Jahren (Abb. 10.1) verwendet wurden [3]. Antimikrobielle Substanzen pflanzlichen Ursprungs sind in der Kulturgeschichte möglicherweise noch älter [4]. In neuerer Zeit reinigen Patienten und zahnärztliches Fachpersonal Zähne mit ausgeklügelten mechanischen Verfahren und verwenden unterschiedliche antimikrobielle Wirkstoffe, um das Wachstum und die Qualität der Plaque unter Kontrolle zu halten.

Ein drittes, neueres Verfahren zur Plaquekontrolle wurde aus der Theorie abgeleitet, dass Erkrankungen der Mundhöhle wie Karies und Parodontitis mit hoher Wahrscheinlichkeit durch eine ökologische Verschiebung innerhalb der Dentalplaque entstehen (ökologische Plaquehypothese). Daher zielen **biologische** Konzepte darauf, die Plaquezusammensetzung durch eine spezifische Veränderung der oralen Mikrobiologie zu beeinflussen, beispielsweise durch Verabreichung „harmloser" (probiotischer) Mikroorganismen, die mit pathogenen Mikroben konkurrieren.

Dieses Kapitel soll dem Leser einen Einblick in die verschiedenen Möglichkeiten der Karieskontrolle durch eine Beeinflussung bzw. Entfernung des dentalen Biofilms vermitteln. Dieses Kapitel behandelt folgende Themen:

- dentale Plaque als Biofilm
- Methoden der mechanischen Entfernung des dentalen Biofilms
- verschiedene chemische Wirkstoffe für die Kontrolle des dentalen Biofilms
- biologische Verfahren zur Veränderung der Biofilm-Zusammensetzung

Dentale Plaque als Biofilm

Der holländische Wissenschaftler Antoni van Leeuwenhoek zeigte im Jahr 1683 erstmals, dass die klebrige Plaquemasse aus winzigen Bakterien besteht. Auch zeigte er bereits, dass nur die äußeren Schichten der bakteriellen Plaque angreifbar waren, während die tieferen Schichten dem Essig widerstanden, den er zur Zahnreinigung verwendete. Später wurden säurebildende Bakterien, wie S. mutans, in Plaque identifiziert, die an der Bildung von

Karies beteiligt sind und so entwickelte sich die Plaquekontrolle zu einer der Hauptstrategien für die Kariesprävention. In den vergangenen Jahren vermittelten neue Technologien den Wissenschaftlern tiefere Einblicke in die Struktur und Mikrobiologie der dentalen Plaque und es stellte sich heraus, dass diese weitaus komplexer ist, als zuvor angenommen. In der Plaque sind Ansammlungen lebender und abgestorbener Bakterien in eine extrazelluläre Matrix aus Polymeren eingebettet, die menschlichen und bakteriellen Ursprungs ist [5]. Diese Matrix bietet mechanischen Halt und dient als extrazellulärer Nährstoffspeicher, der den Bakterien in Hungerzeiten zum Überleben verhilft (s. Kap. **11**). Die Plaque verfügt über eine relativ offene Struktur aus Kanälen und Hohlräumen und ermöglicht so die Diffusion von Flüssigkeiten. Eine ähnliche Anlagerung von Mikroorganismen ist auf vielen festen Oberflächen in nicht sterilen wässrigen Umgebungen wie Flüssen, Aquarien oder in Schläuchen zahnärztlicher Apparaturen anzutreffen. In der Biologie werden diese mikrobiellen Ansammlungen als Biofilme bezeichnet und da viele Erkenntnisse darüber übertragbar sind, wird die Plaque heute oft als **oraler Biofilm** bezeichnet.

In Biofilmen vorkommende Bakterien haben hinsichtlich ihrer **Genexpressionsprofile** und **Antibiotikaresistenzen** andere Eigenschaften als planktonische (schwimmende, in Flüssigkeiten wachsende) Bakterien, was die Aussagekraft von Studien zu planktonischen Bakterienkulturen einschränkt. Zudem reagieren artenreiche Biofilme wie die dentale Plaque anders als Monokulturen, die (aus Gründen der Einfachheit) häufig in Laborversuchen eingesetzt werden. Die unterschiedlichen Mikroorganismen in dentalen Biofilmen interagieren auf sehr komplexe Weise miteinander, da sie Signalmoleküle und genetische Informationen austauschen und so besser auf umgebungsbedingte Veränderungen reagieren können. Geschützt in solchen Biofilmen sind bis zu 300-fache Antibiotikakonzentrationen erforderlich, um diese Bakterien zu töten, was in manchen Fällen die letale Dosis für Menschen bei Weitem übertrifft [6]. Bis heute wurden mehr als 700 unterschiedliche Mikroorganismen und Phylotypen in oralen Biofilmen entdeckt [7]. Durch Hochdurchsatztechnologien konnten sogar mehr als 19 000 unterschiedliche Arten in gesunden Mundhöhlen nachgewiesen werden [8]. Die Artenzusammensetzung variiert je nach Person, Zahnfläche und sogar an verschiedenen Orten innerhalb der Plaque. Diese Komplexität oraler Biofilme ist stets zu berücksichtigen, wenn über Verfahren zur Eliminierung von Plaque oder zur Beeinflussung ihrer Zusammensetzung und Struktur zum Zwecke der Kariesprävention nachgedacht wird.

MERKE

Plaque ist als ein Biofilm aufgebaut. Die Resistenz der in Biofilmen vergesellschafteten Bakterien gegen antimikrobielle Substanzen ist im Vergleich zu planktonisch wachsenden Bakterien deutlich erhöht, was die Wirksamkeit chemotherapeutischer Strategien zur Kontrolle der Plaque einschränkt.

Mechanische Biofilmkontrolle

Zusammenhang zwischen Mundhygiene und Karies

Mit Hinblick auf die essenzielle Rolle der Plaque in der Ätiologie der Karies könnte man vermuten, dass ein enger Zusammenhang zwischen der Mundhygiene der Patienten und dem Auftreten von Karies besteht. Tatsächlich konnte in mehreren Studien nachgewiesen werden, dass Kinder mit einer guten Mundhygiene weniger Karies entwickeln als Kinder mit mangelnder Mundhygiene. Interessanterweise waren die Unterschiede aber recht gering [9] [10]. Dies überrascht nicht sonderlich, wenn man die multifaktorielle Beschaffenheit von Karies berücksichtigt, bei der die Mundhygiene nur einen von vielen Faktoren darstellt. Größere Variationen der Kariesinzidenz zwischen den Gruppen mit guter und schlechter Mundhygiene wurden vorwiegend für durchbrechende Zähne, bukkale Glattflächen und Frontzähne beobachtet, die allesamt relativ einfach zu reinigen sind [11] [12] [13] [14] [15], wogegen die Unterschiede für approximale und okklusale Oberflächen eher gering ausfielen. Eine gute Mundhygiene kann Karies scheinbar nur bis zu einem gewissen Grad vorbeugen. Auch bei guter Mundhygiene ist die Mundhöhle nie gänzlich frei von mikrobiellen Ablagerungen und daher scheinen bei vielen Patienten neben der Mundhygiene andere Faktoren eine wichtigere Rolle zu spielen – was insbesondere für Zahnflächen gilt, die auch für hoch motivierte Personen schwierig zu reinigen sind. Dies sollte unbedingt berücksichtigt werden, denn die Mundhygieneinstruktionen sollte ein wichtiger, jedoch nicht ausschließlicher Schwerpunkt kariespräventiver Maßnahmen sein. Zudem sollten sich Maßnahmen zur Verbesserung der Mundhygiene auf Zahnflächen konzentrieren, bei denen die größte präventive Wirkung erzielt werden kann.

Im Allgemeinen kann die mechanische Plaquekontrolle von den Patienten **(häusliche Mundhygiene)** und von zahnärztlichen Fachkräften **(professionelle Zahnreinigung)** durchgeführt werden.

MERKE

Die Mundhygiene ist am effektivsten an einfach erreichbaren Zahnflächen wie bukkalen Oberflächen und Vorderzähnen. An schwer ereichbaren Zahnflächen (z. B. approximale Zahnflächen) ist die Mundhygiene weniger effektiv.

Selbst angewendete (häusliche) mechanische Biofilmkontrolle

Zähneputzen

Manuelles oder elektrisches Zähneputzen ist in vielen Ländern das gängigste Mundhygieneverfahren. Meist wird hierfür eine manuelle oder elektrisch betriebene Zahnbürste zusammen mit einer Zahnpasta verwendet.
Offensichtlich ist die Qualität der Zahnreinigung, d. h. die Effizienz der Plaqueentfernung wichtig für den kariesvorbeugenden Effekt. Um festzustellen, ob die Effektivität des Zähneputzens verbessert werden kann, wurde in mehreren Studien der Effekt der **Beaufsichtigung beim Zähneputzen** von Kindern untersucht [16] [17] [14]. In diesen Studien war die Gesamtauswirkung in Bezug auf Karies bescheiden und am augenfälligsten an den Frontzähnen und den bukkalen und oralen Glattflächen, da diese mit der Zahnbürste am besten erreichbar sind [10] (Abb. 10.**2**). Bei schwer zugänglichen Zahnflächen sind jedoch nur hoch motivierte Personen in der Lage, durch selbst applizierte Mundhygiene einen hohen Standard der Plaquekontrolle aufrechtzuerhalten [9].
Eine intensive Mundhygiene ist nachweislich effektiv an okklusalen Flächen **durchbrechender Molaren** [18]. Während des Zahndurchbruchs ist die natürliche Selbstreinigung durch Kaukräfte und die anatomische Form, die bei voll ausgebildeten Zähnen die Fissuren und bukkalen Oberflächen weitgehend von Plaque freihalten, oft eingeschränkt. Daher sind während des Zahndurchbruchs besonders die Molaren oftmals sehr kariesanfällig. In diesen Zeiten sollte also besonderes Augenmerk auf die Zahnreinigung gelegt werden. Das Bürsten durchbrechender Molaren in bukkolingualer Richtung (Querbürsten) ist oft effektiver als normale Zahnputztechniken und daher empfehlenswert (Abb. 10.**3**).
Auch während der **kieferorthopädischen Behandlung** mit festen Apparaturen ist die (Selbst-)Reinigung oft erheblich eingeschränkt. Um einen damit einhergehenden behandlungsbedingten Anstieg des lokalen Kariesrisikos zu vermeiden, muss diese eingeschränkte Selbstreinigung während der Behandlung durch eine intensivere Mundhygiene kompensiert werden. Es konnte nachgewiesen werden, dass die Mundgesundheitserziehung und -förderung zumindest kurzfristig eine Verbesserung der Mundhygiene bei kieferorthopädischen Patienten bewirkt [19].

MERKE

Durchbrechende Molaren und Zähne mit festsitzenden kieferorthopädischen Apparaturen sind wegen der eingeschränkten (Selbst-)Reinigung besonders kariesanfällig. Für diese Zeiträume sollten besondere Maßnahmen empfohlen werden.

Zahnbürsten und Zahnputztechnik

Die Wirksamkeit der Plaqueentfernung ist abhängig von der verwendeten Zahnbürste und Zahnputztechnik. Heute wird meist eine vielbüschelige **Zahnbürste (multitufted)** mit kurzem Kopf und abgerundeten Kunststoffborsten empfohlen. Vom Einsatz von Naturbürsten wird abgeraten, da die Borsten zur Spaltung neigen, viele Bakterien beherbergen und sogar das Zahnfleisch verletzen können.
Im zurückliegenden Jahrhundert wurden mehrere Zahnputztechniken entwickelt und empfohlen (Zusammenfassung in Tab. 10.**1**). Mit dem flachen Borstenträger der meisten Handzahnbürsten sind die Zahnzwischenräume schwer erreichbar. Daher wird für die meisten Zahnputztechniken empfohlen, die Bürste in einem Winkel von etwa 45° zu halten, um besser in approximale Bereiche vorzudringen (Abb. 10.**4**). Einige weiterentwickelte Zahnbürstenmodelle haben über Kreuz angewinkelte Borsten, mit denen die interproximale Reinigung etwas besser zu gelingen scheint [20]. Obwohl nachgewiesen wurde, dass die Anwendung bestimmter Putztechniken im Vergleich zum unstrukturierten Bürsten zu einer besseren Plaqueentfernung führt [21], konnte die Überlegenheit einer bestimmten Zahnputztechnik in Bezug auf die Kariesprävention bislang nicht nachgewiesen werden. Darüber hinaus muss berücksichtigt werden, dass die Mehrzahl der ver-

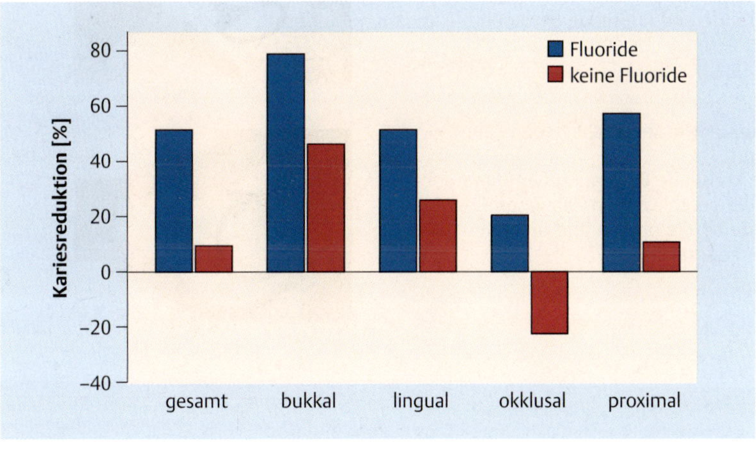

Abb. 10.**2** Verringerung der Kariesinzidenz durch Einführung eines beaufsichtigten täglichen Zähneputzens bei 9–11 Jahre alten Kindern über einen Zeitraum von 3 Jahren mit und ohne Verwendung fluoridhaltiger Zahnpasta. Der kariesvorbeugende Effekt ist größer an leicht zugänglichen Zahnflächen und in der Gruppe, in der fluoridhaltige Zahnpasta verwendet wird [16].

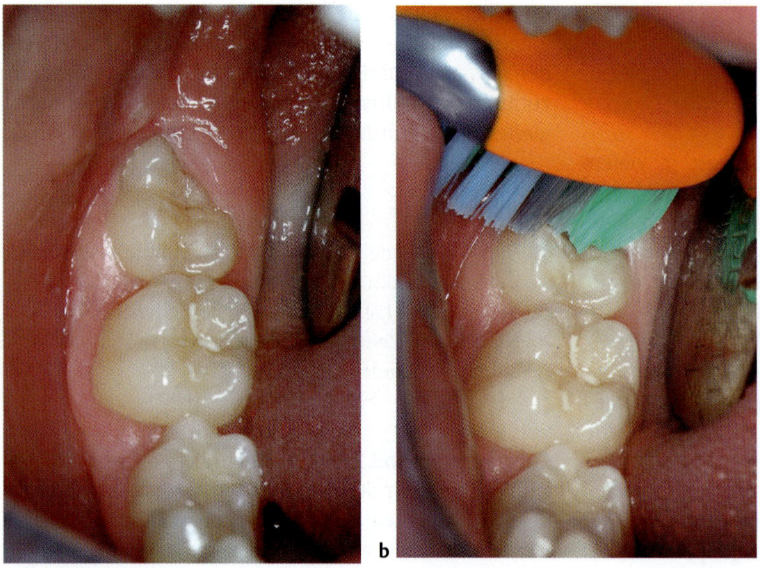

a b

Abb. 10.**3** Zahnreinigung durchbrechender Molaren.
a Die Selbstreinigung durch Kauen ist bei durchbrechenden Molaren wegen der fehlenden Okklusion gestört. Darüber hinaus ist das manuelle Bürsten oft weniger effektiv, weil die Bürste die unterhalb der Okklusionsebene liegenden Okklusalflächen bei der normalen Bürstbewegung nicht erreicht.
b In diesen Fällen sollte bukkolingual gerichtetes Bürsten (Querbürsten) empfohlen werden.

Tab. 10.**1** Manuelle Zahnputztechniken.

Technik	**Bewegung**	
modifizierte Bass-Technik	• Die Borsten weisen in einem Winkel von 45° in Richtung der Zahnwurzeln. • kurze vibrierende oder zirkulierende Bewegung beim Vorwärts- und Rückwärtsbürsten	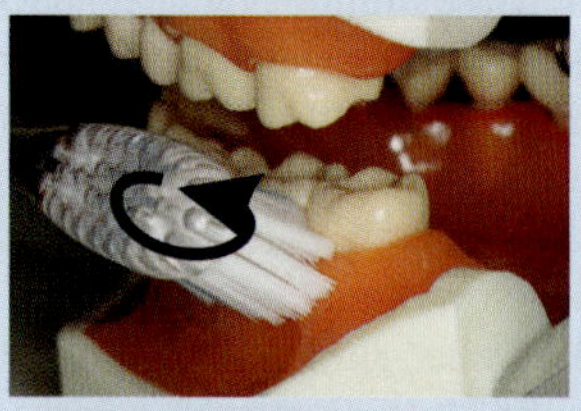
modifizierte Stillman-Technik	• Die Borsten weisen in einem Winkel von 45° in die Richtung der Zahnwurzeln. • Verdrehen der Bürste (um ca. 45°) und fortgesetztes Vibrieren und Rollen gegen jeden Zahn	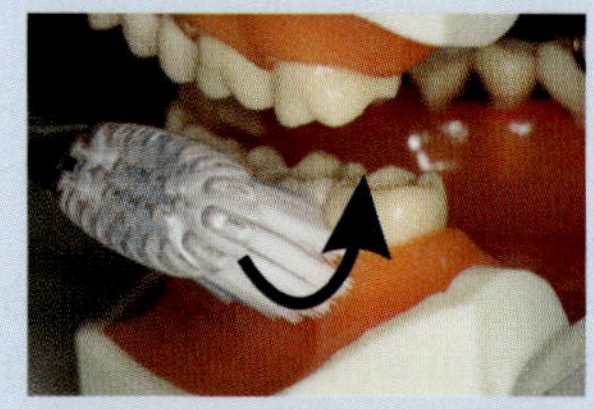
Charters-Technik	• Die Borsten zeigen in einem Winkel von 45° nach koronal, wobei sich die eine Hälfte der Borsten über dem Zahnfleisch und die andere Hälfte über der Krone befindet. • vibrierende und kreisende Bewegung	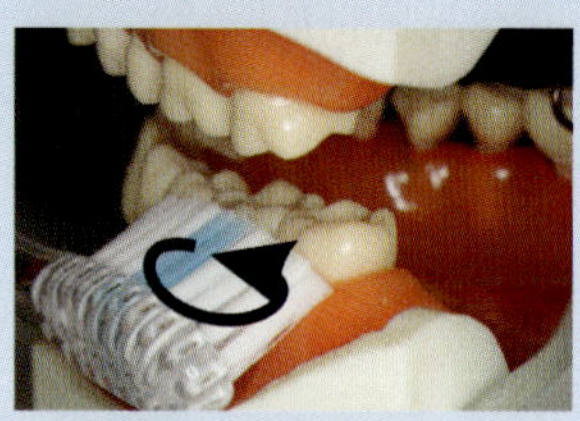
Fones-Technik	• Die Bürste wird senkrecht zu den Zähnen platziert. • große kreisende Bewegung der Bürste über die geschlossenen Zähne, um gleichzeitig die oberen und unteren Zähne zu erreichen	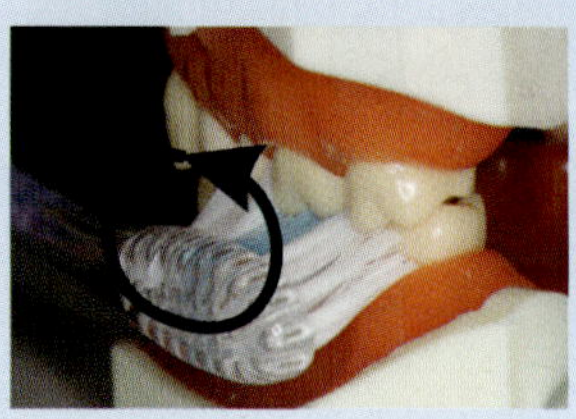

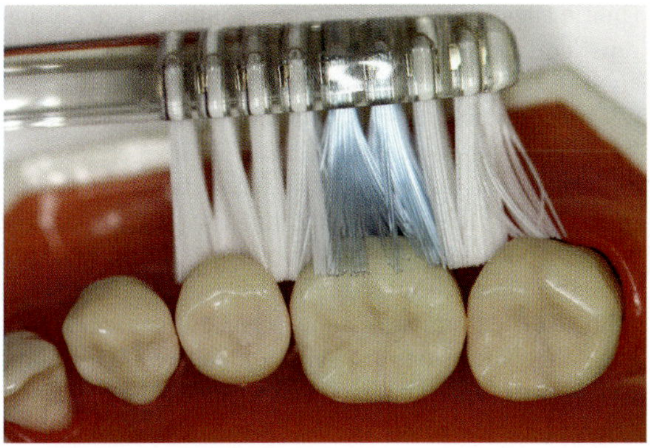
a

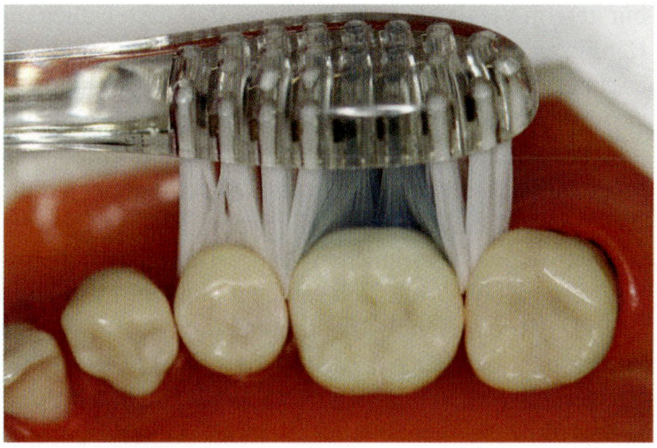
b

Abb. 10.**4** Manuelle Zahnputztechnik.
a Zahnbürsten mit einem flachen Borstenfeld sind nicht geeignet, um die approximalen Zahnflächen zu erreichen, wenn sie senkrecht zu den Zahnflächen angewendet werden.
b Wird die Bürste um etwa 45° angewinkelt, werden die approximalen Bereiche besser erreicht.

tretenen Zahnputztechniken ein **hohes Maß an Geschicklichkeit** erfordert und daher nicht für jeden Patienten geeignet ist.

Aus diesem Grund wurden **elektrische Zahnbürsten** in den vergangenen Jahren immer beliebter. Elektrische Zahnbürsten simulieren teilweise die Putzbewegung und reduzieren und vereinfachen dadurch die für die Reinigung der Zähne erforderlichen manuellen Bewegungen. Frühere Bedenken, dass elektrische Zahnbürsten das Zahnfleisch verletzen und zu Gingivarezession führen, konnten bisher weder durch klinische Erfahrungen noch durch wissenschaftliche Untersuchungen belegt werden. Zusätzlich konnte die Wirksamkeit der Plaqueentfernung erheblich verbessert und unterschiedliche Techniken entwickelt werden (Abb. 10.**5**).

Die meisten elektrischen Zahnbürsten scheinen in Bezug auf die Reduzierung von Plaque und Gingivitis mindestens genauso effektiv zu sein wie manuelle Zahnbürsten, sind diesen jedoch nicht überlegen. Nur elektrische Zahnbürsten mit einer **oszillierenden Drehbewegung/multidimensionalen Bewegung** scheinen in der Lage zu sein, signifikant mehr Plaque zu entfernen als manuelle Zahnbürsten [22]. Berücksichtigt man jedoch den nur schwachen Zusammenhang zwischen oraler Reinheit und Kariesinzidenz, ist bislang unklar, ob der Einsatz elektrischer Zahn-

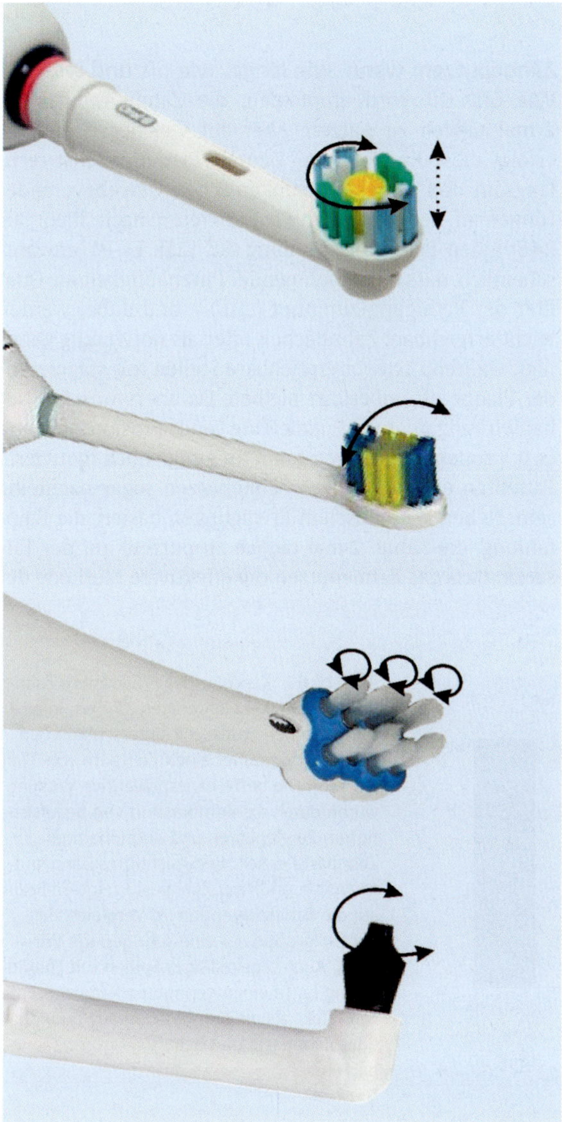

Abb. 10.**5** Wirkungsweisen unterschiedlicher elektrischer Zahnbürsten. Die multidimensionale Bewegung ist eine Weiterentwicklung der rotierenden oszillierenden Bewegung. Spezielle Zahnbürsten mit multidimensionalen und ungerichteten (Schallwellen-) Bewegungen sind am verbreitetsten. **Von oben nach unten: rotierende oszillierende/multidimensionale Bewegung** (z. B. Professional Care 700, Braun Oral B Crest Spin Brush Pro, Procter & Gamble) – **ungerichtete Bewegung** (z. B. Sonicare, Philips; Sonic Complete, Braun Oral B) – **Gegenoszillation** (z. B. Interplak-Bürste, Bausch & Lomb Oral Care) – **Drehbewegung** (z. B. Rotadent, Professional Dental Technologies).

bürsten im Vergleich zu manuellen Zahnbürsten auch die Häufigkeit von Karies (und Parodontitis) verringern kann. Darüber hinaus ist zu berücksichtigen, dass die meisten vorliegenden Studien die **Wirksamkeit** der Zahnreinigung unter kontrollierten Bedingungen klinischer Studien untersuchten. Die **Effektivität** unter Realbedingungen kann von der Wirksamkeit unter klinischen Bedingungen abweichen, da die persönlichen Wahrnehmungen und Präferenzen eine wichtige Rolle spielen können. Aus diesen Gründen ist eine eindeutige Empfehlung zugunsten manueller oder elektrischer Zahnbürsten nicht möglich [22]. Für den einzelnen Patienten sind sowohl persönliche Vorlieben als auch manuelle Geschicklichkeit und Compliance zu berücksichtigen.

MERKE

Elektrische Zahnbürsten entfernen Plaque im Vergleich zu manuellen Zahnbürsten wirksamer. Es ist jedoch bislang unklar, ob dies zu einer geringeren Häufigkeit von Karies und Parodontitis führt.

Die Wirkung von Fluorid

In vielen Ländern erfolgt das Zähneputzen heutzutage mit fluoridhaltiger Zahnpasta. Daher ist oft unklar, ob der kariespräventive Effekt des Zähneputzens vorwiegend auf die Beeinflussung der Plaque oder eher auf die Wirkung des Fluorids zurückzuführen ist. In einer frühen Studie wurde die Wirkung des Zähneputzens und des Fluorids getrennt voneinander untersucht und die Zunahme von Karies bei 9- bis 11-jährigen Kindern über einen Zeitraum von 3 Jahren bewertet [16]. In einer Gruppe putzten die Kinder ihre Zähne an allen Schultagen unter Aufsicht mit fluoridhaltiger Zahnpasta. In einer 2. Gruppe putzten die Kinder ihre Zähne, ebenfalls unter Aufsicht, mit nicht fluoridhaltiger Zahnpasta. In einer Kontrollgruppe erfolgte keine Intervention und die Kinder behielten ihre gewohnte Mundhygiene bei (vorwiegend nicht fluoridhaltige Zahnpasta). Um die Wirksamkeit von Fluorid allein zu bewerten, spülten Kinder in einer weiteren Kontrollgruppe ihre Zähne alle 2 Wochen nur mit einer 0,5%-NaF-Lösung. Bei den Kindern, die ihre Zähne mit nicht fluoridhaltiger Zahnpasta reinigten, war die relative Verringerung der Kariesinzidenz im Vergleich zur Kontrollgruppe nur gering (8%). Beim überwachten Zähneputzen mit fluoridhaltiger Zahnpasta wurde hingegen eine erheblich geringere Kariesinzidenz (51% im Vergleich zur nicht beaufsichtigten Kontrollgruppe) beobachtet (Abb. 10.6). Zusammenfassend scheint die **Kombination aus Zähneputzen und lokaler Fluoridanwendung** (durch den Einsatz fluoridhaltiger Zahnpasta) die wirksamste Art der Karieskontrolle zu sein.

MERKE

Das Zähneputzen ist in Kombination mit fluoridhaltiger Zahnpasta am wirksamsten. Das Zähneputzen mit fluoridfreier Zahnpasta hat in Bezug auf die Kariesprävention nur eine sehr geringe Wirkung.

Zähneputzen: wann, wie lange, wie oft und wie?

Wie oft? Oft wird empfohlen, die Zähne mindestens 2-mal täglich zu putzen. Aber auf welcher Grundlage erfolgt diese Empfehlung? Dentale Plaque wächst recht langsam und die ersten subklinischen Gewebeveränderungen in der Nähe der Plaque treten nach mehr als 24 Stunden Plaqueansammlung auf [23]. Es ist unwahrscheinlich, dass mit zunehmender Putzhäufigkeit die Qualität der Reinigung zunimmt (s. u.) – und dabei werden leicht erreichbare Zahnflächen öfter als notwendig gereinigt, während schwer erreichbare Stellen mit stagnierender Plaque oft unberührt bleiben. Da unerwünschte Nebenwirkungen, wie Putzdefekte und Erosion/Abrasion (s. u.), zunehmen können, kann für einige hoch motivierte Patienten ein zu häufiges Zähneputzen sogar nachteilig sein. Neben kosmetischen Erwägungen basiert die Empfehlung, die Zähne **2-mal täglich** zu putzen, auf der Tatsache, dass das Zähneputzen die effektivste Methode der

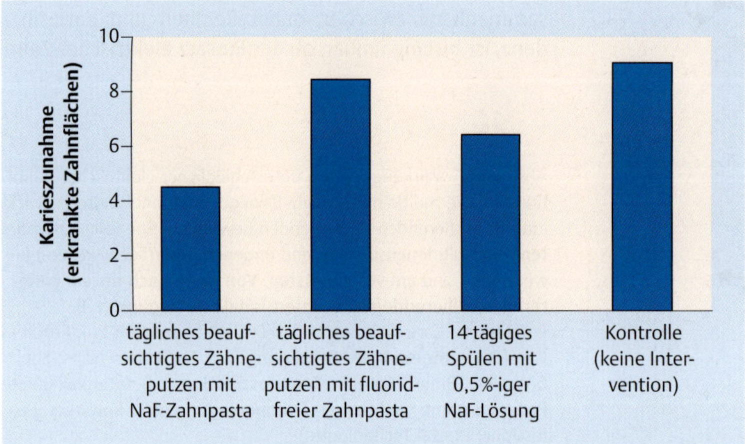

Abb. 10.6 Kariesinzidenz (erkrankte Zahnflächen) bei 9–11 Jahre alten Kindern in einer schwedischen Studie mit unterschiedlichen Behandlungen über einen Zeitraum von 3 Jahren [16]. Die beste kariespräventive Wirkung wurde durch die Kombination von beaufsichtigtem Zähneputzen und fluoridhaltiger Zahnpasta erzielt. Beaufsichtigtes Zähneputzen mit fluoridfreier Zahnpasta zeigte in Bezug auf die Kariesprävention im Vergleich zur Kontrollgruppe nur eine sehr geringe Wirkung. Auch regelmäßiges Spülen mit Fluoridlösung hatte einen geringeren kariespräventiven Effekt als die Kombination aus fluoridhaltiger Zahnpasta und beaufsichtigtem Zähneputzen.

lokalen **Fluoridanwendung** ist. Es wurde nachgewiesen, dass Patienten, die 2-mal täglich ihre Zähne putzen, weniger Karies entwickeln als Patienten, die dies nur 1-mal täglich tun [24] [25].

Wann? Oft wird empfohlen, die Zähne unmittelbar nach den Mahlzeiten zu putzen [26] und insbesondere vor dem Schlafengehen [27], dies ist jedoch wissenschaftlich nicht gut belegt. Das Zähneputzen nach den Mahlzeiten trägt dazu bei, Kohlenhydrate aus der Mundhöhle zu entfernen, aber auf der anderen Seite würde ein Zähneputzen vor den Mahlzeiten keinen Biofilm auf den Zähnen hinterlassen, um diese Kohlenhydrate zu fermentieren [28]. Das Zähneputzen direkt nach säurehaltigen Mahlzeiten kann zu **Erosion** führen, da der erweichte Zahnschmelz leicht abgebürstet wird und keine Zeit zur Remineralisation bleibt [28]. In dieser Hinsicht scheint nach erosiven Mahlzeiten ein zeitlicher Sicherheitsabstand von mehr als 1 Stunde erforderlich zu sein [29] [30]. Die wissenschaftlichen Belege für diese Aussagen sind jedoch eher schwach und es wird zurzeit angezweifelt, ob solche allgemeinen Empfehlungen klinisch relevant sind, solange die Zähne nicht bereits nachweislich erosive Schäden aufweisen. Die Empfehlung, die Zähne vor dem Schlafengehen zu putzen, basiert auf dem verringerten Speichelfluss während des Schlafs [31]. Da jedoch während der Nacht gewöhnlich keine kariogenen Lebensmittel konsumiert werden, ist eine klinische Relevanz fraglich. Da die Hauptmotivation der Patienten für das Zähneputzen oft kosmetischer Natur ist, macht es Sinn, diese intrinsische **Motivation zu fördern** und den Patienten zu empfehlen, ihre Zähne dann zu putzen, wenn es am besten in ihren Tagesablauf passt. Dies kann eine stärkere Wirkung haben als rein theoretische Erwägungen.

Wie lange? Die Verlängerung der Zahnputzdauer auf mehr als 1 Minute scheint nur eine begrenzte Wirkung auf die Qualität der Plaqueentfernung zu haben. Dies liegt höchstwahrscheinlich daran, dass die Patienten dieselben Bereiche erneut auslassen [32] [33]. Bei einer professionell durchgeführten manuellen Zahnreinigung liegt die Grenze hingegen bei 6 Minuten, während das Bürsten mit oszillierend-rotierenden Bürsten dieselbe Wirkung bereits nach **2 Minuten** erreicht. Ein längeres Bürsten resultiert, sofern fluoridhaltige Zahnpasta verwendet wird, auch in längeren Kontaktzeiten mit Fluorid und dies kann sich positiv auswirken. Die Retention von Fluorid in der Mundhöhle ist auch vom Spülen nach dem Zähneputzen abhängig [28]. Es konnte nachgewiesen werden, dass die kariespräventive Wirkung größer ist, wenn weniger Zahnpasta nach dem Zähneputzen ausgespült wird [34] [25]. Daher sollte das **Ausspülen** mit Wasser nach dem Zähneputzen auf ein Minimum **reduziert** werden. Die verwendete Zahnpastamenge hingegen scheint keine große Auswirkung zu haben [24].

MERKE

Für die meisten Patienten gilt die Empfehlung, die Zähne 2-mal täglich mit fluoridhaltiger Zahnpasta zu putzen. Um die Fluoridwirkung zu verbessern, sollte der Zahnpastaschaum nicht mit Wasser ausgespült werden. Individuelle Gewohnheiten und Bedürfnisse sollten bei den Empfehlungen berücksichtigt werden.

Anwendung von Zahnseide und interdentale Hygiene

Zahnseide

In den meisten Fällen reicht Zähneputzen allein nicht aus, um Plaque aus den Zahnzwischenräumen zu entfernen, da die Borsten nicht in die interdentalen Bereiche vordringen [9]. Daher wird den Patienten oft empfohlen, die Zahnzwischenräume regelmäßig mit Zahnseide zu reinigen. Interessanterweise wird diese Empfehlung streng wissenschaftlich nicht gestützt. Es existieren nur sehr wenige Studien zur Wirksamkeit der Benutzung von Zahnseide gegen Karies. In 2 Studien wurde die Wirksamkeit der Zahnseideanwendung mit und ohne Beaufsichtigung bei Schulkindern (10–13 Jahre) untersucht. Ein Unterschied konnte dabei nicht festgestellt werden [35] [36]. Für Erwachsene liegen keine Studien über die Wirksamkeit von Zahnseide in Verbindung mit der Anwendung von Fluoriden vor [37]. Dieser Mangel an Belegen bedeutet nicht zwingend, dass die Anwendung von Zahnseide keinen kariespräventiven Effekt hat. Dies kann auch durch die geringe Anzahl oder den Aufbau und die Qualität der vorliegenden Studien bedingt sein. Es scheint jedoch, dass die Wirksamkeit selbst angewendeter Zahnseide nicht groß genug ist, um in kleinen klinischen Studien nachgewiesen zu werden. Eine kariesvorbeugende Wirkung wurde nur in einer Studie festgestellt, in der die **Zahnseideanwendung durch zahnärztliche Fachkräfte** in Schulen an kleinen Kindern mit mangelnden Zahnputzgewohnheiten und geringer Fluoridanwendung durchgeführt wurde [38] [39]. Erfolgte die professionelle Anwendung von Zahnseide nur jeden 3. Monat, ging der vorbeugende Effekt verloren [36]. Dies weist darauf hin, dass die Anwendung von Zahnseide an sich wirksam sein kann (zumindest bei Hochrisikogruppen), wenn diese sorgfältig und häufig genug erfolgt. Die Anwendung von fluoridhaltiger Zahnseide kann ebenfalls einen gewissen Nutzen bringen [40]. Die Schwierigkeiten bei der Anwendung und die hohe Prävalenz lokaler Einziehungen an approximalen Zahnflächen, insbesondere am Übergang zwischen Zahnschmelz und Dentin, können diesen Effekt jedoch leicht aufheben.

Unter Berücksichtigung der begrenzten Erkenntnisse scheint eine effektive Anwendung von Zahnseide nur von hoch motivierten Patienten oder zahnärztlichem Fachpersonal und an konvexen approximalen Zahnflächen durchführbar zu sein. Der Mangel an Erkenntnissen über die Wirksamkeit der Eigenanwendung von Zahnseide stellt die allgemeine Empfehlung der regelmäßigen Benutzung von Zahnseide infrage. Bevor die Empfehlung zur regelmäßigen Anwendung von Zahnseide erfolgt, sollte das zahnärztliche Fachpersonal prüfen, ob eine qualitativ hochwertige Zahnseideanwendung beim einzelnen Patienten erreichbar ist. Zusätzlich sollte berücksichtigt werden, dass die Empfehlung der Zahnseide möglicherweise die Expositionsdauer anderer non-invasiver Maßnahmen verringert, die wissenschaftlich besser gestützt sind [36].

MERKE

Es gibt bislang wenige Belege dafür, dass die Anwendung von Zahnseide zur Verringerung der Inzidenz approximaler Karies beiträgt.

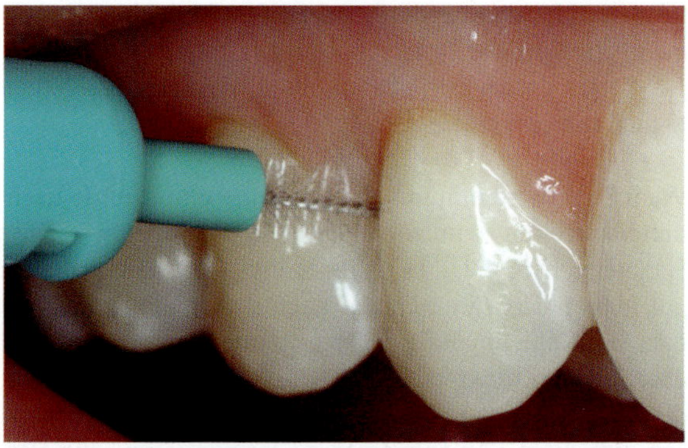

Abb. 10.**7** Anwendung einer Interdentalbürste.

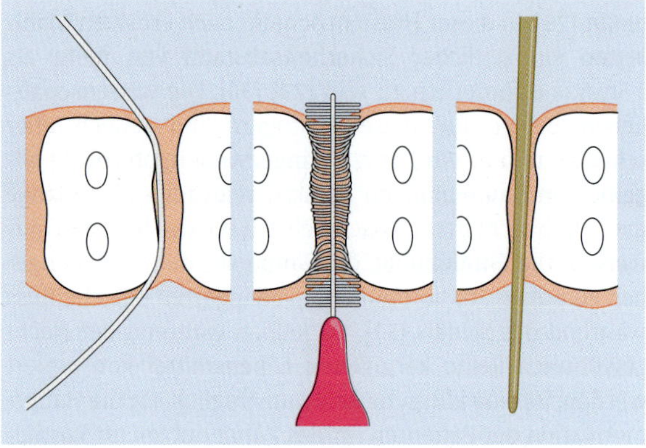

Abb. 10.**8** Mechanische Plaquekontrolle: Interdentalbürsten sind im Vergleich mit Zahnseide und Zahnstochern bei der Reinigung anatomischer Rillen und konkaver Oberflächen effektiver und daher für Patienten mit parodontalem Attachmentverlust besser geeignet.

Interdentalbürsten und Zahnstocher

Als Alternative zur Zahnseide können insbesondere Patienten mit approximalen Restaurationen, parodontalem Attachmentverlust und Gingivarezessionen Interdentalbürsten (Abb. 10.**7**) empfohlen werden. Die Interdentalreinigung mit Zahnseide ist oft wirkungslos, da **anatomische Einziehungen und Rillen** an Zahnhals und Zahnwurzel mit der Zahnseide nicht erreichbar sind (Abb. 10.**8**). Die Verwendung von Interdentalbürsten zur Plaqueentfernung ist effektiver als Zahnbürsten alleine [41]. Zudem ist sie bei Patienten mit Parodontitis wirksamer als Zahnseide [42]. Interdentalbürsten sind in sehr kleinen Durchmessern erhältlich und können auch bei jungen Patienten mit einem gesunden Zahnhalteapparat eingesetzt werden. Es liegen keine Studien zur Langzeitsicherheit von Interdentalbürsten vor, aber es gibt Bedenken, dass häufige **Verletzungen** von Col und Interdentalpapille möglicherweise zu einer Papillarezession führen können. Daher könnte es ratsam sein, die Verwendung dünner Interdentalbürsten nur Patienten mit approximalen Läsionen zu empfehlen. Bei Patienten mit parodontalem Attachmentverlust, die aufgrund von exponiertem Zahnzement oder Dentin für eine Demineralisation besonders anfällig sind, verlangen die Interdentalbereiche besondere Aufmerksamkeit und dies nicht nur zur Vorbeugung weiterer parodontaler Attachmentverluste, sondern auch zur Vorbeugung von **Wurzelkaries**. Es wurde nachgewiesen, dass Patienten, die Interdentalbürsten verwenden, weniger Wurzelkaries entwickeln als Patienten, die keine Interdentalhygiene praktizieren [43]. Die Größe der Interdentalbürste muss jedoch an die Abmessungen der Interdentalräume angepasst sein, um optimale Ergebnisse zu erzielen.

Zahnstocher sind bei älteren Patienten nach den Mahlzeiten für die Entfernung von Speiseresten beliebt. Plaque hingegen lässt sich mit Zahnstochern nicht ausreichend entfernen, daher ist deren Effekt rein kosmetischer oder praktischer Art. Aus diesem Grund sollten Zahnstocher nicht als Ersatz für Zahnseide oder Interdentalbürsten empfohlen werden.

Professionelle Zahnreinigung

Die Wirksamkeit professioneller Zahnreinigung wurde erstmals in den sogenannten **Karlstad-Studien** umfassend untersucht. In der schwedischen Stadt Karlstad wurde mit einer Gruppe von Schulkindern ein Programm durchgeführt, bei dem alle 2 Wochen eine professionelle Zahnreinigung mit Mundhygieneinstruktion, Elternberatung und Ernährungsberatung durchgeführt wurde. In einer Kontrollgruppe wurden Kinder nur 1-mal jährlich untersucht und erhielten Anweisungen zur Mundhygiene und eine Ernährungsberatung [17] [44]. Das Programm führte bei den Kindern, die intensiver betreut wurden, zu einem hohen oralen Reinheitsgrad und die Kariesinzidenz ging praktisch auf null zurück (Tab. 10.**2**). Als in derselben Gruppe die ursprünglich 14-tägigen Intervalle auf monatliche oder 2-monatliche Intervalle verlängert wurden, blieb dieser Effekt dennoch erhalten. Als jedoch die professionelle Zahnreinigung durch eine beaufsichtigte und

Tab. 10.2 Studien über die Wirksamkeit professioneller Zahnreinigung (nach [10]).

Studie	Alter [J.]	Häufigkeit der professionellen Zahnreinigung (PZR)	Intervention Testgruppe	Intervention Kontrolle	Dauer [J.]	Karieszunahme Testgruppe	Karieszunahme Kontrolle	Kariesreduktion [%]
Karlstad-Studien: Axelsson u. Lindhe [49]	8–15	14-tägig	PZR, MHI, 5% MFP	monatl. beaufsichtigtes Zähneputzen, 0,2% NaF	2	0,12	3,25	94
Poulsen et al. [50]	7	14-tägig	PZR, Spülung mit 0,2% NaF	14-tägig Spülung mit 0,2% NaF	1	0,43	1,42	70
Agerbaeck et al. [51]	8	jede 3. Woche	PZR, Spülung mit 0,2% NaF	14-tägig Spülung mit 0,2% NaF	1	1,40	2,09	33
Hamp et al. [52]	7–16	jede 3. Woche	PZR, Spülung mit 0,2% NaF	14-tägig Spülung mit 0,2% NaF	3	2,10	4,17	51
Karlstad-Studien: Axelsson & Lindhe [53]	35–50	jeden 2. u. 3. Monat	PZR, MHI	–	3	0,00–0,03	0,13–1,53	98–100

NaF: Natriumfluorid; MFP: Natriummonoflurorphosphat; MHI: Mundhygieneinstruktionen; PZR: professionelle Zahnreinigung

selbst durchgeführte Mundhygiene abgelöst wurde, konnte nur eine geringe Wirksamkeit des Programms beobachtet werden [45].

Nachfolgende Studien bestätigten diese Ergebnisse, wenn auch die Kariesreduktionsraten nicht so hoch waren (Tab. 10.2). Bei Schulkindern zeigte eine halbjährliche professionelle Zahnreinigung keine Wirkung auf Mundhygiene, Gingivitis und Karies [46]. Die Mehrzahl dieser Studien bezog sich auf Schulkinder, die Wirkung war jedoch bei Jugendlichen [47] und Erwachsenen [48] ähnlich. In einigen dieser Studien erfolgte auch eine professionelle Fluoridanwendung, sodass die Wirksamkeit der professionellen Zahnreinigung getrennt von derjenigen des Fluorids bewertet werden konnte. Zusammenfassend hat die professionelle Zahnreinigung einen präventiven Effekt und sollte gefördert werden, auch wenn die Kosteneffizienz umstritten ist.

MERKE

Eine regelmäßige professionelle Zahnreinigung, insbesondere in Verbindung mit Anweisungen zur Mundhygiene, ist kostspielig, aber zur Vorbeugung von Karies höchst wirksam.

Chemische Biofilmkontrolle

Die mechanische Plaquekontrolle erfordert manuelle Geschicklichkeit und ist zeitaufwendig. Daher wurden Anstrengungen unternommen, zusätzlich zu den Methoden der mechanischen Zahnreinigung chemische Wirkstoffe in Mundspülungen oder Zahnpflegemitteln einzusetzen. In Mundhygieneprodukten werden viele unterschiedliche Chemotherapeutika eingesetzt, die fast alle nahezu unspezifische antimikrobielle Wirkungen haben und daher sowohl pathogene als auch nicht pathogene Bakterien reduzieren.

Chlorhexidin

Der in der Zahnmedizin am besten erforschte und effektivste Wirkstoff ist Chlorhexidin (CHX) [54]. Chlorhexidin ist ein kationisches Bisbiguanid mit hydrophilen und hydrophoben Eigenschaften. Der Wirkmechanismus besteht in der Zerstörung der bakteriellen Zellmembran durch Wechselwirkung mit dem hydrophoben Teil des Moleküls. Das positiv geladene Molekül bindet auch an negativ geladene Gruppen in der Mundschleimhaut, was zu einer **hohen Substantivität** des Wirkstoffes führt [55].

In der Parodontologie wird CHX vorwiegend in Form von Mundspülungen eingesetzt, in der Kariestherapie sind CHX-Lacke dagegen weiter verbreitet. Aufgrund der lokalen Anwendung zeigen CHX-Lacke nicht die üblichen **Nebenwirkungen** der CHX-Mundspülungen wie Zahnverfärbungen, Epithelabschuppungen und Haarzunge. Die Wirksamkeit von CHX-Lack ist abhängig vom Ort der Anwendung. Bei der Beurteilung der kombinierten Wirkung auf alle Zahnflächen war eine positive Wirkung von CHX-Lack nicht nachweisbar [56] [57]. Ebenso zeigten Studien zur Wirksamkeit der CHX-Anwendung auf **approximale Karies** keine kariespräventive Wirkung [58] [59] [60] [61]. Chlorhexidinlacke hingegen scheinen zur Vorbeu-

behandelte Zahnflächen	Studie	Material	Nachverfolgung (Monate)
ganzes Gebiss	de Soet et al. 2002	EC40	6
	Forgie et al. 2000	Chlorzoin	9–12
approximal	Haukali u. Poulsen	Cervitec	6
Grübchen und Fissuren	Joharji u. Adenubi 2001	Cervitec	3
	Baca et al. 2002	Cervitec	3
	Fennis-le et al. 1998	EC40	6
	Zhang et al. 2006	EC40	6–9
	Bratthall et al. 1995	Cervitec	15–16
Glattflächen unter festsitzenden orthop. Apparaten	Madléna et al. 2000	Cervitec	3
Wurzelkaries	Baca et al. 2002	Cervitec	12

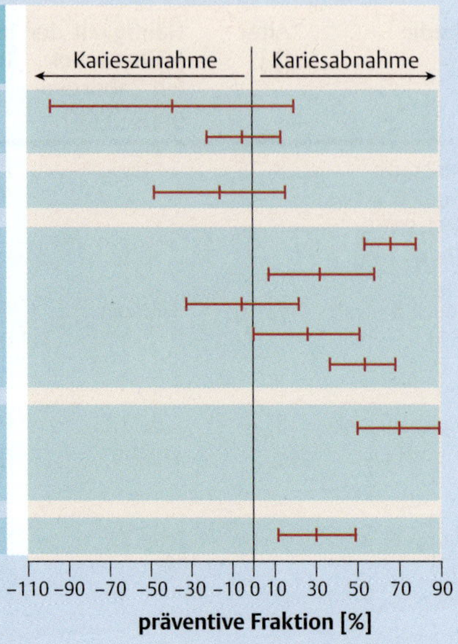

Abb. 10.**9** Wirksamkeit der Behandlung mit Chlorhexidinlack (präventive Fraktion mit 95% Konfidenzintervall) an unterschiedlichen Zahnflächen und nach unterschiedlichen Zeiträumen. Chlorhexidinlacke haben einen kariespräventiven Effekt an Fissuren und Grübchen, glatten Oberflächen unter festsitzenden kieferorthopädischen Apparaturen und bei Wurzelkaries (modifiziert nach [71]).

gung von **Fissurenkaries** bei durchbrechenden Molaren [62] [63] [64] [65] wirksam zu sein, wahrscheinlich aufgrund der hohen Substantivität und der langsamen Freisetzung von CHX aus dem zurückhaltenden Fissurensystem. Studien zur Wirksamkeit der CHX-Anwendung bei bukkalen kariöse Läsionen während der Applikation kieferorthopädischer Apparaturen ergaben teils widersprüchliche Ergebnisse [66] [67]. Studien zur Wirkung der CHX-Anwendung auf die Reduzierung von **Wurzelkaries** führten dagegen zu positiven Ergebnissen (Abb. 10.**9**) [68] [69] [70].

Zusammenfassend scheinen CHX-Lacke an Zahnflächen mit höherer Kariesanfälligkeit wirksam zu sein, insbesondere wenn sie einfach applizierbar sind. Es erscheint logisch, dass die Wirksamkeit von Chlorhexidinlack von der Häufigkeit der Anwendung abhängt. Allgemein scheint CHX-Lack einen moderaten kariespräventiven Effekt zu haben, wenn er alle 3–4 Monate angewendet wird und die schützende Wirkung scheint nach der letzten Anwendung nachzulassen [71].

MERKE

Chlorhexidinlack ist zur Reduzierung der Kariesinzidenz bei Hochrisikopatienten geeignet. Eine vorbeugende Wirkung wurde vor allem bei Fissuren und Grübchen sowie für Wurzelkariesläsionen nachgewiesen.

Xylitol

Xylitol ist ein nicht kariogener Zuckeralkohol mit antimikrobiellen Eigenschaften. Wirkungsweise und Anwendung werden ausführlich in Kap. **11** behandelt.

Triclosan

Triclosan ist ein nicht ionisches Bisphenol mit hydrophilen und hydrophoben Eigenschaften. In Handelsprodukten ist Triclosan in Reinigungsmitteln wie Natriumlaurylsulfat (SDS) gelöst (s. u.), die auch eine gewisse antimikrobielle Wirkung haben. Die **Substantivität** von Triclosan ist relativ schwach und aus diesem Grund wird den handelsüblichen Formulierungen entweder Zinkchlorid oder ein Polyvinylmethylether-Maleinsäure-Kopolymer (PVM/MA) hinzugefügt, um deren Wirksamkeit zu erhöhen [55]. Verglichen mit normaler fluoridhaltiger Zahnpasta verbessert Zahnpasta mit Triclosankopolymer die Plaqueentfernung um 15% [72]. Die Antikarieswirksamkeit von Triclosan hingegen ist bislang nicht ausreichend dokumentiert. Da in Laborversuchen triclosanresistente Bakterienstämme produziert werden konnten, wird befürchtet, dass die verbreitete Anwendung von Triclosan durch Mechanismen wie Kreuzresistenz oder Koresistenz eine **erhöhte Resistenz** von Bakterien gegenüber anderen klinisch relevanten antimikrobiellen Substanzen fördern kann [73].

Ätherische Öle (Listerine)

Listerine ist eine wässrige alkoholische Lösung aus Thymol, Menthol, Eukalyptol und Methylsalizylat. Es gehört zu den ältesten Mundspülungen und verfügt über einen hohen Beliebtheitsgrad, vermutlich wegen des „antiseptischen" Geschmacks und der geruchsbeseitigenden Wirkung [54]. Listerine hat wenige Nachteile. Die Patienten scheinen sich an den etwas unangenehmen Geschmack und Geruch zu gewöhnen. Darüber hinaus konnte nur eine geringe Zahnverfärbung und kein erhöhtes Wachstum pathogener Mikroorganismen beobachtet werden. Obwohl durch die regelmäßige Anwendung von Listerine Plaque und Gingivitis reduziert werden kann [74], existieren keine Untersuchungen, die eine kariespräventive Wirksamkeit belegen.

Natriumlaurylsulfat

Natriumlaurylsulfat (auch: Natriumdodecylsulfat, SDS) ist ein anionisches Detergens mit einem hydrophoben organischen Teil, der eine hohe Proteinaffinität aufweist. Die Substanz scheint über eine plaquehemmende Wirkung zu verfügen, die auf der Wechselwirkung der SDS-Moleküle mit der mikrobiellen Zellwand beruht (Austreten bakterieller Zellbestandteile). SDS hat darüber hinaus starke proteindenaturierende Eigenschaften [75] [76]. Bislang fehlen jedoch Studien, die eine kariespräventive Wirksamkeit von SDS belegen [55]. SDS ist als Detergens in Mundspülungen und Zahnpasten weitverbreitet. Es hemmt die kariespräventive Wirkung von Monofluorphosphat sowie die antibakterielle Wirkung von CHX. Daher sollte das Zähneputzen mit SDS-Zahnpasta und das Spülen mit CHX-Lösungen in einem Abstand von mindestens 30 Minuten erfolgen [54].

Metallionen

Metallionen wie Cu^{2+}, Zn^{2+} und Sn^{2+} haben eine antimikrobielle Wirkung, die auf der Wechselwirkung mit anionischen Gruppen der Bakterienenzyme beruht und so den bakteriellen Stoffwechsel hemmt. Darüber hinaus können sie die Oberflächenladung der Mikroorganismen durch den Austausch von Ca^{2+} verändern und so deren Haftfähigkeit beeinträchtigen [77] [54]. Ähnlich wie CHX binden sich Metallionen an negativ geladene Proteingruppen der Mukosa und verfügen daher über eine hohe Substantivität. Zn^{2+}-Ionen reagieren darüber hinaus mit stark riechenden Schwefelverbindungen, was zur verbreiteten Anwendung von Zinksalzen in Mundhygieneprodukten führte [55]. Cu^{2+}-, Zn^{2+}- und Sn^{2+}-Salze verringern nachweislich die Säurebildung von Plaque [78] [79]. Die Anwendung von Metallionen in höheren Konzentrationen ist aufgrund ihrer Toxizität und der möglichen Nebenwirkungen – wie metallischer Geschmack, Trockenheitsgefühl und gelbliche bis bräunliche Zahnverfärbung – eingeschränkt [55]. Außerdem liegen kaum Belege für die kariespräventive Wirksamkeit von Metallionen vor.

Allgemeine Überlegungen

Mit Ausnahme von Xylitol (s. Kap. **11**) haben die meisten der aufgeführten antimikrobiellen Substanzen eine **unspezifische antimikrobielle Wirkung** und reduzieren daher sowohl die pathogene als auch die nicht pathogene (nützliche) Mikroflora der Mundhöhle. Darüber hinaus führt jede antimikrobielle Behandlung zu einem erhöhten Selektionsdruck innerhalb des Biofilms. Bei Patienten mit kariogenen Ernährungsgewohnheiten kann daher die Reduzierung bestimmter sensitiver Bakterien sogar zu einem übermäßigen Wachstum azidurischer Spezies wie Mutans-Streptokokken und Laktobazillen führen [80]. Diese Erwägungen führen zu der allgemeinen Empfehlung, dass sich sämtliche chemotherapeutischen Ansätze nur auf **Patienten mit erhöhtem Kariesrisiko** und anhaltend hoher Kariesaktivität beschränken und stets von Maßnahmen zur **Ernährungsumstellung** begleitet sein sollten [81] [82] [80].

PRAXISTIPP

Alle chemotherapeutischen Ansätze sollten auf Patienten mit erhöhtem Kariesrisiko und hoher Kariesaktivität beschränkt werden und stets von Maßnahmen zur Ernährungsumstellung begleitet sein.

Biologische Beeinflussung des Biofilms

Die meisten konventionellen Ansätze zur Kontrolle des dentalen Biofilms zielen in erster Linie auf die mechanische Entfernung oder chemische Hemmung der Plaque ab. Da jedoch die Plaque aus zahlreichen kommensalen und nur wenigen pathogenen Bakterien besteht, ist dieser Ansatz des „alles töten oder entfernen" möglicherweise ineffektiv, da er offene und nicht widerstandsfähige Oberflächen zurücklässt, an denen sich pathogene Mikroorganismen erneut ansiedeln können, sofern begünstigende Faktoren – wie beispielsweise eine kariogene Ernährung – unverändert bleiben [83]. Aus diesen Gründen zielen neuere Konzepte eher auf eine **Veränderung der Plaqueökologie** als auf die Reduzierung der Bakterienanzahl. Allerdings konnte auch gezeigt werden, dass in einigen Studien die Behandlung mit unterschiedlichen Bioziden wie Chlorhexidin, Xylitol, Jod, Antibiotika und sogar eine simple mechanische Zahnreinigung zu einer zahlenmäßigen Reduzierung von S. mutans führt. Dies könnte so interpretiert werden, dass die Persistenz von S. mutans leicht zu beeinflussen ist und eine „spezifische Reduzierung" von S. mutans, die für viele Wirkstoffe in Anspruch genommen wird, lediglich eine Folge einer unspezifischen Reaktion von S. mutans auf ungünstige Umgebungsbedingungen ist, von denen sich andere (nicht kariogene) Mitglieder der Mundflora besser erholen können, insbesondere wenn auch andere Umgebungsbedingungen geändert werden. Die Flora kann möglicherweise einfach dadurch günstig beeinflusst werden, dass der Gehalt an fermentierbaren Kohlenhydraten in der Nahrung reduziert wird [84] [85]. Da die Ernährung jedoch stark von der individuellen Compliance abhängig und somit oft nur schwer zu ändern ist, gibt es auch alternative Konzepte für die Veränderung der Zusammensetzung des Biofilms wie beispielsweise Impfungen oder die Anwendung von Probiotika.

Impfung

Im zurückliegenden Jahrhundert wurden durch die Impfung gegen klassische (spezifische) Infektionskrankheiten wie Kinderlähmung oder Pocken große Erfolge erzielt. Dies ermutigte Wissenschaftler dazu, auch Impfungen gegen Karies zu entwickeln. Fasst man Karies als eine Infektionskrankheit [86] auf, die mit bestimmten Bakterien wie S. mutans (spezifische Plaquehypothese) in Zusammenhang steht, erscheint die Entwicklung eines Impfstoffs gegen diese Bakterien sogar als dringend geboten [87].

Es gibt 2 Möglichkeiten, um eine (verstärkte) Immunantwort gegen kariogene Bakterien zu erreichen: die aktive und die passive Immunisierung. Die Verabreichung einzelner oder kombinierter bakterieller Antigene zielt auf eine **aktive Immunisierung** gegen S. mutans ab. In Tierversuchen zeigte dieser Ansatz vielversprechende Ergebnisse [87] [88] [89]. Für Menschen hingegen wurden bislang nur wenige klinische Studien mit Surrogat-Zielparametern (nicht Kariesinzidenz) durchgeführt [90] und der kariespräventive Effekt konnte bislang nicht verifiziert werden. Darüber hinaus war die Produktion der Antikörper im Menschen nur kurzlebig. Die **passive Immunisierung** zielt auf die Reduzierung der Bakterienzahl durch regelmäßige Einnahme von Antikörpern gegen kariogene Bakterien wie S. mutans. Während diese in Tierversuchen erfolgreich getestet wurden, führten klinische Studien an Menschen bislang eher zu widersprüchlichen Ergebnissen [91] [92] [93] [94].

Im Allgemeinen müssen die (bislang eingeschränkten) Wirkungen der Impfung sorgfältig mit Sicherheits- und Kostenaspekten austariert werden, insbesondere weil bereits andere sichere und effektive präventive Maßnahmen gegen Karies (z. B. Fluorid) existieren. Wird Karies als multifaktorielle Erkrankung und nicht als klassische Infektionskrankheit angesehen, ist die Wirksamkeit des Impfkonzepts noch fraglicher, da andere azidogene und azidurische Bakterien höchstwahrscheinlich die Rolle von S. mutans übernehmen würden (vgl. Kap. **4**).

Probiotische Therapie

Der aktuelle Paradigmenwechsel zu einer ökologischen Plaquehypothese fördert die Entwicklung neuer Behandlungsstrategien. Der Gedanke hinter dem probiotischen Therapiekonzept ist die Verabreichung lebender Mikroorganismen, die dem Wirt einen gesundheitlichen Nutzen bringen [95]. Der gesundheitliche Nutzen wird durch verschiedene Wirkmechanismen erzielt, die von der direkten Hemmung pathogener Mikroorganismen bis zur Verbesserung der Immunabwehr des Wirts reichen. Probiotika wurden bei der Behandlung **gastrointestinaler Erkrankungen** wie z. B. bei Darmerkrankungen, virusinduziertem Durchfall oder Laktoseintoleranz sowie bei Allergien erfolgreich eingesetzt. In jüngster Zeit wurden die Probiotikakonzepte auch auf die Mundhöhle übertragen.

Ein probiotischer Ansatz besteht in der regelmäßigen Verabreichung **nicht pathogener Bakterien** wie Lactobacillus rhamnosus, die mit pathogeneren Bakterien wie S. mutans um die gleiche ökologische Nische konkurrieren. Es konnte gezeigt werden, dass der langfristige Konsum von fluoridhaltiger, mit dem probiotischen Bakterienstamm Lactobacillus rhamnosus GG angereicherter Milch die kariesassoziierten Faktoren (Kariesrisiko) und die bakteriell bedingten Erkrankungen wie Mittelohrentzündung bei Kindern reduziert [96]. In anderen Studien über probiotische Arten wie Lactobacillus reuteri oder Bifidobacterium-Stämme konnte die Anzahl von S. mutans verringert werden [97] [98] [99]. Bislang fehlen jedoch klinische Studien, die eine kariespräventive Wirksamkeit belegen.

Ein weiterer probiotischer Ansatz besteht in der Verabreichung genetisch veränderter Stämme von S. mutans, die fast nicht azidogen sind und mit den kariogenen Wildstämmen konkurrieren. Dieser Ansatz konnte durch Tiermodelle untermauert werden [100], aber aus Sicherheitsgründen konnte die Wirksamkeit beim Menschen noch nicht nachgewiesen werden.

Allgemein existieren bisher **nur wenige Nachweise** für die Wirksamkeit von Probiotika beim Menschen und vor der verbreiteten Anwendung von Probiotika müssen noch einige Probleme gelöst werden. Zum einen ist aufgrund der Komplexität lebender Organismen die Sicherheit (möglicherweise genetisch veränderter) probiotischer Handelsprodukte schwer einzuschätzen. Zum anderen haben lebende Organismen gewöhnlich eine kurze Haltbarkeitsdauer und erfordern komplexe Lagerungsbedingungen [83]. Daher kann für den praktischen Arzt bislang keine Empfehlung für den Gebrauch von Probiotika abgegeben werden [101].

MERKE

Probiotische Ansätze zielen auf die Vorbeugung von Karies durch Verabreichung nicht kariogener Mikroorganismen, die eine ähnliche ökologische Nische besetzen wie Streptococcus mutans, dadurch die Konkurrenz fördern und eine Reduzierung pathogener Bakterien herbeiführen.

ZUSAMMENFASSUNG

Plaque ist ein wichtiger kausaler Faktor für Karies, aber die Rolle der Mundhygiene bei der Ätiologie und Prävention von Karies bleibt umstritten. Karies kann durch hocheffiziente Plaqueentfernung verhindert werden und die einfachste Art, dies zu erreichen, sind mechanische Maßnahmen wie Zähneputzen oder die Anwendung von Zahnseide. Nach wie vor ist das 2-mal tägliche Zähneputzen mit fluoridhaltiger Zahnpasta die wohl wirksamste und effektivste Methode zur Kariesprävention. In diesem Zusammenhang sollte jedoch die Rolle der Fluoride nicht unterschätzt werden. Ein für die vollständige Verhinderung von Karies ausreichendes Maß an Plaquefreiheit ist durch selbst angewandte Maßnahmen wie Zähneputzen oder Zahnseidebenutzung, insbesondere an schwer zugänglichen Zahnflächen, nur schwer zu erreichen. Eine regelmäßige professionell durchgeführte Mundhygiene scheint zur Vorbeugung von Karies sehr wirksam zu sein, wird jedoch durch die recht hohen Kosten begrenzt. Chemotherapeutika sind einfach anzuwenden, haben aber nur eine geringe Wirkung auf bakterielle Biofilme. Der wirksamste in der Zahnmedizin verwendete antimikrobielle Wirkstoff ist Chlorhexidin. Für andere zur Plaquekontrolle eingesetzte Substanzen wie Triclosan oder Metallionen ist der kariespräventive Effekt unzureichend dokumentiert. Allgemein ist der chemotherapeutische Ansatz eher unspezifisch und reduziert meist sowohl die pathogene als auch die nützliche Mikroflora und sollte daher auf Patienten beschränkt bleiben, bei denen andere Maßnahmen höchstwahrscheinlich unwirksam sind. In jüngster Vergangenheit wurden biologische Ansätze, wie eine aktive oder passive Immunisierung oder probiotische Therapien, diskutiert. Bislang reichen die wissenschaftlichen Daten jedoch nicht aus, um diese Ansätze für die tägliche Routine empfehlen zu können.

LITERATUR

1. Savage DC. Microbial ecology of the gastrointestinal tract. Annu Rev Microbiol 1977; 31: 107–133
2. Dale BA, Fredericks LP. Antimicrobial peptides in the oral environment: expression and function in health and disease. Curr Issues Mol Biol 2005; 7: 119–133
3. Hyson jr. JM. History of the toothbrush. J Hist Dent 2003; 51: 73–80
4. Cowan MM. Plant products as antimicrobial agents. Clin Microbiol Rev 1999; 12: 564–582
5. Marsh PD. Dental plaque as a microbial biofilm. Caries Res 2004; 38: 204–211
6. Larsen T. Susceptibility of Porphyromonas gingivalis in biofilms to amoxicillin, doxycycline and metronidazole. Oral Microbiol Immunol 2002; 17: 267–271
7. Zijnge V, van Leeuwen MB, Degener JE et al. Oral biofilm architecture on natural teeth. PLoS One 2010; 5: e9321
8. Keijser BJ, Zaura E, Huse SM et al. Pyrosequencing analysis of the oral microflora of healthy adults. J Dent Res 2008; 87: 1016–1020
9. Andlaw RJ. Oral hygiene and dental caries – a review. Int Dent J 1978; 28: 1–6
10. Bellini HT, Arneberg P, von der Fehr FR. Oral hygiene and caries. A review. Acta Odontol Scand 1981; 39: 257–265
11. Marthaler TM. Reduction of caries, gingivitis and calculus after eight years of preventive measures – observations in seven communities. Helv Odontol Acta 1972; 16: 69–83
12. Sutcliffe P. A longitudinal clinical study of oral cleanliness and dental caries in school children. Arch Oral Biol 1973; 18: 765–770
13. Tucker GJ, Andlaw RJ, Burchell CK. The relationship between oral hygiene and dental caries incidence in 11-year-old children. A 3-year study. Br Dent J 1976; 141: 75–79
14. Vestergaard V, Moss A, Pedersen HO et al. The effect of supervised tooth cleansing every second week on dental caries in Danish school children. Acta Odontol Scand 1978; 36: 249–252
15. Beal JF, James PM, Bradnock G, et al. The relationship between dental cleanliness, dental caries incidence and gingival health. A longitudinal study. Br Dent J 1979; 146: 111–114
16. Koch G, Lindhe J. The State of the Gingivae and the Caries-increment in Schoolchildren during and after Withdrawal of various prophylactic Measures. In: McHugh WD, ed. Dental Plaque. Edinburgh: Livingston; 1970: 271–281
17. Lindhe J, Axelsson P. The effect of controlled oral hygiene and topical fluoride application on caries and gingivitis in Swedish schoolchildren. Community Dent Oral Epidemiol 1973; 1: 9–16
18. Carvalho JC, Thylstrup A, Ekstrand KR. Results after 3 years of non-operative occlusal caries treatment of erupting permanent first molars. Community Dent Oral Epidemiol 1992; 20: 187–192
19. Gray D, McIntyre G. Does oral health promotion influence the oral hygiene and gingival health of patients undergoing fixed appliance orthodontic treatment? A systematic literature review. J Orthod 2008; 35: 262–269
20. He T, Li S, Sun L. Clinical comparison of the plaque removal efficacy of a manual toothbrush with criss-cross bristle design. Am J Dent 2009; 22: 200–202
21. Poyato-Ferrera M, Segura-Egea JJ, Bullon-Fernandez P. Comparison of modified Bass technique with normal toothbrushing practices for efficacy in supragingival plaque removal. Int J Dent Hyg 2003; 1: 110–114
22. Robinson PG, Deacon SA, Deery C et al. Manual versus powered toothbrushing for oral health. Cochrane Database Syst Rev 2005; 2: CD 002281
23. Loe H, Theilade E, Jensen SB. Experimental Gingivitis in Man. J Periodontol 1965; 36: 177–187
24. Chesters RK, Huntington E, Burchell CK et al. Effect of oral care habits on caries in adolescents. Caries Res 1992; 26: 299–304
25. Ashley PF, Attrill DC, Ellwood RP et al. Toothbrushing habits and caries experience. Caries Res 1999; 33: 401–402
26. Fosdick LS. The reduction of the incidence of dental caries; immediate tooth-brushing with a neutral dentifrice. J Am Dent Assoc 1950; 40: 133–143
27. Sgan-Cohen HD. Oral hygiene: past history and future recommendations. Int J Dent Hyg 2005; 3: 54–58

28. Attin T, Hornecker E. Tooth brushing and oral health: how frequently and when should tooth brushing be performed? Oral Health Prev Dent 2005; 3: 135–140
29. Jaeggi T, Lussi A. Toothbrush abrasion of erosively altered enamel after intraoral exposure to saliva: an in situ study. Caries Res 1999; 33: 455–461
30. Attin T, Siegel S, Buchalla W et al. Brushing abrasion of softened and remineralised dentin: an in situ study. Caries Res 2004; 38: 62–66
31. Dawes C. Factors influencing salivary Flow Rate and Composition. In: Edgar M, Dawes C, O'Mullane D, eds. Saliva and Oral Health. 3 rd ed. London: British Dental Association; 2004: 32–49
32. Huber B, Rueger K, Hefti A. Der Einfluß der Zahnreinigungsdauer auf die Plaquereduktion. Schweiz Monatsschr Zahnmed 1985; 95: 985–992
33. Ashley P. Toothbrushing: why, when and how? Dent Update 2001; 28: 36–40
34. Sjogren K, Birkhed D. Factors related to fluoride retention after toothbrushing and possible connection to caries activity. Caries Res 1993; 27: 474–477
35. Granath LE, Martinsson T, Matsson L et al. Intraindividual effect of daily supervised flossing on caries in schoolchildren. Community Dent Oral Epidemiol 1979; 7: 147–150
36. Gisselsson H, Birkhed D, Bjorn AL. Effect of a 3-year professional flossing program with chlorhexidine gel on approximal caries and cost of treatment in preschool children. Caries Res 1994; 28: 394–399
37. Hujoel PP, Cunha-Cruz J, Banting DW et al. Dental flossing and interproximal caries: a systematic review. J Dent Res 2006; 85: 298–305
38. Wright GZ, Banting DW, Feasby WH. Effect of interdental flossing on the incidence of proximal caries in children. J Dent Res 1977; 56: 574–578
39. Wright GZ, Banting DW, Feasby WH. The Dorchester dental flossing study: final report. Clin Prev Dent 1979; 1: 23–26
40. Sarner B, Birkhed D, Huysmans MC et al. Effect of fluoridated toothpicks and dental flosses on enamel and dentine and on plaque composition in situ. Caries Res 2005; 39: 52–59
41. Slot DE, Dorfer CE, van der Weijden GA. The efficacy of interdental brushes on plaque and parameters of periodontal inflammation: a systematic review. Int J Dent Hyg 2008; 6: 253–264
42. Christou V, Timmerman MF, van der Velden U et al. Comparison of different approaches of interdental oral hygiene: interdental brushes versus dental floss. J Periodontol 1998; 69: 759–764
43. Takano N, Ando Y, Yoshihara A et al. Factors associated with root caries incidence in an elderly population. Community Dent Health 2003; 20: 217–222
44. Axelsson P, Lindhe J. The effect of a plaque control program on gingivitis and dental caries in schoolchildren. J Dent Res 1977; 56 (Spec.): C 142–C 148
45. Axelsson P, Lindhe J, Waseby J. The effect of various plaque control measures on gingivitis and caries in schoolchildren. Community Dent Oral Epidemiol 1976; 4: 232–239
46. Ripa LW, Barenie JT, Leske GS. The effect on professionally administered bi-annual prophylaxes on the oral hygiene, gingival health, and caries scores of school children. Two year study. J Prev Dent 1976; 3: 22–26
47. Malmberg E. [The Tuve study. 3 years preventive treatment of 16–19 year olds]. Tandlakartidningen 1976; 68: 1087–1088
48. Axelsson P, Lindhe J, Nystrom B. On the prevention of caries and periodontal disease. Results of a 15-year longitudinal study in adults. J Clin Periodontol 1991; 18: 182–189
49. Axelsson P, Lindhe J. The effect of a preventive programme on dental plaque, gingivitis and caries in schoolchildren. Results after one and two years. J Clin Periodontol 1974; 1: 126–138
50. Poulsen S, Agerbaek N, Melsen B et al. The effect of professional toothcleansing on gingivitis and dental caries in children after 1 year. Community Dent Oral Epidemiol 1976; 4: 195–199
51. Agerbaek N, Poulsen S, Melsen B et al. Effect of professional toothcleansing every third week on gingivitis and dental caries in children. Community Dent Oral Epidemiol 1978; 6: 40–41
52. Hamp SE, Lindhe J, Fornell J et al. Effect of a field program based on systematic plaque control on caries and gingivitis in schoolchildren after 3 years. Community Dent Oral Epidemiol 1978; 6: 17–23
53. Axelsson P, Lindhe J. Effect of controlled oral hygiene procedures on caries and periodontal disease in adults. J Clin Periodontol 1978; 5: 133–151
54. Adams D, Addy M. Mouthrinses. Adv Dent Res 1994; 8: 291–301
55. Scheie AA, Petersen FC. Antimicrobials in Caries Control. In: Kidd EAM, Fejerskov O, eds. Dental Caries. The Disease and its Clinical Management. 2nd ed. Oxford: Blackwell Munksgaard; 2008: 265–277
56. Forgie AH, Paterson M, Pine CM et al. A randomised controlled trial of the caries-preventive efficacy of a chlorhexidine-containing varnish in high-caries-risk adolescents. Caries Res 2000; 34: 432–439
57. de Soet JJ, Gruythuysen RJ, Bosch JA et al. The effect of 6-monthly application of 40% chlorhexidine varnish on the microflora and dental caries incidence in a population of children in Surinam. Caries Res 2002; 36: 449–455
58. Petersson LG, Magnusson K, Andersson H et al. Effect of semiannual applications of a chlorhexidine/fluoride varnish mixture on approximal caries incidence in schoolchildren. A three-year radiographic study. Eur J Oral Sci 1998; 106: 623–627
59. Twetman S, Petersson LG. Interdental caries incidence and progression in relation to mutans streptococci suppression after chlorhexidine-thymol varnish treatments in schoolchildren. Acta Odontol Scand 1999; 57: 144–148
60. Petersson LG, Magnusson K, Andersson H et al. Effect of quarterly treatments with a chlorhexidine and a fluoride varnish on approximal caries in caries-susceptible teenagers: a 3-year clinical study. Caries Res 2000; 34: 140–143
61. Haukali G, Poulsen S. Effect of a varnish containing chlorhexidine and thymol (Cervitec) on approximal caries in 13- to 16-year-old schoolchildren in a low caries area. Caries Res 2003; 37: 185–189
62. Bratthall D, Serinirach R, Rapisuwon S et al. A study into the prevention of fissure caries using an antimicrobial varnish. Int Dent J 1995; 45: 245–254
63. Joharji RM, Adenubi JO. Prevention of pit and fissure caries using an antimicrobial varnish: 9 month clinical evaluation. J Dent 2001; 29: 247–254
64. Araujo AM, Naspitz GM, Chelotti A et al. Effect of Cervitec on mutans streptococci in plaque and on caries formation on occlusal fissures of erupting permanent molars. Caries Res 2002; 36: 373–376
65. Baca P, Munoz MJ, Bravo M et al. Effectiveness of chlorhexidine-thymol varnish for caries reduction in permanent first molars of 6-7-year-old children: 24-month clinical trial. Community Dent Oral Epidemiol 2002; 30: 363–368

66. Ogaard B, Larsson E, Glans R et al. Antimicrobial effect of a chlorhexidine-thymol varnish (Cervitec) in orthodontic patients. A prospective, randomized clinical trial. J Orofac Orthop 1997; 58: 206–213
67. Madlena M, Vitalyos G, Marton S et al. Effect of chlorhexidine varnish on bacterial levels in plaque and saliva during orthodontic treatment. J Clin Dent 2000; 11: 42–46
68. Brailsford SR, Fiske J, Gilbert S et al. The effects of the combination of chlorhexidine/thymol- and fluoride-containing varnishes on the severity of root caries lesions in frail institutionalised elderly people. J Dent 2002; 30: 319–324
69. Baca P, Clavero J, Baca AP et al. Effect of chlorhexidine-thymol varnish on root caries in a geriatric population: a randomized double-blind clinical trial. J Dent 2009; 37: 679–685
70. Tan HP, Lo EC, Dyson JE et al. A randomized trial on root caries prevention in elders. J Dent Res 2010; 89: 1086–1090
71. Zhang Q, van Palenstein Helderman WH, van't Hof MA et al. Chlorhexidine varnish for preventing dental caries in children, adolescents and young adults: a systematic review. Eur J Oral Sci 2006; 114: 449–455
72. Davies RM, Ellwood RP, Davies GM. The effectiveness of a toothpaste containing triclosan and polyvinyl-methyl ether maleic acid copolymer in improving plaque control and gingival health: a systematic review. J Clin Periodontol 2004; 31: 1029–1033
73. Yazdankhah SP, Scheie AA, Hoiby EA et al. Triclosan and antimicrobial resistance in bacteria: an overview. Microb Drug Resist 2006; 12: 83–90
74. DePaola LG, Overholser CD, Meiller TF et al. Chemotherapeutic inhibition of supragingival dental plaque and gingivitis development. J Clin Periodontol 1989; 16: 311–315
75. Jenkins S, Addy M, Newcombe R. Triclosan and sodium lauryl sulphate mouthwashes (I). Effects on salivary bacterial counts. J Clin Periodontol 1991; 18: 140–144
76. Jenkins S, Addy M, Newcome R. Triclosan and sodium lauryl sulphate mouthrinses (II). Effects of 4-day plaque regrowth. J Clin Periodontol 1991; 18: 145–148
77. Olsson J, Odham G. Effect of inorganic ions and surface active organic compounds on the adherence of oral streptococci. Scand J Dent Res 1978; 86: 108–117
78. Oppermann RV, Rolla G. Effect of some polyvalent cations on the acidogenicity of dental plaque in vivo. Caries Res 1980; 14: 422–427
79. Afseth J, Rolla G, Helgeland K et al. Aspects of Cu^{2+} and Zn^{2+} in mouth rinses with regards to dental health. Acta Pharmacol Toxicol 1986; 59 (Suppl. 7): 300–304
80. Twetman S. Antimicrobials in future caries control? A review with special reference to chlorhexidine treatment. Caries Res 2004; 38: 223–229
81. Kidd EA. Role of chlorhexidine in the management of dental caries. Int Dent J 1991; 41: 279–286
82. Rozier RG. Effectiveness of methods used by dental professionals for the primary prevention of dental caries. J Dent Educ 2001; 65: 1063–1072
83. He X, Lux R, Kuramitsu HK et al. Achieving probiotic effects via modulating oral microbial ecology. Adv Dent Res 2009; 21: 53–56
84. Wennerholm K, Birkhed D, Emilson CG. Effects of sugar restriction on Streptococcus mutans and Streptococcus sobrinus in saliva and dental plaque. Caries Res 1995; 29: 54–61
85. Beighton D. Can the ecology of the dental biofilm be beneficially altered? Adv Dent Res 2009; 21: 69–73
86. Shivakumar KM, Vidya SK, Chandu GN. Dental caries vaccine. Indian J Dent Res 2009; 20: 99–106
87. Taubman MA, Nash DA. The scientific and public-health imperative for a vaccine against dental caries. Nat Rev Immunol 2006; 6: 555–563
88. Xu QA, Yu F, Fan MW et al. Protective efficacy of a targeted anti-caries DNA plasmid against cariogenic bacteria infections. Vaccine 2007; 25: 1191–1195
89. Li YH, Huang S, Du M et al. Immunogenic characterization and protection against Streptococcus mutans infection induced by intranasal DNA prime-protein boost immunization. Vaccine 2010; 28: 5370–5376
90. Childers NK, Tong G, Li F et al. Humans immunized with Streptococcus mutans antigens by mucosal routes. J Dent Res 2002; 81: 48–52
91. Hatta H, Tsuda K, Ozeki M et al. Passive immunization against dental plaque formation in humans: effect of a mouth rinse containing egg yolk antibodies (IgY) specific to Streptococcus mutans. Caries Res 1997; 31: 268–274
92. Ma JK, Hikmat BY, Wycoff K et al. Characterization of a recombinant plant monoclonal secretory antibody and preventive immunotherapy in humans. Nat Med 1998; 4: 601–606
93. Shimazaki Y, Mitoma M, Oho T et al. Passive immunization with milk produced from an immunized cow prevents oral recolonization by Streptococcus mutans. Clin Diagn Lab Immunol 2001; 8: 1136–1139
94. Weintraub JA, Hilton JF, White JM et al. Clinical trial of a plant-derived antibody on recolonization of mutans streptococci. Caries Res 2005; 39: 241–250
95. World Health Organization (WHO). Health and Nutritional Properties of Probiotics in Food including Powder Milk with Live Lactic Acid Bacteria. Report of a joint FAO/WHO Expert Consultation on Evaluation of Health and Nutritional Properties of Probiotics in Food including Powder Milk with Live Lactic Acid Bacteria. Cordoba: Food and Agriculture Organization of the United Nations, World Health Organization; 2001
96. Nase L, Hatakka K, Savilahti E et al. Effect of long-term consumption of a probiotic bacterium, Lactobacillus rhamnosus GG, in milk on dental caries and caries risk in children. Caries Res 2001; 35: 412–420
97. Caglar E, Kavaloglu SC, Kuscu OO et al. Effect of chewing gums containing xylitol or probiotic bacteria on salivary mutans streptococci and lactobacilli. Clin Oral Investig 2007; 11: 425–429
98. Caglar E, Kuscu OO, Selvi Kuvvetli S et al. Short-term effect of ice-cream containing Bifidobacterium lactis Bb-12 on the number of salivary mutans streptococci and lactobacilli. Acta Odontol Scand 2008; 66: 154–158
99. Cildir SK, Germec D, Sandalli N et al. Reduction of salivary mutans streptococci in orthodontic patients during daily consumption of yoghurt containing probiotic bacteria. Eur J Orthod 2009; 31: 407–411
100. Hillman JD. Genetically modified Streptococcus mutans for the prevention of dental caries. Antonie van Leeuwenhoek 2002; 82: 361–366
101. Stamatova I, Meurman JH. Probiotics: health benefits in the mouth. Am J Dent 2009; 22: 329–338

Karieskontrolle durch Beeinflussung der Ernährung

B. T. Amaechi

11

Einleitung

Wie in den vorhergegangenen Kapiteln beschrieben, entsteht Karies, wenn das Gleichgewicht zwischen pathogenen und protektiven Faktoren gestört ist. Das bedeutet, dass der pH-Wert des Biofilms häufig von neutral unter eine kritische Grenze für das Zahnhartgewebe fällt, was netto zu einer Demineralisation führt. Die Hauptursache für diese Störung des Gleichgewichts liegt in der Zusammensetzung der Ernährung und der Art und Weise der Nahrungsaufnahme. In einer Konsenserklärung zum Thema Ernährung beschreibt die FDI Second World Conference on Oral Health Promotion Nahrung als komplexe Kombination aus Makro- und Mikrobestandteilen. Bei längerem Kontakt mit der Mundhöhle kann Nahrung die orale Mikroflora verändern und das Kariesrisiko erhöhen [1]. Die Hauptbestandteile der Nahrung, also Kohlenhydrate, Eiweiße, Fette, Obst, Gemüse und andere Zusatzstoffe in Nahrungsmitteln, haben entweder einen begünstigenden oder einen hemmenden Einfluss auf den Kariesprozess.

Fermentierbare Kohlenhydrate fördern die Kariesbildung. Besonders Saccharose wurde als „Erzkrimineller" im Kariesprozess bezeichnet [2]. In der Tat handelt es sich bei **Saccharose** um das kariogenste Kohlenhydrat. Ein hoher Saccharoseanteil in der Nahrung steigert das individuelle Kariesrisiko. Aber Bakterien sind auch in der Lage, eine Vielzahl weiterer Kohlenhydrate der Nahrung in organische Säuren umzuwandeln. Einige Proteine, Fette, Obst- und Gemüsesorten und andere Bestandteile der Nahrung können allerdings auch hemmend auf die Kariesbildung wirken. In diesem Kapitel werden die wissenschaftlichen Grundlagen des Einflusses dieser Nahrungsbestandteile auf den Kariesprozess und das individuelle Kariesrisiko beschrieben.

Im Einzelnen werden in diesem Kapitel folgende **Themen** behandelt:

- Mechanismen der Kohlenhydratfermentierung im Biofilm
- Rolle von Zuckeralkoholen und Süßstoffen
- Wirkmechanismen einiger schützender Nahrungsbestandteile
- Bestimmte Bevölkerungsgruppen, die auf Grund ihrer Ernährungsgewohnheiten besonders gefährdet sind
- Empfehlungen für eine „zahnfreundliche Ernährung"

Kohlenhydrate (Zucker) und der Kariesprozess

Die Belege dafür, dass Kohlenhydrate bei der Ätiologie der Karies eine zentrale Rolle spielen, sind überwältigend. Zahlreiche Langzeit- [3] [4] und Interventionsstudien [5], die vor 30–50 Jahren durchgeführt wurden, zeigen einen deutlichen Zusammenhang zwischen dem Konsum raffinierter Kohlenhydrate und der Entstehung von Karies. Die Bezeichnung von Zucker (d. h. Saccharose) als „Erzkrimineller" im Kariesprozess [2] basiert auf diesen Erkenntnissen sowie auf den ungewöhnlichen biochemischen Eigenschaften von Zucker und der Art und Weise, wie Zucker konsumiert wird. Jedoch sind nicht alle Zuckerarten am Kariesprozess beteiligt. Es gibt 3 Zuckerarten (Tab. 11.**1**): Die **herkömmlichen Zucker** sind Saccharose, Laktose, Glukose und Fruktose. Zu den **Zuckeraustauschstoffen** oder Zuckeralkoholen (Polyolen) zählen Xylit, Sorbit, Mannit, Laktit, Maltit und die Produkte Lycasin und Palatinit. Zu den **Zuckerersatzstoffen** (Süßstoffen) zählen Acesulfam-K, Aspartam, Neotam, Saccharin, Sucralose und Steviolglycoside. Es sind die herkömmlichen Zuckerarten

Tab. 11.**1** Zuckerarten.

Zuckerart	Klasse	Beispiele	cal/g	Süße
Herkömmliche Zucker	nährstoffhaltig	• Saccharose • Laktose • Glukose • Fruktose	• 4 • 4 • 4 • 4	• 1,0 • 0,2 • 0,7 • 1,7
Zuckeraustauschstoffe (Zuckeralkohole, Polyole)		• Sorbit • Mannit • Xylit • Maltit	• 2,6 • 1,6 • 2,4 • 2,1	• 0,6 • 0,7 • 1,0 • 0,9
Zuckerersatzstoffe (Süßstoffe)	nicht nährstoffhaltig	• Acesulfam-K • Aspartam • Neotam • Saccharin • Sucralose • Steviolglycoside	• 0 • 4 • 0 • 0 • 0 • 0	• 200 • 200 • 8000 • 300 • 600 • 300

und Zuckeraustauschstoffe, auf Grund ihres Kaloriengehalts auch als kalorische Zucker bezeichnet, die beim Kariesprozess eine wesentliche Rolle spielen, indem sie den Prozess begünstigen (herkömmlicher Zucker) oder hemmen (Zuckeralkohole).

Herkömmliche Zuckerarten

Monosaccharide (Glukose und Fruktose) und **Disaccharide** (Saccharose, Laktose und Maltose) sind gut fermentierbare Kohlenhydrate und erheblich kariogener als Stärke [6] [7]. Stärke ist normalerweise nicht kariogen, da ihre Moleküle zu groß sind, um in den dentalen Biofilm zu diffundieren. Sie kann aber in Populationen mit hohem Kariesrisiko kariogen wirken, da sie durch die Speichel- und Plaque-Amylase in Maltose, wenig Glukose und Dextrine gespalten werden kann. Bei Ratten wirkt eine Kombination aus Stärke und Saccharose kariogener als Saccharose allein [6]. Obwohl Saccharose als kariogenstes Kohlenhydrat angesehen wird [8] – vermutlich, da es die am häufigsten konsumierte Zuckerart ist –, bestehen tatsächlich hinsichtlich der Kariogenität kaum Unterschiede zwischen Saccharose, Glukose und Fruktose [9] [10]. Obwohl sich kariogene Bakterien wie Streptococcus mutans (S. mutans) auch im zuckerfreien Umfeld ansiedeln können, erhöht die Aufnahme von Zucker die Fähigkeit dieser Mikroorganismen, Zahnoberflächen zu besiedeln. Im saccharosefreien Umfeld ist die Adsorption dieser Bakterien auf den Zahnoberflächen reversibel. Sind jedoch leicht fermentierbare Kohlenhydrate vorhanden, kommt es zu einer stabilen Anlagerung der Mikroorganismen auf den Zahnoberflächen [11].

MERKE

Obwohl Saccharose als kariogenstes Kohlenhydrat angesehen wird – vermutlich, da es die am meisten konsumierte Zuckerart ist –, bestehen tatsächlich hinsichtlich der Kariogenität kaum Unterschiede zwischen Saccharose, Glukose und Fruktose.

Verstoffwechselung von Zucker und Säureproduktion durch kariogene Mikroorganismen

Stellen leicht fermentierbare Kohlenhydrate einen großen Anteil an der Ernährung dar, so begünstigt dies die Kariesbildung auf Grund der effizienten Verstoffwechselung dieser Zuckerarten durch kariogene Mikroorganismen wie S. mutans. Wird regelmäßig viel Saccharose aufgenommen, nutzen diese Bakterien den Zucker nicht nur als Hauptenergiequelle, sondern stoßen mit seiner Hilfe weitere **biochemische Vorgänge** an, die für den Kariesprozess verantwortlich sind. Diese biochemischen Vorgänge vollziehen sich auf zweierlei Weise, nämlich extrazellulär und intrazellulär (Abb. 11.1) [12]. Da es sich bei S. mutans um den am besten erforschten kariogenen Mikroorganismus handelt, werden wir die Verstoffwechselung von Zucker an Hand dieses Bakteriums erklären, obwohl andere kariesverursachende Mikroorganismen wahrscheinlich ähnliche Stoffwechselmuster zeigen.

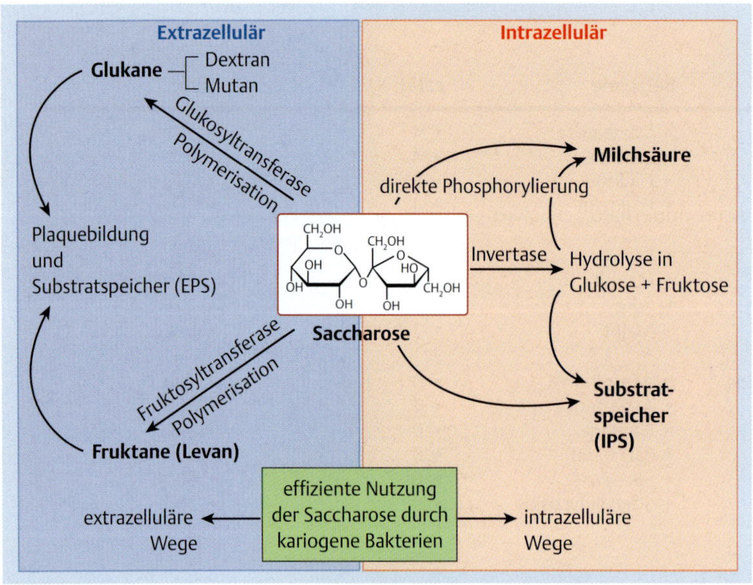

Abb. 11.1 Darstellung der Verstoffwechselung von Saccharose durch S. mutans.
EPS: extrazelluläre Polysaccharide
IPS: intrazelluläre Polysaccharide

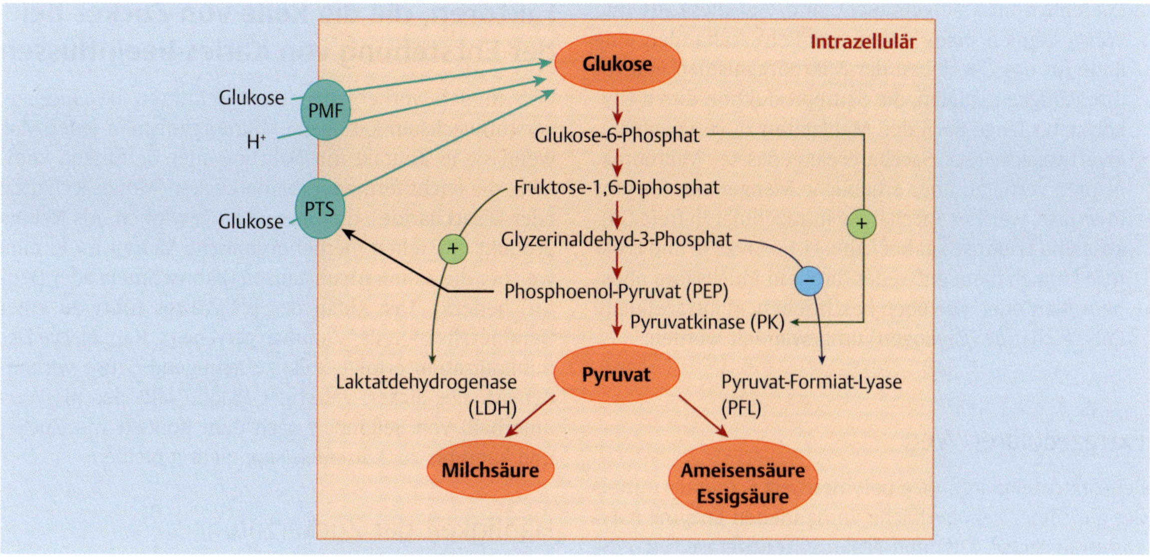

Abb. 11.**2** Schematische Darstellung des anaeroben Glykolysepfads des bakteriellen Stoffwechselsystems. S. mutans kann das Säureprofil in der Plaque je nach Zuckermenge im Umfeld verändern, indem diese Bakterien ihr selbstregulierendes System nutzen, was durch ihr duales Stoffwechselsystem mit Protonengradient **(Proton Motive Force, PMF)** und **Phosphotransferase (PTS)** vereinfacht wird. Beim PMF handelt es sich um ein Zuckeraufnahmesystem mit niedriger Affinität, das durch einen Protonengradienten aktiviert wird und bei niedrigen pH-Werten abläuft. S. mutans nutzt dieses System, um Zucker bei hohen extrazellulären Glukosekonzentrationen, wie z. B. während des Essens, zu transportieren und zu verstoffwechseln. Bei extrem hoher Konzentration von intrazellulärer Glukose ist auch die Konzentration der Abbauprodukte im Glykolysepfad, wie Glukose-6-Phosphat, Fruktose-1,6-Diphosphat, Glyzerinaldehyd-3-Phosphat und Phosphoenolpyruvat (PEP) extrem hoch. Ist die Konzentration von Glukose-6-Phosphat extrem hoch, wird das Enzym Pyruvatkinase, welches die Umwandlung von PEP in Pyruvat katalysiert, aktiviert, so dass extrem viel Pyruvat produziert wird. Das beschränkt wiederum die zu diesem Zeitraum verfügbare PEP-Menge. Ist Fruktose-1,6-Diphosphat vorhanden, wird das Enzym Laktatdehydrogenase (LDH) aktiviert, das die Umwandlung von Pyruvat in Laktat katalysiert. Dies führt zu einer erhöhten Produktion von Laktat (Milchsäure). Bei hoher Konzentration von Glyzerinaldehyd-3-Phosphat wird gleichzeitig das Enzym Pyruvat-Formiat-Lyase (PFL; auch Formiat-Acetyltransferase) unterdrückt, das die Umwandlung von Pyruvat in Formiat, Acetat oder Ethanol katalysiert, so dass diese Nebenprodukte gar nicht oder nur in geringen Mengen produziert werden. Allgemein bedeutet dies, dass bei einer extrem hohen Glukosekonzentration, wie z. B. während und kurz nach der Zufuhr fermentierbarer Kohlenhydrate, mehr Milchsäure und weniger andere Säuren produziert werden. Beim PTS handelt es sich andererseits um einen Zuckeraufnahmemechanismus mit hoher Affinität, der durch Phosphoenolpyruvat (PEP) angetrieben wird und bei neutralen pH-Werten abläuft. Bei niedrigen Konzentrationen an extrazellulärer Saccharose, wie z. B. zwischen den Mahlzeiten, nutzt S. mutans dieses System, um die wenigen verfügbaren Zuckermengen intrazellulär zu transportieren. Ist nur begrenzt Zucker verfügbar, so wird die Pyruvatkinase auf Grund der niedrigen Konzentration von Glukose-6-Phosphat (G-6-P) nicht aktiviert. Dies begrenzt wiederum die Umwandlung von PEP in Pyruvat und resultiert in einer PEP-Akkumulation. Erhöhte PEP-Konzentrationen stoßen das PEP/PTS-System zum Transport von mehr Glukose in die Zelle an. Gleichzeitig wird die hemmende Funktion des Glyzerinaldehyd-3-Phosphats auf die PFL gestoppt, so dass mehr Ameisensäure, Essigsäure und Ethanol produziert werden können. Daher werden bei einer niedrigen extrazellulären Glukosekonzentration Ameisensäure, Essigsäure und Ethanol in der Plaqueschicht als Nebenprodukte des bakteriellen Stoffwechsels gebildet.

Intrazellulärer Weg

Beim intrazellulären Weg kann von der Bakterienzelle aufgenommene Saccharose auf folgende Arten innerhalb der Zelle genutzt werden:

- **Direkte Phosphorylierung über die Glykolyse zu organischer Säure** (Abb. 11.**2**): Viele orale Mikroorganismen im Plaque-Biofilm produzieren bei Vorhandensein von Saccharose organische Säuren [13]. Alle Stämme von S. mutans sind homofermentativ, die über den Glukosestoffwechsel mehr als 90% der Hexose in Milchsäure umwandeln, da S. mutans nicht über Enzyme des Krebs-Zyklus oder Cytochrome verfügt. Vor allem die Fähigkeit von S. mutans, aus Zucker schnell Säure herzustellen, wird mit der Entstehung von Karies in Zusammenhang gebracht [14] [15]. Auf jede Zufuhr von fermentierbarem Zucker folgt eine schnelle Produktion von Säure durch Mikroorganismen, wodurch der pH-Wert der Plaque auf niedrige Werte bis zu pH 4 gesenkt wird [16].
- **Glykogenproduktion**: Viele kariogene Mikroorganismen sind in der Lage, intrazelluläre Polysaccharide (IPS), ein verzweigtes, leicht abbaubares Glykogen vom Typ Amylopektin [17], zu produzieren und zu speichern. Es konnte bei Patienten ein Zusammenhang zwischen der Anzahl der IPS-enthaltenden Mikroorganismen und der Karieserfahrung (DMFS) hergestellt werden [18]. Wie die extrazellulären Polysaccharide (Fruktane und Glukane, s. u.) dient auch das intrazelluläre Glykogen als Substratspeicher, den die Mikroorganismen für die Energieproduktion verwenden können, wenn die exogenen Reserven an leicht fermentierbaren

Kohlenhydraten aufgebraucht sind. Auf diese Art und Weise können beide Arten von Polysacchariden eine Rolle für das Überleben der Mikroorganismen und für ihre Fähigkeit spielen, die Säureproduktion durch Glykolyse bis lange nach den Mahlzeiten zu verlängern.

- **Invertaseaktivität**: Saccharoseangepasste Mikroorganismen verfügen über erhebliche Mengen des Enzyms Invertase, welches Saccharose intrazellulär in freie Glukose und Fruktose spaltet (Abb. 11.**1**). Glukose und Fruktose können dann entweder direkt in Milchsäure phosphoryliert oder, wie oben beschrieben, in intrazelluläre Polysaccharide (Glykogen) umgewandelt werden.

Extrazellulärer Weg

Beim extrazellulären Weg polymerisiert S. mutans mittels der auf seiner Zelloberfläche vorhandenen Enzyme (Glykosyltransferase (Gtf) und Fruktosyltransferase (Ftf)) die Glukose- und Fruktosereste der Saccharose, um 2 Arten von extrazellulären Polysacchariden zu synthetisieren, nämlich Glukane und Fruktane [19]. Diese Enzyme überführen Glukosyl- bzw. Fruktosylreste der Saccharose zu Primer-Molekülen. Hier sind keine phosphorylierten Zwischenstufen beteiligt, sondern die für diesen Vorgang benötigte Energie wird aus der energiereichen Disaccharid-Verbindung der Saccharose gewonnen. Das erklärt, warum dieser Zucker das wesentliche Substrat ist. Die Glukane stellen Bindungsstellen für die Besiedlung durch Bakterien bereit, fördern die Anlagerung von Mikroorganismen auf der Zahnoberfläche (Plaquebildung) und tragen zur weiteren Entwicklung des Biofilms bei [20] [21]. Durch S. mutans synthetisierte Fruktane sind außerdem gut löslich, können von den Plaquebakterien zersetzt werden und verbleiben daher nach ihrer Synthese nicht lange in der Plaque. Die extrazellulären Polysaccharide (EPS) dienen als Vorrat an fermentierbarem Zucker für Bakterien in der Mundhöhle, wenn keine anderen Quellen vorhanden sind (zwischen den Mahlzeiten) [22] [23], was die Dauer der Säureproduktion und der Demineralisation der Zahnhartgewebe verlängert. EPS können die Mikroorganismen auch vor schädlichen Einflüssen durch antimikrobielle Substanzen und andere ungünstige Umwelteinflüsse schützen [24] [25].

MERKE

Ein hoher Anteil von Saccharose an der Ernährung erhöht das individuelle Kariesrisiko. Durch ihre schnelle und effiziente Verstoffwechselung von Saccharose produzieren kariogene Bakterien erhebliche Mengen an organischen Säuren. Außerdem speichern sie extrazelluläre und intrazelluläre Polysaccharide, die als Vorrat an fermentierbarem Zucker dienen und so die Dauer der Säureproduktion und Demineralisation der Zahnhartsubstanzen verlängern.

Faktoren, die die Rolle von Zucker bei der Entstehung von Karies beeinflussen

Wie in den vorhergehenden Abschnitten beschrieben, verstoffwechseln kariogene Mikroorganismen jedes Mal, wenn sie in Kontakt mit Nahrung oder Getränken kommen, die leicht fermentierbaren Zucker (Monosaccharide oder Disaccharide), um Energie zu gewinnen. Als **Nebenprodukt** entstehen hierbei **organische Säuren** im Biofilm welcher die Zahnhartsubstanzen (Zahnschmelz oder Dentin) bedeckt. Der Abfall des pH-Wertes führt zu einer Demineralisation der Zahnhartgewebe (s. Kap. **2**). Die Demineralisation erfolgt, solange genügend Säure vorhanden ist. Bei dicker, gelartiger Plaque fällt der pH-Wert innerhalb von Sekunden nach dem Kontakt mit Zucker und kann bis zu 2 Stunden lang niedrig bleiben.

Häufigkeit der Zuckerzufuhr

Die Auswirkungen der Zuckerzufuhr auf die Initiation und Progression koronaler Läsionen kann besser verstanden werden, wenn wir uns an die Tatsache erinnern, dass Karies nicht auf Grund eines kontinuierlich zunehmenden Mineralverlusts entsteht, sondern ein **hochdynamischer Prozess** mit sich abwechselnden Zeiträumen der Demineralisation und Remineralisation ist. Unter neutralen Bedingungen kommt es zu einem Gleichgewicht zwischen De- und Remineralisation. Dieses Gleichgewicht wird jedoch gestört, wenn häufig Plaque und Zucker in der Mundhöhle präsent sind.

Wie oben beschrieben, folgen auf die Zuckerzufuhr eine Säureproduktion durch die in der Mundhöhle angesiedelten kariogenen Bakterien sowie ein Abfall des pH-Wertes der Plaque unter den kritischen Wert für die Auflösung von Zahngewebe. Der Speichel benötigt Zeit, um die Säure abzupuffern und zu neutralisieren und somit den neutralen pH-Wert wiederherzustellen, der für die Remineralisation des demineralisierten Gewebes notwendig ist. In diesem Zusammenhang muss darauf hingewiesen werden, dass die Zeit, die für die Wiederherstellung dieser neutralen Umgebung benötigt wird, von Mensch zu Mensch unterschiedlich ist und bei Menschen mit dicker Plaque auf Grund schlechter Mundhygiene bis zu 2 Stunden betragen kann. Wird vor Ablauf dieses Zeitraums erneut Zucker zugeführt, beginnt der Kreislauf der Säureproduktion erneut und der pH-Wert der Plaque bleibt entweder unter dem neutralen Niveau, so dass kaum Remineralisation stattfinden kann, oder er fällt schlimmstenfalls wieder unter den kritischen pH-Wert, so dass die Demineralisation weiter voranschreitet. In diesem Fall überwiegt die Demineralisation gegenüber der Remineralisation und Karies kann entstehen und voranschreiten. Die Entstehung von Karies hängt daher vom Gleichgewicht zwischen Demineralisation und Remineralisation und somit von der Häufigkeit der Zuckerzufuhr ab.

Ständige Nahrungszufuhr erhöht also das individuelle Kariesrisiko. Studien haben gezeigt, dass sowohl die Prävalenz als auch die Inzidenz der Karies mit der Häufigkeit der Zufuhr von leicht fermentierbaren Zuckern zusammenhängt [26] [27] [28] [29]. Eine schwedische Studie kam zu dem Ergebnis, dass eine Gruppe von Probanden, die nur 85 kg Zucker pro Jahr zu sich nahmen, von denen aber 15 kg **zwischen den Mahlzeiten** konsumiert wurden, erheblich öfter an Karies erkrankten als andere Probanden, die 94 kg ausschließlich im Rahmen von Mahlzeiten zu sich nahmen [5]. Entsprechend entwickeln Kinder, die immer wieder über längere Zeiträume an mit Sirup oder Zuckerlösung gefüllten **Fläschchen nuckeln**, floride Karies [30] [31] [32]. Außerdem wurde gezeigt, dass bei Probanden, die fluoridhaltige Zahncreme benutzen, die Zufuhr einer kohlenhydratreichen Lösung erst dann zu erheblicher Demineralisation führt, wenn dies mehr als 7-mal täglich geschieht [31].

MERKE

Ständige Nahrungszufuhr erhöht das individuelle Kariesrisiko. Bei hochfrequenter Nahrungszufuhr, wie z. B. dem Naschen von Süßigkeiten zwischen den Mahlzeiten, kann der pH-Wert selten neutralisiert werden. Die Demineralisation schreitet also weiter voran und die Remineralisation kann den Mineralverlust nicht ausgleichen, was zu Kariesbildung und -progression führt.

Konsistenz zuckerhaltiger Nahrungsmittel

Die Beschaffenheit zuckerhaltiger Nahrungsmittel hat Einfluss auf die Dauer ihres Verbleibs in der Mundhöhle und damit auch auf ihre Kariogenität [34]. Der Abtransport von Zucker, der durch die Konsistenz der Nahrung und die Speichelfließrate bestimmt wird, kann eine wichtige Rolle bei der Bestimmung der Kariogenität von Nahrungsmitteln und das Kariesrisiko des Einzelnen spielen. Der Grad des Kariesbefalls steht in einem direkten Verhältnis mit der Verweildauer von Zucker im Mund [5]. Zuckerlösungen sind erheblich weniger kariogen als Zucker, der in fester Form konsumiert wird [35]. Der Einfluss der Konsistenz zuckerhaltiger Nahrungsmittel auf den Kariesprozess ist ähnlich dem der Häufigkeit der Zuckerzufuhr. Es ist leicht nachvollziehbar, dass Probanden, die im Rahmen einer Studie **klebrige Süßigkeiten** wie Kaubonbons kauten, mehr Karies entwickelten als solche, die eine vergleichbare Menge Zucker in nichtklebriger Form zu sich nahmen (Abb. 11.**3**) [5]. Die Kaubonbons haften längere Zeit an und zwischen den Zähnen und dienen den Mikroorganismen somit als ständiger Vorrat an fermentierbarem Zucker. Dadurch wird in der Folge lang anhaltend Säure produziert, ähnlich wie bei einer ständigen Zuckerzufuhr. Daher ist es nicht unbedingt nur die Häufigkeit der Zuckerzufuhr an sich, die die Entstehung von Karies begünstigt, sondern auch der Zeitraum, über den Zucker für die Mikroorganismen im Mund und insbesondere in der Plaque verfügbar ist [36].

MERKE

Die Zufuhr von klebrigen Süßigkeiten ähnelt der ständigen Nahrungszufuhr. Die Nahrung haftet länger an und zwischen den Zähnen und dient den Mikroorganismen als ständiger Vorrat an fermentierbarem Zucker. Dadurch wird in der Folge lang anhaltend Säure produziert.

Menge des Zuckerkonsums

Anders als bei der Häufigkeit der Kohlenhydratzufuhr ist die relative Bedeutung der Menge des konsumierten Zuckers für die Entstehung von Karies innerhalb der wissenschaftlichen Gemeinschaft umstritten. Auch die Übersichtsarbeiten und systematische Metaanalysen konnten keinen Zusammenhang zwischen konsumierter Gesamtmenge und Kariesbefall nachweisen [37] [38]. Es wurde lediglich eine geringe Korrelation zwischen der konsumierten Zuckermenge und Karies beobachtet. In einer weiteren Datenanalyse des National Diet and Nutrition Survey aus Großbritannien für Kinder zwischen 1,5 und

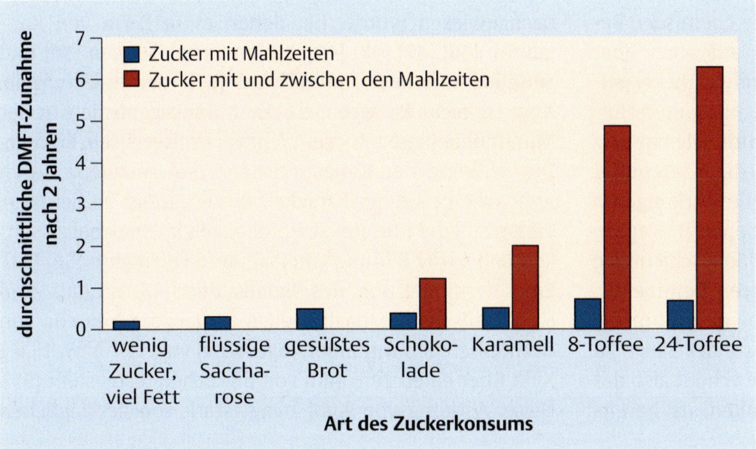

Abb. 11.**3** Ergebnisse der Vipeholm-Studie. Karies nahm erheblich zu, wenn saccharosehaltige Nahrungsmittel zwischen den Mahlzeiten konsumiert wurden. Klebrige Formen saccharosehaltiger Nahrungsmittel, durch die die Zuckerkonzentration im Mund über einen längeren Zeitraum erhöht wird, waren kariogener als die Süßigkeiten, die schnell aus dem Mund entfernt wurden [5].

4,5 Jahren [39] wurde ein Zusammenhang zwischen der konsumierten Zuckermenge und der Entstehung von Karies nur bei Kindern beobachtet, deren Zähne weniger als 2-mal täglich geputzt wurden. Daraus wurde geschlossen, dass die Häufigkeit des Zähneputzens einen deutlicheren Einfluss auf die Entstehung von Karies hat als die Menge des konsumierten Zuckers (s. Kap. **10**).
Untersuchungen zum kariogenen Potenzial von Nahrungsmitteln mittels Messung des pH-Wertes der Plaque haben gezeigt, dass ein Zusammenhang zwischen dem azidogenen/kariogenen Potenzial von Nahrungsmitteln und dem Vorhandensein von Zucker besteht, wobei jedoch Menge und Konzentration kaum eine Rolle spielen [30] [32] [40] [33]. Logischerweise sollte die **Kohlenhydratmenge keinen erheblichen Einfluss** auf die Entstehung von Karies haben, sofern dem Speichel genug Zeit gegeben wird, die nach einer Zuckerzufuhr produzierte Säure zu neutralisieren, bevor erneut Zucker konsumiert wird. Auch Zuckerkonsum in großen Mengen ging der Studie zufolge nicht mit einem stärkeren Kariesbefall einher, wenn er bis zu 4-mal täglich mit den Mahlzeiten erfolgte [5]. Somit ergibt sich die Kariogenität von Nahrungsmitteln eher aus der Häufigkeit der Zufuhr als aus der Gesamtmenge, obwohl natürlich zwischen beiden ein direkter Zusammenhang bestehen kann [41].

MERKE

Die Häufigkeit der Zuckerzufuhr ist wichtiger als die zugeführte Zuckermenge, da die Häufigkeit bestimmt, wie lange den Mikroorganismen im Mund Zucker zur Verfügung steht. Dies bestimmt gleichzeitig auch die Dauer der Säureproduktion und die daraus folgende Demineralisation.

Dicke und Alter der Plaque

Die regelmäßige Vermehrung der Zufuhr von fermentierbaren Kohlenhydraten fördert die kariogenen Mikroorganismen wie S. mutans und die Entwicklung von Plaque durch die bakterielle Synthese **extrazellulärer Polysaccharide (EPS)**. Erhöhte EPS-Mengen beeinflussen sowohl die Stabilität und Dicke als auch die chemische Beschaffenheit der Plaquematrix, die sich aus einer eher flüssigen in eine gelartige Matrix verwandelt. Dicke, gelartige Plaque ermöglicht die Entstehung einer sauren Umgebung an der Zahnoberfläche und hemmt gleichzeitig die Bewegung geladener Ionen, die für die Säurepufferung, Remineralisation und antimikrobielle Wirkung von Speichel und anderer exogener Stoffe benötigt werden [42]. Daher setzt eine dicke und alte Plaqueschicht die Zähne einer längeren und folglich stärkeren Demineralisation aus, da der Speichel mehr Zeit benötigt, um die gesamte Plaqueschicht zur Neutralisierung der Säure zu durchdringen. Mangelhafte Mundhygiene erhöht also das individuelle Risiko, an Karies zu erkranken, da bereits kleine Mengen an konsumiertem Zucker zu einer erheblichen Demineralisation führen.
Außerdem siedeln sich in Mundhöhlen mit starker Plaqueschicht mehr Bakterien an, die extrazelluläre Polysaccharide (EPS) und intrazelluläre Polysaccharide (IPS) synthetisieren und speichern. Wie bereits beschrieben, dienen diese Polysaccharide dann als Kohlenhydratspeicher für eine längere, auch nach Beendigung der Kohlenhydratzufuhr anhaltende Säureproduktion und Demineralisation. Es ist auch bekannt, dass diese Bakterien zudem mehr Umgebungssubstrate (Kohlenhydrate) verwenden und so mehr und schneller Säure produzieren als Mutanten, die nicht zur IPS-Synthese fähig sind. S. mutans siedelt sich bei schlechter Mundhygiene und dicker Plaqueschicht in größeren Mengen an.

MERKE

Dicke, gelartige Plaque ermöglicht die Entstehung einer sauren Umgebung an der Zahnoberfläche und hemmt die Säurepufferung und antimikrobielle Wirkung von Speichel sowie die Remineralisation der Zahnhartsubstanzen. Schlechte Mundhygiene erhöht also das individuelle Risiko, an Karies zu erkranken, da bereits kleine Mengen an konsumiertem Zucker zu einer erheblichen Demineralisation führen können.

Zuckeraustauschstoffe

Die Zuckeraustauschstoffe oder Zuckeralkohole (Polyole), die am häufigsten als Ersatz für Saccharose verwendet werden, sind Xylit, Sorbit und Maltit.

Xylit

Das am besten untersuchte Polyol ist Xylit (Xylitol). Xylit kommt in der Natur in vielen Früchten, Beeren und Gemüsesorten vor [43] und wird in der Süßwarenindustrie seit vielen Jahren als Ersatz für Zucker eingesetzt [44]. Schon lange ist bekannt, dass Xylit für Menschen und Tiere nicht kariogen ist [45], was durch klinische Studien nachgewiesen wurde, bei denen es in Form von Kaugummi [46] [47] [48] [49], oralen Siruplösungen [50] und Süßigkeiten wie Gummibärchen [51] verwendet wurde. Xylit ist **nicht kariogen**, da die Mikroorganismen in der Mundhöhle diesen Zucker nicht verstoffwechseln können. Die Senkung der Kariesprävalenz und -inzidenz durch Xylit scheint auf der Fähigkeit dieses Stoffes zu beruhen, die Anzahl der Mutans-Streptokokken im Speichel zu senken und so die Bildung von Plaque zu verringern [52] [53]. Eine Verminderung des Befalls durch S. mutans und S. sobrinus wurde nach täglich 3-maligem Verzehr von Gummibärchen mit einer Tagesdosis von 11,7 bzw. 15,6 g Xylit über einen Zeitraum von 6 Wochen festgestellt [51]. Diese Wirkung von Xylit hängt stark von der täglichen

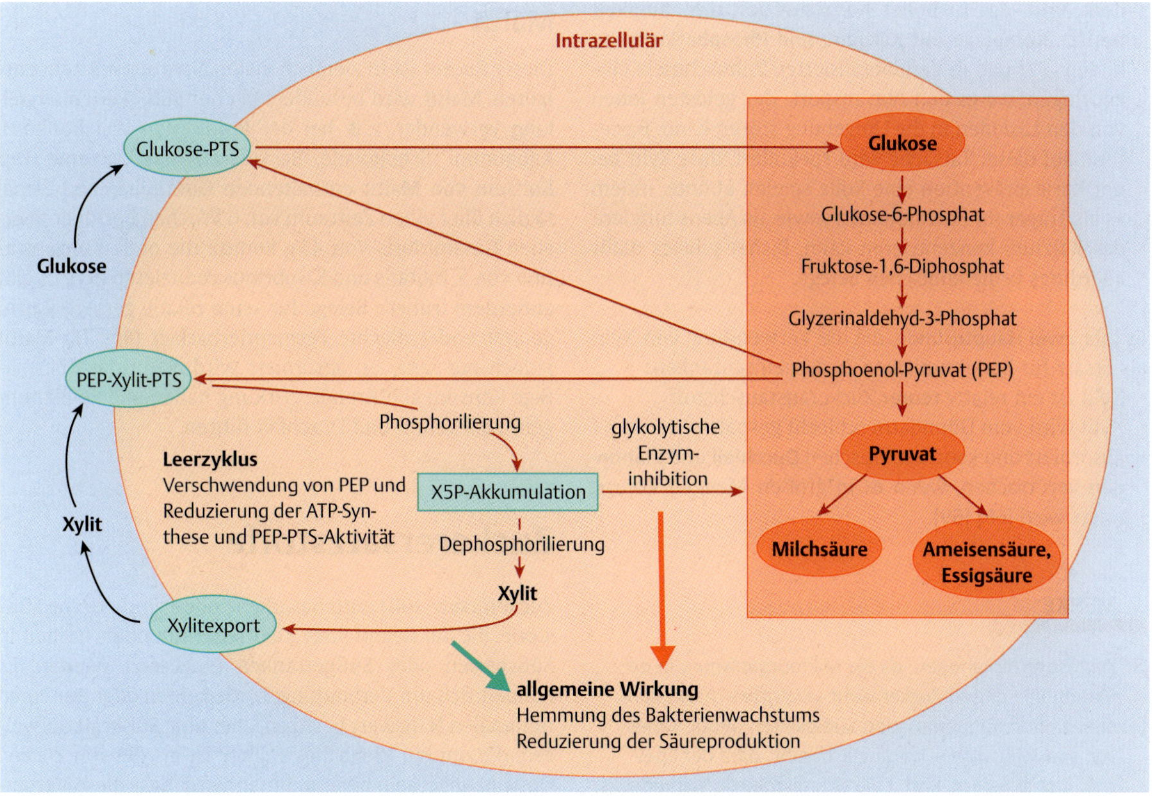

Abb. 11.**4** Schematische Darstellung der Wirkung von Xylit auf das Bakterienwachstum und die Säureproduktion. Xylit wird im glukosehaltigen Umfeld durch ein Phosphoenolpyruvat-Xylit-Phosphotransferase-System (PEP-Xylit-PTS) phosphoryliert und als phosphoryliertes Xylit-5-Phosphat (X5P) in die S.-mutans-Zellen transportiert. Die PEP-Xylit-PTS funktioniert letztendlich auf Kosten des primären Energiespeichers der Zelle. Das akkumulierte X5P wird durch eine intrazelluläre Phosphorylase zu Xylit dephosphoryliert, worauf Xylit aus den Zellen ausgestoßen wird. Für diese schnelle Freisetzung von Xylit wird weitere Energie benötigt. Die Fähigkeit der Bakterienzellen, (I) Xylit über ein spezifisches PTS zu importieren, (II) das Transportprodukt in Xylit zu dephosphorylieren und (III) freies Xylit freizusetzen, stattet diese Organismen mit allen notwendigen Komponenten für einen Zyklusmechanismus aus, der Xylit in die Bakterienzellen hinein und aus ihnen heraus pumpt. Dieser Phosphorylierungs-Dephosphorylierungs-Zyklus von Xylit, bei dem PEP verschwendet wird, „Leerzyklus" genannt [57]. Da PEP als Phosphoryl-Spender für die ATP-Synthese und als Energiequelle für die PEP-Zucker-PTS dient, führt der Ablauf eines Leerzyklus zu einer effektiven Entleerung der intrazellulären Energiespeicher und hemmt so Bakterienwachstum und Säureproduktion. Außerdem kann die intrazelluläre Akkumulation von phosphoryliertem Xylit (X5P) die Glykolyse von fermentierbaren Kohlenhydraten „vergiften", indem sie die Aktivität der bakteriellen Glykolyseenzyme einschränkt, was wiederum die Säureproduktion und das Wachstum von S. mutans hemmt [53] [55] [56] [57].

Dosis und der Häufigkeit der Zufuhr ab. Xylit hemmt das **Wachstum** und die **Säureproduktion von S. mutans** bei Vorhandensein von Glukose durch die in Abb. 11.**4** aufgezeigten Mechanismen [54] [55] [56] [57].

Der regelmäßige Konsum von Xylit durch Mütter kann Karies bei Kindern vorbeugen, da die Übertragung von S. mutans von der Mutter auf das Kind unterdrückt wird [58] [59]. Dies kann auch mit dem in der Literatur beschriebenen Phänomen zusammenhängen, dass der regelmäßige Konsum von Xylit eine ökologische Verschiebung in der Plaque zu Gunsten von Xylit-resistenten Stämmen von S. mutans auslösen kann, deren Adhäsionsfähigkeit eingeschränkt ist, so dass sie vom Speichel leicht aus der Plaque ausgewaschen werden können [60] [61]. Konsumieren Mütter, andere Bezugspersonen und potenzielle Spielkameraden eines ungeborenen Kindes regelmäßig Xylit, so kann es sein, dass diese Gruppe S.-mutans-Bakterien entwickelt, die nicht an der Zahnoberfläche anhaften können. Werden diese S. mutans dann nach der Geburt in die Mundhöhle des Säuglings übertragen, kann sich eine kariogene Flora nur schwer etablieren.

Einige Wissenschaftler berichten, dass Xylit die Remineralisation von initialer Karies fördert [62] [63] [47] [64] und den Kariesprozess stoppt [65] [64]. Diese beiden Fähigkeiten werden 2 Faktoren zugeschrieben:

- der **Speichelstimulation** [66], die zu erhöhtem Speichelfluss und damit zur Säureneutralisierung führt, wodurch die erforderliche Umgebung und die erforderlichen Ionen für die Remineralisation bereitgestellt werden,

- dem Xylit, das in hoher Konzentration die Fähigkeit besitzt, **Komplexe mit Kalzium- und Phosphationen** zu bilden [67] und in demineralisierten Zahnschmelz einzudringen, wo es den Abtransport der gelösten Ionen von den Läsionen in die Umgebung stören kann. Basierend auf dieser Tatsache wird spekuliert, dass Xylit bei der Kariesprävention eine Rolle spielen könnte, indem es als Träger für Kalziumionen sowie als Agens fungiert, das Kalzium konzentrieren kann. Bisher gibt es dafür allerdings keine klinischen Belege.

Es gibt **zwei Hauptgründe**, die die Verwendung von Xylit als Ersatz für herkömmlichen Zucker einschränken:

- Xylit ist ein relativ **teurer** Zuckeraustauschstoff.
- Xylit wird vom Dünndarm schlecht gespalten und/oder absorbiert und kann osmotischen **Durchfall und Blähungen** verursachen, wenn es in großen Mengen konsumiert wird [68] [69].

MERKE

Xylit ist nicht kariogen, da die Mikroorganismen in der Mundhöhle diesen Zucker nicht verstoffwechseln können. Xylit in Kaugummi und Süßigkeiten beugt Karies vor, was wahrscheinlich darauf beruht, dass der Speichelfluss angeregt wird. Eine antimikrobielle Wirkung kann jedoch ebenfalls nicht ausgeschlossen werden. Der Einsatz von Xylit ist jedoch begrenzt, da Xylit relativ teuer ist und Nebenwirkungen wie Durchfall haben kann.

Sorbit

Sorbit wird von S. mutans nur langsam verstoffwechselt [70]. Die Endprodukte dieses Stoffwechselprozesses sind Ameisensäure und Ethanol [71] [72], weshalb dieser Zucker nicht kariogen ist [73] [74]. Es liegen Belege dafür vor, dass sich in Mundhöhlen von Personen, die regelmäßig Sorbit konsumieren, eine etwas höhere Anzahl von sorbitfermentierenden Organismen ansiedelt [75]. Dies führt zu der Annahme, dass der Konsum von Sorbit die Gefahr erhöht, dass die Plaque mit S. mutans angereichert wird [76] [75]. Jedoch weisen Personen, die sehr viel Sorbit konsumieren, kein erhöhtes Kariesrisiko auf [77] [75].
Obwohl klinische Studien annehmen lassen, dass mit Xylit gesüßte Kaugummis die Kariesinzidenz stärker reduzieren als mit Sorbit gesüßte, wurde diese Überlegenheit von Xylit in 3 von 5 klinischen Studien nicht bestätigt [78] [79].

Maltit

Dieser Zucker ist in ziemlich vielen Nahrungsmitteln enthalten. Maltit wird besonders bei der **Süßigkeitenherstellung** verwendet, z. B. bei der Produktion von Bonbons, Kaugummi, Schokolade, Backwaren und Eiscreme. Der Konsum von Maltit enthaltenden Gummibärchen 3-mal täglich über einen Zeitraum von 6 Wochen bei einer täglichen Gesamtdosis von 45 g konnte die orale Konzentration von S. mutans und S. sobrinus reduzieren [51]. Es gibt außerdem frühere Belege für seine relativ geringe Kariogenität und schlechte Fermentierbarkeit [80]. Da Maltit jedoch nur langsam absorbiert wird, kann der übermäßige Konsum abführende Wirkung haben und zu Blähungen, Völlegefühl und Durchfall führen.

Zuckerersatzstoffe

Zuckerersatzstoffe sind natürliche oder synthetische Süßstoffe, die auf Grund ihrer Kalorienarmut oder -freiheit in Süßspeisen oder Süßgetränken eingesetzt werden. Es handelt sich um Verbindungen, die keinen oder nur einen minimalen Nährwert besitzen, aber eine **Süßkraft** aufweisen, die um ein Vielfaches stärker ist als die von Zucker. Obwohl allgemein angenommen wird, dass diese Verbindungen keine Rolle im Kariesprozess spielen, weil sie weder von der Mikroflora des Zahnbelags fermentiert werden noch eine beeinträchtigende Wirkung auf diese haben [81], liegt die logische Folgerung nahe, dass die Substitution herkömmlicher Zuckerarten durch Süßstoffe zu einer geringeren Aufnahme kariogener Nahrungsmittel und somit zu weniger Karies führt. Weit verbreitet sind Aspartam, Cyclamat, Saccharin, Sucralose, Neotam und Acesulfam-K (Tab. 11.**1**).
Frühere Erkenntnisse aus Tierversuchen, die Bedenken über eine **mögliche Karzinogenität** einiger dieser Zuckerersatzstoffe aufkommen ließen, führten in einigen Ländern (z. B. in den USA) zu einem Verbot von Saccharin und Cyclamat. Jüngeren Forschungsergebnissen zufolge sind die Sicherheitsbedenken in Bezug auf Saccharin und Cyclamat allerdings unbegründet [82]. In jüngerer Zeit wurden mehrere Zuckerersatzstoffe aus natürlichen Extrakten der Pflanze **Stevia rebaudiana** (Steviolglycoside) patentiert und als natürliche Süßstoffe mit Handelsnamen wie Rebiana, Truvia und PureVia auf den Markt gebracht [83]. Stevia-Produkte sind ebenfalls auf Grund von Sicherheitsbedenken noch in einigen Ländern verboten.

Andere Nahrungsmittelbestandteile

Proteine

Die physiologischen Strategien zur Kontrolle des oralen Biofilms zielen auf ein selteneres Auftreten eines niedrigen pH-Wertes in der Plaque ab, indem die Bildung von Basen aus Arginin- oder Harnersatzstoffen gefördert wird und kariogene Inhaltsstoffe durch nichtkariogene ersetzt werden. Proteine in der Nahrung stellen im Speichel Harnstoff bereit, der von dem Enzym Urease zu **Ammoniak** hydrolysiert wird [84]. Ammoniak ist stark alkalisch und führt zu einem Anstieg des pH-Wertes im Plaquemilieu. Die Desaminierung bestimmter Aminosäuren in Nahrungsmitteln und Speichel, wie z. B. argininreicher Peptide und Pyridoxin (Vitamin B6), führt ebenfalls zur Erzeugung von Ammoniak [85]. In ähnlicher Weise führt die Dekarboxylierung von Aminosäuren in Nahrungsmitteln und Speichel zur Erzeugung von Aminen mit einem CO_2-Verlust, was zu einem Anstieg des pH-Wertes führt [86]. Daher gilt: Eine Erhöhung der Menge an Protein und Verringerung des Anteils fermentierter Kohlenhydrate an der Nahrung kann das individuelle Kariesrisiko durch die Reduktion des Anteils kariogener Nahrungsmittelbestandteile und die Förderung der Neutralisierung von Plaquesäuren senken.
Milch und Milchprodukte enthalten eine Vielzahl von Stoffen, wie z. B. Proteinpuffer, Kalzium- und Phosphationen sowie unphosphorylisierte Proteine (Milcheiweiße), die die Kariesprogression verhindern können. Außerdem beinhalten sie **Phosphopeptide** aus Kasein, die eine kariespräventive Wirkung haben können [87]. **Laktose**, das wichtigste Monosaccharid in der menschlichen Muttermilch (7,2%), in Kuhmilch (4,5%) und in Milchpulvern für Säuglinge (7,0%), ist gering kariogen [88] [89]. Anders sieht es aus, wenn diese Laktose zusammen mit Saccharose [90] verabreicht oder sehr häufig zugeführt wird, wie z. B. beim hochfrequenten Stillen über das Kleinkindalter hinaus [91].
Es gibt zahlreiche Belege dafür, dass Phosphoproteine aus dem Speichel und aus der Nahrung die Mineralisierung von Hydroxylapatit beeinflussen können [92]. Es konnte gezeigt werden, dass Kaseinphosphopeptide (CPP) die Auflösungsrate von Hydroxylapatit durch Proteinbindung an die Hydroxylapatit-Oberfläche reduziert [93]. Auch konnte gezeigt werden, dass Komplexe aus **Kaseinphosphopeptid und amorphem Kalziumphosphat (CPP-ACP)** in menschlichen In-Situ-Kariesmodellen eine antikariogene Wirkung ausüben [93]. Der antikariogene Mechanismus besteht vermutlich darin, dass diese Komplexe amorphe Kalziumphosphate in die Plaque einbringen und erheblich zu einer Steigerung des Anteils an Kalziumphosphat beitragen, das wiederum als Speicher für freies Kalzium und Phosphationen dient. Der Nettoeffekt davon ist, dass die Plaqueflüssigkeit (und der Speichel) gegenüber dem Zahnschmelz in Bezug auf Kalzium- und Phosphationen in einem Zustand der Übersättigung gehalten wird, wodurch die Demineralisierung der Zähne verhindert und die Remineralisation gefördert wird. Die in einigen Studien belegte Schutzfunktion von **Milch** und Milchprodukten deutet auf die wichtige Rolle der CPP hin. Von Kaseinphosphopeptiden ist bekannt, dass sie sich in das Schmelzoberhäutchen einlagern und die Anlagerung von S. mutans verhindern [94]. Diese Wirkung der CPP wurde kommerziell genutzt, indem CPP-ACP-Komplexe säurehaltigen oder kariogenen Nahrungsmitteln und Produkten zugesetzt wurden, um die Demineralisierung der Zähne zu verhindern und die Remineralisation zu fördern (siehe Kap. **12**).
In mehreren Untersuchungen konnte gezeigt werden, dass **Käse** eine antikariogene und antiazidogene Wirkung hat [95] [96] [97] [98], und man geht davon aus, dass dies auf diverse Bestandteile des Käses zurückgeführt werden kann. Kalziumlaktat ist bekanntlich einer der Bestandteile im Käse, der erwiesenermaßen eine kariespräventive Wirkung besitzt [99]. Möglicherweise spielen auch die Fettsäuren im Käse eine wichtige Rolle bei der Verhinderung der Demineralisation. Mizellen im Käse binden eventuell Kalzium und Phosphate und wirken möglicherweise als Mineralienspeicher, die diese Stoffe langsam und kontinuierlich abgeben, die Remineralisation fördern und die Zahnoberfläche vor einer Demineralisation schützen. Sicherlich darf auch die Anregung des Speichelflusses durch Konsistenz und Geschmack des Käses wie auch anderer Speisen und Getränke nicht unterschätzt werden. Wenn Milch- oder Käseprodukte am Ende einer Mahlzeit verspeist werden, können die in ihnen enthaltenen Proteine pH-Veränderungen säurebildender Nahrungsmittel abpuffern und zudem eine topische Wirkung durch CPP auslösen.

Fette

Fette können eine antikariogene Wirkung haben, indem sie durch Bildung eines Fettfilms, der auf der Zahnoberfläche wie eine physische Barriere wirkt eine Demineralisation der Zahnsubstanzen verhindern. Bestimmte Fettsäuren in der Nahrung haben bekanntermaßen eine antimikrobielle Wirkung [100] [101]. Der Kontakt zwischen fermentierbaren Kohlenhydraten und Bakterien kann in Anwesenheit von Fett gemindert werden. Wenn Fette Kohlenhydrate in der Nahrung ersetzen, können sie den indirekten Nutzen einer reduzierten Aufnahme von Kohlenhydraten haben. Es wurde berichtet, dass eine kohlenhydratarme, fetthaltige Ernährung die Kariesinzidenz praktisch auf Null senkt [5]. Dennoch ist es ratsam, sich hinsichtlich des Fettkonsums ausgewogen und vernünftig zu ernähren, damit einerseits das Risiko chronischer Krankheiten reduziert wird, andererseits aber auch die Vorteile des Fettfilms auf der Zahnoberfläche genutzt werden, welcher eine Demineralisation der Zähne verhindert.

Konservierungsstoffe in Nahrungsmitteln

Einige Konservierungsstoffe, wie beispielsweise Sorbate und Benzoate, mindern das Wachstum und den Stoffwechsel der kariogenen Mikroflora [102] [103]. Forschungsdaten deuten darauf hin, dass diese Konservierungsstoffe, wie auch Fluoride und einige kurzkettige schwache Säuren, einen Einfluss auf die zytoplasmatische Azidifikation haben [104]. Die zytoplasmatische Azidifikation führt zur Inhibition der Enolase und anderer an der Glykolyse im Rahmen des Kohlehydratstoffwechsels beteiligter Enzyme [105] [106]. Die Menge an Natriumbenzoat, die erforderlich ist, um diese Wirkung zu erzielen (662 mg), kann durch 660 ml (2 Dosen) **kohlensäurehaltiger Getränke** gedeckt werden. Dies ist die in den USA durchschnittlich konsumierte Menge pro Person und pro Tag [107].

Benzoate kommen natürlicherweise in **Cranberries** (Moosbeeren), Pflaumen, Zimt und reifen Oliven vor [108]. Cranberries haben erwiesenermaßen in vielfacher Weise einen wachstumshemmenden Einfluss auf die Entwicklung des Streptococcus-mutans-Biofilms, insbesondere auf glukanvermittelte Prozesse [109]. Es wurde vermutet, dass ein vermehrter Einsatz von Konservierungsstoffen und ihre verbreitete Verfügbarkeit in Nahrungsmitteln zum Kariesrückgang in den vergangenen Jahrzehnten beigetragen hat [110], was aber klinisch noch nicht bestätigt wurde.

Frisches Obst, Gemüse und andere Inhaltsstoffe der Nahrung

Cranberries können als eine hervorragende Quelle für **Phenole** dienen und haben eine antimikrobielle und antioxidative Wirkung. Beispielsweise wirken die Polyphenole aus Cranberries hemmend auf die Bildung und die Azidogenität von Streptococcus-mutans-Biofilmen [111] [109]. Frisches Obst und Gemüse fördern den Speichelfluss und sind eine hervorragende Quelle von Antioxidantien. Lange wurde die Ansicht gehegt, dass Rosinen die Entstehung von Karies begünstigen; allerdings hemmen Oleanolsäure, Oleanolaldehyd und das 5-Hydroxymethyl-2-Furfural in Rosinen das Wachstum von Streptococcus mutans in Konzentrationen von ca. 200 bis 1000 µg/ml. In einer Konzentration von 31 µg/ml blockiert Oleanolsäure auch die Anhaftung von S. mutans an die Zahnoberfläche [112].

Der Fluoridgehalt in **Teeblättern** ist hoch – noch höher ist er in Teebeuteln – und schwarzer Tee hat einen höheren Fluoridgehalt als grüner Tee [113] [114]. In einigen Studien wurde das therapeutische Potenzial von Tee für die Zahngesundheit untersucht. Tee wird demnach wegen seiner antimikrobiellen Eigenschaften und seines hohen Fluoridgehalts eine kariespräventive Wirkung zugeschrieben [115] [116] [117]. Auch konnte gezeigt werden, dass die Tannine im Tee den Stärkeabbau durch Amylase hemmen [118] und dadurch zu einer Minderung der kariogenen Wirkung von Stärke beitragen, die über längere Zeit in der Mundhöhle verbleiben und somit wie Substratspeicher für kariogene Bakterien wirken.

Einfluss einer mangelhaften Ernährung auf den Kariesprozess

Karies am Milchgebiss wurde in der Vergangenheit mit Fehlernährung in der frühen Kindheit in Verbindung gebracht und auf Schmelzhypoplasie, Speicheldrüsenunterfunktion und Veränderungen in der Zusammensetzung des Speichels zurückgeführt [119]. Hypokalzämie durch Vitamin D-Mangel wurde mit Schmelzhypoplasie assoziiert, einem Zustand, der die betroffenen Zähne für Karies empfänglich macht [120]. Aus Tierexperimenten weiß man, dass schwere Ernährungsmängel die Entwicklung der Zähne und der Speicheldrüsen beeinträchtigen und zu einer erhöhten Anfälligkeit für Karies führen [121].

Bevölkerungsgruppen, die auf Grund ihrer Ernährungsgewohnheiten ein erhöhtes Kariesrisiko haben

Im Allgemeinen sind alle Menschen, die häufig Zucker konsumieren, einem erhöhten Kariesrisiko ausgesetzt. Aber es gibt 2 Personengruppen, die durch ihre Ernährungsgewohnheiten oftmals ein erhöhtes Kariesrisiko aufweisen: **Kinder und ältere Menschen**. Beide Personengruppen haben gemeinsam, dass sie auf die Unterstützung anderer Menschen angewiesen sind, die über ihre Ernährung, die Auswahl ihrer Nahrungsmittel und ihre Mundhygiene bestimmen. Somit können sie der Unwissenheit und mangelnden Pflege durch andere Personen zum Opfer fallen.

Kinder

Eine häufige Form von Karies bei Kindern, die durch falsche Ernährunggsweise verursacht wird ist die **frühkindliche Karies** (Early Childhood Caries ECC, Nuckelflaschenkaries), eine schwerwiegende Form der Karies, die die Milchzähne von Säuglingen und Kleinkindern befällt (Abb. 11.5). Der hauptsächliche Grund für frühkindliche Karies ist der häufige und fortgesetzte Kontakt der Zähne mit Zucker [89]. Oft geht die frühkindliche Karies darauf zurück, dass ein Kind mit dem Fläschchen im Mund einschläft oder tagsüber ständig an der Flasche nuckeln darf. Obwohl diese Form der Karies insbesondere auf einen falschen Umgang mit der Trinkflasche zurückgeführt wird, kann frühkindliche Karies auch bei Kleinkindern auftreten, die sehr lange und oft gestillt und denen gesüßte Schnuller, gesüßte Arzneimittel oder gesüßte Fruchtsäfte verabreicht werden. Besonders schädlich ist

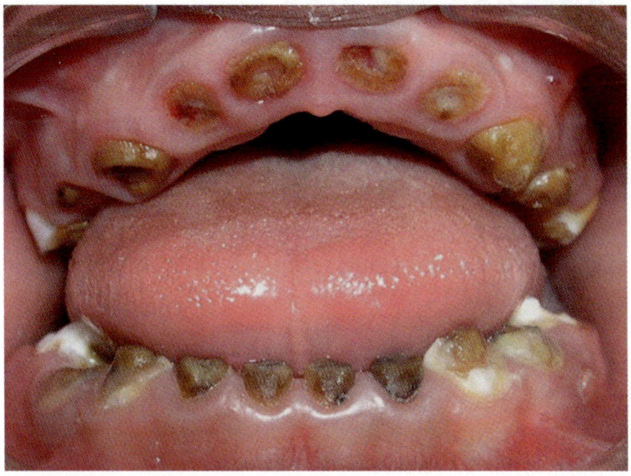

Abb. 11.**5** Frühkindliche Karies (Early Childhood Caries, ECC), verursacht durch ständigen und langen Kontakt von plaquebedeckten Zähnen mit fermentierbarem Zucker.

FEHLER UND GEFAHREN

Frühkindliche Karies (Early Childhood Caries), ECC wird durch den häufigen und fortgesetzten Kontakt der Zähne mit fermentierbaren Kohlenhydraten ausgelöst und durch mangelhafte Mundhygiene zusätzlich begünstigt. Die folgenden Verhaltensweisen stellen prädisponierende Faktoren für frühkindliche Karies dar:

- Kinder mit dem Fläschchen einschlafen zu lassen, insbesondere, wenn es kariogene Getränke enthält
- Kinder nach Belieben aus einer Trinkflasche mit kariogenen Getränken trinken zu lassen
- Hochfrequentes Stillen über das Kleinkindalter hinaus
- Verwendung von mit Zucker gesüßten Schnullern
- Einsatz von Inhalatoren zur Behandlung von Asthma
- Verabreichung von mit Zucker gesüßten Arzneimitteln
- Entwicklungsstörungen (Hypoplasie)

es, wenn Kinder mit einer mit einem gesüßten Getränk gefüllten Trinkflasche im Mund oder beim Stillen einschlafen, weil bei einem schlafenden Menschen der Speichelfluss reduziert ist. Je nach Verwendungshäufigkeit kann eine schnell voranschreitende Karies auf Grund des Laktosegehalts des inhalierten Wirkstoffs auch bei Kindern auftreten, die Inhalatoren zur Behandlung von **Asthma** benutzen. Steroidaerosole sind dabei säurebildender als andere und insbesondere als Trockenpulveraerosole [122] [123].
Obwohl der Laktoseanteil von Kuhmilch und menschlicher Muttermilch nur gering kariogen ist [88] [89], kann der Zusatz von Zucker [90] und häufiger Konsum [89] zu aggressiver Karies führen. Babynahrung auf Sojabasis ist laktosefrei, aber je nach Marke kann die Babynahrung entsprechende Mengen fermentierbarer Kohlenhydrate, normalerweise Saccharose, enthalten. Natürliche Fruchtsaftgetränke und Softdrinks enthalten erhebliche Mengen an Zucker und die Verabreichung dieser Getränke aus sog. „Nuckelflaschen" kann ebenfalls Karies verursachen. Viele Untersuchungen belegen, dass Kindern mit frühkindlicher Karies in den meisten Fällen Getränke angeboten wurden, denen Zucker oder andere kariogene Süßungsmittel zugesetzt waren. Zuckerhaltige Nahrungsmittel üben auf Kinder jeden Alters im Allgemeinen eine große Anziehungskraft aus und für gewöhnlich haben sie leichten Zugang zu ihnen.

Ältere Personen

Der Grad der Abhängigkeit einer älteren Person von anderen kann Ernährungsgewohnheiten und Mundhygiene beeinflussen und somit das Kariesrisiko beeinflussen [124]. 2 Personengruppen älterer Menschen sind hierbei besonders gefährdet:

- Die 1. Gruppe umfasst kranke, ältere Personen, die von einer **Betreuungsperson abhängig** sind. Es hat sich gezeigt, dass das Wissen des Pflegepersonals in Alten- und Pflegeheimen hinsichtlich der Mundpflege älterer Personen in manchen Fällen sehr zu wünschen übrig lässt [125]. Untersuchungsergebnisse des United Kingdom National Diet and Nutritional Survey (Nationaler Ernährungsbericht des Vereinigten Königreichs) haben gezeigt, dass die Bewohner von Langzeitpflegeeinrichtungen pro Tag bis zu 8-mal mit zuckerhaltigen Nahrungsmitteln versorgt werden, oft in Form gesüßter Getränke [126], wodurch natürlich auch ihr Kariesrisiko steigt (Abb. 11.**6**).
- Bei der 2. Gruppe handelt es sich um ältere Personen, die nur teilweise und auf vergleichsweise geringe Hilfe angewiesen sind und/oder mit einem geringen Einkommen auskommen müssen, sich aber hauptsächlich selbst um ihre Ernährung und Mundgesundheit kümmern. **Armut und mangelnde Unterstützung** beim Einkaufen führen vermutlich dazu, dass Nahrungsmittel eingekauft werden, die weder viel kosten noch viel Gewicht aufweisen. Hierbei handelt es sich häufig um kariogene Nahrungsmittel, während Obst und frisches Gemüse schwerer zu tragen sind [127].
  Die Nahrungsmittelauswahl dieser Personengruppe mag aber auch durch den Wunsch beeinflusst werden, wenig Aufwand in die Essenszubereitung investieren zu müssen und die Nahrung leicht kauen zu können. Letzteres gilt insbesondere bei älteren Personen mit schlechtem Zahnstatus oder insuffizientem Zahnersatz.

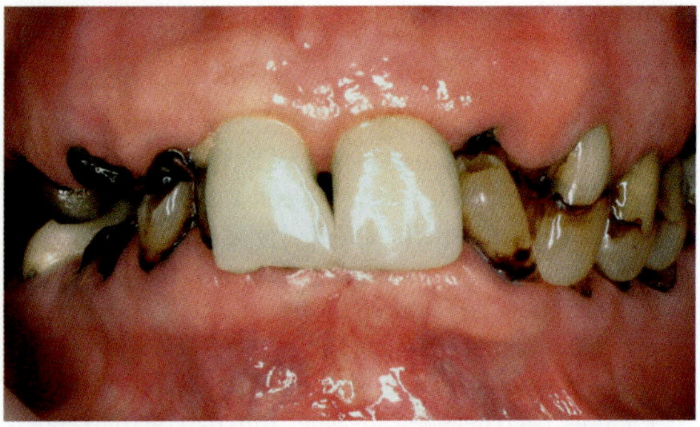

Abb. 11.**6** Wurzel- und Zahnkronenkaries bei einer älteren Person.

Dieses Verhalten führt jedoch zu einem erhöhten Kariesrisiko, was sich bei älteren Personen für gewöhnlich als Wurzelkaries manifestiert (Abb. 11.**6**). Unter Umständen wird dies durch eine **Xerostomie** erschwert, die durch die zahlreichen Medikamente verursacht wird, die die meisten älteren Menschen einnehmen müssen. Wurzelkaries entsteht, wenn die freiliegenden Zahnhälse kariogenen Nahrungsmitteln ausgesetzt werden und die Mundhygiene durch verminderte manuelle Geschicklichkeit und Verringerung des für ein adäquates Zähneputzen erforderlichen Tonus der oralen Muskulatur beeinträchtigt wird. Eine schlechte oder schlecht sitzende Teilprothese [128] kann ebenfalls zu verstärkter Plaqueansammlung führen.

FEHLER UND GEFAHREN

Verhaltensweisen, die einen Einfluss auf die Kariogenität der Nahrung haben (geordnet nach Wichtigkeit):
- Häufigkeit der Aufnahme von Einfachzucker
- Form der Einfachzucker (flüssig oder fest)
- Zeitpunkt der Aufnahme von Einfachzucker
- Gesamtaufnahme von Einfachzucker
- Längerer Verbleib stärkehaltiger Nahrungsmittel
- Kombination kariogener mit nichtkariogenen Nahrungsmitteln

Leitfaden für eine kariespräventive Ernährung

Auch wenn es sicher notwendig ist, den betroffenen Personengruppen eine unterstützende Beratung zukommen zu lassen, ist es jedoch schwer, lang eingeübte Ernährungsgewohnheiten zu ändern. Dies hat nicht zuletzt auch mit dem jeweiligen sozialen oder kulturellen Hintergrund zu tun.

DURCHFÜHRUNG

Folgende Ernährungsgrundsätze können helfen, das Kariesrisiko zu senken:
- Reduktion des Anteils klebriger Kohlenhydrate an der Nahrung.
- Verringerung des Anteils von Speisen und Getränken mit fermentierbaren Kohlenhydraten.
- Vermeidung des Verzehrs kariogener Zwischenmahlzeiten.
- Kombination säurebildender mit basischen Nahrungsmitteln, damit die Nahrungsaufnahme immer ausgewogen bleibt.
- Verzehr von Nahrungsmitteln mit bissfester oder harter Konsistenz.
- Bewusster und ausgewogener Verzehr von Fetten, damit einerseits das Risiko chronischer Krankheiten reduziert wird, andererseits aber auch die Vorteile des Fettfilms auf der Zahnoberfläche genutzt werden, durch die eine Demineralisation der Zähne verhindert wird.
- Zur Anregung des Speichelflusses, nach dem Essen 15–20 Minuten lang zuckerfreien Kaugummi kauen.
- Zur Förderung der Kautätigkeit und der Speichelproduktion Nahrungsmittel miteinander kombinieren.
- Nur Süßigkeiten verzehren, die mit nichtkariogenen Zuckern/Süßstoffen zubereitet worden sind.

Zwischenmahlzeiten

Obwohl genügend Belege dafür vorliegen, dass der Verzehr von Snacks zwischen den Mahlzeiten die Entstehung von Karies begünstigt [129], ist es oft nicht möglich, die Betroffenen dazu zu bringen, vollständig auf Zwischenmahlzeiten zu verzichten. Alternativ könnten Patienten dazu gebracht werden, nur solche Snacks zu wählen, die keinen Zucker und wenig Fett enthalten wie z. B. rohes Gemüse, frisches Obst, Vollkorn-Cracker oder Brot mit Margarine oder Erdnussbutter, fettarmer Käse, mageres Fleisch oder Magermilch (Tab. 11.**2**).

Tab. 11.2 Leitfaden für die Auswahl von Zwischenmahlzeiten.

Vermeiden	Erlaubte Snacks
Zucker	frisches Obst und Gemüse
Honig	Brot und Cracker mit Margarine oder Erdnussbutter
Maissirup	fettarmer Käse
Süßigkeiten	mageres Fleisch
Fruchtgummi	Magermilch
Marmelade	
Gezuckerte Frühstückscerealien	
Bonbons	
Kuchen und Gebäck	
Zuckerhaltiger Kaugummi	
Getränke mit Zuckerzusatz	
Fruchtsäfte mit Zuckerzusatz	
Getränke mit Fruchtgeschmack	

Ernährung und Erosion

Ein häufiger und andauernder Genuss säurehaltiger Nahrungsmittel führt erwiesenermaßen zu erosiven Zahnhartsubstanzschädigungen [130] [131]. Hierbei handelt es sich um Produkte wie

- saure Bonbons mit Fruchtgeschmack,
- Zitrussäfte und andere säurehaltige Fruchtsäfte,
- säurehaltige kohlensäurehaltige Getränke,
- säurehaltige Sportgetränke,
- Weine,
- Apfelweine,
- Salatsoßen und
- einige Kräutertees.

Erosion kann ebenfalls ausgelöst werden durch

- ungünstige Essgewohnheiten wie den regelmäßigen Verzehr der oben genannten Produkte,
- spezielle Diäten mit Zitrusfrüchten und Fruchtsäften,
- den regelmäßigen Konsum isotonischer Sportgetränke,
- nächtliches Trinken aus Trinkflaschen oder
- den fortgesetzten Einsatz des Fläschchens als „Tröster".

Der Mineralverlust bei der Erosion wird nicht nur durch den niedrigen pH-Wert, sondern auch durch Kalziumbindung (Chelatisierung) verursacht. Die chelatisierenden Eigenschaften der Zitronensäure, z. B. aus Zitrusfrüchten oder Säften, können den erosiven Prozess in vivo in Wechselwirkung mit dem Speichel fördern und die Zahnhartsubstanzen unmittelbar aufweichen und auflösen. Zu den Eigenschaften, die das erosive Potenzial von Speisen und Getränken beeinflussen, gehören:

- pH-Wert
- titrierbarer Säuregehalt
- Säureart (pKa)
- chelatisierende Eigenschaften
- Konzentration anorganischer Elemente (Kalzium, Phosphat und Fluorid)
- physikalische und chemische Eigenschaften, die die Anhaftung an die Schmelzoberfläche beeinflussen
- Anregung des Speichelflusses [131]

Zur Minderung des erosiven Potenzials dieser Nahrungsmittel wurde der Versuch unternommen, ihre Zusammensetzung beispielsweise durch **Zusatz von Kalzium** und Phosphatsalzen oder durch Kohlensäurereduktion zu verändern [132]. Einige dieser Maßnahmen führten zu einer Veränderung des Geschmacks sowie des pH-Wertes der Getränke in Abhängigkeit vom verwendeten Salztyp und der Konzentration [133].

ZUSAMMENFASSUNG

Der häufige Verzehr fermentierbarer Zucker ist die Hauptursache für Karies. Ausschlaggebend für die Kariogenität der Nahrung sind insbesondere Aufnahmehäufigkeit und Konsistenz der zuckerhaltigen Nahrung. Weniger wichtig erscheint hingegen die reine Menge des konsumierten Zuckers.
Die regelmäßige Aufnahme von Xylit scheint eine kariespräventive Wirkung zu haben. Dies wird auf seine speichelflussfördernden Eigenschaften und seinen Einfluss auf das mikrobielle Wachstum und den Zuckerstoffwechsel zurückgeführt. Aber auch der Ersatz herkömmlicher Zuckerarten durch andere Polyole wie Sorbit oder Maltit sowie künstliche Süßstoffe können auf Grund ihrer speichelanregenden Wirkung und in Folge der geringeren Aufnahme von (fermentierbarem) Zucker vor Karies schützen. Nahrungsbestandteile wie Proteine, Fette und Konservierungsstoffe spielen ebenfalls eine kariespräventive Rolle.

LITERATUR

1. Konig KG. Diet and oral health. Int Dent J 2000; 50: 162–174
2. Newbrun E. Sucrose, the arch criminal of dental caries. ASDC J Dent Child 1969; 36: 239–248
3. Toverud G. Decrease in caries frequency in Norwegian children during World War II. J Am Dent Assoc 1949; 39: 128–136
4. Fisher FJ. A field survey of dental caries, periodontal disease and enamel defects in Tristan da Cunha. Br Dent J 1968; 125: 447–453
5. Gustafsson BE, Quensel CE, Lanke LS et al. The Vipeholm dental caries study; the effect of different levels of carbohydrate intake on caries activity in 436 individuals observed for five years. Acta Odontol Scand 1954; 11: 232–264

6. Green RM, Hartles RL. The effect of uncooked and roll-dried wheat starch, alone and mixed in equal quantity with sucrose, on dental caries in the albino rat. Br J Nutr 1967; 21: 921–924
7. Shaw JH, Krumins I, Gibbons RJ. Comparison of sucrose, lactose, maltose and glucose in the causation of experimental oral diseases. Arch Oral Biol 1967; 12: 755–768
8. Brown AT. The role of dietary carbohydrates in plaque formation and oral disease. Nutr Rev 1975; 33: 353–361
9. Guggenheim B, Konig KG, Herzog E et al. The cariogenicity of different dietary carbohydrates tested on rats in relative gnotobiosis with a Streptococcus producing extracellular polysaccharide. Helv Odontol Acta 1966; 10: 101–113
10. Colman G, Bowen WH, Cole MF. The effects of sucrose, fructose, and a mixture of glucose and fructose on the incidence of dental caries in monkeys (M. fascicularis). Br Dent J 1977; 142: 217–221
11. Krasse B. Human streptococci and experimental caries in hamsters. Arch Oral Biol 1966; 11: 429–436
12. Loesche WJ. Role of Streptococcus mutans in human dental decay. Microbiol Rev 1986; 50: 353–380
13. Beighton D. The complex oral microflora of high-risk individuals and groups and its role in the caries process. Community Dent Oral Epidemiol 2005; 33: 248–255
14. Stephan RM. pH and dental caries. J Dent Res 1947; 26: 340
15. Kleinberg I. Regulation of the acid-base metabolism of the dento-gingival plaque and its relation to dental caries and periodontal disease. Int Dent J 1970; 20: 451–471
16. Graf H. The glycolytic activity of plaque and its relation to hard tissues pathology – recent findings from intraoral pH telemetry research. Int Dent J 1970; 20: 426–435
17. van Houte J, Winkler KC, Jansen HM. Iodophilic polysaccharide synthesis, acid production and growth in oral streptococci. Arch Oral Biol 1969; 14: 45–46
18. Loesche WJ, Henry CA. Intracellular microbial polysaccharide production and dental caries in a Guatemalan Indian Village. Arch Oral Biol 1967; 12: 189–194
19. Wood JM, Critchley P. The extracellular polysaccharide produced from sucrose by a cariogenic streptococcus. Arch Oral Biol 1966; 11: 1039–1042
20. Schilling KM, Bowen WH. Glucans synthesized in situ in experimental salivary pellicle function as specific binding sites for Streptococcus mutans. Infect Immun 1992; 60: 284–295
21. Rozen R, Steinberg D, Bachrach G. Streptococcus mutans fructosyltransferase interactions with glucans. FEMS Microbiol Lett 2004; 232: 39–43
22. van Houte J, Jansen HM. Levan degradation by streptococci isolated from human dental plaque. Arch Oral Biol 1968; 13: 827–830
23. Wood JM. The state of hexose sugar in human dental plaque and its metabolism by the plaque bacteria. Arch Oral Biol 1969; 14: 161–168
24. Rolla G, Mathiesen P. The adsorbtion of salivary proteins and dextrans to hydroxylapatite. In: McHugh WD, ed. Dental Plaque. Ed. Dundee: DC Thomson Co 1970: pp 129–155
25. Bowen WH. Dental caries. N Y State J Med 1978; 78: 2278–2279
26. Read T, Knowles EA. Study of the diets and habits of school children in relation to freedom from or susceptibility to dental caries. Brit Dent J 1938; 64: 185–191
27. Green RM, Hartles RL. The effect of diets containing different mono- and disaccharides on the incidence of dental caries in the albino rat. Arch Oral Biol 1969; 14: 235–241
28. Konig KG, Larson RH, Guggenheim B. A strain-specific eating pattern as a factor limiting the transmissibility of caries activity in rats. Arch Oral Biol 1969; 14: 91–103
29. Frostell G, Baer PN. Effects of sucrose, starch and a hydrogenated starch derivative on dental caries in the rat. Acta Odontol Scand 1971; 29: 253–259
30. Syrrist A, Selander P. Some aspects on comforters and dental caries. Odontol Tidskr 1953; 61: 237–251
31. Winter GB, Hamilton MC, James PM. Role of the comforter as an aetiological factor in rampant caries of the deciduous dentition. Arch Dis Child 1966; 41: 207–212
32. Goose DH. Infant feeding and caries of the incisors: an epidemiological approach. Caries Res 1967; 1: 166–173
33. Duggal MS, Toumba KJ, Amaechi BT et al. Enamel demineralization in situ with various frequencies of carbohydrate consumption with and without fluoride toothpaste. J Dent Res 2001; 80: 1721–1724
34. Caldwell RC. Physical properties of foods and their caries-producing potential. J Dent Res 1970; 49: 1293–1298
35. Sognnaes RF. Experimental rat caries; production of rat caries in the presence of all know nutritional essentials and in the absence of coarse food particles and the impact of mastication. J Nutr 1948; 36: 1–13
36. Bowen WH, Amsbaugh SM, Monell-Torrens S et al. Effects of varying intervals between meals on dental caries in rats. Caries Res 1983; 17: 466–471
37. Woodward M, Walker AR. Sugar consumption and dental caries: evidence from 90 countries. Br Dent J 1994; 176: 297–302
38. Burt BA, Pai S. Sugar consumption and caries risk: a systematic review. J Dent Educ 2001; 65: 1017–1023
39. Gibson S, Williams S. Dental caries in pre-school children: associations with social class, toothbrushing habit and consumption of sugars and sugar-containing foods. Further analysis of data from the National Diet and Nutrition Survey of children aged 1.5–4.5 years. Caries Res 1999; 33: 101–113
40. Nikiforuk G. Posteruptive effects of nutrition on teeth. J Dent Res 1970; 49: 1252–1262
41. Burt BA, Eklund SA, Morgan KJ et al. The effects of sugars intake and frequency of ingestion on dental caries increment in a three-year longitudinal study. J Dent Res 1988; 67: 1422–1429
42. Rorem ES. Uptake of rubidium and phosphate ions by polysaccharide-producing bacteria. J Bacteriol 1955; 70: 691–701
43. Aminoff C, Vanninen E, Doty T. Xylitol – occurrence, manufacture and properties. Oral Health 1978; 68: 28–29
44. Voirol F. [Alternatives to sugar. Sweet substances and sweetening agents]. Schweiz Rundsch Med Prax 1982; 71: 1977–1984
45. Larmas M, Makinen KK, Scheinin A. Turku sugar studies. III. An intermediate report on the effect of sucrose, fructose and xylitol diets on the numbers of salivary lactobacilli, candida and streptococci. Acta Odontol Scand 1974; 32: 423–433
46. Makinen KK. Latest dental studies on xylitol and mechanism of action of xylitol in caries limitation. In: Grenby TH, ed. Progress in sweetners. Ed. London: Elsevier; 1989: pp 331–362
47. Tanzer JM. Xylitol chewing gum and dental caries. Int Dent J 1995; 45: 65–76

48. Ly KA, Milgrom P, Roberts MC et al. Linear response of mutans streptococci to increasing frequency of xylitol chewing gum use: a randomized controlled trial [ISRCTN43479664]. BMC Oral Health 2006; 6: 6

49. Milgrom P, Ly KA, Roberts MC et al. Mutans streptococci dose response to xylitol chewing gum. J Dent Res 2006; 85: 177–181

50. Milgrom P, Ly KA, Tut OK et al. Xylitol pediatric topical oral syrup to prevent dental caries: a double-blind randomized clinical trial of efficacy. Arch Pediatr Adolesc Med 2009; 163: 601–607

51. Ly KA, Riedy CA, Milgrom P et al. Xylitol gummy bear snacks: a school-based randomized clinical trial. BMC Oral Health 2008; 8: 20

52. Trahan L. Xylitol: a review of its action on mutans streptococci and dental plaque – its clinical significance. Int Dent J 1995; 45: 77–92

53. Ly KA, Milgrom P, Rothen M. Xylitol, sweeteners, and dental caries. Pediatr Dent 2006; 28: 154–163, discussion 192–158

54. Assev S, Vegarud G, Rolla G. Growth inhibition of Streptococcus mutans strain OMZ 176 by xylitol. Acta Pathol Microbiol Scand B 1980; 88: 61–63

55. Hausman SZ, Thompson J, London J. Futile xylitol cycle in Lactobacillus casei. J Bacteriol 1984; 160: 211–215

56. Trahan L, Neron S, Bareil M. Intracellular xylitol-phosphate hydrolysis and efflux of xylitol in Streptococcus sobrinus. Oral Microbiol Immunol 1991; 6: 41–50

57. Kakuta H, Iwami Y, Mayanagi H et al. Xylitol inhibition of acid production and growth of mutans Streptococci in the presence of various dietary sugars under strictly anaerobic conditions. Caries Res 2003; 37: 404–409

58. Soderling E, Isokangas P, Pienihakkinen K et al. Influence of maternal xylitol consumption on acquisition of mutans streptococci by infants. J Dent Res 2000; 79: 882–887

59. Thorild I, Lindau B, Twetman S. Effect of maternal use of chewing gums containing xylitol, chlorhexidine or fluoride on mutans streptococci colonization in the mothers' infant children. Oral Health Prev Dent 2003; 1: 53–57

60. Soderling EM, Hietala-Lenkkeri AM. Xylitol and erythritol decrease adherence of polysaccharide-producing oral streptococci. Curr Microbiol 2010; 60: 25–29

61. Trahan L, Soderling E, Drean MF et al. Effect of xylitol consumption on the plaque-saliva distribution of mutans streptococci and the occurrence and long-term survival of xylitol-resistant strains. J Dent Res 1992; 71: 1785–1791

62. Vissink A, Gravenmade EJ, Gelhard TB et al. Rehardening properties of mucin- or CMC-containing saliva substitutes on softened human enamel. Effects of sorbitol, xylitol and increasing viscosity. Caries Res 1985; 19: 212–218

63. Smits MT, Arends J. Influence of extraoral xylitol and sucrose dippings on enamel demineralization in vivo. Caries Res 1988; 22: 160–165

64. Amaechi BT, Higham SM, Edgar WM. Caries inhibiting and remineralizing effect of xylitol in vitro. J Oral Sci 1999; 41: 71–76

65. Makinen KK, Makinen PL, Pape HR Jr. et al. Stabilisation of rampant caries: polyol gums and arrest of dentine caries in two long-term cohort studies in young subjects. Int Dent J 1995; 45: 93–107

66. Aguirre-Zero O, Zero DT, Proskin HM. Effect of chewing xylitol chewing gum on salivary flow rate and the acidogenic potential of dental plaque. Caries Res 1993; 27: 55–59

67. Makinen KK, Soderling E. Solubility of calcium salts, enamel, and hydroxyapatite in aqueous solutions of simple carbohydrates. Calcif Tissue Int 1984; 36: 64–71

68. Ziesenilz SC, Siebert G. The metabolism and utilization of polyols and other bulk sweeteners compared with sugar. In: Grenby TH, ed. Developments in sweetners. Ed. London: Elsevier; 1987: pp 109–149

69. Manning RH, Edgar WM, Agalamanyi EA. Effects of chewing gums sweetened with sorbitol or a sorbitol/xylitol mixture on the remineralisation of human enamel lesions in situ. Caries Res 1992; 26: 104–109

70. Guggenheim B. Streptococci of dental plaques. Caries Res 1968; 2: 147–163

71. Dallmeier E, Bestmann HJ, Kroncke A. [The degradation of glucose and sorbit by plaque streptococci]. Dtsch Zahnarztl Z 1970; 25: 887–898

72. Brown AT, Patterson CE. Ethanol production and alcohol dehydrogenase activity in Streptococcus mutans. Arch Oral Biol 1973; 18: 127–131

73. Clark R, Hay DI, Schram CJ et al. Removal of carbohydrate debris from the teeth by salivary stimulation. Brit Dent J 1961; 111: 244–248

74. Cornick DE, Bowen WH. The effect of sorbitol on the microbiology of the dental plaque in monkeys (Macaca irus). Arch Oral Biol 1972; 17: 1637–1648

75. Birkhed D, Svensater G, Kalfas S et al. The risk of adaptation of the oral microflora to Sorbitol. Dtsch Zahnarztl Z 1987; 42: S 141–144

76. Loesche WJ. The effect of sugar alcohols on plaque and saliva level of Streptococcus mutans. Swed Dent J 1984; 8: 125–135

77. Glass RL. A two-year clinical trial of sorbitol chewing gum. Caries Res 1983; 17: 365–368

78. Van Loveren C. Sugar alcohols: what is the evidence for caries-preventive and caries-therapeutic effects? Caries Res 2004; 38: 286–293

79. Splieth CH, Alkilzy M, Schmitt J et al. Effect of xylitol and sorbitol on plaque acidogenesis. Quintessence Int 2009; 40: 279–285

80. Imfeld TN. Identification of low caries risk dietary components. Monogr Oral Sci 1983; 11: 1–198

81. Administration USFaD: Artificial sweeteners: no calories ... sweet! In internet: www.fda.gov/fdac/features/2006/406_sweetners.html; Accessed: 04.04.2011

82. Weihrauch MR, Diehl V. Artificial sweeteners – do they bear a carcinogenic risk? Ann Oncol 2004; 15: 1460–1465

83. Carakostas MC, Curry LL, Boileau AC et al. Overview: the history, technical function and safety of rebaudioside A, a naturally occurring steviol glycoside, for use in food and beverages. Food Chem Toxicol 2008; 46 (Suppl 7): S 1–S 10

84. Burton SA, Prosser JI. Autotrophic ammonia oxidation at low pH through urea hydrolysis. Appl Environ Microbiol 2001; 67: 2952–2957

85. van Hall G, van der Vusse GJ, Soderlund K et al. Deamination of amino acids as a source for ammonia production in human skeletal muscle during prolonged exercise. J Physiol 1995; 489 (Pt 1): 251–261

86. Chappelle EW, Luck JM. The decarboxylation of amino acids, proteins, and peptides by N-bromosucclnimide. J Biol Chem 1957; 229: 171–179

87. Walsh LJ. Anti-cariogenic actions of milk and cheese produces, and their clinical application. ADA News Bulletin 2000: 17–20
88. Jenkins GN, Ferguson DB. Milk and dental caries. Br Dent J 1966; 120: 472–477
89. Pearce EI, Sissons CH. On the cariogenicity of lactose. N Z Dent J 1987; 83: 32–36
90. Erickson PR, Mazhari E. Investigation of the role of human breast milk in caries development. Pediatr Dent 1999; 21: 86–90
91. Iida H, Auinger P, Billings RJ et al. Association between infant breastfeeding and early childhood caries in the United States. Pediatrics 2007; 120: e944–952
92. Reynolds EC. Anticariogenic complexes of amorphous calcium phosphate stabilized by casein phosphopeptides: a review. Spec Care Dentist 1998; 18: 8–16
93. Reynolds EC, del Rio A. Effect of casein and whey-protein solutions on caries experience and feeding patterns of the rat. Arch Oral Biol 1984; 29: 927–933
94. Schupbach P, Neeser JR, Golliard M et al. Incorporation of caseinoglycomacropeptide and caseinophosphopeptide into the salivary pellicle inhibits adherence of mutans streptococci. J Dent Res 1996; 75: 1779–1788
95. Harper DS, Osborn JC, Hefferren JJ et al. Cariostatic evaluation of cheeses with diverse physical and compositional characteristics. Caries Res 1986; 20: 123–130
96. Silva MF, Jenkins GN, Burgess RC et al. Effects of cheese on experimental caries in human subjects. Caries Res 1986; 20: 263–269
97. Jenkins GN, Hargreaves JA. Effect of eating cheese on Ca and P concentrations of whole mouth saliva and plaque. Caries Res 1989; 23: 159–164
98. Jensen ME, Wefel JS. Effects of processed cheese on human plaque pH and demineralization and remineralization. Am J Dent 1990; 3: 217–223
99. Kashket S, Yaskell T. Effectiveness of calcium lactate added to food in reducing intraoral demineralization of enamel. Caries Res 1997; 31: 429–433
100. Kabara JJ, Vrable R. Antimicrobial lipids: natural and synthetic fatty acids and monoglycerides. Lipids 1977; 12: 753–759
101. Williams KA, Schemehorn BR, McDonald JL Jr. et al. Influence of selected fatty acids upon plaque formation and caries in the rat. Arch Oral Biol 1982; 27: 1027–1031
102. Leikanger S, Bjertness E, Scheie AA. Effects of food preservatives on growth and metabolism of plaque bacteria in vitro and in vivo. Scand J Dent Res 1992; 100: 371–376
103. Amaechi BT, Saldana VM. Inhibitory effect of sodium benzoate on the growth of cariogenic micro organisms. J Dent Res 2003; 82 Spec Iss A: Abstract Nr. 671
104. Belli WA, Buckley DH, Marquis RE. Weak acid effects and fluoride inhibition of glycolysis by Streptococcus mutans GS-5. Can J Microbiol 1995; 41: 785–791
105. Eklund T. Inhibition of growth and uptake processes in bacteria by some chemical food preservatives. J Appl Bacteriol 1980; 48: 423–432
106. Marquis RE. Diminished acid tolerance of plaque bacteria caused by fluoride. J Dent Res 1990; 69 Spec No: 672–675, discussion 682–683
107. Standard and Poor's food and non-alcoholic beverages handbook. Ed. New York: Standard and Poor's; 1998
108. Chichester D, Tanner FW. Antimicrobial food additives. In: Furia TE, ed. CRC Handbook of Food Additives. Ed. Cleveland: Chemical Rubber Co; 1968: pp 142–157
109. Koo H, Nino de Guzman P, Schobel BD et al. Influence of cranberry juice on glucan-mediated processes involved in Streptococcus mutans biofilm development. Caries Res 2006; 40: 20–27
110. Davis BA, Raubertas RF, Pearson SK et al. The effects of benzoate and fluoride on dental caries in intact and desalivated rats. Caries Res 2001; 35: 331–337
111. Duarte S, Gregoire S, Singh AP et al. Inhibitory effects of cranberry polyphenols on formation and acidogenicity of Streptococcus mutans biofilms. FEMS Microbiol Lett 2006; 257: 50–56
112. Rivero-Cruz JF, Zhu M, Kinghorn AD et al. Antimicrobial constituents of Thompson seedless raisins (Vitis vinifera) against selected oral pathogens. Phytochemistry Letters 2008; 1: 151–154
113. Cabrera C, Artacho R, Gimenez R. Beneficial effects of green tea – a review. J Am Coll Nutr 2006; 25: 79–99
114. Cao J, Zhao Y, Li Y et al. Fluoride levels in various black tea commodities: measurement and safety evaluation. Food Chem Toxicol 2006; 44: 1131–1137
115. Kavanagh D, Renehan J. Fluoride in tea – its dental significance: a review. J Ir Dent Assoc 1998; 44: 100–105
116. Hamilton-Miller JM. Anti-cariogenic properties of tea (Camellia sinensis). J Med Microbiol 2001; 50: 299–302
117. Gardner EJ, Ruxton CH, Leeds AR. Black tea – helpful or harmful? A review of the evidence. Eur J Clin Nutr 2007; 61: 3–18
118. Zhang J, Kashket S. Inhibition of salivary amylase by black and green teas and their effects on the intraoral hydrolysis of starch. Caries Res 1998; 32: 233–238
119. Psoter WJ, Reid BC, Katz RV. Malnutrition and dental caries: a review of the literature. Caries Res 2005; 39: 441–447
120. Fraser D, Nikiforuk G. The etiology of enamel hypoplasia in children – a unifying concept. J Int Assoc Dent Child 1982; 13: 1–11
121. Navia JM. Nutrition in dental development and disease. In: Winick M, ed. Human nutrition a comprehensive treatise. New York: Plenum Publishing; 1979: pp 333–340
122. Milano M. Increased risk for dental caries in asthmatic children. Tex Dent J 1999; 116: 35–42
123. Amaechi BT, Jan J, Lozano-Pineda J. Association of asthma medications and caries among children in South Texas. Caries Res 2008; 42: 185–238
124. Warren JJ, Cowen HJ, Watkins CM et al. Dental caries prevalence and dental care utilization among the very old. J Am Dent Assoc 2000; 131: 1571–1579
125. Preston AJ, Kearns A, Barber MW et al. The knowledge of healthcare professionals regarding elderly persons' oral care. Br Dent J 2006; 201: 293–295, discussion 289, quiz 304
126. Steele JG, Sheiham A, Marcenes W et al. National diet and nutrition survey: People aged 65 and over. Ed. London: HM Stationery Office; 1998
127. Hawkins RJ. Functional status and untreated dental caries among nursing home residents aged 65 and over. Spec Care Dentist 1999; 19: 158–163
128. Shay K. Dental management considerations for institutionalized geriatric patients. J Prosthet Dent 1994; 72: 510–516

129. Weiss RL, Trithart AH. Between-meal eating habits and dental caries experience in preschool children. Am J Public Health Nations Health 1960; 50: 1097–1104

130. Amaechi BT, Higham SM, Edgar WM. Factors influencing the development of dental erosion in vitro: enamel type, temperature and exposure time. J Oral Rehabil 1999; 26: 624–630

131. Lussi A, Jaeggi T, Zero D. The role of diet in the aetiology of dental erosion. Caries Res 2004; 38 (Suppl 1): 34–44

132. Hughes JA, West NX, Parker DM et al. Development and evaluation of a low erosive blackcurrant juice drink. 3. Final drink and concentrate, formulae comparisons in situ and overview of the concept. J Dent 1999; 27: 345–350

133. Grenby TH. Lessening dental erosive potential by product modification. Eur J Oral Sci 1996; 104: 221–228

Karieskontrolle durch Beeinflussung der De- und Remineralisation

S. Twetmann, K. R. Ekstrand

12

Einleitung

Fluoride spielen eine bedeutende Rolle in der Kariesprävention [1]. Daher widmet sich dieses Kapitel der genauen Beschreibung von Fluoriden, deren Wirkung sowie Sicherheitsbedenken und Nebenwirkungen. Die klinische Anwendung und die kariespräventive Wirksamkeit von Fluorid werden besprochen. Eine neuartige Remineralisationstechnologie (CPP-ACP) wird ebenfalls beschrieben.
Dieses Kapitel beschäftigt sich im Einzelnen mit:

- Fluoriden in der Natur
- Aufnahme und Verteilung von Fluoriden im Menschen
- Sicherheitsaspekte der Fluoridanwendung in verschiedenen Altersstufen
- Wirkungsweise der Fluoride
- populationsbasierte Fluoridierungsstrategien
- Fluoride im patientenbasierten Kariesmanagement
- Alternative Methoden zur Remineralisation von kariösen Läsionen

Was ist Fluor/Fluorid?

Fluor ist eines von 118 chemischen Elementen im Periodensystem. In seiner reinen Form handelt es sich um ein giftiges, blass-gelblich-braunes Gas. Fluor hat im Periodensystem die Ordnungszahl 9, da es 2 Elektronen auf der inneren und 7 Elektronen auf der äußeren Schale besitzt. Fluor gehört zur Gruppe der chemischen Elemente, die als Halogene bezeichnet werden, was sich auf deren Fähigkeit bezieht, in Verbindung mit einem Metall Salze zu bilden. Halogene und insbesondere Fluor sind äußerst reaktionsfreudig, da ihnen nur ein Elektron bis zur vollen Außenschale fehlt. Dieses Elektron kann durch Reaktion, z. B. mit Kalzium, gewonnen werden wobei sich Kalziumfluorid (CaF_2) bildet. Der Begriff Fluorid wird also verwendet, wenn sich Fluor mit einem positiv geladenen Gegenstück verbindet. Die Komplexe bestehen oft aus kristallinen ionischen Salzen wie Fluorapatit ($Ca_{10}(PO_4)_6F_2$).

MERKE

Fluor ist ein Atom mit 7 Elektronen auf der äußeren Schale, reagiert also stark mit anderen Atomen wie Kalzium und Natrium.

Maßeinheiten

Der Fluoridgehalt wird allgemein in Teilen pro Million (**parts per million, ppm**) ausgedrückt (Tab. 12.**1**), was 1 mg Fluorid pro Kilogramm oder Liter entspricht. Somit entspricht 1 ppm Fluorid im Trinkwasser 1 mg Fluorid pro 1 l Wasser. Entsprechend enthält eine mit 1450 ppm fluoridierte Zahnpasta 1450 mg Fluorid pro 1 kg Zahnpasta. Wir verwenden beim Zähneputzen etwa 1 g Zahnpasta, welches etwa 1,45 mg Fluorid [2] enthält.
Bei der Verbindung von Fluor mit Natrium, zum Beispiel in einer 2%-igen NaF-Lösung, müssen wir bei der Berechnung der Endkonzentration von Fluorid in der Lösung die molare Masse von Na^+ und F^- einbeziehen. Die andere Masse von Na ist ~ 23 g/mol und für F ~ 19 g/mol; zusammen 42 g/mol. 2% NaF beinhalten somit 19/42 × 2% F^- = 0,9047% F^- = 9047 ppm F^-.
Die Fluoridkonzentration im menschlichen Zahnschmelz wird oft auch in ppm ausgedrückt. Praktischer ist jedoch die Angabe der Menge an Hydroxylapatit (HAP), die durch Fluorapatit (FAP) oder Fluoridhydroxylapatit (FHAP) ersetzt worden ist (s. Kap. **2**), wenn der Zahnschmelz zum Beispiel 2500 ppm F^- enthält. Dazu müssen wir die molare Masse für HAP kennen, welche 500 g/mol ist. Die folgende Formel kann zur Berechnung verwendet werden:
2500 ppm F^- x $500/19 \times 10^6 = 0{,}0657$
Das entspricht also einem FAP/FHAP-Gehalt von etwa 6,6% während HAP 93,4% des Zahnschmelzes ausmacht.

Fluoride in unserer Umgebung

In der Natur sind Fluoride ein Bestandteil der natürlichen Mineralien im Boden; es werden mehr als 150 fluoridhaltige Mineralien beschrieben [3]. Kryolith z. B. beinhaltet Aluminiumfluorid und Fluorit enthält Kalziumfluorid. Da viele Mineralien im Boden wasserlöslich sind, ist Fluorid in unterschiedlichen Konzentrationen im Grundwasser zu finden. Daten aus Dänemark zeigen, dass die Fluoridkonzentration im Leitungswasser landesweit zwischen 1,4 ppm und 0,01 ppm mit einem Durchschnittswert von 0,3 ppm [4] variiert. Werte über 1,4 ppm werden jedoch teilweise gemessen. Ähnliche Abweichungen in der Fluoridkonzentration gibt es weltweit in vielen anderen Ländern. Der obere Richtwert der WHO für **Fluorid im Trinkwasser ist 1,5 mg/l** (1,5 ppm F^-), und es ist sehr wahrscheinlich, dass in manchen Bergregionen von Südamerika, Nahost und Zentralasien deutlich höhere Konzentrationen zu finden sind. In Kenia und Südafrika kann die Konzentration 25 ppm überschreiten und in Indien wird von Konzentrationen von bis zu 38,5 ppm berichtet. Die Fluoridkonzentration in Lebensmitteln ist unterschiedlich (Tab. 12.**2**) und abhängig vom Wassergehalt des Fluorids und dem Ort, an dem die Nahrungsquellen angebaut wurden.

Tab. 12.1 Fluoridhaltige Produkte für den oralen Gebrauch, deren Konzentrationen in ppm und Kommentare.

Produkt	ppm F^-	Kommentare
Zahnpasta < 0,05 % F^-	< 500	tägliche Selbstapplikation: Kleinkinder
Zahnpasta 0,1 % F^-	1100	tägliche Selbstapplikation: Kleinkinder (Skandinavien)
Zahnpasta 0,15 % F^-	1500	tägliche Selbstapplikation: Erwachsene/KInder > 6 Jahre
Zahnpasta 2,8 mg F^-/g	2800	gefährdete Patienten
Zahnpasta 5,0 mg F^-/g	5000	gefährdete Patienten
0,05 % NaF-Lösung*	~ 250	tägliche Spülung zu Hause
0,2 % NaF-Lösung*	~ 1000	wöchentliche Spülung zu Hause
0,1 % Fluor Protector	1000	zur professionellen Verwendung
2 % NaF-Lösung*	9047	zur professionellen Verwendung
5 % Duraphat-Lack (NaF, 2,26 % F^-)	22600	zur professionellen Verwendung
6 % Bifluorid-Lack (NaF/CaF_2, ~2,8 % F^-)	28000	zur professionellen Verwendung
Kaugummi 0,1–0,25 mg F^-/Stück	100–250	gefährdete Patienten
Gel für Trays (Fluoridierungsschienen) 0,2–1 % F^-	2000–10000	gefährdete Patienten
Tabletten 0,25, 0,50 und 0,75 mg F^- pro Tablette	0,25–0,75	für gefährdete Kinder
Salz (Tafelsalz) 90–250 mg F^-/kg	90–250	Bevölkerungsansatz
Trinkwasser 0–1,4 mg F^-/l	0–1,4	Bevölkerungsansatz

* Manchmal steht F^- zusammen mit Na^+, manchmal allein. Bei Kombination mit Na^+ ist die Konzentration zu halbieren, da die molare Masse von Fluorid und Natrium in etwa identisch ist.

Tab. 12.2 Fluoridgehalt (ppm) in verschiedenen Lebensmitteln.

Ernährungsquellen	ppm F^-
Muttermilch	0,01–0,02
Kuhmilch	0,02
Reis	1,0
Kartoffeln	0,5
Fisch und Schalentiere	1,5–50
Rindfleisch	0,4
Geflügel	0,6
Tee	0,8–3,4

MERKE

- Fluorid ist ein natürliches, in der Erde und im Wasser vorkommendes Mineral.
- Die Fluoridkonzentration wird im Allgemeinen in „parts per million" (ppm) ausgedrückt.

Fluoride beim Menschen

Akute Toxizität

Die normale tägliche Fluoridaufnahme ist eher niedrig und wird auf 1–3 mg pro Tag bei Erwachsenen geschätzt [5]. Die mittlere Aufnahme bei Neugeborenen ist erheblich geringer, etwa 0,32 mg F^- pro Tag, steigt jedoch im Alter von 4–6 Monaten auf über 1,2 mg an [5]. Die Aufnahme großer Fluoridmengen kann jedoch toxisch sein, wenn auch nur sehr selten tödlich. Die wahrscheinlich toxische Dosis **(Probable Toxic Dose = PTD)** liegt beim Menschen bei ca. 5 mg Fluorid pro kg Körpergewicht. Somit kann das Verschlucken von 8 g einer Zahnpasta mit 5000 ppm für ein 1-jähriges Kind mit einem Gewicht von 8 kg kritisch sein. Die Symptome einer **akuten Toxizität** treten plötzlich auf mit diffusen Unterleibsschmerzen, Durchfall, Erbrechen, übermäßigem Speichelfluss und Durst. Bei Verdacht auf eine toxische Dosis sollte als **Sofortmaßnahme** Erbrechen herbeigeführt werden. Des Weiteren sollte Milch getrunken werden, um die intestinale Fluoridaufnahme zu reduzieren. Anschließend sollte die Person unverzüglich medizinisch/toxikologisch behandelt werden. Chronische Toxizität auf Grund hoher Fluoridaufnahmen über einen längeren Zeitraum wird später in diesem Kapitel behandelt.

Fluoridaufnahme und -verteilung

Der Hauptweg der Fluoridaufnahme im menschlichen Körper erfolgt über den Magen-Darm-Trakt. Die physikalischen und chemischen Eigenschaften der Verbindung nehmen Einfluss auf die schließlich in den systemischen Kreislauf gelangende Menge. Der **Fluoridgehalt im Blutplasma** liegt durchschnittlich zwischen 0,01 und 0,05 ppm, wobei es jedoch nach Aufnahme von Verbindungen mit hohem Fluoridgehalt zu einer erheblichen Erhöhung der Konzentration kommt. Nehmen wir als Beispiel die Fluoridaufnahme über fluoridhaltige Zahnpasta. Die Aufnahmemenge von Fluorid aus Zahnpasta auf nüchternen Magen beträgt nahezu 100% für Natriumfluorid (NaF)-Zahnpasta und etwas weniger für Monofluorophosphat (MFP)-Zahnpasta **[6]**. Auf nüchternen Magen wird innerhalb von 30 Minuten die höchste Konzentration erreicht (Abb. 12.**1**). Wird Fluorid nach dem Essen aufgenommen, tritt dieser Höchstwert reduziert, verspätet und zeitlich verlängert auf (Abb. 12.**1**). Dieses Wissen ist insbesondere für **kleine Kinder** von Bedeutung, die einen großen Teil der verwendeten Zahnpasta schlucken, da sie nicht in der Lage sind, diese auszuspucken. Daher sollte eine begrenzte Menge Zahnpasta (erbsengroß) genommen werden und das Zähneputzen bei kleinen Kindern nach dem Essen erfolgen, um die Möglichkeit der Entstehung von Fluorosen zu reduzieren (s. u.).

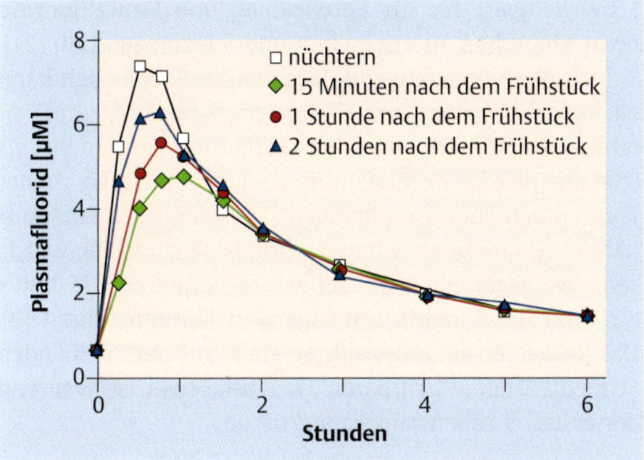

Abb. 12.**1** Durchschnittliche Fluoridkonzentration im Plasma nach dem Schlucken von 3 mg MFP-Zahnpasta auf nüchternen Magen und 15 Minuten nach dem Frühstück (modifiziert nach [6] 1980).

Gelangt das Fluorid ins Blutplasma, zirkuliert es im Körper und wird über die verschiedenen Organe verteilt, bevor es den Körper verlässt (ca. 50%). Die Ausscheidung von Fluorid erfolgt hauptsächlich über die Nieren. Die Verteilung von Fluorid, das nicht ausgeschieden wird, innerhalb der verschiedenen Organe hängt von der Blutzufuhr der einzelnen Organe ab. Stark durchblutete Organe speichern mehr Fluorid als Organe mit niedrigerer Durchblutung. Es werden jedoch 99% des im Körper gespeicherten Fluorids schließlich in den **Knochen** abgelagert. Dies rührt daher, dass mineralisiertes Gewebe aus Hydroxylapatit (HAP) besteht und Fluorid auf Grund seiner Größe und negativen Ladung über eine hohe Affinität verfügt, das Hydroxylion zu ersetzen und fluoridiertes Hydroxylapatit (FHAP) zu bilden (s. Kap. 2). Es ist wichtig zu verstehen, dass sich Fluorid nicht irreversibel mit dem Knochen verbindet. Wenn die Plasmakonzentration über einen längeren Zeitraum sinkt, z. B. wenn eine Person von einem Ort mit hoher Fluoridkonzentration im Wasser an einen Ort mit keinem Fluorid oder einer nur geringen Fluoridkonzentration im Wasser umzieht, tritt Fluorid aus dem Knochen aus.

MERKE

- Fluorid wird über den Magen-Darm-Trakt aufgenommen und in den Knochen gespeichert.
- Die wahrscheinlich toxische Dosis beim Menschen liegt bei ca. 5 mg pro kg Körpergewicht.
- Symptome für eine akute Überdosierung sind Unterleibsschmerzen, Durchfall, Erbrechen und Durst.

Fluoride in den Zähnen

In den Zahnhartgeweben verteilt sich Fluorid auf sehr charakteristische Weise. Im oberflächlichen **Schmelz** ist die Fluoridkonzentration mit etwa 2500 ppm relativ hoch, und wie bereits zuvor erwähnt bestehen etwa 7% der Schmelzoberfläche aus FAP/FHAP. Dies steht im starken Gegensatz zu tiefer gelegenen Schmelzschichten, die nur etwa 50–100 ppm enthalten. Im **Dentin** und insbesondere im Pulpabereich ist der Fluoridgehalt höher als im Zahnschmelz. Die höchste Konzentration ist im Zahnzement zu finden. Das liegt darin begründet, dass sich Dentin und Zement im Gegensatz zum Zahnschmelz ein Leben lang bilden (s. Kap. **1**). Die erhöhte Fluoridkonzentration in der Schmelzoberfläche hängt mit folgenden Tatsachen zusammen:

- Der Zugang zu Fluorid (im Plasma) ist während des gesamten Mineralisationsvorgangs an der Oberfläche des Zahnschmelzes größer als in den tiefer liegenden Schichten (präeruptiver Zeitraum).
- Fluorid kann sich in der Schmelzoberfläche während und nach der Eruption auf Grund der Reifung und insbesondere Remineralisation ansammeln (posteruptiver Zeitraum).

Fluoride im Speichel und in der Plaque

Die Fluoridkonzentration des gesamten Speichels im Ruhezustand ist gering und liegt zwischen 0,005 und 0,05 ppm. Die Fluoridkonzentration im Speichel steht jedoch im Zusammenhang mit der Fluoridkonzentration in der Umgebung. Ein wichtiger Faktor ist die sogenannte „systemische“ Fluoridaufnahme. Eine Studie aus Schweden [7] zeigte, dass die Fluoridkonzentration im Speichel bei Menschen in einer Gegend mit 1,2 ppm Fluorid im Trinkwasser während des gesamten Tages 3-mal höher war (durchschnittlich 0,02 ppm F^-) als bei denen in Gebieten mit einem niedrigen **Fluoridgehalt im Wasser**. In der Plaque ist die Fluoridkonzentration wesentlich höher als im Speichel (5–10 ppm), wobei der Großteil allerdings gebunden ist, z. B. als CaF_2 [8].

Die Fluoridkonzentrationen im gesamten Speichel und in der Plaque erhöhen sich erheblich nach dem Zähneputzen mit fluoridierter Zahnpasta oder nach anderer lokaler Verabreichung von Fluoriden [9] [10]. Bei **Zahnpasta** stehen die Höchstkonzentration und die Clearance-Zeit im Zusammenhang mit der Fluoridmenge. Beim Zähneputzen mit einer Zahnpasta mit 1500 ppm z. B. ist eine Höchstkonzentration von 150 ppm zu beobachten, die nach 20–30 Minuten rasch auf 0,2 ppm abfällt. Wird eine Zahnpasta mit 500 ppm verwendet, erreicht die Höchstkonzentration höchstens 60 ppm.

MERKE

Die regelmäßige Verwendung fluoridierter Zahnpasta oder anderer Fluoridträgerstoffe führt zu erhöhten Fluoridkonzentrationen im Speichel sowie in der Plaque bei einer deutlichen Dosis-Wirkung-Beziehung.

Die Entdeckung der Bedeutung der Fluoride für die Zahnmedizin

Der Zahnarzt F. S. McKay aus Colorado stellte im Jahr 1901 fest, dass viele seiner Patienten Schmelzflecken auf ihren Zähnen hatten (Abb. 12.**2a-h**). Er nannte dieses Phänomen „**Colorado Stain**“ oder „Stain Mottled Enamel“. Das Erscheinungsbild variierte zwischen winzigen weißen Flecken über gelbe oder braune Flecken, die unregelmäßig über die Fläche eines Zahns verteilt sind bis zu Ausprägungen, bei denen die gesamte Zahnoberfläche mattweiß, wie die Farbe von Porzellan erscheint. G. W. Black (der „Vater der Zahnmedizin“) untersuchte einige der Zähne histologisch und sprach von einer endemischen Störung des Zahnschmelzes (Hypokalzifikation), die bisher in der Literatur der Zahnmedizin unbekannt war [11]. Einige Schlussfolgerungen mit Bezug auf gefleckten Zahnschmelz waren:

- Kein Zusammenhang mit der Gesellschaftsschicht.
- Entdeckung auch in anderen Teilen der Welt, außerhalb von Colorado.
- Begrenzt auf bestimmte örtliche Bereiche.
- Nur Einheimische aus dem Gebiet hatten gefleckten Zahnschmelz.
- Zugezogene, die älter als 10 Jahre waren, waren nicht betroffen.

F. S. McKay stellte 1916 [12] fest, dass die Schmelzflecken an sich scheinbar nicht die Anfälligkeit der Zähne für Karies erhöhten, was vielleicht im Gegensatz zu dem steht, was zu erwarten wäre, da die Schmelzoberfläche erheblich gewellter und rauer ist als normaler Zahnschmelz.

In den 1920er Jahren zeigten Wasseranalysen in einigen Gebieten, in denen gefleckter Zahnschmelz verbreitet war, sehr hohe Fluorkonzentrationen zwischen 2,0 und 13,7 ppm [13]. Durch die Untersuchungsergebnisse histologischer Studien an Ratten und Menschen [14] war es schließlich Anfang der 30er Jahre möglich festzustellen, dass Fluorid der Grund für gefleckten Zahnschmelz war. Es wurde dafür der Begriff **„Dentalfluorose“** eingeführt.

H. T. Dean entwickelte Anfang der 1940er Jahre ein 6-stufiges klinisches Klassifizierungssystem für Fluorosen: fragwürdig, sehr mild, mild, mäßig und schwerwiegend. 1978 schlugen Thylstrup und Fejerskov [16] eine neue Klassifizierung vor, basierend auf histologischen Untersuchungen, die auf der Einteilung in 10 Einstufungen beruht (TF-Index; Abb. 12.**2**). Diese leistete einen erheblichen Beitrag zum Verständnis der Pathogenese der Dentalfluorose. Beim Tooth Surface Index of Fluorosis (TSIF) handelt es sich um einen weiteren Index [17], der eher die ästhetischen Aspekte berücksichtigt. Daten einer Studie aus Brasilien [18] zeigten, dass mit allen drei genannten **Fluoroseindizes** vergleichbare Prävalenzen gefunden wurden, wenn dieselben Messmethoden für die klinische Untersuchung verwendet wurden. Weitere Informationen zu diesem Thema sind in der Literatur unter Rozier [19] zu finden.

In zahlreichen Untersuchungen wurde versucht, einen **Schwellenwert für die Entwicklung von Dentalfluorose** beim Menschen zu erforschen und festzulegen [20] [21], jedoch ohne überzeugende Ergebnisse. Tatsächlich kann ein Gehalt von über 0 mg Fluorid pro kg pro Tag zur Dentalfluorose führen, aber bei Aufnahme von mehr als 0,04 mg pro kg pro Tag erhöht sich das Risiko milder Formen von Fluorose erheblich (TF-Index 1–2). Eine Aufnahme von mehr als 0,1 mg Fluorid pro kg und Tag würde sehr wahrscheinlich zu schwerwiegenderen (TF-Index ≥ 3) und die Ästhetik schädigenden Formen führen [2]. Das Risiko für die Entwicklung einer auf den bleibenden Schneidezähnen sichtbaren Dentalfluorose ist während der ersten 3 Lebensjahre am größten.

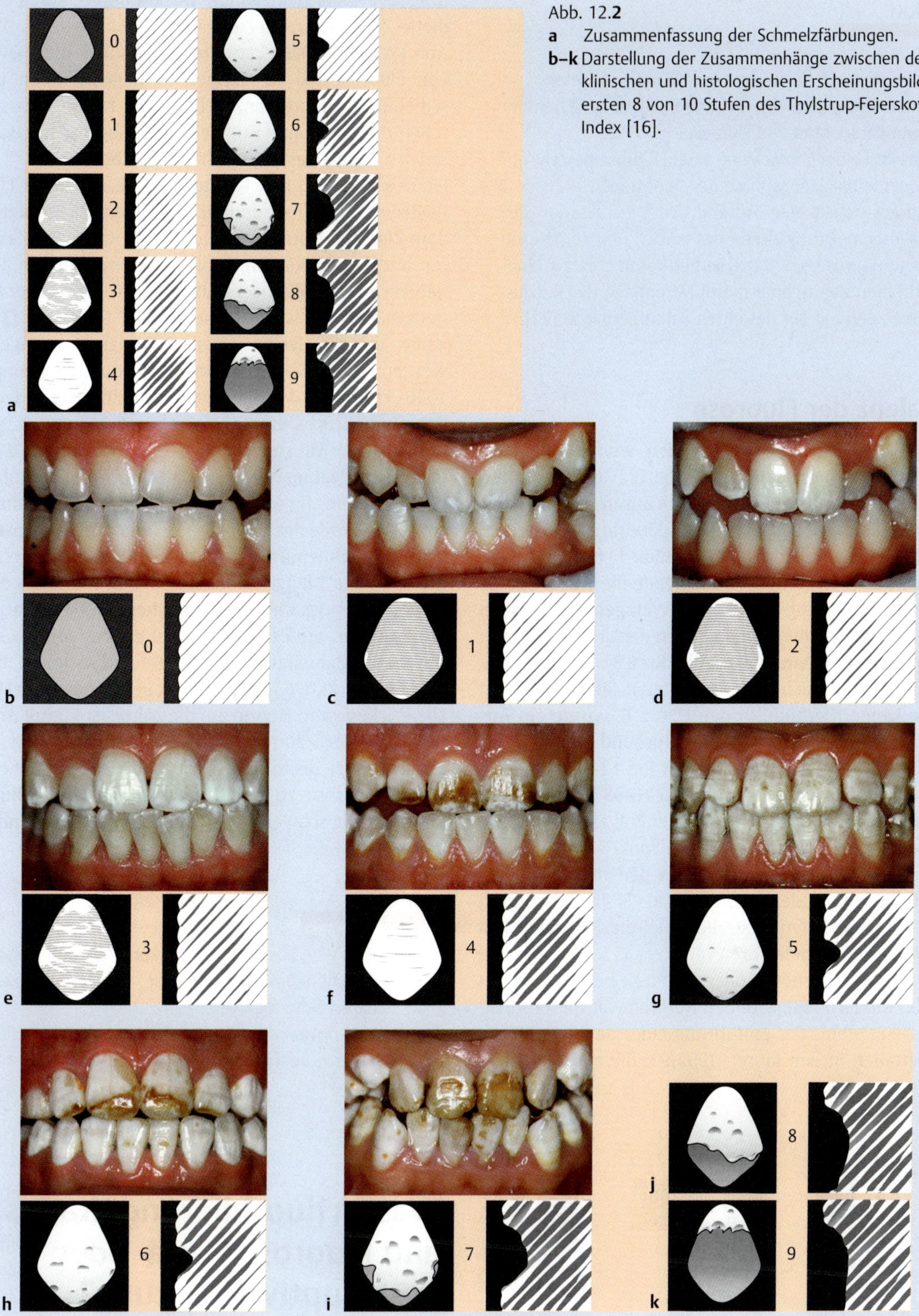

Abb. 12.**2**
a Zusammenfassung der Schmelzfärbungen.
b–k Darstellung der Zusammenhänge zwischen dem klinischen und histologischen Erscheinungsbild der ersten 8 von 10 Stufen des Thylstrup-Fejerskov-Index [16].

MERKE

- Fluorose kann bei beiden Dentitionen auftreten.
- Es besteht eine Dosis-Wirkung-Relation zwischen der Fluoridaufnahme und Fluorose.
- Das Risiko der Entwicklung einer Fluorose besteht nur in der Entwicklungsphase der Dentitionen.
- Fluorose stellt eine Störung der Mineralisation des Zahnschmelzes während des langen und komplexen Reifungsprozesses dar. Hierbei kommt es zu einer erhöhten Zahnschmelzporosität entlang der Retzius-Linien und auf der gesamten Zahnoberfläche [22].

Prävalenz der Fluorose

Zahlreiche epidemiologische Studien wurden weltweit über die Jahre durchgeführt, um die Prävalenz und den Schweregrad von Fluorose und deren Zusammenhang mit der Verwendung jeglicher Art von Fluorid festzustellen. Die Prävalenz von Fluorose (TF ≥ Index 1) bei 8-Jährigen an 7 europäischen Standorten, an denen die Studie durchgeführt wurde, betrug 51–89% [23]. Weniger als 5% jedoch wiesen Fluorosestadien auf, in denen die Untersucher ein **kosmetisches Problem** sahen (TF-Index ≥ 3). Die Prävalenz von Fluorose hat sich Ende des letzten Jahrhunderts in einigen Ländern erhöht. In den USA z. B. wurde ein Anstieg der Fluoroseprävalenz (entsprechend einem TF-Index ≥ 3) bei Kindern in **Nordamerika** von 1% in den Jahren 1938–1944 auf 5% in den Jahren 1982–1988 [24] berichtet. In **Deutschland** wurde ein Anstieg der Prävalenz von Dentalfluorose bei 12-jährigen Kindern von 7% im Jahr 1993 auf 15% im Jahr 1997 berichtet, in den meisten Fällen jedoch mit sehr mildem Schweregrad (TF-Index 1 und 2) [25]. In einigen Teilen **Australiens** fiel die Prävalenz von Fluorose in den letzten Jahren von etwa 35% (TF-Index ≥ 1) bei 1989/90 geborenen Kindern auf 22% bei 1993/94 geborenen Kindern [26]. Laut den Autoren war dieser Rückgang das Ergebnis der Einführung einer neuen Politik in Südaustralien in den Jahren 1992/93, die eine Verringerung der Fluoridexposition insbesondere durch fluoridierte Zahnpasta zum Ziel hatte.

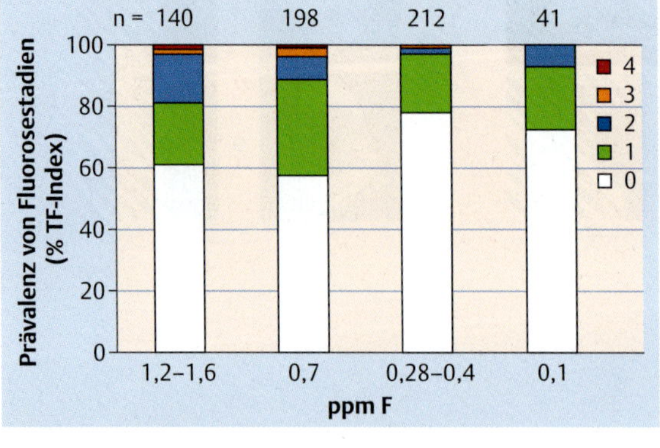

Abb. 12.**3** Prävalenz der Fluorose bei 12-jährigen Dänen im Jahr 2006 in Relation zur Fluoridkonzentration im Trinkwasser.

Abb. 12.**3** zeigt Daten aus **Dänemark** über die Prävalenz von Fluorose bei 12-Jährigen in Gegenden mit unterschiedlicher Fluoridkonzentration im Leitungswasser. Es scheint, dass es kaum Fälle schwerer Fluorose mit dem TF-Index ≥ 3 gibt. Des Weiteren wurden bei etwa 80% keine Fluorose bzw. nur eine leichte Fluorose, (TF-Index 1) diagnostiziert. Die Fluoridpolitik in Dänemark erfolgte mit dem Ziel, den Nutzen von Fluorid für Karies zu maximieren und das Risiko von Fluorosen zu minimieren. Da die natürliche Fluoridkonzentration im Leitungswasser in Dänemark niedrig ist (durchschnittlich 0,3 ppm) [3] und keine anderen systemischen Fluoridzusätze angeboten werden, lag der Schwerpunkt auf fluoridierter Zahnpasta: 1050–1100 ppm wurden ab dem Zeitpunkt des ersten Zahndurchbruchs empfohlen (etwa 8 Monate, s. Kap. **1** und Kap. **21**). Mit steigendem Alter (> 3 Jahre) wird Eltern eine Fluoridzahnpasta mit 1450–1500 ppm empfohlen. Die Menge der für kleine Kinder verwendeten Zahnpasta sollte der Größe des Fingernagels des Kindes entsprechen. Wird das Zähneputzen 2-mal täglich durchgeführt, sollte die jeweilige Menge Zahnpasta der Größe eines halben Fingernagels des Kindes entsprechen. Im Gegensatz dazu erfolgte die professionelle Applikation von Fluoriden durch die Zahnärzte, wenn diese Indikationen hierfür feststellten (aktive Karies oder hohes Kariesrisiko) [27].

Die Wirkung von Fluorid auf die Zähne ist kumulativ, d. h. je länger der Zahn während der Mineralisation dieser ausgesetzt ist, desto schwerwiegender scheint die entstehende Fluorose zu sein [28]. Somit sind die hinteren Zähne häufig schwerer von Fluorose betroffen als die vorderen [16].

MERKE

- Es gibt eine lineare Dosis-Wirkung-Relation zwischen Fluoridaufnahme und Fluorose, aber es gibt keinen sicheren Schwellenwert.
- Milde Formen der Fluorose zeigen eine zunehmende Prävalenz, auch wenn kosmetische Probleme selten auftreten.

Wasserfluoridierung, Karies und Fluorose – Prä- oder posteruptive Wirkung?

H. T. Dean und seine Mitarbeiter korrelierten Anfang der 40er Jahre [15] [29] [30] Kariesdaten verschiedener Gemeinden (n = 21) mit der jeweiligen Fluoridkonzentration im Leitungswasser sowie der Prävalenz von Fluorosen (Abb. 12.**4**). Unter den damaligen Bedingungen, als es noch keine fluoridierte Zahnpasta, Fluoridtabletten oder Ähnliches gab, kam man zu dem Schluss, dass ein optima-

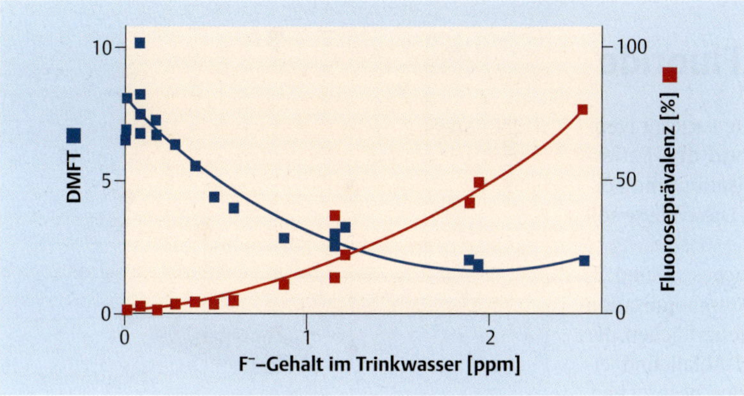

Abb. 12.**4** Zusammenhang zwischen Karieserfahrung (DMFT), der Fluoridkonzentration im Trinkwasser und der Prävalenz von Fluorose (sehr mild bis schwer) [29].

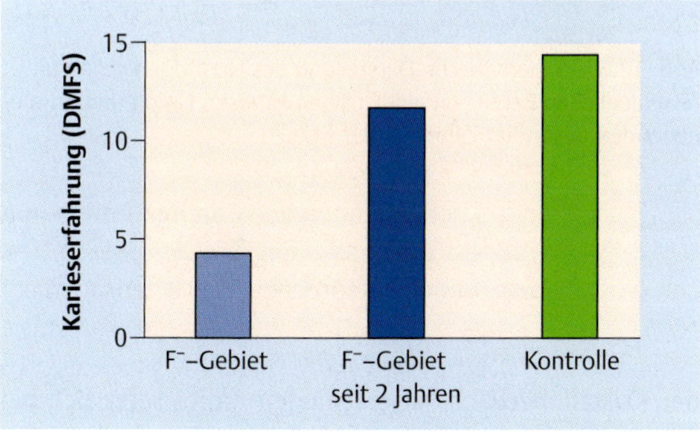

Abb. 12.**5** Durchschnittliche Karieserfahrung (DMFS) von Kindern (12,5–16 Jahre) aus 3 verschiedenen Regionen: F⁻-Region seit Geburt, F⁻-Region in den vergangenen 2 Jahren und Kontrolle (kein Fluorid im Trinkwasser). Daten nach [39].

ler Kariesrückgang bei 1 ppm Fluorid erfolgte, einer Konzentration, bei der die unerwünschten Wirkungen (Fluorosen) noch als akzeptabel eingestuft werden.

Die ursprünglichen Daten wurden in Querschnittuntersuchungen erfasst, in denen keine Ursache-Wirkung-Beziehung festgestellt werden konnte. In den 40er Jahren wurde eine Reihe prospektiver Interventionsstudien zur Untersuchung des Einflusses des Trinkwasserfluoridgehalts auf die Prävalenz von Karies durchgeführt. Im Allgemeinen wurde festgestellt, dass **Fluorid im Trinkwasser** mit einer Konzentration von 1 ppm versus kein Fluorid zu einem Rückgang kariöser, fehlender und mit Füllungen versehener Zähne (DMFT) um 50% führte [31] [32]. Diese Studien führten dazu, dass einige Gemeinden ihrem Trinkwasser auf künstliche Weise Fluorid zufügten. Die WHO erwähnte mehrfach, dass die „Fluoridierung des kommunalen Trinkwassers, soweit durchführbar, der Grundstein eines jeden nationalen Programms der Kariesprävention sein sollte" [33].

Laut früheren, in den 40er Jahren durchgeführten Studien zur Wasserfluoridierung ging man davon aus, dass die präventive Wirkung von Fluorid auf Karies im Zusammenhang mit präeruptiven Vorgängen steht [34] [35]. Die Theorie bestand darin, dass die Aufnahme von Fluorid im Zahnschmelz während der **Schmelzbildung** zu einer Vergrößerung der Apatitkristalle führte und diese wohlgeformter machte, und man ging davon aus, dass dies eine verminderte Löslichkeit der Kristalle mit sich brachte [36]. Das Konzept der präeruptiven Fluoridwirkung führte zu der Entwicklung von Fluoridtabletten und Fluoridbonbons zur Verabreichung an Säuglinge und Kleinkinder.

Histologische Untersuchungen ergaben jedoch einen sehr geringen Unterschied (1%) im Fluoridgehalt der Schmelzoberfläche bei Personen, die in Gebieten mit hohem Fluoridgehalt (1 ppm) im Trinkwasser aufwuchsen, verglichen mit Personen, die in Bereichen mit geringem Fluoridgehalt aufwuchsen (0,2 ppm) [37]. Außerdem zeigten **klinische Beobachtungen**, dass Kinder, die in einem Gebiet mit niedriger Fluoridkonzentration aufwuchsen und in Gegenden mit höherem Fluoridgehalt zogen, erheblich weniger Karies entwickelten als zuvor [38]. Dies wurde durch Untersuchungsergebnisse bestätigt, in denen festgestellt wurde, dass Kinder und Jugendliche, die seit ihrer Geburt natürlich fluoridiertem Wasser ausgesetzt waren, bedeutend weniger unter Karies litten als ihre Altersgenossen in Gebieten ohne fluoridiertes Wasser (Kontrollgruppe) [39]. Des Weiteren stellte man fest, dass Kinder desselben Alters, die fluoridiertes Wasser nur in den letzten 2 Jahren konsumiert hatten, einen geringeren DMFS aufwiesen als die Kontrollgruppe (Abb. 12.**5**). Heute wird allgemein anerkannt, dass die präeruptive Wirkung von Fluorid von deutlich geringerer Wichtigkeit ist als die posteruptive Wirkung [40] [41] [42] [43].

MERKE

Die kariespräventive Wirkung von Fluoriden wird hauptsächlich auf posteruptive Mechanismen zurückgeführt.

Beeinflussung des Kariesprozesses durch Fluoride

Eine oft zitierte Äußerung in Bezug auf die kariespräventive Wirkung von Fluorid ist, dass „Fluorid den Kariesprozess durch Hemmung der Demineralisation und Förderung der Remineralisation" beeinflusst. Diese These soll in diesem Absatz beleuchtet werden.

In den ersten beiden Kapiteln dieses Buches (1 und 2) wurde die Lösung, Präzipitation und Remineralisation der maßgeblichen Ionen auf den Kristalloberflächen der Zahnhartsubstanzen während einem pH-Abfall und einem nachfolgenden Anstieg – in der Plaque besprochen. Dieser Absatz kombiniert das aus den Kapiteln gewonnene Wissen mit dem derzeitigen Verständnis der Wirkung von Fluoriden im Kariesprozess [8] [42] [44].

Die präeruptive Fluoridaufnahme in den Kristallen erfolgt sowohl an der Oberfläche als auch im Kristallkern. Die Konzentration hängt von der Fluoridaufnahme während der Zahnschmelzentwicklung ab. Studien haben gezeigt, dass die Fluorideinlagerung in die Kristalle nicht in engem Zusammenhang mit deren Auflösungsgeschwindigkeit steht [42]. Eher führt die Präsenz von Fluorid in der die Kristalle umgebenden Flüssigkeit dazu, dass die **Löslichkeit der Kristalle** in Säuren nachlässt (s. Kap. **2**).

Um das Verständnis zu vereinfachen, werden wir zunächst den De- und Remineralisationsvorgang in Abwesenheit von Fluorid beschreiben, auch wenn dies nur wenig mit den Bedingungen in vivo zu tun hat. Bei einem pH-Wert von 7 ist das Ionenprodukt der maßgeblichen Ionen im Speichel in Bezug auf HAP im Zahnschmelz übersättigt. Tatsächlich sollte dies nach dem „Prinzip von Le Chatelier" zu einer Abscheidung führen. Die Speichel-Plaque-Flüssigkeit enthält jedoch einige **Kalzium bindende Proteine** (zum Beispiel Statherin), die eine derartige spontane Präzipitation von Kalziumphosphatsalzen hemmen. Bei einem pH-Abfall als Folge der metabolischen Aktivität der Plaque werden die Puffer im Speichel die Säure zunächst neutralisieren. Die **Puffer** sind im pH-Bereich von 7 bis 5,5 effektiv. Fällt der pH-Wert darunter, wird die Speichel-Plaque-Flüssigkeit in Bezug auf HAP im Zahnschmelz untersättigt und HAP wird gelöst. Untersuchungen haben gezeigt, dass ein pH-Wert von etwa 5,5 der **kritische Punkt** für eine erhöhte Löslichkeit [46] des Zahnschmelzes ist. Fällt der pH-Wert unter 5,5, geht das Mineral aus der Oberfläche und der unteren Oberflächenschicht des Zahnschmelzes verloren. Steigt der pH-Wert allerdings wieder auf einen Wert von über 5,5, kann die **Präzipitation von HAP** erfolgen, vor allem an der Oberfläche [44]. Diese ist möglich, da die Proteininhibitoren (Statherin) von den in der kariogenen Plaque produzierten Säuren gestört werden und ganz oder teilweise außer Funktion sind.

Auch bei einem leicht sauren pH-Wert bis zu 4,0 ist die Plaqueflüssigkeit bei niedrigen Fluoridkonzentrationen (< 0,1 ppm) eine für **fluoridiertes Hydroxylapatit (FHAP)** übersättigte Lösung. Wenn der pH-Wert also unter 5,5 fällt (kritischer Punkt) und sich HAP löst, wird FHAP an der Kristalloberfläche abgeschieden – dies setzt sich bei einem erneuten Anstieg des pH-Wertes fort. Anders ausgedrückt reduzieren geringe Fluoridmengen bei etwa 0,01–0,1 ppm [42] in der Plaque den Mineralverlust, da sich gleichzeitig FHAP bildet, wenn Hydroxyapatit gelöst wird, aber auch, wenn HAP präzipitiert (wenn der pH-Wert erneut steigt). Diese Präzipitation oder Remineralisation (Reparatur) sowohl von HAP als auch FHAP führt dazu, dass der äußere Teil der Läsion stärker mineralisiert wird als der Läsionskörper unterhalb der Oberfläche. Dies wird bei der Untersuchung der Fluoridkonzentrationen im kariösen Zahnschmelz im Vergleich zum gesunden Zahnschmelz offensichtlich; die Konzentration von FAP/FHAP in oberflächlichem kariösem Zahnschmelz ist erheblich höher als in gesundem Zahnschmelz [47] (Abb. 12.**6**).

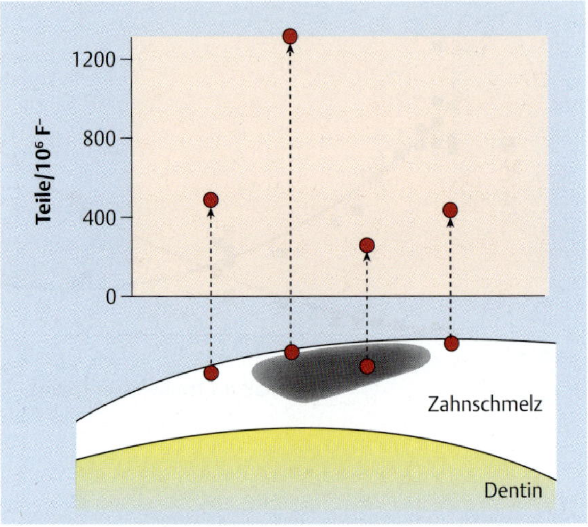

Abb. 12.**6** Schematische Darstellung des Fluoridgehalts an unterschiedlichen Bereichen einer frühen kariösen Läsion und im umgebenden gesunden Zahnschmelz [47].

Bildung von Kalziumfluorid

Wie zu Beginn dieses Kapitels erwähnt, ist Fluorid sehr reaktionsfreudig; kommt es mit der Zahnhartsubstanz oder der Plaque-Speichel-Flüssigkeit in Kontakt, verbindet sich Fluorid mit Kalzium. Die gebildete Menge Kalziumfluorid (CaF_2) verhält sich proportional zur Fluoridkonzentration in den verwendeten chemischen Verbindungen [8]. Folglich ist die Menge an Kalziumfluorid nach lokaler Applikation einer 2%-igen Natriumfluoridlösung größer als nach Applikation einer 1%-igen Natriumfluoridlösung. Kalziumfluorid fungiert als lokales Fluorid-Depot oder -Reservoir, das sich auflöst, wenn der pH-Wert fällt. Das hierdurch freigesetzte Fluorid kann wie oben beschrieben zur FHAP-Bildung beitragen.

Tab. 12.**3** Fluorid- und Kariesdaten bei 15-jährigen (DMFT und DMFS, wobei die D-Komponente kavitierter oder radiologisch bis in das Dentin extendierter Karies entspricht) aus der Studie in Culemborg und Tiel in Holland [32] [47].

	Culemborg	Tiel	Differenz	Differenz in %
ppm F^- im Wasser	0,1	1,0		
DMFT	13,9	6,8	7,1	51
DMFS okklusal	12,9	8,2	4,7	36
DMFS approximal	10,1	2,5	7,6	75
DMFS zervikal	3,6	0,5	3,1	86
DMFS gesamt	26,6	11,2	15,4	58

MERKE

- Kleine Fluoridmengen an der Schicht zwischen Plaque und Zahnschmelz reduzieren den Mineralverlust und erleichtern die Remineralisation.
- Die lokale Verabreichung von Fluorid führt zu örtlichen Kalziumfluoridreservoirs.

Einfluss auf den mikrobiellen Stoffwechsel

Es wurde noch eine weitere Möglichkeit zur Beeinflussung des Kariesprozesses durch Fluorid diskutiert, nämlich der Einfluss auf die Kolonisierung und den Stoffwechsel von Mikroorganismen. Fluorid kann sich negativ auf die **Funktion der Enolase** auswirken, einem Koenzym, das von den Bakterien bei der Fermentation von Kohlenhydraten verwendet wird. Studien weisen jedoch darauf hin, dass dies eine hohe Fluoridkonzentration (> 20 ppm) erfordert, die in der Plaque oft nicht erreicht wird **[44]**. So kann Fluorid theoretisch einen Einfluss auf die Stoffwechselaktivität der Plaquebakterien nehmen, wobei dieser Effekt klinisch wahrscheinlich kaum Relevanz hat.

Diskussion klassischer Daten

Wir beenden diesen Teil des Kapitels, indem wir sehr wichtige und klassische Daten vorstellen, die weitere Belege dafür liefern, wie Fluorid mit dem Kariesprozess in Zusammenhang steht und warum Fluorid mit anderen kariespräventiven Methoden kombiniert werden sollte.

Tab. 12.**3** zeigt Daten aus der von Backer Dirks und Kollegen in Holland ab den 1950er Jahren durchgeführten Studie **[32] [48]**. Es wurden 2 Städte einbezogen; in **Tiel** wurde das **Trinkwasser** künstlich mit 1,1 ppm fluoridiert und in **Culemborg** beinhaltete das Wasser 0,1 ppm Fluorid. Die durch die Fluoridierung in Tiel beobachtbare geringere Kariesprävalenz war an verschiedenen Zahnflächen unterschiedlich ausgeprägt. Die geringste Differenz zwischen Tiel und Culemborg wurde an okklusalen Flächen (36%) und die größte bei zervikalen (86%) und approximalen Flächen (75%) gefunden. So schien es, dass einige Zahnflächen besser durch Fluorid geschützt wurden als andere. Berücksichtigt man die kariespräventive Wirkungsweise von Fluorid, sind die Daten jedoch tatsächlich logisch. Es ist wichtig, sich zu erinnern, dass Fluorid die Demineralisation nicht vollständig hemmt; es verlangsamt nur die Rate an den Stellen, an denen es vorhanden ist. Wenn also keine anderen präventiven Maßnahmen als die Trinkwasserfluoridierung implementiert ist, werden die Zahnflächen mit hoher Kariesprogressionsrate (Grübchen und Fissuren) früher oder schneller kavitieren als Flächen mit einer langsam voranschreitenden Karies (Glattflächen).

Die Abb. 12.**7a, b** zeigen die Daten longitudinaler Untersuchungen von 7-Jährigen in der Tiel/Culemborg-Studie. In Abb. 12.**7a**, ist die Kariesentwicklung auf Kavitationsniveau dargestellt. Es ist ein Rückgang der Karies von > 50% sowohl auf approximalen als auch an okklusalen Flächen in Tiel (fluoridiertes Wasser) im Vergleich zu Culemborg (nicht fluoridiert) zu sehen. Abb. 12.**7b** zeigt die entsprechenden Daten unter Berücksichtigung aller Läsionen, nichtkavitierte sowie kavitierte. Offensichtlich gab es bei dieser Art der Betrachtung keine größeren Unterschiede in der Karieserfahrung zwischen den beiden Städten. Da Fluorid das Fortschreiten der Karies verzögert, wird offensichtlich auch die Kavitätenbildung verzögert oder sogar verhindert (Abb. 12.**7a**). Nichtkavitierte Läsionen entwickeln sich zwar noch in Gebieten mit fluoridiertem Wasser, jedoch erheblich später als in Gebieten ohne Fluoridierung (Abb. 12.**7b**). Somit lassen sich die nachfolgenden Aussagen über Fluoride treffen:

- Fluoride können verhindern, dass Karies klinisch in Erscheinung tritt, sofern die Progressionsrate langsam ist.
- Fluoride reduzieren die Kariesprogression (von frühen zu fortgeschrittenen Stadien) unabhängig davon, ob die Progressionsrate langsam, moderat oder schnell ist. Vor Jahrzehnten betrug die durchschnittliche Zeit für das Voranschreiten einer Läsion durch den Zahnschmelz etwa 3 Jahre. Heutzutage kann die Kavitätenbildung dank zahlreicher Fluoridquellen weiter verzögert werden.

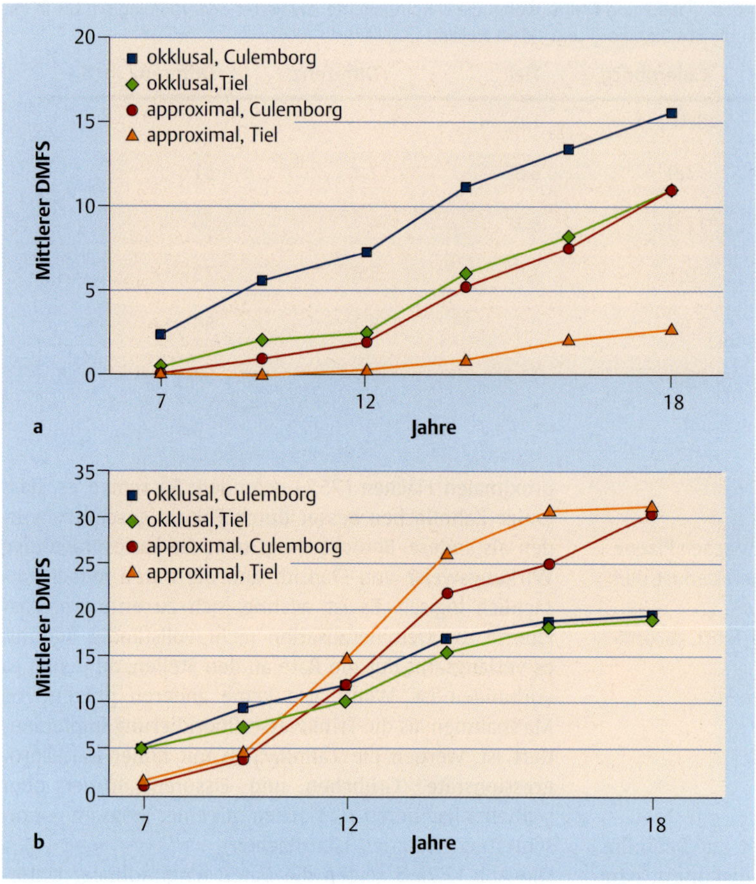

Abb. 12.**7** Mittlerer DMFS der okklusalen und approximalen Flächen von Kindern und Jugendlichen im Alter von 7 bis 18 Jahren in den Gemeinden Tiel (mit fluoridiertem Trinkwasser) und Culemborg (mit nicht fluoridiertem Trinkwasser) [47].
a Zählt man in die D-Komponente des DMFS nur die klinisch kavitierten und radiologischen **Dentinläsionen**, war die Karieserfahrung in Tiel deutlich geringer als in Culemborg.
b Zählt man in die D-Komponente des DMFS **zusätzlich klinisch und radiologisch detektierte Schmelzläsionen**, so war die Karieserfahrung in beiden Gemeinden etwa gleich hoch.

Dieses Verständnis ist sehr wichtig, da Fluoride genau genommen Karies nicht verhindern, aber dessen Voranschreiten effektiv verzögern und sogar Läsionen auf inaktivem oder subklinischem Niveau halten können. Die unmittelbare Folge daraus ist, dass Präventionsprogramme nicht ausschließlich auf Fluoriden beruhen sollten. Die Verwendung von Fluoriden sollte idealerweise mit anderen non-invasiven Interventionen kombiniert werden, die an anderen ätiologischen Faktoren der Karies ansetzen (s. Kap. **7**, **9**, **13** und **21**).

Klinische Wirksamkeit von Fluoriden

Die Wirksamkeit von Maßnahmen zur Behandlung von Karies ist in prospektiven Interventionsstudien mit mindestens 2 parallelen Gruppen („Behandlungsgruppe" und „Kontrollgruppe") zu beurteilen, wobei die zuverlässigsten Beurteilungen auf randomisierten plazebokontrollierten Studien (Randomised Placebo-Controlled Trials, RCTs) basieren. Allgemein wird das Ergebnis klinischer Versuche durch die präventive Fraktion (prevented fraction, PF) ausgedrückt, die Differenz der durchschnittlichen Karieszunahme zwischen der Behandlungs- und Kontrollgruppe im Verhältnis zur durchschnittlichen Karieszunahme innerhalb der Kontrollgruppe. Leider spiegelt diese Darstellung nur die Anzahl neuer Läsionen ausreichend wieder und ist nicht optimal für die Messung der Zunahme (oder Abnahme) des Schweregrads bestehender Läsionen über einen bestimmten Zeitraum geeignet.

Unter systematischen Übersichtsarbeiten versteht man Auswertungen einer Reihe qualitätsbeurteilter RCT-Studien, die auf Grund definierter Kriterien ausgewählt wurden und die höchste Evidenzstufe darstellen (Kap. **20**). Aus derartigen systematischen Übersichtsarbeiten wird offensichtlich, dass die Mehrheit der klinischen Versuche mit Fluorid mit dem Ziel der Kariesvermeidung durchgeführt wurden, während nur wenige zur Untersuchung der Wirkung von Fluorid auf die non-invasive Kariesbehandlung (Arretierung von Läsionen) ausgelegt waren. Die Hauptursache hierfür sind wahrscheinlich Probleme der quantitativen Erfassung früher kariöser Läsionen und die Tatsache, dass es keine zuverlässigen Methoden zur Auswahl von Patienten mit aktiver Karies gibt (s. Kap. **5**). Folglich existieren zahlreiche Erkenntnisse zur primärpräventiven Wirksamkeit von Fluorid, und das insbesondere im Kindesalter, wogegen die Erkenntnisse zur (sekundären) Karieskontrolle begrenzt oder sogar unzureichend sind. Diese verblüffende Tatsache ist höchstwahrscheinlich eine der Ursachen dafür, dass das konservative

Tab. 12.**4** Optionen zur Verabreichung von Fluoriden, entweder populationsbasiert oder individuell.

Verabreichungsart	Populationsbasiert	Individuell	
		professionell	selbst
Fluoridquellen	• Wasser • Speisesalz • Milch	• Lacke • Lösungen • Gele	• Zahnpasta • Tabletten • Mundspüllösungen • Gele

restaurative Denken erhalten bleibt und die non-invasive Behandlung von Karies sich nicht im zahnärztlichen Alltag verbreitet. Unter Berücksichtigung der Wirkungsweise von Fluoriden können jedoch Erkenntnisse aus der Kariesprävention auch auf die Kariesbehandlung übertragen werden.

Systemische und lokale Fluoridierung

Es besteht weltweit Konsens darüber, dass die regelmäßige Verwendung von Fluoriden einen Grundpfeiler in der Zahnmedizin darstellt. Traditionell wurden Fluoridierungsmaßnahmen eingeteilt in

- **systemische Maßnahmen** wie Trinkwasserfluoridierung, fluoridierte Milch oder fluoridiertes Salz,
- **lokale Maßnahmen** wie Zähneputzen mit fluoridierter Zahnpasta.

Mit dem derzeitigen Verständnis jedoch, dass die hauptsächliche Wirkung von Fluorid posteruptiv ist, muss betont werden, dass systemische und lokal verabreichte Fluoride im Wesentlichen nach denselben Mechanismen lokal an der Grenze zwischen Plaque und Zahnschmelz wirken. Auf Grund dieser Inkonsistenz wurde eine andere Einstufung vorgeschlagen (Tab. 12.**4**). Die Stärke der populationsbasierten Methoden liegt darin, dass sie eine große Reichweite in der Bevölkerung haben, preisgünstiger als die meisten individuell angewandten Methoden sind und weniger complianceabhängig sind (Kap. **13**).

Populationsbasierte Fluoridierungsmaßnahmen

Wasserfluoridierung (nach Einführung fluoridierter Zahnpasta)

Trinkwasser ist ein gut geeigneter Trägerstoff für die hochfrequente Bereitstellung einer niedrigen Fluoridkonzentration im Speichel und in der Plaque [49]. Eine systematische Übersichtsarbeit ergab, dass die Fluoridierung von Trinkwasser die wirksamste und sozial gerechteste Strategie zur Verringerung der Kariesinzidenz auf Populationsebene bleibt [49]. Die durchschnittliche präventive Fraktion durch Trinkwasserfluoridierung betrug 15% (von einem 64%-igen Rückgang bis zu einem 5%-igen Anstieg im DMFT). Eine Konzentration im Bereich von **0,6 bis 1,1 ppm** F^-, je nach Klima, wurde als optimal bewertet, um einerseits einen kariespräventiven Effekt zu erzielen und andererseits das Risiko von Fluorosen gering zu halten. [51]. Die Schlussfolgerungen basierten allerdings vor allem auf älteren Beobachtungsstudien und wurden deshalb auf einem niedrigen Evidenzniveau eingestuft. Es sollte auch betont werden, dass die künstliche Fluoridierung von Trinkwasser heutzutage eine Frage ethischer und politischer Überlegungen ist und der gesetzliche Rahmen in vielen europäischen Ländern keine Wasserfluoridierung zulässt.

Fluoridierte Milch und fluoridiertes Speisesalz

Im Hinblick auf die häufig geäußerten Sicherheitsbedenken besteht der Vorteil der Milch- und Salzfluoridierung gegenüber der Trinkwasserfluoridierung darin, dass Einzelpersonen entscheiden können, ob sie die entsprechenden Produkte verwenden möchten oder nicht. Der WHO zufolge gelten fluoridierte Milch und fluoridiertes Salz als kostengünstige Alternativen zur Wasserfluoridierung in Gemeinden oder Ländern, in denen andere Maßnahmen nicht durchführbar sind [52]. Eine systematische Übersichtsarbeit hat jedoch ergeben, dass es derzeit noch eine unzureichende Anzahl qualitativ hochwertige Studien gibt, die die Wirksamkeit fluoridierter Milch untersucht haben [53]. Die schließlich in die Analyse einbezogenen Studien deuteten jedoch darauf hin, dass Programme, innerhalb welcher fluoridierte Milch in Schulen angeboten wurde, einen kariespräventiven Effekt, insbesondere für bleibende Zähne zeigten.

Die Verwendung von mit etwa 250 ppm Fluorid angereichertem Tafelsalz ist insbesondere für Jugendliche und Erwachsene eine weitere Möglichkeit zur Erreichung einer quasi „automatischen" Erhöhung der Fluoridkonzentration in der Mundhöhle. Fluoridiertes Salz ist für Verbraucher in mehreren europäischen Ländern mit steigenden Marktanteilen erhältlich. In Deutschland zum Beispiel liegt der Marktanteil heutzutage bei ca. 60%. Obwohl bedeutende Kariesrückgänge in Kohorten- und Fall-Kontrollstudien aufgrund der Benutzung von Fluoridsalz nachgewiesen wurden, können derzeit noch keine definitiven Schlüsse gezogen werden [54]. Daher sind dringend weitere Studien bezüglich der kariespräventiven Wirksamkeit fluoridierter Milch und fluoridierten Salzes erforderlich.

Individuelle Fluoridierungsmaßnahmen: professionelle Applikation

Fluoridlacke

Fluoridlacke genießen in Europa seit den 70er Jahren eine lange Tradition als professionell angewandte non-invasive Maßnahme bei Kindern und Jugendlichen. Das Konzept besteht darin, dass eine harzbasierte Lösung mit hohem Fluoridgehalt (0,1–6%) auf die getrockneten Zähne aufgetragen wird und dort aushärtet (Abb. 12.**8**). Der Hauptvorteil von Fluoridlacken liegt in der langsamen Freisetzung des Fluorids, aber auch in der einfachen Anwendung und der Unabhängigkeit der Methode von der Compliance des Patienten. Systematische Übersichtsarbeiten über Studien an Vorschulkindern, Schulkindern und Jugendlichen zeigten mäßige bis starke Evidenz für die Wirksamkeit von Fluoridlacken, sofern der Lack mindestens 2-mal jährlich aufgetragen wird [55]. Die präventive Fraktion wurde im Cochrane Review (Tab. 12.**5**) auf 40% geschätzt, wobei aber nur wenige Studien berücksichtigt wurden.

Tab. 12.**5** Cochrane-Studie [54] zur kariespräventiven Wirksamkeit lokal angewandter Fluoride versus Plazebo, ausgedrückt als präventive Fraktion (%) und Konfidenzintervall.

lokale Fluoridierungsmaßnahme	Anzahl Studien	Präventive Fraktion (95% Konfidenzintervall)
Fluoridzahnpasta	70	24 (21–28)%
Fluoridlack	3	40 (9–72)%
Fluoridgel	13	21 (14–28)%
Fluoridspülung	30	26 (22–29)%

Eine spätere systematische Übersichtsarbeit, basierend auf 24 Versuchen, ergab einen 30%-igen Rückgang der

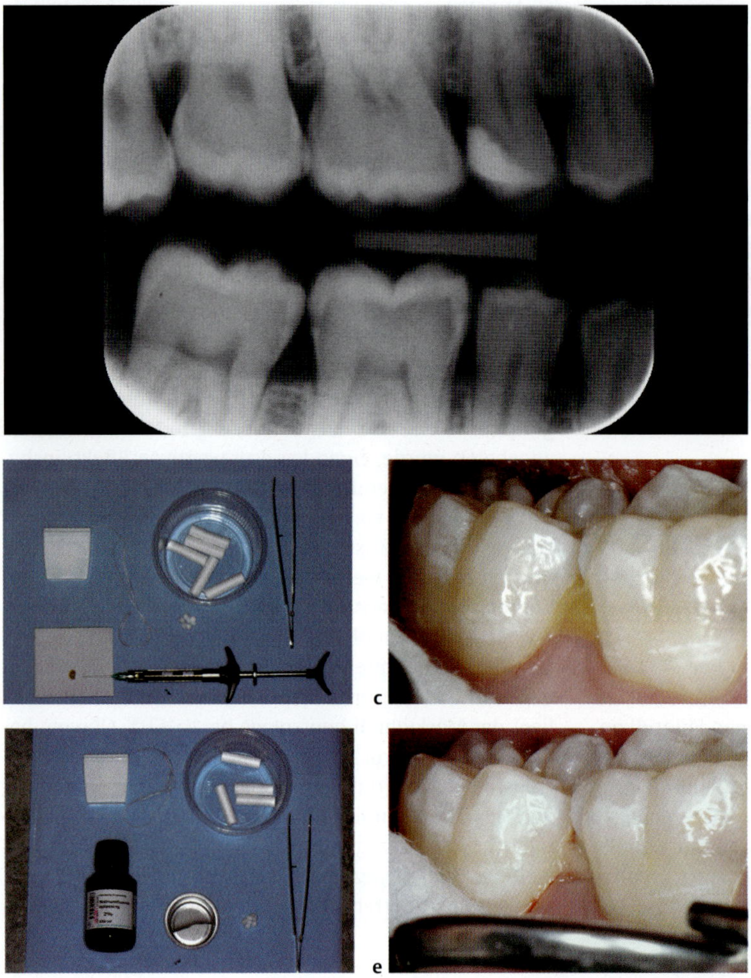

Abb. 12.**8** Lokale Fluoridierung mittels Fluoridlack und 2%iger Natriumfluoridlösung
a Das Bissflügelröntgenbild zeigt approximale kariöse Läsionen mesial 47 und distal 46. Klinisch konnte bei beiden Läsionen keine Kavitation detektiert werden, aber die angrenzende Papille zeigte Anzeichen einer Entzündung (Blutung nach vorsichtigem Sondieren), was auf aktive Läsionen hindeutet. Die Entscheidung, ob die recht tiefe Läsion 46 distal restaurativ versorgt werden sollte, wurde erst später während der Exkavation der okklusalen Karies getroffen. Zunächst wurden beide Läsionen lokal fluoridiert.
b Instrumentarium für die lokale Fluoridierung mit Fluoridlack (Duraphat, ~22600 ppm F^-).
c Behandlung mit Duraphat. Nach der Reinigung mit Zahnseide und Trocknung (relative Trockenlegung mit Watterollen) wurde eine kleine Menge Duraphat approximal zwischen 47 und 46 appliziert. Der Patient wurde gebeten, nicht auszuspülen und für einige Stunden nicht zu trinken oder zu essen, um die langsame Freisetzung von Fluorid und Bildung von Kalziumfluorid zu ermöglichen.
d Instrumentarium für die lokale Fluoridierung mit 2%iger Natriumfluoridlösung (~10.000 ppm F^-).
e Behandlung mit 2%iger Natriumfluoridlösung. Nach der Reinigung mit Zahnseide und Trocknung (Watterollen) wurde ein Wattebausch approximal zwischen 47 und 46 platziert und mit der Lösung befeuchtet. Nach 15 s war die Behandlung abgeschlossen. Einschränkungen hinsichtlich des Essens und Trinkens nach der Behandlung waren nicht notwendig, da die Ausbildung von Kalziumfluorid eine sehr schnelle Reaktion ist.

Kariesentwicklung im Vergleich zu Plazebo-Lackbehandlungen [55]. Die überlegene Wirksamkeit auf kariesanfälligen Flächen wie Okklusal- und Approximalflächen wird oft als Argument für professionelle Fluoridlackapplikationen angeführt. Es gibt keine direkten Vergleiche zwischen den verschiedenen Fluoridlackprodukten. Aus gesundheitsökonomischer Sicht ist Kariesprävention durch Fluoridlack kostspieliger als es bei selbst angewandten Methoden der Fall ist. Dies liegt an der zeitaufwendigen Applikation. Jüngste Studien haben ergeben, dass das Fluoridlackprogramm kostengünstig sein kann [56], insbesondere wenn es durch geschultes Fachpersonal durchgeführt wird. Vor allem besonders kariesgefährdete Patienten können bei schulbasierter Anwendung in benachteiligten Gegenden von Fluoridlacken profitieren.

Fluoridlösungen

Der professionelle Einsatz von Fluoridlösungen, wie einer 2%-igen NaF-Lösung oder einer angesäuerten 1,23%-igen Phosphatfluoridlösung (APF), auf kariösen oder kariesgefährdeten Zähnen war eine in einigen europäischen Ländern und den USA allgemein angewandte Strategie. Die Lösungen stellen preisgünstigere Alternativen zu Fluoridlacken dar. Einer systematischen Übersichtsarbeit zufolge wurde diese Behandlung in 7 klinischen Studien an Schulkindern und Jugendlichen untersucht [1]. Die Beweiskraft der Untersuchungen wurde als begrenzt eingestuft, aber die präventive Fraktion wurde auf 30% geschätzt, wenn die Behandlung 2-mal pro Jahr durchgeführt wird.

Fluoridgele

Fluoridgele sind in vielen nichteuropäischen Ländern die Methode der Wahl. Hierbei wird ein aromatisiertes Gel mit etwa 1% Natriumfluorid auf eine konfektionierte oder speziell angefertigte Fluoridierungsschiene gegeben, die für 4 Minuten die Zahnoberflächen bedeckt. Die professionell applizierten Gele sind entweder neutral oder angesäuert (APF-Gele), um die Fluoridaufnahme zu fördern; es gibt jedoch auch niedrig dosierte Fluoridgele, basierend auf Aminfluorid (AmF) für den Hausgebrauch. Kontrollierte Studien zeigten eine deutliche kariespräventive Wirkung (PF 28%) von Fluoridgelen im Vergleich zu Plazebo bei bleibenden Zähnen [57]. Die American Dental Association führte allerdings kürzlich einen Vergleich über den klinischen Einsatz von Fluoridgel und Fluoridlack durch [58]. Deren Richtlinien favorisieren den Fluoridlack auf Grund des geringeren **Risikos des Verschluckens** und der besseren Ergebnisse bei der Kariesprävention im Milchgebiss. Man kam zu dem Schluss, dass die Applikation von Fluoridlack weniger Zeit beansprucht, angenehmer für den Patienten ist und insbesondere bei Vorschulkindern eine höhere Patientenakzeptanz erreicht. Des Weiteren liegen zu wenige klinische Studien über die Verwendung von Fluoridgel bei Kariesrisikopatienten vor.

Individuelle Fluoridierungsmaßnahmen: Selbstapplikation

Fluoridzahnpasta

In Zahnpasten werden verschiedene Fluoridverbindungen eingesetzt. Die am häufigsten verwendeten sind Natriumfluorid (NaF), Natriummonofluorphosphat (Na_2PO_3F; „MFP“) und Aminfluorid („AmF“). Obwohl eine Reihe klinischer Studien einer Natriumfluorid-Zahnpasta eine bessere kariespräventive Wirksamkeit bei Kindern zeigen konnten, liegen keine sicheren wissenschaftlichen Belege für die Überlegenheit einer bestimmten Fluoridverbindung vor. Daher sollte betont werden, dass alle Fluoridverbindungen zur Erhaltung der Zahngesundheit beitragen und potentielle Unterschiede aus klinischer Sicht nicht relevant sind.

Zahnpasta ist wahrscheinlich die am besten verfügbare Fluoridierungsart, und Zähneputzen ist in den meisten Kulturen eine praktische und akzeptierte Lebensgewohnheit. Tatsächlich ist es wissenschaftlicher Konsens, dass die verbreitete Verwendung von fluoridierter Zahnpasta hauptursächlich für den deutlichen Rückgang der Karies während der letzten Jahrzehnte des 20. Jahrhunderts ist [59].

In den zwei umfangreichsten systematischen Übersichtsarbeiten betrug die präventive Fraktion für fluoridierte Zahnpasta 24–25% (Tab. 12.**5**) [60] [61]. Das Ergebnis variierte mit der Kariesprävalenz in der Bevölkerung und war in Gemeinden mit hoher Karieserfahrung am höchsten [60]. Die Anzahl der notwendigen Behandlungen (Number Needed to Treat; NNT) betrug 1,6; das bedeutet, dass knapp 2 Personen Fluoridzahnpasta verwenden müssen, um eine Läsion pro Jahr zu vermeiden. Die absolute Kariesreduktion betrug 0,6 Flächen pro Jahr bei einer Bevölkerung mit einer durchschnittlichen Kariesinzidenz von etwa 2,5 kariösen, fehlenden und gefüllten Flächen (Decayed, Missing and Filled Surfaces; DMFS) pro Jahr. In Bevölkerungen mit einer niedrigeren Karieszunahme erhöhte sich die Anzahl der „notwendigen Behandlungen“ auf 3,7 und der jährliche Rückgang betrug 0,3 kariöse, fehlende und gefüllte Flächen (DMFS) bei den bleibenden Zähnen. Somit ist Zähneputzen in Gebieten mit hohem Kariesrisiko auch am kostengünstigsten. Ebenfalls wichtig zu betonen ist, dass die Verwendung von Fluoridzahnpasta unabhängig von der Wasserfluoridierung und anderen Quellen der Fluoridaufnahme zu einem Kariesrückgang führt. Die systematischen Übersichtsarbeiten haben auch ergeben, dass die kariespräventive Wirkung von Fluoridzahnpasta bei Kindern erhöht wird, wenn sie unter Aufsicht eines Erwachsenen verwendet wird und das Zähneputzen 2-mal statt 1-mal täglich erfolgt (Tab. 12.**6**).

Darüber hinaus gibt es Belege dafür, dass die kariespräventive Wirksamkeit fluoridierter Zahnpasta durch eine höhere Fluoridkonzentration bis zu etwa 2500 ppm erhöht wird [62]. Entsprechend ist die Wirksamkeit niedrig dosierter, für Kinder bestimmter, Fluoridzahnpasta (< 1000

Tab. 12.**6** Faktoren, die die kariespräventive Wirksamkeit von Fluoridzahnpasta beeinflussen, werden in systematischen Übersichten dargestellt [60]. Die Kariesreduktion wird als präventive Fraktion (PF, %) mit Konfidenzintervall angegeben.

Intervention	Kontrolle	Anzahl Studien	PF (95% Konfidenzintervall)
Kontrolliertes Putzen	unkontrolliertes Putzen	70	11 (4–18)%
Putzen 2-mal täglich	Putzen 1-mal täglich	70	14 (6–22)%
1450–1500 ppm F^-	1000–1100 ppm F^-	69	8 (1–16)%
F^--Zahnpasta + zusätzliches lokal appliziertes F^-*	F^--Zahnpasta	9	10 (2–17)%

* Fluoridlack, Fluoridgel oder Fluoridspülung

ppm) geringer ist als die von für Erwachsene bestimmten Produkte [61] [62]. Folglich sind die Vorteile der Kariesprävention mit dem Risiko einer Fluorose bei Kindern unter 6 Jahren abzuwägen. Hoch dosierte Fluoridzahnpasten mit 2500–5000 ppm Fluorid sind in einigen Ländern auf Rezept erhältlich und zur Behandlung von Personen über 16 Jahre mit hohem Kariesrisiko empfohlen. Es gibt zunehmend Belege dafür, dass hoch dosierte Fluoridzahnpasta bei älteren Personen die Arretierung von Wurzelkaries begünstigen kann und die Inzidenz approximaler Karies bei kariesaktiven Jugendlichen reduziert [63] [64].

MERKE

- Die klinische Wirksamkeit von Fluorid wird als präventive Fraktion gegenüber einer Kontrolle ausgedrückt.
- Wasser, Salz und Milch sind Beispiele systemischer Träger für die populationsbasierte Verabreichung von Fluoriden.
- Zahnpasta ist die einfachste Form der selbst verabreichten Fluoridierung.

Fluoridierte Mundspüllösungen

Fluoridierte Mundspüllösungen waren eine der ersten gruppenprophylaktischen kariespräventiven Maßnahmen, die Anfang der 1960er Jahre für Schulkinder im Klassenverband eingeführt wurden. Mit dem Rückgang der Kariesprävalenz wurde ihre Verwendung als populationsbasierte Strategie jedoch in Frage gestellt und heutzutage ist die Methode weniger verbreitet. 10 ml einer Natriumfluoridlösung (0,05–0,2%, 230–900 ppm F^-, s. Tab. 12.**1**) werden für eine Spülung für 1–2 Minuten verwendet, bevor diese ausgespuckt wird. Die Frequenz variiert von 1-mal täglich bis 1-mal wöchentlich, aber es liegen keine Erkenntnisse darüber vor, ob eine bestimmte Frequenz vorteilhaft ist. Auf Grund der Gefahr des Verschluckens sollten Fluoridspüllösungen nicht bei Kindern unter 6 Jahren angewandt werden. Die präventive Fraktion wurde zum Vergleich zu Plazebo-Spülungen mit 26% angegeben [60].

Bemerkenswerte, aber nicht beweiskräftige Erkenntnisse ergaben sich in Bezug hinsichtlich der Wirksamkeit von Fluoridmundspülungen bei Schulkindern und Jugendlichen, die zusätzlichen Fluoridquellen wie der täglichen Verwendung von Fluoridzahnpasta ausgesetzt waren [65]. Demnach ist die derzeitig primäre Indikation für Fluoridspüllösungen die Anwendung in Populationen mit erhöhtem Kariesrisiko (Indikator: niedriger sozioökonomischer Status) bei denen Zähneputzen keine allgemein akzeptierte Lebensgewohnheit ist. Es gibt Hinweise darauf, dass fluoridierte Mundspülungen bei älteren Erwachsenen und Senioren Wurzelkaries vorbeugen können.

Fluoridtabletten und -kaugummis

Vor der Ära moderner Fluoridzahnpasten waren Fluoridtabletten die hauptsächliche Fluoridquelle in fluoridarmen Gebieten. Sie wurden häufig für Kleinkinder ab 6 Monaten verschrieben. Durch eine erhöhte Fluoridaufnahme während der Mineralisation der bleibenden Zähne wurde eine präeruptive Wirkung erwartet. Die klinischen Studien hierzu wurden allerdings in den 1970er Jahren teilweise ohne Kontrollgruppen durchgeführt, was die Möglichkeit einer Übertragung auf die heutige Zeit, in der fluoridierte Zahnpasta weit verbreitet ist, einschränkt. Tatsächlich wurde im Rahmen einer systematischen Übersichtsarbeit [1] festgestellt, dass die Belege für eine kariespräventive Wirksamkeit von Fluoridtabletten unzureichend sind. Ein Problem der Methode ist die allgemein geringe Compliance, wobei Familien mit der besten Compliance die mit dem geringsten Bedarf für Fluoridtabletten sind. Nichtsdestotrotz können Fluoridtabletten mit 0,5 mg F^- noch immer eine Alternative für Jugendliche oder Erwachsene mit hohem Kariesrisiko als Teil eines umfassenden Mundgesundheitsprogramms sein [66].

Fluoridhaltige Kaugummis haben den Vorteil, dass sie den Speichel anregen (s. Kap. 1) und im besten Fall die Compliance steigern. Es liegen allerdings noch keine klinischen Daten über die Wirksamkeit von fluoridierten Kaugummis vor.

Andere fluoridhaltige Produkte

Fluorid ist in etlichen Dentalprodukten enthalten mit dem Ziel, die Fluoridmenge im Biofilm und in der nahen Umgebung des Zahnschmelzes zu erhöhen. Beispiele sind Zahnstocher aus Holz, Zahnseide und Adhäsive. Studien haben auch gezeigt, dass das Anbringen langsam Fluorid freisetzender Vorrichtungen auf den bukkalen Flächen der Molaren eine kariostatische Wirkung haben kann [67]. Es ist zu berücksichtigen, dass die Fluoridverbreitung aus der approximalen Verwendung von fluoridierten Zahnstochern und fortwährend Fluorid freisetzender Vorrichtungen sehr lokal erfolgt und keine präventive Wirkung an anderen Stellen der Dentition erwarten lässt. Außerdem liegen noch keine ausreichenden wissenschaftlichen Belege für die klinische Wirksamkeit dieser Maßnahmen vor, wobei das Konzept der langsamen Fluoridfreisetzung aber als vielversprechend zu betrachten ist.

MERKE

- Es gibt gesicherte Evidenz dafür, dass lokal verabreichte Fluoride das Voranschreiten von Kronen- und Wurzelkaries bei allen Altersklassen reduzieren oder sogar verhindern können.
- Die tägliche Verwendung von Fluoridzahnpasta ist die kostengünstigste Art zur Vermeidung von Karies.
- Fluoridlacke, -gele und -mundspüllösungen sind wirksame Hilfsmittel für Gruppen und Einzelpersonen mit erhöhtem Kariesrisiko.

Sicherheit von Fluoriden

Es ist bekannt, dass die Verwendung von Fluorid bei Kleinkindern ein möglicher Risikofaktor für Fluorose ist (s. o.). Die ersten 3 Lebensjahre scheinen am kritischsten zu sein und das **Risiko einer Fluorose** steht im Zusammenhang mit der aufgenommenen Dosis. Die meisten verfügbaren Studien über die Nebenwirkungen von Fluoriden stellen die Fluoroseprävalenz an den oberen Schneidezähnen systemisch zugeführten Fluoriden gegenüber. Leider sind in der Literatur nur begrenzte Daten über den möglichen Schaden lokal applizierter Fluoride zu finden. Es scheint jedoch offensichtlich zu sein, dass die Prävalenz milder Formen von Fluorose mit der gestiegenen Verwendung lokal applizierter Fluoride (z.B. Zahnpasta) über die letzten Jahrzehnte gewachsen ist. Im Rahmen einer Metaanalyse ergab sich ein konsistenter und starker Zusammenhang zwischen der Verwendung von Fluoridzusätzen und dem Risiko der Entstehung von Fluorosen [68].
Erfahrungen aus Australien haben gezeigt, dass die Einführung einer niedrig dosierten Fluoridzahnpasta (400–550 ppm F^-) und die Verwendung geringer Mengen Zahnpasta das Fluoroserisiko im Zusammenhang mit der frühzeitigen Verwendung von Zahnpasta begrenzte [26].
Auch ist zu betonen, dass in den meisten Ländern die Prävalenz ästhetisch relevanter Fluorosen (TF-Index 3) an den oberen Frontzähnen bei höchstens 2% liegt. Somit ist die Abwägung des Nutzen-Risiko-Verhältnisses der Dreh- und Angelpunkt bei der Formulierung geeigneter Richtlinien für die Verwendung von Fluoridzahnpasta bei Säuglingen und Kleinkindern.

Richtlinien

Evidenzbasierte Richtlinien oder klinische Empfehlungen sollen dem Mediziner bei der Entscheidung helfen, das Richtige zu tun. Tatsächlich ist die „beste verfügbare Evidenz" mit dem Fachwissen und den Fähigkeiten des behandelnden Zahnarztes sowie den individuellen Vorlieben und der Zahlungsbereitschaft des Patienten abzuwägen. Die klinische Entscheidung wird auch durch Faktoren wie die Basiszufuhr von Fluoriden, das sozioökonomische Niveau und das Kariesrisiko des Patienten beeinflusst. Allerdings sollte man beachten, dass mangelnde Evidenz nicht unbedingt mit mangelnder Wirksamkeit gleichzusetzen ist (Kap. **20**). So sollen die folgenden Fluoridrichtlinien als Vorschlag und nicht als Vorschrift verstanden werden. Wie oben erwähnt, ist weitere Forschung vor allem im Hinblick auf die Wirksamkeit von Fluoriden auf die Verzögerung des Voranschreitens von Karies bei kariesaktiven Patienten und bei Personen höheren Alters erforderlich.

Klinische Richtlinien für die Verwendung lokal applizierter Fluoride (nach [69]):

- **Basisfluoridierung** (selbst angewandt, für alle Personen)
  - Kinder bis zu 2 Jahren sollten 1 mal täglich, danach bis zum Alter von 6 Jahren 2 mal täglich mit Zahnpasta mit reduziertem Fluoridgehalt (250–500 ppm) putzen und dabei von den Eltern unterstützt werden.
  - Werden zusätzlich Fluoridtabletten verwendet, sollte in den ersten 3 Jahren eine fluoridfreie Zahnpasta und anschließend bis zum Alter von 6 Jahren eine Zahnpasta mit reduziertem Fluoridgehalt (250–500 ppm) verwendet werden.
  - Für Kinder ab 6 Jahren wird empfohlen, ihre Zähne mit Zahnpasta mit 1450–1500 ppm Fluorid entsprechend der „2-2-2-Regel" (2 cm = ~ 1 g Zahnpasta auf die Bürste für 2 Minuten und 2-mal pro Tag) vor oder nach dem Frühstück und vor dem Zubettgehen zu putzen. Eine kleine Menge Wasser zum Entfernen der überschüssigen Zahnpastamasse wird empfohlen.
- **Intensive Fluoridierung** (professionell angewandt, für Patienten mit erhöhtem Kariesrisiko)
  - Fluoridlack oder eine Fluoridlösung sollte mindestens 2-mal jährlich unabhängig vom Alter bei kariesaktiven oder als kariesgefährdet beurteilten Patienten verabreicht werden.
  - Andere lokal applizierte Fluoride sollten nur individuell nach umfassender Risikobewertung von Zahnärzten verschrieben oder empfohlen werden.

Andere Möglichkeiten zur Förderung der Remineralisation

Remineralisation ist die natürliche Reparatur früher kariöser Läsionen, die stattfindet, wenn **Kalzium und Phosphat** auf den Oberflächen rekristallisieren. Diese Mineralien stammen vor allem aus dem Speichel, können aber bei Patienten mit hohem Kariesrisiko und bei Patienten mit eingeschränkter Speichelsekretion unzureichend sein (s. Kap. **2**). Daher ist eine erhöhte Kalzium- und Phosphatzufuhr ein alternativer Weg zur Förderung der Remineralisation, und es wurde eine Reihe von Technologien einschließlich der Nanotechnologie vorgeschlagen, um Kalziumphosphatverbindungen alleine oder in Verbindung mit Fluoriden zu applizieren [70]. Mittlerweile sind beispielsweise Zahnpasten und Mundspüllösungen auf dem Markt, die Karbonat-Hydroxylapatit-Nanopartikel enthalten, die laut den Herstellern dazu in der Lage sein sollen, auf Grund von Karies oder Erosionen entstandene Mikrodefekte zu beseitigen. Eine wissenschaftliche Bestätigung der klinischen Wirksamkeit dieser Produkte liegt allerdings leider noch nicht vor [71]. Bisher sind die meisten Daten über das CPP-ACP-System (Casein Phosphopeptid – Amorphes Kalziumphosphat) verfügbar, das unten beschrieben wird.

CPP-ACP

Bei dem Casein-Phosphopeptid handelt es sich um ein Milchderivat mit der Fähigkeit, hohe Konzentrationen an Kalzium- und Phosphationen zu stabilisieren und zu schützen, damit diese amorphe oder lösliche **Nanokomplexe** (1,5 nm Radius) an den Zahnoberflächen durch Bindung an die Pellikel oder Plaque bilden [72]. Diese Ionen sind frei bioverfügbar und diffundieren entlang der Konzentrationsgradienten hinab in die Läsionen unter der Zahnschmelzoberfläche, wodurch sie die Remineralisation fördern. Angeblich kann durch die CPP-ACP-Technologie auch die Pufferkapazität des Speichels erhöht werden.

CPP-ACP kann zuckerfreiem **Kaugummi**, Lutschtabletten, Mundspüllösungen und Füllungsmaterialien zugefügt werden, wird aber meistens als lokal applizierte, selbst verabreichte **Paste** (Mousse) angewandt. Da man von einer additiven und erhöhten Interaktion mit Fluorid ausgeht, enthalten etliche Produkte eine Kombination aus CPP-ACP-Nanokomplexen und Fluorid [73]. Erhöhte Kalzium- und Phosphatkonzentrationen zeigten sich nach lokaler Anwendung sowohl in der Plaque als auch im Speichel. Eine Reihe von In-vitro- und In-situ-Studien konnten zeigen, dass CPP-ACP die Zahnschmelz- und Dentindemineralisation hemmen und die Remineralisation unterstützen kann [72]. Des Weiteren wurde in randomisierten klinischen Studien gezeigt, dass das Voranschreiten von Approximalkaries durch CPP-ACP verlangsamt [74] und White-Spot-Läsionen nach kieferorthopädischer Behandlung remineralisiert werden können [75] [76]. Es ist jedoch zu beachten, dass auch gegensätzliche Ergebnisse vorliegen, die darauf hinweisen, dass CPP-ACP im Vergleich zur alleinigen Anwendung von Fluorid keine zusätzliche vorteilhafte Wirkung hat [77] [78]. Daher ist die Evidenz derzeit für klinische Richtlinien nicht stark genug, und es sind weitere Studien zum Nachweis der klinischen Wirksamkeit erforderlich.

ZUSAMMENFASSUNG

Karies entsteht, wenn die Demineralisation der Zahnhartsubstanzen durch bakterielle Produkte (Säuren) das Remineralisationspotenzial des Speichels überwiegt (s. Kap. 2). Kalzium, Phosphat und insbesondere Fluorid beeinflussen den Kariesprozess, indem sie die Demineralisation hemmen und die Remineralisation fördern. Damit sich die positive Wirkung von Kalzium, Phosphat und Fluorid entfalten kann, müssen diese Ionen während des pH-Wert Abfalls und Anstiegs in der Plaque-Speichel-Umgebung vorhanden sein. Erhöhte Kalzium-, Phosphat- und Fluoridkonzentrationen in der Plaque-Speichel-Umgebung lassen sich durch systemische oder lokale Ansätze erreichen. Ein Beispiel für den systemischen Ansatz ist das Fluoridieren von Trinkwasser, Salz und Milch. Ein Beispiel für den lokalen Ansatz ist das Hinzufügen von Fluorid, Kalzium und Phosphat zu Spüllösungen und Zahnpasta.

Zahlreiche Studien zeigen eine starke kariespräventive Wirkung von Fluorid, wogegen die Wirkung von Kalzium und Phosphat bisher eher theoretischer Natur ist. Alle drei zusammen scheinen aber die kariespräventive Wirkung zu verstärken.

Eine unerwünschte Wirkung einer chronischen Überdosierung von Fluorid ist die Fluorose. Das Kernkonzept für die Fluoridbehandlung besteht in der Maximierung ihrer Wirksamkeit auf die Karies und in der Minimierung der Nebenwirkungen, vor allem in Bezug auf Fluorose. Es muss betont werden, dass Fluoride Karies nicht vollständig verhindern können, aber es kann ihr Voranschreiten effektiv verzögern und auch Läsionen auf subklinischem Niveau halten. Wenn wir folglich die Kariesererkrankung unter Kontrolle halten wollen, sollte Fluorid idealerweise mit anderen non-invasiven Maßnahmen kombiniert werden, die sich auf die Ätiologie der Karies auswirken.

LITERATUR

1. The Swedish Council on Technology Assessment in Health Care: [Att förebygga karies]. Im Internet: http://www.sbu.se; zugegriffen am 31.01.2011
2. Ellwood R, Fejerskov O. Clinical use of fluoride. In: Fejerskov O, Kidds E, eds. Dental caries: The disease and its clinical management. Copenhagen: Blackwell/Munksgaard; 2003: pp 189–219
3. Smith FA, Ekstrand J. The occurrence and the chemistry of fluoride. In: Fejerskov O, Ekstrand J, Burt BA, eds. Fluoride in dentistry. Copenhagen: Munksgaard; 1996: pp 17–26
4. Ekstrand KR, Christiansen MEC, Qvist V. Influence of different variables on the inter-municipality variation in caries experience in Danish adolescents. Caries Res 2003; 37: 130–141
5. Mellberg JR, Ripa LW. Fluoride metabolism. In: Mellberg JR, Ripa LW, eds. Fluoride in preventive dentistry. Chicago: Quintessence; 1983: pp 81–95
6. Ekstrand J, Ehrnebo M. Absorption of fluoride from fluoride dentifrice. Caries Res 1980; 14: 96–102
7. Oliveby A, Twetman S, Ekstrand J. Diurnal fluoride concentration of whole saliva in children living in high- and a low-fluoride area. Caries Res 1990; 24: 44–47
8. Larsen MJ, Bruun C. Enamel/saliva – inorganic chemical reactions. In: Thylstrup A, Fejerskov O, eds. Textbook of Cariology. Copenhagen: Munksgaard; 1986: pp 181–202
9. Bruun C, Lambrou D, Larsen MJ et al. Fluoride in mixed human saliva after different topical fluoride treatments and possible relation to caries inhibition. Community Dent Oral Epidemiol 1982; 10: 124–129
10. Bruun C, Givskov H, Thylstrup A. Whole saliva fluoride after tooth brushing with NaF and MFP dentifrices with different concentrations. Caries Res 1984; 18: 282–288
11. Black GW, in collaboration with McKay FS. Mottled enamel. An endemic developmental imperfection of the teeth, heretofore unknown in the literature of dentistry. Dental Cosmos 1916; 58: 129–156
12. McKay FS. An investigation of mottled teeth (I). Dent Cos 1916; 58: 477–484
13. Churchill HV. Occurrence of fluorides in some waters of the United States. Ind Eng Chem 1931; 23: 996–998
14. Smith MC, Lantz EM, Smith HV. The cause of mottled enamel, a defect of human teeth. Agricultural Experimental Station University of Arizona. Techn Bull 1931; 32: 253–282
15. Dean HT, Arnold FA, Elvove E. Domestic water and dental caries V. Additional studies of the relation of fluoride domestic waters to dental caries experience in 4,425 white children age 12–14 years of 13 cities in 4 states. Public Health Rep 1942; 57: 1155–1179
16. Thylstup A, Fejerskov O. Clinical appearence of dental fluorosis in permanent teeth in relation to histologic changes. Community Dent Oral Epidemiol 1978; 6: 315–328
17. Horowitz HS, Driscoll WS, Meyers RJ, Heifetz SB, Kingman A. A new method for assessing the prevalence of dental fluorosis – the Tooth Surface Index of Fluorosis. J Am Dent Assoc 1984; 109: 37–41
18. Pereira AC, Moreira BH. Analysis of three dental fluorosis indexes used in epidemiologic trials. Braz Dent J 1999; 10: 29–37
19. Rozier RG. Epidemiologic indices for measuring the clinical manifestations of dental fluorosis: overview and critique. Adv Dent Res 1994; 8: 39–55
20. Fejerskov O, Manjii F, Baelum V. The nature and mechanisms of dental fluorosis in man. J Dent Res 1990; 69: 692–700
21. Fejerskov O, Larsen MJ, Richards A, Baelum V. Dental tissue effects on fluoride. Adv Dent Res 1994; 8: 15–31
22. Aoba T, Fejerskov O. Dental fluorosis: Chemistry and biology. Crit Rev Oral Biol Med 2002; 13: 155–170
23. Cochran JA, Ketley CE, Árnadóttir IB et al. A comparison of the prevalence of fluorosis in 8-year-old children from seven European study sites using a standardized methodology. Community Dent Oral Epidemiol 2004; 32 (Suppl 1): 28–33
24. Rozier RG. The prevalence and severity of enamel fluorosis in North American children. J Public Health Dent 1999; 59: 239–246
25. Momeni A, Neuhäuser A, Renner N et al. Prevalence of dental fluorosis in German schoolchildren in areas with different preventive programmes. Caries Res 2007; 41: 437–444
26. Do LG, Spencer AJ. Risk-benefit balance in the use of fluoride among young children. J Dent Res 2007; 86: 723–728
27. www.nexodent.com
28. Larsen MJ, Kirkegard E, Fejerskov O et al. Prevalence of dental fluorosis: Patterns of dental fluorosis after fluoridegel treatment in a low-fluoride area. J Dent Res 1985; 64: 1076–1079
29. Dean HT, Jay P, Arnold FA Jr et al. Domestic water and dental caries II. A study of 2.832 white children, aged 12–14 years of eight suburban Chicago Communities, including Lactobacillus Acidophilus studies of 1761 children. Public Health Rep 1941; 56: 761–792
30. Hodge HC. The concentration of fluorides in the drinking water to give the point of minimum caries with maximum safety. J Am Dent Ass 1950; 40: 436–439
31. Arnold FA, Dean HT, Knutson JW. Effect of fluoridated public water supplies on dental caries incidence. Results of the seventh year of study at Grand Rapids and Muskegon. Mich Public Health Rep 1953; 68: 141–148
32. Backer Dirks O. The benefits of water fluoridation. Caries Res 1974; 8 (Suppl 1): 2–15
33. Murray JJ, Rugg-Gunn AJ, Jenkins GN. Fluorides in caries prevention. Oxford: Butterworth-Heinemann; 1991
34. Arnold FA. A discussion of the possibility of reducing dental caries by increasing fluoride ingestion. J Am Coll Dent 1945; 12: 61–62
35. McKay FS. The study of mottled enamel (dental fluorosis). J Am Dent Ass 1952; 44: 133–137
36. Gron P, Spinelli M, Trautz O et al. The effect of carbonate on the solubility of hydroxyapatite. Arch Oral Biol 1963; 8: 251–263
37. Kidd EAM, Thylstrup A, Fejerskov O et al. The influence of fluoride in the surface enamel and degree of dental fluorosis and caries development in vitro. Caries Res 1980; 14: 196–202
38. Arnold FA Jr. The use of fluoride compounds for the prevention of dental caries. Int Dent J 1957; 7: 54–72
39. Hellwig E, Klimek J. Caries prevalence and dental fluorosis in German children in areas with different concentrations of fluoride in drinking water supplies. Caries Res 1985; 19: 278–283
40. Fejerskov O, Thylstrup A, Larsen MJ. Rational use of fluorides in caries prevention. A concept based on possible cariostatic mechanisms. Acta Odontol Scand 1981; 39: 241–249
41. Thylstrup A. Clinical evidence of the role of pre-eruptive fluoride in caries prevention. J Dent Res 1990; 69 (Spec Iss): 742–750

42. Cate JM ten, Featherstone JDB. Physicochemical aspects of fluoride-enamel interactions. In: Fejerskov O, Ekstrand J, Burt BA, eds. Fluoride in dentistry. Copenhagen: Munksgaard; 1996: pp 252–272
43. Fejerskov O. Changing paradigms in concepts on dental caries: Consequences for oral health care. Caries Res 2004; 38: 182–191
44. Larsen MJ, Bruun C. Caries chemistry and fluoride – mechanisms of action. In: Thylstrup A, Fejerskov O, eds. Textbook of clinical cariology. Copenhagen: Munksgaard; 1994: pp 231–252
45. Groeneveld A, Van Eck AAMJ, Backer-Dirks O. Fluoride in Caries prevention: is the effect pre-or post erruptive? J Dent Res 1990; 69 (special Issue): 751–755
46. Larsen MJ. Dissolution of enamel. Scand J Dent Res 1973; 81: 518–522
47. Weatherell JA, Deutsch D, Robinson C et al. Assimilation of fluoride by enamel throughout the life of the tooth. Caries Res 1977; 11 (Supp. 1): 85–115
48. Groeneveld A, Backer Dirks O. Fluoridation of drinking water, past, present and future. In: Ekstrand J, Fejerskov O, Silverstone LM, eds. Fluoride in dentistry. Copenhagen: Munksgaard; 1988: pp 229–251
49. Kumar JV. Is water fluoridation still necessary? Adv Dent Res 2008; 20: 8–12
50. Yeung CA. A systematic review of the efficacy and safety of fluoridation. Evid Based Dent 2008; 9: 39–43
51. McDonagh MS, Whiting PF, Wilson PM et al. Systematic review of water fluoridation. BMJ 2000; 321: 855–859
52. Petersen PE, Lennon MA. Effective use of fluorides for the prevention of dental caries in the 21st century: the WHO approach. Community Dent Oral Epidemiol 2004; 32: 319–321
53. Yeung CA, Hitchings JL, MacFarlane TV et al. Fluoridated milk for preventing dental caries. Cochrane Database Syst Rev 2005; 20(3): CD 003876
54. Meyer-Lückel H, Satzinger T, Kielbassa AM. Caries prevalence among 6-16-year-old students in Jamaica 12 years after introduction of salt fluoridation. Caries Res 2002; 36: 170–173
55. Petersson LG, Twetman S, Dahlgren H et al. Professional fluoride varnish treatment for caries control: a systematic review of clinical trials. Acta Odontol Scand 2004; 62: 170–176
56. Sköld UM, Petersson LG, Birkhed D et al. Cost-analysis of school-based fluoride varnish and fluoride rinsing programs. Acta Odontol Scand 2008; 66: 286–292
57. Marinho VC. Evidence-based effectiveness of topical fluorides. Adv Dent Res 2008; 20: 3–7
58. American Dental Association Council on Scientific Affairs. Professionally applied topical fluoride: evidence-based clinical recommendations. J Dent Educ 2007; 71: 393–402
59. Bratthall D, Hänsel-Petersson G, Sundberg H. Reasons for the caries decline: what do the experts believe? Eur J Oral Sci 1996; 104: 416–422
60. Marinho VC, Higgins JP, Logan S, Sheiham A. Topical fluoride (toothpastes,mouthrinses, gels or varnishes) for preventing dental caries in children and adolescents. Cochrane Database System Rev 2003; (4): CD 00278
61. Twetman S, Axelsson S, Dahlgren H et al. Caries-preventive effect of fluoride toothpaste: a systematic review. Acta Odontol Scand 2003; 61: 347–355
62. Walsh T, Worthington HV, Glenny AM et al. Fluoride toothpastes of different concentrations for preventing dental caries in children and adolescents. Cochrane Database Syst Rev 2010; (1): CD 007868
63. Ekstrand K, Martignon S, Holm-Pedersen P. Development and evaluation of two root caries controlling programmes for home-based frail people older than 75 years. Gerodontology 2008; 25: 67–75
64. Nordström A, Birkhed D. Preventive effect of high-fluoride dentifrice (5,000 ppm) in caries-active adolescents: a 2-year clinical trial. Caries Res 2010; 44: 323–331
65. Twetman S, Petersson L, Axelsson S et al. Caries-preventive effect of sodium fluoride mouthrinses: a systematic review of controlled clinical trials. Acta Odontol Scand 2004; 62: 223–230
66. Hausen H, Seppä L, Poutanen R et al. Non-invasive control of dental caries in children with active initial lesions. A randomized clinical trial. Caries Res 2007; 41: 384–391
67. Toumba KJ. Slow-release devices for fluoride delivery to high-risk individuals. Caries Res 2001; 35 (Suppl 1): 10–13
68. Ismail AI, Bandekar RR. Fluoride supplements and fluorosis: a meta-analysis. Community Dent Oral Epidemiol 1999; 27: 48–56
69. Gülzow HJ, Hellwig E, Hetzer G. Leitlinie Fluoridierungsmaßnahmen. Im Internet: http://www.dgzmk.de/zahnaerzte/wissenschaft-forschung/leitlinien/details/document/fluoridierungs-massnahmen-s3.html: Zugegriffen am 28.03.2012
70. Cochrane NJ, Cai F, Huq NL et al. New approaches to enhanced remineralization of tooth enamel. J Dent Res 2010; 89: 1187–1197
71. Hannig M, Hannig C. Nanomaterials in preventive dentistry. Nature Nanotechnology 2010; 83: 1–5
72. Reynolds EC. Casein phosphopeptide-amorphous calcium phosphate: the scientific evidence. Adv Dent Res 2009; 21: 25–29
73. Reynolds EC, Cai F, Cochrane NJ et al. Fluoride and casein phosphopeptide-amorphous calcium phosphate. J Dent Res 2008; 87: 344–348
74. Morgan MV, Adams GG, Bailey DL et al. The anticariogenic effect of sugar-free gum containing CPP-ACP nanocomplexes on approximal caries determined using digital bitewing radiography. Caries Res 2008; 42: 171–184
75. Andersson A, Sköld-Larsson K, Hallgren A et al. Effect of a dental cream containing amorphous cream phosphate complexes on white spot lesion regression assessed by laser fluorescence. Oral Health Prev Dent 2007; 5: 229–233
76. Bailey DL, Adams GG, Tsao CE et al. Regression of post-orthodontic lesions by a remineralizing cream. J Dent Res 2009; 88: 1148–1153
77. Azarpazhooh A, Limeback H. Clinical efficacy of casein derivatives: a systematic review of the literature. J Am Dent Assoc 2008; 139: 915–924
78. Yengopal V, Mickenautsch S. Caries preventive effect of casein phosphopeptide-amorphous calcium phosphate (CPP-ACP): a meta-analysis. Acta Odontol Scand 2009; 67: 321–332

Mundgesundheitsförderung: Implementierung non-invasiver Interventionen und verhaltensmodifizierende Ansätze zur Beherrschung des Kariesprozesses

H. Meyer-Lückel, S. Paris

13

Einleitung

Bisher wurden in diesem Buch die Pathogenese von Karies, ihre Diagnose, Epidemiologie und mögliche non-invasive Maßnahmen vorgestellt, mit denen entweder das Auftreten der Krankheit (Primärprävention) oder ihr Fortschritt (Sekundärprävention) verhindert werden können. Darüber hinaus haben wir einen gangbaren Weg für die Dokumentation der während der Diagnostik detektierten und beurteilten Befunde in der täglichen klinischen Praxis vorgeschlagen (Kap. **9** u. Kap. **24**). Die vorgestellte Vorgehensweise hat zum Ziel, Zahnärzten nützliche Informationen an die Hand zu geben, mithilfe derer ein fundierter Therapieentscheid (Kap. **20**) in Bezug auf non-, mikro-, oder minimal-invasive Interventionen ermöglicht werden. Hierbei sollten die Wünsche und Bedürfnisse sowie auch der wirtschaftliche Hintergrund der Patienten berücksichtigt werden.

Während mikro- und minimal-invasive Interventionen ausschließlich von zahnmedizinischem Fachpersonal ausgeführt werden, können die non-invasiven Maßnahmen sowohl von Fachpersonal als auch vom Patienten selbst in Eigenverantwortung durchgeführt werden. **Professionelle non-invasive Interventionen** mit akzeptabler klinischer Evidenz umfassen das Auftragen von Fluorid- (Kap. **12**) oder Chlorhexidinlacken (Kap. **10**) sowie spezielle Putztechniken für einzeln durchbrechende Zähne (Kap. **10**, Kap. **21**), wogegen viele andere Interventionen/gesundheitsbezogene Verhaltensweisen, die den Biofilm, die Ernährung oder die Mineralisation beeinflussen, nur dann erfolgreich sein können, wenn der Patient die zahnärztlichen Empfehlungen einhält (Abb. 13.**1**). Obwohl professionell durchgeführte Interventionen bei bestimmten Gruppen und bestimmten Zahnoberflächen wirksam zu sein scheinen, sind **selbst durchgeführte non-invasive Interventionen** der Grundstein eines patientenzentrierten Kariesmanagements.

MERKE

Die non-invasiven Maßnahmen zur Verhinderung des Auftretens und der Progression kariöser Läsionen umfassen die klassische Trias der Interventionen.
Beeinflussung von:
- Biofilm
- Ernährung
- Mineralisation

Mikro-invasive Interventionen umfassen die Versiegelung hauptsächlich okklusaler Grübchen und Fissuren sowie die approximale Versiegelung oder Kariesinfiltration.

Auf der einen Seite könnte man annehmen, dass es mit unbegrenzten wirtschaftlichen Ressourcen im Gesundheitssystem möglich sein sollte, grundsätzlich zu verhindern, dass Karies ein Stadium erreicht, in dem eine Füllung zur Rettung des Zahns erforderlich wird. Gleichwohl ist diese Annahme auch unter diesen Umständen utopisch, da sie die Verhaltensweisen und Einstellungen der Menschen sowie ihren sozioökonomischen und kulturel-

„Patientenebene"

	Beeinflussung:	Biofilm	Ernährung	Mineralisation	Diffusions-barriere	
Basis		Zähneputzen	Vermeidung von Zucker	Fluoridierung von Salz oder Trinkwasser		selbst durchgeführt
Basis			Zuckersubstitution	fluoridhaltige Zahnpasta		selbst durchgeführt
Basis				Kaugummi (Speichelanregung)		selbst durchgeführt
risikobezogen		spezielle Putztechniken und Hilfsmittel		Fluoridgel/ fluoridierte Mundspüllösung		selbst durchgeführt
risikobezogen		(Probiotika)		(remineralisierende Pasten)		selbst durchgeführt

„Zahnebene"

		Biofilm	Ernährung	Mineralisation	Diffusionsbarriere	
risikobezogen		professionelle Reinigung		Fluoridlack	Versiegelung	Fach-personal
risikobezogen		Chlorhexidinlack			Infiltration	Fach-personal

Abb. 13.**1** Non-invasive Interventionen (Beeinflussung des Biofilms, der Ernährung oder der Mineralisation) können entweder professionell oder vom Patienten selbst (Eigenverantwortung) vorgenommen werden. Die selbst durchgeführten Interventionen können in Basis- und zusätzliche (risikobezogene) Maßnahmen unterteilt werden. Diese Interventionen sollten in Bezug auf ein bestimmtes Kariesrisiko entweder für spezielle (z. B. laterales Putzen durchbrechender permanenter Molaren) oder mehrere (z. B. professionelle Zahnreinigung) Zahnflächen empfohlen und durchgeführt werden. Die Wirksamkeit der in Klammern genannten Interventionen bedarf noch weiterer wissenschaftlicher Untersuchungen hinsichtlich der Wirksamkeit. Mikro-invasive Interventionen zur Etablierung einer Diffusionsbarriere, wie z. B. das Versiegeln okklusaler und die Infiltration approximaler Flächen, können nur von zahnmedizinischem Fachpersonal durchgeführt werden.

len Hintergrund nicht berücksichtigt. Dies bedeutet, dass nicht alle Menschen „bereit" dazu sind, die empfohlenen non-invasiven Maßnahmen sorgfältig durchzuführen. Zudem werden ihre Bemühungen in bestimmtem Maße durch in ihrem sozialen Umfeld vorhandene „falsche Einstellungen" in Bezug auf den Zuckerkonsum konterkariert. Auf der anderen Seite sind **grundlegende non-invasive Maßnahmen,** also Zähneputzen mit fluoridhaltiger Zahnpasta zusammen mit der Verwendung von fluoridiertem Salz oder Trinkwasser und einer ausgewogenen Ernährung (Abb. 13.**1**), wie sie in den meisten Ländern Europas, Süd- und Nordamerikas üblich sind, bei einigen Menschen ausreichend, um zumindest in jüngeren Jahren schwerere Schäden zu verhindern. Dennoch müssen die meisten Menschen einige zusätzliche Verhaltensweisen annehmen oder **Termine bei zahnmedizinischem Fachpersonal wahrnehmen** und dort zusätzliche Interventionen vornehmen lassen, um die Kariesentwicklung unter Kontrolle zu halten. Alle diese Anstrengungen sollten in Relation zum lokalen und patientenbezogenen Kariesrisiko stehen **(risikobezogene non-invasive Interventionen)**.

Ein weiterer Aspekt in diesem Gebiet der Kariologie/öffentlichen Zahngesundheit (Public Dental Health) ist die Implementierung primär- und sekundärpräventiver Strategien, also die Art und Weise, in der Informationen und Techniken den Menschen verfügbar gemacht werden: In der Hauptsache sind dies **populations-, gruppen- und praxisbasierte Strategien.**

Im Einzelnen behandelt dieses Kapitel Folgendes:

- Strategien zur Implementierung non-invasiver und mikro-invasiver Interventionen
- Theorien, die erklären warum gesundheitsbezogene Verhaltensweisen seitens der Patienten angenommen werden
- Belege für die Effektivität von Mundgesundheitserziehung und non-invasiven Interventionen im Bereich der primären und sekundären Kariesprävention

Implementierungsstrategien für Prävention

Prävention – was bedeutet das?

Viele zahnmedizinische Fachleute verwenden die Synonyme „Prävention" und „Prophylaxe" zur Beschreibung aller Maßnahmen, die nicht mit „Bohren und Füllen" in Verbindung stehen. Daher werden sehr unterschiedliche Interventionen, die die Zahnoberfläche entweder makroskopisch (Versiegelung) oder mikroskopisch (z. B. Fluoridierung) verändern, sowie Bemühungen zur Veränderung des mundgesundheitsbezogenen Verhaltens unter dem Begriff „Prävention" zusammengefasst. Wörtlich genommen bedeutet die Prävention von Krankheiten, dass ein bestimmtes zukünftiges Stadium des Auftretens einer Krankheit vorhergesehen wird und (auch therapeutische) Maßnahmen ergriffen werden, um dieses Stadium zu vermeiden (s. Kap. **9**). Es überrascht daher nicht, dass in der ursprünglichen Publikation aus den 1960er-Jahren, in der 3 **Präventionsebenen** vorgestellt wurden, unterschiedliche Krankheitszustände präsentiert wurden, denen „präventiv" begegnet werden kann [1]. Eine 4. Ebene, die in Bezug auf das Auftreten einer Krankheit eigentlich zuerst kommt, wird als primordiale Prävention bezeichnet. Diese Ebene zielt darauf ab, zugrunde liegende Risikofaktoren zu beeinflussen, die zur Ursache einer Krankheit führen.

MERKE

(modifiziert von [1])

- **primordiale Ebene:** Hier wird darauf abgezielt, Bedingungen zu vermeiden, die verursachende Faktoren für eine Krankheit auslösen könnten.
- **primäre Ebene:** Hier wird darauf abgezielt, das Auftreten einer Krankheit zu verhindern, indem der Zustand im präpathologischen Stadium gehalten wird.
- **sekundäre Ebene:** Hier wird darauf abgezielt, die Krankheit oder spezifische Zustände bereits im Frühstadium zu erkennen und sofort zu intervenieren, um fortgeschrittene Stadien zu vermeiden.
- **tertiäre Ebene:** Hierbei wird darauf abgezielt, den Krankheitsverlauf in einem fortgeschrittenen Stadium zu stoppen.

Für die Kariologie bedeutet dies, dass die Vermeidung der Transfektion kariogener Bakterien ggf. eine Prävention auf **primordialer Ebene** wäre. Non-invasive Interventionen, wie die Mundhygieneerziehung oder die regelmäßige Anwendung von Fluorid in niedrigen Konzentrationen, sind sowohl auf der **primären** als auch auf der **sekundären Präventionsebene** wirksam. Mikro-invasive Interventionen, wie die Kariesinfiltration oder die Versiegelung von Fissuren, erfüllen die Kriterien einer Maßnahme auf der sekundären Präventionsebene. Die Restauration eines defekten Zahns kann als **tertiäre Prävention** betrachtet werden [2]. Auch das Ersetzen von Füllungen oder größere Restaurationen können noch als zu dieser tertiären Ebene gehörig betrachtet werden, bevor prothetische Maßnahmen, wie der Ersatz von Zähnen, ins Spiel kommen. Im Rahmen dieser umfassenderen Sicht der **Prävention** wird deutlich, dass non-invasive Interventionen und Zahngesundheitserziehung zwar wichtige, aber nicht die einzigen Komponenten der Prävention sind.

Warum werden Menschen krank?

Bevor eine Antwort auf die Frage gegeben werden kann, wie präventive Interventionen implementiert werden können, sollen einige theoretische Überlegungen helfen zu verstehen wie eine chronische Krankheit wie Karies definiert wird.

Zahnmediziner mit einem Sinn für Prävention, die bereits einige Jahre Berufserfahrung haben, fragen sich vielleicht, warum ihre Bemühungen, Zähne so gesund wie möglich zu erhalten, bei einer einzelnen Person und/oder bestimmten Patientengruppen nicht in jedem Fall erfolgreich sind. Wenn man die im vorliegenden Buch (Kap. **4** und Kap. **21**) vorgestellten Kariesmodelle betrachtet, wird deutlich, dass Karies von direkten und indirekten Faktoren beeinflusst wird [3]. Diese können von einer Einzelperson nicht problemlos verändert werden, sondern sollten auch im sozialen Kontext betrachtet werden.

Ein Beispiel: Wenn ein Kind in einer Familie aufwächst, die von Sozialhilfe lebt, hat der regelmäßige Erwerb von Zahnpasta und Zahnbürsten möglicherweise nicht immer die oberste Priorität. Darüber hinaus unterstützt das soziale Umfeld der Familie möglicherweise keine gesundheitsbewusste Ernährung, sondern bevorzugt kariogene Nahrung. Dies ist auch in Bezug auf das Körpergewicht keine gute Einstellung. Hierdurch steigt bei dem Kind die Gefahr von Adipositas und daraus folgend von kardiovaskulären Erkrankungen und Diabetes. Zudem wird die Mundhygiene wegen zahlreicher anderer drängenderer Lebensfragen möglicherweise als weniger wichtig als andere Dinge betrachtet, die in dem Setting (d. h. Umfeld), in dem das Kind lebt, stärker unterstützt werden. Insgesamt kann dieser ungünstige soziale Kontext für eine erhöhte Kariesinzidenz ursächlich sein. Dies bedeutet, dass Karies nicht nur als persönliches Problem einer Einzelperson betrachtet werden kann, sondern auch als Ergebnis struktureller und kontextueller Ursachen [4].

Die Auffassung, dass zahnmedizinische Fachleute die Folgen ungünstiger sozialer Kontexte reparieren, wurde in einem **Stromauf-/Stromab-Modell** („Upstream-Downstream-Modell", Abb. 13.**2**) versinnbildlicht, das zuerst für Patienten mit kardiovaskulären Erkrankungen vorgeschlagen wurde [5]. Im Falle der Karies werden die Menschen entweder durch die Süßwarenindustrie, die zuckerhaltige Nahrungsmittel verkauft, **stromauf** in den „Kariesstrom" gestoßen und/oder sie fallen in ihn hinein, wenn sie „blind" für mundgesundheitsförderliches Verhalten sind. Die Menschen sind nur eine gewisse Zeit dazu in der Lage zu „schwimmen", was bedeutet, dass das übernommene Mundhygieneverhalten nicht ausreicht, um vor der Entwicklung kavitierter kariöse Läsionen zu schützen, obwohl auf dem Weg **stromabwärts** Fluoride („Rettungsringe") angeboten werden, um die „Opfer zu retten". Daher müssen die meisten Personen weiter **stromabwärts** von zahnmedizinischen Fachleuten vor dem Ertrinken im „Kariesstrom" gerettet werden, die das „Opfer" an einen Zahnarzt überweisen, der eine Sanierung vornimmt [6]. Dieses Sinnbild lässt vermuten, dass, wenn beispielsweise durch staatliche Regulierung ungesunde Entscheidungen schwieriger und gesunde Entscheidungen einfacher gemacht würden [6], die Kariesprävalenz somit abnehmen würde. Man darf hierbei jedoch nicht vergessen, dass die hierzu erforderlichen Veränderungen in der Gesamtgesellschaft nur langsam eintreten.

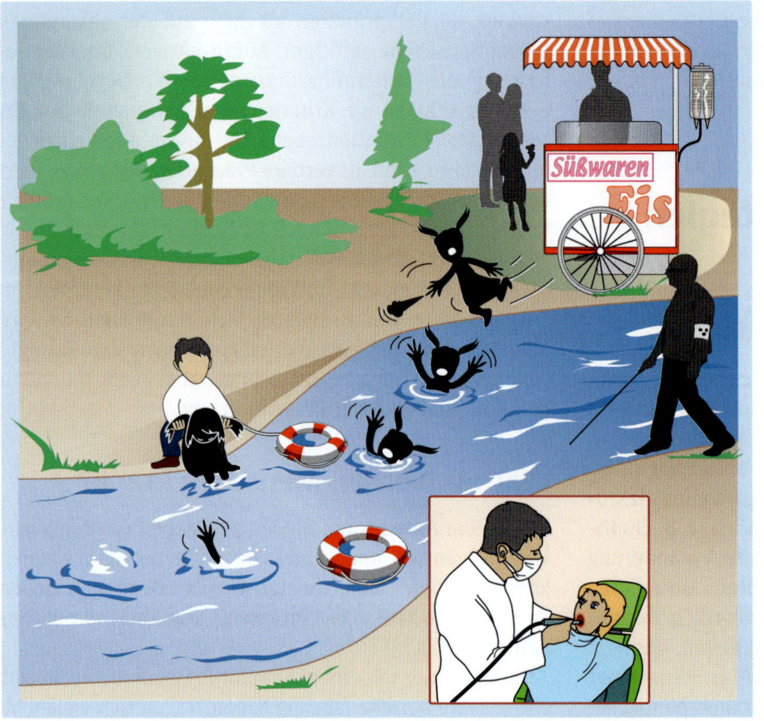

Abb. 13.**2** Das „Upstream-Downstream Modell" vermittelt eine Vorstellung davon, wie ungünstige Kontexte das Auftreten einer Krankheit wie Karies begünstigen können (Erklärungen siehe Text).

Etwas weiter stromaufwärts: Setting-Ansätze

Eine realistische Möglichkeit zur Implementierung der Gesundheitsförderung weiter **stromaufwärts** sind solche Ansätze, die das **Setting** der jeweiligen Person berücksichtigen. Die Ursprünge dieses Ansatzes lassen sich bis zur 1. internationalen Konferenz zur Gesundheitsförderung im Jahr 1986 zurückverfolgen, deren Ergebnisse als **Ottawa-Charta** [7] veröffentlicht wurden. Es wurde gesagt, dass „Gesundheitsförderung auf einen Prozess zielt, allen Menschen ein höheres Maß an Selbstbestimmung über ihre Gesundheit zu ermöglichen und sie damit zur Stärkung ihrer Gesundheit zu befähigen. Um ein umfassendes körperliches, seelisches und soziales Wohlbefinden zu erlangen, ist es notwendig, dass sowohl Einzelne als auch Gruppen ihre Bedürfnisse befriedigen, ihre Wünsche und Hoffnungen wahrnehmen und verwirklichen sowie ihre Umwelt meistern bzw. verändern können. In diesem Sinne ist die Gesundheit als ein wesentlicher Bestandteil des alltäglichen Lebens zu verstehen und nicht als vorrangiges Lebensziel. Gesundheit steht für ein positives Konzept, das die Bedeutung sozialer und individueller Ressourcen für die Gesundheit ebenso betont wie die körperlichen Fähigkeiten. Die Verantwortung für die Gesundheitsförderung liegt deshalb nicht nur beim Gesundheitssektor, sondern bei allen Politikbereichen und zielt über die Entwicklung gesünderer Lebensweisen hinaus auf die Förderung von umfassendem Wohlbefinden hin."
Neben anderen wurden 2 zentrale **Wege zur aktiven Gesundheitsförderung** definiert:

- die Schaffung gesundheitsförderlicher Lebenswelten
- die Entwicklung persönlicher Kompetenzen

Diese zentralen Wege werden beide durch **Setting-Ansätze** abgedeckt. Hier werden niederschwellige systematische Interventionen in realen Lebenssituationen (Schule, Nachbarschaft, etc.) implementiert, indem alle Interessengruppen eingebunden werden. Die Gruppe, auf die abgezielt wird, sollte dazu befähigt werden, aktive Verantwortung für gesundheitsbezogene Fragen zu übernehmen. Dieser Ansatz steht in gewisser Weise im Gegensatz zu der Situation, in der der Einzelne oder die Gruppe nur der Empfänger von gesundheitsförderlichen Angeboten und Informationen ist. Setting-Ansätze werden als geeignet angesehen, Einschränkungen bei den Gesundheitschancen zu vermindern, die durch soziale Ungleichheiten verursacht werden [8].
Ein Beispiel: Eine junge Mutter aus einer niedrigen sozioökonomischen Schicht zeigt einige der ungünstigen Verhaltensweisen (s. obiges Beispiel), die das Kind einem höheren Risiko aussetzen, schwere Zahnschäden zu entwickeln. Ihre Umgebung betrachtet ihre Ansichten und Verhaltensweisen nicht als falsch; die gebotenen Möglichkeiten der zahnmedizinischen Vorsorge werden entweder ignoriert oder die Mutter ist nicht in der Lage, Anregungen zur Verbesserung ihrer Mundgesundheit oder der ihres Kindes übernehmen. In diesem Fall ist ein geschulter Angehöriger des **Settings,** in dem die junge Mutter lebt, möglicherweise die einzige Person, die die gesundheitsförderliche Botschaft vermitteln kann, da sich die junge Mutter mit dieser Person stärker identifiziert als mit einer zahnmedizinischen Fachperson, die einem höheren sozioökonomischen oder einem anderen kulturellen Umfeld entstammt.

MERKE

Der **Setting-Ansatz** scheint die Forderung nach einem Paradigmenwechsel bei der Förderung der Mundgesundheit „weg vom biomedizinischen und verhaltensbezogenen Ansatz und hin zu einem Ansatz, der sich mit den zugrunde liegenden sozialen Determinanten der Mundgesundheit über eine Kombination sich ergänzender Strategien für die öffentliche Gesundheit befasst" zu erfüllen [9].

Am weitesten stromaufwärts: der populationsbasierte Ansatz gegen gemeinsame Risikofaktoren

Wie in diesem Kapitel etwas später umrissen werden wird, konzentrieren sich die aktuellen Bemühungen in Bezug auf die Förderung der Zahngesundheit hauptsächlich auf die Prävention der beiden häufigsten Erkrankungen in der Mundhöhle, Karies und Parodontitis, oder – noch schlimmer – hauptsächlich nur auf eine dieser Krankheiten. Dies ist ein sehr restriktiver Ansatz zur Erhaltung der Gesundheit insgesamt, da viele Risikofaktoren mit mehreren Krankheiten in Verbindung stehen und umgekehrt manche Krankheiten durch ähnliche Risikofaktoren begünstigt werden. Wenn Mundgesundheitsprogramme isoliert von anderen allgemeinen oder spezifischen Gesundheitsprogrammen implementiert werden, birgt dies das Risiko widersprüchlicher Informationen, mit denen die Öffentlichkeit möglicherweise überfordert wird. Daher wurde ein Ansatz, der gemeinsame Risikofaktoren verschiedener Erkrankungen adressiert (common risk factor approach) vorgeschlagen, der im Rahmen einer umfassenden Gesundheitsförderungsstrategie implementiert wird [10]. Beispiele hierfür sind erhebliche Veränderungen in der **Lebensmittelpolitik** sowie die **Health Promoting School Initiative**. Die Letztere wurde ursprünglich implementiert, um Verletzungen vorzubeugen [10], kann aber problemlos auf die Prävention von Adipositas, Karies und Krebs erweitert werden [11]. Alle diese Bemühungen zu einem Kurswechsel in bestimmten Umgebungen oder sogar ganzen Ländern sind abhängig von der Zusammenarbeit verschiedener Interessengruppen. Für die **Health Promoting School Initiatives** bedeutet dies, dass Mitarbeiter, Schüler, Eltern, Bildungsbehörden, Kommunalverwaltung und Mediziner aus den verschiedensten Umfeldern zu einem Konsens kommen und zusammenarbeiten müssen [10].

In Bezug auf die Implementierung stromaufwärts eingreifender Ansätze kann viel von der Eindämmung des Tabakkonsums gelernt werden, bei der in großen Teilen der westlichen Welt erhebliche Erfolge erzielt wurden [9]. Das Rauchen war bereits seit einigen Jahrzehnten als starker Risikofaktor für viele Krankheiten bekannt. Um eine Veränderung des Rauchverhaltens zu erzielen, musste im 1. Schritt in der Politik das Bewusstsein dafür geweckt werden, dass das Rauchen die Ursache für zahlreiche Gesundheitsprobleme ist. Eine Voraussetzung hierfür waren qualitativ hochwertige epidemiologische Studien. Daraufhin wurden Richtlinien (z. B. Steuern, Warnhinweise auf den Packungen) und Umweltmaßnahmen (z. B. Rauchverbote an verschiedenen Orten) eingeführt. Schließlich wurden den „Krankheitsproduzenten" [9], also der Tabakindustrie, Einschränkungen auferlegt. Dies schien einen größeren Einfluss auf das Rauchverhalten zu haben, als weiter stromabwärts angesiedelte Optionen wie Gesundheitskampagnen oder individualisierte Vorbeugungsmaßnahmen (d. h. Verhaltensänderung in ungünstigen Settings) zur Bekämpfung von durch das Rauchen verursachten Krankheiten [9]. Gleichwohl scheint eine Änderung der Lebensmittelpolitik im Hinblick auf die Kariesprävention relativ schwierig zu sein, wie sich in einer Analyse der „ausgewiesenen Verpflichtungen und der Praxis bei 25 der größten Nahrungsmittelunternehmen der Welt" in Reaktion auf Ernährungsempfehlungen zeigt [12].

Trotz all dieser **„New Public Health"**-Ansätze darf nicht vergessen werden, dass auch unter günstigeren sozialen Umständen nicht jeder dazu bereit und in der Lage ist, nicht in den „Kariesstrom" zu fallen. Zudem können diejenigen, die bereits in den Strom gefallen sind, durch alleinige gruppenprophylaktische Maßnahmen nicht mehr im Sinne einer „restitutio ad integrum" gerettet werden. Diese Patienten benötigen zumindest noch in den nächsten Jahrzehnten individuelle Zahnbehandlung bzw. Zahnersatz.

MERKE

Ein Ansatz der gemeinsame **Risikofaktoren** verschiedener Erkrankungen adressiert zielt darauf ab, die Dinge möglichst weit stromaufwärts zu verändern, um mehr als nur eine Krankheit zu verhindern. Beispiele aus der Kariologie hierfür sind erhebliche Veränderungen in der **Lebensmittelpolitik** sowie die **Health Promoting School Initiative**.

Gegenwärtige Strategien zur Verbesserung der Mundgesundheit

Hochrisikostrategien gegenüber populationsbasierten Strategien

Wie in Kap. **8** umfassend vorgestellt wurde, ist das Auftreten von Karies in der Bevölkerung bei Weitem nicht gleichmäßig verteilt. Die Verteilung ist insbesondere bei Kindern sehr ungleichmäßig, was bedeutet, dass bei der Mehrheit keine oder nur sehr wenige Zähne befallen sind und eine Minderheit die meisten befallenen Zähne aufweist. In einer Grafik, die die kumulierte Häufigkeit bei Kindern im Verhältnis zum DMFT aufzeigt, ergibt sich das typische Bild eines „Bergs" auf der linken Seite und eines „Schweifs" auf der rechten (Abb. 13.**3**). Das Ausmaß dieser **Kariespolarisierung** ist in den verschiedenen Ländern und

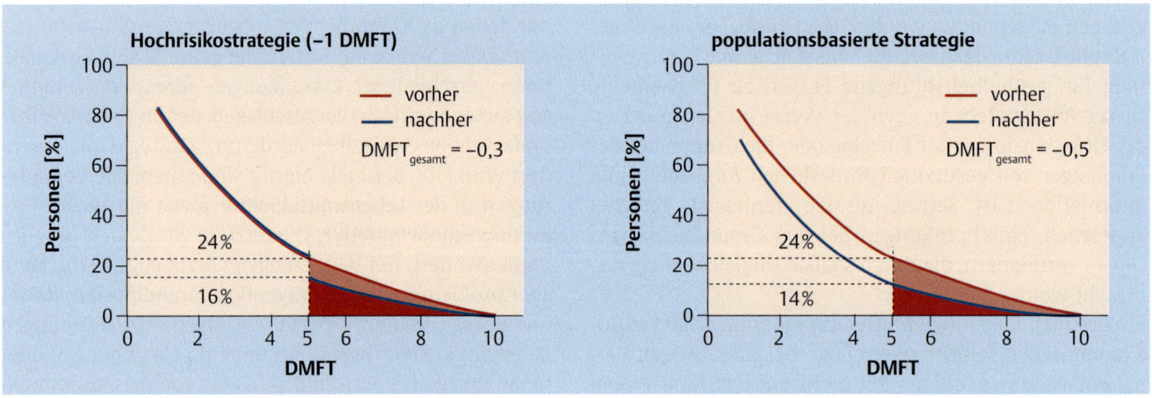

Abb. 13.**3** Verschiebung der Verteilung des DMFT-Werts durch eine hypothetische populationsbasierte Intervention (rechts), die den DMFT-Wert von 3,2 auf 2,7 senkt (–0,5), bzw. durch eine hypothetische Hochrisikointervention (links), die den DMFT-Wert nur bei den 24 % der Bevölkerung um den Wert 1 senkt, bei denen ein höheres Kariesrisiko angenommen wird (DMFT-Wert ≥ 5). Unter der Prämisse, dass jede Person mit hohem Risiko (HR) beim Screening korrekt erkannt und danach einer Intervention unterzogen wird, würde der durchschnittliche DMFT-Wert der Gesamtbevölkerung links nur um 0,3 gesenkt. Der HR-Ansatz verschiebt nur 8 % aller Personen in die Gruppe mit niedrigem Risiko, wogegen dies im Falle der populationsbasierten Strategie bei 10 % erfolgt [mod. nach [4]].

sogar innerhalb eines einzelnen Landes wie z. B. Dänemark stark unterschiedlich. 1999 lagen die niedrigsten und die höchsten DMFS-Werte bei den 15-Jährigen bei 0,88 bzw. 8,73 mit einem nationalen Durchschnitt von 3,52. Der Anteil der Personen ohne kavitierte Karies (Grad D3) reichte von 10% bis 71% [13].

Diese Verteilung mit einer relativ geringen Anzahl von Kindern mit mehreren betroffenen Zahnoberflächen erklärt die Vorgehensweise, sogenannte **Hochrisikostrategien** einzuführen, die sich auf diejenigen konzentrieren, bei denen voraussichtlich eine größere Gefahr besteht, dass die Kariesentwicklung weiter fortschreitet. Für diese Strategie ist es erforderlich, diejenigen zu identifizieren, die ein größeres Risiko tragen. Dies ist wie bei jedem anderen Screeningverfahren, das auf den Regeln von Teststatistiken beruht, in manchen Fällen nicht so einfach (Kap. **7**) zu erschwinglichen Kosten und ohne unangemessen viele Fehler zu bewerkstelligen. Abhängig von der Validität des Screeningverfahrens werden unweigerlich falsch-positive (fälschlicherweise der Hochrisikogruppe zugeordnete Individuen) und falsch-negative (fälschlicherweise in der Hochrisikogruppe fehlende Individuen) Ergebnisse auftreten. Darüber hinaus muss der individuelle Schutz durch die Intervention für die Hochrisikopatienten effizient genug sein, um den Aufwand des Screenings zu rechtfertigen [14].

Im Gegensatz hierzu zielen **populationsbasierte Strategien** darauf ab, die Risikoverteilung der Gesamtbevölkerung auf ein günstigeres Niveau zu heben. Wenn solche Anstrengungen erfolgreich sind, sinkt das durchschnittliche Risiko in der Gesamtbevölkerung und die Häufigkeitsverteilung von Krankheit und Risiko wird nach links verschoben. Auch eine relativ kleine Verringerung des durchschnittlichen Niveaus eines Risikofaktors kann zu einer erheblichen Abnahme der Inzidenz eines Gesundheitsproblems führen [14]. Daher besteht der Hauptunterschied darin, dass der populationsbasierte Ansatz weiter „stromaufwärts" eingreift, während mit Hochrisikoansätzen versucht wird, weiter „stromabwärts" durch eine Veränderung bei den Risikofaktoren zu verhindern, dass erkrankte Personen noch schwerer erkranken [15]. Entsprechend der grundlegenden Veröffentlichung zur Präventivmedizin von Rose [16] können für beide Strategien auf dem Gebiet der Kariesprävention zahlreiche weitere Vor- und Nachteile definiert werden [4]. Allgemein wird heutzutage oftmals die Wirksamkeit, Effektivität und Effizienz der Hochrisikostrategie infrage gestellt (Abb. 13.**3** u. Tab. 13.**1**).

Mit der **gerichteten populationsbasierten Strategie** wird versucht, die Elemente der Hochrisikostrategie und der populationsbasierten Strategie zu kombinieren. Bei dieser Strategie wird anhand der zugrunde liegenden Determinanten für die Mundgesundheit, wie z. B. einem niedrigeren sozioökonomischen Status, nach gut definierbaren Gruppen mit hoher Krankheitsprävalenz gesucht. Beispielsweise können Hauptschüler in Deutschland als Gruppe mit niedrigerem sozioökonomischem Status definiert und ohne vorheriges Screening in ihrer Gesamtheit bestimmten präventiven Maßnahmen zugeführt werden. Auf diese Weise können bei denjenigen, die durch ihre sozialen Determinanten als zur Hochrisikogruppe gehörig definiert wurden, die Prinzipien der Gesamtbevölkerungsstrategie angewendet werden [14].

Die Strategien, die aktuell implementiert werden, unterscheiden sich von Land zu Land und sogar innerhalb der einzelnen Länder. Dies liegt hauptsächlich daran, dass auf hochwertige wissenschaftliche Belege für die Effektivität der verschiedenen Interventionen oder ihrer Kombinationen fehlen und dass sich die politischen und historischen Hintergründe unterscheiden. Im vorliegenden klinischen Lehrbuch konzentrieren wir uns etwas später in diesem Kapitel auf die vorhandenen Belege aus epidemiologischen Studien in Bezug auf die Kariesprävention. Zudem werden wir an anderer Stelle (Kap. **21**) eine individualisierte populationsbasierte Strategie für Kinder vorstellen.

MERKE

Primär und sekundär präventive Maßnahmen können als
- Hochrisikostrategie,
- populationsbasierte Strategie,
- gerichtete populationsbasierte Strategie
- individualisierte populationsbasierte Strategie

implementiert werden.

Non-invasive Interventionen versus Verhaltensänderungen

Wie bis jetzt dargelegt, scheint die Effektivität eines Mundgesundheitsprogramms in gewissem Maße von der Strategie abzuhängen. Innerhalb der gewählten Strategie können unterschiedliche Maßnahmen für verschiedene Empfänger wie gesamte Populationen, bestimmte Gemeinschaften oder Gruppen in einem bestimmten Setting sowie in Eins-zu-eins-Situationen angewendet wer-

Tab. 13.**1** Karieserfahrung (DMFT) bei den beiden in Abb. 13.3 beschriebenen Szenarien für hypothetische präventive Interventionen („HR –1 DMFT" und „populationsbasiert") sowie für das günstigere Szenario für die Hochrisikogruppe („HR –2 DMFT"), bei dem angenommen wurde, dass dies die Karieserfahrung in den Hochrisikogruppen um 2 DMFT senkt.

Strategie	DMFT gesamt	DMFT HR vorher	DMFT HR neu	% erreicht
Population	–0,5	–1,3 (24%)	–0,5 (14%)	81%
HR (–1 DMFT)	–0,3	–1,0 (24%)	–0,2 (16%)	24%
HR (–2 DMFT)	–0,6	–2,0 (24%)	–0,5 (9%)	24%

Tab. 13.2 Verhaltensmodifizierende (rot) und medikamentöse (schwarz) non-invasive Maßnahmen für Mundgesundheitsprogramme.

Empfänger	nur Population	Gruppe/Setting	Eins-zu-eins-Situation
Strategie	• populationsbasiert/gerichtet populationsbasiert	• Hochrisiko • gerichtet populationsbasiert	• Hochrisiko
	Massenkampagnen (z. B. Nahrungsempfehlungen)	Mundgesundheitserziehung (Hygienetechniken, selbst angewendete Fluoride, Ernährung)	
	fluoridiertes Wasser	beaufsichtigtes Zähneputzen	professionelle Reinigung
	fluoridiertes Salz	professionell angewendete Fluoride (Gel/Lack) oder Chlorhexidin	
		fluoridierte Mundspüllösungen	
		fluoridierte Schulmilch	
	kostenlose fluoridhaltige Zahnpasta		
	Fluoridtabletten		

den. In Bezug auf die Kariesprävention können die verschiedenen anwendbaren Optionen in

- **non-invasive (medikamentöse)** und
- **verhaltensmodifizierende Maßnahmen** aufgeteilt werden.

Medikamentös bedeutet in diesem Zusammenhang, dass sich die Intervention hauptsächlich auf die Mineralisation oder die Veränderung des Biofilms bezieht. **Verhaltensmodifizierende** Optionen umfassen die **Mundgesundheitserziehung** wie die Vermittlung von Mundhygienetechniken und die Empfehlung der Verwendung selbst angewendeter Fluoride, aber auch **Massenkampagnen** zur Veränderung der individuellen Ernährung sowie (vom Lehrer) **beaufsichtigtes Zähneputzen** (Tab. 13.2). Zumindest das beaufsichtigte Zähneputzen und die Mundgesundheitserziehung zielen auch auf die Prävention der Gingivitis ab. In den meisten Fällen umfassen Mund- bzw. Zahngesundheitsprogramme mehrere Maßnahmen der beiden möglichen Optionen.

Ist es möglich, mundgesundheitsbezogene Verhaltensweisen zu ändern?

Dieses Unterkapitel gibt in Kürze einige Informationen zu den unterschwelligen psychologischen Herausforderungen, die ins Spiel kommen, wenn versucht wird, mundgesundheitsbezogene Verhaltensweisen zu verändern. Im Gegensatz zur professionellen Anwendung von medikamentösen Maßnahmen (z. B. Fluoridlack oder Versiegelungen) ist es deutlich schwieriger, durch persönliche Beratung, Mundgesundheitserziehung oder der Anleitung zur Befähigung (Empowerment) nachhaltige Effekte bei mundgesundheitsbezogenen Verhaltensweisen zu erzielen.

Definition: (Mund)gesundheitsbezogene Verhaltensweisen: „Jede Aktivität, die von einer Einzelperson unabhängig vom tatsächlichen oder empfundenen Gesundheitsstatus unternommen wird, um die Gesundheit zu fördern, zu schützen oder zu erhalten, gleichgültig, ob dieses Verhalten tatsächlich diesem Zweck dient.“ [17].

Gesundheitsbezogene Verhaltensweisen werden sowohl von intrinsischen als auch von extrinsischen Faktoren beeinflusst und werden getrennt von riskanten Verhaltensweisen konzeptualisiert. Diese Modelle erscheinen ziemlich komplex und sind in der täglichen zahnmedizinischen Praxis relativ unpraktisch anzuwenden. Dennoch können die Modelle einen Eindruck von der Komplexität vermitteln und das Interesse an dieser Thematik fördern.

Modelle (mund)gesundheitsbezogener Verhaltensweisen

Das sogenannte **KAB-Modell** beruht auf der Annahme, dass Wissen (**K**nowledge) erworben werden sollte, um die Einstellung (**A**ttitude) und in der Folge das Verhalten (**B**ehavior) zu ändern. Dieses vergleichsweise statische Modell berücksichtigt nicht, dass nicht alle Personen (Patienten) über dasselbe Bildungsniveau verfügen und dass sich die Niveaus mit der Zeit verändern können. Selbst wenn die zahnmedizinische Fachperson sich der möglichen Veränderungen der jeweiligen Person und der Unterschiede zwischen den Einzelpersonen bewusst ist, ist eine Verhaltensänderung allein durch die Vermittlung von Wissen relativ ineffizient, aber dennoch zunächst erforderlich. Obwohl die Patienten eine kognitive Dissonanz verspüren, behalten sie doch ihre ungünstigen Verhaltensweisen bei oder ignorieren anscheinend den guten Rat der zahnmedizinischen Fachleute.

Es gibt verschiedene komplexere Verhaltensmodelle:

- das Health-Belief-Modell
- die Theorie des geplanten Verhaltens
- die Selbstbestimmungstheorie der Motivation

- die Theorie der Selbstwirksamkeit
- das transtheoretische Modell

Für eingehendere Informationen verweisen wir auf andere Fachbücher für Kariologie [18] oder die Originalliteratur.

Als Beispiel wird das **patientenzentrierte transtheoretische Modell** [20] vorgestellt. Nach dieser Theorie können die Personen in 5 Stadien eingeordnet werden:

- Das **Absichtslosigkeitsstadium („Precontemplation"):** Der Patient ist sich nicht bewusst, dass ein bestimmtes Verhalten krankheitsfördernd ist.
- Das **Absichtsbildungsstadium („Contemplation"):** Der Patient ist sich der Nachteile bewusst und wägt das Für und Wider einer Verhaltensänderung zur Bekämpfung der Anfälligkeit für eine Krankheit bzw. zur Beseitigung der Symptome einer Krankheit ab.
- Das **Vorbereitungsstadium („Preparation"):** Es werden kleine Veränderungen vorgenommen, aber es ist mit Rückfällen zu rechnen (was vom Berater berücksichtigt werden sollte).
- Das **Handlungsstadium („Action"):** Die meisten Zweifel in Bezug auf die Verhaltensänderung sind beseitigt und das Verhalten wird dauerhaft übernommen.
- Das **Aufrechterhaltungsstadium („Maintenance"):** Das „neue Verhalten" ist nicht mehr neu, sondern Teil des täglichen Lebens.

Der Einzelne kann jederzeit in ein früheres Stadium oder komplett auf den Ursprung zurückfallen. Zahnmedizinische Fachleute sollten sich dieser Theorie bewusst sein und sie bei Ihren Bemühungen zur Förderung mundgesundheitsbezogener Verhaltensweisen berücksichtigen.

Effektivität gegenwärtiger Programme zur Kariesprävention

Bevor einige ausgewählte Mundgesundheitsprogramme exemplarisch unter Berücksichtigung ihrer Effektivität vorgestellt werden, wird die Rolle regelmäßiger Reihenuntersuchungen von Gruppen hinsichtlich des Ziels der Vermeidung der Kariesprogression beschrieben. Bei beidem ist die Messung der Wirksamkeit wesentlich schwieriger als es beispielsweise die Durchführung einer randomisierten klinischen Studie zur Untersuchung eines neuen Fluoridprodukts zur Kariesvorbeugung der Fall ist. Daher sind qualitativ hochwertige Daten zur Wirksamkeit von Mundgesundheitsprogrammen sehr rar. Dies gilt insbesondere für Programme, die verhaltensmodifizierende Aspekte beinhalten. Zudem sind, wie in Kap. **20** erläutert wird, Effektivität und Wirksamkeit nicht dasselbe. Diese Problematik findet man häufig bei medikamentösen Ansätzen die zwar in einer randomisierten klinischen Studie „funktionieren", aber nicht, wenn sie unter Praxisbedingungen z. B. in einer Hochrisikogruppe angewendet werden, weil die Hochrisikogruppe entweder nur unzureichend erreicht wird oder die Maßnahme aus den unterschiedlichsten Gruppen nicht durchführt.

Die Rolle regelmäßiger Reihenuntersuchungen in Gruppen

In vielen Ländern werden zur Überwachung und zur Gewinnung von Querschnittsdaten regelmäßige Reihenuntersuchungen auf Karies und andere orale Erkrankungen vorgenommen. Darüber hinaus spielen regelmäßige Zahnuntersuchungen auch eine erhebliche (finanzielle) Rolle bei Mundgesundheitsprogrammen. Ihre Bedeutung darf im Hinblick darauf, dass der Besuch eines Zahnarztes angeraten wird, wenn aktive kariöse Läsionen erkannt wurden, sowie auch im Hinblick auf den breiteren Kontext der Kariesprävention nicht unterschätzt werden.

Die zur Verfügung stehende Evidenz beschränkt sich allerdings auf Untersuchungen bei Grundschulkindern in England und betrachtet einen Zeitraum von nur 2–4 Monaten nach Durchführung der Reihenuntersuchung. Hierbei wurde zum einen auf die auf eine Reihenuntersuchung folgende Frequenz der Zahnarztbesuche und zum anderen in einer Studie auf die Kariesinzidenz abgezielt:

- Einerseits konnte ein positiver Effekt der Reihenuntersuchung auf die **Frequenz der Zahnarztbesuche** (Test: 46%, Kontrolle: 28%) bei Kindern mit Karies aus allen sozialen Schichten aufgezeigt werden. Da die Frequenz der Zahnarztbesuche insbesondere von der vorherigen Besuchsfrequenz sowohl der Kinder als auch ihrer Eltern abhing, wurde empfohlen, dass vor allem Kinder mit einer entsprechenden Prädisposition (Eltern gehen nicht zum Zahnarzt) in Reihenuntersuchungen eingeschlossen werden sollten [21].
- Andererseits konnte bei einer beachtlichen Anzahl von Kindern eine relativ geringe Wirksamkeit von Reihenuntersuchung auf die **Kariesprävalenz** und die Frequenz von nachfolgenden Zahnarztbesuchen beobachtet werden [22]. Hierbei fielen vor allem Kinder aus niedriger sozialer Schicht durch eine geringe Adhärenz auf [23].
- Bei Betrachtung aller Kinder der entsprechenden Gruppen konnte kein positiver Effekt der Reihenuntersuchung im Vergleich zu einer Kontrollgruppe hinsichtlich der nachfolgenden Frequenz der Zahnarztbesuche sowie der Kariesinzidenz gefunden werden.

Die Autoren schlussfolgern hieraus, dass eine Überprüfung der gängigen Screeningpraxis in England dringend erforderlich ist, zumal nur die Hälfte der untersuchten Kinder, denen eine Empfehlung ausgesprochen wurde, tatsächlich vollständig saniert wurden [22]. Dennoch sind Reihenuntersuchungen wichtig, um eine bevölkerungsbezogene Beobachtung (Surveillance) der oralen Gesundheit gewährleisten zu können.

Populationsbasierte Ansätze

Massenkampagnen mit dem Ziel der Verhaltensänderung

Wie im Zusammenhang mit dem Ansatz gegen gemeinsame Risikofaktoren bereits früher in diesem Kapitel angemerkt wurde, scheinen **stromaufwärts angesiedelte Strategien** bei der Reduzierung der Prävalenz von Risikofaktoren und sogar von Krankheiten effektiv zu sein. Zur Unterstützung der erforderlichen Richtlinien und Rahmenbedingungen sind Massenkampagnen zumindest zur Information der Bevölkerung hilfreich. In Bezug auf die Auswirkungen von Massenmedien auf die Förderung des Wissenserwerbs oder von Verhaltensänderungen konnte keine konkrete Schlussfolgerung gezogen werden [24].

Fluoridiertes Wasser

Die Wasserfluoridierung ist eine effektive und auch effiziente Maßnahme zur Verringerung der Kariesinzidenz (Details s. Kap. **12**). Allerdings sind die Effekte heutzutage sicherlich nicht mehr so hoch wie vor der Einführung fluoridierter Zahnpasta. Dennoch besteht breiter Konsens, dass eine der beiden populationsbasierten Fluoridierungsmaßnahmen, Trinkwasser oder Salz (s. u.), der Bevölkerung zur Verfügung stellen sollten.

Fluoridiertes Salz

Die Benutzung von fluoridiertem Speisesalz, neben dem Putzen mit fluoridierter Zahnpasta, stellt eine Alternative zur Wasserfluoridierung dar. Fluoridiertes Speisesalz ist in vielen Ländern (z. B. Schweiz, Frankreich, Deutschland und in einigen lateinamerikanischen Ländern) erhältlich. Sofern, wie in Deutschland, auch unfluoridiertes Speisesalz angeboten wird, erreicht die Salzfluoridierung nicht unbedingt die gesamte Population. Prospektive Kohortenstudien zur Verringerung der Kariesinzidenz durch die Verwendung von fluoridiertem Speisesalz liegen aus einer ungarischen [25] und einer kolumbianischen [26] Population (Kinder und Jugendliche) vor. Die Kinder und Jugendlichen wiesen eine höhere Kariesprävalenz als heutige Heranwachsende auf und benutzten keine zusätzlichen fluoridierten Produkte wie Zahnpasta oder Mundspüllösungen. Darüber hinaus wurden parallel zu Einführung der Salzfluoridierung keine gruppenprophylaktischen Programme in Kindergärten und Schulen durchgeführt, wie dies heutzutage mancherorts üblich ist. Der isolierte kariesreduzierende Effekt der Salzfluoridierung wird nach diesen Studien mit ca. 50% beziffert. Die Kosten sind, ähnlich wie bei Trinkwasserfluoridierung, sehr gering (weniger als 1 Cent/Jahr/Person), sodass diese Art der Fluoridierung als sehr effizient angesehen wird [27].

Ansätze für Gruppen: medikamentöse Optionen

Fluoridtabletten

Auf Grundlage der Erkenntnisse, dass Kinder aus Regionen mit niedrigem Trinkwasserfluoridgehalt eine vergleichsweise höhere Kariesprävalenz und -inzidenz aufwiesen, wurde eine Supplementierung der „fehlenden Fluoride“ mit fluoridierten Tabletten zum Schlucken, Lutschtabletten und Tropfen eingeführt [28]. Diese Empfehlungen beruhten auf dem Paradigma, dass eine „optimale Fluoridierung'“ durchgeführt werden sollte und somit Karies gewissermaßen teilweise als eine Fluoridmangelerscheinung angesehen wurde [29].

Zur Wirksamkeit der Fluoridierung mittels Supplementen (v. a. Tabletten) wurden in den frühen 1980er-Jahren randomisierte prospektive Studien bei Kleinkindern [30], Schulkindern [33] und Senioren durchgeführt [35]. Einige dieser Studien weisen eine hohe Drop-out-Rate [30] sowie eine sehr geringe Kariesinzidenz der untersuchten Population [32] auf. Generell konnte meist eine Verringerung der Kariesinzidenz bei Fluoridsupplementierung festgestellt werden. Nur die Hälfte der erwähnten Studien untersuchte parallel zur Kariesprävalenz auch die Fluoroseprävalenz [33] [36] [32] [37]. Die meisten Studien wurden allerdings vor mehr als 20 Jahren bei einer wesentlich höheren Kariesinzidenz im Vergleich zu heute durchgeführt. Eine aktuelle, allerdings retrospektive Kohortenstudie konnte eine Verringerung der Karieserfahrung bei einem erhöhten Fluorosevorkommen aufgrund der Supplementierung aufzeigen. Dies war insbesondere bei den Kindern, die zusätzlich fluoridiertes Speisesalz zu sich nahmen, der Fall [38].

Auch wenn die Tablettenfluoridierung wirksam ist, bestehen gegenüber dem frühzeitigen Erlernen einer Zahnputztechnik und dem Benutzen fluoridierter Zahnpasta einige Nachteile:

- Zähneputzen ist nicht nur, wie die Fluorid-Supplementierung, wirksam gegen das Auftreten von Karies, sondern auch von Gingivitis.
- Die Einnahme von Fluoridtabletten ist älteren Kindern, Jugendlichen und Erwachsenen nur begrenzt vermittelbar; Zähneputzen ist hingegen in allen Altersklassen etabliert.
- Die Einnahme von Tabletten im frühen Lebensalter vermittelt frühzeitig die Favorisierung eines medikamentösen Ansatzes zur Vorbeugung gegen Krankheit im Allgemeinen, wodurch pädagogische Optionen psychologisch in den Hintergrund treten.

Bereitstellung kostenloser fluoridhaltiger Zahnpasta

Zur kostenlosen Bereitstellung von Zahnpasta liegen eine Reihe von Studien aus England vor, die – exemplarisch – die Effektivität dieser Maßnahme verdeutlichen sollen. Hier wurde ab einem Lebensalter von 1 Jahr über einen Zeitraum von 4–5 Jahren unter anderem Zahnpasta bereitgestellt. Sowohl bei Benutzung von Zahnpasta mit 1450 ppm F^- als auch mit 440 ppm F^- konnte eine Kariesreduktion um ca. 15 % gegenüber den Kontrollkindern beobachtet werden [39], ohne dass generell eine signifikante Erhöhung der Fluoroseprävalenz festgestellt wurde [40]. Bei den Kindern aus höherer sozioökonomischer Schicht war dies aber nur bei Zahnpasta mit 1450 ppm F^- der Fall [41] (Abb. 13.4), wobei bei diesen Kleinkindern eine signifikant höhere Fluoroseprävalenz beobachtet wurde [42] (Abb. 13.5). Über 4 Jahre müssen demnach £ 80 aufgewendet werden, um einen kariösen Zahn zu verhindern, während £ 425 nötig sind, damit ein Kind zusätzlich „kariesfrei“ bleibt [40]. Allerdings war die Kariesinzidenz für die Gesamtheit aller Kinder der Gemeinde kaum verringert [43] [44].

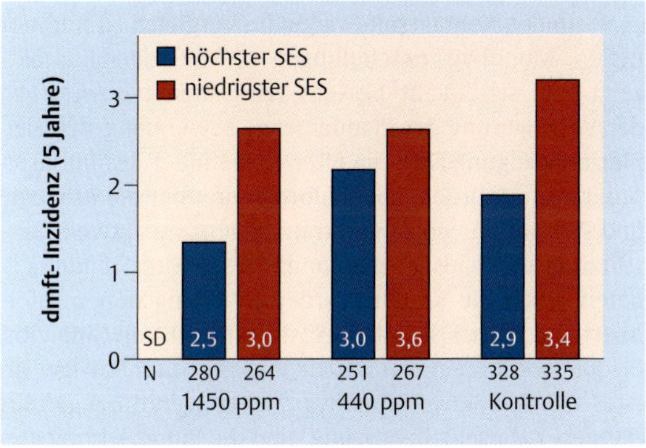

Abb. 13.**4** Die kostenlose Bereitstellung fluoridierter Zahnpasta für Kinder ab einem Lebensalter von 1 Jahr verringert die Kariesinzidenz in den nächsten 4 Jahren. Kinder aus der niedrigsten sozialen Schicht profitieren sowohl von der niedrig fluoridierten als auch von der hoch fluoridierten Zahnpasta, Kinder aus der höchsten Schicht nur bei Benutzung der hoch fluoridhaltigen Zahnpasta. SES: sozioökonomischer Status [39]. SD: Standardabweichung, N: Anzahl

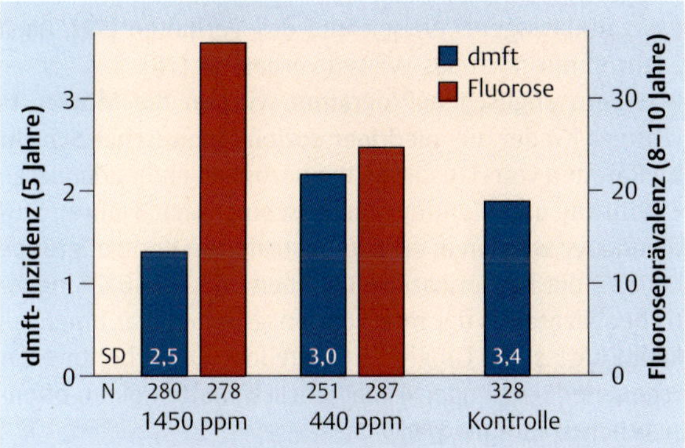

Abb. 13.**5** Die kostenlose Bereitstellung höher fluoridhaltiger Zahnpasta für Kleinkinder (1–5 Jahre) aus der höchsten sozioökonomischen Schicht verringert zwar die Kariesinzidenz, die Fluoroseprävalenz wird allerdings hierdurch erhöht [41]. SD: Standardabweichung, N: Anzahl

MERKE

Die kostenlose Bereitstellung von fluoridhaltiger Zahnpasta (1450 ppm) ist eine effektive Maßnahme zur Reduktion der Kariesinzidenz. Die Kosten sind allerdings relativ hoch.

Fluoridierungen anderer Art

Die Wirksamkeit verschiedener medikamentöser Ansätze (Benutzung von Fluoridlack, -gel, -mundspüllösungen sowie Chlorhexidinlack) wurde in der Vergangenheit mehrfach systematisch evaluiert [45] [46] [47] [48] [49] [50] [51] [52] [53] [54] [55]. Insbesondere die Wirksamkeit von Fluoridlacken wurde in mehreren Übersichtsartikeln bzw. Metaanalysen aufgezeigt [56] [57] [58] [45]. Die zusammengefassten Ergebnisse der Cochrane-Reviews werden hier kurz dargestellt:

- Die alleinige Benutzung von **fluoridierter Zahnpasta** ist genauso effektiv wie alleinige Mundspüllösungen oder Fluoridlackapplikationen [52].
- Die Benutzung von **fluoridierter Zahnpasta** in Kombination mit **fluoridhaltigen Mundspüllösungen** oder **Fluoridlackapplikationen** ist nur mäßig effektiver als die alleinige Anwendung [51].
- Die Anwendung von **Fluoridgelen** führt zu einer Kariesreduktion von 21 %; dies bedeutet, dass bei einer jährlichen Kariesinzidenz von 0,2 DMFS 24 Kinder Fluoridgel benutzen müssen, um bei einem Kind 1 DMFS-Einheit zu verhindern [46].
- Entsprechend wurde für die 2-mal tägliche Verwendung von **fluoridierten Mundspüllösungen** gezeigt, dass bei einer jährlichen Kariesinzidenz von 0,25 DMFS mindestens 16 Kinder die Maßnahme anwenden müssen, um bei einem Kind 1 DFMS-Einheit zu verhindern [48].
- Die Anwendung von **Fluoridlacken** führt zu einer Kariesreduktion von 33 % [45].
- Aufgrund der erwarteten schlechteren Wirksamkeit bei geringem Kariesrisiko, sollte die **Fluoridlackapplikation** bei einer Kariesinzidenz > 2 DMFS angewendet werden [59].

Diese Metaanalysen beziehen sich oftmals auf randomisierte klinische Studien, die eine Analyse der Wirksamkeit bei den Studienteilnehmern, aber nur bedingt Rückschlüsse über die Effektivität einer Maßnahme innerhalb einer Population erlauben. Deshalb ist es durchaus plausibel, dass insbesondere in Populationen aus niedrig sozioökonomischer Schicht die **Fluoridlackapplikation** hinsichtlich der Reduktion der Kariesinzidenz nur bedingt wirksam ist [60], da nicht alle Kinder immer ein ausreichende

Bereitschaft zeigen, an der Studie überhaupt oder an den Nachuntersuchungen teilzunehmen. Die fehlende Adhärenz wird auch bei späterer Implementierung beobachtet. Eine fehlende Adhärenz hinsichtlich der für die **Fluoridlackapplikation** notwendigen Besuche eines Zahnarzts oder eines Gesundheitsdiensts sind ebenfalls ursächlich für eine Verringerung der Effektivität dieser Maßnahme. Auch wenn eine schlechte Adhärenz vorliegt, scheint dennoch eine gewisse Kariesreduktion durch die 2-mal jährliche Anwendung von Fluoridlacken erreichbar [61] [62]. Die Kosteneffizienz der Applikation von fluoridhaltigen Gelen oder Lacken wurde allerdings zumindest in Populationen mit niedrigem Kariesrisiko kritisch hinterfragt [63], scheint aber zum jetzigen Zeitpunkt nur bedingt abschließend beurteilbar [64].

Auch die Anwendung von **Chlorhexidinlack** (s. Kap. **11**) ist zur wirksamen Reduktion der Kariesinzidenz geeignet [65]. Allerdings ist die Wirksamkeit unter Alltagsbedingungen in einer größeren Kohorte nicht belegt und die Effizienz durchaus fragwürdig.

Ansätze für Gruppen: Mundgesundheitserziehung

Mundgesundheitserziehung wird sowohl individualisiert in der Praxis durchgeführt, ist aber auch Bestandteil von Mundgesundheitsprogrammen in Gruppen. Im Rahmen der weiter oben erläuterten Modelle zur Verhaltensmodifikation wurde bereits auf die Schwierigkeiten hinsichtlich einer nachhaltigen Veränderung hingewiesen. In diesem Abschnitt werden **verhaltensmodifizierende Mundgesundheitsprogramme** (Oral Health Education), die in Gruppen durchgeführt werden, exemplarisch erläutert. Hierzu liegen nur begrenzt Informationen auf einem höheren Evidenzniveau (s. Kap. **20**) vor [66] [24] [67] [68] [69].

Beaufsichtigtes Zähneputzen

Durch 2-mal tägliches beaufsichtigtes Putzen über 2,5 Jahre konnte die Kariesinzidenz bei 1. Molaren signifikant verringert werden [70]. Insbesondere die Frequenz des Putzens schien hauptursächlich für die Effektivität der Maßnahme in diesem schottischen Gesundheitsprogramm zu sein. Die Überzeugung der Eltern hinsichtlich der Notwendigkeit einer adäquaten Mundhygiene war entscheidend für die Verringerung der Kariesinzidenz [71]. Interessanterweise konnte sogar 4,5 Jahre nach Beendigung des Programms eine signifikante Verringerung der Kariesinzidenz 1. Molaren im Vergleich zur Kontrolle festgestellt werden [72]. Bei älteren Kindern scheint keine vergleichbare Kariesreduktion erreichbar; allerdings konnte die Gingivitisprävalenz durch 2-mal tägliches beaufsichtigtes Putzen über 4 Jahre signifikant verringert werden [73].

MERKE

Das 2-mal tägliche, durch Lehrer beaufsichtigte Zähneputzen, insbesondere unter Einbeziehung der Eltern, scheint eine wirksame und nachhaltige [72] Methode zu Verringerung der Kariesinzidenz zu sein [71] [70] [74].

Auf Mundgesundheitserziehung basierende Programme

Studien zur Evaluation **rein pädagogisch orientierter Ansätze** lassen sich nur schwerlich zusammenfassend darstellen, da eine große Variabilität hinsichtlich der durchgeführten Maßnahmen besteht. Deshalb werden im Folgenden 2 Programme vorgestellt, die die generellen Möglichkeiten exemplarisch aufzeigen und in ausreichender Qualität nachuntersucht wurden.

Ein **aktivierendes Programm**, das ebenso die Lehrer und die Eltern der 13-jährigen Schulkinder einschloss (3,5 Stunden Kontaktzeit), zeigte im Vergleich zu traditionellen Mundhygieneschulungen (1,5 Stunden Kontaktzeit) eine signifikant bessere Wirksamkeit hinsichtlich der Verringerung der Plaquemenge sowie der gingivalen Blutungsneigung [75]. Die Eltern der Kinder des Intensivprogramms wurden, nach Information über die Ätiologie und Prävention von Zahnerkrankungen, um aktive Unterstützung der häuslichen Mundhygiene ihrer Kinder gebeten. Auch die Kinder wurden in Kleingruppen informiert und hinsichtlich der Selbstdiagnostik von Gingivitis, Plaquevorkommen und Initialkaries geschult. Darüber hinaus wurden aktive Mundhygieneübungen durchgeführt (Putzen, Zahnseidebenutzung) und die Einbeziehung dieser Maßnahmen in die tägliche Routine befördert („linking method"). Diese Maßnahmen wurden zunächst im Abstand von 2 Tagen, hiernach monatlich (Monat 1–4) sowie vierteljährlich (Monat 5–12) wiederholt. Die Gruppe mit dem aktivierenden Programm wies eine signifikant geringere Kariesinzidenz im Vergleich zur Kontrollgruppe auf [76]. Nach 3 Jahren Studienlaufzeit waren das zahnbezogene Wissen und das Verhalten [77], nach 5 Jahren nur noch das Wissen verbessert [78].

In einem englischen Programm wurden die **Mütter** 1-jähriger Kinder aus **niedriger sozioökonomischer Schicht** im Rahmen von Hausbesuchen bezüglich einer adäquaten Ernährung und Mundhygiene geschult. Nach 3 Jahren Studiendauer wurden in einer uninstruierten Kontrollgruppe bei 33 % der Kinder kariöse Läsionen und bei 16 % Gingivitis beobachtet, in der Interventionsgruppen war hingegen kaum Karies und Gingivitis feststellbar. Die Erhöhung der Frequenz (1-mal oder 4-mal jährlich) hatte keinen offensichtlichen Einfluss [79].

MERKE

Generell kann man festhalten, dass kurzfristige Wissensverbesserungen und Verhaltensänderungen des Plaquelevels durch gruppenbezogene Mundgesundheitsaufklärung sowie individuelle, oftmals am Behandlungsstuhl vorgenommene Maßnahmen erzielt werden können. Ob eine nachhaltige Veränderung der mundgesundheitsbezogenen Einstellung hierdurch erreicht werden kann, wird jedoch durchweg kritisch hinterfragt.

Setting-Ansätze

Bei Setting-Ansätzen werden niederschwellige systematische Interventionen in realen Lebenssituationen (Schule, Nachbarschaft, etc.) implementiert, indem alle Interessengruppen eingebunden werden. Die Gruppe, auf die abgezielt wird, wird dazu befähigt, aktive Verantwortung für gesundheitsbezogene Fragen zu übernehmen (Empowerment). Der Einzelne oder die Gruppe ist nicht nur der Empfänger von gesundheitsfördernden Angeboten und Informationen [8].

Eine gesundheitsfördernde Umgebung wird im Rahmen der **WHO Health Promoting School** eingerichtet. Unter Beteiligung der Lehrer werden monatliche Aufklärungen über die Anatomie der Mundhöhle, verschiedene Mundhygienemaßnahmen sowie die Ätiopathogenese der Karies und Gingivitis vorgenommen [80]. Die Mütter werden motiviert, das Zähneputzen zu beaufsichtigen. Eine Studie zur Wirksamkeit dieser Maßnahmen über einen Zeitraum von 2,5 Jahren zeigte vor allem eine Verbesserung des mundgesundheitsbezogenen Verhaltens der Teilnehmer sowie der Blutungsneigung der Gingiva im Vergleich zur Kontrolle. Auch die Mütter und die Lehrer profitierten von dem Programm hinsichtlich ihres Wissens und der Einstellung zur Mundgesundheit.

In einer Studie zu einem weiteren die Eigeninitiative motivierenden Gesundheitsprogramm **(Motivational Interviewing Approach)** konnte bei bis zu 1-jährigen Immigrantenkindern in den USA und Kanada eine signifikante Verringerung der Kariesinzidenz nach 1 Jahr [81] sowie nach 2 Jahren [82] [83] – im Vergleich zu einem Programm, das reine Mundhygieneaufklärungen anhand einer Broschüre und eines Videos beinhaltete – aufgezeigt werden. Das Programm bestand aus einem 45-minütigen Beratungstermin für die Eltern, der von Frauen mit vergleichbarem Migrationshintergrund durchgeführt wurde. Hierbei wurde eine direkte Konfrontation mit einem potenziell gesundheitsschädlichen Verhalten vermieden, es wurde versucht, eine offene Atmosphäre zu schaffen, die eine Selbstreflexion unterstützt. Widersprüchlichkeiten der erwünschten Zielsetzung (zahngesundes Kind) und der angewöhnten Verhaltensweisen wurden partnerschaftlich aufgezeigt. Innerhalb der folgenden Monate wurde versucht, durch mehrere telefonische und postalische Kontakte die mundgesundheitsbezogene Kompetenz der Eltern weiter zu steigern.

Der positive Effekt von Setting-Ansätzen könnte auch dadurch erklärbar sein, dass hierdurch stabile positive Überzeugungen hinsichtlich des Mundhygieneverhaltens etabliert werden, wodurch der Plaquelevel als auch der Zahnverlust nachhaltig positiv beeinflusst werden können [84].

MERKE

Eine Förderung der Mundgesundheit von Kindern aus niedriger sozioökonomischer Schicht scheint mit Setting-Ansätzen möglich, da hierbei eine Stigmatisierung der Eltern und Kinder als Opfer der Gesellschaft vermieden wird und auch durch die Vermeidung von Vorhaltungen bezüglich ungünstiger Verhaltensweisen keine Abwehrhaltung ausgelöst wird.

Ansätze für Gemeinschaften: Kombination medikamentöser mit verhaltensmodifizierenden Optionen

Verhaltensformende (pädagogische) Anteile werden oftmals mit medikamentösen Maßnahmen (non-invasiven Interventionen) kombiniert. Die erwähnten Kombinationen bedeuten, dass Aufklärungen über Mundgesundheitsverhalten und Ernährung im Sinne der Verhaltensprävention sowie klinische Untersuchungen und beispielsweise Fluoridierungsmaßnahmen gleichermaßen durchgeführt werden. Meist werden diese komplexen Interventionen bei Hochrisikogruppen implementiert, da hier der größte Effekt auf die Reduktion der Kariesinzidenz erwartet werden kann. Wie weiter vorne umrissen, konzentrieren sich **Hochrisikostrategien** auf diejenigen Personen, die mutmaßlich ein höheres Risiko tragen, weitere Karies zu entwickeln. Dies impliziert, dass Personen mit höherem Risiko zuverlässig und zu vertretbaren Kosten identifiziert werden können [85]. Darüber hinaus muss der individuelle Schutz für die Hochrisikopatienten effizient genug sein, um den Aufwand zu rechtfertigen [14]. Es werden hier einige Beispiele gegeben, um aufzuzeigen, dass Hochrisikoansätze anspruchsvoll und in Bezug auf Effektivität und Effizienz in gewissem Maße fragwürdig sind.

In einigen **finnischen** randomisierten kontrollierten Studien wurde die Wirksamkeit von **Hochrisikoansätzen** untersucht. Leider konnte bei früheren Studien keine signifikante Verbesserung bei Hochrisikokindern beobachtet werden [86] [87]. Bei Kindern mit hohem Risiko war das von zahnmedizinischen Autoritäten überwachte intensivierte Präventionsprogramm nicht erfolgreicher als die von den jeweiligen Zahnärzten geplante Prävention [86]. Ein weiteres, noch intensiveres Programm (Beratung, Auftragen von Fluoridlack, Fluoridlutschtabletten, Versiegelungen, Chlorhexidin) zeigte, im Vergleich zur Beratung und 1 x jährlicher Anwendung von Fluoridlack auch keine größeren gesundheitsförderlichen Effekte [88].

Die beschriebenen **Hochrisikoansätze** waren bei der Kariesprävention möglicherweise deshalb nicht erfolgreich, weil das gegenseitige Verständnis zwischen dem zahnmedizinischen Personal und den Patienten fehlte.
Daher wurden die Sitzungen in einem nachfolgenden Programm, das sich auf 11- bis 12-Jährige konzentrierte, von in Patienten- und befähigungszentrierter Beratung **geschulten Experten** durchgeführt, wobei besonderes Augenmerk auf der Verbesserung der Verwendung der eigenen Ressourcen der Kinder im Alltag lag. Zahnbürsten, fluoridhaltige Zahnpasta, Fluorid- und Xylit-Lutschtabletten wurden an die Kinder verteilt und es wurde Fluorid-/Chlorhexidinlack angewendet. Diese **vielfältigen Maßnahmen** reduzierten die Karieszunahme bei kariesaktiven Kindern, die in einem Gebiet mit einer insgesamt niedrigen Kariesinzidenz lebten, innerhalb von 3,4 Jahren erheblich [89] (Abb. 13.**6**). Die Kosteneffizienz nahm mit längerer Dauer des Programms zu. Sie wäre noch besser gewesen, wenn geschultes zahnärztliches Hilfspersonal die Vorsorgemaßnahmen ausgeführt hätte [90].
Weitere Programme zeigen ebenso widersprüchliche Ergebnisse hinsichtlich der Wirksamkeit von **Hochrisikoansätzen**. Traditionelle Mundhygieneaufklärungen führen offenbar zu keiner Verringerung der Kariesinzidenz im Vergleich zu einer nicht instruierten Kontrolle. Zusätzliche professionelle Zahnreinigungen und Chlorhexidinspülungen waren allerdings ebenfalls nur unbedeutend wirksamer [91]. Nach einer Beobachtungszeit von 2,5 Jahren konnte hingegen eine signifikante Verringerung der Kariesinzidenz im Vergleich zur Kontrolle bei reiner Instruktion der Eltern dreijähriger russischer Kindergartenkinder beobachtet werden. Intensivere Maßnahmen, wie professionelle Zahnreinigungen, die Anwendung von Fluoridlack sowie die risikoorientierte Fissurenversiegelung führte bei 6- sowie 11-Jährigen zu einer deutlichen Reduktion der Kariesinzidenz im Vergleich zu nicht instruierten Kontrollgruppen [92]. Auch andere Programme, die eine risikoorientierte Fissurenversiegelung beinhalteten, konnten eine deutliche Reduktion der Kariesinzidenz aufzeigen [93] [94] (s. a. Kap. **15** u. Kap. **20**).
Die ausschließliche Aufklärung über eine adäquate Zahnputztechnik, die Applikation von Fluoridlack oder die Verabreichung von Fluoridtabletten führte in einer schwedischen Studie auch nach Beobachtungszeiträumen von bis zu 5 Jahren zu keiner starken Verringerung der Kariesinzidenz, weder bei den Kindern mit hohem Kariesrisiko noch bei der Gesamtpopulation [61] [62]. Ein relativ umfassendes Programm in schottischen Gemeinden mit niedrigem sozioökonomischen Status, das an die **Prinzipien der Ottawa-Charta** (s. o.) angelehnt war, hatte einen positiven Einfluss auf die Kariesinzidenz 3- bis 5-Jähriger. Hierbei wurden Veränderungen der Ernährung sowie der Putzgewohnheiten in den Kindergärten und Schulen etabliert, Fluoridzahnpasta und Zahnbürsten kostenlos zur Verfügung gestellt sowie Mundgesundheitserziehung in einem erweiterten örtlichen Rahmen der Gemeinde etabliert [95] [96].

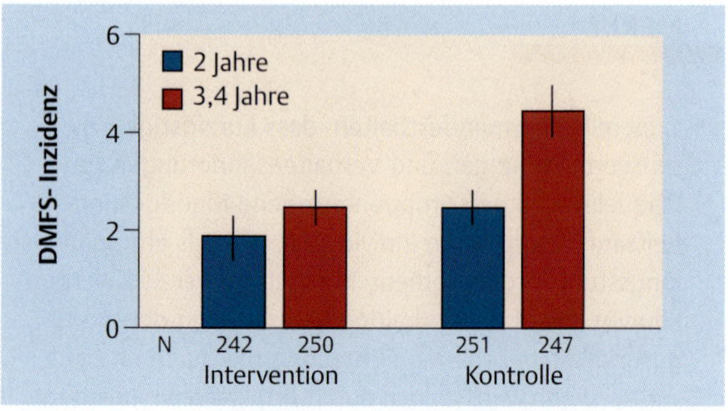

Abb. 13.**6** Ein Programm für Hochrisikopatienten reduzierte mit vielfältigen Maßnahmen die Karieszunahme bei kariesaktiven Personen innerhalb von 3,4 Jahren erheblich. N = Anzahl [89]

Zur Reduktion der Kariesinzidenz bei **Altersgruppen über 18 Jahre** gibt es nur wenig wissenschaftliche Evidenz aus klinischen Studien. Die alleinige 2-mal jährliche Durchführung von Mundgesundheitsprogrammen scheint der zusätzlichen Anwendung von weiteren Maßnahmen (Kombination aus Fluoridlack- und Chlorhexidinlackapplikation sowie Wurzeloberflächenglättung) unterlegen [97]. In dieser Studie wurden über 60-Jährige aus niedriger sozioökonomischer Schicht über einen Zeitraum von 3 Jahren hinsichtlich der Inzidenz von Extraktionen, Füllungen und Karies untersucht.

Eins-zu-eins-Situation in der zahnärztlichen Praxis

Die Bedenken in Bezug auf die Effektivität von Hochrisikoansätzen in Gruppen treffen auch auf die Eins-zu-eins-Situation in der zahnärztlichen Praxis zu. Dennoch müssen noch qualitativ hochwertige Studien durchgeführt werden, um die Wirksamkeit der Mundgesundheitserziehung für Einzelpersonen zu untersuchen. Die Anwendung von Fluorid-/Chlorhexidinlacken wird als wirksam angesehen, obwohl ihre Effizienz infrage gestellt werden kann. Professionelle Zahnreinigungen scheinen wirksam zu sein (Kap. **10**). Dies gilt allerdings nur, wenn sie regelmäßig ausgeführt werden, wobei die oben umrissenen psychologischen Aspekte berücksichtigt werden müssen. Einige eher praktische Hilfestellungen werden im Praxisteil dieses Buches (Kap. **24**–Kap. **26**) erläutert.

ZUSAMMENFASSUNG

Dieses Kapitel hat die Herausforderungen bei der Implementierung non-invasiver Interventionen und der Mundgesundheitserziehung zur Kariesprävention auf der primären oder sekundären Präventionsebene umrissen. Möglichst weit „stromaufwärts“ eingreifende Ansätze scheinen bei der Senkung von Kariesprävalenz und Kosten überlegen zu sein. Allerdings erfolgen gesellschaftliche Veränderungen, wenn überhaupt, nur langsam. Neben populationsbasierten Strategien, wie der Fluoridierung von Wasser oder Salz, werden gegenwärtig folgende Strategien verfolgt:

- regelmäßige Reihenuntersuchungen
- Verschreibung von Fluorid(lutsch)tabletten
- Anwendung von Fluoriden (Lack, Gel) oder Chlorhexidin
- Bereitstellung kostenloser fluoridhaltiger Zahnpasta
- Schulprogramme, wie Ausgabe fluoridierter Milch oder Mundspüllösungen
- von Lehrern überwachtes Zähneputzen
- Mundgesundheitsberatung in Gruppen und Settings oder individuell in der zahnärztlichen Praxis

Viele medikamentöse Maßnahmen wie die populationsweite (Wasser/Salz), individuelle (Zahnpasta/Mundspülung) oder professionelle (Lack/Gel) Anwendung von Fluoriden scheinen wirksam zu sein. Dennoch wurde die Effektivität und Effizienz professionell angewendeter Fluoride infrage gestellt. Für die Mundgesundheitserziehung muss die wissenschaftliche Datenlage noch verbessert werden. Dies gilt insbesondere für die Förderung der Mundgesundheit in bestimmten Settings.

Dennoch können die folgenden Anregungen in Bezug auf die Förderung der Mundgesundheit zur Senkung der Kariesinzidenz gegeben werden:

- Von Lehrern überwachtes Zähneputzen unter Einbeziehung der Eltern ist wirksam.
- Die Bereitstellung kostenloser fluoridierter Zahnpasta ist wirksam, aber teuer.
- Wissen und Einstellungen in Bezug auf die Mundgesundheit lassen sich kurzfristig ändern, aber es ist auf lange Sicht schwierig, ungünstige Verhaltensweisen zu ändern.
- Hochrisikoansätze, bei denen Mundgesundheitsberatung mit gleichzeitigem „Empowerment“ und risikobezogenen Anwendungen von Fluoriden und/oder Versiegelungen kombiniert werden, scheinen am vorteilhaftesten zu sein.
- Ein populationsbasierter Ansatz, der auf gemeinsame Risikofaktoren verschiedener Erkrankungen abzielt, senkt die Kariesinzidenz besser als ein Hochrisikoansatz.
- Bei bestimmten Gemeinschaften mit niedrigem sozioökonomischem Hintergrund scheint die Mundgesundheitsberatung durch eine im jeweiligen Setting akzeptierte Person erfolgversprechend zu sein.

LITERATUR

1. Leavell HR, Clark EG. Preventive Medicine for the Doctor in his Community: an epidemiological Approach. New York: McGraw-Hill; 1965
2. Fejerskov O, Nyvad B. Is Dental Caries an Infectious Disease? Diagnostic and Treatment Consequences for the Practitioner. In: Schou L, ed. Nordic Dentistry 2003 Yearbook. Copenhagen: Quintessence Publishing; 2003: 141–151
3. Fejerskov O, Manji F. Risk assessment in dental caries. In: Bader J, ed. Risk Assessment in Dentistry. Chapel Hill: University of North Carolina; 1990: 215–217
4. Baelum V, Sheiham A, Burt BA. Caries control for populations. In: Fejerskov O, Kidd EAM, eds. Dental Caries: The Disease and its Clinical Management. Oxford: Blackwell Wiley; 2008: 505–526
5. McKinlay JB. A Case for refocusing upstream: the political Economy of Illness. In: Enelow A, Henderson J, eds. Applying Bevavioural Science to Cardiovascular Disease. Washington DC: American Heart Association; 1975: 7–17
6. Baelum V, Nyvad B, Grondahl HG et al. The underpinnings of good diagnostic practice. In: Fejerskov O, Kidd EAM, eds. Dental Caries: The Disease and its Clinical Management. Oxford: Wiley Blackwell; 2008: 103–118
7. World Health Organisation (WHO). The Ottawa Charta for Health Promotion. Geneva: World Health Organization; 1986
8. Siebert D, Hartmann T. Arbeitskreis Gesundheitsfördernde Hochschulen. Basiswissen Gesundheitsförderung – Historische Entwicklung und gesetzliche Grundlagen (21.06.2010). Im Internet: http://www.gesundheitsfoerdernde-hochschulen.de/HTML/B_Basiswissen_GF/B1_Historische_Entwicklung_und_gesetzliche_Grundlagen; Stand: 28.07.2011
9. Watt RG. From victim blaming to upstream action: tackling the social determinants of oral health inequalities. Community Dent Oral Epidemiol 2007; 35: 1–11
10. Sheiham A, Watt RG. The common risk factor approach: a rational basis for promoting oral health. Community Dent Oral Epidemiol 2000; 28: 399–406
11. Kwan SY, Petersen PE, Pine CM et al. Health-promoting schools: an opportunity for oral health promotion. Bull World Health Organ 2005; 83: 677–685
12. Lang T, Rayner G, Kaelin E. The Food Industry, Diet, Physical Activity and Health: a Review reported Commitments and Practice of 25 of the World's largest Food Companies. London: City University; 2006
13. Ekstrand KR, Christiansen ME, Qvist V. Influence of different variables on the inter-municipality variation in caries experience in Danish adolescents. Caries Res 2003; 37: 130–141
14. Sheiham A. Public health approaches to promoting dental health. Z Gesundheitswiss 2001; 9: 100–112
15. Sheiham A, Foffe M. Public dental Health Strategies for identifying and controlling Dental Caries in High and Low Risk Populations. In: Johnson N W, ed. Risk Markers for Oral Diseases. Volume I. Dental Caries: Markers of High and Low Risk Groups and Individuals. Cambridge: Cambridge University Press; 1992: 445–481
16. Rose G. Strategy of preventive Medicine. Oxford: Oxford University Press; 1992
17. Nutbeam D. Health promotion glossary. Health Promot 1986; 1: 113–127

18. Kay EJ, Craven R. Promoting Oral Health in Populations. In: Fejerskov O, Kidd EAM, eds. Dental Caries: The Disease and its Clinical Management. Oxford: Wiley Blackwell; 2008: 475–486
19. Freeman R, Ismail A. Assessing Patient's Health Behaviours. In: Pitts N B, ed. Detection, Assessment, Diagnosis and Monitoring of Caries. Basel: Karger; 2009: 113–127
20. Prochaska JO, di Clemente CC. Transtheoretical therapy: towards a more integrative model of change. Psychoth Theor Res Pract 1982; 19: 276–288
21. Donaldson M, Kinirons M. Effectiveness of the school dental screening programme in stimulating dental attendance for children in need of treatment in Northern Ireland. Community Dent Oral Epidemiol 2001; 29: 143–149
22. Milsom K, Blinkhorn A, Worthington H et al. The effectiveness of school dental screening: a cluster-randomized control trial. J Dent Res 2006; 85: 924 928
23. Milsom K, Threlfall AG, Blinkhorn AS et al. The effectiveness of school dental screening: dental attendance and treatment of those screened positive. Br Dent J 2006; 687–690, 673
24. Kay EJ, Locker D. A systematic review of the effectiveness of health promotion aimed at improving oral health. Community Dent Health 1998; 15: 132–144
25. Toth K. Caries Prevention by domestic Salt Fluoridation. Budapest: Akadémiai Kiadó; 1984
26. Marthaler TM, Mejia R, Toth K et al. Caries preventive salt fluoridation. Caries Res 1978; 12: 15–21
27. Gillespie GM, Marthaler TM. Cost aspects of salt fluoridation. Schweiz Monatsschr Zahnmed 2005; 115: 778–784
28. Dean HT, Arnold FA, Elove E. Domestic water and dental caries. V. Additional studies of the relation if fluoride domestic waters to dental caries experience in 4425 white children aged 12–13 years of 13 cities in 4 states. Public Health Rep 1942; 57: 1155–1179
29. Ellwood R, Fejerskov O, Cury JA et al. Fluorides in caries control. In: Fejerskov O, Kidd EAM, eds. Dental Caries – The Disease and its Clinical Management. Oxford: Blackwell Munksgaard; 2008: 287–327
30. Driscoll WS, Heifetz SB, Brunelle JA. Caries-preventive effects of fluoride tablets in schoolchildren four years after discontinuation of treatments. J Am Dent Assoc 1981; 103: 878–881
31. Reich E, Schmalz G, Bergmann RL et al. Kariesbefall von Kindern nach unterschiedlich langer Applikation von Fluoridtabletten. Dtsch Zahnärztl Z 1992; 47: 232–234
32. Leverett DH, Adair SM, Vaughan BW et al. Randomized clinical trial of the effect of prenatal fluoride supplements in preventing dental caries. Caries Res 1997; 31: 174–179
33. Allmark C, Green HP, Linney AD et al. A community study of fluoride tablets for school children in Portsmouth. Br Dent J 1982; 153: 426–430
34. Guelzow HJ, Strubig W. Über die Notwendigkeit der kontinuierlichen Einnahme von Fluoridtabletten. Dtsch Zahnärztl Z 1984; 39: 512–514
35. Fure S, Gahnberg L, Birkhed D. A comparison of four home-care fluoride programs on the caries incidence in the elderly. Gerodontol 1998; 15: 51–60
36. de Liefde B, Herbison GP. Prevalence of developmental defects of enamel and dental caries in New Zealand children receiving differing fluoride supplementation. Community Dent Oral Epidemiol 1985; 13: 164–167
37. Wang NJ, Riordan PJ. Fluoride supplements and caries in a non-fluoridated child population. Community Dent Oral Epidemiol 1999; 27: 117–123
38. Meyer-Lueckel H, Grundmann E, Stang A. Effects of fluoride tablets on caries and fluorosis occurrence among 6- to 9-year olds using fluoridated salt. Community Dent Oral Epidemiol 2010; 38: 315–323
39. Davies GM, Worthington HV, Ellwood RP et al. A randomised controlled trial of the effectiveness of providing free fluoride toothpaste from the age of 12 months on reducing caries in 5–6 year old children. Community Dent Health 2002; 19: 131–136
40. Davies GM, Worthington HV, Ellwood RP et al. An assessment of the cost effectiveness of a postal toothpaste programme to prevent caries among five-year-old children in the North West of England. Community Dent Health 2003; 20: 207–210
41. Ellwood RP, Davies GM, Worthington HV et al. Relationship between area deprivation and the anticaries benefit of an oral health programme providing free fluoride toothpaste to young children. Community Dent Oral Epidemiol 2004; 32: 159–165
42. Tavener JA, Davies GM, Davies RM et al. The prevalence and severity of fluorosis in children who received toothpaste containing either 440 or 1,450 ppm F from the age of 12 months in deprived and less deprived communities. Caries Res 2006: 40: 66–72
43. Davies GM, Duxbury JT, Boothman NJ et al. A staged intervention dental health promotion programme to reduce early childhood caries. Community Dent Health 2005; 22: 118–122
44. Davies GM, Duxbury JT, Boothman NJ et al. Challenges associated with the evaluation of a dental health promotion programme in a deprived urban area. Community Dent Health 2007; 24: 117–121
45. Marinho VC, Higgins JP, Logan S et al. Fluoride varnishes for preventing dental caries in children and adolescents. Cochrane Database Syst Rev 2002; 3: CD 002279
46. Marinho VC, Higgins JP, Logan S et al. Fluoride gels for preventing dental caries in children and adolescents. Cochrane Database Syst Rev 2002; 2: CD 002280
47. Marinho VC, Higgins JP, Logan S et al. Topical fluoride (toothpastes, mouthrinses, gels or varnishes) for preventing dental caries in children and adolescents. Cochrane Database Syst Rev 2003; 4: CD 002782
48. Marinho VC, Higgins JP, Logan S et al. Fluoride mouthrinses for preventing dental caries in children and adolescents. Cochrane Database Syst Rev 2003; 3: CD 002284
49. Marinho VC, Higgins JP, Sheiham A et al. Fluoride toothpastes for preventing dental caries in children and adolescents. Cochrane Database Syst Rev 2003; 1: CD 002278
50. Twetman S, Axelsson S, Dahlgren H et al. Caries-preventive effect of fluoride toothpaste: a systematic review. Acta Odontol Scand 2003; 61: 347–355
51. Marinho VC, Higgins JP, Sheiham A et al. Combinations of topical fluoride (toothpastes, mouthrinses, gels, varnishes) versus single topical fluoride for preventing dental caries in children and adolescents. Cochrane Database Syst Rev 2004; 1: CD 002781
52. Marinho VC, Higgins JP, Sheiham A et al. One topical fluoride (toothpastes, or mouthrinses, or gels, or varnishes) versus another for preventing dental caries in children and adolescents. Cochrane Database Syst Rev 2004; 1: CD 002780

53. Twetman S, Petersson L, Axelsson S et al. Caries-preventive effect of sodium fluoride mouthrinses: a systematic review of controlled clinical trials. Acta Odontol Scand 2004; 62: 223–230
54. van Rijkom HM, Truin GS, van't Hof MA. Caries-inhibiting effect of professional fluoride gel application in low-caries children initially aged 4.5–6.5 years. Caries Res 2004; 38: 115–123
55. Hiiri A, Ahovuo-Saloranta A, Nordblad A et al. Pit and fissure sealants versus fluoride varnishes for preventing dental decay in children and adolescents. Cochrane Database Syst Rev 2006; 4: CD 003067
56. Helfenstein U, Steiner M. Fluoride varnishes (Duraphat): a meta-analysis. Community Dent Oral Epidemiol 1994; 22: 1–5
57. Bader JD, Shugars DA, Bonito AJ. A systematic review of selected caries prevention and management methods. Community Dent Oral Epidemiol 2001; 29: 399–411
58. Strohmenger L, Brambilla E. The use of fluoride varnishes in the prevention of dental caries: a short review. Oral Dis 2001; 7: 71–80
59. Marinho VC. Evidence-based effectiveness of topical fluorides. Adv Dent Res 2008; 20: 3–7
60. Hardman MC, Davies GM, Duxbury JT et al. A cluster randomised controlled trial to evaluate the effectiveness of fluoride varnish as a public health measure to reduce caries in children. Caries Res 2007; 41: 371–376
61. Kallestal C. The effect of five years' implementation of caries-preventive methods in Swedish high-risk adolescents. Caries Res 2005; 39: 20–26
62. Kallestal C, Fjelddahl A. A four-year cohort study of caries and its risk factors in adolescents with high and low risk at baseline. Swed Dent J 2007; 31: 11–25
63. Seppa L. The future of preventive programs in countries with different systems for dental care. Caries Res 2001; 35 (Suppl. 1): 26–29
64. Kallestal C, Norlund A, Soder B et al. Economic evaluation of dental caries prevention: a systematic review. Acta Odontol Scand 2003; 61: 341–346
65. Zhang Q, van Palenstein Helderman WH, van't Hof MA et al. Chlorhexidine varnish for preventing dental caries in children, adolescents and young adults: a systematic review. Eur J Oral Sci 2006; 114: 449–455
66. Kay EJ, Locker D. Is dental health education effective? A systematic review of current evidence. Community Dent Oral Epidemiol 1996; 24: 231–235
67. Petersen PE, Kwan S. Evaluation of community-based oral health promotion and oral disease prevention – WHO recommendations for improved evidence in public health practice. Community Dent Health 2004; 21: 319–329
68. Watt RG. Strategies and approaches in oral disease prevention and health promotion. Bull World Health Organ 2005; 83: 711–718
69. Meyer-Lückel H, Schiffner U. Effektivität und Effizienz verhaltensmodifizierender gruppenprophylaktischer Maßnahmen bei Kindern. Deutsch Zahnärztl Z 2009; 64: 152–167
70. Curnow MM, Pine CM, Burnside G et al. A randomised controlled trial of the efficacy of supervised toothbrushing in high-caries-risk children. Caries Res 2002; 36: 294–300
71. Pine CM, McGoldrick PM, Burnside G et al. An intervention programme to establish regular toothbrushing: understanding parents' beliefs and motivating children. Int Dent J 2000; (Suppl.): 312–323
72. Pine CM, Curnow MM, Burnside G et al. Caries prevalence four years after the end of a randomised controlled trial. Caries Res 2007; 41: 431–436
73. Horowitz AM, Suomi JD, Peterson JK et al. Effects of supervised daily dental plaque removal by children after 3 years. Community Dent Oral Epidemiol 1980; 8: 171–176
74. You BJ, Jian WW, Sheng RW et al. Caries prevention in Chinese children with sodium fluoride dentifrice delivered through a kindergarten-based oral health program in China. J Clin Dent 2002; 13: 179–184
75. Albandar JM, Buischi YA, Mayer MP et al. Long-term effect of two preventive programs on the incidence of plaque and gingivitis in adolescents. J Periodontol 1994; 65: 605–610
76. Axelsson P, Buischi YA, Barbosa MF et al. The effect of a new oral hygiene training program on approximal caries in 12-15-year-old Brazilian children: results after three years. Adv Dent Res 1994; 8: 278–284
77. Buischi Y, Axelsson P, Oliveira LB et al. Effect of two preventive programs on oral health knowledge and habits among Brazilian schoolchildren. Community Dent Oral Epidemiol 1994; 22: 41–46
78. Mayer MP, de Paiva Buischi Y, de Oliveira LB et al. Long-term effect of an oral hygiene training program on knowledge and reported behavior. Oral Health Prev Dent 2003; 1: 37–43
79. Kowash MB, Pinfield A, Smith J et al. Effectiveness on oral health of a long-term health education programme for mothers with young children. Br Dent J 2000; 188: 201–205
80. Petersen PE, Peng B, Tai B et al. Effect of a school-based oral health education programme in Wuhan City, Peoples Republic of China. Int Dent J 2004; 54: 33–41
81. Weinstein P, Harrison R, Benton T. Motivating parents to prevent caries in their young children: one-year findings. J Am Dent Assoc 2004; 135: 731–738
82. Weinstein P, Harrison R, Benton T. Motivating mothers to prevent caries: confirming the beneficial effect of counseling. J Am Dent Assoc 2006 137: 789–793
83. Harrison R, Benton T, Everson-Stewart S et al. Effect of motivational interviewing on rates of early childhood caries: a randomized trial. Pediatr Dent 2007; 29: 16–22
84. Broadbent JM, Thomson WM, Poulton R. Oral health beliefs in adolescence and oral health in young adulthood. J Dent Res 2006; 85: 339–343
85. Burt BA. Concepts of risk in dental public health. Community Dent Oral Epidemiol 2005; 33: 240–247
86. Seppa L, Hausen H, Pollanen L et al. Effect of intensified caries prevention on approximal caries in adolescents with high caries risk. Caries Res 1991; 25: 392–395
87. Hawkins RJ, Zanetti DL, Main PA et al. Oral hygiene knowledge of high-risk Grade One children: an evaluation of two methods of dental health education. Community Dent Oral Epidemiol 2000; 28: 336–343
88. Hausen H, Karkkainen S, Seppa L. Application of the high-risk strategy to control dental caries. Community Dent Oral Epidemiol 2000; 28: 26–34
89. Hausen H, Seppa L, Poutanen R et al. Noninvasive control of dental caries in children with active initial lesions. A randomized clinical trial. Caries Res 2007; 41: 384–391

90. Hietasalo P, Seppa L, Lahti S et al. Cost-effectiveness of an experimental caries-control regimen in a 3.4-yr randomized clinical trial among 11–12-yr-old Finnish schoolchildren. Eur J Oral Sci 2009; 117: 728–733
91. Axelsson P, Kristoffersson K, Karlsson R et al. A 30-month longitudinal study of the effects of some oral hygiene measures on Streptococcus mutans and approximal dental caries. J Dent Res 1987; 66: 761–765
92. Ekstrand KR, Kuzmina IN, Kuzmina E et al. Two and a half-year outcome of caries-preventive programs offered to groups of children in the Solntsevsky district of Moscow. Caries Res 2000; 34: 8–19
93. Bagramian RA, Graves RC, Srivastava S. A combined approach to preventing dental caries in schoolchildren: caries reductions after 3 years. Community Dent Oral Epidemiol 1978; 6: 166–171
94. Lalloo R, Solanki GS. An evaluation of a school-based comprehensive public oral health care programme. Community Dent Health 1994; 11: 152–155
95. Blair Y, MacPherson LM, McCall DR et al. Glasgow nursery-based caries experience, before and after a community development-based oral health programme's implementation. Community Dent Health 2004; 21: 291–298
96. Blair Y, MacPherson LM, McCall DR et al. Dental health of 5-year-olds following community-based oral health promotion in Glasgow, UK Int J Paediatr Dent 2006; 16: 388–398
97. Powell LV, Persson RE, Kiyak HA et al. Caries prevention in a community-dwelling older population. Caries Res 1999; 33: 333–339

Grundlagen der Adhäsivtechnik

B. Van Meerbeek, Y. Yoshida

14

Einleitung

Non-invasive Interventionen können die Entstehung oder weitere Entwicklung einer kariösen Läsion zwar erfolgreich verhindern, doch hängt der Erfolg von der Mitarbeit der Patienten ab (Kap. **13**). Daher ist die eigenverantwortlich durchgeführte Prävention der Karies nur bedingt nachhaltig, was sich in der hohen Anzahl der weltweit auftretenden Fälle von Dentinkaries widerspiegelt (Kap. **8**). Früher erfolgte die Restauration der Zähne hauptsächlich mit Amalgam oder einfachen Zementen und, sofern der Patient sich dies leisten konnte, mit Goldgussfüllungen. Das Ziel bestand dabei vor allem darin, die Funktionsfähigkeit des Gebisses zu erhalten. In den letzten Jahren stieg die Nachfrage nach ästhetischeren Versorgungen. Dieser Trend wurde von einer Debatte über die Bioverträglichkeit von Restaurationsmaterialien begleitet, was dazu führte, dass zumindest Amalgame in der modernen Zahnmedizin an Status eingebüßt haben.

Zahnfarbene Füllungsmaterialien können grob in Zemente (Glasionomere) und Materialien auf Harzbasis (Komposite) eingeteilt werden (Kap. **19**). Bei Letzteren ist eine Vorbehandlung erforderlich, bevor sie eingebracht werden können. Bei dieser Vorbehandlung werden verschiedene Chemikalien angewandt, um eine haltbare Verbundschicht zwischen der Zahnhartsubstanz und dem Komposit herzustellen. Dieser faszinierende Arbeitsschritt in der invasiven Zahnmedizin wird als **Adhäsivtechnik** bezeichnet.

Seit ihrer Einführung vor knapp 60 Jahren hat die Adhäsivtechnik eine rasche Entwicklung durchlaufen. Die größte Schwierigkeit bei Dentaladhäsiven besteht darin, dass sie einen gleichermaßen guten Verbund mit zwei sehr unterschiedlichen Substraten eingehen müssen. Der Verbund mit Zahnschmelz hat sich als dauerhaft erwiesen. Ein zuverlässiger Verbund mit Dentin gestaltet sich schwieriger und kann offenbar nur mit verhältnismäßig komplizierten und zeitaufwendigen Applikationsverfahren erreicht werden. Folglich gelten die heutigen Adhäsive häufig als technikempfindlich, wobei der kleinste Fehler bei der klinischen Applikation entweder mit einer raschen Loslösung der Füllung oder einer frühzeitigen Degradation des Füllungsrands bestraft wird. Daraus ergab sich eine große Nachfrage nach einfacheren, benutzerfreundlicheren und weniger technikempfindlichen Adhäsiven, die die Hersteller dazu zwang, in rascher Folge neue Adhäsive zu entwickeln.

In diesem Kapitel werden folgende Themen behandelt:

- eine kritische Untersuchung der Ergebnisse von Dentaladhäsivtechniken, die Zahnärzten heute in ihrer Praxis zur Verfügung stehen, im Labor und unter klinischen Bedingungen
- die grundlegenden Mechanismen der Adhäsion auf Zahnschmelz und Dentin
- die Stärken und Schwächen der beiden wichtigsten Adhäsionsverfahren: der **Etch-and-Rinse-Technik** und der **Self-Etch-Technik** (auch **Etch-and-Dry-Technik** genannt)
- die schwieriger zu erzielende Adhäsion auf kariösem Dentin
- klare Richtlinien für den vorhersagbaren, zuverlässigen und dauerhaften Verbund mit Zahnschmelz und Dentin, sowohl separat als auch zusammen

Die historische Entwicklung der Adhäsivtechnik nach Generationen

Anfänge

Nachdem er die industrielle Verwendung von Phosphorsäure zur Verbesserung der Haftkraft von Farben und Harzlacken auf Metalloberflächen beobachtet hatte, trug Buonocore 1955 [1] Säure auf Zähne auf, um „die Oberfläche der Zähne für eine bessere Haftung vorzubereiten". Brudevold et al. ahmten diese **Schmelz-Säureätztechnik** nach und berichteten 1956 [2], dass Glycerolphosphatdimethacrylat (GPDM) mit Dentinoberflächen, die zuvor mit Salzsäure angeätzt wurden, einen Verbund eingehen konnte. Die mit dieser einfachen Adhäsivtechnik erreichte Haftfestigkeit betrug nur 2–3 MPa, im Gegensatz zur Haftfestigkeit von 15–20 MPa, die üblicherweise auf säuregeätztem Zahnschmelz erreicht wurde. Bereits vor den Experimenten von Buonocore hatten andere Forscher in den frühen 1950er-Jahren bei der Einführung von Sevriton Cavity Seal (Amalgamated Dental Company) dasselbe Monomer, GPDM, verwendet [3].

Nach dem Scheitern dieser frühen **Dentin-Säureätztechnik** wurden zahlreiche Dentinadhäsive mit komplexen chemischen Formeln entworfen und entwickelt, um die chemische Adhäsion zu verbessern. Die sogenannten **Dentinhaftvermittler** waren nicht länger ungefüllte Harze, die ausschließlich dem Zweck dienten, die Dentinoberfläche besser zu befeuchten, bevor ein festes Harzkomposit aufgebracht wurde. Sie entwickelten sich zu bifunktionalen Monomeren mit bestimmten reaktiven Gruppen, die mit dem anorganischen Kalziumhydroxylapatit bzw. den organischen Kollagenbestandteilen des Dentins chemisch reagieren [4]. Die Entwicklung von N-Phenylglycin-Glycidyl-Methacrylat (NPG-GMA) war die Grundlage für den 1. kommerziell vertriebenen Dentinhaftvermittler, Cervident (SS White) [5]. Dieser Dentinhaftvermittler der **1. Generation** ging theoretisch durch Chelatbildung mit Kalzium einen Verbund mit dem Zahnschmelz und dem Dentin ein.

Clearfil Bond System F (Kuraray), das 1978 eingeführt wurde, war das 1. Produkt der **2. Generation** von Dentinadhäsiven, zu denen unter anderen Bondlite (Kerr/Sybron), J&J VLC Dentin Bonding Agent (Johnson & Johnson Dental), Dentin Adhesit (Vivadent) und Scotchbond (3 M) zählen. Diese Produkte basierten auf Phosphorestern von Methacrylatderivaten, um eine verbesserte Oberflächenbefeuchtung sowie ionische Wechselwirkung mit Kalzium zu erzielen [6]. Klinisch erwiesen sie sich jedoch bereits recht früh als Fehlschlag, da diese Adhäsive hauptsächlich an der schwachen Schmierschicht anhafteten.

Die Grundlage für die **3. Generation** von Dentinadhäsiven wurde gelegt, als der japanische Ansatz akzeptiert wurde, das Dentin anzuätzen, um die Schmierschicht zu entfernen [7]. In Amerika und Europa wurde dies allerdings bis in die späten 1980er-Jahre aufgrund von Bedenken, dass dies zu einer Pulpaentzündung führen könne, nicht unterstützt [8]. Diesem **Total-Etch**-Ansatz folgend, erschien 1984 Clearfil New Bond (Kuraray) auf dem Markt, das aus 2-Hydroxyethylmethacrylat (HEMA) und 10-Methacryloyloxydecyl-Dihydrogenphosphat (10-MDP) besteht. Ein weiterer damals einzigartiger Ansatz für die Behandlung der Schmierschicht in der Kavität war die Verwendung von Scotchprep (3 M), einer wässrigen HEMA-Lösung, die außerdem in geringer Konzentration Maleinsäure enthält, gefolgt von der Aufbringung eines ungefüllten Adhäsivharzes, Scotchbond 2 (3 M), das Bisphenol-A-diglycidylmethacrylat (Bis-GMA) und HEMA enthält. Bei dieser Methode ätzte der säurehaltige Primer die Dentinoberfläche an und infiltrierte sie zugleich. Damit war er de facto der Vorläufer der heutigen **selbstätzenden Adhäsive**. Damals wurde Scotchprep (3 M) jedoch ausschließlich für die Verwendung auf Dentin empfohlen. Andere Systeme wie Superlux Universal Bond 2 (DMG) und Syntac (Ivoclar-Vivadent) folgten diesem Ansatz, die Schmierschicht aufzulösen.

Durchbruch der Adhäsivtechnik

Mit der Entwicklung der Mehr-Schritt-Adhäsive der **4. Generation** Anfang und Mitte der 1990er-Jahre wurden erhebliche Fortschritte in der adhäsiven Zahnheilkunde erreicht. Sie werden heute als **3-Schritt-Etch-and-Rinse-Adhäsive** bezeichnet und gelten als der Goldstandard. Entsprechend sind sie noch immer weit gebräuchlich. Wesentlich ist die Vorbehandlung des Dentins mit **Konditionierern** und **Primern**, die das heterogene und hydrophile Dentinsubstrat für eine bessere Haftung vorbereiten. Damals enthielten die Ätzmittel **Phosphorsäure** – in einer Konzentration von deutlich weniger als 30% – oder andere, weniger starke Säuren wie Malein-, Salpeter- oder Oxalsäure. Bei den heutigen Adhäsiven der 4. Generation werden i. d. R. 30- bis 40%ige Phosphorsäuregele verwendet. Ein wichtiger letzter Schritt in diesem Mehrschrittverfahren betrifft die Versiegelung der Verbundschicht und damit die Stabilität des Verbunds und besteht im Auftragen und Lichthärten eines hydrophoben Adhäsivharzes. Zu den Adhäsiven in dieser Gruppe gehören All-Bond 3 (Bisco), OptiBond FL (Kerr), PermaQuick (Ultradent) und Scotchbond Multi-Purpose (3 M).

Wegen der angeblichen Komplexität der Systeme der 4. Generation bestehen die Adhäsive der **5. Generation** aus einem gesonderten Ätz-und-Spül-Schritt, dem das Auftragen eines Gemischs aus Primer und Adhäsivharz, eines sogenannten **1-Flaschen-Systems**, folgt. Obgleich die meisten dieser **2-Schritt-Etch-and-Rinse-Adhäsive** die Erwartung nicht erfüllt haben, mit weniger Flaschen zumindest eine ähnlich gute, wenn nicht sogar bessere Haftung zu erreichen, wurde diese Generation in der normalen klinischen Praxis doch sehr gut aufgenommen. Beispiele für kommerzielle Produkte dieser Generation sind ExciTE (Ivoclar-Vivadent), iBOND Total Etch (Hereaus-Kulzer), ONE-STEP (verschiedene Ausführungen, Bisco), OptiBond Solo (verschiedene Ausführungen, Kerr), Prime&Bond (verschiedene Ausführungen, Dentsply), Scotchbond 1 (verschiedene Ausführungen, 3 M ESPE) und TECO (DMG).

Kein separater Ätzschritt?

Die **6. Generation** ist die der **Self-Etch-Adhäsive**, die in 2-Schritt-Self-Etch-Adhäsive und 1-Schritt-2-Komponenten-Self-Etch-Adhäsive weiter unterteilt werden können, je nachdem ob ein separater, selbstätzender Primer verwendet wird oder nicht. Um die Ätzung sicherzustellen, ist Wasser als ionisierendes Medium notwendig. Die Haftkraft der Adhäsive der 6. Generation variiert stark, je nach ihrer tatsächlichen Zusammensetzung und im Detail je nach dem funktionellen Monomer, das die Formulierung des Adhäsivs enthält. Als Beispiele für 2-Schritt-Self-Etch-Adhäsive sind AdheSE (Ivoclar-Vivadent), Clearfil SE Bond und Protect Bond (Kuraray), Contax (DMG) sowie OptiBond Solo Plus Self-Etch (Kerr) zu nennen; Beispiele für 1-Schritt-2-Komponenten-Self-Etch-Adhäsive sind Adper Prompt L-Pop (3 M ESPE), One-up Bond F (Tokuyama) und Xeno III (Dentsply).

Die letzte und **7. Generation** von Adhäsiven sind die **1-Komponenten-1-Schritt-Self-Etch-Adhäsive**, die die einzig wirklichen 1-Flaschen- oder All-in-one-Systeme sind. Bei ihnen erfolgen Konditionierung, Primen und Applikation des Adhäsivharzes in einem kombinierten Schritt, jedoch ohne dass vorheriges Mischen notwendig ist. Diese am einfachsten zu verwendenden Adhäsive sind ausgeklügelte Mixturen hydrophiler und hydrophober Komponenten und ihre Unzulänglichkeiten wurden ausführlich dokumentiert (s. u.). Beispiele für (1-Komponenten-)1-Schritt-Self-Etch-Adhäsive sind Adper Easy Bond (3 M ESPE), Bond Force (Tokuyama), Clearfil S^3 Bond (Kuraray), G-BOND und G-ænial Bond (GC), iBOND Self Etch (Hereaus-Kulzer) sowie Xeno V (Dentsply).

MERKE

Unzulänglichkeiten einfach zu verwendender Adhäsive (All-in-one) [9] [10] [11] [12] [13]:

- geringere unmittelbare und langfristige Haftkraft
- erhöhtes Nanoleakage an der Verbundschicht
- verstärkte Wasseraufnahme bei Adhäsiven mit hohem HEMA-Gehalt
- Phasenseparation bei Adhäsiven ohne HEMA oder mit geringem HEMA-Gehalt
- geringere Lagerbeständigkeit
- insbesondere weniger gute klinische Ergebnisse

Die moderne Klassifikation von Adhäsiven

Die Klassifikation von Dentaladhäsiven in verschiedene Kategorien ist aufgrund ihrer Vielzahl und der ständigen Neuentwicklungen kein leichtes Unterfangen. Im vorangegangenen Abschnitt wurde zwar auf die Klassifikation in **Generationen** Bezug genommen, doch ist diese chronologische Einteilung nicht logisch, basiert nicht auf wissenschaftlichen Merkmalen hinsichtlich der eingesetzten Verbundtechnik, wird häufig für Werbezwecke missbraucht und bietet Zahnmedizinern vor allem keine klaren Hinweise auf ihre korrekte Verwendung [14]. Die Klassifikation von Adhäsiven in **Etch-and-Rinse-Adhäsive, Self-Etch-Adhäsive** und **Glasionomere** ist einfach, zuverlässig und konsistent und wurde daher international akzeptiert (Abb. 14.**1**).

Eine **weitere Unterteilung** kann anhand der **erforderlichen Arbeitsschritte** und der **Anzahl der Komponenten** (die gemischt werden müssen) vorgenommen werden. Insbesondere selbstätzende Systeme werden zudem nach der **Stärke ihrer Wechselwirkung** mit Schmelz und Dentin in

- stark (pH < 1),
- mittelstark (pH ca. 1,5),
- mild (pH ca. 2) und
- ultramild (pH ≥ 2,5)

unterteilt (Abb. 14.**2**) [15].

MERKE

International anerkannte Klassifikation der Adhäsive:
- Etch-and-Rinse-Adhäsive
- Self-Etch-Adhäsive
- Glasionomere

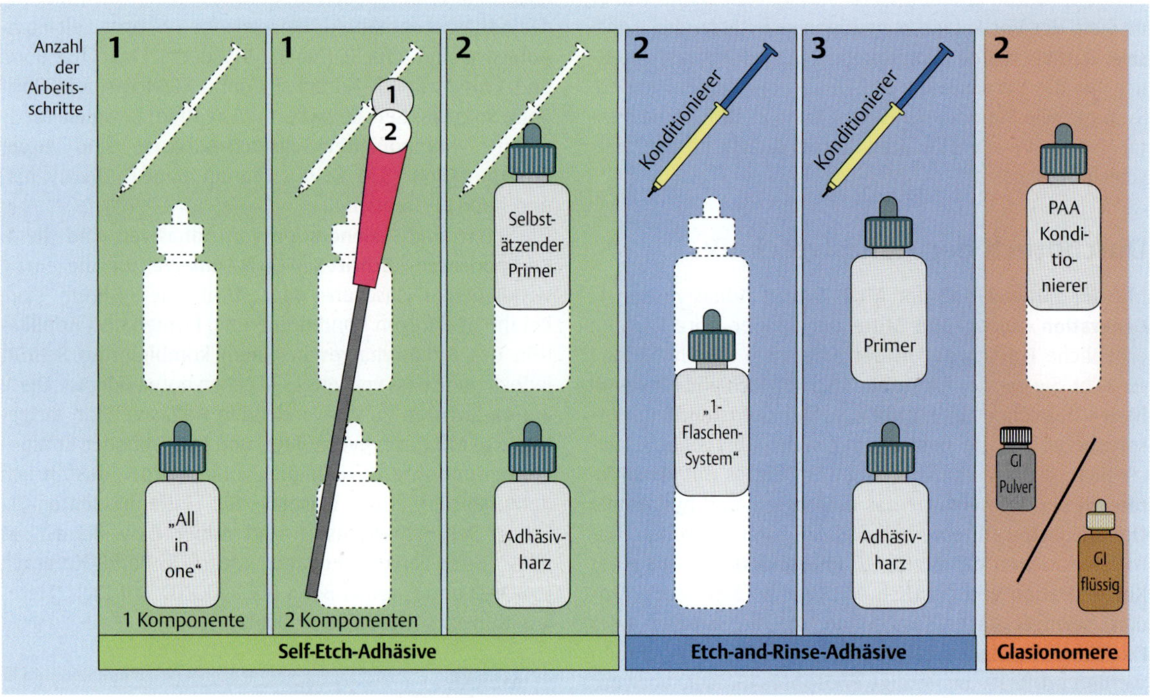

Abb. 14.**1** Die Klassifikation von Adhäsiven.

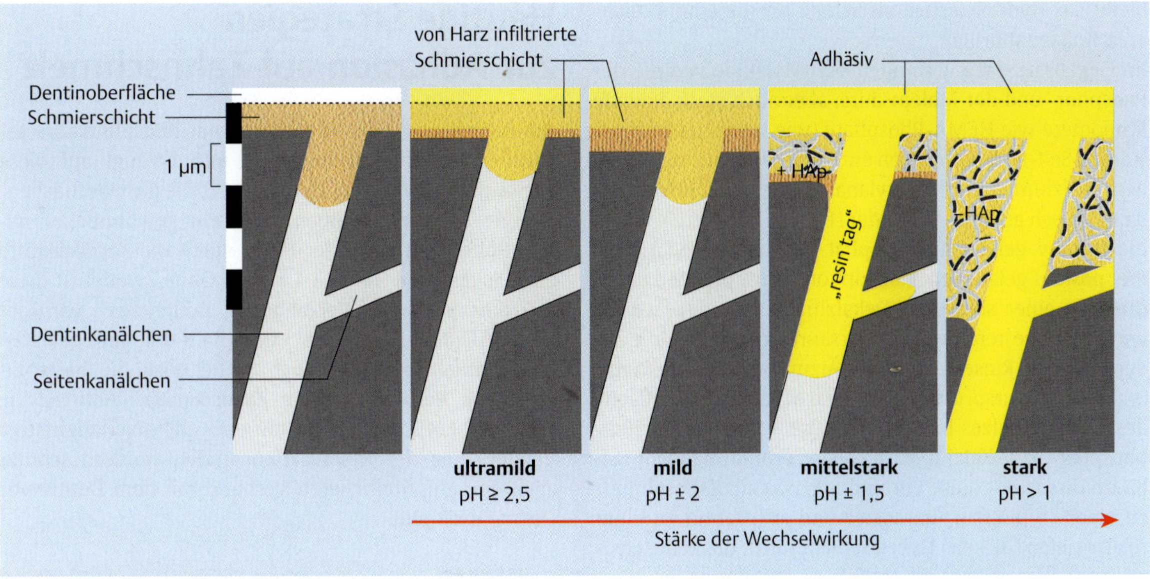

Abb. 14.**2** Schematische Darstellung der unterschiedlichen Wechselwirkung von Self-Etch-Adhäsiven mit Dentin in Abhängigkeit vom pH-Wert der selbstätzenden Lösung [15].

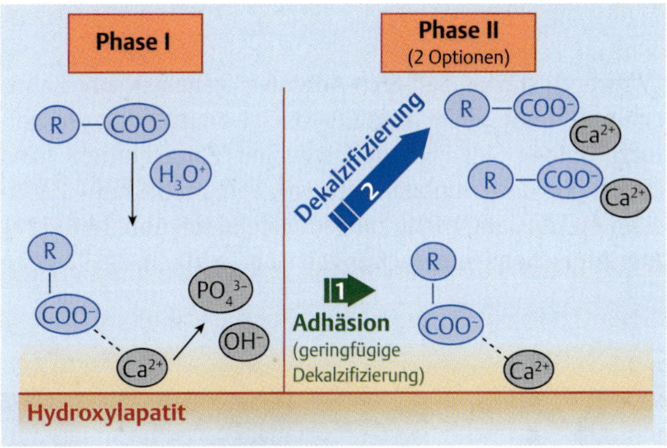

Abb. 14.**3** Schematische Darstellung des AD-Modells, das bestimmt, ob Moleküle nach dem anfänglichen Eingehen einer Verbindung (Phase I) entweder in dieser Verbindung verbleiben (Phase II, Option 1) oder Hartgewebe auf Hydroxylapatitbasis dekalzifizieren (Phase II, Option 2) [17] [18].

Grundlagen der Wechselwirkung mit Geweben auf Hydroxylapatitbasis

Die grundlegenden Mechanismen des Verbunds mit Zahnschmelz und Dentin beruhen im Wesentlichen auf einem Austauschprozess, bei dem Mineralien aus dem Zahnhartgewebe herausgelöst und durch Harzmonomere ersetzt werden, die nach der Polymerisation mechanisch mit den erzeugten Mikroporen verzahnt sind [4] [14]. Diese sogenannte **Hybridisierung** ist folglich ein Prozess der hauptsächlich auf Diffusion beruht. Während die resultierende mikromechanische Verzahnung notwendig ist, um im Rahmen der klinischen Gegebenheiten eine gute Verbundfestigkeit zu erzeugen, geht man davon aus, dass der mögliche Vorteil weiterer Wechselwirkungen zwischen den funktionellen Monomeren und den Komponenten des Zahnsubstrats insbesondere in einer Verbesserung der Dauerhaftigkeit des Verbunds liegt [14] [16] [17].

Die Art, wie Moleküle mit Geweben auf Hydroxylapatitbasis interagieren, wurde mit dem sogenannten **Adhäsion-Dekalzifizierung-Modell (AD-Modell)** (Abb. 14.**3**) beschrieben [18]. Dieses Modell besagt, dass sich alle Säuren zunächst chemisch (ionisch) mit dem Kalzium des Hydroxylapatits verbinden (Phase I). Ob die Moleküle gebunden bleiben (Phase II, Option 1) oder die Verbindung sich wieder löst (Phase II, Option 2), hängt von der Stabilität der Verbindung ab, d. h. von der Stabilität des entsprechenden gebildeten Kalziumsalzes.

Im Einzelnen gehen Moleküle wie 10-MDP (als funktionelles Monomer in einem milden selbstätzenden Adhäsiv), aber auch Polyalkensäuren (als funktionelle Polymere in herkömmlichen und harzmodifizierten Glasionomeren), leicht eine chemische Verbindung mit dem Kalzium des Hydroxylapatits ein (Phase II, Option 1). Sie bilden stabile Kalziumphosphate bzw. Kalziumcarboxylate, wobei die Oberfläche nur geringfügig dekalzifiziert wird. Milde selbstätzende Adhäsive und Glasionomere interagieren nur oberflächlich mit dem Zahnschmelz und Dentin und lösen die Hydroxylapatitkristalle kaum auf, sondern belassen sie an ihrem Ort (mit einer dünnen Hybridschicht im Submikrobereich; s. u.). Auf diese Weise ver-

bleibt das Hydroxylapatit als Schutz für die empfindlicheren Kollagenfibrillen.
Im Gegensatz dazu verbinden sich Moleküle wie die der Phosphor- und der Maleinsäure, aber auch stark ätzende Monomere wie HEMA-Phosphate (wie sie in bestimmten starken Self-Etch-Adhäsiven enthalten sind), zunächst mit dem Kalzium des Hydroxylapatits (Phase I), lösen sich dann jedoch auch rasch wieder (Phase II, Option 2), wobei die negativ geladenen Phosphat- bzw. Carboxylationen die positiv geladenen Kalziumionen mitnehmen. Dies führt zu einer schweren Dekalzifizierung oder Ätzung, wie sie am besten für Phosphorsäure bekannt ist, die bei der Etch-and-Rinse-Technik als Ätzmittel eingesetzt wird (s. u.). Da die ursprünglich (in Phase I) an der Oberfläche des Zahnschmelzes bzw. des Dentins gebildete Kalziumphosphat- bzw. Kalziumcarboxylat-Verbindung nicht stabil ist, dissoziiert diese Verbindung, was auf Zahnschmelz zu einem typischen Ätzmuster und auf Dentin zu einer relativ tiefen (dicken) Hybridschicht führt, die keine Hydroxylapatitkristalle mehr enthält.

MERKE

Das Adhäsion-Dekalzifizierung-Modell (AD-Modell) beschreibt die Wechselwirkung von Molekülen mit Geweben auf Hydroxylapatitbasis.

Heutige Strategien zur Adhäsion auf Zahnschmelz

Auf Zahnschmelz löst die Ätzung mit Phosphorsäure selektiv die Schmelzprismen auf und erzeugt auf diese Weise durch Mikroätzung Grübchen, die die Oberflächenenergie so stark erhöhen, dass ein gewöhnlicher hydrophober Haftvermittler leicht durch die Kapillarkräfte eingesogen wird (Abb. 14.**4**,**a**) [19]. Ohne Zweifel ist diese **mikromechanische Verzahnung zahlreicher winziger Harzausläufer** („resin tags") innerhalb der säuregeätzten Zahnschmelzoberfläche auch heute noch die **beste erreichbare Verbindung mit Zahnschmelz** (Abb. 14.**5** u. Abb. 14.**6**) [14]. Sie ist nicht nur eine effektive langfristige Versiegelung der Restaurationsränder, sondern schützt auch den empfindlicheren Verbund mit dem Dentin vor Degradation [20].

MERKE

Die mikromechanische Verzahnung zahlreicher winziger Harzausläufer innerhalb der säuregeätzten Zahnschmelzoberfläche ist bis heute der beste erreichbare Verbund mit Zahnschmelz.

Während **starke Self-Etch-Adhäsive** generell auf Zahnschmelz keine schlechten Ergebnisse erzielen, ist die Haftung **milder** Self-Etch-Adhäsive auf Zahnschmelz (und natürlich dem unbearbeiteten aprismatischen Zahnschmelz) bislang nicht zufriedenstellend (Abb. 14.**6**) [21]. Aus klinischen Untersuchungen ist ersichtlich, dass an den

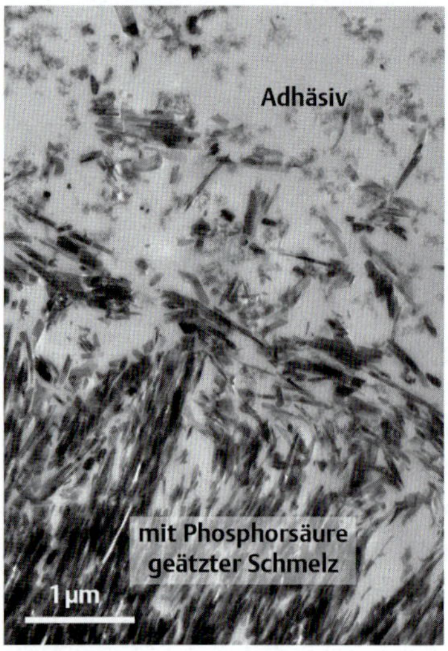

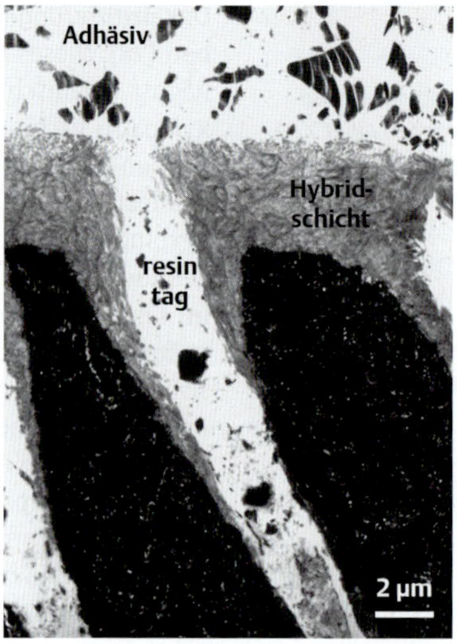

Abb. 14.**4** Gegenüberstellung von TEM-Aufnahmen der Ultrastruktur der Verbundschicht eines Etch-and-Rinse-Adhäsivs auf Zahnschmelz **(a)** und Dentin **(b)**. Mikromechanische Verzahnung durch Hybridisierung.

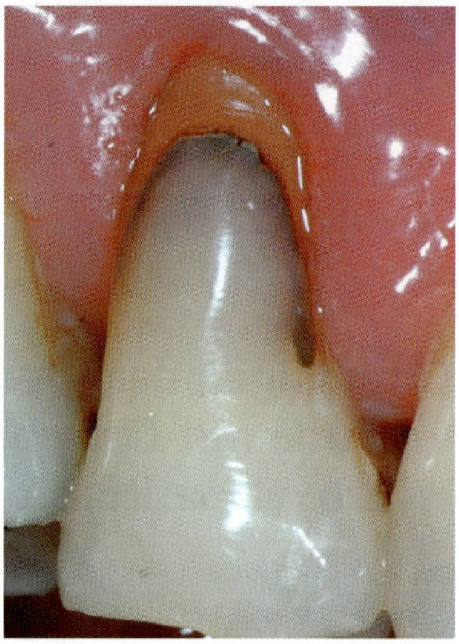

Abb. 14.**5** Typische Restauration der Klasse V nach 5 Jahren, die eine gute Integrität des Füllungsrands am Zahnschmelz aufweist, jedoch eine deutliche Randverfärbung im Dentin zeigt.

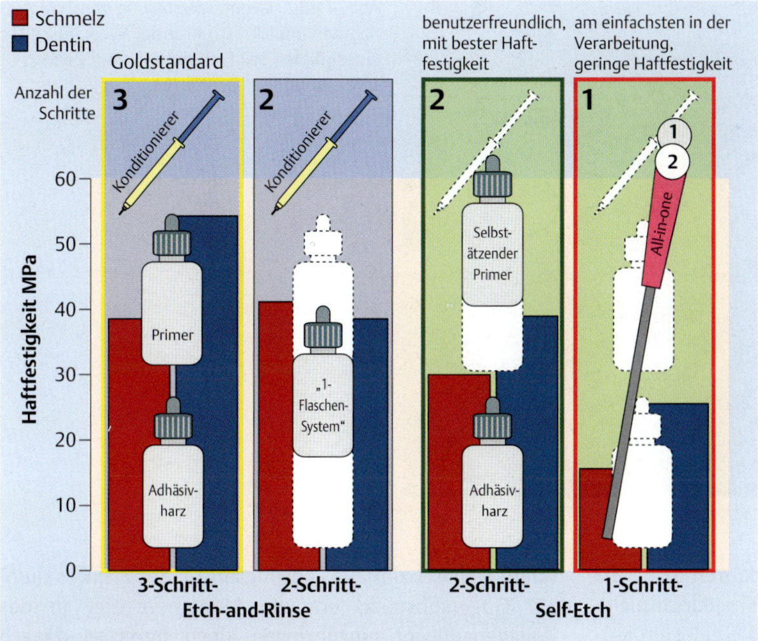

Abb. 14.**6** Allgemeine Trends bei der Verbundfestigkeit verschiedener Klassen von Adhäsiven auf Zahnschmelz und Dentin bei Mikrospannungen (Kumulativdaten für unterschiedliche Adhäsive je Klasse aus Tests an der K. U. Leuven gemäß einem Standardverfahren). Die höheren Haftwerte des Dentins im Vergleich zum Dentin sollten nicht als tatsächlich „höher" eingestuft werden. Diese beruhen vielmehr auf der erhöhten Sprödigkeit des Schmelzes im Vergleich zum Dentin, der entsprechenden für die Zughaftversuche hergestellten Proben.

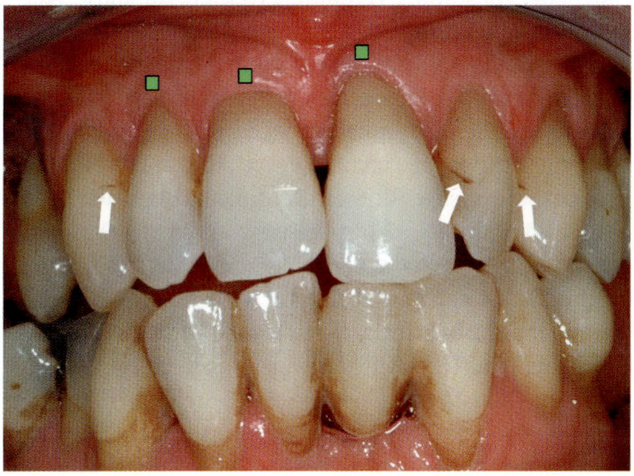

Abb. 14.**7** Klinische Beispiele für Kompositrestaurationen der Klasse V (3 Jahre alt), die entweder mit einem Etch-and-Rinse-Adhäsiv oder einem Self-Etch-Adhäsiv angebracht wurden. Während mit dem Etch-and-Rinse-Adhäsiv **(grün)** auf dem Zahnschmelz ein suffizienter Rand erzielt wurde, kann bei Verwendung eines milden Self-Etch-Adhäsivs **(weiß)** am Rand auf dem Zahnschmelz eine weniger gute Anpassung und eine leichte Verfärbung festgestellt werden.

Zahnschmelzrändern relativ rasch Restaurationsdefekte entstehen, während die Dentinränder scheinbar viel länger intakt bleiben (Abb. 14.**7**) [22] [23]. Dies erscheint etwas merkwürdig, da man erwarten würde, dass das Potenzial der chemischen Verbindung mit Hydroxylapatit (das mit bestimmten milden Self-Etch-Adhäsiven, die funktionelle Monomere wie 10-MDP enthalten, erreicht werden kann) sich auch auf Zahnschmelz, der sogar viel mehr Hydroxylapatit enthält als Dentin, als Vorteil erweisen würde. Folglich muss der zahnschmelzspezifische Hydroxylapatitkristall für die primäre chemische Wechselwirkung weniger empfänglich sein als der Hydroxylapatitkristall von Dentin. Dieses Rätsel erfordert natürlich eine weitere, tiefer gehende Untersuchung.

Hürden beim Verbund mit Dentin

Auch wenn die Adhäsion auf Zahnschmelz immer zuverlässiger wird, so ist die Adhäsion auf Dentin auch heute noch schwer vorherzusagen und weniger haltbar. Die Hauptschwierigkeit ist der **gemischte Aufbau des Dentins aus anorganischen und organischen Substanzen**, wobei das Hydroxylapatit des Dentins auf einer Struktur aus Kollagen ruht [4]. Zudem ist Dentin durch zahlreiche flüssigkeitsgefüllte Kanälchen, die von der Schmelz-Dentin-Grenze durch das Dentin hindurch zur Pulpa reichen, eng mit dem Pulpagewebe vernetzt. Die kontinuierliche, nach außen gerichtete Flüssigkeitsbewegung sorgt für eine natürliche Befeuchtung der freiliegenden Dentinoberfläche, die dadurch von Natur aus hydrophil ist. Diese Hydrophilie ist ohne Zweifel eine der großen Herausforderungen bei der haltbaren Wechselwirkung moderner Adhäsive mit dem Dentin und ist im Wesentlichen der Grund für die Etablierung unterschiedlicher Adhäsionsstrategien.

Das Vorhandensein von **Verunreinigungen** auf den behandelten Zahnflächen in Form einer Schmierschicht und von Schmierpfropfen, die die Dentinkanälchen verstopfen, ist ein weiterer klinischer Faktor, der die Haftung ernsthaft beeinträchtigen kann [24] [25]. Betrachtet man die Entwicklung der Adhäsivtechnik, verhinderte die Schmierschicht auf der Oberfläche die innige Wechselwirkung der frühen **Dentinhaftvermittler** mit dem darunterliegenden Zahngewebe, was (in den 1980er-Jahren) zu einer geringen Haftfestigkeit und völlig unbefriedigenden klinischen Ergebnissen führte [4]. Das erste Adhäsionsverfahren, das zu einem klinisch akzeptablen Ergebnis führte, umfasste die vollständige Entfernung der Schmierschicht durch die **Etch-and-Rinse-Technik** (Abb. 14.**4**,**b**) [14]. Die

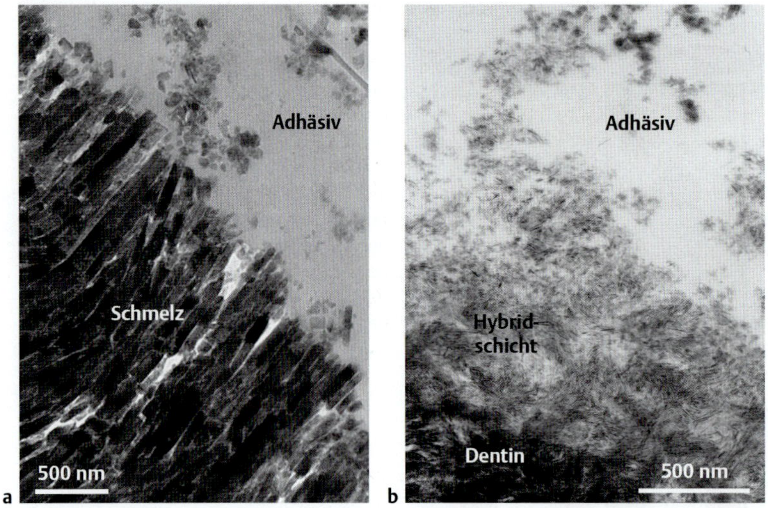

Abb. 14.**8** Gegenüberstellung von TEM-Aufnahmen der Ultrastruktur der Verbundschicht eines milden Self-Etch-Adhäsivs auf Zahnschmelz **(a)** und Dentin **(b)**.

selbstätzenden (oder **Etch-and-Dry**-) Verfahren lösen die Schmierschicht lediglich auf (entfernen sie jedoch nicht, da es keine Spülphase gibt) und betten die gelösten Kalziumphosphate in die Übergangszone der Verbundschicht ein (Abb. 14.**8**,**b**) [4]. Insbesondere bei den Self-Etch-Adhäsiven, die ja einen relativ hohen pH-Wert haben, könnten relativ dicke und kompakte Schmierschichten die Haftfestigkeit beeinträchtigen [25] [26].

MERKE

Zwei Hauptfaktoren sind für die geringere Haltbarkeit des Verbunds mit Dentin gegenüber dem Verbund mit Zahnschmelz verantwortlich:

- gemischte Zusammensetzung von Dentin aus anorganischen und organischen Substanzen
- Verunreinigungen der behandelten Zahnflächen in Form einer Schmierschicht sowie von Schmierpfropfen in den Dentinkanälchen

Adhäsion auf Dentin durch die Etch-and-Rinse-Technik

Bei der Etch-and-Rinse-Technik wird das Dentin in einer Tiefe von 3–5 µm durch Säureätzung demineralisiert, wodurch ein Gerüst von Kollagenfibrillen freigelegt wird, aus dem das Hydroxylapatit nahezu vollständig entfernt wurde (Abb. 14.**4**,**b**) [4]. Im **3-Schritt-Verfahren** enthält der danach aufgetragene Primer spezielle Monomere mit hydrophilen Eigenschaften, wie z. B. HEMA, die sich mithilfe organischer Lösungsmittel (Azeton, Äthanol, Wasser) rasch im mikroporösen Kollagengeflecht verteilen können, wo sie die Kollagenfibrillen einzeln mit Harz überziehen. Die funktionellen Monomere in den Primern für das Etch-and-Rinse-Verfahren müssen im Grunde ein gutes Diffusionspotenzial haben (und kein chemisches Bindungspotenzial). Das Lösungsmittel des Primers dient als Trägersubstanz, um die Monomere tief in das Kollagengeflecht einzubringen, doch muss es danach möglichst vollständig verdampft werden. Auf diese Weise bereitet der Primer das säuregeätzte Dentin auf die abschließende Infiltration mit dem lösungsmittelfreien Adhäsivharz im 3. und letzten Arbeitsschritt vor. Die mikromechanische Verzahnung wird dann durch die Bildung einer dicken Hybridschicht in Verbindung mit „resin tags“ erreicht, die die geöffneten Dentinkanälchen versiegeln (Abb. 14.**4**,**b**). Interessanterweise ist weder die Stärke der Hybridschicht noch die Länge der „resin tags“ ein Haupteinflussfaktor der Haftfestigkeit [27].

Vereinfachte **2-Schritt-Etch-and-Rinse-Adhäsive** sind zwar etwas benutzerfreundlicher, erzielen jedoch im Vergleich mit dem Goldstandard der 3-Schritt-Etch-and-Rinse-Adhäsive tendenziell schlechtere Ergebnisse [28] [29]. Neben einer nicht optimalen Hybridisierung infolge der Mischung von Primer- und Adhäsivkomponenten in einer einzigen Lösung [14] neigen diese vereinfachten 2-Schritt-Etch-and-Rinse-Adhäsive aufgrund ihres hohen Lösungsmittelanteils und ihrer Hydrophilie eher dazu, Wasser aufzunehmen, was in der Folge zur Haftungsdegradation durch hydrolytische Prozesse führen kann [30] [31]. Das Lösungsmittel, das mit diesen **1-Flaschen-Adhäsiven** an die Verbundschicht gelangt, verdunstet auch schwerer und bleibt daher nach der Polymerisation eher in der Hybrid- und Adhäsivschicht eingeschlossen [28].

MERKE

Die **Etch-and-Rinse-Technik** auf Dentin umfasst 3 Schritte:

- Säureätzung demineralisiert das Dentin und legt ein Gerüst aus Kollagenfibrillen frei.
- Monomere mit hydrophilen Eigenschaften diffundieren mithilfe eines organischen Lösungsmittels (Azeton, Äthanol, Wasser) rasch in das mikroporöse Kollagengeflecht.
- Infiltration des lösungsmittelfreien Adhäsivharzes

Unzulänglichkeiten der Etch-and-Rinse-Technik und mögliche Lösungen

Der Hauptschwachpunkt der Etch-and-Rinse-Technik ist, dass das Hydroxylapatit beinahe vollständig aus dem Dentinkollagen entfernt wird (Abb. 14.**9**). Kollagenmoleküle binden extrazelluläre Flüssigkeit, wodurch säuregeätztes Dentin stark hydrophil wird. Daher ist eine primäre chemische Verbindung als die stabilste Form der intermolekularen Wechselwirkung zwar äußerst wünschenswert, doch kann ein im Wesentlichen hydrophobes Medium wie ein Dentaladhäsiv auf Methacrylatbasis kaum eine chemische Verbindung zu dieser hydrophilen Dentinoberfläche eingehen. Es wurden einige chemische Wechselwirkungen von Monomeren mit Dentinkollagen nachgewiesen [32] [33], doch handelt es sich dabei hauptsächlich um Wasserstoffbrückenbindungen und möglicherweise um Van-der-Waals-Kräfte, die vermutlich zu schwach sind, um wesentlich zur Haltbarkeit des Verbunds beizutragen. Um eine lange Lebensdauer des Verbunds zu erreichen, sollte das freiliegende Geflecht aus Kollagenfibrillen daher möglichst vollständig mit Harz ausgefüllt werden.

Wet-Bonding – wie feucht ist „wet"?

Es wurde sehr gut dokumentiert, dass insbesondere der Umgang mit dem Wasser auf der Oberfläche nach dem Ätzen für den Erfolg der Etch-and-Rinse-Technik von großer Bedeutung ist. Idealerweise muss das Kollagengeflecht nach dem Ätzen und während des Auftragens der Adhäsionsschicht locker angeordnet bleiben, sodass es vom Harzmonomer gründlich infiltriert werden kann (Abb. 14.**10**) [34]. Tatsächlich ist eine gewisse Menge Wasser an der Oberfläche notwendig, um ein Kollabieren des Kollagengeflechts zu verhindern. Diese Methode wird allgemein als (Feucht-)**Wet-Bonding** bezeichnet [35] [36]. Aufgrund dieses Wet-Bonding-Applikationsverfahrens ist die Etch-and-Rinse-Technik in jedem Fall ein recht technikempfindliches Verfahren.

Es wurde festgestellt, dass Adhäsive, die in Azeton gelöste hydrophile Monomere enthalten, eine größere Haftfestigkeit entwickeln, wenn das mit Säure vorbehandelte Dentin sichtbar feucht belassen wurde (Abb. 14.**10**) [37]. Aufgrund ihrer relativ größeren Flüchtigkeit verdrängen Lösungsmittel wie Azeton und in geringerem Maße auch Äthanol das Wasser, das nach dem Ätzen auf der Oberfläche verblieben ist, und ermöglichen es somit den Monomeren des Primers, die 20–30 nm großen Interfibrillarräume im freiliegenden Kollagengeflecht effektiv zu füllen [34]. Eine ausreichende Oberflächenfeuchtigkeit ist zwar klinisch an der gleichmäßig glänzenden Dentinoberfläche zu erkennen, doch ist das **Verarbeitungsfenster** zwischen „zu trocken" und „zu feucht" sehr klein, sodass in der klinischen Praxis und insbesondere bei komplexeren Kavitätenbedingungen ein Ansammeln von Wasser gegebenenfalls nur schwer zu vermeiden ist [37]. Unter den letztgenannten zu feuchten Bedingungen führt das verbleibende Wasser zu einer Phasentrennung der hydrophoben und hydrophilen Komponenten des Adhäsivs, wodurch es an der Adhäsiv-Dentin-Verbundschicht zur Bil-

a
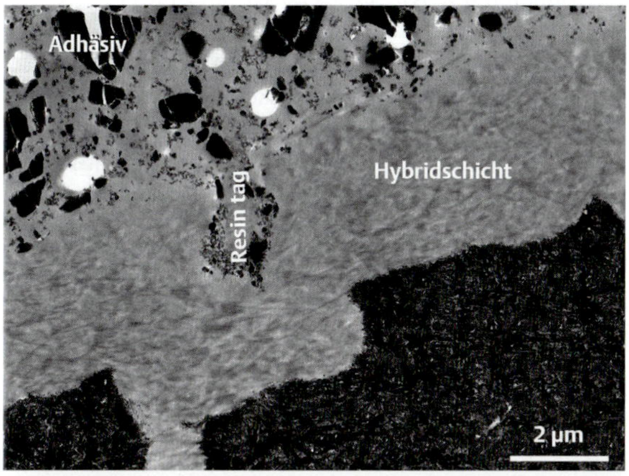

b
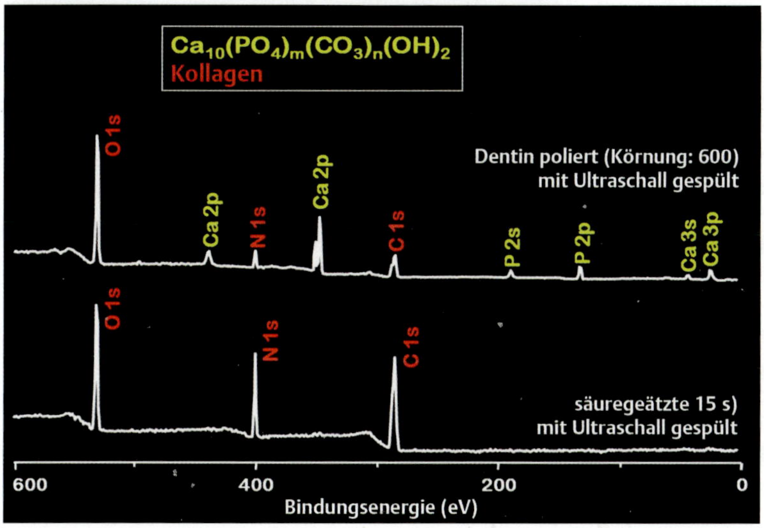

Abb. 14.**9** Transmissionselektronenmikroskopische Aufnahme **(a)** und Energiedisperse Röntgenspektroskopische Analyse **(b)** der Oberfläche von Dentin, das entweder mit Phosphor- oder mit Maleinsäure angeätzt wurde (Phosporsäure löst die anorganischen Dentinbestandteile vollständig auf, die im darauffolgenden Spülschritt entfernt werden). Es wird ultramorphologisch und chemisch erkennbar, dass die Etch-and-Rinse-Technik bis in eine Tiefe von 3–5 µm das Hydroxylapatit aus dem Dentin entfernt.

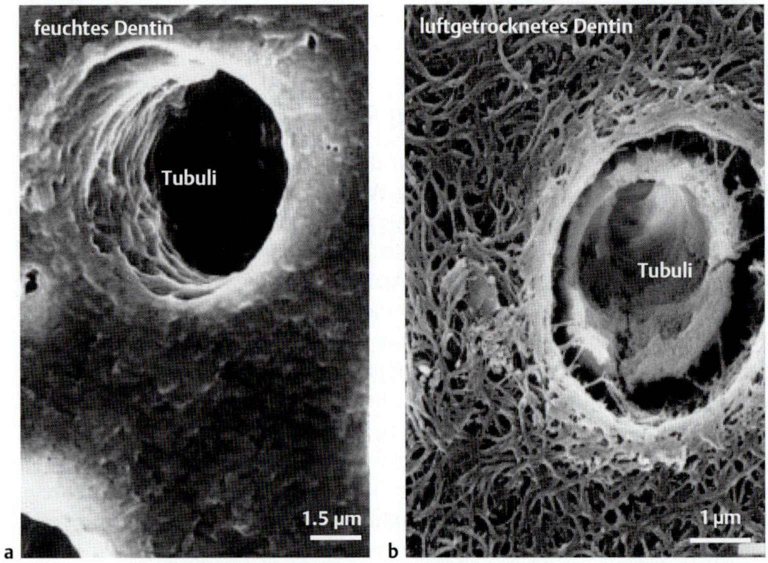

Abb. 14.**10** Rasterelektronenmikroskopische Aufnahmen zur Illustration der Wirkung der (Wasser-)Wet-Bonding-Technik gegenüber einer sanften Lufttrockentechnik. Während bei Etch-and-Rinse-Adhäsiven auf Azetonbasis unbedingt Wet-Bonding eingesetzt werden muss, sind Etch-and-Rinse-Adhäsive auf Wasser- und Äthanolbasis weniger technikempfindlich und können auch mit einer sanften Lufttrockentechnik (die zu automatischer Wiederbefeuchtung führt) appliziert werden.
a feucht
b trocken

dung von wassergefüllten Blasen kommt, die ohne Zweifel die Haftkraft dieser Verbundschicht schwächen [38]. Zudem vermindert übermäßige Feuchtigkeit die Polymerisation des Harzes und verschlechtert damit die mechanischen Eigenschaften der Adhäsivschicht [39].

PRAXISTIPP

In der klinischen Praxis kann eine feuchte Oberfläche am besten erreicht werden, wenn überschüssiges Wasser mit einem kurzen Luftstrahl oder noch besser mit einem Wattekügelchen entfernt wird, sodass die Oberfläche noch immer recht glänzend aussieht, aber sichtbar kein klarer Wasserfilm mehr vorhanden ist.

Wiederbefeuchtung

Es ist eine interessante Beobachtung, dass Primer auf Wasserbasis auf sanft luftgetrocknetem Dentin möglicherweise einen Wiederbefeuchtungseffekt aufweisen (Abb. 14.**10**) [34]. Ihr Wassergehalt rehydriert das luftgetrocknete und daher kollabierte Kollagengeflecht und verwandelt es so in eine lockere Struktur, die von den hydrophilen Monomeren des Primers infiltriert werden kann. Eine Übertrocknung, durch die die säuregeätzte Dentinoberfläche stark dehydriert wird, sollte bei der klinischen Applikation natürlich stets vermieden werden. Daher sollte die Oberfläche sanft getrocknet werden, bis der angeätzte Zahnschmelz mattweiß erscheint und das Dentin seinen Glanz verliert und stumpf wirkt. Der Hauptnachteil dieser (sanften) **Dry-Bonding-Adhäsivtechnik** besteht darin, dass durch die Primer auf Wasserbasis zusätzliches Wasser in die Verbundschicht gelangt. Offensichtlich sollte hiervon so viel wie möglich während der 15 Sekunden Einwirkzeit des Primers entfernt werden, sobald es seine Funktion als Wiederbenetzungsmittel und Trägersubstanz für die Monomere erfüllt hat. Um die Verdunstung der Lösungsmittel in Adhäsiven auf Wasserbasis zu beschleunigen, können Äthanol und Azeton in Kombination mit Wasser als Co-Lösungsmittel eingesetzt werden [40] [41]. Dies lässt darauf schließen, dass zwischen den Wassermolekülen und den Äthanol- bzw. Azetonmolekülen Wasserstoffbrückenbindungen gebildet werden, die die Verdunstung des Lösungsmittels erleichtern. Auf diese Weise reagieren Mehrschritt-Etch-and-Rinse-Adhäsive mit Primern auf Wasserbasis hinsichtlich der Feuchtigkeit der säuregeätzten Dentinoberfläche weniger empfindlich auf Schwankungen ber der technischen Durchführung des Adhäsivverfahrens [34] [37]. Die in zahlreichen Laboruntersuchungen und klinischen Studien von weltweiten unabhängigen Forschungsinstituten wiederholt dokumentierten überlegenen Ergebnisse von Adhäsiven wie OptiBond FL (Kerr) und Syntac Classic (Ivoclar-Vivadent), die nach dem klassischen **3-Schritt-Verfahren Ätzmittel-Primer-Adhäsiv** appliziert werden, hat diesen den Rang als **Goldstandard** eingetragen [14] [42].

MERKE

Mehrschritt-Etch-and-Rinse-Adhäsive mit einem Primer auf Wasserbasis sind im Hinblick auf die technische Ausführung beim Adhäsivverfahren weniger empfindlich. Dies scheint der Hauptgrund dafür zu sein, dass für sie immer wieder überlegene Ergebnisse im Labor und in der klinischen Praxis dokumentiert wurden.

Nanoleakage

Leider scheint selbst mit diesen 3-Schritt-Etch-and-Rinse-Adhäsiven die vollständige Hybridisierung des freiliegenden Kollagengeflechts praktisch nicht erreichbar zu sein.

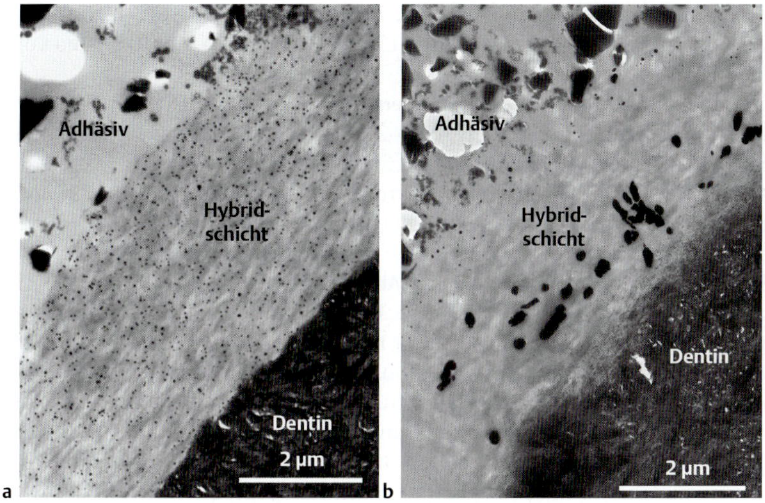

Abb. 14.**11** Transmissionselektronenmikroskopische Aufnahmen zur Illustration, dass Nanoleakage (nach Applikation von Ammoniumsilbernitrat in die Pulpahöhle oder vollständigem Eintauchen des Zahns in Ammoniumsilbernitrat) auch auf der Verbundschicht von Dentin mit dem Goldstandard, einem 3-Schritt-Etch-and-Rinse-Adhäsiv, festgestellt werden kann.
a Ag-Infiltration von der Pulpahöhle ausgehend über 24 h.
b Ag-Infiltration von „außen" über 24 h.

Zahlreiche wissenschaftliche Abhandlungen berichten von „Nanoleakage", d. h. von Hohlräumen im Nanometerbereich innerhalb oder unterhalb der Hybridschicht (Abb. 14.**11**) [43]. Diese entstehen durch Hohlräume um Kollagenfibrillen, die nicht vollständig von Harz umschlossen wurden, oder durch eine unterschiedliche Tiefe der Ätzung und der nachfolgenden Harzinfiltration. Die klinische Bedeutung dieser Befunde ist jedoch unklar.

Jüngere Entwicklungen

Bei jüngeren Studien zur Effizienz der Verbesserung der Dentininfiltration wurde ein neues Lösungsmittel mit der Bezeichnung **tert-Butanol** eingesetzt. Das Ergebnis ist ein innovatives 2-Schritt-Etch-and-Rinse-Adhäsiv (XP Bond, Dentsply). Dieses Adhäsiv ist hinsichtlich des richtigen Feuchtigkeitsgrads der geätzten Oberfläche weit weniger technikempfindlich als seine auf Azeton basierenden Vorläufer [44].

Es ist offensichtlich, dass für die heutige Etch-and-Rinse-Technik Adhäsive erforderlich sind, die hinreichend hydrophil sind, um mit dem von Natur aus feuchten säuregeätzten Dentin interagieren zu können. Diese Anforderung steht in einem gewissen Widerspruch zu dem Erfordernis stärker hydrophober Adhäsive, um die Lebensdauer des Verbunds zu verlängern. Dennoch wird dann weniger Wasser aus dem Dentin und dem Mundmilieu aufgenommen, wodurch die Verbundschicht widerstandsfähiger gegen eine Degradation durch Wasser wird [30] [31]. Ein interessanter Versuch, die Infiltration des säuregeätzten Dentins durch stärker hydrophobe Harze zu optimieren, wurde vor Kurzem als **Äthanol-Wet-Bonding** vorgestellt [45]. Im Wesentlichen umfasst diese Technik einen Zwischenschritt, bei dem (mindestens 1 Minute lang) eine hochkonzentrierte Äthanollösung angewendet wird, sodass das meiste Wasser in dem freiliegenden Geflecht aus Kollagenfibrillen ersetzt wird. Dadurch wird das säuregeätzte Dentin sowohl dehydriert als auch zu einem gewissen Grad hydrophobiert. Durch diese Behandlung ist das säuregeätzte Dentinsubstrat besser dafür präpariert, mehr hydrophobe und somit weniger wasserabsorbierende Harzmonomere aufzunehmen. Es bildet sich also eine stärker hydrophobe Harz-Dentin-Verbundschicht, die – so die Erwartung – im Verlauf der Zeit weniger Wasser aufnimmt und widerstandsfähiger gegen Degradation ist. Diese leider arbeitsaufwendige und daher für die klinische Praxis vielleicht weniger geeignete Technik hat ihren Ursprung in der labortechnischen Vorbereitung von Proben für die elektronenmikroskopische Untersuchung. Insbesondere für die Untersuchung mit dem Transmissionselektronenmikroskop werden Proben im Allgemeinen einer allmählichen und damit langsamen Dehydrierung mit Äthanol in steigenden Konzentrationen unterzogen, bevor sie in äußerst hydrophobe Epoxidharze eingebettet werden. Wie die Entwickler dieses Verfahrens selbst sagen, „sollte die Adhäsion von BisGMA auf säuregeätztem Dentin eher als Machbarkeitsbeleg für ein hydrophobes Dentinadhäsionsverfahren angesehen werden, denn als die Entwicklung einer klinisch praktikablen Adhäsivtechnik" [45]. Die tatsächliche Ähnlichkeit der in ihrer Untersuchung erzielten Ergebnisse dieses experimentellen Äthanol-Wet-Bondings mit denen des oben genannten Goldstandards, des 3-Schritt-Etch-and-Rinse-Adhäsivs OptiBond FL (Kerr), bei dem ein Primer auf Äthanol-Wasser-Basis verwendet wird, ist bemerkenswert. Diese Untersuchung hat daher zumindest zeigen können, dass bei einem Etch-and-Rinse-Primer am besten Äthanol als Lösungsmittel verwendet wird. Außerdem bestätigt sie die allgemeine Überlegenheit des oben genannten Goldstandards unter den Adhäsiven.

Einen anderen eleganten Ansatz für eine mögliche **Reparatur** von beim Etch-and-Rinse-Verfahren unvollständig von Harz infiltrierten Hybridschichten stellt die sogenannte **gesteuerte Geweberemineralisation** dar. Bei dieser Technik wird die adhäsive Verbundschicht über einen längeren Zeitraum mit einem Remineralisationsmittel mit hochkonzentriertem Kalziumphosphat behandelt [46]. Innerhalb von 2–4 Monaten schienen Bereiche innerhalb der Hybridschichten, die von den Adhäsivharzen anfänglich nur schlecht infiltriert waren, zu einem gewissen Grad tatsächlich remineralisiert zu sein. Nachdem die Funktionsweise der gesteuerten Geweberemineralisation nachgewiesen wurde [46], richtet sich die Aufmerksamkeit der Forschung nun zweifelsohne auf die Entwicklung von klinisch geeigneten Methoden. Obgleich eine solche Unterfütterung mit einem Remineralisationsstoff z. B. wirkungsvoll sein könnte, um kariöses Gewebe zu heilen, das absichtlich am Grund der Kavität belassen wurde (um somit die Präparation der Kavität zu minimieren und möglicherweise eine Freilegung der Pulpa zu vermeiden), erscheint die Kombination von Adhäsivverfahren mit Auskleidungsmitteln (zur Reparatur unzulänglicher Hybridschichten) möglicherweise klinisch weniger umsetzbar.

Adhäsion auf Dentin durch die Self-Etch-Technik

Im Gegensatz zu Etch-and-Rinse-Adhäsiven ist bei Self-Etch-Adhäsiven keine gesonderte Ätzphase erforderlich, da sie saure Monomere enthalten, die auf das Zahnsubstrat gleichzeitig als Konditionierer und Primer wirken [4]. Daher wurde diese Technik als benutzerfreundlicher und weniger technikempfindlich angesehen, wodurch die klinischen Ergebnisse zuverlässiger sind, wenngleich in starker Abhängigkeit vom Produkt [22] [47]. Die Ergebnisse mancher selbstätzender Adhäsive sind in der Tat sowohl in vitro als auch in vivo recht zufriedenstellend, weshalb sich Self-Etch-Adhäsive in modernen Zahnarztpraxen einer zunehmenden Beliebtheit erfreuen.

MERKE

Self-Etch-Adhäsive enthalten saure Monomere, die das Zahnsubstrat zugleich als Konditionierer und Primer vorbehandeln [4]. Daher wurde diese Technik als benutzerfreundlicher und weniger technikempfindlich angesehen, doch nicht alle Self-Etch-Adhäsive haben auch in vivo zufriedenstellende Ergebnisse erbracht.

Nomenklatur

Wie bereits erwähnt, hängen die morphologischen Eigenschaften der Adhäsiv-Dentin-Verbundschicht bei Self-Etch-Adhäsiven in hohem Maße davon ab, wie deren funktionelle Monomere mit dem Zahnsubstrat interagieren. Teilweise abhängig vom pH-Wert der selbstätzenden Lösung, variiert die tatsächliche **Wirkungstiefe von Self-Etch-Adhäsiven** auf Dentin zwischen

- **wenigen Hundert Nanometern** bei einem **ultramilden** Self-Etch-System (pH > 2,5), was oft als Nanointeraktion bezeichnet wird [48], z. B. mit AdheSE One (Ivoclar-Vivadent), Clearfil S^3 Bond (Kuraray), G-Bond (GC) und Bond Force (Tokuyama),
- **ca. 1 Mikrometer** bei einem **milden** Self-Etch-System (pH ca. 2), wie Clearfil SE (Kuraray) (Abb. 14.**8**) und Contax (DMG),
- **1–2 Mikrometern** bei einem **mittelstarken** Self-Etch-System (pH 1–2), wie AdheSE (Ivoclar-Vivadent) und OptiBond Solo Self-etch (Kerr) sowie
- **mehreren Mikrometern** bei einem **starken** Self-Etch-System (pH ≤ 1), wie Adper Prompt L-Pop (3 M ESPE).

Starke Self-Etch-Adhäsive wie Adper Prompt L-Pop (3 M ESPE) oder Non Rinse Conditioner (NRC, Dentsply) in Kombination mit Prime&Bond NT (Dentsply) demineralisieren das Dentin recht tief. Die mit diesen Adhäsiven erzeugte Ultrastruktur der Verbundschicht ähnelt der von Etch-and-Rinse-Systemen (2–3 µm dicke Hybridschicht), jedoch mit dem Unterschied, dass die gelösten Kalziumphosphate nicht abgespült, sondern in die Hybridschicht eingebettet werden. Diese starken Self-Etch-Adhäsive folgen Option 2 der Phase II im oben erwähnten Adhäsion-Dekalzifizierung-Modell (Abb. 14.**3**), nämlich einer erheblichen Dekalzifizierung des Dentins, da ihre Verbindung mit dem Hydroxylapatit während Phase I des AD-Modells nicht stabil ist. Die entstandenen Kalziumphosphate sind nicht sehr hydrolysebeständig, wodurch ihre schwache Bindung an Dentin erklärt wird (obwohl sie mit Zahnschmelz eine recht gute Verbindung eingehen). Dies wurde klinisch bestätigt, als die oben genannten starken Self-Etch-Adhäsive eine relativ hohe kurzfristige Verlustrate bei Kompositrestaurationen der Klasse V aufwiesen [47].

Milde Self-Etch-Adhäsive

Am zukunftsträchtigsten ist daher die Weiterentwicklung der milden Self-Etch-Adhäsive, die das Dentin nur partiell demineralisieren (Abb. 14.**8**). Gemäß dem AD-Modell (Abb. 14.**3**) ist die stabile chemische Verbindung des funktionellen Monomers mit Hydroxylapatit mit einer nur beschränkten Delkalzifizierung verknüpft (Phase II, Option 1). Dabei ist das empfindliche Kollagen durch Hydroxylapatit geschützt, mit dem sich das funktionelle Monomer ionisch verbinden kann [17].
Auf Dentin ist die sich bildende Ultrastruktur der Verbundschicht bei milden Self-Etch-Adhäsiven und Glasionomeren gleich [4] [14]. Es bildet sich eine Hybridschicht im Submikronbereich, die noch reichlich Hydroxylapatit enthält (Abb. 14.**2** u. Abb. 14.**8**). Gemäß dem AD-Modell (Abb. 14.**3**) ist Polyalkensäure ein Polymer mit einer Vielzahl von Carboxylgruppen, die wie chemische Hände entlang dem mineralischen Substrat einzelne Kalziumionen greifen. Diese chemische Verbindung in Kombination mit der mikromechanischen Verzahnung durch flache Hybridisierung erklärt die gute Selbstadhäsion von Glasionomeren (auch ohne jegliche Vorbehandlung). Im Hinblick auf Kompositrestaurationen der Klasse V haben Glasionomere die niedrigste jährliche Versagensrate [47]. In ähnlicher Weise verbindet sich das funktionelle Monomer 10-MDP als Teil eines Self-Etch-Adhäsivs über seine Phos-

phatgruppen mit dem Hydroxylapatit und es wurde nachgewiesen, dass es auf der Oberfläche des Hydroxylapatits sogar eine selbst aufgebaute Schichtstruktur bildet, die als **Nanoschichten** (nano-layering) bezeichnet wird (Abb. 14.**3**) [49]. Es wird davon ausgegangen, dass sich diese zusätzliche chemische Bindung der milden selbstätzenden Adhäsive auf die Langlebigkeit des Verbunds besonders vorteilhaft auswirkt [50].

Außerdem bilden milde und ultramilde Self-Etch-Adhäsive kaum „resin tags" bzw. verursachen höchstens eine leichte Demineralisation der Schmierpfropfen in den Dentinkanälchen mit anschließender Harzinfiltration. Es wird vermutet, dass dieser Effekt zu einem wesentlichen Teil dazu beiträgt, dass das Risiko einer Übersensibilität nach der Behandlung mit milden Self-Etch-Adhäsiven üblicherweise deutlich geringer ist, was im Gegensatz zur von Zahnärzten häufiger dokumentierten Übersensibilität nach der Behandlung mit Etch-and-Rinse-Adhäsiven steht.

Weitere Fortschritte in der Adhäsivtechnik sollten daher aus der Synthetisierung funktioneller Monomere zu erwarten sein, die nicht nur einen dauerhaften chemischen Verbund mit dem Dentin, sondern auch mit dem Zahnschmelz bilden können [51]. Letzteres ist der wesentliche Schwachpunkt der milden Self-Etch-Adhäsive. Wie bereits erwähnt, ist bei den heutigen Adhäsiven noch immer ein gewisses Mindestmaß an mikromechanischer Verzahnung mit dem Zahnschmelz durch Anätzen erforderlich, was die derzeitigen milden Self-Etch-Adhäsive möglicherweise nicht ausreichend erzielen (Abb. 14.**7** u. Abb. 14.**8**,**a**). Die Kombination aus Etch-and-Rinse-Verfahren für den Zahnschmelz und Self-Etch-Verfahren für Zahnschmelz und Dentin stellt sich als die beste Alternative dar und wurde in der zahnärztlichen Praxis auch bereits häufig eingesetzt [22].

PRAXISTIPP

Das selektive Anätzen von Zahnschmelzrändern mit Phosphorsäure, gefolgt von einer Behandlung des Zahnschmelzes und des Dentins mit einem milden Self-Etch-Verfahren, sollte heute als das erfolgreichste Adhäsivverfahren betrachtet werden [51]. Im Grunde wird hierbei eine 2-Schritt- in eine 3-Schritt-Technik umgewandelt.

Mechanismen der Verbunddegradation

Für mehrere derzeit verfügbare Dentaladhäsive wurde nachgewiesen, dass sie zwar kurzfristig einen zuverlässigen Verbund herstellen, jedoch nicht immer auch langfristig [30] [31]. Tatsächlich bestätigt die aktuelle Fachliteratur, dass die sofort nach der Verarbeitung gemessenen Werte für die Haftfestigkeit nicht immer mit der **langfristigen Verbundstabilität** korrelieren [42]. Die Lebensdauer einer Adhäsionsrestauration hängt sehr stark davon ab, wie widerstandsfähig die Adhäsivschicht gegen Degradation ist. Diese kann bereits nach relativ kurzer Zeit einsetzen, je nach Handhabung des Adhäsivs, seiner Zusammensetzung und dem eingesetzten Verfahren. Tatsächlich gibt es heute kein Adhäsiv und kein Verfahren, das eine Verbundschicht erzeugen kann, die gegen Degradation absolut immun ist. Daher sind viele Forschungsprojekte derzeit auf die Verbesserung der Verbundlebensdauer gerichtet. Im Hinblick auf die Degradation scheint die Hybridschicht der anfälligste Teil einer Kompositrestauration zu sein. Innerhalb der Hybridschicht lassen sich 2 Degradationsmuster beobachten: Harzverlust aus Interfibrillarräumen und Desorganisation von ungeschützten Kollagenfibrillen [30] [31]. Eine solche Degradation kann durch die Hydrolyse des Harzes oder Kollagens entstehen und dadurch die physikalischen Eigenschaften der Harz-Dentin-Verbundschicht schwächen.

MERKE

Die aktuelle Herausforderung in der adhäsiven Zahnmedizin liegt in der Entwicklung einer im Hinblick auf Degradation stabileren Verbundschicht, wodurch das langfristige klinische Ergebnis der restaurativen Behandlung besser vorhersagbar wird.

Die Degradation des Kollagens innerhalb der Hybridschicht erfolgt nicht nur durch die Aktivität von Kollagenasen, die in vivo von Bakterien gebildet werden, sondern auch durch vom Wirt stammende Enzyme, die durch bestimmte Adhäsivverfahren freigesetzt und iatrogen aktiviert werden [52]. Solche kollagenolytischen und gelatinolytischen Aktivitäten werden durch endogene Enzyme ausgelöst, die in der mineralisierten Dentinmatrix natürlich vorkommen und als sogenannte **Matrix-Metalloproteinasen (MMP)** bekannt sind. Es wurde nachgewiesen, dass die Säureätzung des Dentins im Rahmen von Adhäsivverfahren solche MMP freisetzt und aktiviert [53] [54], die möglicherweise nicht von Harz umhüllte Kollagenfasern in der Hybridschicht teilweise zersetzen. Phosphorsäure denaturiert die MMP-Aktivität wahrscheinlich genauso schnell, wie sie MMP freisetzt, sodass es nur zu sehr geringer gelatinolytischer Aktivität kommt. In der Tat scheint es, dass pH-Werte nahe null jegliche durch die Säureätzung hervorgerufene gelatinolytische Aktivität unterbinden [53]. Auf der anderen Seite aktivieren milde Self-Etch-Adhäsive (pH ≥ 2) möglicherweise MMP weit über das aktivitätsfreie Niveau, sind dabei jedoch nicht sauer genug, um die MMP zu denaturieren [55]. Eine einfache Methode, um die Verbundschicht vor solcher enzymatischer Degradation zu schützen, ist die Verwendung von MMP-Inhibitoren. Einer von diesen – Chlorhexidin – ist in der zahnärztlichen Praxis bereits weit gebräuchlich und scheint sowohl in vitro als auch in vivo wirksam zu sein [56] [57]. Wie lange diese Inhibition wirksam bleibt, muss jedoch noch untersucht werden. Die tatsächliche klinische Relevanz dieses enzymatischen Abbaus der Hybridschicht könnte jedoch weniger dramatisch sein als in manchen wissenschaftlichen Abhandlungen angedeutet wird. Solche endogenen Enzyme nehmen mit zunehmendem Alter allmählich ab und verschwinden im Allgemeinen vor dem Ende des 40. Lebensjahres [58].

MERKE

Strategien zur Stärkung der Widerstandskraft der adhäsiven Verbundschicht gegen Degradation:

- Intensivierung der chemischen Wechselwirkung zwischen Monomeren und Zahnkomponenten
- Verbesserung der Infiltration des demineralisierten Dentins mit dem Harz
- Reduzierung der Durchlässigkeit der Verbundschicht
- Optimierung des Polymerisierungsgrads des Harzes
- Vermeidung des Auftretens von Phasentrennung
- Verhinderung der Aktivierung endogener kollagenolytischer Enzyme

Adhäsion auf kariösem Dentin

Außer in Fällen traumatischer Zahnverletzungen oder ästhetischer Zahnkorrekturen muss bei der adhäsiven Zahnrestauration zumeist ein Verbund mit kariösem Dentin hergestellt werden. Wie oben bereits erwähnt, verbinden sich moderne Adhäsive durch Hybridisierung wirkungsvoll mit gesundem Dentin, doch ist dieser Adhäsionsmechanismus nach wie vor langfristig anfällig. Der Verbund mit kariösem Dentin ist sogar noch weniger vorhersagbar und dauerhaft. Allgemein gesagt, führt ein Kariesbefall des Dentins zu einer geringeren Haftfestigkeit [59]. Dies hängt mit den Veränderungen zusammen, die infolge der Kariesprogression im Substrat stattfinden. Die Verringerung des Mineralgehalts und ein Verlust an Kristallinität der verbleibenden Mineralphase in Verbindung mit den Veränderungen in der Sekundärstruktur von Kollagen resultieren in einem Dentinsubstrat mit einer geringeren Härte und einem niedrigeren Elastizitätsmodul als gesundes Dentin. Daraus ergibt sich eine geringere mechanische Belastbarkeit. Zudem verändert auch die Ablagerung von Mineraleinlagerungen, namentlich von β-Trikalziumphosphaten (sogenannten Whitlockiten), in den Dentinkanälchen während der Kariesprogression das Ätzmuster und somit die Fähigkeit der Monomere, in die Dentinkanälchen einzudringen. Tatsächlich wurde festgestellt, dass die Haftfestigkeit von Adhäsiven an kariösem Dentin umgekehrt proportional zum Grad der Kariesprogression ist, wobei die Haftfestigkeit bei **infiziertem kariösem Dentin** am geringsten ist. Letzteres hängt offenkundig mit der äußerst geringen Kohäsionsstärke des Dentins infolge des geringen Mineralisationsgrads und der Desorganisation der Kollagenmatrix zusammen. Ein Verbund mit stark kariösem und weichem Dentin ist klinisch jedoch selten indiziert. Wie sich der Verbund mit nur teilweise entferntem kariösen Dentin auf die Haltbarkeit des Verbunds und die Restauration der Zähne auswirkt, ist jedoch unklar. Daher erscheint die schrittweise Exkavation und Füllung mit Zementen im Vergleich zur Versiegelung in weichem Dentin bei tiefen kariöse Läsionen die bessere Wahl zu sein, solange keine klinischen Untersuchungsergebnisse vorliegen (Kap. **18**).

MERKE

Gründe für die geringere Verbundfestigkeit auf kariösem Dentin gegenüber gesundem Dentin:

- Geringere Härte und niedrigeres Elastizitätsmodul führen zu schlechteren Ergebnissen bei mechanischer Beanspruchung.
- Ablagerung von Mineraleinlagerungen in den Dentinkanälchen verändert das Ätzmuster.

Insgesamt betrachtet – und unabhängig von der gewählten Methode der Kariesexkavation – lautet die klinische Empfehlung weiterhin, die Ränder der Kavität in sauberem, gesundem Gewebe abzuschließen, um mit Adhäsiven ein optimales Ergebnis zu erzielen, dabei jedoch bei der Kariesexkavation so wenig invasiv wie möglich zu sein und im Hinblick auf den Erhalt von gesundem Gewebe so konservativ wie möglich vorzugehen.

Ergebnisse in der klinischen Praxis

Laboruntersuchungen sind zwar wichtig, um klinische Ergebnisse von Biomaterialien vorherzusagen, doch bleiben klinische Studien weiterhin die zuverlässigste Methode, um die klinische Wirksamkeit einer restaurativen Behandlung wissenschaftlich zu belegen [47]. Die Beliebtheit von **Studien in vitro** im Bereich der adhäsiven Zahnmedizin kann teilweise der raschen Entwicklung der Dentaladhäsivtechnik und dem daraus resultierenden raschen Wechsel zugeschrieben werden. Dies verleitet Hersteller häufig dazu, ein Nachfolgeprodukt bereits auf den Markt zu bringen, noch bevor die klinischen Studien des Vorgängerprodukts (zumindest die Langzeitstudien) abgeschlossen wurden. Bei **In-vivo-Untersuchungen** liegen alle möglichen Alterungsfaktoren gleichzeitig vor, wodurch beurteilt werden kann, ob ein Adhäsiv die Anforderungen in der klinischen Praxis tatsächlich zuverlässig erfüllt. Die Retention, die Integrität der Restaurationsränder und klinisches Mikroleakage sind üblicherweise zentrale Parameter, die dokumentiert werden, um auf dieser Grundlage die klinische Wirksamkeit eines Adhäsivs zu beurteilen.

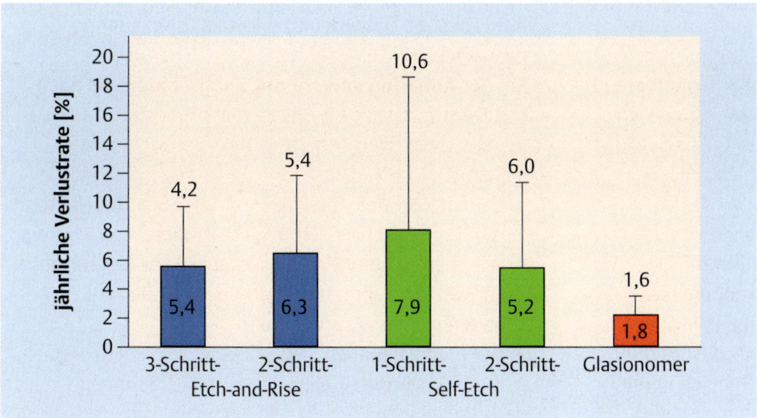

Abb. 14.**12** Durchschnittliche jährliche Verlustraten (Verlust der Restauration) der unterschiedlichen Adhäsivverfahren bei Kompositrestaurationen der Klasse V [47].

MERKE

Klinische Studien bleiben nach wie vor die zuverlässigste Methode, um die klinische Wirksamkeit einer restaurativen Behandlung wissenschaftlich zu belegen. Allerdings konnten jüngst in 2 Metaanalysen recht sinnvolle Korrelationen zwischen Daten zur Alterung der Verbundfestigkeit und Retentionsraten von 5 Jahre alten Restaurationen der Klasse V aufgezeigt werden [42].

Die besten Ergebnisse hinsichtlich der Retention (das objektivste Kriterium für die Beurteilung der klinischen Wirksamkeit) wurden bisher mit **Glasionomeren** erzielt (Abb. 14.**12**). Trotz der hervorragenden klinischen Ergebnisse in puncto Retention bei Klasse V Kavitäten sind Glasionomere ästhetisch weniger ansprechend und haben schlechtere physikalisch-mechanische Eigenschaften, durch die es klinisch notwendig werden kann, dass sie früher ersetzt werden müssen als Restaurationsmaterialien auf Harzbasis. Dies ist häufig bei Klasse I und Klasse II Kavitäten der Fall (Kap. **19**).

Neben den Glasionomeren haben **3-Schritt-Etch-and-Rinse-Adhäsive** gute klinische Ergebnisse erzielt (Abb. 14.**12**) [47]. Die klinische Langlebigkeit von 3-Schritt-Etch-and-Rinse-Adhäsiven bestätigt ihre insgesamt überlegenen Ergebnisse aus Laboruntersuchungen, bei denen sie als Goldstandard angesehen und als Kontrollgröße zur Beurteilung der Ergebnisse mit neuen Adhäsiven herangezogen werden.

Nach demselben Standard reichen **milde 2-Schritt-Self-Etch-Adhäsive** hinsichtlich der niedrigen jährlichen Verlustrate annähernd an 3-Schritt-Etch-and-Rinse-Adhäsive heran (Abb. 14.**12**) [47]. Ihre Eigenschaft, eine dünne, aber einheitliche Hybridschicht zu bilden, in Kombination mit ihrer Fähigkeit, eine chemische Verbindung mit dem Dentinsubstrat einzugehen, scheint bei ihrer langfristigen Widerstandsfähigkeit gegen hydrolytische Degradation eine wichtige Rolle zu spielen. Allgemein variieren die klinischen Ergebnisse solcher selbstätzenden Adhäsive zwischen verschiedenen Studien nur geringfügig, was darauf hinweist, dass sie nicht sehr technikempfindlich sind. Betrachtet man milde Self-Etch-Adhäsive für sich allein, war ihre jährliche Verlustrate sogar teilweise genauso niedrig wie die von Glasionomeren [42].

Generell sind die Ergebnisse von 2-Schritt-Etch-and-Rinse-Adhäsiven weniger gut als die der herkömmlichen 3-Schritt-Variante [47]. Laboruntersuchungen haben dies bestätigt und bringen die schlechteren Ergebnisse mit der größeren Hydrophilie und dem geringeren Hybridisierungspotenzial in Verbindung. Bisher wurden für die jüngste Generation der One-Step-Adhäsive eher unzureichende klinische Ergebnisse festgestellt. Die Retentionswerte variieren sehr stark, was darauf hinweist, dass sie trotz ihrer größeren Benutzerfreundlichkeit sehr technikempfindlich sind (Abb. 14.**12**). Diese niedrigere Haftfestigkeit muss in Zusammenhang mit den zahlreichen kritischen Punkten gesehen werden, die hier zur Sprache gebracht wurden.

MERKE

Es ist bemerkenswert, dass – unabhängig von der Anzahl der Applikationsschritte – mit Etch-and-Rinse-Adhäsiven auf Azetonbasis weniger zufriedenstellende Ergebnisse erzielt werden als mit den Alternativprodukten auf Wasser- und Äthanolbasis. Die oben erwähnte große Technikempfindlichkeit von Adhäsiven auf Azetonbasis muss der Grund für die schlechten langfristigen klinischen Ergebnisse sein.

ZUSAMMENFASSUNG

Die Entwicklung und Synthese funktioneller Monomere ist ohne Zweifel ein erfolgversprechender Weg zu neuen und verbesserten Adhäsivtechniken. In der Tat sind viele der heute durchgeführten Studien zu Dentaladhäsivtechniken empirische Laboruntersuchungen der Verbundfestigkeit verschiedener Kombinationen von adhäsiven Lösungen auf Zahnschmelz und Dentin. Die jeweilige Zusammensetzung von Adhäsiven, die die besten Ergebnisse erzielt, ist üblicherweise schnell auf dem Markt erhältlich. Dort bestätigen sich die überlegenen Laborergebnisse des Produkts hoffentlich in unabhängigen randomisierten kontrollierten klinischen Studien. Ein umfangreiches Wissen über die zugrunde liegenden Mechanismen der Haftung auf Zahnschmelz und Dentin wurde durch zahlreiche Untersuchungen von Adhäsiv-Zahn-Verbundschichten mit unterschiedlichsten Mikroskopieverfahren erworben. Im Gegensatz dazu wurden die tatsächlichen Wechselwirkungen in der Verbundschicht auf Molekularebene kaum untersucht. Viele grundlegende Fragen bleiben noch immer unbeantwortet, z. B. warum bestimmte funktionelle Monomere ein besseres Adhäsionspotenzial haben als andere und warum milde Self-Etch-Adhäsive mit zusätzlichen chemischen Bindungen auf Zahnschmelz keine besseren Ergebnisse erzielen. Daher ist es für den Entwurf und die Entwicklung von Dentaladhäsiven in der Zukunft von grundlegender Bedeutung, die **molekularen Wechselwirkungen in der Verbundschicht** genauer zu erforschen.

In der Adhäsivtechnik wurden in den letzten 10 Jahren große Fortschritte gemacht. Angesichts der gravierenden Mängel, mit denen All-in-one-Self-Etch-Adhäsive behaftet sind, sind **herkömmliche 3-Schritt-Etch-and-Rinse-Adhäsive sowie 2-Schritt-Self-Etch-Adhäsive** nach wie vor die Messlatte für Dentaladhäsive in der täglichen zahnärztlichen Praxis. Für die Adhäsion auf Zahnschmelz sind Etch-and-Rinse-Techniken eindeutig vorzuziehen. Dies weist darauf hin, dass eine einfache mikromechanische Wechselwirkung ausreichend ist, um einen haltbaren Verbund mit dem Zahnschmelz herzustellen. Für die Adhäsion auf Dentin erzielen milde Self-Etch-Adhäsive die besten Ergebnisse, da sie Hydroxylapatit um das Kollagen belassen und damit zusätzliche chemische Verbindungen eingehen. Eine solche enge chemische Wechselwirkung auf Intermolekularebene trägt höchstwahrscheinlich am meisten zur Langlebigkeit dieses Verbunds bei.

Parallel zu der raschen Entwicklung von Mehr-Schritt-Adhäsiven zu 1-Schritt-Adhäsiven durchliefen Befestigungskomposite für die adhäsive Befestigung indirekter Keramikrestaurationen eine ähnliche Entwicklung zu benutzerfreundlichen und weniger technikempfindlichen 1-Schritt-Befestigungsmitteln. Dadurch ist für diese selbstadhäsiven Befestigungskomposite keine Vorbehandlung des Zahnsubstrats erforderlich. Dies lässt auch die Entwicklung selbstadhäsiver Komposite näherrücken.

Bei der **Adhäsion sowohl mit Zahnschmelz als auch mit Dentin** scheint ein Ansatz mit 3 Schritten, und zwar

- dem selektiven Anätzen des Zahnschmelzes (1. Schritt),
- gefolgt von der Applikation eines 2-Schritt-Self-Etch-Adhäsivs einschließlich eines selbstätzenden Primers mit chemischem Bindungspotenzial sowohl auf dem angeätzten Zahnschmelz als auch auf dem nicht geätzten Dentin (2. Schritt) und
- der abschließenden Versiegelung mit einem separaten lösungsmittelfreien Haftmittel (3. Schritt),

derzeit die beste Wahl zu sein, um einen wirkungsvollen und dauerhaften Verbund mit beiden Geweben zu erzielen.

LITERATUR

1. Buonocore MG. A simple method of increasing the adhesion of acrylic filling materials to enamel surfaces. J Dent Res 1955; 34: 849–853
2. Brudevold F, Buonocore M, Wileman W. A report on a resin composition capable of bonding to human dentin surfaces. J Dent Res 1956; 35: 846–851
3. McLean JW, Kramer IRH. A clinical and pathological evaluation of a sulphinic acid activated resin for use in restorative dentistry. Br Dent J 1952; 18; 93: 255–269
4. Van Meerbeek B, Van Landuyt K, De Munck J et al. Adhesion to Enamel and Dentin. In: Summit J, Robbins J, Hilton T, Schwartz R, eds. Fundamentals of Operative Dentistry. 3 rd ed. Illinois: Quintessence Publishing; 2006: 183–260
5. Bowen RL. Adhesive bonding of various materials to hard tooth tissues. II. Bonding to dentin promoted by a surface-active comonomer. J Dent Res 1965; 44: 895–902
6. Eliades GC, Caputo AA, Vougiouklakis GJ. Composition, wetting properties and bond strength with dentin of 6 new dentin adhesives. Dent Mater 1985; 1: 170–176
7. Fusayama T, Nakamura M, Kurosaki N et al. Non-pressure adhesion of a new adhesive restorative resin. J Dent Res 1979; 58: 1364–1370
8. Stanley HR, Going RE, Chauncey HH. Human pulp response to acid pretreatment of dentin and to composite restoration. J Am Dent Assoc 1975; 91: 817–825
9. Van Landuyt KL. Optimization of the chemical composition of dental adhesives. Towards a simplified and durable, universal enamel/dentin adhesive [PhD thesis]. Leuven: Katholieke Universiteit Leuven; 2008
10. Van Landuyt K, De Munck J, Snauwaert J et al. Monomer-solvent phase separation in one-step self-etch adhesives. J Dent Res 2005; 84: 183–188
11. Van Landuyt KL, Snauwaert J, De Munck J et al. Origin of Interfacial Droplets with One-step Adhesives. J Dent Res 2007; 86: 739–744
12. Tay FR, Pashley DH, Suh BI. Single-step adhesives are permeable membranes. J Dent 2002; 30: 371–382

13. Nishiyama N, Tay FR, Fujita K et al. Hydrolysis of functional monomers in a single-bottle self-etching primer – correlation of 13C NMR and TEM findings. J Dent Res 2006; 85: 422–426
14. Van Meerbeek B, De Munck J, Yoshida Y et al. Buonocore memorial lecture. Adhesion to enamel and dentin: current status and future challenges. Oper Dent 2003; 28: 215–235
15. De Munck J. An in vitro and in vivo study on the durability of biomaterial-tooth bonds [PhD thesis]. Leuven: Katholieke Universiteit Leuven; 2004
16. Yoshida Y, Van Meerbeek B, Nakayama Y et al. Evidence of chemical bonding at biomaterial-hard tissue interfaces. J Dent Res 2000; 79: 709–714
17. Yoshida Y, Nagakane K, Fukuda R et al. Comparative study on adhesive performance of functional monomers. J Dent Res 2004; 83: 454–458
18. Yoshida Y, Van Meerbeek B, Nakayama Y et al. Adhesion to and decalcification of hydroxyapatite by carboxylic acids. J Dent Res 2001; 80: 1565–1569
19. Gwinnett AJ, Matsui A. A study of enamel adhesives. The physical relationship between enamel and adhesive. Arch Oral Biol 1967; 12: 1615–1620
20. De Munck J, Van Meerbeek B, Yoshida Y et al. Four-year water degradation of total-etch adhesives bonded to dentin. J Dent Res 2003; 82: 136–140
21. Perdigao J, Geraldeli S. Bonding characteristics of self-etching adhesives to intact versus prepared enamel. J Esthet Restor Dent 2003; 15: 32–41
22. Peumans M, De Munck J, Van Landuyt KL. Eight-year clinical evaluation of a 2-step self-etch adhesive with and without selective enamel etching. Dent Mater 2010; 26: 1176–1184
23. Van Landuyt KL, Kanumilli P, De Munck J et al. Bond strength of a mild self-etch adhesive with and without prior acid-etching. J Dent 2006; 34: 77–85
24. Pashley DH, Tao L, Boyd L et al. Scanning electron microscopy of the substructure of smear layers in human dentine. Arch Oral Biol 1988; 33: 265–270
25. Ermis RB, De Munck J, Cardoso MV et al. Bond strength of self-etch adhesives to dentin prepared with three different diamond burs. Dent Mater 2008; 24: 978–985
26. Cardoso MV, Coutinho E, Ermis RB et al. Influence of dentin cavity surface finishing on micro-tensile bond strength of adhesives. Dent Mater 2008; 24: 492–501
27. Yoshiyama M, Carvalho R, Sano H et al. Interfacial morphology and strength of bonds made to superficial versus deep dentin. Am J Dent 1995; 8: 297–302
28. Van Meerbeek B, Van Landuyt K, De Munck J et al. Technique-sensitivity of contemporary adhesives. Dent Mater J 2005; 24: 1–13
29. Finger WJ, Balkenhol M. Practitioner variability effects on dentin bonding with an acetone-based one-bottle adhesive. J Adhes Dent 1999; 1: 311–314
30. De Munck J, Van Landuyt K, Peumans M et al. A critical review of the durability of adhesion to tooth tissue: methods and results. J Dent Res 2005; 84: 118–132
31. Breschi L, Mazzoni A, Ruggeri A et al. Dental adhesion review: Aging and stability of the bonded interface. Dent Mater 2008; 24: 90–101
32. Nishiyama N, Suzuki K, Komatsu K et al. A 13C NMR study on the adsorption characteristics of HEMA to dentinal collagen. J Dent Res 2002; 81: 469–471
33. Xu J, Stangel I, Butler IS et al. An FT-Raman spectroscopic investigation of dentin and collagen surfaces modified by 2-hydroxyethylmethacrylate. J Dent Res 1997; 76: 596–601
34. Van Meerbeek B, Yoshida Y, Lambrechts P et al. A TEM study of two water-based adhesive systems bonded to dry and wet dentin. J Dent Res 1998; 77: 50–59
35. Kanca J. Improving bond strength through acid etching of dentin and bonding to wet dentin surfaces. J Am Dent Ass 1992; 123: 35–43
36. Tay FR, Gwinnett AJ, Pang KM et al. Resin permeation into acid-conditioned, moist, and dry dentin: a paradigm using water-free adhesive primers. J Dent Res 1996; 75: 1034–1044
37. Tay FR, Gwinnett JA, Wei SH. Micromorphological spectrum from overdrying to overwetting acid-conditioned dentin in water-free acetone-based, single-bottle primer/adhesives. Dent Mater 1996; 12: 236–244
38. Ikeda T, De Munck J, Shirai K et al. Effect of evaporation of primer components on ultimate tensile strengths of primer-adhesive mixture. Dent Mater 2005; 21: 1051–1058
39. Wang Y, Spencer P. Hybridization efficiency of the adhesive/dentin interface with wet bonding. J Dent Res 2003; 82: 141–145
40. Moszner N, Salz U, Zimmermann J. Chemical aspects of self-etching enamel-dentin adhesives: A systematic review. Dent Mater 2005; 21: 895–910
41. Van Landuyt KL, Snauwaert J, De Munck J et al. Systematic review of the chemical composition of contemporary dental adhesives. Biomaterials 2007; 28: 3757–3785
42. Van Meerbeek B, Peumans M, Poitevin A et al. Relationship between bond-strength tests and clinical outcomes. Dent Mater 2010; 26: e100–e121
43. Tay FR, Pashley DH. Water treeing – a potential mechanism for degradation of dentin adhesives. Am J Dent 2003; 16: 6–12
44. Van Meerbeek B, De Munck J, Van Landuyt KL et al. Dental Adhesives and Dental Performances. In: Curtis RV, Watson TF, eds. Dental Biomaterials. Imaging, Testing and Modelling. Cambridge: Woodhead Publishing; 2008: 81–111
45. Tay FR, Pashley DH, Kapur RR et al. Bonding BisGMA to dentin-a proof of concept for hydrophobic dentin bonding. J Dent Res 2007; 86: 1034–1039
46. Tay FR, Pashley DH. Guided tissue remineralisation of partially demineralised human dentine. Biomaterials 2008; 29: 1127–1137
47. Peumans M, Kanumilli P, De Munck J et al. Clinical effectiveness of contemporary adhesives: a systematic review of current clinical trials. Dent Mater 2005; 21: 864–881
48. Koshiro K, Sidhu SK, Inoue S et al. New concept of resin-dentin interfacial adhesion: the nanointeraction zone. J Biomed Mater Res B Appl Biomater 2006; 77: 401–408
49. Yoshihara K, Yoshida Y, Nagaoka N et al. Nano-controlled molecular interaction at adhesive interfaces for hard tissue reconstruction. Acta Biomater 2010; 6: 3573–3582
50. Van Meerbeek B, Yoshihara K, Yoshida Y et al. State of the art of self-etch adhesives. Dent Mater 2011; 27: 17–28

51. Inoue S, Koshiro K, Yoshida Y et al. Hydrolytic stability of self-etch adhesives bonded to dentin. J Dent Res 2005; 84: 1160–1164
52. Pashley DH, Tay FR, Yiu C et al. Collagen degradation by host-derived enzymes during aging. J Dent Res 2004; 83: 216–221
53. Nishitani Y, Yoshiyama M, Wadgaonkar B et al. Activation of gelatinolytic/collagenolytic activity in dentin by self-etching adhesives. Eur J Oral Sci 2006; 114: 160–166
54. De Munck J, Van den Steen PE, Mine A et al. Inhibition of enzymatic degradation of adhesive-dentin interfaces. J Dent Res 2009; 88: 1101–1106
55. De Munck J, Mine A, Van den Steen PE et al. Enzymatic degradation of adhesive-dentin interfaces produced by mild self-etch adhesives. Eur J Oral Sci 2010; 118: 494–501
56. Gendron R, Grenier D, Sorsa T et al. Inhibition of the activities of matrix metalloproteinases 2, 8, and 9 by chlorhexidine. Clin Diagn Lab Immunol 1999; 6: 437–439
57. Carrilho MR, Geraldeli S, Tay F et al. In vivo preservation of the hybrid layer by chlorhexidine. J Dent Res 2007; 86: 529–533
58. Martin-De Las HS, Valenzuela A, Overall CM. The matrix metalloproteinase gelatinase A in human dentine. Arch Oral Biol 2000; 45: 757–765
59. De Almeida Neves A, Coutinho E, Vivan Cardoso M et al. Current concepts and techniques for caries excavation and adhesion to residual dentin. J Adhes Dent 2011; 2–22

Fissurenversiegelung

H. Eggertsson

15

Einleitung

Seit der Einführung der Fissurenversiegelung in die Zahnheilkunde sind nun schon mehr als 4 Jahrzehnte vergangen. Diese Entwicklung läutete auch gleichzeitig das Zeitalter der adhäsiven Zahnmedizin ein [1] (Kap. **14** u. Kap. **19**). Wegen ihres großen Einflusses auf die restaurative und präventive Zahnheilkunde muss die adhäsive Zahnmedizin als ein bahnbrechender Fortschritt betrachtet werden, vergleichbar mit der Einführung des Röntgenbilds oder von schnell rotierenden Winkelstücken. Nur wenige Konzepte haben unsere Auffassung über das Krankheitsmanagement, die Art, wie wir unsere Patienten behandeln und wie zahnmedizinische Gruppenprophylaxe durchgeführt wird, stärker verändert.

Für die Entstehung von kariösen Läsionen zählen die **Grübchen und Fissuren** zu den verwundbarsten Bereichen des Zahns. Sie lassen sich nur schwer reinigen und stellen ein ideales **Retentionsgebiet für Plaque** dar. Im Vergleich zu heute bestanden im späten 19. und frühen 20. Jahrhundert völlig unterschiedliche Konzepte zur Primär- und Sekundärprävention der Karies [2]. Beispielsweise wurde mit Hilfe einer „prophylaktischen Odontotomie" angestrebt, so viel von der Zahnstruktur zu entfernen, dass sich Plaque dort gar nicht erst ansammeln konnte [3] um somit unmittelbar „nach dem Zahndurchbruch frühestmöglicher Insertion eine kleine Füllung in die Fissuren zu inseriern, unabhängig davon, ob diese Zähne kariös oder nicht kariös waren, um eine Karies größeren Ausmaßes zu verhindern [4]. Abb. 15.**1** zeigt derartige **„Amalgam-Versiegelungen"**, die älter sind als ein halbes Jahrhundert und schon alle Anforderungen erfüllen, die man an Versiegelungen als Mittel zur Verhinderung eventueller Schädigungen durch Karies stellen kann. Brucker [5] kritisierte, dass diese Verfahren, die auf der unwissenschaftlichen Annahme basierten, dass sich 98% dieser Fissuren kariös entwickeln würden, als routinemäßige Praxis übernommen und auf der ganzen Welt durchgeführt wurden.

Hintergrund: Bei seiner Kritik der „prophylaktischen Odontotomie" und primär präventiven Insertion von Amalgamfüllungen wandte sich Brucker insbesondere gegen den Einsatz von Zahnsonden als diagnostisches Hilfsmittel, da „die selbstverständliche Annahme, dass Zähne schon von Karies befallen sind oder befallen werden können, wo das Instrument auch immer „steckenbleibt", eine bedauernswerte Einstellung ist ... [und] ... in der wissenschaftlichen Zahnheilkunde keinen Platz haben sollte" [5]. Zur vorsichtigen taktilen Erfassung der Oberflächenrauigkeit ist der Einsatz einer grazilen Sonde aber durchaus sinnvoll (s. Kap. **5**).

In dieser Atmosphäre begann **Buonocore** damit, Mittel und Wege zu finden, mithilfe derer ein Material direkt auf dem okklusalen Schmelz haften könnte (s. Kap. **14** u. Kap. **19**). Er drückte dies folgendermaßen aus: „Ein solches Material würde Retentions- und Widerstandsformen beim Präparieren unnötig machen und Grübchen, Fissuren und initiale kariöse Läsionen könnten auf effektive Weise versiegelt werden" [6]. Unter anderem wurde mit Silikat- und Kupferzement experimentiert. Buonocores Innovation war die Einführung der Vorbehandlung der Schmelzoberfläche mit einer schwachen Säure und die anschließende Aufbringung eines niedrig viskösen organischen Kunststoffverrieglers, der dann polymerisiert wurde. Über die ersten Jahre der Erforschung der Thematik ist eine großartige Übersicht veröffentlicht worden [7].

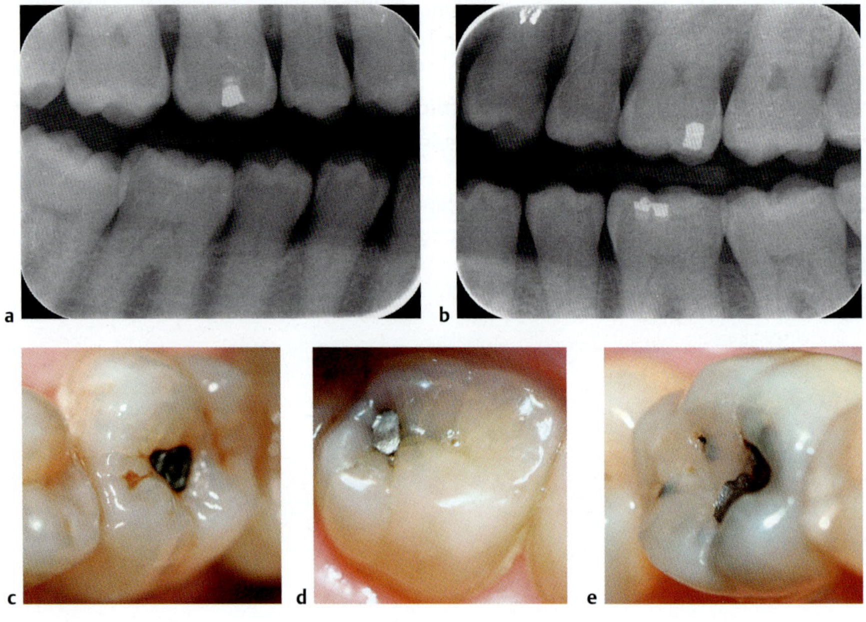

Abb. 15.**1** Diese kleinen Amalgamfüllungen oder auch „Amalgam-Versiegelungen" wurden als primäre Präventivmaßnahmen im Falle eines als erhöht angesehenen Kariesrisikos schon vor mehr als 60 Jahren gelegt. Die Bissflügelröntgenbilder (**a**, **b**) verdeutlichen die geringe Extension der Füllungen in das Dentin. Trotz klinisch aufgeworfener Ränder (**c–e**) ist röntgenologisch (**a**, **b**) keine Radioluzenz unterhalb der Füllung erkennbar.

a Bissflügelaufnahme rechts
b Bissflügelaufnahme links
c Zahn 16
d Zahn 26
e Zahn 36

Für die ersten Versiegelungen wurde 1967 Cyanoacrylat benutzt. Das Material wies aber keine ausreichende Adhäsionskraft auf und degradierte im Mund aufgrund seiner Feuchtigkeitsintoleranz. Daher wurde es durch Bis-GMA-Harze ersetzt [8], wobei die 1. Generation der Versiegelungen mit ultraviolettem Licht gehärtet wurden und bei der 2. Generation chemisch härtendes Harz verwendet wurde. Bei den folgenden Generationen wurden **lichthärtende Versiegelungen** eingesetzt, die auch heute noch am häufigsten benutzt werden. Auch andere Materialien, vor allem auf der Basis von Glasionomeren oder einer Kombination von Glasionomeren und Harz, wurden verwendet.

MERKE

Es wurden viele Materialien als Versiegler ausprobiert, darunter Silikat- und Kupferzement und Cyanoacrylat (Sekundenkleber). Das erste zufriedenstellende Ergebnis wurde mit Bis-GMA-Harzen erzielt.

In diesem Kapitel werden folgende Themen behandelt:

- Ähnlichkeiten und Unterschiede zwischen versiegelnden und restaurativen Verfahren
- Anatomie kariöser und nicht kariöser Grübchen-Fissuren-Systeme
- Vor- und Nachteile der therapeutischen Anwendung von Versiegelungen bei Patienten mit hohem Kariesrisiko
- Effektivität von Versiegelungen
- Können Versiegelungen als kostenwirksame Maßnahmen für einzelne Patienten oder die Gesamtbevölkerung angesehen werden?

Kariesprävalenz der Okklusalflächen

Die Okklusalflächen stellen nur zirka **12% der Gesamtoberfläche** aller Zahnflächen dar und trotzdem entstehen an diesen bei jüngeren Menschen häufig 80–90% aller kariösen Läsionen [9] [10]. Obwohl in den letzten 2–3 Jahrzehnten ein deutlicher Rückgang der Prävalenz der Okklusalkaries beobachtet werden konnte, stieg ihr relativer Anteil an der Gesamtkarieserfahrung bei Kindern an (Kap. **8**). Dies ist wahrscheinlich auf die weite Verbreitung von Fluoriden zurückzuführen, die v. a. an Glattflächen wirksam sind (Kap. **12**).

MERKE

Der prozentuale Anteil von Karies auf den Okklusalflächen im Vergleich zur Gesamtkarieslast ist bei Kindern und Jugendlichen besonders hoch.

Das Spektrum Versiegelung – Restauration

Unter Zahnmedizinern existiert die historische Tradition, Versiegelungen als eine von Füllungen getrennte Kategorie zu betrachten. Diese Unterscheidung wird auf der Grundlage der verwendeten Materialien und Verfahren vorgenommen. In der jüngeren Vergangenheit ist es vor allem aufgrund der weiten Verbreitung der adhäsiven Füllungstechnik zu einer Aufweichung dieser Unterscheidung gekommen. Tatsächlich erscheint es am zutreffendsten, **Versiegelungen** als eine **annähernd non-invasive (mikro-invasive) Restauration** anzusehen, da Versiegelungen mit keinerlei oder zumindest einer sehr geringen mechanischen Oberflächenpräparation auskommen (Kap. **20**). Allerdings werden ähnliche Verfahren und Materialien wie bei der adhäsiven Füllungstherapie eingesetzt, weshalb die Versiegelung dasselbe Maß an Sorgfalt und Präzision erfordern wie Restaurationen. Eine falsche Handhabung wird die Retention und Langlebigkeit der verwendeten Kunststoffe bei beiden Verfahren gleichermaßen beeinträchtigen.

Historisch gesehen ist leicht verständlich, warum eine Unterscheidung zwischen Versiegelung und Füllungstherapie gemacht wurde bzw. wird. Als Versiegelungen auf Okklusalflächen von Molaren verfügbar wurden, war die einzige Alternative hierzu eine **Klasse-I-Amalgam-Restauration.** Amalgam erforderte technisches Können, eine mechanische Präparation mit rotierenden Instrumenten, ein tiefes Verständnis der verfahrenstechnischen Grundsätze, eine ausgezeichnete Kenntnis der Werkstoffkunde und gestalterisches Fingerspitzengefühl bei der Anpassung und Bearbeitung des Materials zu einer fachgerechten Füllung. **Versiegelungen** hingegen schienen einfacher in der Durchführung und erforderten neben der Reinigung der Zahnoberfläche nur ein wenig Schmelzätztechnik und die anschließende Bedeckung der Schmelzoberfläche mit einem Kunststoff. Das Verfahren erschien so leicht, dass seine Ausführung sogar geschulten Fachkräften anvertraut werden konnte. Hervorragende Mitarbeiter und gute Schulungsprogramme führten zu einer Bestätigung dieser Vorgehensweise, aber gleichzeitig erwies sich, dass das Verfahren, um erfolgreich zu sein, große Sorgfalt und die Beachtung bestimmter Prinzipien erfordert.

Heute ist die Situation schon etwas komplizierter. Unzählige Versiegelungsmaterialien werden am Markt angeboten. Unterschiedliche Materialtypen bilden ein komplettes Anwendungsspektrum, das von ungefüllten über gefüllte kunststoffbasierte Materialien mit unterschiedlicher Füllstoffkonzentration, bis hin zu **Kompomeren, kunstharzmodifizierten Glasionomeren** und **reinen Glasionomeren** reicht (s. Kap. **14** u. Kap. **19**). Einige Zahnärzte benutzen sogar **fließfähige Komposite** als Versieglermaterial.

Das Verfahren bietet unzählige Möglichkeiten hinsichtlich der Anbringung der Versiegelung, der Durchführung der Oberflächenreinigung, der Präparation der Oberfläche und einiger anderer Faktoren mehr, wie weiter unten beschrieben sein wird. Somit kann, abgesehen davon, ob die Zahnhartsubstanz präpariert wird oder nicht, zwischen Versiegelungen und Füllungen keine klare Trennlinie mehr gezogen werden.

MERKE

Klinische Verfahren der Versiegelung ähneln denjenigen zur Restauration in Adhäsivtechnik. Die Hauptunterschiede betreffen die mechanische Präparation der Zahnoberfläche: Bei Versiegelungen sind keine Präparationen notwendig, nur das Ätzen des Schmelzes.

Eine Hybridtechnik, die **erweiterte Fissurenversiegelung** (preventive resin restoration), wurde bereits in den 1970er-Jahren vorgestellt [11]. Unabhängig davon, ob dieses Verfahren in Verbindung mit Amalgam oder Kompositen angewendet wird, verlangt es nur die Entfernung der von Karies befallenen Stellen und die Versiegelung des restlichen Fissurensystems, was bedeutet, dass die Versiegelung zum wichtigsten Teil der Behandlung wird. Dieses Spektrum von Versiegelungen und Restaurationen gibt uns viele Möglichkeiten an die Hand, je nach Situation die jeweils beste Behandlung anzuwenden (s. Kap. **20**).

MERKE

Nomenklatur der Versiegelungen:

- präventive Versiegelung: Versiegelung gesunder Fissuren
- therapeutische Versiegelung: Versiegelung von Fissuren mit initialen kariösen Läsionen
- erweiterte Fissurenversiegelung (preventive resin restoration): lokal invasive Behandlung + Versiegelung benachbarter unpräparierter Fissuren (gesund oder kariös)

Epidemiologische Betrachtungen

Ein anderer Aspekt, der sich auf die sich auflösende Grenzlinie zwischen Versiegelungen und Füllungen bezieht, betrifft die Bewertung in klinischen Studien. In **epidemiologischen Studien** tritt nämlich mittlerweile ein Problem hinsichtlich der Unterscheidung zwischen Versiegelungen und kleinen Restaurationen auf. Für die Interpretation von Daten zur Kariesprävalenz ist diese Unterscheidung wichtig, da versiegelte Zähne als „gesund" angesehen werden, während Zähne mit Füllungen als „(zuvor) erkrankt" gewertet werden. Vor einigen Jahren waren die Versiegelungen entweder transparent oder weiß, aber seitdem routinemäßig zahnfarbene Materialien zur Versiegelung verwendet werden, verschwimmt selbst diese Unterscheidung. Darüber hinaus fließen viskösere Materialen nicht so gut in enge Fissurenbereiche und eine „Überfüllung" der Fissuren ist hierdurch des öfteren feststellbar.

In Längsschnittstudien kann zudem durch die Abrasion des verwendeten Versiegelungsmaterials der Eindruck entstehen, dass die zunächst als Füllung dokumentierte Fläche in Wirklichkeit nur versiegelt war. Somit ändert sich die Beurteilung von dieser Zahnfläche von „erkrankt" zu „gesund".

Morphologie der Fissuren

Fissuren sind entwicklungsbedingte Furchen, hauptsächlich im Bereich der Okklusalflächen der Zähne. Sie werden als Schmelzstrukturfehler betrachtet, die dadurch entstehen, dass es während der Zahnentwicklung zu einer Nichtvereinigung zweier amelogenetischer Entwicklungszentren im Höckerbereich kommt (Abb. 15.**2**). Obwohl diese Furchen meistens bei Molaren vorkommen,

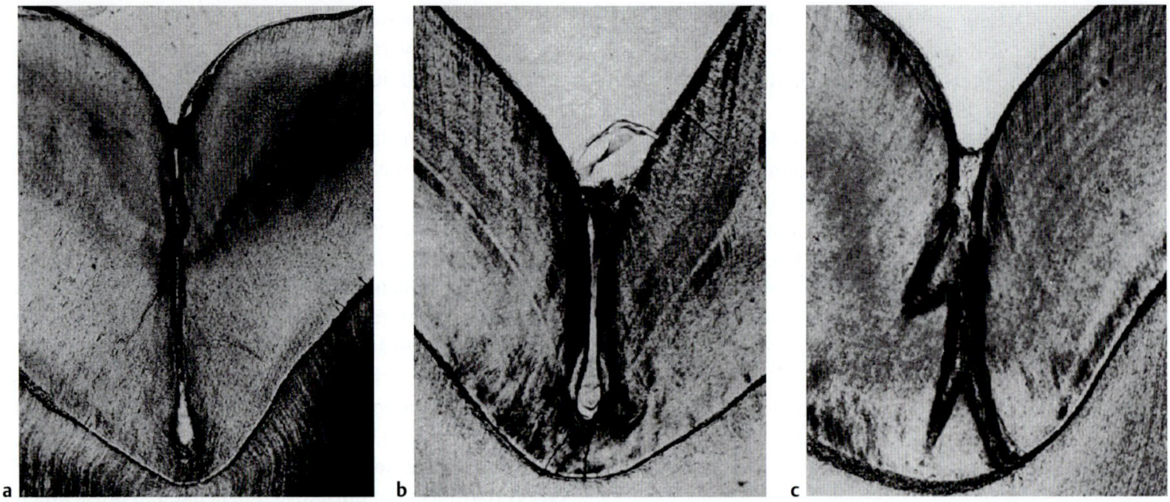

Abb. 15.**2** Unterschiedliche Fissurenformen. An diesen Schnittbildern (**a–c**) lässt sich sehr gut die große Variationsbreite der Formen und Ausprägungen von Fissuren erkennen [17].

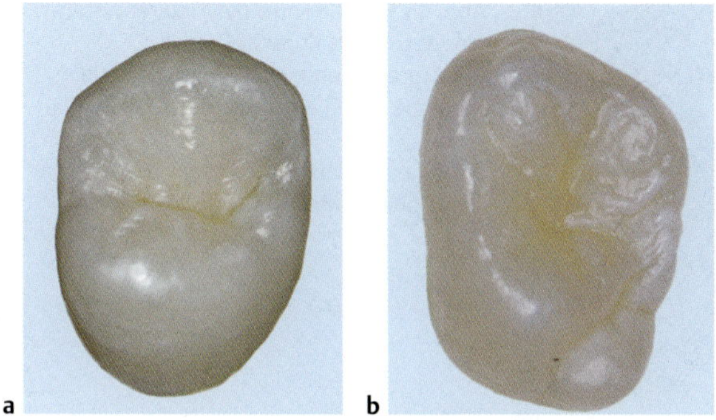

Abb. 15.**3** Prämolaren (**a**) weisen weniger Fissuren auf als Molaren (**b**), wobei die Fissuren bei Prämolaren allerdings sehr tief sein können. Nicht alle Molaren haben tiefe Fissuren, was die Kontrolle des Biofilms durch Zähneputzen erleichtert.

treten sie auch bei Prämolaren auf (Abb. 15.**3**). Auch an den lingualen Flächen der oberen Frontzähne, sowie vereinzelt auch an anderen Zähnen, formieren sich Grübchen als Folge einer entwicklungsbedingten Fehlbildung. Da viele dieser Grübchen und Fissuren sehr eng ausfallen, stellen diese **Retentionsgebiete für Plaque** dar, die eine Entstehung kariöser Läsionen begünstigen.

Als Teil der Risikoabschätzung – die dem Zweck dient, zu entscheiden, ob die Applikation von Versiegelungen indiziert ist – wird oft das Phänomen der „tiefen" Fissuren angeführt. In einer in North Carolina (USA) durchgeführten Studie zur Risikoabschätzung war einer der 3 Risikoindikatoren, die sich als signifikante Korrelationsfaktoren für eine zukünftige Kariesbildung herausstellten, die Morphologie der Fissuren (tiefe Fissur = höheres Kariesrisiko) [12]. In anderen Studien korrelierten tiefe Fissuren ebenfalls mit der Kariesprävalenz [13] [14] [15] sowie mit der zahnärztlichen Einschätzung eines erhöhten Kariesrisikos [16].

MERKE

Fissuren sind Fehlbildungen, die während der Ausbildungsphase der Zahnmorphologie auftreten. Tiefe Fissuren werden als ein wesentlicher Risikofaktor für die Ausbildung von Karies angesehen.

Verschiedene Methoden wurden angewandt, um die Morphologie der Fissuren zu untersuchen:

- Serienschnitte [15] [17] [18],
- Fissurensplitting [19],
- durch Vakuuminfusion erzeugte Kunststoffrepliken [20] [21] und
- 3-D-Computerrekonstruktionen von mit Kunststoff imprägnierten Schnitten nach Farbinfusion [22].

Trotz zahlreicher Bestrebungen, die morphologischen Typen von Fissuren zu klassifizieren, z. B. in v-förmige, u-förmige, l-förmige oder Kombinationen davon [14] [22], existiert tatsächlich eine große Variationsbreite [17] [18] [23].

Die Fissurensysteme sind keine offene Schluchten durch die Mitte des Zahnes, sondern ähneln vielmehr einer Aneinanderreihung von Grübchen, die von Höckern und Schmelzwulsten voneinander getrennt werden. Dies erklärt, warum ein solches System für Plaque- und Kariesbildung so anfällig ist (Abb. 15.**4** u. Abb. 15.**5**).

Die durchschnittliche Schmelzdicke der oberen Prämolaren im Fissurenfundus wird auf ca. 0,2–0,35 mm geschätzt [20]. In einigen seltenen Fällen weisen Fissuren an ihrer Basis eine extrem dünne Schmelzschicht auf. In der Literatur finden sich die folgenden Abmessungen für den 1. Prämolaren im Oberkiefer [23]:

- Tiefe der Fissur: 120–1050 µm
- Breite im mittleren Fissurenbereich: 40–156 µm
- Dicke der Schmelzschicht im Fissurenfundus: 270–1008 µm

Folglich kann festgehalten werden, dass auch im Bereich ein- und derselben Fläche Form und Tiefe des Fissurensystems stellenweise eine große Variationsbreite aufweisen können. Wahrscheinlich müssen nur bestimmte Bereiche durch Versiegelungen abgedeckt werden (die tiefsten), um das Risiko für Karies zu mindern.

MERKE

Das Fissurensystem besteht aus einer Aneinanderreihung von Grübchen die von Höckern und Schmelzwulsten voneinander getrennt werden. Die Schmelzdicke im Fissurengrund der Grübchen kann unter 0,5 mm betragen, während die Dicke des okklusalen Schmelzes an anderen Stellen mehr als 1 mm beträgt.

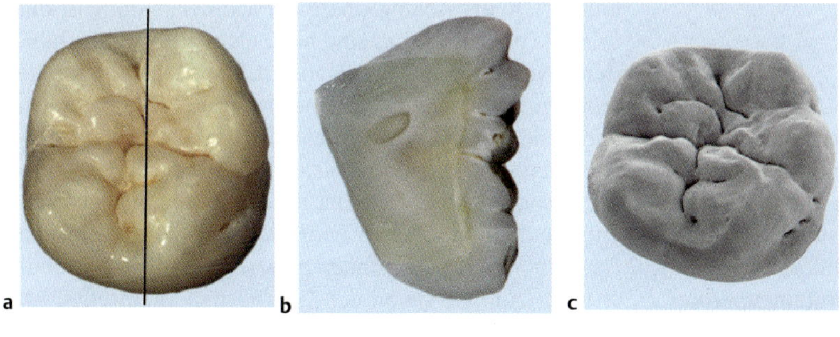

Abb. 15.**4** Die Form des Fissurensystems besteht aus einer zerklüfteten Abfolge von Grübchen und Höckerspitzen (**a**, **c**). In diesen engen Furchen kann sich eine Karies entwickeln **(b)**, wenn sich häufig ein kariogener Biofilm ausbildet.

a Molar mit eingezeichneter Schnittebene
b Schnittfläche
c Rasterelektronenmikroskopische Darstellung

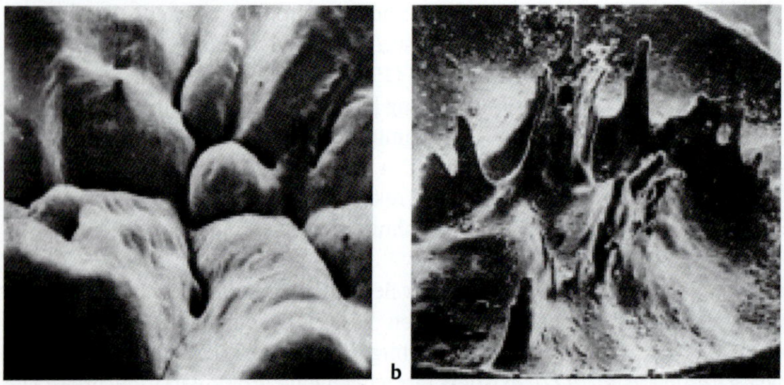

Abb. 15.**5** Die Form des Fissurensystems, hier gezeigt als Kunststoffreplik.
a Rasterelektronenmikroskopische Aufnahme (REM) einer intakten Okklusalfläche.
b REM einer Replik, die Details der Fissur eines oberen Molaren zeigt [20].

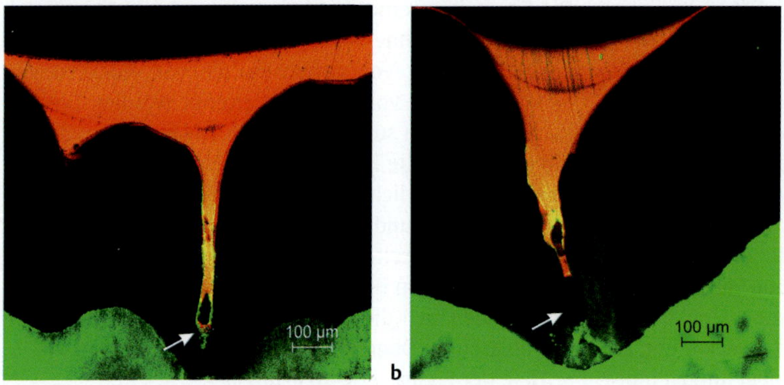

Abb. 15.**6 a, b** Konfokalmikroskopische Aufnahmen versiegelter Fissuren. In tiefen Fissuren sammeln sich organische und anorganische Substanzen an, die nur schwer mit der Zahnbürste entfernt werden können (Pfeile). Hierdurch wird ein vollständiges Eindringen des Versieglermaterials (rot) in die Fissur verhindert. In tiefen Fissuren ist der Schmelz oftmals nur wenige µm dick.

Eine **Einschränkung wissenschaftlicher Untersuchungen,** die die Morphologie der Fissuren betreffen, liegt darin, dass sie sich in den meisten Fällen entweder auf 3. Molaren beziehen, die für ihre reiche anatomische und strukturelle Variationsbreite bekannt sind, oder auf Prämolaren, die aus kieferorthopädischen Gründen extrahiert wurden. Eine Übertragung dieser Ergebnisse auf diejenigen Zähne, für die Versiegelungen in 1. Linie empfohlen werden (die 1. und 2. Molaren), muss diese Einschränkung berücksichtigt werden. Es wird allerdings klar, dass die Herausforderung darin besteht, die engen Zwischenräume überhaupt zu reinigen und zu trocknen, damit Versiegelungskunststoff so tief wie möglich in die Fissur hineinfließen kann. Allerdings bilden sich kariöse Läsionen vorzugsweise im oberen Bereich der Fissuren, weshalb eine vollständige Ausfüllung der Fissuren möglicherweise gar nicht notwendig ist.

Die Fissur als Substrat für den Versiegler

Hinsichtlich der Applikation von Versiegelungen sollte sowohl die **mikroskopische Zusammensetzung** des Schmelzes, die Morphologie der **Fissuren** und das **organische Material** berücksichtigt werden, das sich im Fissurenraum befindet. Zum Zeitpunkt des Durchbruchs sind die Fissuren mit Rückständen von Schmelzproteinen, Proteinen der Gewebe- und Blutflüssigkeiten und Zellresten gefüllt, die ein loses organisches Netz innerhalb der Fissuren bilden (Abb. 15.**6**) [18]. Sobald der Zahn die Schleimhäute durchdringt, gesellen sich auch noch Speichelproteine hinzu, wodurch sich zusammen mit organischen und anorganischen Ionen aus dem Speichel das erworbene Schmelzoberhäutchen (Pellikel) bildet. Zu diesem Zeitpunkt kommt es auch zur ersten Besiedelung mit Bakterien, die die Grundlage für den dentalen Biofilm bilden [15]. Speisereste verdichten sich in den Fissuren und es kann sich Zahnstein bilden. Nach einigen Wochen hat der **Biofilm** eine ausgeprägtere Struktur mit übereinanderliegenden Schichten aus Organismen und extrazellulärem Material angenommen.

In den meisten Fällen werden Versiegelungen innerhalb der ersten Monate bis einige Jahre nach dem Zahndurchbruch appliziert. Während dieser Zeit kommt es zu Veränderungen der anorganischen Bestandteile des Schmelzes und am organischen Material, das sich an den Schmelz anlagert. In der Anfangsphase der Schmelzbildung ist der Schmelz noch unreif, es sind noch nicht alle interkristallinen Zwischenräume mineralisiert, sondern Rückstände von schmelzbildenden Proteinen sowie Verunreinigungen vorhanden. Zudem wurde ein dem Fissurengrund entstammendes hypomineralisiertes Areal beschrieben, auch wenn dessen Rolle bei der Kariesbildung nicht als entscheidend angesehen wird [24]. Der Schmelz in den Fissuren weist nicht immer eine regelmäßige Prismenstruktur auf, wie sie an den Glattflächen anzutreffen ist, sondern wird häufig von einer dünnen amorphen (prismenfreien) Schicht ausgekleidet, die sich von den sonst beobachtbaren kristallinen Schmelzstäbchen unterscheidet [25]. Dies hat Auswirkungen auf die **Säureätzung**, bei der der Schmelz zum Zweck der **mikromechanischen Retention** des Versieglermaterials mit mikroskopischen Grübchen versehen wird (Kap. **14**).

Der oberflächliche Schmelz verändert sich im Verlauf der bis zu zwei Jahre dauernden **Reifungsphase** allmählich, wobei der Fluoridgehalt zunimmt und die Löslichkeit abnimmt. Der ubiquitär vorhandene Biofilm ist insofern für das Aufbringen von Versiegelungen bedeutend, als dass die Phosphorsäure nur eine geringe Fähigkeit zur Entfernung des Biofilms besitzt, was dazu führen kann, dass die Schmelzätzung unvollständig ausfallen kann, wenn der Biofilm nicht vorher effektiv entfernt wurde. Studien zeigen ferner, dass sich der organische Inhalt der Fissuren nur sehr schwer entfernen lässt [19] und dass minimale Rückstände der zur Reinigung verwendeten Reinigungsmittel (hauptsächlich Bimsstein- oder Prophylaxepasten) in den Fissuren verbleiben können [25]. Deshalb ist es nicht erstaunlich, dass ein vollständiges Eindringen eines Versieglers in den Fissurengrund nicht in jedem Fall beobachtet werden kann (Abb. 15.**6**). Die Phosphorsäure dringt nicht optimal in die Fissuren ein und, obwohl eine Hybridisierung des geätzten **aprismatischen Schmelzes** beobachtet werden kann, bleibt die Qualität des Ätzmusters uneinheitlich und an vielen Stellen sind Randspalten zu beobachten [26].

Das Ziel ist ein optimales Einfließen des Versieglers in die Fissur. Die folgenden 3 Faktoren können dies (negativ) beeinflussen:

- die mikroskopische Struktur des Schmelzes
- die makroskopische Konfiguration der Fissuren
- die ständige Präsenz eines Biofilms

MERKE

- Beim Applizieren der Versiegelung muss man sich der Tatsache bewusst sein, dass die Ätzung zum Teil auch auf amorphem und aprismatischem Schmelz wirksam sein muss.
- Das Ätzgel löst den Biofilm und den organischen Inhalt der Fissuren nicht auf.

Reinigung der Fissuren vor Versiegelung

Im Laufe der Jahre wurden verschiedene Reinigungsmethoden empfohlen. Anfänglich wurden rotierende Instrumente, z. B. Gummipolierer oder Bürsten, für erforderlich gehalten, häufig in Kombination mit einem Schleifmittel oder einer Prophylaxepaste. Diese können allerdings in den Fissuren verbleiben und den Haftverbund mindern. Auch Wasserstoffperoxid wurde erprobt, hat aber den Nachteil, dass sich Blasen unter der Versiegelung bilden können. Eine gründliche Reinigung mit Luft-Wasser-Spray und ein behutsames Reinigen der Fissuren mit der Sonde vor dem Ätzvorgang ergab gleich gute Retentionswerte wie nach mechanischer Biofilmentfernung. Alternativ können die Zähne **einfach mit einer Zahnbürste** geputzt werden, entweder trocken oder mit Zahnpasta [27].

PRAXISTIPP

Vor Durchführung der Versiegelung erscheint eine Reinigung der Oberflächen durch einfaches Zähneputzen mit der Zahnbürste oder mithilfe einer Sonde entlang der Fissuren in Kombination mit einem gründlichen Absprühen des Schmelzes mit Luft-Wasser-Spray ausreichend.

Sollte eine mechanische Präparation routinemäßig durchgeführt werden?

Es gibt keine aktuellen Leitlinien bezüglich der mechanischen Erweiterung von Fissuren, weder mit einem Bohrer noch per Luftabrasion. Wenn man sich für eine mechanische Präparation des Fissurensystems entscheidet, handelt es sich nunmehr um eine **invasive Behandlung**, die manchmal auch als erweiterte Fissurenversiegelung bezeichnet wird. Die Fissurenpräparation sollte dann mit sehr grazilen Bohrern ausgeführt werden, sodass durch die Präparation nur minimal Zahnhartsubstanz entfernt wird [28]. Eine Fissurenpräparation kann aus zweierlei Gründen indiziert sein:

- Erstens, weil die Entfernung des instabilen kariösen Schmelzes, der amorphen Schmelzschicht und Teilen des organischen Materials in der Fissur die Oberfläche für die Applikation der Versiegelung kalkulierbarer macht [29].
- Zweitens, weil der Versiegler infolge der Eröffnung der Fissur im Vergleich zu einer unpräparierten Fissur leichter und tiefer einfließen kann [30].

Es kommt vor, dass der Zahnarzt nach Ausführung der Fissurenpräparation den Einsatz von fließfähigen Kompositen als Ersatz für die verloren gegangene Struktur in Betracht zieht, weil davon auszugehen ist, dass der ungefüllte Versiegelungskunststoff in den eröffneten Fissuren keine gute Abrasionsstabilität aufweist. Dies bedeutet aber, dass, obwohl vom Umfang eher unerheblich, nun keine Oberflächenversiegelung, sondern eher eine Restauration durchgeführt wird (s. Kap. **18** und Kap. **19**).

Die Auswahl der Verfahren und Materialien zieht oft eine feine Trennlinie zwischen den Definitionen einer Füllung und einer Versiegelung. Die Definition der American Dental Association (ADA) für diese Schwelle ist, dass das Verfahren dann als Füllung zu gelten hat, wenn eine Präparation sich bis in das **Dentin** erstreckt. Diese Abgrenzung wurde gewählt, um zu verhindern, dass eine reine **Präparation des Schmelzes** bei der Patientenversorgung gleichbedeutend mit dem Exkavieren von Karies eingestuft wird. Aufgrund der Anatomie des Fissurensystems endet ein invasiver Eingriff aber sehr schnell im Dentin, vor allem, wenn man bedenkt, dass die Schmelzschicht im Fissurengrund nur einige Hundert Mikrometer dick ist. Daher sollte diese Art der invasiven Behandlung besser als **Restauration** bezeichnet und von einer **Versiegelung** klar unterschieden werden. Eine Mischform ist die erwähnte erweiterte Fissurenversiegelung, bei der benachbarte, nicht mit dem Bohrer bearbeitete Fissuren versiegelt werden, während kleine Kavitäten gefüllt werden.

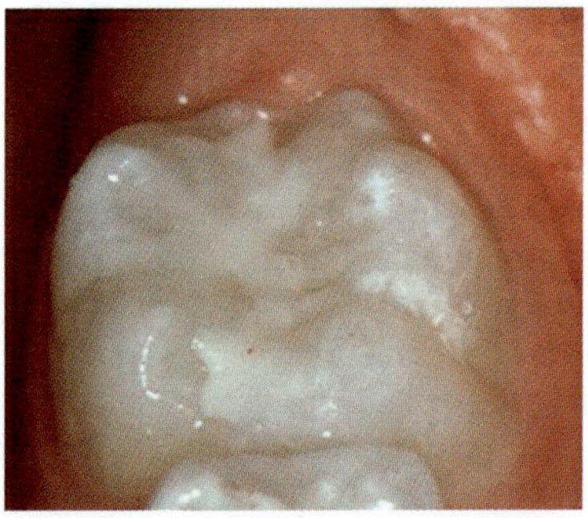

Abb. 15.**7** Glasionomerzemente können auch für die Fissurenversiegelung eingesetzt werden. Allerdings weisen Glasionomerzemente eine geringere Adhäsion an den Schmelz auf, was zu partiellem Materialverlust und anschließender Kariesbildung an den Rändern führen kann.

MERKE

Aus den wenigen vorliegenden Untersuchungen lässt sich die Notwendigkeit einer Entfernung von Zahnschmelz, als routinemäßiger Eingriff vor dem Legen einer Versiegelung, nicht ableiten.
Eine Entfernung von
- Schmelz,
- aprismatischem Schmelz,
- organischer Anteile der Fissurenwände,
- möglicher kariöser Läsionen,

bewirkt häufig eine
- bessere Trocknung,
- verbesserte Haftung und
- ein verbessertes Einfließen des Versieglers,

scheint aber für eine erfolgreiche Kariesprävention nicht notwendig zu sein.

MERKE

Glasionomerzemente weisen niedrige Retentionwerte auf. Sie werden für Bereiche empfohlen, in denen eine effektive Trocknung problematisch erscheint. Dies ist beispielsweise bei frisch durchgebrochenen Zähnen der Fall, die zum Teil noch mit Mundschleimhaut überzogen sind. In diesen Fällen ist es meist ratsam, noch einige Monate zu warten und erst später einen Versiegler auf Kunststoffbasis zu verwenden.

Glasionomerzemente

Die Retentionswerte von Glasionomerzementen werden durchgehend als niedrig eingestuft. Dennoch ist ihre kariesverhütende Wirkung oft als gleichwertig mit Fissurenversieglern auf Kunststoffbasis einzustufen [31] [32]. Dies ist wahrscheinlich auf die Reste des Glasionomers zurückzuführen, die zwar tief in den Fissuren, aber dennoch nicht als sichtbare Rückstände auf der Oberfläche zu finden sind [33]. Allerdings sind Glasionomerzemente nur dann empfehlenswert, wenn konventionelle Versiegler nicht erfolgreich eingesetzt werden können. Dies ist z. B. bei durchbrechenden Zähnen der Fall, bei denen eine vollständige Trocknung nicht gewährleistet werden kann oder bei denen nur ein Teil der Zahnoberfläche eruptiert ist, aber dennoch davon ausgegangen wird, dass eine Versiegelung mit einem Glasionomerzement als temporäre Maßnahme sinnvoll ist [34] (Abb. 15.**7**).

Präventive vs. therapeutische Versiegelung

Versiegelungen können auf Okklusalflächen der Molaren kurz nach ihrem Durchbruch mit dem Ziel gelegt werden, die Entwicklung von kariösen Läsionen zu verhindern. Dies sind sogenannte **präventive Versiegelungen**. Ist schon eine kariöse Läsion vorhanden, kann eine Versiegelung immer noch eine adäquate und wirksame Behandlung sein, aber man sollte sie in dieser Situation korrekterweise als **therapeutische Versiegelung** bezeichnen. Allerdings ist es im Einzelfall schwierig, eine klare Trennlinie zwischen einer gesunden und einer initial kariösen Fissur zu ziehen (Abb. 15.**8**) (Kap. **5**).
In welcher Altersgruppe sollten präventive Versiegelungen durchgeführt werden? Die Antwort auf diese Frage sollte das potenzielle Kariesrisiko der Okklusalflächen berücksichtigen (Abb. 15.**9**). Versiegelungen können sogar schon kurz nach dem Durchbruch der Zähne sinnvoll sein und das Zeitfenster hierfür wird häufig mit 2–4 Jahren nach Zahndurchbruch angegeben. Allerdings zeigen Untersuchungen an Collegestudenten und US-Rekruten, dass diese älteren Gruppen noch immer primäre kariöse Läsionen auf den Okklusalflächen ausbilden [35]. Dies deutet darauf hin, dass Fissurenkaries zwar meist innerhalb der ersten Jahre nach dem Zahndurchbruch auftritt

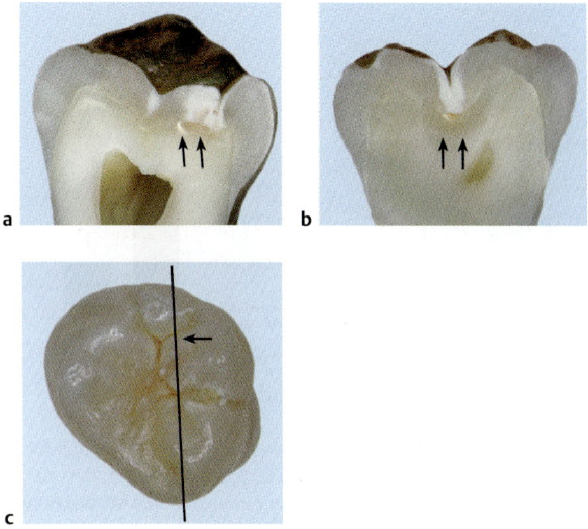

Abb. 15.**8** In den Querschnitten (**a** und **b**) sind kariöse Läsionen sichtbar, die histologisch bis in das Dentin reichen (Pfeile), obwohl die von okklusal erkennbaren Anzeichen sehr gering sind (**c**; der Strich entspricht der Schnittebene).

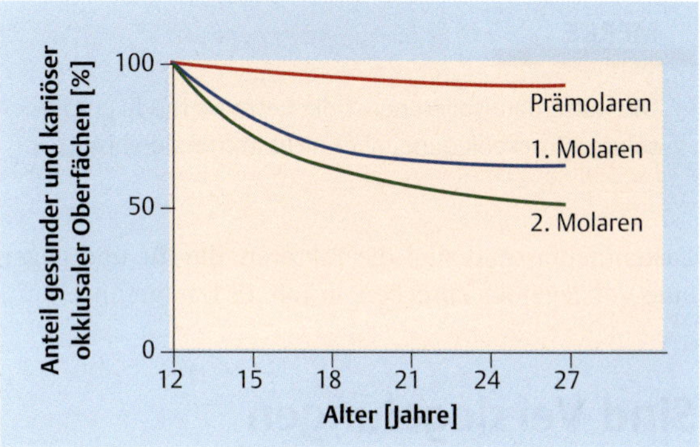

Abb. 15.**9** Vergleich der Kariesentwicklung an Okklusalflächen unterschiedlicher Zahntypen: 1. und 2. Molare und Prämolaren. Bei Prämolaren ist das Risiko der Bildung kavitierter Läsionen (ICDAS 5 + 6) geringer als bei Molaren [66].

[36], aber auch noch in der Jugend und sogar im jungen Erwachsenenalter eine Rolle spielt.

Jüngste Empfehlungen überlassen die Entscheidung darüber, ob eine Versiegelung gelegt werden soll oder nicht, der klinischen Beurteilung durch den Zahnarzt [34]. Konsequenterweise ist die Indikation für eine Versiegelung bei bleibenden Zähnen und auch bei Milchzähnen dann zu stellen, wenn der Zahnarzt der Meinung ist, dass das **Risiko für die Entstehung oder Progression einer Karies** an einem bestimmten Zahn hinreichend groß ist. Diese Empfehlung erweitert zwar den Indikationsbereich von Versiegelungen, dennoch werden die meisten Versiegelungen in den ersten Jahren nach dem Zahndurchbruch durchgeführt.

MERKE

Zähne sollten immer versiegelt werden, wenn ein potenzielles Risiko zur Kariesentwicklung besteht. Dies ist normalerweise in den ersten 2–4 Jahren nach Durchbruch der jeweiligen Zähne der Fall.
Milchzähne sollten ebenfalls abhängig vom individuellen Risiko für eine Versiegelung in Betracht gezogen werden. In gleicher Weise sollte man mit jungen Erwachsenen oder anderen Gruppen umgehen, die einem erhöhten Kariesrisiko ausgesetzt sind.

Präventive Versiegelungen sollten nur dann durchgeführt werden, wenn der Zahnarzt den hinreichenden Verdacht hat, dass eine kariöse Läsion auftreten könnte. Die Entscheidung hierüber muss auf Grundlage einer differenzierten Abschätzung des individuellen Risikos des Patienten getroffen werden, unter Einbeziehung der Morphologie des betreffenden Zahns (Kap. **7**, Kap. **9**, Kap. **20**).

Versiegelungen von Karies?

Für einen Berufsstand, dessen häufigste Aufgabe das Entfernen demineralisierter Zahnstrukturen ist, stellt sich die entscheidende Frage, ob eine Versiegelung auf bestehende Läsionen (Caries non-progressiva) appliziert werden kann. Aufgrund falsch negativer Befunde passiert dies aber häufiger, als man denkt. Gemäß zweier aktueller Übersichtsarbeiten können Versiegelungen effektiv die Progression von nicht kavitierten Läsionen verhindern [38] [39]. Entscheidend für die therapeutische Anwendung ist die Bewertung des Aktivitätsniveaus der Läsion. Inaktive Läsionen (Caries non-progressiva) sollten überhaupt nicht versiegelt werden. Bei **aktiven Läsionen** (Caries progressiva superficialis) sind sowohl das Ausmaß der Läsion als auch die Porosität innerhalb der Läsion und die Festigkeit der verbleibenden Zahnstruktur von Bedeutung.

MERKE

Versiegelungen können und sollten als therapeutische Maßnahme auch bei aktiven Läsionen ohne Kavitation gelegt werden. Auch wenn man glaubt, dass man niemals Karies versiegelt hätte, ist dies wahrscheinlich schon häufig unabsichtlich passiert.

Durch die Versiegelung soll die Zufuhr von Nährstoffen zu den Bakterien in der Fissur oder die Diffusion von Säuren in die bereits bestehende Läsion verhindert werden. Versiegelte Läsionen (v. a. ICDAS 1 und 2) schreiten nicht fort, wenn sie vom Mundmilieu abgeschnitten sind [40]. Selbst bei IDCAS 3- und -4-Läsionen kann eine Versiegelung immer noch eine gute Alternative zu invasiven Maßnahmen sein, wenn nur eine minimale (Mikro-)Kavitation feststellbar ist, die klein genug ist, um von einer Versiegelung gefüllt werden zu können (Abb. 15.**10**). Probleme treten dann auf, wenn sich die Läsion so weit entlang der Höcker nach oben ausdehnt, dass der Randbereich nicht sicher versiegelt werden kann.

Viele Versiegelungen dringen jedoch nicht tief genug in die Fissuren ein. Man geht davon aus, dass nur etwa die Hälfte der Fissurentiefe mit Versiegler ausgefüllt wird [25]. Die **Penetrationstiefe** kann durch die hydrophilen Eigenschaften eines Dentinhaftvermittlers verbessert werden. Die relative Haftfestigkeit nimmt aber nur auf feuchten Oberflächen zu und bleibt deswegen auf trocknen Flächen unterlegen [41] [42] [43].

Insgesamt besteht bei einer Versiegelung von Karies nur ein minimales Risiko. Selbst bei einer Versiegelung, die ihre Retentionsfähigkeit verliert, sind die Zähne keinem größeren Risiko ausgesetzt als wären sie nie versiegelt worden [44].

MERKE

- Versiegelungen verhindern effektiv die Progression bestehender kariöser Läsionen.
- Solange die Versiegelung intakt ist, kann davon ausgegangen werden, dass keine Progression der Läsion erfolgt.

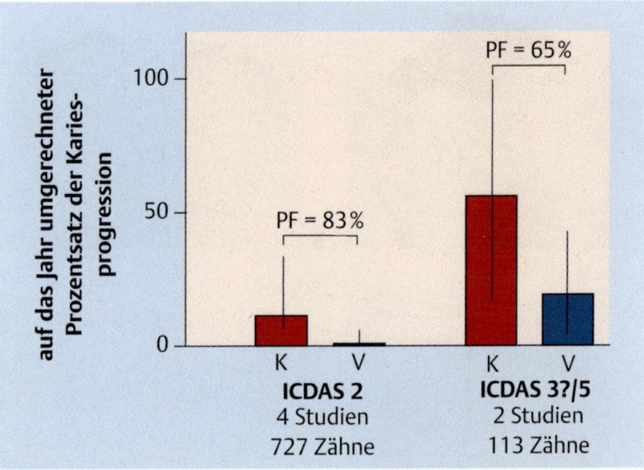

Abb. 15.**10** Versiegelung von Karies. Die präventive Fraktion für versiegelte ICDAS 2-Läsionen betrug 83%. Dies bedeutet, dass der Kariesfortschritt nach 1 Jahr bei 5 von 6 Zähnen durch Versiegelungen (im Vergleich zu einer Nichtversiegelung) gestoppt wird. Auch kavitierte kariöse Läsionen (hier meist ICDAS 5) können noch versiegelt werden, aber hier erscheint eine Kompositrestauration die bessere Wahl zu sein. **PF:** präventive Fraktion; **K:** Kontrollgruppe; **V:** Versiegelung [39].

MERKE

Die Kofferdamisolierung ist die beste Methode zur absoluten Trockenlegung, aber nicht immer durchführbar.

Trockenlegung

Für die erfolgreiche Applikation einer Versiegelung ist eine gute Trocknung zwingend erforderlich. Versiegelungen, die unter Verwendung von **Kofferdam** appliziert wurden, zeigen eine etwas bessere Retention als unter relativer Trockenlegung applizierte Versiegelungen. Eine Kofferdamisolierung ist jedoch nicht immer notwendig und durchführbar. Zudem ist für das Anlegen der Isolierung aufgrund der durch die Klammer verursachten Beschwerden häufig eine lokale Anästhesie erforderlich. Sind im gleichen Bereich weitere invasivere Behandlungen geplant, wird hierfür sowieso Kofferdam gelegt sein, und somit kann die Versiegelung unter ausgezeichneten Bedingungen durchgeführt werden. Das ist insbesondere für teilweise eruptierte Zähne von Bedeutung, deren Okklusalfläche zum Teil noch von Mundschleimhaut bedeckt ist. In diesen Fällen können die Klammer und der Kofferdam das Weichteilgewebe fernhalten. Dazu müsste der Patient aber anästhesiert werden, was jedoch aus dem alleinigen Grund, einen frisch durchgebrochenen Molaren versiegeln zu wollen, nicht indiziert ist. Eine weitere Alternative ist die Verwendung eines Glasionomers als temporäre Maßnahme. Generell ist zur Erreichung einer guten Trocknung ein 4-händiges Aufbringen (2 Behandler) dem 2-händigen (1 Behandler) vorzuziehen, da hierfür eine um 9% bessere Retentionsrate belegt ist [37].

Zusammenfassend sind die Faktoren, die für und gegen eine Versiegelung sprechen, in Tab. 15.**1** aufgeführt.

Sind Versiegelungen klinisch wirksam?

Der Erfolg einer Versiegelung wird oftmals anhand der **Retentionsrate** ermessen. Die Retention beträgt i. d. R. nach 1 Jahr mehr als 90% und reduziert sich nach 3–5 Jahren allmählich auf etwa 80%. Simonsen berichtet eine vollständige Retention bei 28% der Oberflächen und eine teilweise Retention von 35% nach 15 Jahren [45]. Andere klinische Langzeitbeobachtungen wiesen mit 22% vollständiger und 35% teilweiser Retention, nach ebenfalls 15 Jahren, ähnliche Ergebnisse auf [46]. Bei einer Gruppe von 148 im Durchschnitt nach ca. 12 Jahren nachuntersuchten Patienten waren 41% der Versiegelungen vollständig erhalten und 11% durch Restaurationen ersetzt worden [47]. Die Langzeitergebnisse von Versiegelungen hängen vom Kariesrisiko der Patienten ab, wobei Patienten mit einer großen Anzahl an Restaurationen eine höhere Versagensrate aufweisen. Pro Jahr gehen etwa 5–10% der Versiegelungen verloren. Aus diesem Grund wird eine regelmäßige Kontrolle und ggf. ein **Ersetzen/Reparatur** fehlerhafter Versiegelungen empfohlen.

Die Retentionsrate von Versiegelungen steht stellvertretend (Surrogat) für die kariesprotektive Wirksamkeit, da

Tab. 15.**1** Pro und Kontra für Fissurenversiegelungen.

Pro	Kontra
• tiefe, retentive Grübchen und Fissuren • verfärbte Grübchen und Fissuren mit inititialer Karies (ICDAS 1 oder 2) • Karies oder Restaurationen an Milch- oder anderen bleibenden Zähnen • keine Anzeichen von Approximalkaries an den zu versiegelnden Zähnen • Zusätzliche Anwendung primärpräventiver Maßnahmen zur Vermeidung einer Approximalkaries • ausreichende Trocknung möglich • weniger als 4 Jahre nach dem Durchbruch des Zahns oder hiernach bei erhöhtem Kariesrisiko	• gut zugängliche, selbstreinigende Grübchen und Fissuren • tiefe Karies (ICDAS 4, 5, 6) • Approximalkaries an anderen Zähnen und völlig fehlende Einsicht für die Implementierung non-invasiver Maßnahmen seitens der Patienten • teilweise eruptierte Zähne oder keine Trocknung möglich • Zähne von Patienten mit geringem Kariesrisiko, die 4 Jahre nach dem Durchbruch keine Anzeichen von Karies aufweisen

Tab. 15.**2** Relatives Risiko der Entwicklung einer kariösen Läsion an einer Okklusalfläche eines unversiegelten Molars im Vergleich zu einem versiegelten Molar nach unterschiedlichen Zeiträumen [32].

Zeit [J.]	Anzahl der Studien	relatives Risiko (95% KI)
1	3	7,7 (5–11)
2	3	4,5 (2,9–6,7)
3	3	3,3 (2,5–4,5)
4,5	3	2,5 (2–3,2)
9	1	2,9 (1,8–4,5)

es aus ethischen Gründen heutzutage nicht mehr möglich ist, den Erfolg von Versiegelungen in Bezug auf die Kariesreduktion bei einer Gruppe von Patienten oder Zähnen mit einer Gruppe zu vergleichen, die die Vorteile einer Versiegelung nicht erhält. Die Reduktion der Kariesinzidenz durch Versiegelung ist aber die wichtigere Zielvariable. Hierzu gibt es einige aktuelle systematische Übersichtsarbeiten, die sich auf ältere Studien beziehen **[32]** **[39]** **[48]** **[49]**. Zusammengefasst lautet die Aussage, dass Versiegelungen Karies reduzieren können. In einer Cochrane-Übersichtsarbeit wurde eine relative Risikoreduktion (präventive Fraktion) präventiver Versiegelungen von 87% nach 1 Jahr und von 60% nach 4–4,5 Jahren festgestellt (Tab. 15.**2**) **[32]**. In einer weiteren Übersichtsarbeit zeigte sich ein leicht geringerer Wert von 33% **[49]**. Hinsichtlich therapeutischer Versiegelungen konnte bei 5 Jahren Beobachtungsdauer eine präventive Fraktion von 71% für nicht kavitierte kariöse Läsionen festgestellt werden **[39]** (Abb. 15.**10**). Diese Ergebnisse belegen eindeutig, dass Versiegelungen die Kariesinzidenz deutlich reduzieren können.

MERKE

- Die Retentionsrate von Versiegelungen liegt nach 1 Jahr i. d. R. bei über 90% und nach 3 Jahren bei über 80%.
- Die relative Risikoreduktion für Karies aufgrund der präventiven Versiegelung von Okklusalflächen beträgt nach 1 Jahr 87% und nach 4 Jahren 60%.

Versiegelungs(teil)verlust und Reparatur

Vor allem zwei Aspekte spielen hinsichtlich eines möglichen (Teil)verlustes einer Versiegelung eine Rolle:

- keine ausreichende Adhäsion, z. B. aufgrund **inadäquater Trockenlegung**
- zu **starke mechanische Beanspruchung** durch Okklusion und Artikulation

Um den Einfluss dieser Kräfte zu minimieren, sollte auf eine möglichst grazile Applikation des Versieglers geachtet werden. Die Fissuren sollten zwar aufge-, aber nicht überfüllt werden und deshalb vor allem den Eingang der Fissuren und nicht etwa laterale Höckerabhänge versiegelt werden. Die geringe Retentionsrate von Versiegelungen auf bukkalen und lingualen Grübchen vor allem der Molaren liegt wahrscheinlich an den hohen Scherkräften in diesen Bereichen.

Wenn Versiegelungen ganz oder teilweise verloren gingen, sollte die Indikation für ein **erneutes Aufbringen der Versiegelung** geprüft werden. Diese ist abhängig von allgemeinem und lokalem Kariesrisiko. Bei weiterhin erhöhtem Risiko sollte die Versiegelung erneuert oder repariert werden. Um Schädigungen an versiegelten Zähnen rechtzeitig feststellen zu können, sollten diese 1-mal jährlich kontrolliert werden. Sollte eine Kontrolle z. B. im Rahmen von Vorsorgeprogrammen nicht möglich sein, sollten Kinder aber trotzdem von der kariesreduzierenden Wirkung der Versiegelungen profitieren, da Versiegelungsverluste offensichtlich zu keinem höheren Kariesrisiko beitragen **[44]** **[50]**.

Wirtschaftlichkeit von Versiegelungen

Die Wirksamkeit von Versiegelungen ist wissenschaftlich gut belegt. Es fehlte aber seit Langem eine gut durchgeführte Kosten-Nutzen-Analyse und Kosten Nutzwert-Analyse. In bisherigen gesundheitsökonomischen Veröffentlichungen wurden die Vorteile gesunder Zähne nicht in der Kalkulation berücksichtigt [51]. Vielmehr werden die Kosten der Applikation von Versiegelungen und die Zahl der versiegelten Zähne, bei denen die Entstehung von kariösen Läsionen tatsächlich verhindert werden konnte gegenüber gestellt. Die **Kosten einer Versiegelung** ($ 45) können leicht über einen langen Zeitraum mit dem Lebenszyklus eines Molars – also mit größer werdenden erneuerungsbedürftigen Restaurationen, zusätzlicher Wurzelbehandlung, Überkronung und letztlich Extraktion – verglichen werden. Die Kosten hierfür belaufen sich auf $ 2346. Dabei wird angenommen, dass das beschriebene Szenario auf alle Zähne zutrifft. Je länger die Zeitspanne, desto kostengünstiger ist es für den Einzelnen, die 1. Füllung so spät wie möglich zu erhalten und ggf. lieber eine Fissurenversiegelung durchzuführen.
In den verfügbaren Studien wurden die folgenden Versiegelungsstrategien verglichen:

- keine Versiegelung
- generelle Versiegelung
- risikoabhängige Versiegelung

Risikoabhängige Versiegelungen (s. a. Kap. **13**) verursachen die geringsten Kosten, reduzieren aber dabei immer noch die Kariesinzidenz. Bei höherem Kariesrisiko wird eine **generelle Versiegelungsstrategie** im Verhältnis aber immer kostengünstiger [52]. In einer weiteren Studie war die risikoabhängige Versiegelungsstrategie gegenüber dem völligen Weglassen von Versiegelung überlegen. Durch eine generelle Versiegelungsstrategie konnte die Kariesinzidenz, allerdings zu höheren Kosten, weiter reduziert werden [53]. Es ist nicht verwunderlich, dass sich die risikoabhängige Versiegelungsstrategie bei einer Population mit geringem Risiko als kostengünstiger erwies [54]. Vor Kurzem konnte nachgewiesen werden, dass ein Programm zur Fissurenversiegelung im öffentlichen Sektor kostengünstiger war als eine pauschale Förderung privater Zahnärzte [55]. Es wurde jedoch auch festgestellt, dass die Kosten eines solchen Gesundheitsprogramms von der Kariesinzidenz und dem Anteil der Kinder mit hohem Risikofaktor abhängen.

MERKE

- Die Kosten für Versiegelungen sind weitaus geringer als die Kosten für die lebenslange invasive Behandlung der Zähne, die wiederholte Füllungen, Kronen, Wurzelkanalbehandlungen und Extraktionen beinhaltet.
- Versiegelungen sind bei Bevölkerungsgruppen mit höherem Risiko am effizientesten.
- Bei Bevölkerungsgruppen mit geringem oder mittlerem Risiko wird eine risikoabhängige Versiegelungsstrategie empfohlen.
- Korrekt ausgeführt ist die Versiegelung selbst bei Bevölkerungsgruppen mit geringem Risiko kostengünstiger als keine Versiegelung durchzuführen.

Verbreitung der Versiegelungen

Obwohl unterstützende wissenschaftliche Belege für ihre gesundheitlichen Vorteile seit einiger Zeit vorliegen, werden Versiegelungen nur allmählich in den Praxisalltag integriert. In den **USA** hatten **1990** nur 20% der Kinder zwischen 5 und 17 Jahren mindestens 1 Versiegelung [56]. Zehn Jahre später lag der Prozentsatz bei 30% [57]. Dafür mag es viele Gründe geben, einer davon ist aber die fehlende **Kostenerstattung durch Krankenversicherungen.** Die Einführung wird wohl durch die Art der Kostenerstattung behindert. In den USA konnten diese Hindernisse nun beigelegt werden, da viele Versicherungen und Programme im öffentlichen Gesundheitswesen Versiegelungen nun bezahlen, was sich als starker Anreiz erwiesen hat [58]. Nach dem National-Oral-Health-Surveillance-System des Center of Disease Control variiert der Anteil der Schüler der 3. Klasse mit zumindest einer Versiegelung der okklusalen Flächen der ersten bleibenden Molaren je nach Bundesstaat zwischen 20% und 66% [59]. Die für 2010 formulierte Zielvorgabe von 50% wird also verfehlt. Bei der Applikation von Versiegelungen zeigen sich auch große ethnische und einkommensbedingte Unterschiede [10] (s. Kap. **8**). Die vermehrte Applikation von Versiegelungen als kostengünstiger und einfacher Weg zur Verbesserung der Zahngesundheit und zur Aufhebung von sozial bedingten Ungleichheiten wird durch schulische Programme unterstützt [50].
Versiegelungen sind in anderen Ländern seit Langem weitverbreitet. Neue Berichte legen dar, dass in **Dänemark** bei 2 Drittel der 15-jährigen Kinder mindestens 1 Molar versiegelt ist, obwohl auch hier die Zahl je nach Gemeinde variiert [60]. In **Island** haben 88% der Kinder derselben Altersgruppe mindestens 1 versiegelte Oberfläche [61]. Tatsächlich wurde die Hälfte aller Okklusalflächen der Molaren bei den 12- und 15-Jährigen als versiegelt bewertet (Eggertsson, nicht veröffentlichte Daten). In **Finnland** sind Versiegelungen seit 1970 weitverbreitet und die Häufigkeit ihrer Anwendung ist unverändert

Tab. 15.**3** Klinische Empfehlungen für Versiegelungen des Grübchen-Fissuren-Systems. Voraussetzungen sind eine Kariesrisikobewertung und die Gewährleistung einer ordnungsgemäß durchgeführten Trocknung. Modifiziert nach Beauchamp et al. [34].

klinische Empfehlungen	
Versiegelungen sind sinnvoll: • bei Milchzähnen und bleibenden Zähnen von Kindern, Jugendlichen oder Erwachsenen, bei denen ein erhöhtes Kariesrisiko besteht • zur Reduzierung der Kariesprogression von nicht kavitierten kariösen Läsionen	
empfohlen	**nicht empfohlen**
kunststoffbasierte Versiegelungsmaterialien	selbstätzende Haftvermittler
4-händige Behandlung	routinemäßige mechanische Präparation des Zahnschmelzes der Fissur
Glasionomerversiegler als Zwischenlösung, wenn Trocknung ein Problem darstellt	
regelmäßige Kontrolle und, falls erforderlich, Ersatz/ Reparatur der Versiegelungen	

hoch [62]. Ein Vergleich von Stichproben der Bevölkerung in **Schweden** und Finnland hat gezeigt, dass 80–90% der Molaren finnischer Jugendlicher versiegelt sind, während in Schweden, wo risikoabhängig versiegelt wird, nur 30% der Zähne versiegelt sind [63]. In **Deutschland** stieg der Anteil der 12-Jährigen mit mindestens 1 Fissurenversiegelung von 50% im Jahr 1997 auf 70% im Jahr 2005 an [64]. In einer kürzlich durchgeführten Umfrage an zahnmedizinischen Fakultäten in 13 Ländern in **Europa** zeigte sich, dass die Indikationen für Versiegelungen in den verschiedenen kinderzahnärztlichen Abteilungen sehr unterschiedlich sind. Nur 6% applizierten Versiegelungen routinemäßig, während die meisten risikoabhängig versiegelten. Die meisten waren zurückhaltend bei der Versiegelung von nicht kavitierten kariösen Läsionen [65]. Demnach kann die Verwendung von Versiegelungen von der Verfügbarkeit entsprechender zahnärztlicher Einrichtungen und den Möglichkeiten der Kostenerstattung abhängen.

MERKE

- Die Anwendung von Versiegelungen ist in manchen Ländern seit Langem weitverbreitet, während sie in anderen Ländern erst allmählich erfolgt.
- In den Ländern, in denen Versiegelungen vom öffentlichen Gesundheitswesen durch entsprechende Programme gefördert werden, ist deren Applikation am häufigsten.
- In den meisten Fällen wird die risikoabhängige Strategie befürwortet.
- Bei der Häufigkeit von Versiegelungen zeigen sich deutliche einkommensbedingte Unterschiede.

ZUSAMMENFASSUNG

Versiegelungen reduzieren die Karieserfahrung **effektiv,** sind ein einfaches und kostengünstiges Mittel zur Verhinderung von unnötigem Leid und zur Vorbeugung der Restaurationsspirale von Füllungen, Kronen, Wurzelkanalbehandlungen und schließlich der Extraktion von Zähnen. Klinische Empfehlungen (Tab. 15.**3**) sollten zusammen mit der professionellen Beurteilung des Arztes sowie den Bedürfnissen und Wünschen des Patienten berücksichtigt werden [34].
Die wichtigsten Aspekte in Bezug auf Versiegelungen von Grübchen und Fissuren sind:

- Sie stellen eine kostengünstige Möglichkeit zur Primärprävention neuer Läsionen und zur Vermeidung der Progression nicht kavitierter Läsionen dar.
- Sie können einfach und relativ kostengünstig auch von geschulten Mitarbeitern bei verschiedenen Bevölkerungsgruppen verwendet.
- Die Durchführung der Versiegelung erfordert ein großes Maß an Sorgfalt. Dies gilt für die Reinigung der Fissur und insbesondere die erforderliche vollständige Trockenheit vor Materialapplikation.
- Versiegelungen sollten fall- und risikoabhängig, sowohl in Bezug auf die Zähne als auch auf den Patienten, erfolgen.
- Das mechanische Entfernen von (kariösem) Zahnschmelz wird nicht routinemäßig empfohlen.

LITERATUR

1. Cueto EI, Buonocore MG. Sealing of pits and fissures with an adhesive resin: its use in caries prevention. J Am Dent Assoc 1967; 75: 121–128
2. Black GV. Operative Dentistry. Vol. 1: Pathology of the hard tissues of the teeth. Chigaco: Medico-Dental Publishing; 1908
3. Hyatt TD. Prophylactic odontotomy – the ideal procedure in dentistry for children. Dental Cosmos 1936; 78: 353–370
4. Bodecker CF. The tooth brush in relation to occlusal fissures. Dental items of interest 1926; 48: 161
5. Brucker M. Studies on the incidence and cause of dental defects in children. VI. Pits and fissures. J Dent Res 1944; 23: 89–99
6. Buonocore MG. A simple method of increasing the adhesion of acrylic filling materials to enamel surfaces. J Dent Res 1955; 34: 849–853
7. Handelman SL, Shey Z. Michael Buonocore and the Eastman Dental Center: a historic perspective on sealants. J Dent Res 1996; 75: 529–534
8. Bowen RL. Crystalline dimethacrylate monomers. J Dent Res 1970; 49: 810–815
9. Macek MD, Beltrán-Aguilar ED, Lockwood SA et al. Updated comparison of the caries susceptibility of various morphological types of permanent teeth. J Public Health Dent 2003; 63: 174–182
10. Dye BA, Tan S, Smith V et al. Trends in oral health status: United States, 1988–1994 and 1999–2004. Vital Health Stat 2007; 248: 1–92
11. Simonsen RJ, Stallard RE. Sealant-restorations utilizing a diluted filled composite resin: one year results. Quintessence Int 1977; 8: 77–84
12. Stewart PW, Stamm JW. Classification tree prediction models for dental caries from clinical, microbiological, and interview data. J Dent Res 1991; 70: 1239–1251
13. Bossert WA. The relation between the shape of the occlusal surfaces of molars and the prevalence of decay. J Dent Res 1933; 13: 125–128
14. König KG. Dental morphology in relation to caries resistance with special reference to fissures as susceptible areas. J Dent Res 1963; 42: 461–476
15. Ekstrand KR, Bjørndal L. Structural analyses of plaque and caries in relation to the morphology of the groove-fossa system on erupting mandibular third molars. Caries Res 1997; 31: 336–348
16. Muller-Bolla M, Courson F, Droz D et al. Definition of at-risk occlusal surfaces of permanent molars – a descriptive study. J Clin Pediatr Dent 2009; 34: 35–42
17. Gillings B, Bounocore M. Thickness of enamel at the base of pits and fissures in human molars and bicuspids. J Dent Res 1961; 40: 119–133
18. Ekstrand KR, Westergaard J, Thylstrup A. Organic content in occlusal groove-fossa-system in unerupted 3 rd mandibular molars: a light and electron microscopic study. Scand J Dent Res 1991; 99: 270–280
19. Rohr M, Makinson OF, Burrow MF. Pits and fissures: morphology. ASDC J Dent Child 1991; 58: 97–103
20. Galil KA, Gwinnett AJ. Three-dimensional replicas of pits and fissures in human teeth: scanning electron microscopy study. Archs Oral Biol 1975; 20: 493–495
21. Juhl M. Three-dimensional replicas of pit and fissure morphology in human teeth. Scand J Dent Res 1983; 91: 90–95
22. Hirano Y, Aoba T. Computer-assisted reconstruction of enamel fissures and carious lesions of human premolars. J Dent Res 1995; 74: 1200–1205
23. Fejerskov O, Melsen B, Karring T. Morphometric analysis of occlusal fissures in human premolars. Scand J Dent Res 1973; 81: 505–509
24. Awazawa Y. Electron microscopic study on the hypomineralized enamel areas descending from the floors of the occlusal fissures toward the amelo-dentinal junctions. J Nihon Univ Sch Dent 1966; 8: 33–44
25. Burrow JF, Burrow MF, Makinson OF. Pits and fissures: relative space contribution in fissures from sealants, prophylaxis pastes and organic remnants. Aust Dent J 2003; 48: 175–179
26. Tay FR, Frankenberger R, Carvalho RM et al. Pit and fissure sealing. Bonding of bulk-cured, low-filled, light-curing resins to bacteria-contaminated uncut enamel in high c-factor cavities. Am J Dent 2005; 18: 28–36
27. Kolavic Gray S, Griffin SO, Malvitz DM et al. A comparison of the effects of toothbrushing and handpiece prophylaxis on retention of sealants. J Am Dent Assoc 2009; 140: 38–46
28. De Craene GP, Martens C, Dermaut R. The invasive pit-and-fissure sealing technique in pediatric dentistry: an SEM study of a preventive restoration. ASDC J Dent Child 1988; 55: 34–42
29. Burrow MF, Burrow JF, Makinson OF. Pits and fissures: etch resistance in prismless enamel walls. Aust Dent J 2001; 46: 258–262
30. Shapira J, Eidelman E. The influence of mechanical preparation of enamel prior to etching on the retention of sealants: three-year follow-up. J Pedod 1984; 8: 272–277
31. Beiruti N, Frencken JE, van't Hof MA et al. Caries-preventive effect of resin-based and glass ionomer sealants over time: a systematic review. Community Dent Oral Epidemiol 2006; 34: 403–409
32. Ahovuo-Saloranta A, Hiiri A, Nordblad A et al. Pit and fissure sealants for preventing dental decay in the permanent teeth of children and adolescents. Cochrane Database Syst Rev 2008; 4: CD 001830
33. Frencken JE, Wolke J. Clinical and SEM assessment of ART high-viscosity glass-ionomer sealants after 8-13 years in 4 teeth. J Dent 2010; 38: 59–64
34. Beauchamp J, Caufield PW, Crall JJ et al. Evidence-based clinical recommendations for the use of pit-and-fissure sealants: a report of the American Dental Association Council on Scientific Affairs. J Am Dent Assoc 2008; 139: 257–268
35. Richardson PS, McIntyre IG. Susceptibility of tooth surfaces to carious attack in young adults. Community Dent Health 1996; 13: 163–168
36. Eklund SA, Ismail AI. Time of development of occlusal and proximal lesions: implications for fissure sealants. J Public Health Dent 1986; 46: 114–121
37. Griffin SO, Jones K, Gray SK et al. Exploring four-handed delivery and retention of resin-based sealants. J Am Dent Assoc 2008; 139: 281–289
38. Oong EM, Griffin SO, Kohn WG, Gooch BF, Caufield PW. The effect of dental sealants on bacteria levels in caries lesions: a review of the evidence. J Am Dent Assoc 2008; 139: 271–278

39. Griffin SO, Oong E, Kohn W et al. The effectiveness of sealants in managing caries lesions. J Dent Res 2008; 87: 169–174
40. Mertz-Fairhurst EJ, Curtis JW Jr, Ergle JW et al. Ultraconservative and cariostatic sealed restorations: results at year 10. J Am Dent Assoc 1998; 129: 55–66
41. Hitt JC, Feigal RJ. Use of a bonding agent to reduce sealant sensitivity to moisture contamination: an in vitro study. Pediatr Dent 1992; 14: 41–46
42. Choi JW, Drummond JL, Dooley R et al. The efficacy of primer on sealant shear bond strength. Pediatr Dent 1997; 19: 286–288
43. Mascarenhas AK, Nazar H, Al-Mutawaa S et al. Effectiveness of primer and bond in sealant retention and caries prevention. Pediatr Dent 2008; 30: 25–28
44. Griffin SO, Gray SK, Malvitz DM et al. Caries risk in formerly sealed teeth. J Am Dent Assoc 2009; 140: 415–423
45. Simonsen RJ. Retention and effectiveness of dental sealant after 15 years. J Am Dent Assoc 1991; 122: 34–42
46. Jodkowska E. Efficacy of pit and fissure sealing: long-term clinical observations. Quintessence Int 2008; 39: 593–602
47. Hevinga MA, Opdam NJ, Bronkhorst EM et al. Long-term performance of resin based fissure sealants placed in a general dental practice. J Dent 2010; 38: 23–28
48. Ahovuo-Saltoranta A, Hiiri A, Norblad A et al. Pit and fissure sealants for preventing dental decay in the permanent teeth of children and adolescents. Cochrane Database Syst Rev 2004; 3: CD 001830
49. Mejàre I, Lingström P, Petersson LG et al. Caries-preventive effect of fissure sealants: a systematic review. Acta Odontol Scand 2003; 61: 321–330
50. Gooch BF, Griffin SO, Gray SK et al. Preventing dental caries through school-based sealant programs: updated recommendations and reviews of evidence. J Am Dent Assoc 2009; 140: 1356–1365
51. Deery C. The economic evaluation of pit and fissure sealants. Int J Paediatr Dent 1999; 9: 235–241
52. Griffin SO, Griffin PM, Gooch BF et al. Comparing the costs of three sealant delivery strategies. J Dent Res 2002; 81: 641–645
53. Quiñonez RB, Downs SM, Shugars D et al. Assessing cost-effectiveness of sealant placement in children. J Public Health Dent 2005; 65: 82–89
54. Leskinen K, Salo S, Suni J et al. Practice-based study of the cost-effectiveness of fissure sealants in Finland. J Dent 2008; 36: 1074–1079
55. Bertrand E, Mallis M, Bui NM et al. Cost-effectiveness simulation of a universal publicly funded sealants application program. J Public Health Dent 2011; 38–45, DOI: 10.1111/j.1752-7325.2010.00200x
56. Selwitz RH, Winn DM, Kingman A et al. The prevalence of dental sealants in the US population: findings from NHANES III, 1988–1991. J Dent Res 1996; 75 (Spec.): 652–660
57. Beltrán-Aguilar ED, Barker LK, Canto MT et al. Surveillance for dental caries, dental sealants, tooth retention, edentulism, and enamel fluorosis – United States, 1988–1994 and 1999–2002. MMWR Surveill Summ 2005; 54: 1–43
58. Clarkson JE, Turner S, Grimshaw JM et al. Changing clinicians' behavior: a randomized controlled trial of fees and education. J Dent Res 2008; 87: 640–644
59. Centers for Disease Control and Prevention (CDC). National Oral Health Surveillance System. Dental sealants (04.01.2011). Im Internet: http://apps.nccd.cdc.gov/nohss/IndicatorV.asp?Indicator= 1; Stand: 22.09.2011
60. Ekstrand KR, Martignon S, Christiansen ME. Frequency and distribution patterns of sealants among 15-year-olds in Denmark in 2003. Community Dent Health 2007; 24: 26–30
61. Agustsdottir H, Gudmundsdottir H, Eggertsson H et al. Caries prevalence of permanent teeth: a national survey of children in Iceland using ICDAS. Community Dent Oral Epidemiol 2010; 38: 299–309
62. Kervanto-Seppälä S, Pietilä I, Meurman JH et al. Pit and fissure sealants in dental public health – application criteria and general policy in Finland. BMC Oral Health 2009; 9: 5
63. Virtanen JI, Forsberg H, Ekman A. Timing and effect of fissure sealants on permanent molars: a study in Finland and Sweden. Swed Dent J 2003; 27: 159–165
64. Micheelis W, Schiffner, U. Vierte Deutsche Mundgesundheitsstudie – (DMS IV): neue Ergebnisse zu oralen Erkrankungenprävalenzen, Risikogruppen und zum zahnärztlichen Vorsorgungsgrad in Deutschland 2005. Institut der Deutschen Zahnärzte (IDZ). IDZ Materialreihe Band 31. Köln: Deutscher Ärzte-Verlag; 2006
65. Splieth CH, Ekstrand KR, Alkilzy M et al. Sealants in dentistry: outcomes of the ORCA Saturday Afternoon Symposium 2007. Caries Res 2010; 44: 3–13
66. Mejàre I, Stenlund H, Zelezny-Holmlund C. Caries incidence and lesion progression from adolescence to young adulthood: a prospective 15-year cohort study in Sweden. Caries Res 2004; 38: 130–141

Versiegelung approximaler Zahnflächen

S. Martignon, K. R. Ekstrand

16

Einleitung

Der allgemein feststellbare Rückgang der Kariesprävalenz bei Kindern und Jugendlichen in den vergangenen 30 Jahren [1] war relativ gesehen weniger an den (anfälligen) okklusalen im Vergleich zu den Glattflächen (approximal/bukkal) zu beobachten [2] [3]. In Studien an Jugendlichen in Dänemark und Schweden konnte belegt werden, dass trotz strikter Vorsorgemaßnahmen eine langsame, aber kontinuierliche Progression approximaler kariöser Läsionen vom Schmelz in das Dentin zu verzeichnen ist [4] [5]. In einer schwedischen Kohorte 11- bis 13-Jähriger konnte jedoch innerhalb von 8 Jahren ein Anstieg des Anteils der Kinder ohne jegliche radiologisch detektierbare kariöse Läsion von 28% auf 71% beobachtet werden [4]. In Dänemark konnte über einen Zeitraum von 6 Jahren eine Progression bei 57% der ursprünglich röntgenologisch bis in das erste Dentindrittel extendierter Läsionen festgestellt werden [5].

Approximale Karies scheint also langsam aber stetig fortzuschreiten. Eine der Hauptursachen hierfür könnte die mangelnde Compliance der Patienten bei der Anwendung non-invasiver Maßnahmen (z.B. Zahnseide) sein [6] [7]. Ab einem bestimmten Zerstörungsgrad erscheint daher eine etwas invasivere Intervention empfehlenswert. Aufgrund des eingeschränkten Zugangs zu approximalen kariösen Läsionen bereitet nicht nur die Beurteilung, sondern auch ihre Restauration Schwierigkeiten. Oftmals muss viel gesunde Zahnsubstanz zerstört werden, um die erkrankten Bereiche zu „behandeln". Aufgrund dieses ungünstigen Verhältnisses ist es wünschenswert, die erste invasive Behandlung möglichst lange aufzuschieben und eine Kariesprogression durch ausschließlich non-invasive Maßnahmen zu verhindern. Die **approximale Versiegelung** bietet eine zusätzliche, mikro-invasive Alternative für die Behandlung approximaler kariöser Läsionen.

In diesem Kapitel werden folgende Themen behandelt:

- die Übertragung der Versiegelungstechnik von okklusalen auf approximale Zahnflächen
- klinische Verfahren und Materialien für die Durchführung der approximalen Versiegelung
- Wirksamkeit und Indikation der approximalen Versiegelung

Übertragung der Versiegelungstechnik von okklusalen auf approximale Zahnflächen

3 jüngere Entwicklungen führten zur Übertragung der Versiegelungstechnik von okklusalen auf approximale Zahnflächen:

- Erstens die Erkenntnis, dass alleinige non-invasive Maßnahmen die Kariesprogression nicht bei allen Patienten aufzuhalten vermögen [6] [7] [8].
- Zweitens die zunehmenden Belege für die Wirksamkeit der okklusalen Versiegelung mit dem Ziel der Verhinderung einer Kariesprogression (s. Kap. **15**). Seit einigen Jahren wird daher die Versiegelung initialer kariöser Läsionen auf okklusalen Zahnschmelzflächen weitgehend empfohlen und gefördert. Die radiologische Ausdehnung sollte hierbei bis maximal in das erste Dentindrittel reichen [9] [10] [11] [12] [13] [14] [15] [16].
- Der 3. Aspekt für die Einführung der Versiegelungstechnik für approximale kariöse Läsionen lag in der nunmehr besseren Durchführbarkeit durch die Verwendung kieferorthopädischer Separiertechniken. Auf diese Weise lassen sich die Läsionschakteristika leichter beurteilen [17] und die Versiegelungsmaterialien auf die approximalen Zahnflächen aufbringen.

Diese Überlegungen führten zur Etablierung der Versiegelungstechnik für approximale kariöse Läsionen mithilfe von Adhäsiven/Versieglern [18] [19] [20]. Eine weitere Methode beruht auf der Applikation einer Kunststofffolie (Patch) mithilfe eines Adhäsivs auf die Zahnschmelzoberfläche [21]. Kürzlich wurde vor allem für die Behandlung approximaler und vestibulärer kariöse Läsionen eine Infiltrationstherapie entwickelt [22] (Kap. **17**).

Dieses Kapitel behandelt nur die Versiegelungsmethoden mithilfe von Adhäsiven/Versieglern oder Adhäsiven in Kombination mit einem sogenannten Patch.

Klinisches Verfahren

Welche approximalen Läsionen eignen sich für die Versiegelung?

Vor der Wahl der Behandlung ist der erste wichtige Schritt die Diagnose (s. Kap. **5** bis Kap. **9**). Aufgrund der eingeschränkten visuellen und taktilen Zugänglichkeit approximaler Zahnflächen der posterioren Zähne werden Bissflügelaufnahmen für die Detektion und Beurteilung der Läsionstiefe angefertigt. Die röntgenologische Läsionstiefe korreliert recht gut mit der histologischen Ausdehnung der Demineralisation (s. Kap. **3**) [23] [24].

3 wichtige Fragen müssen vor der Entscheidung, ob eine Versiegelung approximaler Läsionen indiziert ist, beantwortet werden. Die grundsätzlichen Kriterien werden in dem Kapitel über den Therapieentscheid ausführlich beleuchtet (s. Kap. **20**).

- Ist die Läsion zu tief oder zu flach für eine Versiegelung?
  - Flache, approximale (histologisch auf den Zahnschmelz beschränkte) Läsionen können höchstwahrscheinlich alleinige durch non-invasive Maßnahmen aufgehalten werden. Diese Läsionen sind auf dem Röntgenbild auf den äußeren Schmelz begrenzt.
  - Eine röntgenologisch bis in den inneren Zahnschmelz oder maximal bis in das äußere Drittel des Dentins extendierte Läsion eignet sich zur Versiegelung.

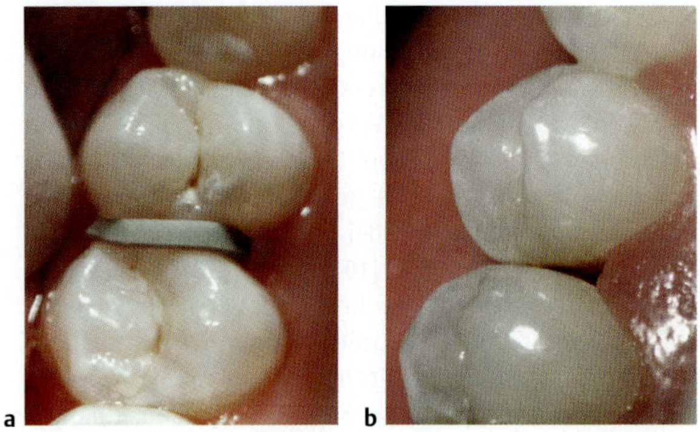

Abb. 16.**1** Selektive temporäre Separierung.
a 2-tägige Anwendung eines elastischen Bands. Aus: Meyer-Lückel H, Fejerskov O, Paris S. Neuartige Therapiemöglichkeiten bei approximaler Karies. Schweiz Monatsschr Zahnmed 2009; 119: 454–461.
b Visueller/taktiler Zugang zur approximalen Läsion.

- Für tiefere Läsionen wird eine invasive Behandlung empfohlen [11] [14] [25] [26].

- Kann eine Kavitation ausgeschlossen werden? Radiologisch kann das Vorliegen einer Kavitation nicht zuverlässig abgeschätzt werden [25]. Die Tiefe der röntgenologisch detektierbaren Läsion korreliert jedoch mit der Wahrscheinlichkeit klinischer oder histologischer Kavitationen [23] [24] [25]. Nur durch die visuell-taktile Bewertung der kariösen Läsion können Kavitäten erkannt und der röntgenologische Befund bestätigt werden. Die klinische Beurteilung erfolgt entweder nach 2-tägiger Separation (Abb. 16.**1**) anhand der visuellen ICDAS-Kriterien [27] oder ohne Zahnseparation mithilfe einer dünnen Sonde. Auf diese Weise kann eine Kavitation bestätigt oder ausgeschlossen werden (s. Kap. **17**).
  - Wenn es sich um eine aktive kariöse Läsion handelt, die maximal eine Mikrokavitation aufweist, empfiehlt sich eine Versiegelung [11].
  - Liegt eine ausgeprägte Kavität mit Dentinexposition vor, ist eine invasive Behandlung vorzuziehen [11] [26].
- Ist es möglich, die Progressionswahrscheinlichkeit der Läsion festzustellen? Die beste Möglichkeit für die Beurteilung der Progression approximaler kariöser Läsionen ist die röntgenologische Untersuchung im Zeitverlauf (s. Kap. **6**). Für die Beurteilung der Läsionsaktivität bei einer einzigen Sitzung wurden Kriterien vorgeschlagen, die beachtet werden sollten [28] (s. Kap. **5**).

Verfahren der approximalen Versiegelung

Versiegelungstechnik

Um Zugang zu den approximalen Läsionen zu erhalten, wird ein kieferorthopädischer Gummiring für 2 Tage zwischen den Zähnen positioniert [15]. In einer 2. Sitzung wird der Gummiring entfernt und die Läsion mit einer Interdentalbürste und Zahnseide gereinigt. Mithilfe von Watterollen wird der Bereich möglichst trocken gehalten. Mit einem Holzkeil wird die Separation aufrechterhalten und überschüssiges Material absorbiert. Die benachbarte Zahnfläche wird mit Teflonband bedeckt. Anschließend werden folgende Behandlungsschritte durchgeführt (Abb. 16.**2**):

- Ätzung mit Phosphorsäure (37 %) für 15 Sekunden
- gründliches Spülen mit Wasser und Lufttrocknung
- erneute Isolierung mit Teflonband
- Applikation des Adhäsivs mit einer Mikrobürste und Zahnseide
- Beseitigung von Überschüssen mit Zahnseide
- erneute Applikation des Adhäsivs
- 5 Sekunden Lufttrocknen mit Abstand
- Lichthärtung lingual/palatinal und bukkal
- Polieren

Ein ähnliches, von Gomez et al. im Jahr 2005 [20] beschriebenes Verfahren wurde in vergleichbarer Weise und ebenfalls nach Zahnseparation durchgeführt.

Patch-Verfahren

Nach 2-tägiger Zahnseparation wird der approximale Bereich mit Phosphorsäure (37 %) für 60 Sekunden geätzt. Anschließend wird ein Haftvermittler aufgetragen und eine dünne Polyurethan-Dimethacrylat-Folie (Patch) auf die approximale Oberfläche aufgebracht und lichtgehärtet. Hiernach werden die Ränder des Patches mit Scheiben und Streifen poliert.

MERKE

- Die für die approximale Versiegelung verwendeten Materialien sind Adhäsiv, Versiegler und Polyurethanfolie
- Diese Materialien werden nach 2-tägiger temporärer Zahnseparierung appliziert.

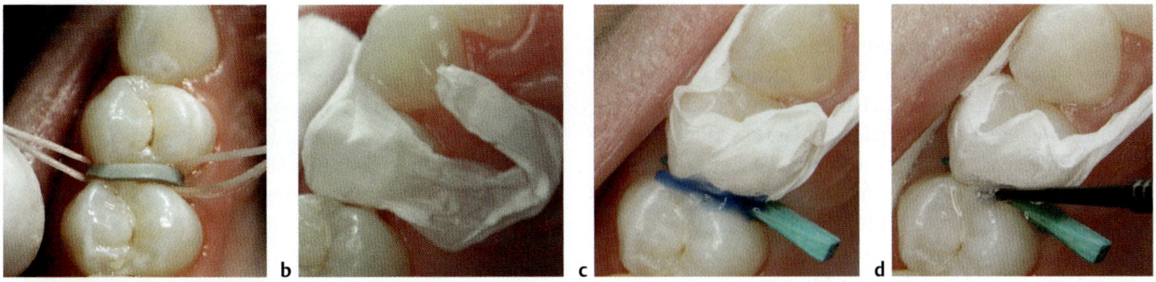

a b c d

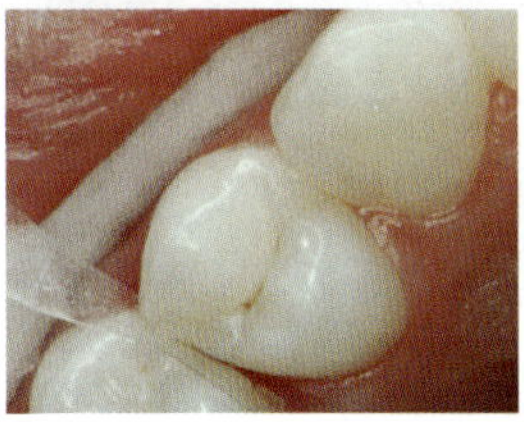

e

Abb. 16.**2** Verfahren der approximalen Versiegelung einer Läsion der distalen Fläche des rechten 1. oberen Prämolaren.

a Selektive temporäre 2-tägige Separierung des betroffenen Zahnzwischenraums.
b Isolierung des benachbarten Zahns mit Teflonband.
c Ätzen der Läsionsoberfläche.
d Auftragen des Adhäsivs. Aus: Meyer-Lückel H, Fejerskov O, Paris S. Neuartige Therapiemöglichkeiten bei approximaler Karies. Schweiz Monatsschr Zahnmed 2009; 119: 454–461
e Polieren der versiegelten Läsion.

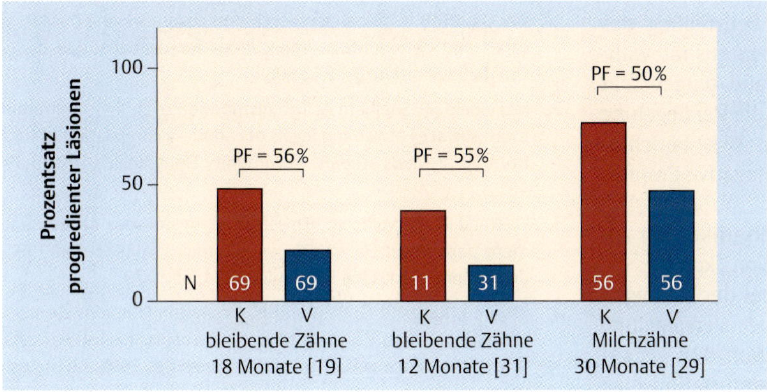

Abb. 16.**3** Ergebnisse der drei klinischen Studien, die einen positiven Nachweis für die approximale Versiegelung aufzeigen konnten. Jeweils dargestellt sind die Ergebnisse für den paarweisen Vergleich der Bissflügelröntgenbilder. Die präventive Fraktion (PF) beziffert die relative Kariesreduktion durch Versiegelung (V) im Vergleich zur unbehandelten Kontrolle (K) und beträgt ca. 50%. In der ersten Studie [19] betrug die Progressionsrate bei der Auswertung mittels Digitaler Subtraktionsradiografie in der Kontrollgruppe (K) 83 % und in der versiegelten Gruppe (V) 44 %.

Klinische Evidenz

Die oben beschriebene Versiegelungstechnik wurde in einer Studie im Split-Mouth-Design an 82 **jungen Erwachsenen** untersucht, die jeweils mindestens 2 approximale kariöse Läsionen im Seitenzahnbereich mit einer radiologischen Ausdehnung bis maximal in das äußere Dentindrittel aufwiesen [19]. Je Patient wurde 1 Läsion versiegelt, die andere Läsion blieb unbehandelt (Kontrolle). Die Studienteilnehmer wurden angewiesen, alle Zahnflächen mit approximalen Läsionen einschließlich der Kontroll- und Testläsionen mit Zahnseide zu reinigen.

- Nach 18 Monaten zeigte sich bei den versiegelten approximalen kariösen Läsionen eine signifikant geringere Progression (44%) als bei den Kontrollläsionen (83%) (Abb. 16.**3**).
- Derselbe Trend zeigte sich nach 3–4 Jahren.

In einer weiteren Studie zur Versiegelungstechnik an 50 **Jugendlichen** mit approximalen kariösen Läsionen an Seitenzähnen wurden in einer Gruppe (n = 17) alle Läsionen versiegelt, während die Patienten der 2. Gruppe (n = 7) approximale Versiegelungen oder Fluoridlack in einem Split-Mouth-Design erhielten. In einer Kontrollgruppe (n = 26) wurden die Patienten mit Fluoridlack behandelt. Nach 2 Jahren wurde bei 7% der versiegelten Läsionen und bei 12% der mit Fluoridlack behandelten Läsionen eine Progression festgestellt, wobei zwischen beiden Gruppen keine statistisch signifikanten Unterschiede bestanden.

In einer Split-Mouth-Studie zum Patch-Verfahren wurden bei 50 Patienten mit je 2 approximalen kariösen Läsionen (ohne Kavitation) entweder ein adhäsiv befestigter Patch behandelt oder die Läsionen blieben als Kontrollgruppe unbehandelt. Generell wurde die Anwendung von Zahnseide und fluoridhaltiger Zahnpasta für die häusliche Mundhygiene empfohlen. Die Auswertung ergab

- nach 24 Monaten (n = 35) eine Progression bei 6% der Test- und Kontrollgruppen und
- nach 36 Monaten (n = 25) eine Progression bei 8% in beiden Gruppen.

Der Nutzen der Patch-Therapie konnte in dieser Studie aufgrund der geringen Kariesinzidenz in dieser Population nicht geklärt werden.

Die Versiegelung approximaler kariöser Läsionen wurde auch bei **Vorschulkindern** untersucht [29]. In dieser Altersgruppe ist die distale Fläche der 1. Milchmolaren besonders kariesanfällig. Die verfügbaren Daten über die Kariesprogression bei Milchzähnen lassen darauf schließen, dass diese mindestens 2-mal so hoch ist wie bei bleibenden Zähnen [30]. Daher wurde eine Split-Mouth-Studie an 91 4- bis 6-jährigen Kindern [29] durchgeführt, bei denen mindestens 2 radiologisch extendierte Läsionen bis in das äußere Dentindrittel der 1. Milchmolaren vorlagen. Jeweils eine Läsion wurde versiegelt und eine diente als unbehandelte Kontrolle. Die Erziehungsberechtigten erhielten die Anweisung, alle approximalen Bereiche mit Zahnseide zu pflegen.

- Nach 12 Monaten ergab die radiologische Auswertung eine Progression bei 27% der Testläsionen und bei 51% der Kontrollläsionen.
- Nach 2,5 Jahren (n = 56) lagen die Progressionsraten bei 46% bzw. 71%.

Diese Studie beinhaltete ebenfalls die Beurteilung des kindlichen Verhaltens und der Schmerzintensität während der Sitzung, in der das Gummiband eingebracht wurde, und während der Sitzung, in der die Versiegelung durchgeführt wurde. Die meisten Kinder (88%) berichteten bei beiden Sitzungen über keinerlei negative Empfindungen.

Eine aktuelle Split-Mouth-Studie zur Wirksamkeit der approximalen Versiegelung und Infiltration konnte die Überlegenheit beider Verfahren gegenüber der alleinigen non-invasiven Therapie aufzeigen. Die Versiegelung zeigte hierbei eine Präventive Fraktion von 42% gegenüber der Kontrollgruppe und die Kariesinfiltration eine Präventive Fraktion von 54% [32].

ZUSAMMENFASSUNG

Der neue Therapieansatz der Versiegelung approximaler kariöser Läsionen hat sich als vielversprechende mikroinvasive Alternative zur Verhinderung der Kariesprogression erwiesen. Indessen müssen einige Aspekte und zukunftsbezogene Perspektiven berücksichtigt werden:

- **Kariesdiagnose und Therapieauswahl:** Die Ermittlung des Schweregrads der Läsion sollte so präzise wie möglich erfolgen und dabei Aspekte wie Kariesprävalenz und Progressionsrate der Population sowie individuelle Kariesrisiken und Compliance der Patienten berücksichtigen. Was den ersten Punkt anbelangt, wurde in der an Vorschulkindern [29] durchgeführten Studie nach 12 Monaten eine hohe Progressionsrate sowohl an den versiegelten als auch an den Kontrollläsionen berichtet, die auf die bei Milchzähnen, im Vergleich zu bleibenden Zähnen, höhere Progressionsrate von Zahnschmelzläsionen in das Dentin zurückzuführen sein könnte [30]. Daher scheint es empfehlenswert, bei Milchzähnen nur solche kariöse Läsionen zu versiegeln, die radiologisch maximal bis zur Schmelz-Dentin-Grenze fortgeschritten sind. Dasselbe gilt für Patienten mit einem hohen Kariesrisiko.
- **klinisches Verfahren:** Was den zeitlichen Aufwand angeht, sind die beiden für die vorübergehende Separation erforderlichen Sitzungen ein Nachteil, auch wenn hierdurch eine höhere diagnostische Genauigkeit sichergestellt werden kann. Die Ätzdauer sollte wegen der ungleichmäßigen Beschaffenheit approximaler Läsionen auf 1 Minute verlängert werden und die Zahnflächen sollten nach dem Ätzen mit Äthanol getrocknet werden [11] [14] [15] [16].

Zusammengefasst bietet die Versiegelung approximaler Läsionen eine wertvolle Alternative für die Erhaltung gesunder Zahnstrukturen.

LITERATUR

1. Baelum V, Van Palenstein Helderman, Hugoson A, Yee R, Fejerskov O (2009). A global perspective on changes in the burden of caries and periodontitis: implications for dentistry. Journal of Oral Rehabilitation; 34:872-906.
2. McDonald SP, Sheiham A: The distribution of caries on different tooth surfaces at varying levels of caries – a compilation of data from 18 previous studies. Community Dent Health 1992;9:39-48.
3. Ekstrand K, Carvalho JC, Thylstrup A. Restorative caries treatment patterns in Danish 20-year-old males in 1986 and 1991. Community Dent Oral Epidemiol 1994;22:75-79.
4. Mejàre I, Källestål C, Stenlund H, Johansson H. Caries development from 11 to 22 years of age: A prospective radiographic study. Prevalence and distribution. Caries Res 1998;32:10-16.
5. Martignon S, Chavarria N, Ekstrand KR. Caries status and proximal lesion behaviour during a 6-year period in young adult Danes: an epidemiological investigation. Clin Oral Investig 2009;14:383-90.
6. Frandsen A. Changing patterns of attitudes and oral health behaviour. Int Dent J 1985; 35:284-290.
7. Hujoel PP, Cunha-Cruz J, Banting DW, Loesche WJ. Dental Flossing and Interproximal Caries: a Systematic Review. J Dent Res 2006;85:299-305.
8. Autio-Gold J. The role of chlorhexidine in caries prevention. Oper Dent. 2008 Nov-Dec;33:710-6.
9. Ahovuo-Saloranta A, Hiiri A, Nordblad A, Mäkelä M, Worthington HV: Pit and fissure sealants for preventing dental decay in the permanent teeth of children and adolescents. Cochrane Database of Systematic Reviews 2008, Issue 4. Art. No.: CD 001830.DOI:10.1002/14651858.CD 001830.pub3.
10. Hiiri A, Ahovuo-Saloranta A, Nordblad A, Mäkelä M: Pit and fissure sealants versus fluoride varnishes for preventing dental decay in children and adolescents. Cochrane Database of Systematic Reviews 2006, Issue 4. Art. No.: CD 003067.DOI:10.1002/14651858.CD 003067.pub2.
11. Splieth CH, Ekstrand KR, Alkilzy M, Clarkson J, Meyer-Lueckel H, Martignon S, Paris S, Pitts NB, Ricketts DN, van Loveren C. Sealants in Dentistry: Outcomes of the ORCA Saturday Afternoon Symposium 2007. Caries Res 2009;44:3-13.

12. Handelman SL. Therapeutic use of sealants for incipient or early carious lesions in children and young adults. Proc Finn Dent Soc 1991;87:463-475.
13. Garçía-Godoy F, Summitt JB, Donly KJ: Caries progression of white spot lesions sealed with an unfilled resin. J Clin Pediatr Dent 1997;21:141-3.
14. Griffin SO, Oong E, Kohn W, Vidakovie B, Gooch BR, CDC Dental Sealant Systematic Review Group, Bader J, Clarkson J, Fontana MR, Meyer DM, Rozier RG, Weintraub, Zero DT: The effectiveness of sealants in managing caries lesions. J Dent Res 2008;87:169-174.
15. Beauchamp J, Caufield PW, Crall JJ, Donly K, Feigal R, Gooch B, Ismail A, Kohn W, Siegal M, Simonsen R; American Dental Association Council on Scientific Affairs. Evidence-based clinical recommendations for the use of pit-and-fissure sealants: a report of the American Dental Association Council on Scientific Affairs. J Am Dent Assoc. 2008;139:257-68.
16. Ekstrand KR, Ricketts DNJ, Kidd EAM. Occlusal Caries: Pathology, diagnosis and logical management. Dent Update 2001;28:380-387.
17. Pitts NB, Longbottom C. Temporary tooth separation with special reference to the diagnosis and preventive management of equivocal approximal carious lesions. Quintessence Int 1987;18:563-73.
18. Ekstrand K, Martignon S. Managing approximal carious lesions: A new non-operative approach. Caries Res 2004;38:361 (Abstract No. 12).
19. Martignon S, Ekstrand K, Ellwood R. Efficacy of sealing proximal early active lesions: An 18-month clinical study evaluated by conventional and subtraction radiography. Caries Res 2006;40:382-8.
20. Gomez S, Uribe S, Onetto JE, Emilson CG. SEM analysis of sealant penetration in posterior approximal enamel carious lesions in vivo. J Adhes Dent 2008;10:151-6.
21. Alkilzy M, Berndt Ch, Meller Ch, Schidlowski M, Splieth Ch. Sealing of proximal surfaces with polyurethane tape: a two-year clinical and radiographic feasibility study. J Adhesive Dent 2009;11:91-4.
22. Meyer-Lueckel H, Paris S: Improved resin infiltration of natural caries lesions. J Dent Res 2008: 87; 1112–1116
23. Ekstrand KR, Luna LE, Promisiero L, Cortes A, Cuevas S, Reyes JF, Torres CE, Martignon S. The reliability and accuracy of two methods for proximal caries detection and depth on directly visible proximal surfaces: an in vitro study. Caries Res 2011;45:93-99.
24. Ekstrand KR, Ricketts DNJ, Kidd EAM. Reproducibility and accuracy of three methods for assessment of demineralization depth of the occlusal surface: an in vitro examination. Caries Res 1997; 31:224-231.
25. Bille J, Thylstrup A. Radiographic diagnosis and clinical tissue changes in relation to treatment of approximal carious lesions. Caries Res 1982; 16:1-6.
26. Kidd EAM, van Amerongen JP van Amerongen WE. The role of operative treatment in caries control. In: Fejerskov O, Kidd E, editors. Dental Caries: The disease and its clinical management. 2nd ed. Oxford: Blackwell Munksgaard; 2008 p. 355-366.
27. Ismail AI, Sohn W, Tellez M, Amaya A, Sen A, Hasson H, Pitts NB. The International Caries Detection and Assessment System (ICDAS): an integrated system for measuring dental caries. Community Dent Oral Epidemiol 2007;35:170-8.
28. Ekstrand KR, Martignon S, Ricketts DJ, Qvist V. Detection and activity assessment of primary coronal caries lesions: a methodologic study. Oper Dent 2007;32:225-35.
29. Martignon S, Tellez M, Santamaría RM, Gomez J, Ekstrand KR. Sealing Distal Proximal Caries Lesions in First Primary Molars: Efficacy after 2.5 Years. Caries Res 2010;44:562-570.
30. Schwartz M, Gröndahl H-G, Pliskin S, Boffa J. A longitudinal analysis from bite-wing radiographs of the rate of progression of approximal carious lesions through human dental enamel. Arch Oral Biol 1984;29:529-536.
31. Abuchaim C, Rotta M, Grande RH, Loguercio AD, Reis A. Effectiveness of sealing active proximal caries lesions with an adhesive system: 1-year clinical evaluation. Braz Oral Res 2010;24:361-7.
32. Martignon S, Ekstrand KR, Gomez J, Lara JS, Cortes A. Infiltrating/Sealing Proximal Caries Lesions: A 3-Year Randomized Clinical Trial. J Dent Res 2012; 91:288–292.

Kariesinfiltration

H. Meyer-Lückel, S. Paris

17

Einleitung

Bei den in den beiden vorausgehenden Kapiteln beschriebenen mikro-invasiven Verfahren – okklusale und approximale Versiegelung – wurden Materialien eingesetzt, die aus der Füllungstherapie bekannt sind. Der klinische Ablauf sieht hierbei vor, dass nach Ätzung mit Phosphorsäure Adhäsive oder Fissurenversiegler aufgetragen und anschließend lichtgehärtet werden.
In diesem Kapitel wird ein erst 2009 in den zahnärztlichen Alltag eingeführtes mikro-invasives Behandlungsverfahren, die sogenannte Kariesinfiltration, erläutert. Bei dieser Technik zur Arretierung der Kariesprogression wird zur Konditionierung der kariösen Zahnoberfläche eine vergleichsweise stärkere Säure (Salzsäure 15%) benötigt und es werden Kunststoffe mit einer modifizierten Monomerzusammensetzung, sogenannte Infiltranten, verwendet. Diese äußerst fließfähigen Kunststoffe können im Gegensatz zu Adhäsiven und Fissurenversieglern tief in die poröse Struktur des Läsionskörpers einer Karies eindringen und somit die Diffusionswege für kariogene Säuren obturieren. Bei der Kariesinfiltration wird – im Gegensatz zur (okklusalen) Kariesversiegelung – somit die Diffusionsbarriere nicht auf der Karies, sondern innerhalb der Karies selbst geschaffen (Abb. 17.**1**) [1] [2] [3] [4].
Am Ende dieses Kapitels sollte der Leser vertraut sein mit folgenden Aspekten der Kariesinfiltration

- der Entwicklung,
- den biologischen und therapeutischen Grundlagen,
- der Anwendung aus kariologischen Gründen sowie
- der Anwendung aus ästhetischen Gründen.

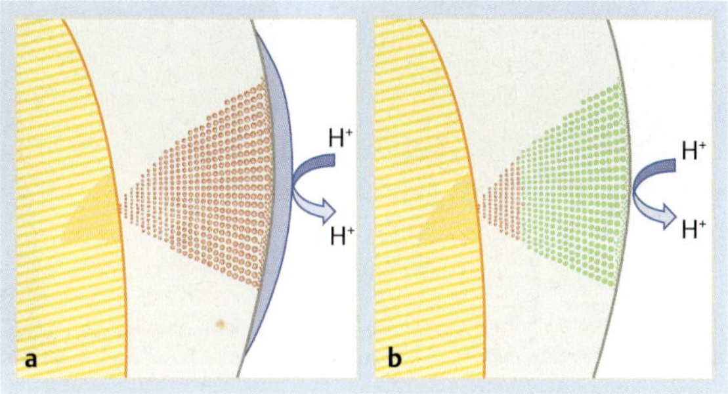

Abb. 17.**1** Durch eine **Versiegelung (a)** einer kariösen Läsion wird eine Diffusionsbarriere auf der Oberfläche etabliert. Bei der **Infiltration (b)** dringt ein niedrigvisköser Kunststoff in die Porositäten des Läsionskörpers ein und wird dort lichtgehärtet. Hierdurch wird ein Eindringen von Säuren und von Substrat für Mikroorganismen verhindert. Aus: Meyer-Lückel H, Paris S. Kariesinfiltration. Zahnmedizin up2date 2011;4: 323–340

Entwicklung der Kariesinfiltration

Biologische Grundlagen

Wie in Kap. **2** und Kap. **3** beschrieben, weisen frühe bis mittlere Stadien der Schmelzkaries eine ausgeprägte Demineralisation des Zahnschmelzes (Läsionskörper) unterhalb einer scheinbar intakten Oberfläche auf. Aus dem erhöhten Mineralverlust resultiert eine veränderte Lichtbrechung, wodurch das weißliche Erscheinungsbild („white spot") erklärbar ist. Während der Remineralisation können Farbstoffe einlagern; die kariöse Läsion nimmt eine dunklere Farbe an („brown spot").
Ein großer Anteil dieser klinisch deutlich sichtbaren kariösen Läsionen (ICDAS 2) ist aber nicht nur auf den Schmelz beschränkt. Vielmehr sind darunterliegende Dentinanteile bereits ebenfalls demineralisiert. Derartige kariöse Läsionen an Approximalflächen (ICDAS 2; histologische Extension bis ca. zur Schmelz-Dentin-Grenze) können mit der Bissflügelröntgentechnik meist nur als eine E1-Läsion (äußere Schmelzhälfte) detektiert und beurteilt werden. Die Darstellung der Karies auf dem Röntgenbild untertreibt also die wahrhaftige histologische Ausdehnung (vgl. Kap. **5** u. Kap. **6**). Oberflächlich sind diese – auf dem Röntgenbild auf den Schmelz begrenzten – kariösen Läsionen in nahezu allen Fällen nicht kavitiert.

MERKE

Radiologische Schmelzläsionen (E1 und E2) weisen klinisch nur sehr selten Kavitationen auf. Ist die Karies röntgenologisch bis in das 1. Dentindrittel vorangeschritten (D1), ist bei ca. 1 Drittel der Läsionen eine Kavitation klinisch feststellbar [5] [6].

Nicht kavitierte kariöse Läsionen weisen im Bereich des Läsionskörpers im Gegensatz zu kavitierter Karies nur wenige Bakterien und keinen etablierten Biofilm auf [7]. Kavitierte kariöse Läsionen können schlechter gereinigt werden, weshalb diese mit größerer Wahrscheinlichkeit voranschreiten [8].

Pionierarbeiten zur Penetration von Kunststoffen in kariöse Läsionen: Anhand künstlicher Schmelzkaries, die im Vergleich zu natürlicher Karies eine weniger stark mineralisierte Oberflächenschicht aufweist, wurde bereits in den 1970er-Jahren die grundsätzliche Möglichkeit der Penetration von Kunststoffen beschrieben. Natürliche Läsionen ließen sich jedoch mit dem verwendeten Adhäsiv nur sehr begrenzt penetrieren [9]. Darüber hinaus konnte eine Verhinderung der Progression künstlicher Läsionen nach Applikation eines niedrigviskösen Kunststoffs gezeigt werden [10]. Das in dieser Studie verwendete Material, Resorcinol-Formaldehyd, war jedoch aufgrund seiner toxischen Eigenschaften für den klinischen Gebrauch ungeeignet. In einigen Nachfolgeuntersuchungen wurde die grundsätzliche Fähigkeit der Penetration von dentalen Kunststoffen in künstliche kariöse Läsionen bestätigt

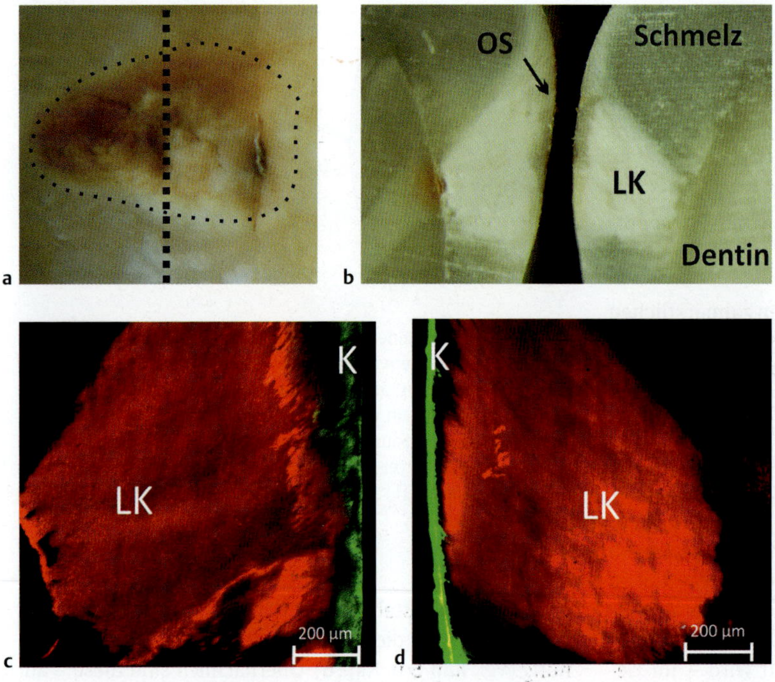

Abb. 17.**2** Kariesinfiltration in vitro.
a Die approximale **kariöse Läsion** weist Bereiche auf, die man teilweise als **inaktiv** (bräunlich) aber auch **aktiv** (weißlichere, opake Oberfläche) bezeichnen würde (gestrichelte Linie = Schnitt).
b Der Aufblick auf die **Schnittfläche** verdeutlicht das histologische Korrelat **Dicke der Oberflächenschicht** zu der klinischen Beurteilung der **Aktivität.** Aktive Bereiche (unterer Läsionsbereich) weisen eine dünnere Oberflächenschicht (OS) auf als inaktive. Der Läsionskörper (LK) im Schmelz grenzt bis an die Schmelz-Dentin-Grenze. Die linke und rechte Läsionshälfte wurden mit Salz- bzw. Phosphorsäure geätzt und hiernach ein Adhäsiv aufgetragen.
c In den konfokalmikroskopischen Aufnahmen **(c, d)** erkennt man, dass nach **Ätzung mit Salzsäure (c)** eine etwas tiefere Penetration des Kunststoffs (K; grün) in den Läsionskörper (LK; rot) zu sehen ist…
d …als nach **Ätzung mit Phosphorsäure (d)**.

[11] [12] [13] [14] [15] [16] [17]. Die Autoren beschrieben zumeist eine relativ oberflächliche Versiegelung kommerziell erhältlicher Adhäsive und schienen eine oberflächliche Schicht des jeweiligen Materials zu belassen. Anhand der erwähnten Studien konnte bereits gezeigt werden, dass ein mehrmaliges Auftragen des Versieglers eine verbesserte Penetration der Kunststoffe ermöglicht [16]. Hieraus resultierte eine vergleichsweise stärkere Reduktion des Porenvolumens [10] [15]. Zumeist wurden in diesen Studien oberflächliche Überschüsse belassen, die einen Zugang von Säuren zu den (eventuell noch vorhandenen) Poren im Läsionskörper zumindest teilweise blockiert haben dürften [10] [15]. Eine positive Assoziation von Penetrationstiefe und Applikationszeit konnte auch bei Entfernung oberflächlicher Überschüsse anhand künstlicher Läsionen gezeigt werden [18]. Darüber hinaus zeigten die verwendeten Adhäsive und Fissurenversiegler in Abhängigkeit von der Applikationszeit sowie der Homogenität der etablierten Kunststoffschicht innerhalb der Läsion einen unterschiedlich ausgeprägten kariesinhibierenden Effekt [19].

Entwicklung der Kariesinfiltration: Adhäsive können allerdings auch nach 2-minütiger Ätzung mit Phosphorsäure vergleichsweise schlecht in natürlich kariöse Läsionen eindringen [20]. Dies wurde zum einen auf das relativ geringe Porenvolumen der Oberflächenschicht, wodurch eine tiefere Penetration verhindert wird, und zum anderen auf die nicht adäquaten physikalischen Eigenschaften der verfügbaren Adhäsive zurückgeführt [20]. Eine 2-minütige Ätzung mit einem Salzsäuregel (15%) ermöglicht einerseits eine gezielte Erosion der Oberflächenschicht [21], wodurch ein Adhäsiv zumindest bis zu ca. 100 µm in natürliche kariöse Läsionen eindringen kann [20] (Abb. 17.**2**), andererseits können niedrigvisköse Monomere wesentlich besser in den demineralisierten Schmelz, den man als ein System von winzigen Röhren (Kapillaren) betrachten kann, eindringen. Die penetrierenden Eigenschaften einer Flüssigkeit werden mithilfe der sogenannten **Washburn-Gleichung** [22] beschrieben, wobei der in Klammern stehende Term der Washburn-Gleichung den sogenannten **Penetrationskoeffizienten** (PK) darstellt [23] [24].

$$x^2 = \left(\frac{\gamma \times \cos\theta}{2\eta}\right) r \times t$$

Je größer der PK, umso schneller fließt eine Flüssigkeit durch eine Kapillare mit dem Radius r und legt dabei in der Zeit t den Weg x zurück. Der PK und die ihn bestimmenden Komponenten sind temperaturabhängig [23] [25].

Zunächst wurden die Penetrationskoeffizienten einiger Monomerkombinationen bestimmt [26] und einige dieser Materialien hinsichtlich ihrer penetrierenden [27] und kariesinhibierenden [28] Eigenschaften anhand von künstlichen Läsionen untersucht. Die Penetrationstiefe der Monomere korreliert hierbei mit der Wurzel aus dem Produkt des PK und der Applikationszeit. Dies bedeutet, dass die Kenntnis des Penetrationskoeffizienten eines Monomergemischs eine gute Voraussagbarkeit über dessen penetrierende und kariesinhibierende Eigenschaften ermöglicht. Materialien mit Penetrationskoeffizienten über 50 cm/s wurden folglich als **Infiltranten** bezeichnet [27] [28].

Penetrationsversuche mit den Infiltranten anhand von natürlichen Läsionen konnten vergleichbare Ergebnisse wie bei künstlichen Läsionen aufzeigen. In einer ersten Studie wurden signifikant höhere Penetrationstiefen eines Infiltranten im Vergleich zu dem in den vorherigen

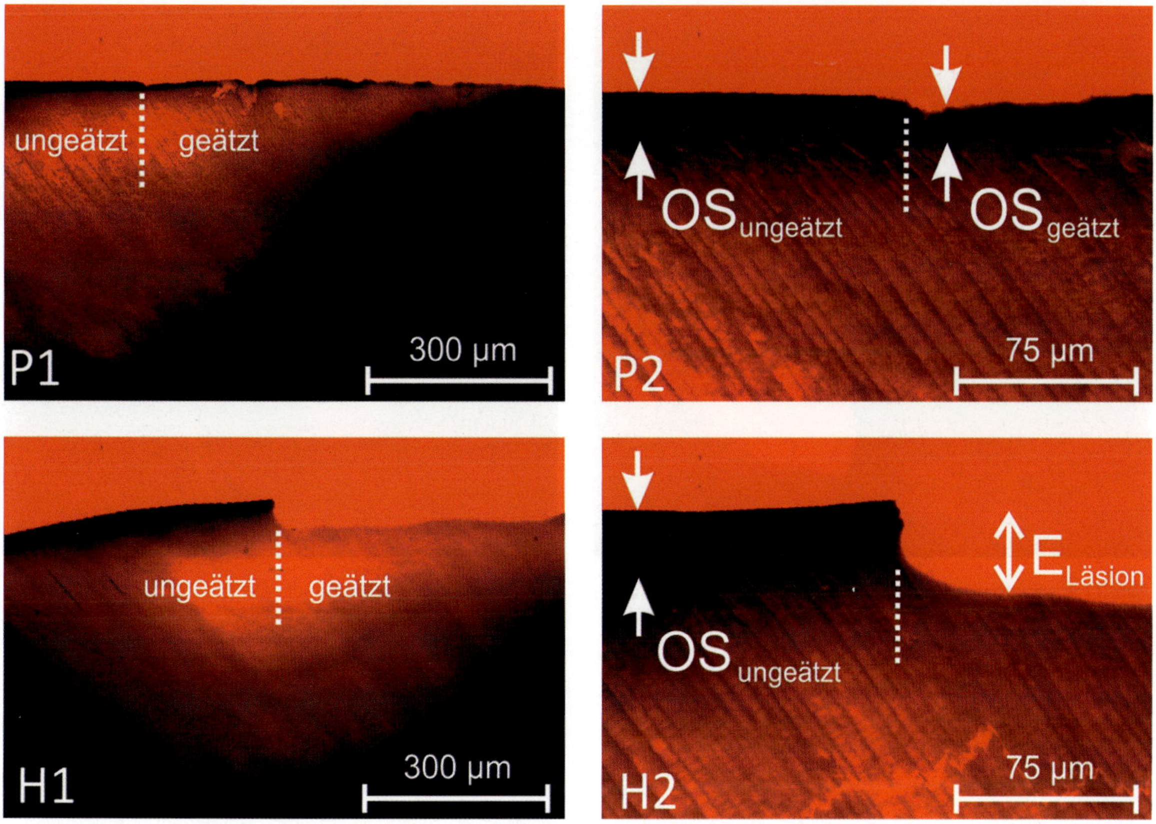

Abb. 17.**3** Vor der eigentlichen Infiltration des Kunststoffs wird die kariöse Läsion für 2 Minuten mit Salzsäuregel (H1 und H2) geätzt. Hierdurch kommt es im Gegensatz zur Ätzung mit Phosphorsäure (P1 und P2) zu einer deutlichen Reduktion der Oberflächenschicht (OS) und somit zu einer Eröffnung der Porositäten des Läsionskörpers ($E_{Läsion}$: Erosion im Bereich der Läsion). [35]

Versuchen verwendeten Adhäsiv festgestellt [29]. Insbesondere Infiltranten mit Penetrationskoeffizienten über 200 cm/s penetrierten Schmelzläsionen mit einer mittleren Tiefe von ca. 900 µm nahezu vollständig [30] [31]. Die infiltrierten Läsionen wurden anschließend in einer Demineralisationslösung gelagert, um eine weitere Kariesprogression zu induzieren. Im Gegensatz zur unbehandelten Kontrolle konnte nach 400 Tagen Lagerung (pH 4,95) durch den Infiltranten die Progression der Karies nahezu vollständig verhindert werden [32]. Die in diesen Versuchen verwendete relativ lange Applikationszeit von 5 Minuten scheint auf 3 Minuten verkürzbar zu sein [31]. Eine einmalige Vorbehandlung mit Äthanol als Trocknungsschritt unmittelbar vor der Applikation des Infiltranten ist hierbei der Vorbehandlung mit Azeton nicht unterlegen [33].

Eine erste Studie zur Wirksamkeit der Verhinderung der Kariesprogression wurde in situ durchgeführt. Hierbei wurden von 10 Probanden herausnehmbare Apparaturen getragen. In die Apparaturen waren Schmelzproben, die eine künstliche Karies aufwiesen, eingelassen. Ein Teilbereich dieser Läsionen war vor der In-situ-Phase mit einem Infiltranten behandelt worden, ein anderer diente als unbehandelte (Negativ-)Kontrolle. Als Positivkontrolle dienten Schmelzproben mit künstlicher Karies, auf der eine Schicht Fissurenversiegler aufgetragen war. Die infiltrierten Bereiche zeigten nach der Tragezeit von 100 Tagen, wie auch die Positivkontrolle, nahezu keine Kariesprogression, während die unbehandelten Bereiche um ca. 100% voranschritten [34]. Diese positiven Ergebnisse waren Voraussetzung dafür, die Wirksamkeit der Infiltration nunmehr klinisch zu überprüfen.

Prinzip der Kariesinfiltration

Die relativ stark mineralisierte Oberflächenschicht der Karies behindert die Penetration eines Kunststoffs in den Läsionskörper [20]. Deshalb sollte diese zunächst gezielt mit einem **Salzsäuregel** erodiert werden. Dies ist mit Phosphorsäuregel auch nach längerer Einwirkdauer nicht möglich [21] [35] (Abb. 17.**3**). Nach ausreichender Ätzung und sehr guter **Trocknung** kann der **Infiltrant** innerhalb weniger Minuten bis zu mehreren Hundert Mikrometern in natürliche kariöse Läsionen penetrieren [29] [30] (Abb. 17.**4**). Nach der Aushärtung versiegelt der Kunststoff die Karies gewissermaßen intern; hierdurch wird eine weitere Kariesprogression verhindert [36] [32] [34].

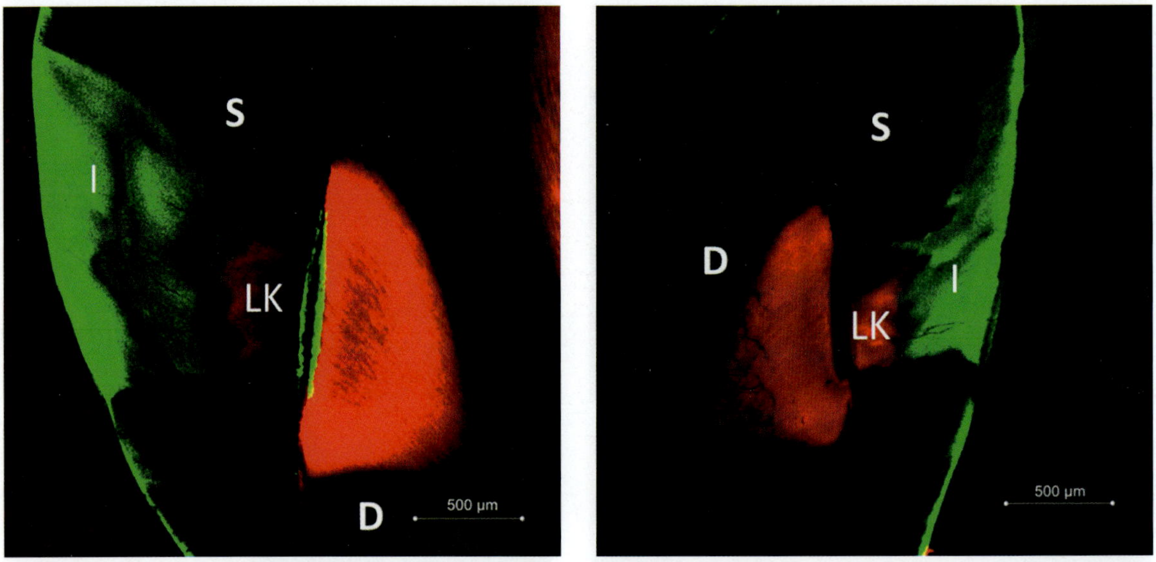

Abb. 17.4 Konfokalmikroskopische Aufnahmen zweier approximaler Läsionen, die nach Ätzung mit HCl (15 %) für 120 s mit dem Infiltranten (I; grün) für 3 Minuten behandelt wurde. Verbliebene Poren im Läsionskörper (LK) der Schmelzkaries (S) sowie im Dentin (D) wurden mit einem rot fluoreszierenden Farbstoff gefärbt. Gesunder Schmelz (S) und gesundes Dentin (D) sind schwarz dargestellt. Diese Aufnahmen verdeutlichen, dass Infiltranten die Schmelzbereiche einer bis in das Dentin extendierten Läsion nahezu vollständig penetrieren können.

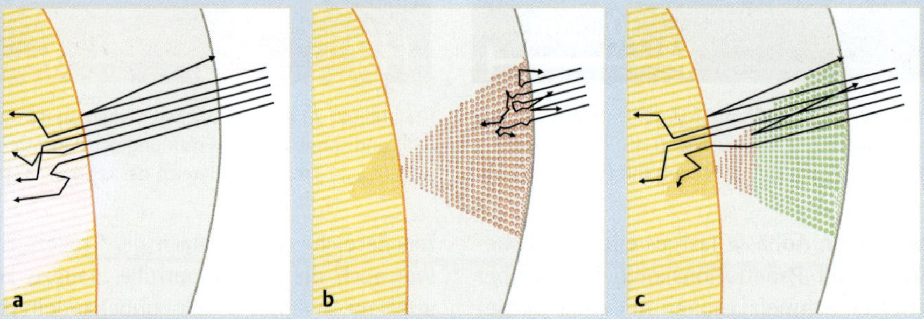

Abb. 17.5 Bei der Maskierung von ästhetisch relevanten kariösen Läsionen spielen lichtoptische Phänomene eine Rolle. Gesunder Schmelz (Brechungsindex BI = 1,62) ist für Licht nahezu durchlässig **(a)**. Ist eine kariöse Läsion vorhanden, wird das Licht an der Grenzfläche der Porosität und dem Mineral gestreut **(b)**. Da die in den Porositäten enthaltenen Medien Speichel (BI = 1,3) oder (nach Trocknung) Luft (BI = 1) einen vergleichsweise niedrigen Brechungsindex aufweisen, wird das Licht nun zwischen den Porositäten verstärkt gebrochen, die unverfärbte kariöse Läsion erscheint deshalb weißlich **(b)**. Der Infiltrant weist einen BI von 1,52 auf, sodass bei einer Penetration dieses Materials eine optische Anpassung an den umgebenden gesunden Schmelz erfolgt. Um ein möglichst optimales Erscheinungsbild der kariösen Läsion zu erreichen, sollte diese folglich weitestgehend vollständig tief infiltriert werden **(c)**. Aus: Meyer-Lückel H, Paris S. Kariesinfiltration. Zahnmedizin up2date 2011; 4:323–340

MERKE

Das Prinzip der Kariesinfiltration beruht auf der Penetration eines niedrigviskösen Kunststoffs (Infiltranten) in den Läsionskörper einer Karies. Nach Aushärtung verschließt der Infiltrant die Läsionsporen und stellt somit eine Diffusionsbarriere für Säuren und niedermolekulare Kohlenhydrate dar.

Sozusagen als positiver Nebeneffekt verlieren Schmelzbereiche von kariösen Läsionen nach Infiltration ihr weißliches Aussehen. Somit ähneln diese kariösen Bereiche optisch dem gesunden Schmelz. Diese **„Maskierung"** basiert auf einer Veränderung der Lichtbrechung innerhalb der Schmelzläsion. Gesunder Schmelz weist einen Lichtbrechungsindex (BI) von 1,62 auf. Die Mikroporositäten innerhalb einer Schmelzkaries sind entweder mit einem wässrigen Medium (BI: 1,33) oder mit Luft (BI: 1,0) gefüllt. Der unterschiedliche **Brechungsindex** bewirkt an den Grenzflächen eine Lichtstreuung, die diesen Läsionen insbesondere im ausgetrockneten Zustand ein weißlich opakes Aussehen verleiht **[37]**. Die Mikroporositäten infiltrierter Läsionen sind dagegen mit Kunststoff (BI: 1,52) gefüllt, der, anders als das wässrige Medium, nicht verdunsten kann. Durch den relativ geringen Unterschied der Brechungsindizes zwischen den infiltrierten Porositäten und dem umgebenden gesunden Schmelz erscheint die Karies weitaus weniger weißlich als vor der Infiltration (Abb. 17.**5**) **[39]**.

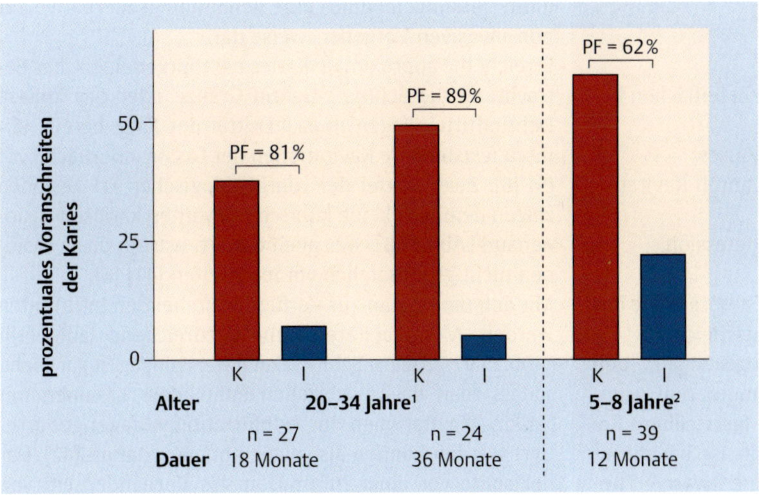

Abb. 17.**6** Übersicht über das prozentuale Voranschreiten der approximalen kariösen Läsionen der Kontroll- und Infiltrationszähne in 2 klinischen Split-mouth-Studien: [1] Paris et al. 2010 [36]; Meyer-Lueckel et al. 2011 [37]; [2] Ekstrand et al. 2010 [40]. I: Infiltrationszähne; K: Kontrollzähne; PF: präventive Fraktion = relative Risikoreduktion für Karies durch Infiltration.

MERKE

Die Maskierung einer Karies durch Infiltration basiert auf einer Änderung des Brechungsindex der kariösen Läsion.

Infiltration zur Verhinderung einer Kariesprogression

Aufgrund des hohen epidemiologischen Stellenwerts (s. Kap. 8) und den wenigen Therapieoptionen (entweder non-invasiv oder minimal-invasiv) bei Approximalkaries wurde die Kariesinfiltration primär zur Verhinderung der Kariesprogression an diesen Flächen entwickelt. Grundsätzlich ist eine Infiltration auch an anderen Glattflächen (v. a. bukkal/Frontzähne) mit dem Ziel einer Arretierung der Karies, insbesondere bei Patienten mit hohem Kariesrisiko, möglich. Hierbei sollte aber, im Sinne der Vermeidung einer Überbehandlung, mit der alleinigen Anwendung non-invasiver Therapieformen abgewogen werden. Bei den meisten Patienten mit niedrigem und mittlerem Kariesrisiko remineralisieren bukkale Läsionen nämlich schon aufgrund einer Intensivierung der Mundhygiene oder einer Ernährungsumstellung, sodass die Kariesinfiltration nur selten an diesen für Mundhygienemaßnahmen gut zugänglichen Glattflächen indiziert ist (s. Kap. **20**).

Klinische Wirksamkeit der Infiltration von Approximalflächen

In einer bei 20- bis 34-Jährigen in Deutschland durchgeführten klinischen Studie wurden kariöse Läsionen an approximalen Flächen im Seitenzahngebiet mit einer röntgenologischen Ausdehnung bis minimal in die innere Schmelzhälfte (E2) und maximal in das 1. Dentindrittel (D1) behandelt. Bei jedem Patienten wurde einer Testläsion (Infiltration) eine Kontrollkaries zugeordnet (Split-Mouth-Design). Mithilfe der digitalen Subtraktionsradiografie konnte eine Kariesprogression bei 37 % der Kontrollläsionen, aber bei nur 7 % der infiltrierten Läsionen nach 18 Monaten Beobachtungsdauer festgestellt werden **[36]** Nach 3 Jahren Beobachtung waren 46 % der Kontroll- und 4 % der infiltrierten kariösen Läsionen vorangeschritten **[37]** (Abb. 17.**6**).

Eine andere klinische Studie zur Kariesinfiltration wurde an Milchmolaren bei relativ kariesaktiven 5- bis 8-Jährigen durchgeführt. Hier wurde neben der Infiltrationsbehandlung sowohl auf die Kontroll- und die infiltrierte Läsion alle 6 Monate Fluoridlack appliziert. Röntgenologisch schritten nach 12 Monaten 62 % der Kontroll- und 23 % der infiltrierten Läsionen (v. a. D1) voran **[40]** (Abb. 17.**6**).

Insbesondere bei Patienten mit hoher Kariesaktivität und röntgenologisch bereits deutlich in das 1. Dentindrittel vorangeschrittenen kariösen Läsionen stößt die Infiltrationstechnik, wie sie heutzutage angewendet werden kann, an ihre Grenzen. Wahrscheinlich sind bei diesen Patienten/kariösen Läsionen bereits Mikrokavitationen vorhanden, die nur unzureichend mit dem Infiltranten aufgefüllt werden können, sodass es zu einem Voranschreiten der Läsionen kommt. Die klinischen Daten zur Versiegelung approximaler kariöser Läsionen unterstützen aber die These, dass eine dichte Versiegelung der kariösen Zahnhartsubstanz zu einer Arretierung der Karies führt (Stichwort „seal and heal", vgl. Kap. **15** u. Kap. **20**).

Klinische Studien zur Kariesprogression nach Infiltration an anderen als den approximalen Glattflächen liegen zurzeit noch nicht vor. **Fissurenkaries** kann mit dem zur Verfügung stehenden Infiltranten bisher nicht therapiert werden.

Indikation der approximalen Kariesinfiltration

Zur Indikationsstellung an approximalen Zahnflächen bedarf es grundsätzlich einer Einschätzung

- der (radiologischen) Ausdehnung der Karies,
- des Vorhandenseins von klinisch relevanten Kavitationen an der Läsionsoberfläche und
- der Wahrscheinlichkeit einer Kariesprogression.

Zudem beeinflussen patientenbezogene Faktoren, wie das individuelle Kariesrisiko, den Therapieentscheid.
Wie bereits erwähnt, weisen radiologisch auf den Schmelz begrenzte kariöse Läsionen zumeist nur zu einem geringen Anteil (unter 5%) **klinisch feststellbare Kavitationen** auf (Abb. 17.**7**) [5] [6]. Deshalb ist bei dieser Ausdehnung der approximalen Karies eine invasive Therapie in nur wenigen Fällen indiziert. Da ein nicht zu vernachlässigender Anteil der Schmelzläsionen, insbesondere bei unzureichender Reinigung der entsprechenden Fläche, dennoch voranschreitet [8], stellt die Kariesinfiltration bei kariesaktiven Patienten bereits bei approximalen kariösen Läsionen im fortgeschrittenen Schmelzstadium (Bissflügelbefund) eine Behandlungsalternative zur non-invasiven Vorgehensweise dar.

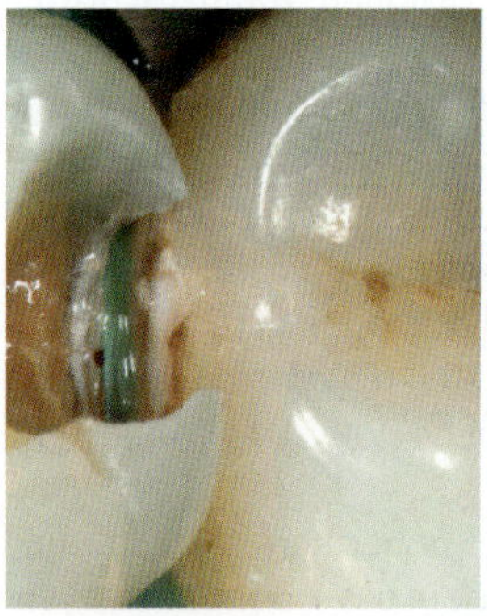

Abb. 17.**7** Nach Präparation einer Kavität zum Legen einer Füllung sieht man deutlich eine klinisch relevante Kavitation des Nachbarzahns. Die verbliebenen kariösen Schmelzanteile können infiltriert werden, die Kavitation wird hierdurch aber nicht aufgefüllt.

Erreicht die approximale Karies bei röntgenologischer Betrachtung die Schmelz-Dentin-Grenze oder das äußere Dentindrittel, liegen in ca. 1 Drittel der Fälle bereits klinisch feststellbare Kavitationen der Läsionsoberfläche vor [5] [6]. Zwei Drittel der röntgenologischen D1-Läsionen zeigen demnach keine klinisch relevanten kariösen Läsionen auf (Abb. 17.**8**), was auch erklärt, warum diese Läsionen nicht grundsätzlich voranschreiten [41] [8].
Mit den momentan zur Verfügung stehenden Infiltranten werden Mikrokavitäten nur unzureichend aufgefüllt (Abb. 17.**9**), größere Schmelzkavitäten hingegen gar nicht, sodass man davon ausgehen kann, dass Läsionen mit (Mikro-)Kavitationen durch Infiltration weniger gut arretiert werden können als solche ohne Kavitation [42]. Daher sollte vor einer Infiltration das Vorhandensein von **Kavitationen** mit einer **feinen Sonde** (z. B. Kuhhornsonde) ertastet werden, um Läsionen mit größeren Kavitationen von einer Infiltrationsbehandlung auszuschließen; hier sollte vorzugsweise eine restaurative Therapie gewählt werden (Abb. 17.**10**).

MERKE

Der Indikationsbereich für die approximale Kariesinfiltration umfasst progrediente kariöse Läsionen mit einer röntgenologischen Ausdehnung bis maximal in das äußere Dentindrittel, ohne klinisch feststellbare Kavitation (s. Tab. 17.**1**).

Um die Qualität der Kariesbeurteilung auf Bissflügelröntgenaufnahmen zu erhöhen, wird die Verwendung der in Kap. 6 (vgl. auch Kap. 25, Fall 1) vorgestellten individualisierbaren Röntgenfilmhalter empfohlen. Aufgrund der geringeren Schmelzdicke approximaler Flächen von Milch-

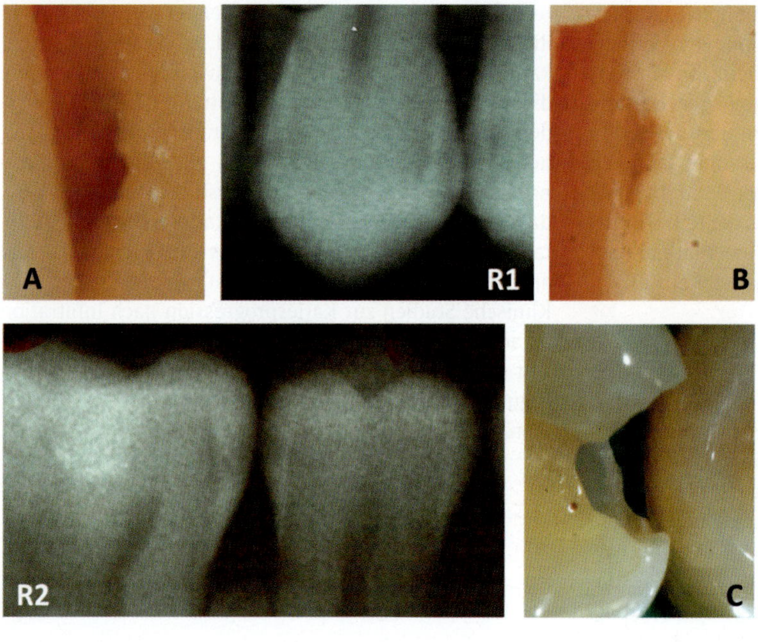

Abb. 17.**8** Die 26-jährige Patientin zeigt an den Zähnen 24 mesial/distal und 25 mesial (R1) sowie 45 distal und 46 mesial (R2) approximale Läsionen, die röntgenologisch bis in das Dentin extendiert sind. Klinisch ist nur die Läsion an 24 mesial sichtbar kavitiert **(A)**. Die unkavitierte, aber aktive kariöse Läsion an Zahn 25 mesial (weißlich bis bräunlich und opak) ist nach Präparation der Kavität 24 distal (auch diese Karies war unvavitiert) deutlich sichtbar **(B)**. Die Oberfläche an Zahn 45 distal wirkt bei klinischer Betrachtung nahezu unverändert **(C)**. Bei geschlossener Zahnreihe hat man eine vergleichsweise schlechtere Einsehbarkeit, kann aber die Läsionen zumindest taktil beurteilen (s. Abb. 17.**10**).

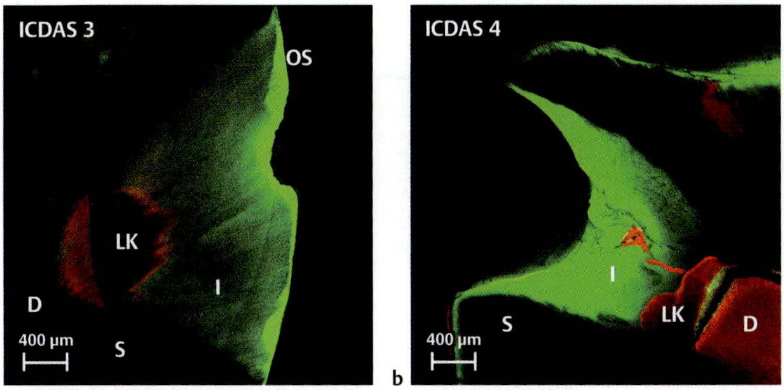

Abb. 17.**9** Die konfokalmikroskopischen Aufnahmen verdeutlichen, dass der Läsionskörper (LK, rote Farbe) von einem Infiltranten (I, grüne Farbe) sowohl bei einer approximalen ICDAS-3- **(a)** als auch einer ICDAS-4-Läsion **(b)** penetriert wird. Eine Auffüllung der Kavitation wird allerdings nicht gewährleistet. S: Schmelz; D: Dentin. [42]

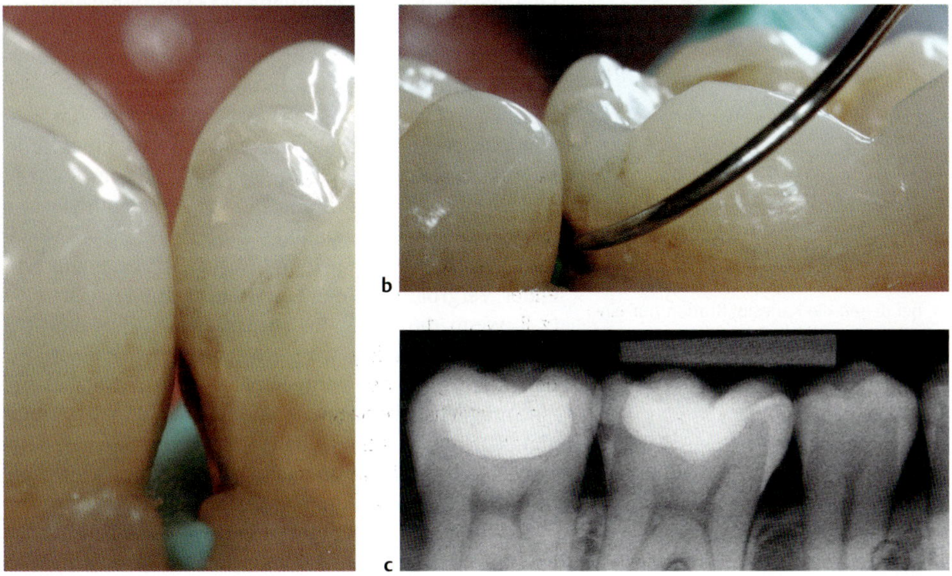

Abb. 17.**10** Kariöse Läsion an Zahn 46 distal.
a Die Läsion ist mit dem bloßen Auge auch nach dem Verdrängen der Papille und bei starker Vergrößerung nur schwerlich erkennbar.
b Die Läsion ist mit der Kuhhornsonde ertastbar.
c Röntgenologisch extendiert die kariöse Läsion bis in das 1. Dentindrittel.

molaren (vgl. Kap. **22**) ist hier die Kariesinfiltration bei röntgenologisch auf den äußeren Schmelz begrenzten kariösen Läsionen bereits indiziert [40].

Um eine ausreichende Wirksamkeit der Kariesinfiltration gewährleisten zu können, sollte die Infiltration nach dem jetzigen Kenntnisstand nur in den in Tab. 17.**1** aufgeführten Situationen angewendet werden. Darüber hinaus können einige grundlegende **Kontraindikationen** und weitere (momentane) **Anwendungsbeschränkungen** definiert werden (Tab. 17.**2** u. Tab. 17.**3**).

Klinische Anwendung der approximalen Kariesinfiltration

Ein wichtiger Aspekt ist die klinische Durchführbarkeit einer Versiegelung oder Infiltration approximaler Läsionen. Mithilfe von kieferorthopädischen Gummiringen ist zwar eine ausreichende Separation mit Aufhebung des Kontaktpunkts möglich [43] [44] [45], sodass der Zugang zur Läsion erleichtert ist. Die Separationszeiten betragen hierbei allerdings bis zu 2 Tagen, was bei der Planung einer Versiegelung zu berücksichtigen ist (Kap. **16**). Die Patienten scheinen diese Vorgehensweise zur Verbesserung der approximalen Kariesdiagnostik, auch bei multipler Anwendung, größtenteils zu tolerieren [44], allerdings scheint diese nur bedingt praxistauglich.

PRAXISTIPP

Die Infiltrationsbehandlung einer approximalen Karies erfolgt in einer Sitzung, eine Separation der Zähne über mehrere Tage ist nicht notwendig.

Wie in Kapitel **16** beschrieben, wurden in den beiden klinischen Studien zur Kariesversiegelung, wie auch in der Studie zur Folientechnik [46], die zu behandelnden Zähne für einige Tage separiert. Bei der Infiltration werden

Tab. 17.1 Anwendungsmöglichkeiten der Kariesinfiltration.

Lokalisation	Oberfläche	Milchzähne	permanente Dentition
approximal	unkavitiert	✓	✓
andere Glattflächen (Indikation: kariologisch)	unkavitiert	hohes Kariesrisiko	hohes Kariesrisiko
vestibulär/Front (Indikation: Ästhetik)	unkavitiert; evtl. Kombination mit Füllung	nein	✓

Tab. 17.2 Kontraindikationen der Kariesinfiltration.

Kontraindikationen
ICDAS 4, 5 und 6 u./od. röntgenologisch > D1
nicht progrediente kariöse Läsionen (Indikation: kariologisch)
Wurzelkaries (Dentin)
Erosion

Tab. 17.3 Erkrankungen, bei denen die Kariesinfiltration nur eingeschränkt angewendet werden sollte*.

Anwendungsbeschränkungen
nicht progrediente kariöse Läsionen (Indikation: Ästhetik)
kariöse Läsionen in Fissuren und Grübchen
Molaren-Inzisiven-Hypomineralisation, Amelogenesis imperfecta
Fluorose
entwicklungsbedingte Veränderungen des Schmelzes aufgrund von Traumata
* Die Wirksamkeit dieser Anwendungsmöglichkeiten ist zurzeit wissenschaftlich nicht belegt. Insbesondere die Behandlung von ästhetisch relevanten entwicklungsbedingten Veränderungen ist oftmals nur sehr eingeschränkt mit der Kariesinfiltration möglich.

die entsprechenden Zähne hingegen durch abgeflachte Keilchen nur um einige Mikrometer separiert und die Materialien (Salzsäuregel und Infiltrant) mit einer speziellen Applikationshilfe nacheinander aufgetragen; hierbei ist der Nachbarzahn durch die Applikationsvorrichtung vor einer versehentlichen Kontamination geschützt. Die Behandlung erfolgt in nur einer Sitzung (vgl. Kap. **25** und **26**). Ein weiterer wesentlicher Vorteil der Kariesinfiltration gegenüber den versiegelnden Verfahren besteht darin, dass überschüssiges Material vor dem Lichthärten von der Zahnoberfläche entfernt wird. Somit verbleiben keinerlei Überschüsse, deren Ränder Plaqueretentions- und damit Kariesprädilektionsstellen darstellen könnten.

Nachkontrolle bei approximaler Karies

Eine postoperative Bestimmung der Penetrationstiefe des Infiltranten ist aufgrund der fehlenden Röntgenopazität des Kunststoffs bisher nicht möglich. Ein erneutes Röntgen unmittelbar nach Infiltration wäre sicherlich auch unter der Massgabe eines zurückhaltenden Einsatzes von ionisierenden Strahlen fragwürdig. Nach einer Infiltrationstherapie sollte die Kariesprogression im Rahmen des Monitoring anhand von Bissflügelröntgenbildern in individuell festzulegenden Abständen von ca. 6–48 Monaten überprüft werden **[47]** (vgl. Kap. **6**), um bei entsprechender Vergrößerung der Läsionsausdehnung rechtzeitig (z. B. wenn die Karies bis in das mittlere Dentindrittel vorangeschritten ist) invasiv behandeln zu können. Bei der Anfertigung der Röntgenbilder ist grundsätzlich auf eine möglichst überlagerungsfreie Darstellung der Approximalflächen zu achten, damit die Beurteilung des Kariesstadiums mit ausreichender Genauigkeit erfolgen kann. Darüber hinaus sollte auch auf eine identische Ausrichtung des Films und des Zentralstrahls zu den Zähnen geachtet werden, um Fehlinterpretationen hinsichtlich einer vermeintlichen Kariesprogression oder -regression durch Projektionsunterschiede zu vermeiden (vgl. Kap. 6 und 21).

MERKE

Der Behandlungserfolg der approximalen Kariesinfiltration lässt sich mittel- und langfristig, wie auch bei anderen non- und mikro-invasiven Maßnahmen, alleine an der röntgenologisch zu beurteilenden Verhinderung oder Verlangsamung der Kariesprogression bemessen.

Um versiegelte oder infiltrierte Flächen bei einem Behandlerwechsel vor einer frühzeitigen Therapie zu bewahren, wird dem Patienten ein entsprechendes **„Behandlungsheft"** ausgehändigt, in dem die behandelten Zähne mit den jeweiligen röntgenologischen Ausdehnungen bezeichnet werden können. Dieses Heft soll ebenso helfen, dem nachfolgenden Behandler die Anforderung der bereits vorhandenen Röntgenaufnahmen sowie ggf. des individualisierbaren Röntgenhalters beim Vorbehandler zu erleichtern.

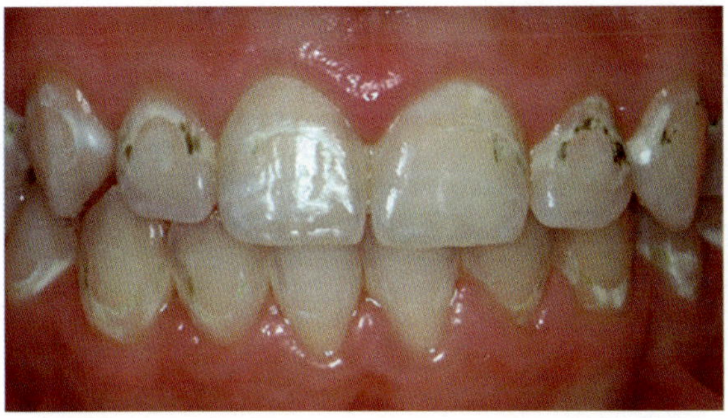
a

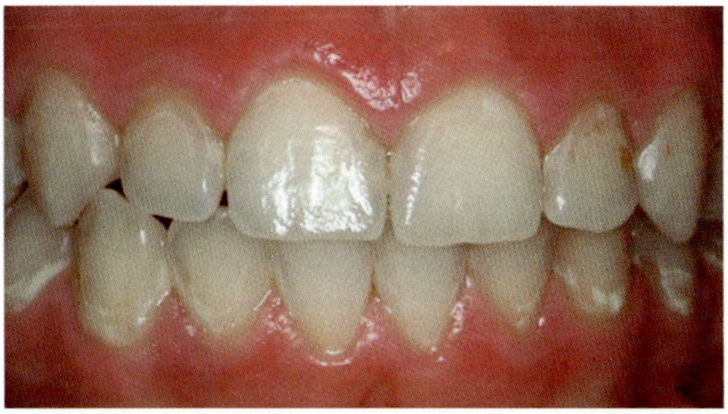
b

Abb. 17.**11** Während der Behandlung mit festsitzenden kieferorthopädischen Apparaturen kann es zu einer Demineralisation des umgebenden Schmelzes (insbesondere zervikal) kommen.
a Nach Abnahme der Apparatur wird die Schmelzdemineralisation vom Patienten als ästhetisch störend empfunden.
b Die Oberkieferfrontzähne wurden ca. 4 Wochen nach Abnahme der Bracketts infiltriert. Nach 1 Jahr zeigt sich weiterhin ein zufriedenstellendes Ergebnis. Oberflächlich auftretende Verfärbungen, wie dies an Zahn 22 zu beobachten ist, können durch eine Politur entfernt werden. Bemerkenswert ist, dass nach 1 Jahr die kariösen Läsionen an den Unterkieferfrontzähnen, die nicht infiltriert wurden und somit einer gewissen Remineralisation zugänglich waren, nur eine sehr begrenzte Assimilierung mit dem umgebenden gesunden Schmelz zeigen. [39]

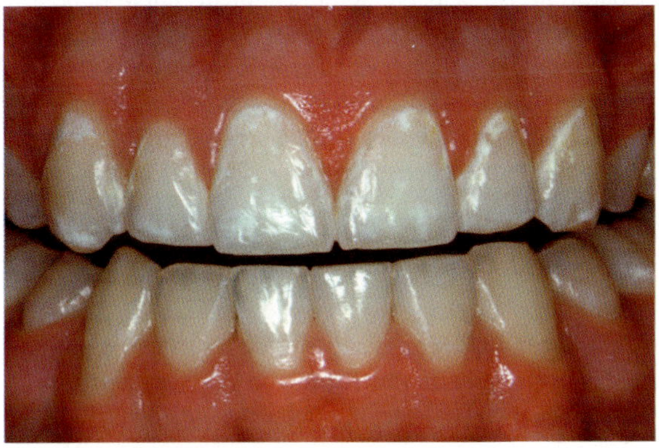
a

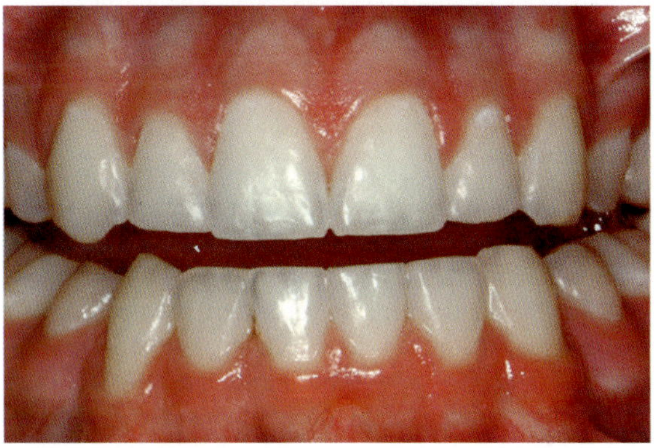
b

Abb. 17.**12** Infiltration aus ästhetischem Grund.
a Deutlich sind kariöse Läsionen (ICDAS 2) an den Oberkieferfrontzähnen zu erkennen.
b Durch Infiltration konnte bei fast allen ein guter Maskierungseffekt durch Kariesinfiltration erzielt werden.

Infiltration aus primär ästhetischen Gründen

Neben der approximalen Anwendung ist eine Infiltration der Schmelzanteile einer Karies aus primär ästhetischen Gründen (v. a. vestibulär) sinnvoll. Kariöse Läsionen an diesen Flächen treten häufig nach kieferorthopädischer Behandlung mit festsitzenden Apparaturen auf, da nicht von allen Patienten eine ausreichende Reinigung der entsprechenden Zahnflächen durchgeführt wird [48] [49]. Nach Abnahme der Apparaturen **remineralisieren** sehr oberflächlich gelegene kariöse Läsionen meist aufgrund der Verbesserung der Mundhygiene vollständig, während dies bei tieferen kariösen Läsionen nur selten der Fall ist. Vielmehr imponieren diese weiterhin als inaktive „white spots" oder „brown spots". Dies stellt zwar meist kein kariologisches, aber oftmals aber ein **ästhetisches Problem** dar [49] (Abb. 17.**11**,**a** u. Abb. 17.**12**,**a**). Der Infiltrant weist ähnliche optische Eigenschaften wie gesunder Schmelz auf (s. o.). Somit können nichtkavitierte kariöse Läsionen durch die Infiltration maskiert werden (Abb. 17.**11**,**b** u. Abb. 17.**12**,**b**) [39].

Klinische Wirksamkeit

In einer In-vitro-Studie konnte für infiltrierte Läsionsbereiche eine dem gesunden Schmelz nahezu ähnliche Bürstabrasion aufgezeigt werden [50]. Darüber hinaus sind infiltrierte Läsionen, insofern sie poliert werden, in vitro ähnlich verfärbungsresistent wie gesunder Schmelz [51]. Zur klinischen Wirksamkeit im Sinne der ästhetischen Verbesserung liegen bisher positive Fallberichte vor [39]. In einer ersten klinischen Studie konnte bei ca. 65 % der **kariösen Läsionen** eine vollständige und bei 35 % eine teilweise Maskierung beobachtet werden. **Entwicklungsbedingte** weißliche Schmelzveränderungen wurden hingegen nur zu einem geringen Anteil vollständig maskiert [52] (Abb. 17.**13**).

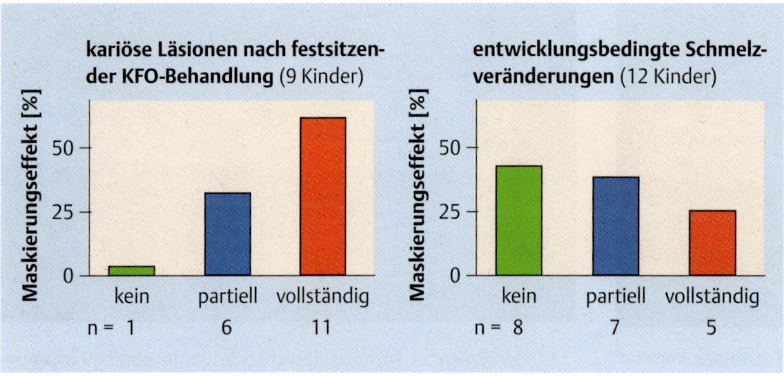

Abb. 17.**13** Klinische Daten zur Infiltration von ästhetisch relevanten kariösen und entwicklungsbedingten Veränderungen verdeutlichen, dass zumindest eine partielle Maskierung von Karies fast immer möglich ist, während Schmelzdefekte, die während der Schmelzreifung entstehen, nur unzureichend maskiert werden können. [52]

FEHLER UND GEFAHREN

Entwicklungsbedingte weißliche Schmelzveränderungen können oftmals durch Kariesinfiltration nicht zufriedenstellend maskiert werden.

Indikation

Der Schwerpunkt der Anwendung liegt demnach bei ästhetisch relevanten, nicht kavitierten kariösen Zahnflächen (v. a. Frontzähne und Prämolaren), die durch noninvasive Maßnahmen nicht verbessert werden können. Die bei der Darstellung der approximalen Kariesinfiltration aufgeführten generellen **Kontraindikationen** (Tab. 17.**2**) und momentanen **Anwendungsbeschränkungen** (Tab. 17.**3**) sind ebenso bei der Kariesinfiltration, die aus rein ästhetischen Gründen durchgeführt wird, zu beachten. Gerade zur Infiltration von entwicklungsbedingten Schmelzveränderungen, also demnach nicht kariös bedingten weißlichen Schmelzveränderungen, liegen zu wenige belastbare Daten vor, sodass von einer Infiltration dieser Läsionen zum jetzigen Zeitpunkt nicht uneingeschränkt geraten werden kann.

Alternativ zur Kariesinfiltration stehen vor allem invasivere Therapieoptionen wie die **Schmelzmikroabrasion** zur Verfügung. Hierbei werden oberflächliche Anteile der Läsion mit einem Gemisch aus Salzsäure und Bimsstein abgetragen [53] [54]. Leider muss bei dieser Technik zur Verbesserung der Ästhetik oftmals eine erhebliche Menge an Schmelz geopfert werden [55]. Eine restaurative Versorgung mit z. B. Keramikveneers oder Kompositfüllungen, wie sie in schweren Fällen indiziert sein könnte, erfordert nicht selten das Abtragen noch größerer Schmelzanteile (Abb. 17.**14**). Eine **Kombination** der Kariesinfiltration mit der Komposittechnik ist durchaus möglich, zumal Komposite ähnliche Haftwerte bei Verwendung des Infiltranten wie bei einem Schmelzadhäsiv aufzeigen [56]. Nicht kavitierte Bereiche können somit infiltriert und Kavitationen gefüllt werden, ohne dass man ein zusätzliches Adhäsiv für Schmelz verwenden muss. Eine separate Dentinadhäsion sollte allerdings weiterhin erfolgen (Tab. 17.**1**).

Klinische Anwendung

Die prinzipiellen Arbeitsschritte unterscheiden sich nicht von denjenigen bei approximaler Kariesinfiltration. Eine Separation ist selbstverständlich nicht notwendig. Die Kenntnis einiger Tricks ist jedoch vorteilhaft, um ein zufriedenstellendes Ergebnis zu erreichen. Insbesondere bei inaktiven kariösen Läsionen kann ein mehrmaliges Ätzen sinnvoll sein, um die hier vorliegende relativ dicke pseudointakte Oberflächenschicht vollständiger zu entfernen.

PRAXISTIPP

Den **Ätzerfolg** kann man anhand der **Assimilierungsgeschwindigkeit** des kariösen Defekts an den gesunden Schmelz **beim Auftragen von Wasser oder Äthanol** abwägen (sogenannter **Befeuchtungstest**, s. Abb. 17.**15** u. Kap. **25**, Fall 4). Wenn Wasser oder Äthanol innerhalb weniger Sekunden (ca. 3–5 Sekunden) in die Läsionen einzudringen vermögen und hierdurch das ästhetische Erscheinungsbild des Zahns deutlich verbessert wird, ist es sehr wahrscheinlich, dass dies auch der Infiltrant nach der Einwirkzeit von 3 Minuten erreichen kann

MERKE

Die Kariesinfiltration bei ästhetisch relevanter Karies stellt eine substanzschonende Alternative dar, die innerhalb einer überschaubaren Behandlungszeit zu ansprechenden Ergebnissen führt.

Darüber hinaus ist eine abschließende **Politur** analog zur Politur einer Kompositfüllung wichtig, um eine Farbstoffanlagerung an oberflächliche unpolymerisierte Kunststoffanteile zu vermeiden. Ästhetisch störende Unebenheiten der Zahnoberfläche werden hierdurch ausgeglichen. Auf diese Weise lässt sich innerhalb einer relativ kurzen Behandlungszeit oftmals eine deutliche Verbesserung des ästhetischen Erscheinungsbilds erreichen.

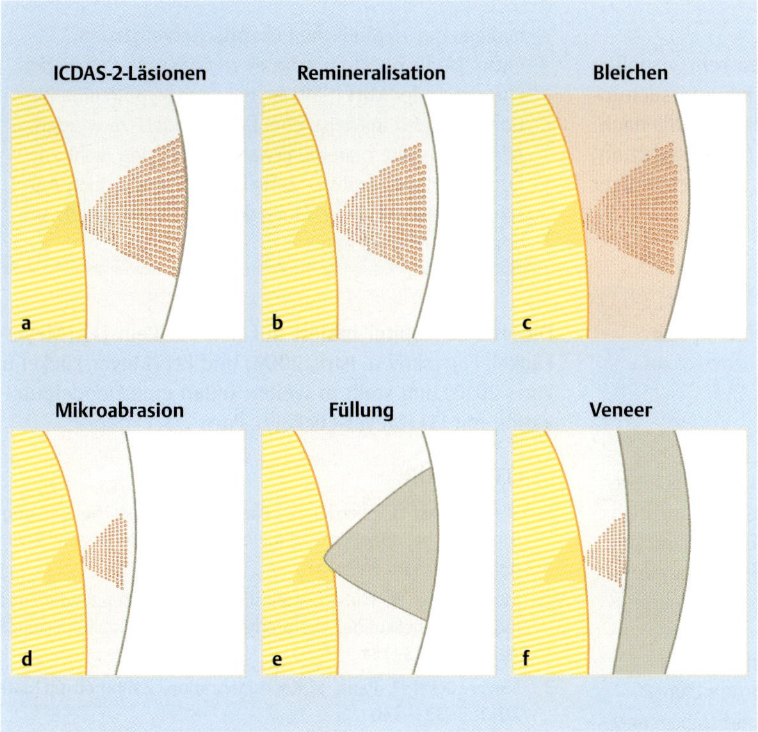

Abb. 17.**14** Schematische Darstellung der histologischen Gegebenheiten (Querschnitt) bei der Anwendung der verschiedenen Möglichkeiten zur Behandlung von ästhetisch relevanten kariösen Läsionen. Durch remineralisierende Maßnahmen kann die Oberflächenschicht einer ästhetisch relevanten Schmelzläsion verstärkt werden, wodurch das unvorteilhafte optische Erscheinungsbild (vgl. Abb. 17.**11**) meist nicht verändert wird. Eine Aufhellung des umgebenden gesunden Schmelzes durch Bleichen kann eine gewisse Anpassung bewirken, ist aber nur bei dezenten Veränderungen erfolgreich einsetzbar. Bei der Mikroabrasion wird der Schmelz im Läsions-, aber auch gesunden Bereich so lange entfernt, bis die Zahnfläche ein annehmbares Erscheinungsbild angenommen hat. Bei dieser Technik, wie auch bei der Restauration mit Komposit oder Veneers, werden weite Bereiche des Schmelzes entfernt. Bei der Kariesinfiltration (s. Abb. 17.**5**) werden die Läsionsbereiche hingegen stabilisiert und die Läsionen somit maskiert (Abb. 17.**11** und Abb. 17.**12**). Aus: Meyer-Lückel H, Paris S. Kariesinfiltration. Zahnmedizin up2date 2011;4: 323–340

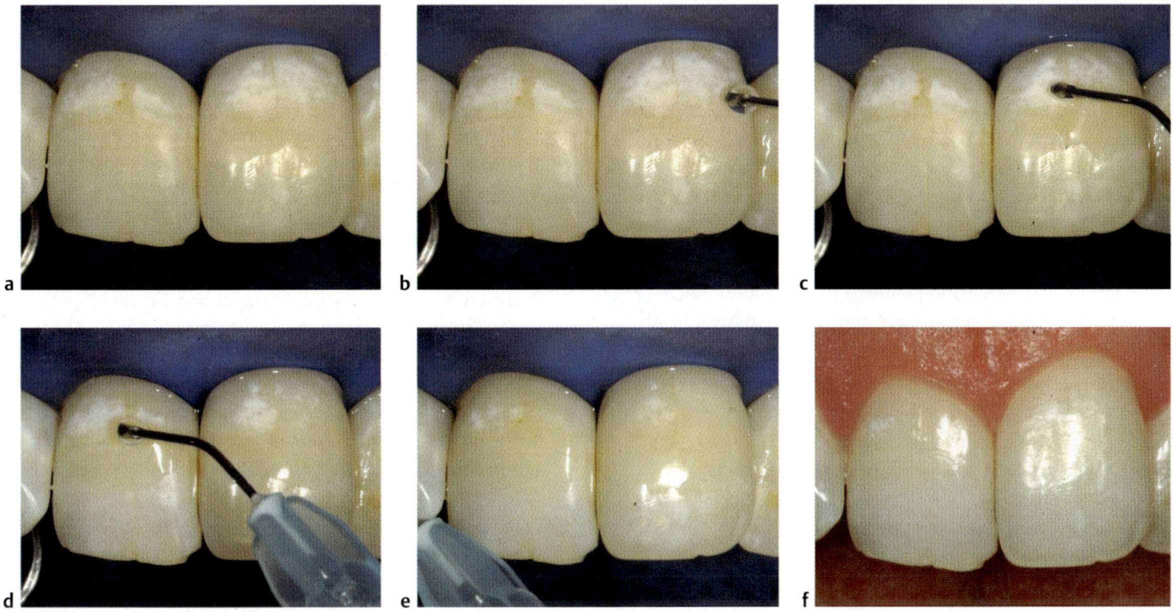

Abb. 17.**15** Um das ästhetische Ergebnis der Infiltration von kariösen Läsionen **(a)** vorhersehen zu können, appliziert man – nach der Ätzung mit der Salzsäure und anschließenden Trocknung – Wasser auf die zu infiltrierenden Bereiche **(b–d)** und beobachtet, ob die Läsionen hierdurch zufriedenstellend innerhalb von ca. 5 s maskiert werden **(e)**. Wenn nicht, könnte eine zu stark mineralisierte Oberflächenschicht ursächlich sein. In diesem Fall sollte nochmalig mit Salzsäure geätzt werden oder mithilfe der Mikroabrasion (z. B. Abrasionspaste + Salzsäuregel) der oberflächliche Schmelz entfernt werden. Erst wenn man einen schnell auftretenden Maskierungseffekt nach Applikation von Wasser beobachten kann, sollte man den Infiltranten applizieren und erreicht nun zumeist ein zufriedenstellendes ästhetisches Resultat **(f)**.

Nachkontrolle

Die infiltrierten Bereiche bedürfen einer rein visuellen Kontrolle im Rahmen der regulären Routineuntersuchungen. Treten Verfärbungen auf, kann gegebenenfalls nachpoliert werden. Die Wirksamkeit einer (nachträglichen) Bleichung tiefer gelegener Verfärbungen, die nach einiger Zeit auftreten könnten, ist nicht belegt.

ZUSAMMENFASSUNG

Die Indikation der Kariesinfiltration beschränkt sich momentan hauptsächlich auf 2 verschiedene Lokalisationen:

- **approximale** Karies sowie
- **ästhetisch relevante** Karies.

Eine Infiltration von **okklusalen Läsionen** ist bisher nicht erforscht und daher nicht mit dem zur Verfügung stehenden Behandlungsset zu empfehlen. Eine Infiltration von **Wurzelkaries** ist aufgrund des hohen Wasseranteils des hierbei betroffenen Dentins mit der vorgestellten Therapie nicht möglich.

Unter Berücksichtigung der bisherigen klinischen Ergebnisse kann die Kariesinfiltration für progrediente approximale Läsionen im **Seitenzahngebiet** (Milch- und permanentes Gebiss), die röntgenologisch maximal bis in das 1. Dentindrittel heranreichen, empfohlen werden. Die Läsionen sollten klinisch keine tast- oder sichtbaren Kavitationen der Oberfläche aufweisen, um eine maximale Kariesinhibierung zu erzielen. Diese mikro-invasive Therapie ermöglicht somit eine zahnhartsubstanzschonende, schmerzarme Behandlung von approximalen kariösen Läsionen, die bisher überwiegend invasiv behandelt wurden. Bei adäquater Durchführung der Kariesinfiltration kann der Zeitpunkt der Erstversorgung des betroffenen Zahns mit einer Restauration zumindest verzögert werden. Die Kariesprogression sollte im Rahmen des Monitoring anhand von qualitativ hochwertigen Bissflügelröntgenbildern in regelmässigen Abständen überprüft werden, um bei entsprechender Vergrößerung der Läsionsausdehnung rechtzeitig minimal-invasiv einschreiten zu können. Somit schließt die Infiltration gewissermaßen eine Behandlungslücke bei approximaler Karies. Zu erwartende klinische Daten nach längerer Beobachtungsdauer werden weiteren Aufschluss über die Wirksamkeit der Kariesinfiltration geben. Das Indikationsspektrum könnte durch Weiterentwicklung der Materialien und Techniken zukünftig auch auf im Schmelz kavitierte kariöse Läsionen (ICDAS 3) sowie Fissurenkaries ausgedehnt werden.

Darüber hinaus ist eine Infiltration an anderen **Glattflächen** möglich. Hierbei steht die Behandlung ästhetisch relevanter kariöser Läsionen im **Frontzahnbereich** im Vordergrund, die aufgrund der optischen Eigenschaften des Infiltranten maskiert werden können. Bei besonders kariesaktiven Kindern und Jugendlichen könnte die Kariesinfiltration die invasive Therapie auch an der Mundhygiene gut zugänglichen Glattflächen ergänzen. Entwicklungsbedingte Schmelzveränderungen, wie bei **Fluorose** oder **MIH** (Molaren-Inzisiven-Hypomineralisation) scheinen teilweise ebenfalls maskiert zu werden. Allerdings sollte man die Erwartungshaltung nicht zu hoch ansetzen; weitere Studien müssen erst noch Aufschluss über die Verwendung von Infiltranten bei diesen Veränderungen geben.

Dieses Buchkapitel basiert auf den Artikeln [1] (Meyer-Lückel, Fejerskov u. Paris 2009) und [2] (Meyer-Lückel u. Paris 2010) und stellt in weiten Teilen eine Doppelpublikation mit [3] (Meyer-Lückel u. Paris 2011) dar.

LITERATUR

1. Meyer-Lückel H, Fejerskov O, Paris S. Neuartige Therapiemöglichkeiten bei approximaler Karies. Schweiz Monatsschr Zahnmed 2009; 119: 454–461
2. Meyer-Lückel H, Paris S. Kariesinfiltration in der Kinder- und Jugendzahnheilkunde. Oralprophylaxe & Kinderzahnheilkunde 2010; 32: 113–121
3. Meyer-Lückel H, Paris, S. Kariesinfiltration. Zahnmed up2date 2011; 5: 323–340
4. Phark JH, Duarte jr. S, Meyer-Lückel H. Caries infiltration with resins: a novel treatment option for interproximal caries. Compend Contin Educ Dent 2009; 30 (Spec. 3): 13–17
5. Pitts NB, Rimmer PA. An in vivo comparison of radiographic and directly assessed clinical caries status of posterior approximal surfaces in primary and permanent teeth. Caries Res 1992; 26: 146–152
6. Hintze H, Wenzel A, Danielsen B et al. Reliability of visual examination, fibre-optic transillumination, and bite-wing radiography, and reproducibility of direct visual examination following tooth separation for the identification of cavitated carious lesions in contacting approximal surfaces. Caries Res 1998; 32: 204–209
7. Thylstrup A, Qvist V. Principal Enamel and Dentine Reactions during Caries Progressions. In: Thylstrup A, Leach SA, Qvist V, eds. Dentine and Dentine Eeactions in the Oral Cavity. Oxford: IRL Press; 1987: 3–16
8. Mejàre I, Stenlund H, Zelezny-Holmlund C. Caries incidence and lesion progression from adolescence to young adulthood: a prospective 15-year cohort study in Sweden. Caries Res 2004; 38: 130–141
9. Davila J, Buonocore MG, Greeley CB et al. Adhesive penetration in human artificial and natural white spots. J Dent Res 1975; 54: 999–1008
10. Robinson C, Hallsworth AS, Weatherell JA et al. Arrest and control of carious lesions: A study based on preliminary experiments with resorcinol-formaldehyde resin. J Dent Res 1976; 55: 812–818
11. Rodda JC. Impregnation of caries-like lesions with dental resins. N Z Dent J 1983; 79: 114–117
12. Goepferd SJ, Olberding P. The effect of sealing white spot lesions on lesion progression in vitro. Pediatr Dent 1989; 11: 14–16
13. Donly KJ, Ruiz M. In vitro demineralization inhibition of enamel caries utilizing an unfilled resin. Clin Prev Dent 1992; 14: 22–24

14. Garcia-Godoy F, Summitt JB, Donly KJ. Caries progression of white spot lesions sealed with an unfilled resin. J Clin Pediatr Dent 1997; 21: 141–143
15. Robinson C, Brookes SJ, Kirkham J et al. In vitro studies of the penetration of adhesive resins into artificial caries-like lesions. Caries Res 2001; 35: 136–141
16. Gray GB, Shellis P. Infiltration of resin into white spot caries-like lesions of enamel: An in vitro study. Eur J Prosthodont Restor Dent 2002; 10: 27–32
17. Schmidlin PR, Zehnder M, Pasqualetti T et al. Penetration of a bonding agent into de- and remineralized enamel in vitro. J Adhes Dent 2004; 6: 111–115
18. Meyer-Lückel H, Paris S, Müller J et al. Influence of the application time on the penetration of different dental adhesives and a fissure sealant into artificial subsurface lesions in bovine enamel. Dent Mater 2006; 22: 22–28
19. Paris S, Meyer-Lückel H, Müller J et al. Progression of sealed initial bovine enamel lesions under demineralizing conditions in vitro. Caries Res 2006; 40: 124–129
20. Paris S, Meyer-Lückel H, Kielbassa AM et al. Resin infiltration of natural caries lesions. J Dent Res 2007; 86: 662–666
21. Meyer-Lückel H, Paris S, Kielbassa AM. Surface layer erosion of natural caries lesions with phosphoric and hydrochloric acid gels. Caries Res 2007; 41: 223–230
22. Buckton G. Interfacial Phenomena in Drug Delivery and Targeting. Chur: Harwood Academic Publ; 1995
23. Fan PL, Seluk LW, O'Brian WJ. Penetrativity of sealants. J Dent Res 1975; 54: 262–264
24. O'Brien WJ, Fan PL, Apostolides A. Penetrativity of sealants and glazes. The effectiveness of a sealant depends on its ability to penetrate into fissures. Oper Dent 1978; 3: 51–56
25. Haas U. Physik für Pharmazeuten und Mediziner. Stuttgart: Wissenschaftliche Verlagsgesellschaft; 2002
26. Paris S, Meyer-Lückel H, Colfen H et al. Penetration coefficients of commercially available and experimental composites intended to infiltrate enamel carious lesions. Dent Mater 2007; 23: 742–748
27. Paris S, Meyer-Lückel H, Colfen H et al. Resin infiltration of artificial enamel caries lesions with experimental light curing resins. Dent Mater J 2007; 26: 582–588
28. Meyer-Lückel H, Paris S. Progression of artificial enamel caries lesions after infiltration with experimental light curing resins. Caries Res 2008; 42: 122–128
29. Meyer-Lückel H, Paris S. Improved resin infiltration of natural caries lesions. J Dent Res 2008; 87: 1112–1116
30. Meyer-Lückel H, Paris S. Infiltration of natural caries lesions with experimental resins differing in penetration coefficients and ethanol addition. Caries Res 2010; 44: 408–414
31. Meyer-Lückel H, Chatzidakis A, Naumann M et al. Influence of application time on infiltrant penetration into natural caries. J Dent 2011; 39: 465–469
32. Paris S, Meyer-Lückel H. Infiltrants inhibit progression of natural caries lesions in vitro. J Dent Res 2010; 89: 1276–1280
33. Meyer-Lückel H, Paris S. Pre-treatments of natural caries lesions affects penetration depths of infiltrants in vitro. Caries Res 2009; 43: 227–228 Abstract No. 135
34. Paris S, Meyer-Lückel H. Inhibtion of caries progression by resin infiltration in situ. Caries Res 2010; 44: 47–54
35. Paris S, Dörfer CE, Meyer-Lückel H. Surface conditioning of natural enamel caries lesions in deciduous teeth in preparation for resin infiltration. J Dent 2009; 38: 65–71
36. Paris S, Hopfenmüller W, Meyer-Lückel H. Resin infiltration of caries lesions: an efficacy randomized trial. J Dent Res 2010; 89: 823–826
37. Meyer-Lückel H, Bitter K, Paris S. Placebo-controlled randomized clinical trial on proximal caries infiltration: 3-year follow-up. Caries Res 2011; 45: 183 Abstract No. 22
38. Kidd EAM, Fejerskov O. What constitutes dental caries? Histopathology of carious enamel and dentin related to the action of cariogenic biofilms. J Dent Res 2004; 83 (Spec.): C 35–C 38
39. Paris S, Meyer-Lückel H. Masking of labial enamel white spot lesions by resin infiltration – a clinical report. Quintessence Int 2009; 40: 713–718
40. Ekstrand KR, Bakhshandeh A, Martignon S. Treatment of proximal superficial caries lesions on primary molar teeth with resin infiltration and fluoride varnish versus fluoride varnish only: efficacy after 1 year. Caries Res 2010; 44: 41–46
41. Mejàre I, Kallestal C, Stenlund H. Incidence and progression of approximal caries from 11 to 22 years of age in Sweden: A prospective radiographic study. Caries Res 1999; 33: 93–100
42. Paris S, Bitter K, Naumann M et al. Resin Infiltration of proximal caries lesions differing in ICDAS codes. Eur J Oral Sci 2011; 119: 182–186
43. Pitts NB, Longbottom C. Temporary tooth separation with special reference to the diagnosis and preventive management of equivocal approximal carious lesions. Quintessence Int 1987; 18: 563–573
44. Rimmer PA, Pitts NB. Temporary elective tooth separation as a diagnostic aid in general dental practice. Br Dent J 1990; 169: 87–92
45. de Araujo FB, Rosito DB, Toigo E et al. Diagnosis of approximal caries: radiographic versus clinical examination using tooth separation. Am J Dent 1992; 5: 245–248
46. Alkilzy M, Berndt C, Meller C et al. Sealing of proximal surfaces with polyurethane tape: a two-year clinical and radiographic feasibility study. J Adhes Dent 2009; 11: 91–94
47. Pitts NB. The use of bitewing radiographs in the management of dental caries: scientific and practical considerations. Dentomaxillofac Radiol 1996; 25: 5–16
48. Staudt CB, Lussi A, Jacquet J et al. White spot lesions around brackets: in vitro detection by laser fluorescence. Eur J Oral Sci 2004; 112: 237–243
49. Mattousch TJ, van der Veen MH, Zentner A. Caries lesions after orthodontic treatment followed by quantitative light-induced fluorescence: a 2-year follow-up. Eur J Orthod 2007; 29: 294–298
50. Belli R, Rahiotis C, Schubert EW, Baration LN, Petschelt A, Lohbauer U. Wear and morphology of infiltrated white spot lesions J Dent 2011; 39: 376–385
51. Paris S, Keltsch J, Dörfer CE et al. Visual assimilation of artificial enamel caries lesions by resin infiltration in vitro. Caries Res 2010; 44: 171–248, Abstract No. 41
52. Kim S, Kim EY, Jeong TS et al. The evaluation of resin infiltration for masking labial enamel white spot lesions. Int J Paediatr Dent 2011; 21: 241–248

53. Croll TP, Cavanaugh RR. Enamel color modification by controlled hydrochloric acid-pumice abrasion. I. Technique and examples. Quintessence Int 1986; 17: 81–87

54. Waggoner WF, Johnston WM, Schumann S et al. Microabrasion of human enamel in vitro using hydrochloric acid and pumice. Pediatr Dent 1989; 11: 319–323

55. Tong LS, Pang MK, Mok Ny et al. The effects of etching, microabrasion, and bleaching on surface enamel. J Dent Res 1993; 72: 67–71

56. Wiegand A, Stawarczyk B, Kolakovic M et al. Adhesive performance of a caries infiltrant on sound and demineralised enamel. J Dent 2011; 39: 117–121

Wie viel Karies muss entfernt werden?

D. Ricketts

18

Einleitung

Dieses Buch behandelte bislang den Wirkmechanismus, die Wirksamkeit und die Implementierung non-invasiver und mikro-invasiver Behandlungsmöglichkeiten. Leider sind diese schmerzfreien Techniken nicht für jeden Patienten und für jede kariöse Läsion lebenslang geeignet. Obwohl Karies zu den häufigsten Erkrankungen der Menschheit zählt, gibt es bislang kaum wissenschaftliche Erkenntnisse darüber, zu welchem Zeitpunkt in diesem kontinuierlichen Krankheitsprozess, beginnend beim kleinen weißen Fleck bis zur offenen Kavität, ein invasiver Eingriff sinnvoll ist. Dies spiegelt sich wider in den großen Unterschieden der Kariesbeurteilung, insbesondere an den approximalen und okklusalen Zahnflächen, in der diagnostischen Schwelle für invasive Behandlungen und der resultierenden Behandlungsentscheidung der Zahnärzte [1] [2] [3]. Diese ist von großer Bedeutung, da Restaurationen nicht als endgültige Lösung anzusehen sind. Dies wird deutlich an dem großen Zeitanteil, den Zahnärzte für erneute Zahnrestaurationen aufwenden, und die Entscheidung dafür ist ähnlich unterschiedlich wie diejenige über die Restauration primärer kariöser Läsionen [4] (s. Kap. **20**). Je mehr Restaurationen bei einem Patienten inseriert werden, desto mehr Erneuerungen werden erforderlich sein.

Ebenfalls variiert zwischen Zahnärzten die Menge des entfernten kariösen Zahnschmelzes und Dentins erheblich. Sicher hingegen ist, dass bei jeder Erneuerung einer Restauration die Kavität und die dadurch bedingte Schädigung des Zahns größer werden. Die Entscheidung über den Zeitpunkt und die Art und Weise der Restauration einer kariösen Läsion und damit über den Beginn des **Restaurationszyklus** ist daher von großer Bedeutung.

In diesem Kapitel werden folgende Themen behandelt:

- Kriterien für die Bestimmung des Zeitpunkts einer invasiven Therapie
- Histopathologie von Dentinkaries und ihre Relation zu einer adäquaten Kariesentfernung
- Mikrobiologie und Reaktionen des Pulpa-/Dentinkomplexes im Zusammenhang mit Karies
- schrittweise Exkavationstechnik zur Verringerung des Risikos einer Pulpaexposition

Historischer Rückblick

Als einer der ersten Zahnärzte beschrieb G. V. Black (1836–1915) [5] umfassend die Kavitätenpräparation im Zusammenhang mit Karies. Ermöglicht wurde ihm dies durch das gründliche Studium der Zähne, der Zahnmorphologie, der Bereiche, an denen kariöse Läsionen vorwiegend auftreten, und der histopathologischen Ausbreitung dieser Krankheit. G. V. Black kartierte darüber hinaus die besonders kariesanfälligen und scheinbar „immunen“ Zahnareale. Nach der Kariesentfernung wurde eine weitere Präparation des Zahngewebes empfohlen, um die Exkavationsränder so weit auszuweiten, dass diese innerhalb der immunen Bereiche liegen. Dies kennzeichnete G. V. Black's Philosophie der **„Extension for prevention“ („Ausdehnung zur Vorbeugung“)**.

Dies wirkte sich in besonderem Maße auf die Präparation der okklusalen und approximalen Zahnflächen aus. Auf der okklusalen Zahnfläche wurde nach der vollständigen Entfernung des kariösen Dentins an einer lokal begrenzten Stelle empfohlen, mit dem Bohrer das gesamte Fissurensystem zu entfernen, so dass eine Restauration der vermeintlich anfälligen Fissur möglich war (Abb. 18.**1**). Fissuren wurden oft auch an gesunden Zähnen aufgezogen und als kariesvorbeugende Maßnahme restauriert. Diese Methode wurde als **„prophylaktische Odontotomie“** bezeichnet. Für die approximale Läsion wurde nach Entfernung der Karies die Kavität an der approximalen Zahnfläche bukkal und lingual in den Bereich des putzbaren Interdentalraums und subgingival in den für Karies kaum anfälligen Bereich erweitert. Sobald der approximale Kasten fertig gestellt war, erfolgte eine Erweiterung in das okklusale Fissurensystem. Dies geschah nicht nur zwecks Retention und zur Vergrößerung des Widerstands, sondern auch zur „Prävention“ (Abb. 18.**2**).

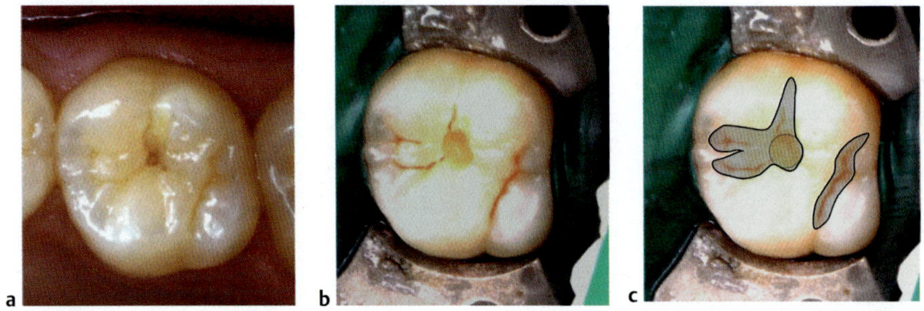

Abb. 18.**1** Oberer Molar mit okklusaler Karies bis knapp ins Dentin (a) und nach vollständiger Entfernung der Karies (b). Der überlagerte Umriss (c) deutet den Umfang der Kavität an, wenn die Fissuren gemäß dem Grundsatz „Extension for Prevention“ ausgedehnt werden. Nach aktuellem Stand würde die Kavität einfach mit Komposit restauriert und die verbleibende Fissur mit einer Fissurenversiegelung behandelt (sogenannte erweiterte Fissurenversiegelung).

a Kariöse okklusale Zahnfläche.
b Kavität vom „Elderton-Typ“.
c Darstellung der Kavität nach G. V. Black gemäß dem Grundsatz „Extension for Prevention“.

Hinsichtlich der Frage „Wie viel Karies muss entfernt werden?“ war G. V. Black folgender Ansicht: „Im Allgemeinen verbleibt nach der Präparation kein kariöses Dentin.“. Es blieb zwar kein kariöses Material mehr übrig, dafür wurde aber in beträchtlichem Umfang gesunde Zahnhartsubstanz entfernt, was zu den klassischen, oftmals ausgedehnten Kavitäten führte.

In Bezug auf die Kavitätenpräparation gab es wenige Veränderungen, bis diese von Elderton im Jahr 1984 überprüft wurde [6]. Der Schwerpunkt lag weiterhin auf der Herstellung eines Zugangs zur kariösen Läsion und deren Entfernung, aber die „Ausdehnung zur Vorbeugung“ wurde in Anbetracht des beträchtlichen Verlusts an gesunder Zahnhartsubstanz und der kurzen Haltbarkeit vieler Restaurationen nicht länger als notwendig erachtet. Gesunde Fissuren und Grübchen konnten fortan mit Fissurenversieglern geschützt werden und eine Retention im approximalen Kasten konnte mithilfe bukkaler, lingualer und gingivaler Rillen erreicht werden. Das Aufkommen adhäsiver Füllungsmaterialien machte eine erweiterte Kavitätenpräparation für Retentionszwecke überflüssig – konservativere Präparationen mit abgerundeten Konturen waren die Folge (Abb. 18.**2**).

MERKE

Der Grundsatz „Extension for prevention“ („Ausdehnung zur Vorbeugung“) wurde durch G. V. Black zu einer Zeit eingeführt, als noch keine Versiegelungen und/oder adhäsive Restauration durchgeführt werden konnten. Dies bedeutete, dass die Ränder einer Restauration in Bereiche verlegt wurden, die wenig kariesanfällig waren.

Wann sollte Karies entfernt werden?

Zahnschmelzläsion

Eine Zahnschmelzläsion tritt ein als Folge des kariösen Prozesses, der im Biofilm an der Zahnoberfläche beginnt, und sollte daher bevorzugt präventiv durch Störung des Biofilms mithilfe regelmäßiger Mundhygiene mit Fluorideinsatz behandelt werden (Kap. **9**–**13**). Über die Zahnschmelzkaries schrieb G. V. Black, dass die Mikroorganismen aus dem Biofilm „niemals in das Gewebe eindringen, bis die Wurzeln locker werden und ausfallen. Der Schmelz ist ein Festkörper, in das Mikroorganismen nicht einzudringen vermögen“. Jüngere Untersuchungen legen aber nahe, dass Mikroorganismen zwar in nicht kavitierte Läsionen eindringen können, aber aufgrund ihrer geringen Anzahl für ein Voranschreiten der Karies wohl kaum verantwortlich sind [7]. Die Entfernung einer nicht kavitierten Zahnschmelzläsion ist deshalb höchstens aus ästhetischen Gründen gerechtfertigt.

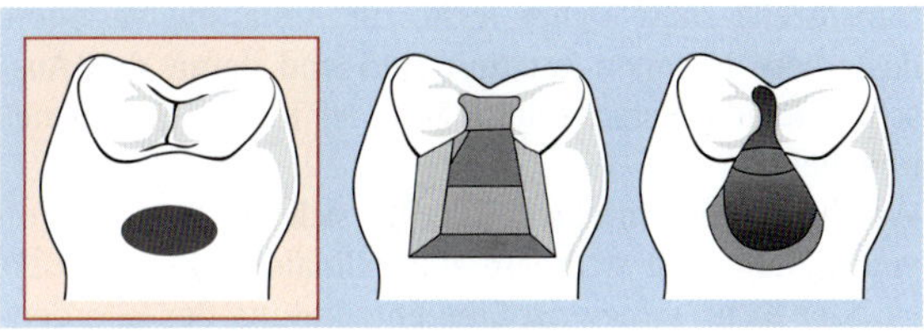

Abb. 18.**2** Prämolar (Schema) mit approximaler kariöser Läsion im Dentin (links) und nach vollständiger Entfernung der Karies sowie Präparation gemäß G. V. Black (Mitte) und gemäß Elderton (rechts: ohne „Extension for Prevention“).

Schmelz-Dentin-Grenze

Die Schmelz-Dentin-Grenze (SDG) bildet eine wichtige Schwelle für die Untersuchung von Hilfsmitteln für die Kariesdiagnostik und zur Bestimmung der Krankheitshäufigkeit in einer Population. In Bezug auf die Entscheidung über einen invasiven Eingriff ist diese Grenze zwar bequem, aber nicht logisch gerechtfertigt. Die Mehrzahl koronaler Läsionen, die über die Schmelz-Dentin-Grenze hinaus in die äußere Dentinschicht vordringen, ist nicht kavitiert und kann non-invasiv oder mikro-invasiv behandelt werden (s. Kap. **9** und Kap. **20**).

MERKE

Die Anzahl der Mikroorganismen innerhalb von nicht kavitierten Zahnschmelzläsionen ist gering und spielt für die Kariesprogression eine untergeordnete Rolle.

Kavitation

Eine offene Kavitation ist ein deutliches Anzeichen, das eine invasive Intervention rechtfertigt, da die kariogenen Bakterien (der Biofilm) in diesem Stadium leicht in die Zahnstruktur eindringen können und, geschützt vor den allgemeinen Mundhygienemaßnahmen (z.B. Zahnseide), eine kritische Masse erreichen können, die den Krankheitsfortschritt begünstigt. Von approximalen Zahnflächen abgesehen, ist eine Kavitation meist bereits bei der Untersuchung der trockenen sauberen Zähne erkennbar. Zwar ist die Anfertigung von Bissflügelröntgenbildern für die Detektion und Beurteilung approximaler Karies ein wichtiges Hilfsmittel, oft ist aber nicht erkennbar, ob die Läsion kavitiert ist oder nicht. Für okklusale und approximale Läsionen ist ausreichend belegt, dass die tatsächliche Tiefe der Läsion weiter reicht, als auf dem Röntgenbild ersichtlich ist. Berücksichtigt man dies, sind nur 8–47% der approximalen Läsionen mit einer bis zur Schmelz-Dentin-Grenze (klinisch bis in das Dentin) reichenden röntgenologisch sichtbaren Transluzenz kavitiert [8] [9]. In einer Studie waren nur 35% der Läsionen mit einer bis in die äußere Hälfte des Dentins reichenden Röntgentransluzenz kavitiert [8]. Eine bis zur Schmelz-Dentin-Grenze oder nur knapp in das Dentin reichende Röntgen-

transluzenz sollte daher nicht zur Annahme verleiten, dass diese Läsionen kavitiert sind und damit den Ausschlag für die Entscheidung zu einer invasiven Behandlung geben.
Wie bereits beschrieben, gestaltet sich die Prognose, ob eine radiologisch sichtbare approximale Läsion kavitiert ist oder nicht, schwierig. Eine Entzündung der Interdentalpapille kann als Anhaltspunkt dienen [10] [11]. Im Zweifelsfall können die Zähne mit kieferorthopädischen Separatoren getrennt und direkt visuell-taktil (Abb. 18.**3**) oder – ohne Separation – mit einer dünnen Sonde (Kuh-Horn-Sonde oder Briault-Sonde) untersucht werden (s. Kap. **5**, **20**).

Mikrobieller Dentinbefall

Die invaginierte Anatomie der okklusalen Zahnfläche bringt es mit sich, dass die anfängliche Zahnschmelzläsion am Eingang der Grübchen und Fissuren, aber auch an deren Wänden, auftritt. Diese Läsionen streuen lateral in das Dentin aus, vereinigen sich in der Nähe der Fissurenbasis und breiten sich schließlich auf breiter Front in das Dentin aus. Manche Kariologen vertreten die Ansicht, Fluorid mache den okklusalen Zahnschmelz härter und widerstandsfähiger gegen ein Kollabieren, weshalb eine solche Kavitation erst in einem späten Stadium des Kariesprozesses stattfindet (Abb. 18.**4**). Im Kariesprozess geht die Demineralisation dem bakteriellen Befall der Zahngewebe voraus. Daher wird zu einem bestimmten Zeitpunkt zwischen der Ausbreitung der okklusalen Läsion und dem Auftreten einer offenen Kavität das Dentin infiziert. Dies gilt als **Kriterium für einen invasiven Eingriff.** Aber welche Kriterien erlauben die Prognose einer Dentininfektion?
In einer klinischen mikrobiologischen Studie wurden Grübchen und Fissuren mit unterschiedlichen Kariesstadien und einem invasiven Behandlungsbedarf untersucht [12]. Die visuelle Erscheinung des Untersuchungsbereichs wurde mit einem visuellen Punktesystem bewertet und Bissflügelröntgenaufnahmen wurden danach beurteilt, ob und bis zu welcher Tiefe Röntgentransluzenzen vorhanden waren. Unter Kofferdamisolierung wurde der Zahnschmelz über der Dentinläsion vorsichtig entfernt und das Dentin auf Farbe, Konsistenz und Feuchtigkeitsgehalt untersucht. Der Demineralisierungsgrad des Dentins wurde mit einem Kariesdetektorfarbstoff bestimmt und eine Dentinprobe für die mikrobielle Analyse entnommen. Während sich die visuelle Erscheinung der Grübchen und Fissuren nicht als zuverlässiger Prädikator für eine Dentininfektion herausstellte, waren die im Dentin als Röntgentransluzenz sichtbaren Läsionen im Vergleich zu den radiologisch nicht sichtbaren Läsionen stark infiziert und je tiefer die Läsionen auf dem Röntgenbild erschienen, desto höher war die bakterielle Belastung [12]

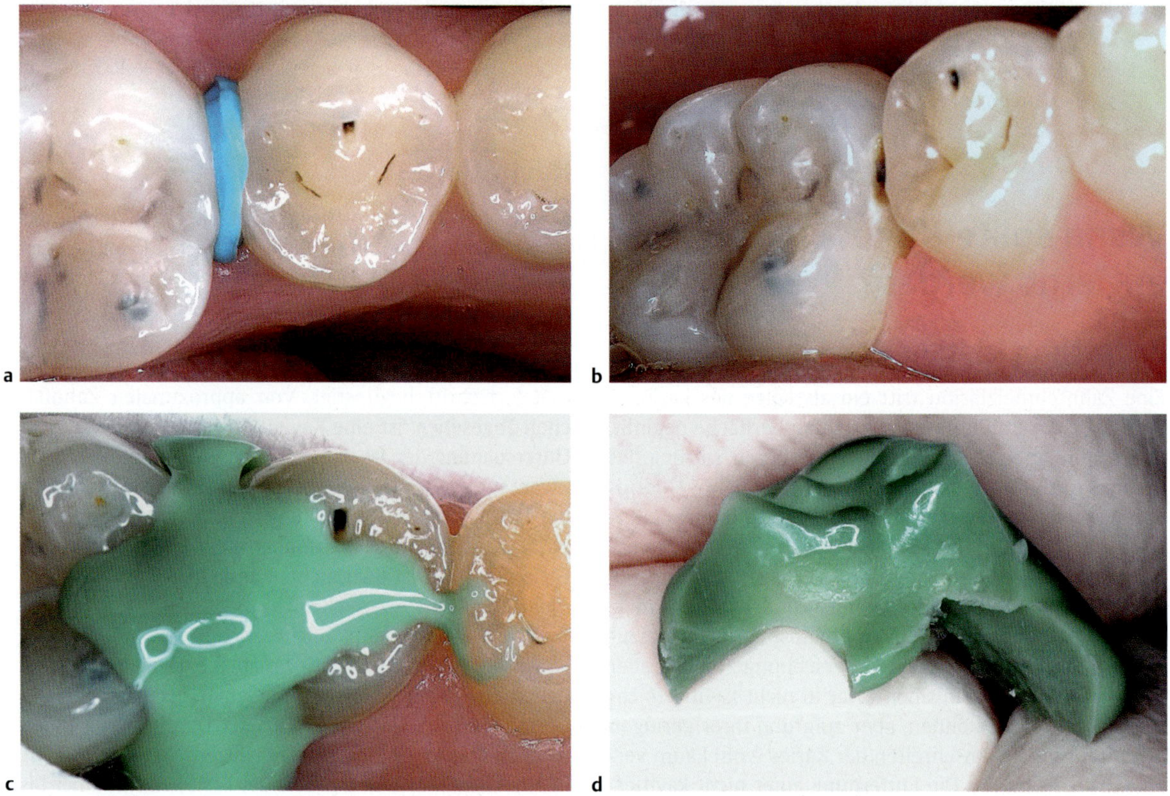

Abb. 18.**3** Kavitationsstatus [62].
a Anbringung eines kieferorthopädischen Gummirings.
b Direkte Visualisierung der approximalen Zahnflächen.
c Dünnfließender Silikonabdruck.
d Bestätigung einer Kavitation der Oberfläche.

(Abb. 18.5). Interessanterweise bestand zwischen der Farbe des Dentins zum Zeitpunkt der Kavitätenpräparation und der Bakterieninfektion kein Zusammenhang, wogegen Läsionen, die bei der Sondenuntersuchung hart und trocken erschienen, erheblich weniger Bakterien enthielten als weich und feucht erscheinende Läsionen (Abb. 18.6). Dieser Befund ist für die Kariesentfernung von erheblicher Tragweite.

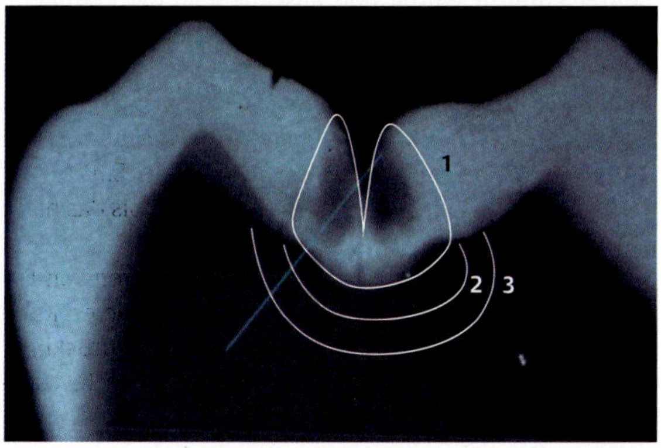

Abb. 18.4 Röntgenaufnahme eines Bereichs einer okklusalen Fissur mit kariösen Läsionen an beiden Fissurenwänden. Gelingt es nicht, die Läsion zu arretieren, wird die Läsion in Richtung der Linie 1 voranschreiten und nahe an der Basis der Fissur zusammenlaufen und schließlich (wie durch die Linien 2 und 3 verdeutlicht) tiefer fortschreiten.

PRAXISTIPP

Das Auftreten einer Röntgentransluzenz bis in das Dentin scheint für okklusale Zahnflächen der beste Anhaltspunkt für die Indikation eines invasiven Eingriffs aufgrund einer mikrobiellen Invasion zu sein.

Dentinkaries

Für die Diskussion der Frage, wie viel kariöses Dentin entfernt werden sollte, ist die Berücksichtigung der Arbeiten von Fusayama und Kollegen über Dentinkaries unerlässlich. Falls die Infektion des Dentins als Indikator für eine invasive Behandlung gilt, erscheint es logisch, dass bei der Kavitätenpräparation das gesamte **infizierte Dentin** entfernt werden muss und tatsächlich wurde die lange Überlebensfähigkeit der Mikroorganismen, die in den kariösen Läsionen unterhalb der Restaurationen zurückblieben, mit Skepsis betrachtet [13]. Aus diesem Grund führten sie ein Experiment durch, um die Beziehung zwischen

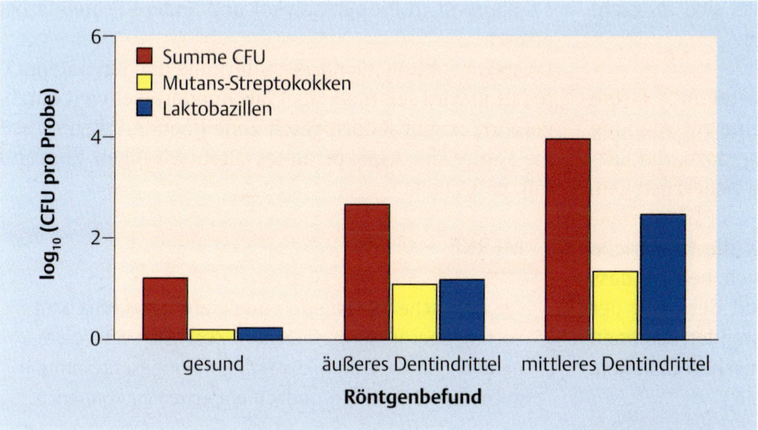

Abb. 18.5 Zusammenhang zwischen dem Röntgenbefund okklusaler Läsionen und dem Infektionsgrad ($\log_{10}$ Summe Colony Forming Units [CFU], $\log_{10}$ Mutans-Streptokokken-Anzahl, $\log_{10}$ Laktobazillen-Anzahl) [12].

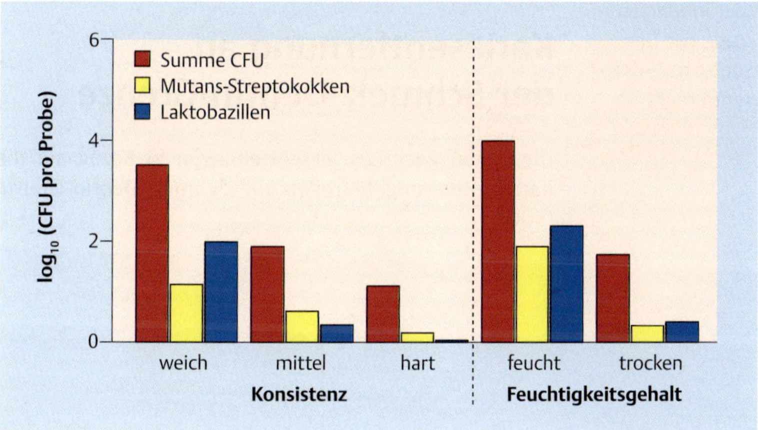

Abb. 18.6 Zusammenhang zwischen Konsistenz und Feuchtigkeitsgehalt des Dentins und dem Infektionsgrad ($\log_{10}$ Summe Colony Forming Units [CFU], $\log_{10}$ Mutans-Streptokokken-Anzahl, $\log_{10}$ Laktobazillen-Anzahl) [12].

einer Anzahl von Faktoren und der **bakteriellen Invasion** zu bestimmen. Sie fanden heraus, dass nach der Aufweichung des Dentins durch bakterielle, tief in das Dentin diffundierende Säuren eine Verfärbung des Dentins und anschließend eine bakterielle Invasion stattfand. Bei langsam fortschreitenden Läsionen war der verfärbte Bereich meist härter als bei rasch fortschreitenden Läsionen.

In einer Reihe weiterer Studien wurden 2 Schichten des kariösen Dentins beschrieben, die mithilfe eines basischen Fuchsinfarbstoffs unterschieden werden konnten [14] [15] [16] [17] [18]:

- Die 1. Schicht war die äußerste kariöse Schicht in unmittelbarer Nähe der Schmelz-Dentin-Grenze. In dieser Schicht war das Dentin stark demineralisiert und die Kollagenfasern denaturiert und mit unregelmäßigen, zufällig verteilten anorganischen Kristallen durchsetzt. Diese Schicht war stark bakteriell infiziert und wurde daher häufig als **infizierte Zone des kariösen Dentins** (infected zone) bezeichnet, die nicht remineralisiert werden konnte.
- Die 2. kariöse Dentinschicht wurde an der fortschreitenden Front der Läsion in unmittelbarer Nähe zur Pulpa beschrieben und erwies sich als demineralisiert, aber nicht im gleichen Ausmaß wie die 1. Schicht. Die Kollagenfasern waren gesund und wiesen eine höhere Anzahl von Kreuzverbindungen und Apatitkristallanlagerungen auf. Diese Schicht, oft als **kariös befallene Zone** (affected zone) bezeichnet, erwies sich als nicht infiziert und fähig zur Remineralisation.

Der basische Fuchsinfarbstoff („Kariesdetektor") färbte nur die 1. kariöse Dentinschicht an und seine Verwendung während der Kavitätenpräparation diente dazu, die Entfernung des gesamten infizierten Dentins sicherzustellen. Tatsächlich reichte jedoch die „durch dieses Färbeverfahren geleitete Exkavation stets tiefer als die bakterielle Invasion" [17]. Darüber hinaus stellte sich heraus, dass der Unterschied der Exkavationstiefe und der Tiefe der bakteriellen Invasion bei rasch fortschreitenden Läsionen größer war als bei weniger aktiven chronischen Läsionen.

MERKE

Fusayama et al. unterschieden zwischen der infizierten (infected) und der befallenen (affected) Zone der Dentinkaries. Sie befürworteten einen „Kariesdetektor", der die infizierte Zone für die klinische Kariesentfernung einfärben sollte.

Konventionelle Kariesentfernung

Bei der konventionellen Kavitätenpräparation wurde ein Zugang zur kariösen Läsion geschaffen, indem der oberflächliche Zahnschmelz meist mit einem hochtourigen Bohrer entfernt wurde und anschließend die Peripherie der Kavität (an der Schmelz-Dentin-Grenze oder 1–2 mm tiefer im Dentin bei Wurzelkaries) vollständig frei von Karies war, indem das gesamte weiche und/oder angefärbte Dentin langsam mit einem Rosenbohrer entfernt wurde. Anschließend folgte die vorsichtige Entfernung der pulpanahen Karies mit einem Exkavator, bis das harte Dentin erreicht war.

Lange wurde auf Grundlage der Untersuchungen von Fusayama und Kollegen [13] akzeptiert, dass in tiefen Kavitäten hartes, aber angefärbtes Dentin pulpal zurückbleiben kann, da die Verfärbung einer bakteriellen Invasion vorangeht. Diese kann mit Kalziumhydroxid behandelt werden. Bei tiefen Kavitäten wird dies als sogenannte **indirekte Überkappung** der Pulpa bezeichnet.

Einige Praktiker befürworten noch immer den Einsatz von Kariesdetektorfarbstoffen, um die vollständige Entfernung des infizierten kariösen Dentins zu gewährleisten. Wegen der potenziellen Karzinogenität basischen Fuchsins wird dieses nicht mehr verwendet und wurde durch 1% Säurerot in Propylenglykol und andere Proteinfärber ersetzt.

Diese konventionelle Kariesentfernung und Kavitätenpräparation wird seit mehr als 1 Jahrhundert weltweit durchgeführt, es gibt jedoch rasch zunehmende Erkenntnisse, die zahlreiche Aspekte dieses altehrwürdigen Konzepts infrage stellen.

MERKE

Die klassische Kariesentfernung endet gewöhnlich im harten, aber verfärbten Dentin. Zusätzlich wird gelegentlich ein Kariesdetektorfarbstoff eingesetzt, um die infizierten Bereiche gründlich entfernen zu können.

Kariesentfernung an der Schmelz-Dentin-Grenze

Die ersten wichtigen Fragestellungen in Bezug auf die Kariesentfernung betreffen die Schmelz-Dentin-Grenze (SDG).

Kann mit der konventionellen Kavitätenpräparation tatsächlich die gesamte Karies an der SDG entfernt werden?

Mitte bis Ende der 1980er-Jahre wurden 2 separate Studien durchgeführt, in denen Kavitäten untersucht wurden, die von Zahnmedizinstudenten in vivo präpariert und an der Schmelz-Dentin-Grenze sowohl von den Studenten als auch vom betreuenden Zahnarzt als kariesfrei erachtet wurden [19] [20]. In diesen Studien wurde ein Kariesdetektorfarbstoff appliziert und dabei festgestellt, dass mehr als die Hälfte der Kavitäten angefärbtes Dentin an der SDG aufwiesen (57–59%). Nach Fusayama hätte dies auf infiziertes kariöses Dentin hingewiesen, das hätte entfernt werden müssen.

Was passiert mit der an der SDG verbleibenden Restkaries?

Die Bedenken hinsichtlich der nach der Kavitätenpräparation an der Schmelz-Dentin-Grenze verbleibenden Karies führten zur Durchführung einer Laborstudie [21]. Die Kavitäten wurden, ähnlich wie in der klinischen Studie, an frisch extrahierten Zähnen [20] präpariert, bis an der SDG keine Karies mehr sichtbar war. Die Zähne wurden anschließend mit Amalgam restauriert und in Tee und Chlorhexidin im Temperaturwechselbad gelagert. Die Amalgamsanierungen wurden schließlich vorsichtig entfernt, um die SDG zu untersuchen. Es stellte sich heraus, dass einige Bereiche der SDG den Farbstoff aufgenommen hatten, und die histologische Untersuchung ergab, dass es sich dabei um das demineralisierte Dentin handelte. Auf klinischer Ebene wurde daraus gefolgert, dass diese Verfärbungen zu einer fehlerhaften Diagnose einer Randkaries und somit zu einem unnötigen Restaurationsersatz führen könnte.

Beide Studien weisen darauf hin, dass der Einsatz eines Kariesdetektorfarbstoffs nur dann sinnvoll ist, wenn die vollständige Kariesentfernung an der SDG angestrebt wird.

Ist die vollständige, durch die Kariesdetektorfarbstoffe geleitete Kariesentfernung an der SDG wirklich notwendig?

Das Zurücklassen von Restkaries an der SDG nach der Kavitätenpräparation erscheint im klinischen Alltag durchaus wahrscheinlich. Die Folgen hieraus waren nur wenig abschätzbar. In einer weiteren klinischen Studie [22] wurden Kavitäten präpariert, die an der SDG kariesfrei waren (harte Konsistenz bei Sondierung) sowie keine Verfärbungen aufwiesen. Anschließend wurde der Kariesdetektorfarbstoff appliziert. Wie in der vorausgehenden Studie zeigten 52% der Kavitäten eine gewisse Anfärbung an der SDG. Dentinproben der angefärbten und nicht angefärbten SDG-Bereiche wurden entnommen und einer mikrobiellen Analyse unterzogen. Die Ergebnisse zeigten, dass in beiden Bereichen geringe Mengen von Mikroorganismen gefunden wurden, dich sich aber nicht signifikant unterschieden.

PRAXISTIPP

Es scheint, dass die visuelle und taktile Bestätigung des verfärbungsfreien und harten Dentins ausreicht, um die SDG nach der Kaivitätenpräparation zu beurteilen. Die Verwendung eines Kariesdetektorfarbstoffs kann zu einer Überpräparation und größeren Kavitäten führen.

Muss die SDG verfärbungsfrei präpariert werden?

Erstaunlicherweise haben nur wenige Zahnärzte ein Problem damit, hartes, verfärbtes und kariöses Dentin an der Grenze zur vitalen Pulpa zurückzulassen. Andererseits zögern sie, solches Dentin an der Schmelz-Dentin-Grenze zu hinterlassen. In einer von Kidd geleiteten Studienreihe wurden die Konsistenz (weich/hart), der Feuchtigkeitsgehalt (nass/trocken) und die Farbe (hell/dunkel) des Dentins an der Schmelz-Dentin-Grenze während der Kavitätenpräparation untersucht und nach einer mikrobiologischen Analyse in Beziehung zum Infektionsgrad gesetzt. Die gesammelten Daten aus diesen Studien ermöglichten die Beurteilung von mehr als 564 Kavitäten [23]. Es zeigte sich, dass hartes Dentin – unabhängig von der Farbe – wesentlich weniger Bakterien beherbergte als weiches Dentin. Bei Befall von hartem Dentin beherbergte gefärbtes Dentin mehr Bakterien als ungefärbtes Dentin. Zwar war dieser Unterschied statistisch signifikant, die Bakterienzahlen wurden jedoch als klinisch nicht relevant eingestuft. Einziger Vorbehalt gegen das Belassen von verfärbtem Dentin ist die Tatsache, dass bei **zahnfarbenen Restaurationen**, bei denen ein verfärbter Schatten zu einem schlechten Erscheinungsbild führt, auch die nachfolgende Beurteilung der Suffizienz erschwert wird. Somit kann eine weitere Kariesentfernung an der SDG bis zum unverfärbten Dentin gerechtfertigt sein.

MERKE

Es wird angenommen, dass, obwohl selbstverständlich das gesamte weiche Dentin an der SDG entfernt werden muss, eine Entfernung der Karies bis in das harte verfärbungsfreie Dentin nicht erforderlich ist.

Moderne Kariesentfernung

Zusammenfassend lässt sich feststellen, dass – trotz der unterschiedlichen Methoden, die zur Unterstützung der Kariesentfernung (z. B. Carisolv, Pulverstrahl [air abrasion], Sonoabrasion, Laser, Farbstoffe, Fluoreszenztechniken) mit dem Ziel verwendet werden, das gesamte kariös infizierte Dentin zu entfernen, – das **Erfühlen des harten Dentins** und der sorgfältige Einsatz eines **scharfen Handexkavators** zur Entfernung der weichen kariösen Substanzen noch immer die am besten geeigneten Mittel zur Kariesentfernung darstellen [24]. Dadurch wird gewährleistet, dass die Kavität nicht überpräpariert und nicht zu groß wird, wodurch die verbleibende Zahnstruktur übermäßig geschwächt würde. Darüber hinaus kann die Verwendung eines langsam rotierenden Winkelstücks mit einem Rosenbohrer empfohlen werden, da schnell drehende Bohrer leicht zu einer Überpräparation der Zähne führen können, was besonders pulpal zu vermeiden ist [24].

MERKE

Die taktile Wahrnehmung des harten Dentins mit einer Sonde und der vorsichtige Einsatz eines scharfen Handexkavators zur Entfernung der weichen kariösen Substanzen bleiben die am besten geeigneten Hilfsmittel für die Kariesentfernung.

Pulpa-Dentin-Komplex

Der kariöse Prozess und dessen invasive Behandlung können nicht isoliert betrachtet werden, da ein erheblicher Einfluss auf den Pulpa-Dentin-Komplex besteht. Im Verlauf des kariösen Prozesses können bakterielle Metabolite und Abbaustoffe aus dem demineralisierten Dentin in Richtung Pulpa diffundieren und Reaktionen des Pulpa-Dentin-Komplexes auslösen. Diese Reaktionen variieren je nach Stärke des Reizes [25] (s. Kap. **3**).

In einer langsam fortschreitenden kariösen Läsion, die nur einen geringen Reiz ausübt und bei der die Odontoblasten gesund erhalten sind, wird der Reiz lediglich eine vermehrte Tertiärdentinbildung hervorrufen, das in diesem Fall am treffendsten als **„Reizdentin"** bezeichnet wird. Bei geringerem Reiz sind die Dentintubuli und die Struktur des Reizdentins mit denen des Primärdentins vergleichbar.

Bei geringer Stimulierung findet darüber hinaus eine tubuläre Sklerose statt. Diese Reaktionen des Pulpa-Dentin-Komplexes dienen dazu, die Durchlässigkeit des Dentins für die Bakterien und deren schädliche Abbauprodukte zu verringern. Bei einer intensiveren Stimulierung wird das Reizdentin unregelmäßiger, verfügt über weniger Tubuli und weist zelluläre Einschlüsse auf.

Bei sehr starkem Reiz sterben die Odontoblastenzellen jedoch ab. In dieser Situation differenzieren sich Stamm- oder Vorläuferzellen aus dem Inneren der Pulpa in odontoblastenähnliche Zellen, die zu einer reparativen Dentinogenese und der Bildung von **Reparaturdentin** führen [26].

Caries progressiva profunda

Es besteht daher ein Gleichgewicht zwischen dem Schweregrad des kariösen Prozesses einerseits und der Fähigkeit der Pulpa andererseits, auf diesen zu reagieren. Bei tief gehenden Läsionen ist dieses Gleichgewicht entscheidend, da bei Kariesentfernung eine dünne **Restdentinstärke** (RDS) hinterlassen werden kann. Diese hat sich als einer der wichtigsten Faktoren für die Erhaltung der Pulpa herausgestellt [27]. Falls die Kariesprogression so stark ist, dass diese die Fähigkeit der Pulpa zur Bildung von Reizdentin übertrifft, kann die Pulpa während der Kavitätenpräparation exponiert werden. Bei symptomloser Zahnkaries werden Expositionen oft durch eine **direkte Pulpaüberkappung** mit Kalziumhydroxid oder MTA (Mineral Trioxide Aggregate) behandelt.

Bei einer radiologischen Nachuntersuchung über einen Zeitraum von 3 Jahren betrug die Erfolgsquote einer direkten Pulpaüberkappung nach kariösen Expositionen 33%, bei iatrogener oder traumatischer Exposition hingegen 92% [28]. In einer weiteren Studie betrug die Erfolgsquote der direkten Pulpaüberkappung nach kariösen Expositionen nach 5 Jahren 37% und nach 10 Jahren nur noch 13%.

MERKE

Direkte Pulpaüberkappungen sind bei kariösen Expositionen wesentlich weniger erfolgreich als bei traumatischen/mechanischen Expositionen.

Aus der Literatur ist eindeutig zu erkennen, dass invasive Verfahren die Gesundheit der Pulpa beeinträchtigen können. Die durch das Bohren erzeugten Vibrationen und hohen Temperaturen, vor der Restauration applizierte Chemikalien und das Füllungsmaterial selbst führen bei geringer Restdentinstärke nachweislich zu ungünstigen Pulpareaktionen. Es stellt sich daher die Frage, ob es eine alternative Möglichkeit der Kariesbehandlung gibt, bei der das **Karies-Pulpa-Gleichgewicht** zugunsten der Pulpa „gekippt" werden kann. Die Antwort auf diese Frage liegt in einer Reihe von Studien zu Fissurenversiegelungen und schrittweisen Exkavation, bei denen die Karies zunächst für einen bestimmten Zeitraum im Zahn unter einem dichten Verschluss verblieb und anschließend bei einem erneutem Zugang zur Läsion das Dentin neu bewertet und mikrobiologisch untersucht wurde.

Studien über Fissurenversiegelung

Es ist allgemein akzeptiert, dass Fissurenversiegelungen auf Kunstharzbasis bei Personen mit hohem Kariesrisiko wirksam sind zur Vermeidung okklusaler Karies. Diese werden auch für die Versiegelung okklusaler Karies angewendet (s. Kap. **15**).

In Studien, in denen bis in das Dentin reichende kariöse Läsionen versiegelt und nach unterschiedlichen Zeiträumen von bis zu 5 Jahren erneut eröffnet wurden, konnte gezeigt werden, dass das Dentin eine harte Konsistenz, einen geringen Feuchtigkeitsgehalt (trocken) und eine dunkle Farbe aufwies [30] [31]. Diese Eigenschaften gingen einher mit geringeren **Mengen von Mikroorganismen** im Vergleich zu weichen, feuchten Arealen [23]. Zuvor versiegelte Dentinläsionen wiesen bei der mikrobiologischen Untersuchung eine geringere Anzahl lebensfähiger Organismen auf, als die Kontrollproben aus unversiegelten Zähnen [32] [33] [34] [35] [36].

In einer Studie konnte alleine mithilfe der Säureätzung die Anzahl der Mikroorganismen um bis zu 75% reduziert werden. Obwohl die Reduzierung der Organismenzahl in den ersten 2 Wochen nach der Versiegelung am stärksten zu sein scheint, ist eine kontinuierliche Reduzierung der Organismenzahl zu beobachten [32], bis die Läsionen nach 2 Jahren steril wurden oder die Bakterienzahl so abgenommen hatte, dass ein Fortschreiten der Läsion nicht mehr wahrscheinlich war.

Interessanterweise wurden in den genannten Studien Läsionen unterschiedlicher Schweregrade und Läsionstiefen versiegelt und es ist schwierig zu interpretieren, wie tief diese Läsionen wirklich waren. In mehreren Studien wurde jedoch klar formuliert, dass diese Läsionen radiologisch auf den Bissflügelaufnahmen sichtbar waren – und histologisch zumindest bis in das mittlere Dentindrittel extendierten [37] und schwer infiziert sein mussten [12]. Die radiologische Überwachung versiegelter Läsionen über einen Zeitraum von 1–2 Jahren ergab keine Anzeichen für eine zunehmende Läsionstiefe [32] [34]. Eine Studie enthielt gar Hinweise für eine Läsionsregression und eine abnehmende Läsionstiefe [38] (s. Kap. **15**).

Studien über schrittweise Exkavationen

Die schrittweise Exkavation ist ein Verfahren zur Entfernung von Karies in 2 Stufen, die gewöhnlich in einem zeitlichen Abstand von 6–12 Monaten erfolgen. Auch kürzere (4–6 Wochen) und längere (2 Jahre) Zeitabstände wurden berichtet. Die Mehrzahl der Studien über die schrittweise Exkavation erfolgte an Zähnen mit tiefen Dentinläsionen, bei denen angenommen wurde, dass eine konventionelle Kariesentfernung mit einem hohen Risiko einer Pulpaexposition verbunden sei, jedoch keinerlei Symptome einer Pulpaerkrankung vorlagen.

In der 1. Sitzung wird ein Zugang zur Dentinkaries geschaffen und nur die periphere Karies sowie nekrotisches Dentin entfernt. Die Dentinkaries wird pulpal nur so weit exkaviert, bis ausreichend Platz für eine geeignete Füllmaterialschichtdicke vorhanden ist. Somit wird kein erweichtes Dentin entfernt. Damit unterscheidet sich diese Vorgehensweise von der indirekten Pulpaüberkappung, bei der die Kariesentfernung darauf abzielt, die infizierte Schicht vollständig zu entfernen – was aber abgebrochen wird, falls das Risiko einer Pulpaexposition besteht. Dabei verbleibt pulpal meist stark verfärbtes, aber hartes, kariöses Dentin. Bei der schrittweisen Exkavation wird ebenfalls Kalziumhydroxid appliziert und die Kavität gefüllt. Nach 6–12 Monaten ermöglicht ein **erneuter Zugang** die Exkavation der dann noch verbliebenen Karies.

Durch dieses Vorgehen wird ein Vergleich des in der 1. Exkavationsstufe entfernten Dentins mit demjenigen das zum Zeitpunkt des erneuten Zugangs (s. Kap. **25**, Fall 5) für einige Zeit versiegelt war (Abb. 18.**7**), möglich. Einige klinische Studien belegten, dass das Dentin härter, trockener und dunkler wird, was gleichbedeutend ist mit einer **Reduzierung der Läsionsaktivität** [39] [40] [41] [42] [43] und die Erkenntnisse der Studien zur Fissurenversiegelung widerspiegelt. Vergleiche zwischen den Infektionsgraden des Dentins vor und nach der zeitweisen Restauration zeigten einen deutlichen Rückgang der Anzahl lebender Organismen [39] [44] [40] [42] [43] [45], einschließlich Mutans-Streptokokken und Laktobazillen.

MERKE

Sobald eine Dentinkaries durch eine Restauration im Zahn „versiegelt“ wurde, ist eine deutliche und anhaltende Reduzierung der Anzahl lebender Organismen feststellbar, die auf die verminderte Substratzufuhr aus der Mundhöhle zurückzuführen ist.

Nach der „Versiegelung“ der Karies durch die Restauration sterben viele Bakterien ab und es überleben nur diejenigen, die in der Lage sind, Glykoproteine der aus der Pulpa stammenden Gewebeflüssigkeit abzubauen [45] (Abb. 18.**8** u. Abb. 18.**9**). Die verbleibenden **Bakterien** stehen nicht im Zusammenhang mit einer aktiven kariöse Läsion und ihre **Anzahl reicht nicht aus**, um ein Fortschreiten der Läsion zu ermöglichen. Der Kariesprozess wurde somit aus mikrobiologischer Perspektive kontrolliert, indem die mikrobielle Belastung und Diversität reduziert wurden – und nicht durch eine mechanische Beseitigung infizierten Dentins wie bei der vollständigen Exkavation. Es wird das Gleichgewicht zwischen Karies und dem Pulpa-Dentin-Komplex zugunsten der Pulpa verändert, wobei Reizdentin und tubuläre Sklerose die Nährstoffversorgung der Bakterien zusätzlich einschränken.

Drei **randomisierte kontrollierte Studien,** in denen die schrittweise Exkavation mit der vollständigen Kariesentfernung verglichen wurde, haben gezeigt, dass durch erstere Methode das Risiko einer Pulpaexposition bei erneutem Zugriff auf die Läsion erheblich verringert wird. Leksell et al. (1996) [46] und Bjørndal et al. (2010) [47] konnten nachweisen, dass die schrittweise Exkavation bei bleibenden Zähnen das Risiko einer Pulpaexposition von

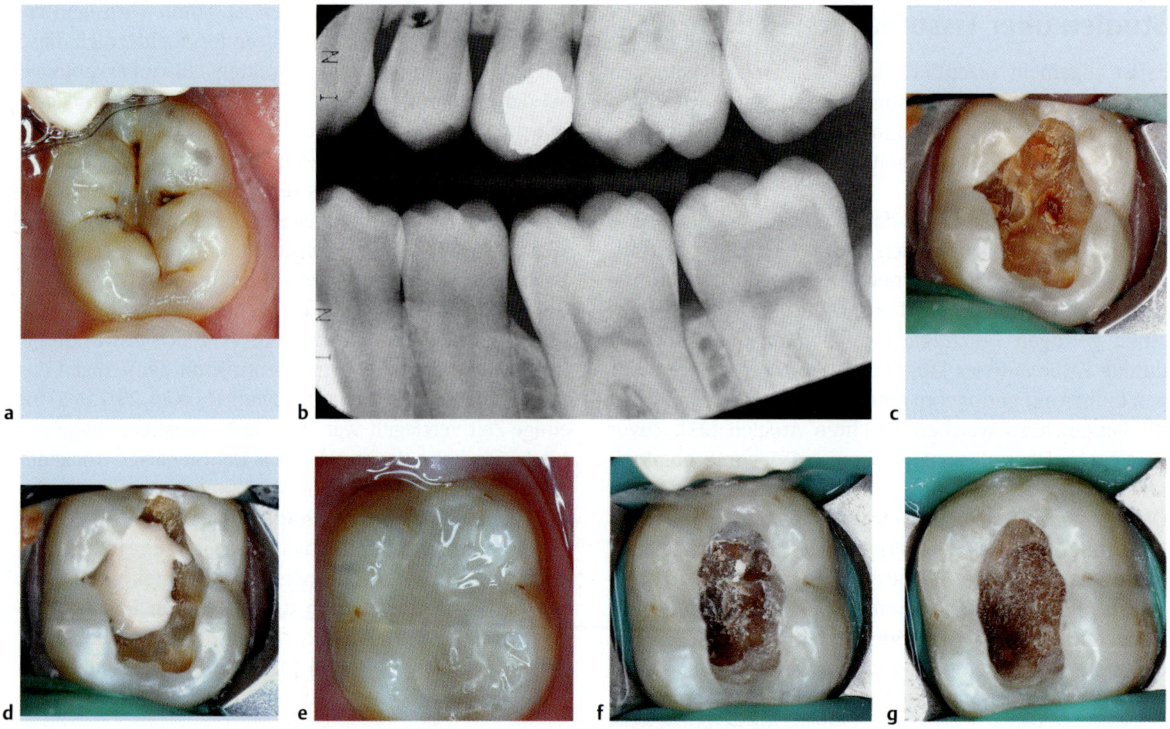

Abb. 18.**7** Klinische und radiologische Aufnahmen des unteren linken 2. Molaren zeigen eine tiefe Dentinläsion und eine große Pulpa. Die vollständige Exkavation birgt ein hohes Risiko einer Pulpaexposition. Behandlung des Zahns mithilfe der schrittweisen Exkavation [62].

a Klinische Aufnahme.
b Röntgenaufnahme.
c Erscheinungsbild des Dentins nach der 1. Exkavation.
d Kalziumhydroxid.
e Fertiggestellte Kompositfüllung.
f Erneuter Zugang zur Läsion nach 8 Monaten.
g Das Dentin ist dunkler, härter und trockener geworden.

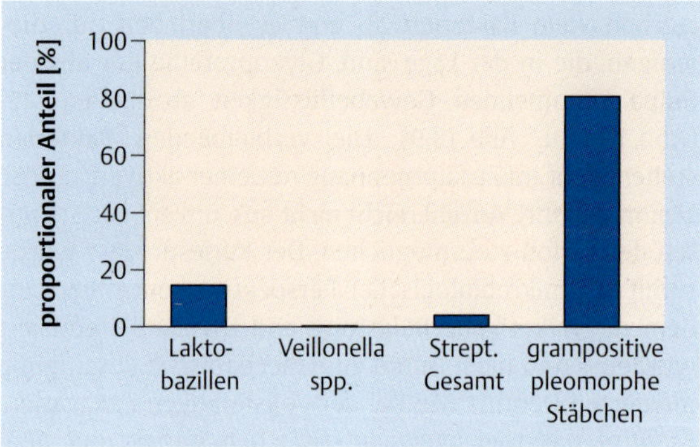

Abb. 18.**8** Relativer Anteil der Bakterienarten im Dentin am Ende der 1. Exkavation im Rahmen der schrittweisen Exkavation. Streptococcus: 8 Arten; grampositive pleomorphe Stäbchen: Actinomyces naeslundii; A. israelii, A. gerencseriae [45].

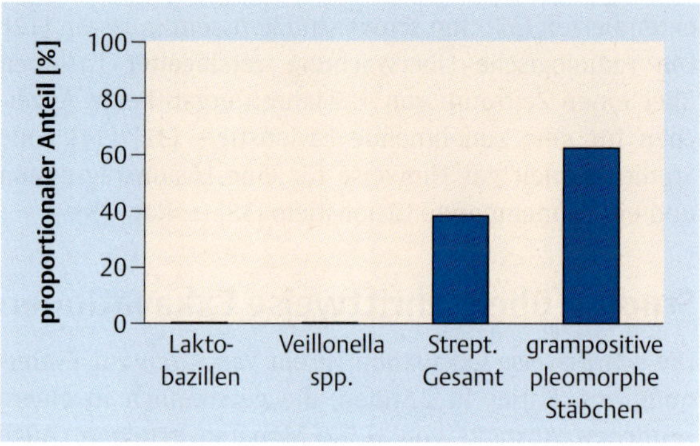

Abb. 18.**9** Relativer Anteil der Bakterienarten im Dentin zu Beginn der 2. Exkavation. Laktobazillen wurden eliminiert. Der Anteil der Streptokokkenarten nahm zu, die Artenzahl fiel jedoch von 8 auf 3 (Streptococcus mitis, S. intermedius, S. oralis). Nur Actinomyces naeslundii (grampositive pleomorphe Stäbchen) konnte nach der Versiegelung der Läsion kultiviert werden [45].

40% auf 17,5% bzw. von 29% auf 17,5% reduzierte. Magnusson u. Sundell (1977) [48] dokumentierten, dass der Unterschied bei Milchzähnen noch ausgeprägter ist (53% auf 15%). Die Studie von Bjørndal et al. (2010) [47] ergab nach 1 Jahr Beobachtung hinsichtlich der Häufigkeit von Pulpaexposition und positiver Pulpavitalität eine um 12% höhere Erfolgsrate für die schrittweise Exkavation, verglichen mit der vollständigen Kariesentfernung.

Die bisherigen Daten sind eindeutig: Sofern mit der Fissurenversiegelung oder der Restauration eine gute Abdichtung erzielt wird, ist eine Entfernung der infizierten erweichten Kariesanteile nicht erforderlich. Es stellt sich nun die interessante Frage, ob wie bei der schrittweisen Exkavation eine Wiedereröffnung durchgeführt werden sollte oder ob die Karies dauerhaft im Zahn versiegelt werden kann.

Eine Studie, bei der eine **ultrakonservative Kariesentfernung** an bleibenden Zähnen durchgeführt wurde, könnte hierauf die Antwort liefern [49]. Hier wurde der Zahnschmelz einfach abgeschrägt, um eine gute Haftung der Kompositrestauration zu ermöglichen. Es wurde keinerlei Dentinkaries entfernt. Diese Studie erfolgte im Split-Mouth-Design, bei dem die Karies bei den Kontrollzähnen vollständig entfernt wurde, wonach

- entweder eine Ausdehnung in alle Fissurenbereiche mit anschließender Amalgamrestaurierung (Kontrolle 1) oder
- eine Amalgamrestaurierung mit anschließender Versiegelung der Ränder erfolgte (Kontrolle 2).

In der Gruppe der ultrakonservativen Kariesentfernung war die im Zahn versiegelte Karies radiologisch sichtbar und daher von beträchtlicher Tiefe und wahrscheinlich infiziert. Die Restaurationen wurden über einen Zeitraum von 10 Jahren kontrolliert. Hierbei konnten keine Anzeichen oder Symptome für eine pathologisch veränderte Pulpa und nur 1 fehlgeschlagene Restauration festgestellt werden, die saniert werden konnte. Die Ergebnisse fielen im Vergleich zu den Kontrollgruppen mit vollständiger Kariesentfernung und Amalgamrestaurierung positiv aus.

Systematische Literaturrecherche

Um die Aussagefähigkeit der Studien zur ultrakonservativen Kariesentfernung im Vergleich zur vollständigen Kariesentfernung zu beurteilen, wurde eine systematische Literaturrecherche durchgeführt [50]. Insgesamt erfüllten nur 4 Publikationen die Einschlusskriterien, davon 2 bereits erwähnte Studien über die schrittweise Exkavation [46] [48] und 2 Studien über permanent im Zahn versiegelte Karies [51] [52]. Klinische Studien über die „Atraumatic Restorative Technique" (ART) und die indirekte Pulpaüberkappung wurden nicht berücksichtigt, da beide Techniken darauf abzielen, die gesamte infizierte weiche Dentinschicht zu entfernen. Die 4 berücksichtigten Studien lieferten Daten von 538 Zähnen für die Analyse. Hinsichtlich der Überlebensrate der Restauration oder Anzeichen einer Pulpaerkrankung wurden in den 2 Studien zur dauerhaften Kariesversiegelung keinerlei Probleme berichtet. Die beeindruckendsten Ergebnisse waren diejenigen zur Inzidenz der Pulpaexposition bei der schrittweisen Exkavation, die oben in diesem Kapitel beschrieben sind.

Man könnte einwenden, dass die Einschlusskriterien in dieser Metaanalyse zu streng waren und wichtige Daten aus Beobachtungsstudien unberücksichtigt lassen. Um dies auszuschließen, führten Thompson et al. (2008) [53] eine weitere systematische Literaturrecherche durch, bei der sowohl randomisierte kontrollierte Studien als auch Beobachtungsstudien eingeschlossen wurden. Die hierin gemachten Schlussfolgerungen bestärkten die Ergebnisse der ursprünglichen Cochrane-Literaturrecherche.

MERKE

Cochrane-Literaturanalyse: „Es gibt wichtige Belege dafür, dass die vollständige Entfernung des infizierten Dentins in tiefen kariöse Läsionen für eine erfolgreiche Kariesbehandlung nicht erforderlich ist – vorausgesetzt, bei der Restauration wird die Läsion von der oralen Umgebung effektiv isoliert."

Ist eine Desinfektion der Kavität erforderlich?

Eine Reihe von Wissenschaftlern empfahl die Desinfektion der Kavitäten vor der Restauration mit

- Chlorhexidin [54] [55],
- PAD-Techniken (PAD: Photo-activated Dye) [56] [57],
- gasförmigem Ozon [58] [59] und
- Dentinhaftvermittler [59].

Die überwiegende Mehrheit dieser Studien über die Desinfektion von Kavitäten untersuchte die Desinfektion von Wurzelkanälen im Zusammenhang mit einer endodontischen Behandlung. Die relativ wenigen Studien über die Desinfektion von kariösen Kavitäten beobachteten die Bakterienzahlen in vitro und in vivo, sowie die postoperative Sensitivität und die Wirkung einiger dieser Desinfektionsverfahren auf die anschließende Haftfestigkeit mit Glasionomerzement- und Kompositrestaurationen, oft mit widersprüchlichen Ergebnissen und wechselndem Erfolg.

Vor dem Hintergrund der zahlreichen vorliegenden Studien über Fissurenversiegelung, schrittweise Exkavation, ultrakonservative Kariesentfernung und jetzt die **Hall-Technik** [60], bei der Edelstahlkronen ohne Kariesentfernung über kariöse Milchmolaren zementiert wurden und die allesamt eine Arretierung der Karies und eine Reduktion der versiegelten Bakterien belegen, wird der Bedarf einer Kavitätendesinfektion fraglich. Mehr als eine gute Kavitätenversiegelung ist offenbar nicht erforderlich. Konventionelle Techniken, wie das Anbringen eines bakteriziden Materials (z. B. mit Kalziumhydroxid) und die

Vorbereitung der Kavität durch Säureätzung vor Insertion einer Kompositfüllung, werden sicher einige Bakterien abtöten, aber der zusätzliche Nutzen der Kavitätendesinfektion bleibt fraglich und es sind weitere Studien auf diesem Gebiet notwendig.

MERKE

Es liegen keine klinischen Belege dafür vor, dass die zusätzliche Desinfektion der Kavität die Pulpavitalität oder die Haltbarkeit der Restauration positiv beeinflusst. Daher scheinen Phosphorsäure und Kalziumhydroxid-Liner die Materialien der Wahl zu sein.

ZUSAMMENFASSUNG

Das historische Konzept einer vollständigen Exkavation von Dentinkaries wurde infrage gestellt und aktuell stimmen die Kariologen Fusayamas Empfehlung zu, nur die äußere Schicht des infizierten Dentins zu entfernen. Das Belassen von verfärbtem, aber hartem Dentin ist heutzutage klinische Praxis. Allerdings ist dieses Vorgehen an der Schmelz-Dentin-Grenze weit weniger verbreitet und akzeptiert. Dessen Entfernung ist nur begründet, wenn zahnfarbene Restaurationen erwünscht sind, um eine konsekutive Beurteilung der Füllungsränder sowie ein optimales ästhetisches Ergebnis zu ermöglichen.

Das Zurücklassen weichen kariösen Dentins bei der Präparation von Kavitäten tiefer Läsionen **[61]** ist den meisten Zahnärzten trotz der entsprechenden Belege fremd. Bedenken bestehen möglicherweise in Bezug auf

- Probleme mit der Adhäsion von Kompositen und kariösem Dentin und der Ausbildung von Randspalten **[53]**,
- verringerte Überlebensraten der Restaurationen oder Zähne sowie
- eine rasche Läsionsprogression und
- die fehlende Möglichkeit, Läsionen über die Zeit zu beobachten.

Der zweite Schritt der schrittweisen Exkavation dient der Ausräumung dieser Zweifel und sollte heute in modernen Zahnarztpraxen durchgeführt werden. Der Ansatz, die Läsionen für mehr als 1 Jahr „versiegelt" zu lassen, kann zusätzliche Vorteile bringen, da hierdurch weitere Reaktionen des Pulpa-Dentin-Komplexes abgewartet werden.

Die meisten Studien zur Thematik wurden an okklusalen Läsionen durchgeführt, bei denen eine gute Versiegelung durch die Restauration erreicht werden kann, während approximale Läsionen eine besondere Herausforderungen darstellen. Das Belassen von Karies im Zahn ist ein klinisch anspruchsvolles Verfahren, da die periphere „Versiegelung" von höchster Wichtigkeit ist.

Solche Verfahren sollten nicht als zweitrangige Alternative angesehen werden.

Die Weiterentwicklung der Diagnosetechniken wie der Subtraktionsradiografie anhand von wirklich reproduzierbaren Bissflügelröntgenbildern können eine Überwachung der Läsion über die Zeit ermöglichen, um einen Läsionsstillstand oder Fortschritt zu bestätigen, falls Undichtigkeiten in den Randbereichen der Restaurationen aufgetreten sind. Angesichts des aktuellen Erkenntnisstands und der weitergehenden Forschung auf diesem Gebiet, wird sich weiterhin die Frage stellen, wie viel Karies entfernt werden muss, um eine permanente Restauration ohne erneuten (zweiten) Zugang gewährleisten zu können.

LITERATUR

1. Rytömaa I, Järvinen V, Järvinen J. Variation in caries recording and restorative treatment plan among university teachers. Community Dent Oral Epidemiol 1979; 7: 335–339
2. Kay EJ, Knill-Jones R. Variation in restorative treatment decisions: application of Receiver Operating Characteristic curve (ROC) analysis. Community Dent Oral Epidemiol 1992; 20: 113–117
3. Kay EJ, Nuttall NM, Knill-Jones R. Restorative treatment thresholds and agreement in treatment decision-making. Community Dent Oral Epidemiol 1992; 20: 265–268
4. Elderton RJ. Clinical studies concerning re-restoration of teeth. Adv Dent Res 1990; 4: 4–9
5. Black GV. Operative Dentistry. Part 1 Pathology of hard tissues of the teeth: Oral diagnosis. Part III Treatment of caries. 7th ed. London: Medico-Dental Publishing; 1936
6. Elderton RJ. New approaches to cavity design with special reference to the class II lesion. Br Dent J 1984; 157: 421–427
7. Parolo CC, Maltz M. Microbial contamination of noncavitated caries lesions: a scanning electron microscopic study. Caries Res 2006; 40: 536–541
8. Hintze H, Wenzel A, Danielsen B et al. Reliability of visual examination, fibre-optic transillumination, and bite-wing radiography, and reproducibility of direct visual examination following tooth separation for the identification of cavitated carious lesions in contacting approximal surfaces. Caries Res 1998; 32: 204–209
9. Rugg-Gunn AJ. Approximal carious lesions. A comparison of the radiological and clinical appearances. Br Dent J 1972; 133: 481–484
10. Ekstrand KR, Bruun G, Bruun M. Plaque and gingival status as indicators for caries progression on approximal surfaces. Caries Res 1998; 32: 41–45
11. Ratledge DK, Kidd EA, Beighton D. A clinical and microbiological study of approximal carious lesions. Part 1: the relationship between cavitation, radiographic lesion depth, the site-specific gingival index and the level of infection of the dentine. Caries Res 2001; 35: 3–7
12. Ricketts DN, Kidd EA, Beighton D. Operative and microbiological validation of visual, radiographic and electronic diagnosis of occlusal caries in non-cavitated teeth judged to be in need of operative care. Br Dent J 1995; 179: 214–220

13. Fusayama T, Okuse K, Hosoda H. Relationship between hardness, discoloration, and microbial invasion in carious dentin. J Dent Res 1966; 45: 1033–1046
14. Kato S, Fusayama T. Recalcification of artificially decalcified dentin in vivo. J Dent Res 1970; 49: 1060–1067
15. Fusayama T, Terachima S. Differentiation of two layers of carious dentin by staining. J Dent Res 1972; 51: 866
16. Ogushi K, Fusayama T. Electron microscopic structure of the two layers of carious dentin. J Dent Res 1975; 54: 1019–1026
17. Sato Y, Fusayama T. Removal of dentin by fuchsin staining. J Dent Res 1976; 55: 678–683
18. Kuboki Y, Ohgushi K, Fusayama T. Collagen biochemistry of the two layers of carious dentin. J Dent Res 1977; 56: 1233–1237
19. Anderson MH, Charbeneau GT. A comparison of digital and optical criteria for detecting carious dentin. J Prosthet Dent 1985; 53: 643–646
20. Kidd EA, Joyston-Bechal S, Smith MM et al. The use of a caries detector dye in cavity preparation. Br Dent J 1989; 167: 132–134
21. Kidd EA, Joyston-Bechal S, Smith MM. Staining of residual caries under freshly-packed amalgam restorations exposed to tea/chlorhexidine in vitro. Int Dent J 1990; 40: 219–224
22. Kidd EA, Joyston-Bechal S, Beighton D. The use of a caries detector dye during cavity preparation: a microbiological assessment. Br Dent J 1993; 174: 245–248
23. Kidd EA, Ricketts DN, Beighton D. Criteria for caries removal at the enamel-dentine junction: a clinical and microbiological study.Br Dent J 1996; 180: 287–291
24. Banerjee A, Kidd EA, Watson TF. In vitro evaluation of five alternative methods of carious dentine excavation. Caries Res 2000; 34: 144–150
25. Lee Y-L, Liu J, Clarkson BH et al. Dentin-pulp complex responses to carious lesions. Caries Res 2006; 40: 256–264
26. Smith AJ. Pulpal responses to caries and dental repair. Caries Res 2002; 36: 223–232
27. Murray PE, Smith AJ, Garcia-Godoy F et al. Comparison of operative procedure variables on pulpal viability in an ex vivo model. Int Endod J 2008; 41: 389–400
28. Al-Hiyasat AS, Barrieshi-Nusair KM, Al-Omari MA. The radiographic outcomes of direct pulp-capping procedures performed by dental students: a retrospective study. J Am Dent Assoc 2006; 137: 1699–1705
29. Barthel CR, Rosenkranz B, Leuenberg A, Roulet JF. Pulp capping of carious exposures: treatment outcome after 5 and 10 years: a retrospective study. J Endod 2000; 26: 525–528
30. Jeronimus jr. DJ, Till MJ, Sveen OB. Reduced viability of microorganisms under dental sealants. ASDC J Dent Child 1975; 42: 275–280
31. Mertz-Fairhurst EJ, Schuster GS, Williams JE et al. Clinical progress of sealed and unsealed caries. Part II: Standardized radiographs and clinical observation. J Prosthet Dent 1979; 42: 633–637
32. Handelman SL, Washburn F, Wopperer P. Two year report of sealant effect on bacteria in dental caries. J Am Dent Assoc 1976; 93: 967–970
33. Going RE, Loesche WJ, Grainger DA et al. The viability of microorganisms in carious lesions five years after covering with a fissure sealant. J Am Dent Assoc 1978; 97: 455–462
34. Mertz-Fairhurst EJ, Schuster GS, Williams JE et al. Clinical progress of sealed and unsealed caries, Part I: Depth changes and bacterial counts. J Prosthet Dent 1979; 42: 521–516
35. Jensen OE, Handelman SL. Effect of an autopolymerising sealant on viability of microflora in occlusal dental caries. Scand J Dent Res 1980; 88: 382–388
36. Mertz-Fairhurst EJ, Schuster GS, Fairhurst CW. Arresting caries by sealants: results of a clinical study. J Am Dent Assoc 1986; 112: 194–197
37. Ricketts DN, Kidd EA, Smith BG, Wilson RF. Clinical and radiographic diagnosis of occlusal caries: a study in vitro.J Oral Rehabil 1995; 22: 15–20
38. Handelman SL, Leverett DH, Espeland MA et al. Clinical radiographic evaluation of sealed carious and sound tooth surfaces. J Am Dent Assoc 1986; 113: 751–754
39. Kreulen CM, de Soet JJ, Weerheijm KL et al. In vivo cariostatic effect of resin modified glass ionomer cement and amalgam on dentine. Caries Res 1997; 31: 384–389
40. Bjørndal L, Larsen T, Thylstrup A. A clinical and microbiological study of deep carious lesions during stepwise excavation using long treatment intervals. Caries Res 1997; 31: 411–417
41. Bjørndal L, Thylstrup A. A practice-based study on stepwise excavation of deep carious lesions in permanent teeth: a 1 year follow-up study. Community Dent Oral Epidemiol 1998; 26: 122–128
42. Bjørndal L, Larsen T. Changes in the cultivable flora in deep carious lesions following a stepwise excavation procedure. Caries Res 2000; 34: 502–508
43. Maltz M, de Oliveira EF, Fontanella V et al. A clinical and radiographic study of deep caries lesions after incomplete caries removal. Quintessence Int 2002; 33: 151–159
44. Weerheijm KL, Kreulen CM, de Soet JJ et al. Bacterial counts in carious dentine under restorations: 2-year in vivo effects. Caries Res 1999; 33: 130–134
45. Paddick JS, Brailsford SR, Kidd EA et al. Phenotypic and genotypic selection of microbiota surviving under dental restorations. Appl Environ Microbiol 2005; 71: 2467–2472
46. Leksell E, Ridell K, Cvek M et al. Pulpal exposure after stepwise versus direct complete excavation of deep carious lesions in young posterior permanent teeth. Endod Dent Traumatol 1996; 12: 192–196
47. Bjørndal L, Reit C, Bruun G et al. Treatment of deep caries lesions in adults: randomized clinical trials comparing stepwise vs. direct complete excavation, and direct pulp capping vs. partial pulpotomy. Eur J Oral Sci 2010; 118: 290–297
48. Magnusson BO, Sundell SO. Stepwise excavation of deep carious lesions in primary molars. J Int Assoc Dent Child 1977; 8: 36–40
49. Mertz-Fairhurst EJ, Curtis jr. JW, Ergle JW et al. Ultraconservative and cariostatic sealed restorations: results at year 10. J Am Dent Assoc 1998; 129: 55–66
50. Ricketts DN, Kidd EA, Innes N et al. Complete or ultraconservative removal of decayed tissue in unfilled teeth. Cochrane Database Syst Rev 2006; 19 (3): CD 003808
51. Mertz-Fairhurst EJ, Call-Smith KM, Shuster GS et al. Clinical performanace of sealed composite restorations placed over caries compared with sealed and unsealed amalgam restorations. J Am Dent Assoc 1987; 115: 689–694
52. Ribeiro CCC, Baratieri LN, Perdigao J et al. A clinical, radiographic, and scanning electron microscopic evaluation of adhesive

restorations on carious dentin in primary teeth. Quintessence Internat 1999; 30: 591-599

53. Thompson VP, Craig RG, Curro FA et al. Treatment of deep carious lesions by complete excavation or partial removal: a critical review. J Am Dent Assoc 2008; 139: 705–712
54. Al-Omari WM, Al-Omari QD, Omar R. Effect of cavity disinfection on postoperative sensitivity associated with amalgam restorations. Oper Dent 2006; 31: 165–170
55. Ersin NK, Candan U, Aykut A et al. No adverse effect to bonding following caries disinfection with chlorhexidine. J Dent Child 2009; 76: 20–27
56. Walsh LJ. The current status of laser applications in dentistry. Aust Dent J 2003; 48: 146–155
57. Williams JA, Pearson GJ, Colles MJ et al. The photo-activated antibacterial action of toluidine blue O in a collagen matrix and in carious dentine. Caries Res 2004; 38: 530–536
58. Noack MJ, Wicht MJ, Haak R. Lesion orientated caries treatment – a classification of carious dentin treatment procedures. Oral Health Prev Dent 2004; 2 (Suppl. 1): 301–306
59. Polydorou O, Pelz K, Hahn P. Antibacterial effect of an ozone device and its comparison with two dentin-bonding systems. Eur J Oral Sci 2006; 114: 349–353
60. Innes N, Evans D, Hall N. The Hall Technique for managing carious primary molars. Dent Update 2009; 36: 472–474, 477–478
61. Oen KT, Thompson VP, Vena D et al. Attitudes and expectations of treating deep caries: a PEARL Network survey. Gen Dent 2007; 55: 197–203
62. Christiansen J. Non-operative Caries Treatment. In: Splieth, C ed. Revolutions in pediatric Dentistry. London: Quintessence Publ; 2011: 21–35

Minimal-invasive Therapie mit zahnfarbenen plastischen Füllungsmaterialien

R. Frankenberger, U. Blunck

19

Einleitung

Die minimal-invasive Kariestherapie mit Kompositen hat die restaurative Zahnerhaltung revolutioniert [1] [2] [3]. Mithilfe von **Kompositen** ist es möglich, unter maximalem Erhalt gesunder Zahnhartsubstanz zu restaurieren, da die Black'sche Regel **„Extension for prevention"** nicht mehr eingehalten werden muss [4] [5] [6] [7] [8]. Fundamentale Grundvoraussetzung hierfür ist die Gewährleistung einer bestmöglichen Haftung an den Zahnhartsubstanzen (Kap. **14**) [9] [10] [11] [12]. Andere Materialien als Komposite spielen in diesem Kapitel eine eher untergeordnete Rolle. Kompomere sind i. d. R. mit Kompositen fast gleichzusetzen [13] [14] [15] und Glasionomerzemente gelten eher als semipermanente Restauration [16].

Im Seitenzahnbereich ist Amalgam hinsichtlich Haltbarkeit und Funktionalität sowie in seiner Eigenschaft als „Basisversorgung" noch immer die Referenz [17]. Im klinischen Alltag wurde die Amalgamrestauration jedoch schon lange von der zahnfarbenen Kompositfüllung abgelöst. Kritische Faktoren wie Abrasion, Sekundärkaries und Frakturen stehen aber noch immer im wissenschaftlichen Fokus, da sie über Jahrzehnte die Schwachstellen bei posterioren Kompositrestaurationen waren [2] [11] [17] [18] [19] [20]. Alle Neuentwicklungen müssen sich ebenfalls diesen Fragen stellen. Generell steht im **Seitenzahnbereich** die Funktion im Vordergrund, also die klinische „Performance" mit den Kofaktoren Approximalkontakt, Pulpaschutz, Abrasions- und Frakturresistenz [5] [6] [21] [22]. Danach ordnet sich erst die Ästhetik ein, da eine perfekt unsichtbare Füllung im posterioren Bereich meist nicht nötig ist, um den Patienten zufriedenzustellen.

Im **Frontzahnbereich** ist das eher umgekehrt, da hier ästhetisch perfekte Restaurationen eher angezeigt und explizit von den Patienten gewünscht werden. Hier bieten moderne biomimetische Komposite eine gute Alternative zu herkömmlichen Universalkompositen.

MERKE

Bei Seitenzahnrestaurationen steht die Funktion im Vordergrund, bei den Frontzähnen zumeist die Ästhetik.

Generell gilt die Maxime, dass Minimal-invasivität nicht allein aus einer defektorientierten Präparation besteht. Wird z. B. durch unsachgemäße Adhäsivtechnik die klinische Prognose einer Kompositfüllung von vornherein kompromittiert, hilft das initiale Einsparen von Zahnhartsubstanz im Rahmen der Präparation wenig, wenn die darin verankerte Füllung nicht lange überlebt. Durch eine auftretende Füllungsrandkaries wird unter Umständen viel mehr Zahnhartsubstanz wieder eingebüßt. Ferner besteht ein großer Vorteil der Kompositmaterialien in ihrer **Reparatur- bzw. Korrekturfähigkeit**. Nur durch effektive Reparaturszenarien ist es möglich, die oft gut farblich an die Zahnhartsubstanzen adaptierten Kompositmaterialien im Falle einer **Wiederholungsfüllung** nicht wieder komplett aus dem Zahn entfernen zu müssen, da jede komplette Entfernung von Komposit zum einen die Gefahr der iatrogenen Entfernung gesunder Zahnhartsubstanz birgt und darüber hinaus auch die Gefahr der Pulpaeröffnung [23]. Die minimal-invasive Trias besteht daher aus defektorientierter Präparation, nachhaltiger adhäsiver Füllungstherapie und Reparabilität.

Im Detail beinhaltet dieses Kapitel

- die Indikationen für die Füllungstherapie,
- die Vorstellung der Materialgruppen für die direkte plastische Füllungstherapie,
- Materialauswahl bei verschiedenen Indikationen,
- die Darstellung der Präparationsinstrumente,
- die Regeln für minimal-invasive Präparationen und
- die Darstellung der klinischen Erfahrungen bei minimal-invasiver Füllungstherapie sowie
- die Darstellung von Korrekturen oder Reparaturen an vorhandenen Füllungen.

Indikation zur Füllungstherapie

Seitenzahnbereich

Der invasive Therapieentscheid bei Approximalkaries der Seitenzähne beruht auf der klinisch visuellen und vor allem auf der röntgenologischen Kariesbeurteilung (Kap. **5**, Kap. **6** und Kap. **20**). Ab einer Kariesausdehnung bis in das mittlere Dentindrittel und/oder dem gleichzeitigen Vorliegen einer Kavitation (Abb. 19.**1**) ist eine Restauration der kariösen Zahnfläche indiziert [24] [25], da eine Infiltration oder die Durchführung non-invasiver Interventionen nicht mehr als ausreichend angesehen werden, um den Kariesprozess zu arretieren.

Im okklusalen Fissurenanteil sollte ebenfalls erst nach einer radiologischen Progression der Karies in das äußere Dentindrittel und/oder einem Einbruch der Oberfläche (Kavitation) invasiv vorgegangen werden [26] (Kap. **15–18** u. Kap. **20**)

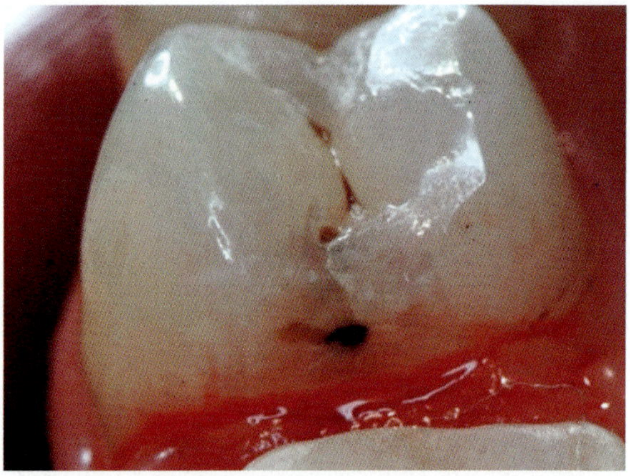

Abb. 19.**1** Beginnende Kavitation (ICDAS 3) der Approximalkaries.

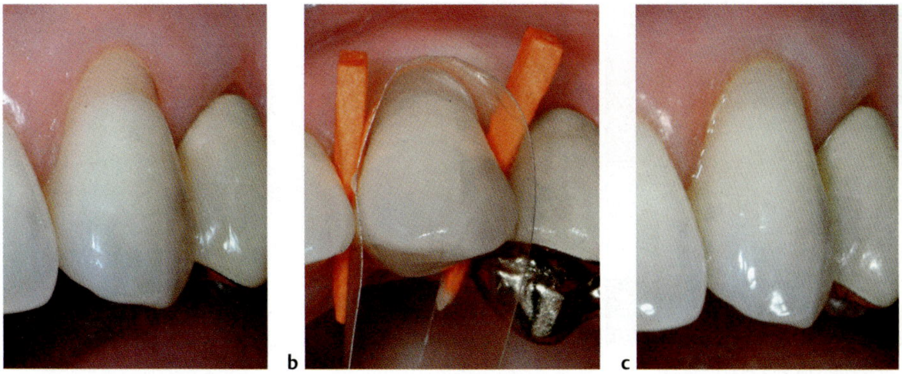

a b c

Abb. 19.2 Zahnhalsdefekt an Zahn 23, Sicherung der Kavität vor Speichelkontamination mit einem Zervikalmatrizenband und Versorgung mit Komposit.

Frontzahnbereich

Das Erscheinungsbild der Frontzähne spielt für das Selbstwertgefühl und die gesellschaftliche Akzeptanz i. d. R. eine sehr wichtige Rolle. Kariöse Läsionen, Verfärbungen der Zähne aber auch von bereits gelegten Füllungen sowie abgebrochene Schneidekanten fallen den Mitmenschen meist sehr schnell auf. Daher muss bei der Therapie vor allem auf die **Wiederherstellung der natürlichen Erscheinungsform** insbesondere der Oberkieferfrontzähne geachtet werden. Je kleiner die Defekte sind, und je früher sie diagnostiziert und behandelt werden, desto einfacher, schneller und erfolgreicher ist deren Behandlung.

Andererseits werden auch Füllungserneuerungen notwendig, wenn Verfärbungen an Oberflächen oder Randbereichen vorhandener Kompositfüllungen das ästhetische Erscheinungsbild der Frontzähne beeinträchtigen. Solche Situationen können auch durch Füllungskorrekturen gelöst werden.

Zahnhalsbereich

Erscheinungsformen und Ursachen

Zahnhalsdefekte können in vielen verschiedenen Erscheinungsformen auftreten. Einige zeigen schalenförmige Konfigurationen, einige haben die Form von Keilen mit scharfen Kanten, einige sind bedingt durch Karies und andere zeigen unterschiedliche Ausmaße an Zahnhartsubstanzverlust. Alle diese Zahnhalsläsionen können bei unseren Patienten zu Beeinträchtigungen wie erhöhte Sensibilität oder ästhetische Einbußen führen (Abb. 19.2).

Da immer mehr Menschen ihre Zähne bis ins hohe Lebensalter erhalten, wird die Zahnhalsregion in immer stärkerem Maße zu einer besonderen Problemzone. Daher stellt sie auch eine besondere Herausforderung an die zahnärztliche Therapie dar, denn zervikale Restaurationen zeigen eine weitaus **geringere Lebensdauer** als Füllungen in anderen Bereichen [27] [28].

Wenn auch die Erscheinungsformen der zervikalen Läsionen sehr unterschiedlich sein können, so haben sie doch häufig eine Folge gemeinsam, nämlich die erhöhte Sensibilität. Durch das Zurückweichen der Gingiva wird Dentin freigelegt, denn die oberflächliche Zementschicht wird relativ schnell abgetragen und somit werden Dentintubuli freigelegt, wodurch eine **Hypersensibilität** verursacht werden kann. Morphologische Studien haben zeigen können, dass an Bereichen erhöhter Dentinsensibilität in höherem Ausmaß offene Tubuli zu finden sind [29]. Dadurch kann es innerhalb des Tubulus zu einer Flüssigkeitsbewegung des Dentinliquors kommen, bedingt durch osmotische, mechanische oder thermische Reize. Diese Erklärung entspricht der hydrodynamischen Theorie von Brännström [30], nach der sogenannte A-delta-Fasern gereizt werden. Dies erklärt den stechenden scharfen Schmerz, den der Patient wahrnimmt. Die Behandlung sensibler Zahnhalsbereiche hat also zum Ziel, die Tubuli wieder zu verschließen, um eine Bewegung des Dentinliquors durch äußere Reize zu verhindern.

Dentinüberempfindlichkeit kann auch durch das Abtragen von Schmelz beispielsweise bei (zervikaler) Erosion der Zahnflächen entstehen [31], wobei zumeist auch eine gewisse mechanische Abrasion mit ursächlich ist (Kap. 2 u. Kap. 3). Mechanische Abrasion allein, ohne Säureeinwirkung, kann in Kombination mit einer okklusalen Fehlbelastung zu sogenannten **keilförmigen Defekten** führen, die eine eher scharfkantige Begrenzung aufweisen. Als ätiologische Faktoren werden daher die horizontale Putztechnik, aber auch starke exzentrische Belastungen des Zahns angesehen. Es wird diskutiert, dass während der funktionellen Belastung eine Verbiegung des Zahns stattfindet, die zur Entstehung des Zahnhalsdefekts beitragen kann. Wie auf spannungsoptischen Bildern erkennbar, ist die Spannungsentwicklung bei einer funktionellen Belastung des Zahns im Bereich der Schmelz-Zement-Grenze am stärksten. Je tiefer der keilförmige Defekt vorgedrungen ist, desto stärker ist die Verbiegung des Zahns [32] [33].

MERKE

Zahnhalsdefekte stellen verschiedene Formen des Verlusts an Zahnhartsubstanz dar, die muldenförmig, aber auch scharfkantig sein können. Sehr häufig klagen dann Patienten über eine erhöhte bis schmerzhafte Sensibilität im Bereich eines freiliegenden Zahnhalses.

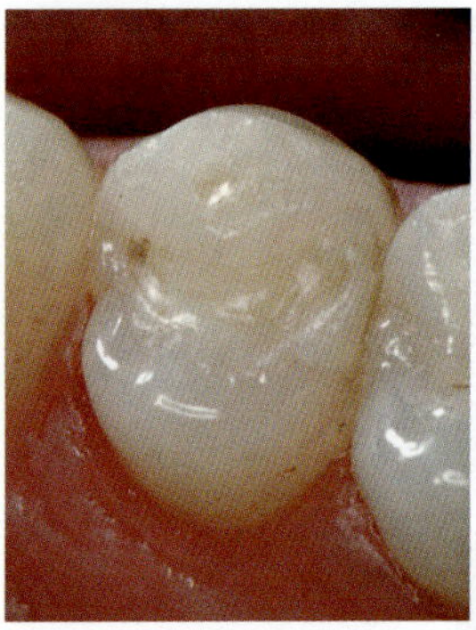

Abb. 19.**3** Kompositrestauration nach 17 Jahren.

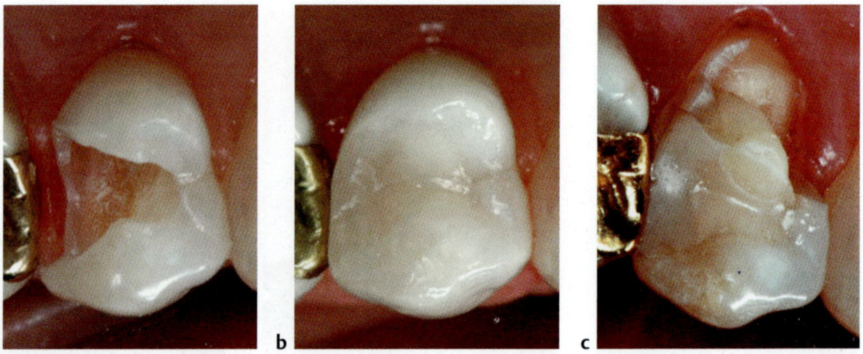

Abb. 19.**4** Extrem unterminierende Restauration.
a Kavität.
b Initiale Situation.
c Nach 11 Jahren.

Es gibt also viele verschiedene Gründe für die Entwicklung von Zahnhalsdefekten, die jeweils bedacht sein sollten bei der zahnärztlichen Betreuung der Patienten, um das Fortschreiten der Läsion zu verhindern und um das adäquate Füllungsmaterial zu wählen.

MERKE

Die Früherkennung von Zahnhalsdefekten ist wichtig, um rechtzeitig eine individuelle Instruktion zur adäquaten Mundhygiene durchführen zu können.

Technische Grenzen plastischer Füllungsmaterialien

Je kleiner der Defekt, desto sinnvoller ist die Versorgung mit Kompositmaterialien. Durch Kombination verschiedener Opazitäten bzw. Transparenzen können nahezu naturidentisch erscheinende Rekonstruktionen angefertigt werden, die auch eine lange Haltbarkeit aufzeigen können (Abb. 19.**3**). Je weiter die Ausdehnung auf die Labialfläche erfolgen muss, umso mehr kann der Einsatz von laborgefertigten Veneers durchaus sinnvoll sein. Der Übergang zu keramischen Teil- oder Vollkronen ist dabei fließend.

Im **Seitenzahnbereich** wird vermehrt der direkten plastischen Restauration der indirekten Versorgung mit beispielsweise Keramik der Vorzug gegeben. Zweifelsfrei besteht für die direkte Versorgung mit Komposit die Idealindikation in der minimal-invasiven Erstversorgung kariöser Läsionen, i. d. R. besteht die routinemäßige Arbeit des konservierend tätigen Zahnarzts zumindest heutzutage noch zum weitaus größeren Anteil in der Erneuerung insuffizienter Restaurationen. Hierbei wird insbesondere beim Auftreten von Füllungsrandkaries die Ausdehnung der Füllung immer größer werden. Dies birgt **3 potenzielle Probleme** bzw. Risiken für direkte Kompositrestaurationen:

- **Polymerisationsschrumpfung:** Je größer die Ausdehnung der zu versorgenden Kavität, desto eher werden die Folgen der Polymerisationsschrumpfung der Komposite evident [9] [20] [34] [35]: Durch immer weniger Dentinunterstützung wird die Zugkraft auf die Schmelzstrukturen immer größer, was zu mehr und mehr Rissen führt, welche die Zahnhartsubstanz schwächen und die Gesamtintegrität des Verbundes gefährden (Abb. 19.**4**). Gerade horizontale Frakturlinien haben sich hierbei als riskant herausgestellt, während vertikale Schmelzrisse in praktisch allen adhäsiv restaurierten Zähnen vorkommen und vor allem bei stärkerer Trocknung auffallen [4] [15] [20].
- **Abrasionsverhalten:** Solange noch eine gewisse Abstützung der Okklusion im intakten Schmelz stattfindet, wird das okklusal eingebrachte Komposit weit weniger belastet als bei extensiven Kauflächenrekonstruktionen aus Komposit [9] [20] [36]. Während minimal-invasive Kompositrestaurationen durch die Schmelzanteile in ihrer Abrasion geschützt werden, erleiden teilweise oder ganze Okklusalflächenrekonstruktionen wesentlich mehr Abrasion [3] [8] [15] [21]. Dies führt zwar nicht zum Verlust der Restauration, kann jedoch über die Zeit zum langsamen Verlust der anatomischen Form führen (Abb. 19.**5**).
- **Aufwand für den Behandler:** Bei kleineren, intrakoronalen Rekonstruktionen mit reichlich vorhandener Restzahnhartsubstanz ist nicht nur die Schrumpfkraft des Komposits absolut gesehen geringer, auch der Aufwand für den Zahnarzt hält sich eher in Grenzen, da die verbliebene Zahnhartsubstanz im okklusalen Anteil die Modellation des Kompositmaterials und die Kauflächenrekonstruktion signifikant erleichtert [15]. Müssen jedoch ganze Okklusalflächenareale und darüber hinaus Höcker rekonstruiert werden, nimmt der behandlerische Aufwand überproportional zu [37]. Da man im Zuge der kontaminationsempfindlichen Adhäsivtechnik auch während der Modellation keine Okklusion überprüfen kann, erfordert dies viel Übung und vor allem Zeit. Ferner besteht ein gewisses Risiko der De-

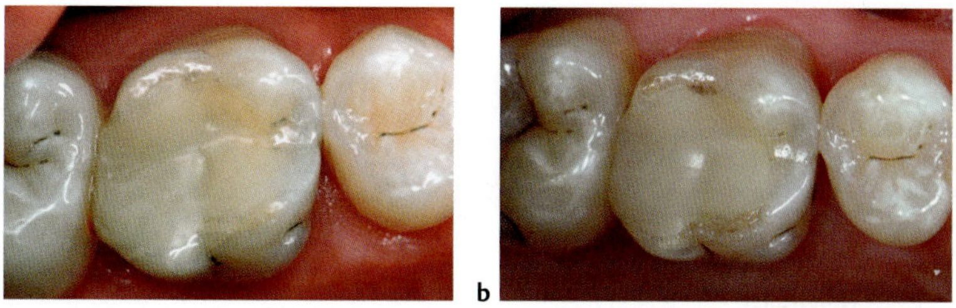

a b

Abb. 19.**5** Ausgedehnte Kompositrestauration.
a Initiale Situation.
b Nach 6 Jahren.

platzierung der Höckerspitze und wichtiger anatomischer Strukturen, wie zentraler Höckerabhänge und Randleisten.

MERKE

Polymerisationschrumpfung, Abrasionsverhalten und Techniksensitivität stellen die wesentlichen Limitationen für plastische Füllungsmaterialien dar.

Materialien für direkte zahnfarbene plastische Füllungstherapie

Für die Füllungstherapie mit zahnfarbenen plastischen Füllungsmaterialien können verschiedene Materialien in Betracht gezogen werden. In der historischen Entwicklung wurde zunächst versucht, die klassischen Zemente der Zahnfarbe anzupassen. Praxisrelevant sind aus dieser Gruppe nur noch die **Glasionomerzemente**, die durch ihre eigenständige Haftung an der Zahnhartsubstanz einfach zu verarbeiten sind. Ästhetisch wesentlich perfektere Lösungen können mit den **Kompositen** erreicht werden, die durch ihre Transluzenz dem natürlichen Erscheinungsbild des Zahns viel näher kommen. Allerdings muss bei der Anwendung dieser Materialgruppe durch den Einsatz von Adhäsivsystemen eine relativ zeitaufwendige Vorbehandlung der Kavität in Kauf genommen werden. Aus diesem Grunde wurden verschiedene Anstrengungen unternommen, die konventionellen Glasionomerzemente zu modifizieren. Eine dieser Modifikationen liegt in den **kunststoffverstärkten Glasionomerzementen** vor, eine andere in Form der sogenannten **Kompomere**.

Glasionomerzemente

Glasionomerzemente werden aus einem **Glaspulver** und **Polyalkensäuren**, die auch als Polyacrylsäuren bezeichnet werden und als typisches Merkmal Carboxylatgruppen besitzen, zusammengemischt. Der Hauptvorteil dieser Materialgruppe liegt in der **Fluoridabgabe,** deren klinische Wirksamkeit allerdings durchaus kontrovers diskutiert wird, sowie der im Vergleich zu Kompositen relativ einfachen Vorbehandlung der Kavität. Glasionomerzemente weisen über die Ionenbindungen der Carboxylatgruppen eine eigenständige Haftung zur Zahnhartsubstanz auf. Allerdings ist das ästhetische Erscheinungsbild der Glasionomerzemente wegen ihrer meist hohen Opazität wenig zufriedenstellend. Außerdem besitzen Materialien dieser Gruppe eine **geringe Abrasionsfestigkeit** und sind sehr empfindlich gegenüber Austrocknung und Feuchtigkeitszufuhr während der Abbindephase [38].

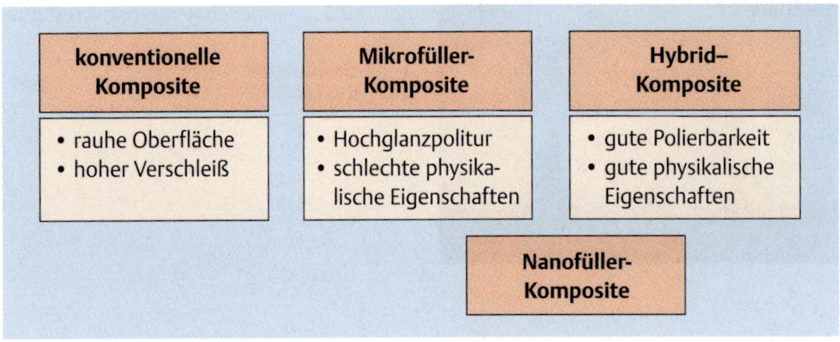

Abb. 19.**6** Einteilung der dentalen Kompositmaterialien nach Füllkörpern. Die Nanokomposite verbinden die positiven Eigenschaften der Mikrofüller- und Hybridkomposite.

MERKE

Glasionomerzemente bieten den Vorteil einer eigenständigen Haftung an der Zahnhartsubstanz.

Komposite

Am weitesten verbreitet – und am häufigsten eingesetzt zur Therapie mit zahnfarbenen plastischen Füllungsmaterialien – sind Produkte aus der Gruppe der Kompositmaterialien. Diese bestehen aus **Monomersystemen**, die mindestens 2 Methacrylatgruppen besitzen und zur Aushärtung polymerisieren. Eingebettet in diese Matrix befinden sich Füllkörper verschiedener Art und Größe, die durch Silanisierung zur verbesserten Stabilisierung chemische Bindungen mit den Monomeren eingehen können. Eine Einteilung der Komposite nach Füllkörpern ist in Abb. 19.**6** dargestellt.

Durch die Weiterentwicklungen der vergangenen Jahre können die am Markt erhältlichen Komposit-Füllungsmaterialien in Bezug auf ihre physikalischen Werte durchweg als ausgereift und generell praxistauglich eingestuft werden. Dabei wurde in den vergangenen Jahren ständig an der Füllstofftechnologie der Komposite gefeilt, da diese praktisch alle klinisch relevanten Faktoren eines Systems bestimmt [39]. So hängen von der Füllerzusammensetzung und ihrer Korngröße so wichtige Eigenschaften wie

- das Maß des Polymerisationsschrumpfungsstresses,
- die Abrasionsresistenz,
- die Bruchfestigkeit,
- die Röntgensichtbarkeit,
- die Polierbarkeit und
- nicht zuletzt die Klebrigkeit am Füllungsinstrument und damit das Handling für den Anwender ab.

Die Einführung der Mikrohybridkomposite war dabei ein Meilenstein, dem immer weitere Verfeinerungen folgten [39] [40].

MERKE

Komposite sind aufgebaut aus
- einer Monomermatrix und
- Füllstoffen verschiedener Arten und Größen,
- die durch Silane mit der Matrix verbunden sind.

Inzwischen ist die Füllstofftechnologie so weit ausgereift, dass entscheidende Verbesserungen der Polymerisationsschrumpfung nur noch durch die Verwendung neuer Ansätze in der Matrixchemie zu erzielen sind: Die kürzlich eingeführten **Silorane** (Filtek Silorane, 3 M/Espe) stellen mit der Nutzung ringöffnender Systeme einen Schritt in diese Richtung dar und bieten damit ein Produkt an, das unter 1 % **Schrumpfung** liegen soll [41]. Bei den klassischen Kompositen scheint mit einer Schrumpfung von etwa 1,5 % linear eine Grenze erreicht, die durch Innovationen in der Füllertechnik kaum mehr zu unterschreiten ist [39].

Auch bei der Abrasionsresistenz, die die Langlebigkeit einer Füllung unter Kaulast entscheidend beeinflussen kann, ist inzwischen ein durchweg zufriedenstellendes klinisches Niveau erreicht worden [42]. Dies impliziert aber auch, dass die klassische Indikationsunterteilung in reine Front- und Seitenzahnkomposite hinfällig geworden ist: Alle am Markt befindlichen Systeme sind durchaus auch den hohen physikalischen Anforderungen an Abrasionsresistenz und Biegefestigkeit im Seitenzahnbereich gewachsen. Unterschiede lassen sich klinisch praktisch nur noch in der Polierbarkeit feststellen [43].

Da sich offensichtlich die werkstoffkundlichen Eigenschaften der Komposite auf einem, nur noch schwer verbesserungsfähigem Niveau eingependelt haben, bleibt die **Klassifikation nach den Füllstoffpartikeln** (Abb. 19.**6**) zwar wichtig für das Verständnis der historischen Entwicklung, bietet aber dem Praktiker für seine tägliche Arbeit keine geeignete Hilfestellung mehr zur Auswahl eines Systems für die Praxis. Eine alternative Einteilung der Kompositmaterialien nach deren Transluzenzen bzw. Opazitäten kann daher für die Auswahl aus dem breiten Spektrum der Produktangebote sinnvoll sein. Dabei können Produktlinien unterschieden werden, die eine einzige oder bis zu 3 unterschiedliche Transparenzen bzw. Opazitäten in ihrem Sortiment anbieten. Es fällt auf, dass es nur relativ wenige Komposite gibt, die konsequent nur eine

Transluzenz anbieten. Diese zielen auf die Basisversorgung ohne ästhetischen Anspruch und gehen dabei teilweise so weit, dass sie auch nur in einer einzigen Farbe erhältlich sind.
Bei den modernen hochästhetischen Produktlinien finden wir grundsätzlich zwei Varianten. Während einige Hersteller das Konzept der drei Opazitäten/Transluzenzen beibehielten und weiter verfeinerten, orientierten sich andere Firmen an der natürlichen Anatomie des Zahns. Diese bieten dementsprechend bei ihren Kompositen für hochästhetische Restaurationen nur Dentin- und Schmelzmassen an, beschränken sich also auf zwei Transluzenzen. Aus diesen unterschiedlichen Konzeptionen ergibt sich die notwendige Schichttechnik für das jeweilige Komposit. Generell kann entsprechend der Anzahl der Transluzenzen in eine **2-Schicht- und 3-Schichttechnik** unterschieden werden [44] (Abb. 19.7).
Mit Kompositen besteht also die Möglichkeit, Restaurationen herzustellen, die sich ästhetisch an die vorhandene Zahnhartsubstanz anpassen, sodass Defekte so versorgt werden können, dass sie mit bloßem Auge nicht erkennbar sind.

MERKE

Die Einteilung der Produkte aus der Materialgruppe der Komposite nach Opazitäten bzw. Transluzenzen ist für das Erscheinungsbild sinnvoller als die Einteilung nach Füllstoffen.

Kunststoffverstärkte Glasionomerzemente

Bei den kunststoffverstärkten Glasionomerzementen wurden **Methacrylatgruppen** in das **Polyacrylsäuremolekül** eingebunden. Dadurch wird das Material lichthärtend und durch die Beimengung von hydrophilen Monomeren weisen die Produkte eine erhöhte Bruchfestigkeit im Vergleich zu den klassischen Glasionomerzementen auf [45]. Produkte dieser Gruppe müssen angemischt werden, da neben der Polymerisation der hydrophilen Monomere auch die Säure-Basen-Reaktion der Polyacrylsäure mit den Gläsern stattfindet, die Wasser als Medium benötigt. Kunststoffverstärkte Glasionomerzemente besitzen daher eine längere Verarbeitungszeit als klassische Glasionomerzemente, die dann aber durch Lichtinitiation sofort beendet werden kann. Dadurch besitzen sie auch eine verkürzte Abbindezeit im Vergleich zu den klassischen Glasionomerzementen.

MERKE

Kunststoffverstärkte Glasionomerzemente enthalten neben den Bestandteilen der Glasionomerzemente zusätzlich Monomere.

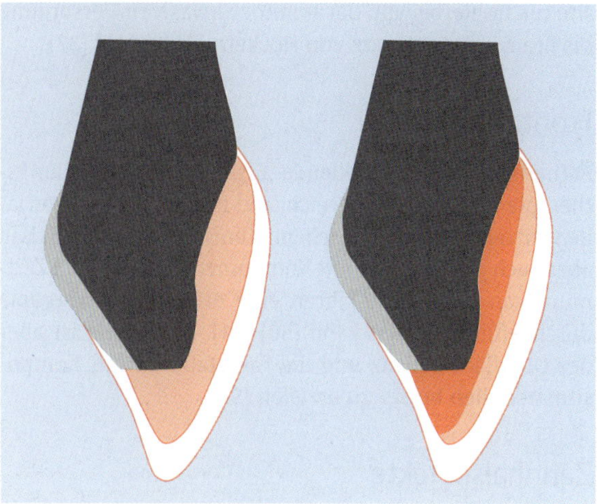

Abb. 19.**7** 2-Schicht-Technik (links) und 3-Schicht-Technik (rechts) bei einer Frontzahnrestauration.

Kompomere

Der Begriff dieser Materialgruppe suggeriert, dass sie eine Mischung aus Glasionomerzement und Komposit darstellen. Im Grunde handelt es sich hierbei aber um polyacrylatmodifizierte Komposite, denn das **Diacrylatmonomer** wird in dieser Materialgruppe um **Carboxylatgruppen** erweitert [46]. Erst die spätere Wasseraufnahme führt zur Reaktion mit den Gläsern (Füllstoffen), sodass dann auch eine Fluoridabgabe nachweisbar ist, allerdings in weitaus geringerem Ausmaß als bei den Glasionomerzementen – und es wird hinterfragt, ob diese Abgabe überhaupt klinisch relevant ist [47].
Auf jeden Fall zeigen Produkte dieser Materialgruppe eine höhere Abrasionsfestigkeit als Glasionomerzemente [48]. Andererseits haben die Kompomere ihre Eigenschaft zu eigenständiger Haftung an der Zahnhartsubstanz verloren, sodass sie nur in Kombination mit einem Adhäsivsystem eingesetzt werden können, um randspaltfreie Restaurationen erzielen zu können.

MERKE

Kompomere sind carboxylatmodifizierte Komposite und müssen in Kombination mit einem Adhäsivsystem eingesetzt werden.

Materialauswahl bei verschiedenen Indikationen

Seitenzahnbereich

Während Glasionomerzemente meist als semipermanente Restauration dienen [16], bieten Komposite die Möglichkeit, permanente Füllungen zu inserieren [5] [6] [7] [20] [49]. Das Indikationsspektrum für direkte Komposite reicht hierbei von der minimal-invasiven Versorgung bis hin zu einem Ersatz von Höckern [3] [8] [22] [37].

Frontzahnbereich

Ästhetisch zufriedenstellende Ergebnisse der Füllungstherapie im Frontzahnbereich sind mit Kompositmaterialien zuverlässig zu erreichen. Klinische Studien haben aber auch gezeigt, dass mit Kompomeren über einen Zeitraum von mehr als 2 Jahren eine erfolgreiche Therapie durchgeführt werden kann [50] [51]. Langfristig ist aber der Oberflächenglanz und die Farbstabilität mit Kompositmaterialien besser zu erzielen [52].

Zahnhalsdefekte

Die Vielzahl verschiedener zahnfarbener plastischer Füllungsmaterialien erfordert es, in der konkreten Situation zu entscheiden, welches Material für welchen Zahnhalsdefekt sinnvoll eingesetzt werden kann.

Bei Patienten mit hoher Kariesaktivität erscheint aufgrund der potenziellen Fluoridabgabe der Einsatz von Glasionomerzementen sinnvoll. Die kunststoffverstärkten Glasionomerzemente eignen sich in solchen Fällen ebenfalls. Erosionen und Abrasionen sollten besser mit einem säure- und abrasionsstabilen Material versorgt werden, wie es in Form der Komposite vorliegt. Aber auch Kompomere kommen als Material infrage. Für keilförmige Defekte werden die Kompomere empfohlen, da sie einen geringeren Elastizitätsmodul als Komposite besitzen, sodass das Material bei einer funktionellen Belastung den Verbiegungen des Zahns folgen kann. Aber auch Komposite werden erfolgreich für diese Art der Zahnhalsdefekte eingesetzt. Komposite sind aufgrund der Farbgebung, Transluzenz bzw. Opazität und Polierbarkeit als Standardmaterial zu empfehlen.

Für den Einsatz von Glasionomerzementen spricht in einigen Fällen der Vorteil der eigenständigen Haftung an der Zahnhartsubstanz durch Ionenbindungen. Daher kann die Applikation von Glasionomerzement in Situationen mit schwieriger Kontaminationskontrolle bezüglich Speichel, Blut und Sulkusfluid gelegentlich sinnvoll sein, um das relativ kleine Zeitfenster einer kontaminationsfreien Applikation besser ausnutzen zu können. Dagegen können Kompomere und Komposite nur in Kombination mit einem Adhäsivsystem eingesetzt werden. In Abhängigkeit vom verwendeten Adhäsivsystem (Etch-and-Rinse- oder selbstätzendes System, s. Kap. **14**) ist damit ein erhöhter Zeitaufwand zur Versorgung des Zahnhalsdefekts gegeben.

MERKE

Zur Versorgung von Zahnhalsdefekten werden i. d. R. Komposite in Kombination mit entsprechenden Adhäsivsystemen eingesetzt.

Präparationsinstrumente

Präparationsinstrumente für Adhäsivfüllungen sollten ein möglichst **minimal-invasives Kavitätendesign** ermöglichen. Das heißt aber nicht automatisch, dass vom Umfang her nur kleinste Schleif- und Bohrinstrumente verwendet werden dürfen. Bei ausgeprägten kariösen Defekten kann eine ausgedehnte Präparation notwendig werden.

Exkavation

Im Zuge der Kariesexkavation ist der **Stahlrosenbohrer** noch nicht aus der Mode gekommen. Er ist günstig, leicht sterilisierbar und effektiv [53] [54] [55]. Hierbei ist darauf zu achten, immer eher mit größerem Durchmesser und wenig Druck zu arbeiten. **Zirkonoxidrosenbohrer** sind ebenso effektiv und weisen bei jüngeren Patienten den Vorteil auf, dass mit der Farbe Weiß im Vergleich zu stahlfarben i. d. R. eher keine negative Zahnarztassoziation geweckt wird. Eine selektive Kariesentfernung scheint jedoch nicht möglich, da die Härte von Zirkonbohrern über der des Dentins liegt [56]. Ideal hierfür könnten **Polymerbohrer** sein, deren Härte so eingestellt ist, dass diese bei Erreichen der „kariesfreien Zone“ abradiert und somit inaktiviert werden [57]. Nach bislang erfolglosen Versuchen mit Vorgängermaterialien wurden 2011 wieder solche Bohrer auf den Markt gebracht. Diese Instrumente sind als Einmalapplikationen bestimmt und nicht für die routinemäßige Kariesexkavation geeignet; für die vorsichtige Exkavation in Pulpanähe stellen diese eine (kostenintensive) Alternative zum **Handexkavator** dar (Kap. **18**).

Rotierende Präparation

Diamantschleifer sind hervorragend dafür geeignet, die Kavität okklusal zu eröffnen, die Übersichtsform anzulegen und auch, um im zugänglichen Bereich zu finieren. Im Approximalbereich ist jedoch die Gefahr der Nachbarzahnverletzung erheblich.

Oszillierende Präparation

Gerade für den schwer zugänglichen Approximalbereich sind oszillierende Präparationshilfen ideal geeignet, da sie halbseitig belegt und damit schonend für den Nachbarzahn sind [1] [58] [59] [60]. Im Wesentlichen haben sich zwei Arten der oszillierenden Präparation durchgesetzt, das SonicSys-System und die Bevelshape-Feilen [58] (Abb. 19.**8**).

MERKE

Die oszillierende Präparation ist ein Eckpfeiler der minimal-invasiven Adhäsivtechnik.

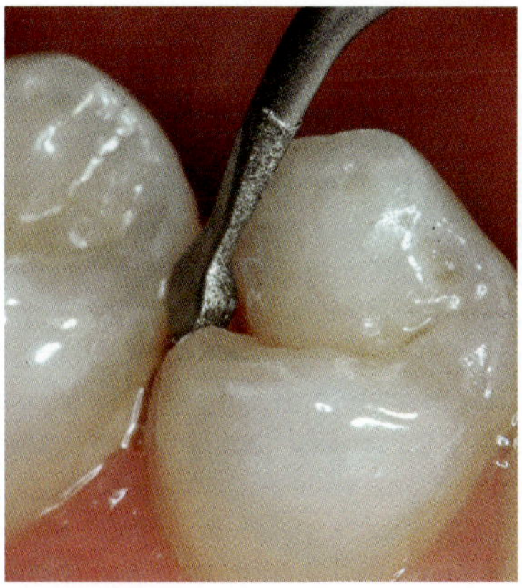

Abb. 19.**8** Einseitig belegte, oszillierende Präparationsansätze schonen den Nachbarzahn.

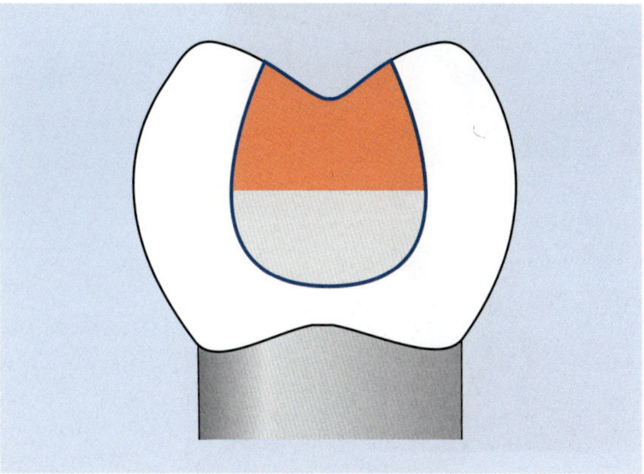

Abb. 19.**9** Invasiver Zugang schematisch: Im Zuge der approximalen Präparation ist der rote Bereich i. d. R. gesunde Zahnhartsubstanz, die zum Erreichen der Karies geopfert werden muss.

Minimal-invasive Präparationsregeln

Allgemeine Präparationsregeln

Generell gilt, dass ein Festhalten an Black'schen Präparationsregeln in der minimal-invasiven Restaurationstechnik nicht zielführend ist. Gerade das Befolgen der Maxime „Extension for prevention" wäre mit der Entfernung von übermäßig viel gesunder Zahnhartsubstanz verbunden [61].

Die Modifikationen der Präparationsregeln nach Black (Kap. **20**) übertragen auf die Adhäsivtechnik lauten daher:

- **präventive Extension:** Eine Extension der Kavität über die kariöse Zahnhartsubstanz hinaus ist nur dann sinnvoll, wenn die Prognose der Restauration dadurch verbessert werden kann.
- **Übersichtsform:** Ein gewisses Maß an Übersicht muss auch bei Adhäsivpräparationen noch immer gegeben sein. Die Kavität ist dabei so weit zu eröffnen, dass die Kariesexkavation sicher möglich ist.
- **Widerstandsform:** Eine Widerstandsform ist nicht mehr notwendig. Die adhäsive Verankerung macht einen präparierten Widerstand für das Füllungsmaterial überflüssig.

Zugangsformen

Die Zugangsformen richten sich nach der Lokalisation der Karies.

Frontzahnbereich

Im Frontzahnbereich ist es bei zu restaurierender Approximalkaries meist sinnvoll, die kariöse Läsion **von palatinal** aufzusuchen, um die Extension im sichtbaren Bereich möglichst gering zu halten.

Seitenzahnbereich

Approximalkaries im Seitenzahnbereich kann unterschiedlich erreicht werden. Am geeignetsten ist die sogenannte **vertikale Slotpräparation**, auch wenn hierbei große Anteile der gesunden Randleiste entfernt werden müssen [61]. Aufgrund der Lage der Karies weist die Präparation i. d. R. eine doppelt **tropfenförmige Umrissform** auf. Dies bedeutet, dass die präparierte Kavität sowohl von approximal als auch von bukkal/oral (gedachter Querschnitt von mesial nach distal) betrachtet tropfenförmig aussieht. Dies ergibt sich aufgrund der Ausdehnung und der Lokalisation der Karies. Von approximal gesehen, ist diese stärker in bukko-oraler als in zerviko-koronaler Richtung ausgedehnt. Betrachtet man den approximalen Bereich (Kasten) im Querschnitt, ist die Karies im Dentin meist stärker nach zervikal ausgedehnt als im Schmelz. Dies hat zur Folge, dass Dentinanteile im Bereich des Kastenbodens zwar entfernt werden müssen, aber die Präparation im approximal zervikalen Randbereich dennoch schmelzbegrenzt ist.

Slotpräparationen ermöglichen eine ausreichende Übersicht und sind daher auch für die schonende Entfernung kariösen Dentins gut geeignet. Potenzieller Nachteil hierbei ist die Tatsache, dass man zum Erreichen der eigentlichen kariösen Läsion erst ca. 40% gesunde Zahnhartsubstanz im Bereich der meist noch nicht kavitierten Randleiste entfernen muss (Abb. 19.**9**).

Es wurde auch die Möglichkeit beschrieben, vertikale Slotpräparationen im 90°-Winkel zu konventionellen Slotpräparationen anzulegen und entweder von oral oder von vestibulär **horizontal** zum kariösen Geschehen vorzudringen [59]. Dies ist prinzipiell möglich, die Übersicht ist jedoch aufgrund des versteckten Zugangs eher schlechter als bei der konventionellen Slotpräparation. Auch die Inkrementtechnik ist erschwert. Hier bieten sich eher Spritztechniken unter Verwendung von fließfähigen Kompositen an (s. Kap. **25**, Fall 2).

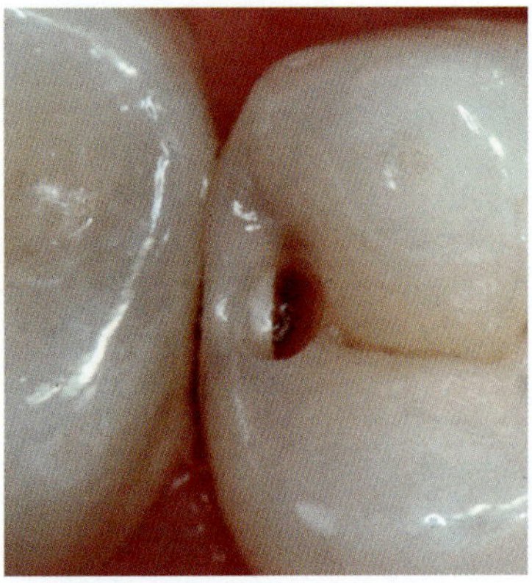

Abb. 19.**10** Invasiver Zugang von der okklusalen Fossa, um die approximale Karies zu behandeln.

Ebenfalls in der Literatur beschrieben wird die sogenannte **Tunnelpräparation** [15] [62] [63] [64] [65]. Die Idee hierbei ist es, die Karies von der okklusalen Fossa aus zu erreichen (Abb. 19.**10**), die Randleiste aber weitgehend zu schonen. Vom Ansatz her ist die Tunnelpräparation der Idee der Minimal-invasivität am nächsten, es besteht jedoch in vielen Fällen das Problem der exakten Kariesexkavation an der Schmelz-Dentin-Grenze unter der Randleiste sowie der Frakturresistenz der verbleibenden Randleiste.

Klasse I (Fissuren und Grübchen)

Die Präparation für okklusale Kompositfüllungen ist einfacher als die approximale Präparation, da hierbei keine Gefahr der Nachbarzahnverletzung besteht. Der okklusale Schmelz wird nur so weit abgetragen, bis die Karies unter der Fissur einsehbar und zuverlässig zu entfernen ist. Auf eine Schmelzabschrägung kann aus Retentionsgründen verzichtet werden. Die Präparationskante sollte jedoch gebrochen (abgerundet; < 0,5 mm) werden, da sonst Schmelzprismen direkt neben dem Füllungsrand abbrechen können. Diese fallen klinisch als weiße Linien am Kavitätenrand auf („white lines“) [66]. Grundsätzlich sollte die Ausdehnung der Zugangskavität so groß gewählt werden, dass eine adäquate Kariesexkavation durchgeführt werden kann. Überhängende Schmelzbereiche müssen nicht unbedingt entfernt werden. Ähnliche Prinzipien gelten für die Präparation im Bereich von Grübchen, die an den Oral- oder Vestibulärflächen gelegen sind.

MERKE

Auf eine Schmelzabschrägung aus Retentionsgründen kann verzichtet werden, das Brechen der Kante (< 0,5 mm) ist jedoch zur Vermeidung paramarginaler Schmelzrisse sinnvoll.

Klasse II (approximal-okklusal)

Im Rahmen der Primärversorgung approximaler kariöser Läsionen erfolgt der Zugang, wie oben beschrieben, idealerweise von okklusal [59] [61] [67]. Die Penetration der i. d. R. nicht kavitierten Randleiste wird mit einem Diamantschleifer grober Körnung vorgenommen, am besten jedoch ohne Präparation des direkt am Nachbarzahn anliegenden Schmelzareals [61]. Diese letzte Scherbe wird besser oszillierend (z. B. SonicSys) entfernt [61]. Hierbei ist stets darauf zu achten, dass **schallschwingende Präparationsinstrumente** keine Präparationsinstrumente im eigentlichen Sinne sind, sondern vielmehr Finierinstrumente. Der Versuch, ohne vorherige rotierende Eröffnung einer nicht von okklusal kavitierten Randleiste mit diesen Instrumenten zu arbeiten, wird nicht gut funktionieren und hat eine zu schnelle Abnutzung des diamantierten Arbeitsansatzes zur Folge, was aufgrund des hohen Materialpreises nicht effizient ist. Für die approximale Anschrägung sind ebenfalls SonicSys-Instrumente sowie Bevelshape-Feilen geeignet, die das Risiko für **iatrogene Nachbarzahnverletzungen** deutlich reduzieren [1] [60].

MERKE

Der Zugang zum approximalen Kasten erfolgt vorzugsweise von okklusal. Zur Vermeidung von Verletzungen des Nachbarzahns werden oszillierende, einseitig belegte Finierinstrumente empfohlen.

Klasse III und Klasse IV (Frontzahn)

Die Präparation zur Versorgung von Kavitäten der Klassen III (Erhalt der Schneidekante) und IV (Eckenaufbau) zielt neben der defektorientierten Ausdehnung (s. Kap. **26**, Fall 3) vor allem auf die Anschrägung der Randbereiche im Schmelz. In Abhängigkeit von der funktionellen Beanspruchung der Restauration kann diese von einem Brechen der Ränder bis zu einer breiteren, mit rotierenden Instrumenten präparierten Anschrägung von 1,5–2 mm reichen. Dadurch wird die Haftfläche vergrößert, um bei Schneidekanten- oder Eckenaufbauten eine ausreichende Retention auch bei funktioneller Belastung sicherzustellen [68] [69].

Dabei kann es sinnvoll sein, im **Labialbereich** die Anschrägung nicht gradlinig, sondern in leichter Wellenform, entsprechend dem Verlauf der Oberfläche an der Labialfläche oberer mittlerer Inzisiven, zu gestalten. Die Anschrägung hat dabei die Aufgabe, den farblichen Übergang vom Zahn zur Füllung möglichst unauffällig zu gestalten. Abweichungen von der Form werden aber eher wahrgenommen als Unterschiede in Farbnuancen. Dabei helfen auch Oberflächenstrukturen, die die strukturierte Schmelzoberfläche, wie sie zumindest bei Jugendlichen und jungen Erwachsenen anzutreffen sind, nachempfinden. Daher stellt die Versorgung von Läsionen bei älteren Patienten mit meist unstrukturierten und daher gleichmäßig glatten

Schmelzoberflächen oft eine größere Herausforderung dar, den **Farbübergang** Schmelz zu Komposit perfekt zu treffen.

MERKE

In Abhängigkeit von der funktionellen Belastung erfolgt die Anschrägung in ausreichender Breite, die gleichzeitig den weniger auffallenden farblichen Übergang Füllung/Zahn unterstützt.

Klasse V (Zahnhals)

Zunächst wird häufig, nach der Erklärung der Ursachen für die Zahnhalsdefekte (chemisch, mechanisch, etc.), eine Behandlung der **Dentinhypersensibilitäten**, die die Patienten in den meisten Fällen am stärksten belasten, durchgeführt. Wie bereits erwähnt, besteht das Ziel der Behandlung sensibler Zahnhälse im Verschluss der offenen Tubuli. Dies wird erreicht durch die Applikation von desensibilisierenden Lösungen oder von Adhäsivsystemen, die beide die Tubulisysteme verschließen. Die Wirksamkeit von Adhäsivsystemen zur Behandlung sensibler Zahnhälse ist in verschiedenen Studien gezeigt worden [70] [71] [72].

Über die Behandlung **größerer kariöser Defekte** mit deutlichem Einbruch der Oberfläche gibt es kaum Zweifel. Es ist weiterhin ebenfalls naheliegend, ausgeprägte keilförmige Defekte zu versorgen, um die verbleibende Zahnhartsubstanz vor dem Fortschreiten der Läsion zu schützen und um den Zahn mit einer Füllung zu stabilisieren. In-vitro-Studien haben allerdings die Idee der Stabilisierung eines Zahns mit keilförmigen Defekten durch eine Füllungstherapie nicht bestätigen können [73].

Probleme

Ein großes Problem bei der Versorgung von Zahnhalsdefekten ist die **Gingiva**, da sich die zervikalen Begrenzungen der Läsionen meistens bis nah an den Sulkus ausdehnen. Dadurch besteht die Gefahr von Blutungen. Auch kann häufig der Kavitätenrand, speziell bei kariösen Defekten, bis unterhalb des Gingivaniveaus verlaufen und damit nicht mehr kontrollierbar sein. In solchen Fällen hilft nur die Gingivektomie, um einen sicheren Zugang zu der gesamten Läsion zu erzielen.

Ein anderes Problem ist die **Kontaminationskontrolle**. Sie kann durchgeführt werden mit Kofferdam, Retraktionsfäden oder transparenten Zervikalmatrizen. Letztere stellen einen guten Kompromiss dar zwischen dem Kofferdam einerseits, bei dessen Anwendung gerade im Zahnhalsbereich leicht die Gingiva durch die Klammer traumatisiert werden kann, und dem Retraktionsfaden andererseits, der nicht immer eine sichere Methode darstellt. Die transparente Zervikalmatrize kann die Gingiva vom zervikalen Rand der Kavität verdrängen und diesen gleichzeitig vor einer Kontamination mit Speichel, Blut und Sulkusfluid schützen (Abb. 19.**2**). Dabei ist zu bedenken, dass die langen Enden des Matrizenbandes, die in die Mundhöhle hineinragen, abgeschnitten werden sollten, um zu verhindern, dass der Patient mit seiner Zunge die Matrize wieder löst.

Unabhängig vom Füllungsmaterial muss eine Kontamination mit Speichel, Blut oder Sulkusfluid verhindert werden. Dabei ist es nicht entscheidend, auf welche Weise die Trockenlegung durchgeführt wird, ob mit einem Zervikalmatrizenband, einem Retraktionsfaden oder mit Kofferdam: Sie muss nur effektiv sein.

Ein weiteres Problem im Rahmen der Applikation von Adhäsivsystemen sind die **unterschiedlichen Dentinstrukturen**. Sehr häufig finden wir sklerosiertes Dentin an Oberflächen von Zahnhalsdefekten, die längere Zeit dem Mundmilieu ausgesetzt waren. Dadurch wird nämlich die oberflächliche Schicht hypermineralisiert, sodass eine dünnere Hybridschicht während der Applikation des Adhäsivsystems entsteht [74]. Dieses sklerosierte Dentin kann durch das Anfrischen des Dentins, z. B. mit einem Rosenbohrer, entfernt werden. Diese Vorbehandlung wird empfohlen, um die Wirksamkeit der Adhäsivsysteme zu erhöhen [75] [76].

MERKE

Neben einer Anschrägung der Kavitätenränder im Schmelz ist das Anfrischen des meist hypermineralisierten Dentins an nicht kariösen Zahnhalsdefekten sinnvoll.

Verletzungen des Nachbarzahns bei approximaler Präparation

Wird bei der Präparation im Approximalbereich rein rotierend gearbeitet, besteht eine erhebliche Gefahr für Nachbarzahnverletzungen [77] (Abb. 19.**11**). Natürlich besteht die Möglichkeit, zum einen mit Interdentalkeilen und der konsekutiven Separation und zum anderen mit Stahlmatrizenbändern zu arbeiten, um die intakte Nachbarzahnoberfläche zu schützen, nur bedeutet dies wiederum größeren Aufwand, den man mit oszillierenden Instrumenten schlicht nicht betreiben muss.

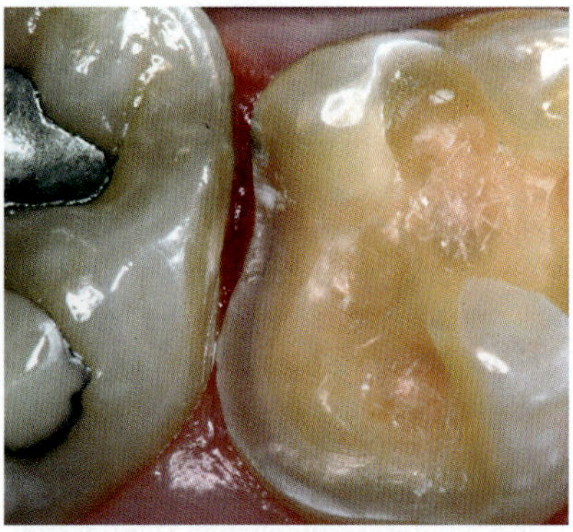

Abb. 19.**11** Nachbarzahnverletzung bei approximaler Präparation.

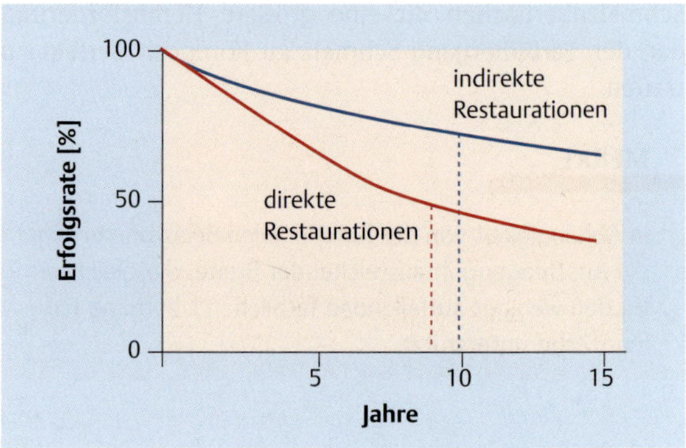

Abb. 19.**12** Mediane Erfolgsrate [%] von direkten und indirekten Klasse-I/II-Restaurationen bei permanenten Seitenzähnen [27].

Klinische Erfahrungen bei minimal-invasiver Füllungstherapie

Seitenzahnbereich

Probate Indikatoren für die **Prognose zahnfarbener Füllungsmaterialien** sind zum einen die mediane Überlebensrate („nach wie vielen Jahren sind noch zu 50% der Füllungen vorhanden?") und zum anderen die jährliche Verlustrate („wie viel Prozent der Füllungen gehen pro Jahr verloren?") [5] [14] [20] [35] [78]. Allerdings sind erst nach mehreren Jahren Veränderungen sichtbar zu erwarten, da initial (in den ersten Jahren) die Füllungen zumeist suffizient bleiben [3] [11] [21] [78].

Glasionomerzemente unterschiedlicher Provenienz sind lediglich semipermanente Materialien und auch nur bedingt für minimal-invasive Kavitäten geeignet, denn sie benötigen meist eine Widerstandsform, sind aber zumindest bei dünn auslaufenden Präparationsrändern nicht stabil genug. Ihre jährliche Verlustquote liegt in vielen Studien bei inakzeptablen >10%. Bei konventionellen Glasionomerzementen ist i. d. R. die Frakturgefahr hoch [16], während bei kunststoffmodifizierten Glasionomeren die Abrasionsresistenz zu niedrig ist, um dauerhaft die anatomische Form zu wahren [79].

Bei der Analyse der Prognose von Kompositrestaurationen sind mehrere Aspekte zu beachten, neben dem Alter der Studie sind das

- das Unterfüllungskonzept,
- das Adhäsivsystem und
- die Qualität der individuellen Behandler.

Alle genannten Faktoren haben einen Einfluss auf die klinische Erfolgswahrscheinlichkeit. Ältere Studien, die auch häufig zitiert werden, geben i. d. R. Füllungsrandkaries als Hauptversagensursache von Kompositrestaurationen an [2] [11] [36] [78]. Hier wurden aber oft Adhäsivsysteme verwendet, die inzwischen gar nicht mehr auf dem Markt verfügbar sind. Außerdem wurde in vielen älteren Studien noch eine konventionelle Phosphatzement- oder Glasionomerzementunterfüllung gelegt. Es ist aber mittlerweile bekannt, dass **Unterfüllungen** die Gefahr für Füllungsfrakturen erhöhen und daher im Rahmen der adhäsiven Füllungstherapie nicht zu empfehlen sind [80].

Minimal-invasiv präparierte Restaurationen aus Komposit scheinen bei optimaler Durchführung hervorragend zu funktionieren. In einer aktuellen praxisbasierten Studie waren nach 6 Jahren Beobachtungsdauer alle Füllungen noch intakt [4] [42]. Allerdings zeigen Daten aus einer Metaanalyse, dass die mittlere Erfolgsrate von direkten Klasse I/II-Restaurationen bei permanenten Seitenzähnen nur 9 Jahre beträgt. Indirekte Restaurationen haben aufgrund der geringeren Polymerisationsschrumpfung bei Aushärtung höhere Erfolgsraten (Abb. 19.**9**).

MERKE

Je invasiver und kaulasttragender die Kompositfüllung, desto mehr Risiko besteht für die Langlebigkeit.

Frontzahnbereich

Sowohl bei der Restauration von kariösen Zähnen als auch bei der Schließung von Diastemata sowie der Korrektur von Fehlstellungen und Formabweichungen einzelner Zähne sollten bestimmte Aspekte beachtet werden [82] [83]:

- Farbe, Farbton und Transparenz der Füllung sollten denen des natürlichen Zahns möglichst perfekt entsprechen.
- Okklusale Kontakte sollten funktionell störungsfrei, approximale ausreichend stark gestaltet werden.
- Eine Traumatisierung der Gingiva durch die neue Restauration muss vermieden werden.
- Das subjektive und objektive Erscheinungsbild der Restauration sollte eine Verbesserung zur Ausgangslage darstellen.
- Die Langlebigkeit der Restauration muss durch materialgerechte Verarbeitung der gewählten Kompositmaterialien (Applikationstechniken, Schichtstärken, sichere Lichthärtung sowie Ausarbeitung und Politur) gesichert sein.

In einer kürzlich publizierten Studie zu **Frontzahnformänderungen** [83], in der 284 Zähne mit **direkten** Kompositrestaurationen versorgt wurden, konnte nach 5 Jahren eine statistische Erfolgsrate von 80% beobachtet werden. Die Vorteile dieser Behandlungstechnik im Vergleich zu indirekten Restaurationen sind:

- Zahnstellungs- und Formabweichungen können in einer Behandlungssitzung behandelt werden.
- Die Vorgehensweise ist minimal-invasiv, d. h. es wird kaum Zahnhartsubstanz entfernt.
- Die Restauration kann ggf. wieder entfernt werden und der Zahn in den ursprünglichen Zustand zurückversetzt werden.
- Die Kosten-Nutzen-Relation ist günstig, da keine Laborarbeiten anfallen.
- Invasivere Restaurationen – wie Veneers oder vollkeramische (Teil-)Kronen – könnten, falls dies nötig würde, ohne Probleme später angefertigt werden.

Zahnhalsbereich

Die klinischen Erfahrungen bei der Versorgung von Zahnhalsdefekten mit zahnfarbenen plastischen Füllungsmaterialien wie Glasionomerzement, Kompomer und Komposit werden in der Literatur unterschiedlich dargestellt. Wie bereits erwähnt, sind die entscheidenden Vorteile der **Glasionomerzemente** sicherlich die **Fluoridabgabe** und die **eigenständige Haftung** an der Zahnhartsubstanz. Die Fluoridabgabe ist allerdings vor allem in In-vitro-Studien aufgezeigt worden [84] [85], während in klinischen Untersuchungen eine kariesprotektive Wirkung von Glasionomerzementen nicht eindeutig nachgewiesen werden konnte [85].

Klinische Studien zeigen auch über lange Zeiträume jährliche Verlustraten von ca. 2%. Damit liegen Glasionomerzemente statistisch signifikant vor allen anderen Füllungsmaterialien zur Versorgung von Zahnhalsdefekten [28]. Ein entscheidender Nachteil dieser Materialien liegt allerdings in der schlechteren Ästhetik im Vergleich mit Kompomeren und Kompositen.

Kompositmaterialien können aufgrund der höheren Transparenz des Materials kosmetisch zufriedenstellende Ergebnisse erzielen. Allerdings ist die Applikation des benötigten Adhäsivsystems zeitaufwendiger als die Vorbehandlung der Kavität für die Versorgung mit Glasionomerzementen. Ein weiterer Vorteil der Kompositmaterialien ist die nur minimal-invasiv notwendige Präparation, da durch den Einsatz von Adhäsivsystemen keine makromechanischen Retentionen nötig werden.

Die Applikation des Kompositmaterials führt zu dem Problem der **Polymerisationsschrumpfungskräfte**, die relativ hoch sein können, bedingt durch einen ungünstigen **C-Faktor.** Der C-Faktor beschreibt das Verhältnis von gebundener zu ungebundener Fläche des eingebrachten Kompositinkrements. Er sollte möglichst klein sein, sodass vermieden wird, dass höhere Schrumpfungskräfte entstehen. Je höher der Anteil freier Oberfläche ist, desto weniger Schrumpfungsspannung entsteht [86]. In Klasse-V-Kavitäten kann – in Abhängigkeit von der Präparationsform, Kastenform oder Versorgung von schalenförmigen Erosionsdefekten –, dieses Verhältnis von gebundener zu freier Oberfläche recht hoch sein, sodass hohe Schrumpfungskräfte wirksam werden.

Dieses Problem kann z. T. durch die Applikation von **fließfähigen Kompositen** ausgeglichen werden. Sie besitzen einen vergleichsweise geringeren **Elastizitätsmodul** und durch die Applikation als Schicht entsteht eine große freie Oberfläche. Allerdings ist diese Technik mit erhöhtem Zeitaufwand verbunden, da die Kavität in mehreren Schichten aufgebaut werden muss.

MERKE

Fließfähige Komposite eignen sich gut zur adhäsiven Restauration von Zahnhalsdefekten.

Reparatur von Füllungen

Wie oben bereits thematisiert, ist häufig der Anteil der **Füllungserneuerungen** höher im Vergleich zur Versorgung von Primärläsionen. Dies zeigt, dass jede neue Versorgung irgendwann gealtert ist und dann eben erneuert werden muss. Dies bedeutet, dass eine auf das Erkrankungsstadium bezogene frühzeitige Indikationsstellung (z. B. ICDAS 2 oder approximale röntgenologische E2-Läsionen) den sogenannten „Re-Dentistry-Cycle" in Gang setzt, mit den erwähnten Folgen. Non- und mikro-invasive Therapien lassen diesen Zyklus später beginnen (Kap. **10**–**17**).

Beim Austausch einer Füllung wird stets ein erhebliches Maß gesunder Zahnhartsubstanz eingebüßt. Dies ist insbesondere bei zahnfarbenen Restaurationen wie Kompositfüllungen oder Keramikinlays der Fall [23]. Eine laxe Handhabung mit der Indikation zur kompletten Neuanfertigung einer Kompositrestauration führt somit zum Gegenteil minimalintervenierender Zielsetzungen. Vorschnelle Tendenzen zu Neuanfertigungen von Restaurationen sind oft auch auf übertriebene Lebensdauerannahmen zahnärztlicher Restaurationen zurückzuführen.

Bei der realistischen Gegenüberstellung von Reparatur und Neuanfertigung ist immer auch die Entfernbarkeit der als insuffizient eingestuften Restauration zu erörtern. Daher ist gerade bei adhäsiv befestigten Restaurationen die Überprüfung der Reparaturfähigkeit angezeigt, da das Entfernen von gut an das Dentin angepassten Füllungen selbst mit Lupenbrille einen überproportionalen Aufwand bedeutet. Nimmt man sich nicht die nötige Zeit, bedeutet das automatisch, dass unnötig gesunde Zahnhartsubstanz verloren geht.

- Es besteht heute eine **Pflicht zur Überprüfung der Indikation** einer Reparatur. Hierbei bestehen folgende Vorteile:

Tab. 19.1 Empfehlungen zur Kompositreparatur.

	ohne Beteiligung von Schmelz u./od. Dentin	mit Beteiligung von Schmelz u./od. Dentin
Präparation bzw. Makroretention	nur zum Erzeugen eines direkten Zugangs; Diamantschleifer (> 80 µm Korngröße) und ggf. SonicSys	nur zum Erzeugen eines direkten Zugangs; Diamantschleifer (> 80 µm Korngröße) und ggf. SonicSys
Mikroretention	• Silikatisierung (z. B. CoJet, 3 M Espe) • alternativ: Sandstrahler (PrepStart/Micro-Etcher, Danville; Rondoflex, Kavo, Abb. 19.14) • rotierende Schleifer sind nicht praktikabel (Gefahr der Nachbarzahnverletzung)	(PrepStart/Micro-Etcher, Danville; Rondoflex, Kavo, Abb. 19.14)
Bonding	hydrophobe Bonding Agents (z. B. Heliobond, Ivoclar Vivadent) + dünne Schicht Flowable (0,1–0,5 mm)	komplettes Adhäsivsystem + dünne Schicht Flowable (0,1–0,5 mm)

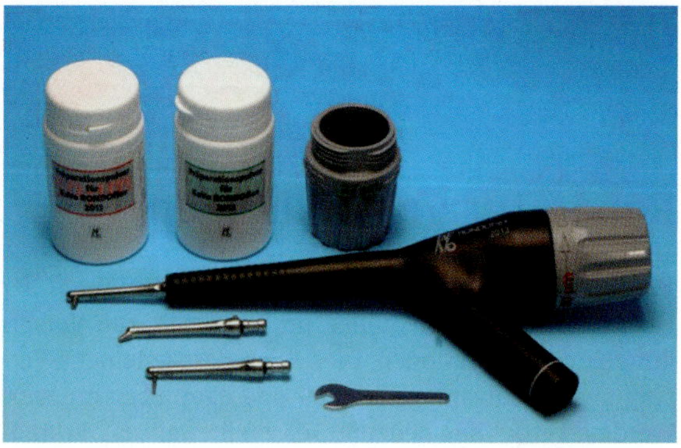

Abb. 19.13 Intraoraler Sandstrahler (Rondoflex, KaVo) zum Arbeiten am Turbinenanschluss der zahnärztlichen Einheit. Befüllbar mit Korund (27 µm oder 50 µm) oder CoJet-Sand (27 µm). Beim Strahlen mit Korund produzieren wassergebundene Produkte weniger Staub, bei CoJet ist eine Wasserbindung chemisch nicht möglich, da die intraorale Silikatisierung nur trocken funktioniert.

  - günstiges Kosten-Nutzen-Verhältnis, z. B. wenn eine Reparatur noch in direkter Applikationstechnik ausgeführt werden kann, eine Neuanfertigung aber nur indirekt
  - Reparaturen sind v.a. in ästhetisch weniger anspruchsvollen Arealen akzeptabel
  - zum Trepanationsverschluss reicht eine Reparatur der vorhandenen Restauration aus
  - Korrekturen, z. B. bei falscher Farb- oder Opazitäts-/Transluzenzauswahl bei Kompositrestaurationen in der Oberkieferfront, sind weniger invasiv
- **Kontraindikationen** für Reparaturen sind:
  - fehlende apparative Ausstattung
  - wenn ein unbehandelter Bruxismus bereits zum Scheitern der vorhergehenden Füllung geführt hat
  - wenn bei der zu reparierenden Restauration wahrscheinlich ein systematischer Fehler vorlag
  - wenn die sichere Rekonstruktion des approximalen Kontaktpunkts unmöglich ist

Das klinische Reparaturprozedere ist von der Art und Anzahl der zu versorgenden Adhärenden, also den Substratoberflächen abhängig, an denen eine Haftung erzielt werden soll. Eine Reparatur ist einfacher, wenn weniger unterschiedliche Substrate vorhanden sind, die gleichzeitig berücksichtigt werden müssen.

Gerade bei rein **kompositbegrenzten Defekten** ist es sinnvoll, effektiv zu reparieren (Tab. 19.1). Früher standen jedoch, um das Potenzial einer Reparatur abzuschätzen, in der Literatur lediglich Scherhaftresultate zur Verfügung, die ca. 65 % der kohäsiven Stärke intakter Kompositproben ausmachten [87] [88]. Anrauen mit grünen Siliziumkarbid-Steinchen oder groben Präparationsdiamantschleifern einerseits oder Sandstrahlen andererseits wurden hier als vielversprechende Methoden eingeschätzt [89] [90]. Interessanterweise zeigte sich, dass eine absichtliche Extension der Reparaturkavität bis in den angrenzenden Schmelz nicht zu empfehlen ist. Zwar ist auch diese Situation lösbar, es ist aber einfacher, nur 1 Adhäsionssubstrat (Komposit) zu behandeln. Es besteht ebenfalls ein Einfluss der Präparationsgeometrie auf die Dauerhaftigkeit des Reparaturverbunds bei gealterten Kompositfüllungen. So machen z. B. sogenannte Schwalbenschwanzpräparationen keinen Sinn, da sich dadurch der C-Faktor ungünstig erhöht und Spannungen im Komposit und damit auch Randspalten am Komposit-Komposit-Übergang zunehmen. Minimal-invasive Präparationen mit Unterschnitt zeigten die besten Ergebnisse, wobei die „Liningtechnik" mit fließfähigen Kompositen die marginale Qualität nochmals steigerte [89].

Es gibt bis dato nur wenige **klinische Daten** zu Neuanfertigung vs. Reparatur: Bei randverfärbten Kompositrestaurationen zeigte sich nach mehreren Jahren Beobachtungsdauer kein Unterschied zwischen Reparatur, Versiegelung oder Neuanfertigung [91].

MERKE

Reparieren/Korrigieren statt Erneuern ist ein klarer Trend in der minimal-intervenierenden Zahnheilkunde. Für fast alle Restaurationen ist heute eine intraorale Reparatur möglich, es sollte jedoch stets das Kosten-Nutzen-Verhältnis kritisch überprüft werden.

ZUSAMMENFASSUNG

Zahnfarbene plastische Füllungsmaterialien, die zumeist mithilfe der Adhäsivtechnik inseriert werden, sind für die Versorgung von Zahnhartsubstanzdefekten sowohl im Front-, Zahnhals- als auch im Seitenzahnbereich geeignet. Hierdurch können kariöse Läsionen defektbezogen, ästhetisch zufriedenstellend sowie mechanisch stabil restauriert werden. Für die meisten Situationen und Lokalisationen sind Komposite den anderen Materialgruppen (v. a. Kompomere und Glasionomerzemente) vorzuziehen. Insbesondere aufgrund der Möglichkeit einer minimal-invasiven Präparationstechnik ist die Versorgung mit Komposit oftmals der direkten Restauration mit dem traditionellen Füllungsmaterial Amalgam sowie der indirekten Versorgung (Gold, Keramik) überlegen.

LITERATUR

1. Hugo B. Oszillierende Verfahren in der Präparationstechnik. Schweiz Monatsschr Zahnmed 1999; 109: 140–160
2. Roulet JF. Benefits and disadvantages of tooth-coloured alternatives to amalgam. J Dent 1997; 25: 459–473
3. van Dijken JW. Durability of resin composite restorations in high C-factor cavities: a 12-year follow-up. J Dent 2010; 38: 469–474
4. Krämer N, Reinelt C, Richter G et al. Nanohybrid vs. fine hybrid composite in Class II cavities: clinical results and margin analysis after four years. Dent Mater 2009; 25: 750–759
5. Manhart J, Chen H, Hamm G et al. Buonocore Memorial Lecture. Review of the clinical survival of direct and indirect restorations in posterior teeth of the permanent dentition. Oper Dent 2004; 29: 481–508
6. Nikaido T, Takada T, Kitasako Y et al. Retrospective study of the 10-year clinical performance of direct resin composite restorations placed with the acid-etch technique. Quintessence Int 2007; 38: 240–246
7. Schirrmeister JF, Huber K, Hellwig E et al. Four-year evaluation of a resin composite including nanofillers in posterior cavities. J Adhes Dent 2009; 11: 399–404
8. van Dijken JW, Pallesen U. Clinical performance of a hybrid resin composite with and without an intermediate layer of flowable resin composite: a 7-year evaluation. Dent Mater 2011; 27: 150–156
9. Ferracane JL. Resin composite – state of the art. Dent Mater 2011; 27: 29–38
10. Frankenberger R, Garcia-Godoy F, Lohbauer U et al. Evaluation of resin composite materials. Part I: in vitro investigations. Am J Dent 2005; 18: 23–27
11. Roulet JF. The problems associated with substituting composite resins for amalgam: a status report on posterior composites. J Dent 1988; 16: 101–113
12. van Meerbeek B, de Munck J, Mattar D et al. Microtensile bond strengths of an etch&rinse and self-etch adhesive to enamel and dentin as a function of surface treatment. Oper Dent 2003; 28: 647–660
13. Frankenberger R, Reinelt C, Petschelt A et al. Operator vs. material influence on clinical outcome of bonded ceramic inlays. Dent Mater 2009; 25: 960–968
14. Huth KC, Manhart J, Selbertinger A et al. 4-year clinical performance and survival analysis of Class I and II compomer restorations in permanent teeth. Am J Dent 2004; 17: 51–55
15. Krämer N, Garcia-Godoy F, Reinelt C et al. Clinical performance of posterior compomer restorations over 4 years. Am J Dent 2006; 19: 61–66
16. Frankenberger R, Garcia-Godoy F, Krämer N. Clinical Performance of Viscous Glass Ionomer Cement in Posterior Cavities over Two Years. Int J Dent 2009; ohne Seitenzahl, DOI: 10.1155/2009/781462
17. Bharti R, Wadhwani KK, Tikku AP et al. Dental amalgam: An update. J Conserv Dent 2010; 13: 204–208
18. Burke FJ, Palin WM, James A et al. The current status of materials for posterior composite restorations: the advent of low shrink. Dent Update 2009; 36: 401–406, 409
19. Ernst CP, Canbek K, Aksogan K, Willershausen B. Two-year clinical performance of a packable posterior composite with and without a flowable composite liner. Clin Oral Investig 2003; 7: 129–134
20. Hickel R, Manhart J. Longevity of restorations in posterior teeth and reasons for failure. J Adhes Dent 2001; 3: 45–64
21. van Dijken JW, Lindberg A. Clinical effectiveness of a low-shrinkage resin composite: a five-year evaluation. J Adhes Dent 2009; 11: 143–148
22. van Dijken JW, Pallesen U. Four-year clinical evaluation of Class II nano-hybrid resin composite restorations bonded with a one-step self-etch and a two-step etch-and-rinse adhesive. J Dent 2011; 39: 16–25
23. Krejci I, Lieber CM, Lutz F. Time required to remove totally bonded tooth-colored posterior restorations and related tooth substance loss. Dent Mater 1995; 11: 34–40
24. Espelid I, Tveit A, Haugejorden O et al. Variation in radiographic interpretation and restorative treatment decisions on approximal caries among dentists in Norway. Community Dent Oral Epidemiol 1985; 13: 26–29
25. Tveit AB, Espelid I, Skodje F. Restorative treatment decisions on approximal caries in Norway. Int Dent J 1999; 49: 165–172
26. Espelid I, Tveit AB, Mejàre I et al. Restorative treatment decisions on occlusal caries in Scandinavia. Acta Odontol Scand 2001; 59: 21–27
27. Manhart J, Chen H, Hamm G, Hickel R. Buonocore Memorial Lecture. Review of the clinical survival of direct and indirect restorations in posterior teeth of the permanent dentition. Oper Dent 2004: 29: 481–508
28. Peumans M, Kanumilli P, de Munck J et al. Clinical effectiveness of contemporary adhesives: a systematic review of current clinical trials. Dent Mater 2005; 21: 864–881
29. Absi EG, Addy M, Adams D. Dentine hypersensitivity. A study of the patency of dentinal tubules in sensitive and non-sensitive cervical dentine. J Clin Periodontol 1987; 14: 280–284
30. Brännström M, Linden LA, Aström A. The hydrodynamics of the dental tubule and of pulp fluid. Caries Res 1967; 1: 310–317
31. Lussi A. Dental erosion. Clinical diagnosis and case history taking. Eur J Oral Sci 1996; 104: 191–198
32. Piotrowski BT, Gillette WB, Hancock EB. Examining the prevalence and characteristics of abfractionlike cervical lesions in a

population of US veterans. J Amer Dent Assoc 2001; 132: 1694–1701

33. Takehara J, Takano T, Akhter R et al. Correlations of noncarious cervical lesions and occlusal factors determined by using pressure-detecting sheet. J Dent 2008; 36: 774–779
34. Garcia-Godoy F, Krämer N, Feilzer AJ et al. Long-term degradation of enamel and dentin bonds: 6-year results in vitro vs. in vivo. Dent Mater 2010; 26: 1113–1118
35. Krämer N, Garcia-Godoy F, Frankenberger R. Evaluation of resin composite materials. Part II: in vivo investigations. Am J Dent 2005; 18: 75–81
36. Drummond JL. Degradation, fatigue, and failure of resin dental composite materials. J Dent Res 2008; 87: 710–719
37. Schmidlin PR, Filli T, Imfeld C et al. Three-year evaluation of posterior vertical bite reconstruction using direct resin composite – a case series. Oper Dent 2009; 34: 102–108
38. Wilson AD, Mclean JW. Glass-ionomer cement. London: Quintessence; 1998
39. Kunzelmann KH. Komposite – komplexe Wunder moderner Dentaltechnologie. Teil 1: Füllkörpertechnologie. Aesthetische Zahnmedizin 2007; 10: 14–24
40. Kunzelmann KH. Komposite – komplexe Wunder moderner Dentaltechnologie. Teil 2: Matrixchemie. Aesthetische Zahnmedizin 2008; 11: 22–35
41. Ilie N, Jelen E, Clementino-Luedemann T et al. Low-shrinkage composite for dental application. Dent Mater J 2007; 26: 149–155
42. Ferracane JL. Is the wear of dental composites still a clinical concern? Is there still a need for in vitro wear simulating devices? Dent Mater 2006; 22: 689–692
43. da Costa J, Ferracane J, Paravina RD et al. The effect of different polishing systems on surface roughness and gloss of various resin composites. J Esthet Restor Dent 2007; 19: 214–226
44. Dietschi D. Layering concepts in anterior composite restorations. J Adhes Dent 2001; 3: 71–80
45. Kim Y, Hirano S, Hirasawa T. Physical properties of resin-modified glass-ionomers. Dent Mater J 1998; 17: 68–76
46. McLean JW, Nicholson JW, Wilson AD. Proposed nomenclature for glass-ionomer dental cements and related materials. Quintessence Int 1994; 25: 587–589
47. Millar B, Abiden F, Nicholson JW. In vitro caries inhibition by polyacid modified composite resins ('compomers'). J Dent 1998; 26: 133–136
48. Attin T, Buchalla W, Trett A et al. Toothbrushing abrasion of polyacid modified composites in neutral and acidic buffer solutions. J Prosthet Dent 1998; 80: 148–150
49. Manhart J, Chen HY, Hickel R. Clinical evaluation of the posterior composite Quixfil in class I and II cavities: 4-year follow-up of a randomized controlled trial. J Adhes Dent 2010; 12: 237–243
50. Demirci M, Yildiz E, Uysal O. Comparative clinical evaluation of different treatment approaches using a microfilled resin composite and a compomer in Class III cavities: two-year results. Oper Dent 2008; 33: 7–14
51. Tyas MJ. Three-year clinical evaluation of a polyacid-modified resin composite (Dyract). Oper Dent 2000; 25: 152–154
52. Folwaczny M, Loher C, Mehl A et al. Tooth-colored filling materials for the restoration of cervical lesions: a 24-month follow-up study. Oper Dent 2000; 25: 251–258
53. Banerjee A, Watson TF, Kidd EAM. Dentine caries excavation: a review of current clinical techniques. Br Dent J 2000; 188: 476–482
54. Meller C, Welk A, Zeligowski T et al. Comparison of dentin caries excavation with polymer and conventional tungsten carbide burs. Quintessence Int 2007; 38: 565–569
55. Neves AA, Coutinho E, de Munck J et al. Caries-removal effectiveness and minimal-invasiveness potential of caries-excavation techniques: a micro-CT investigation. J Dent 2011; 39: 154–162.
56. Dammaschke T, Vesnic A, Schafer E. In vitro comparison of ceramic burs and conventional tungsten carbide bud burs in dentin caries excavation. Quintessence Int 2008; 39: 495–499
57. Dammaschke T, Rodenberg TN, Schafer E et al. Efficiency of the polymer bur SmartPrep compared with conventional tungsten carbide bud bur in dentin caries excavation. Oper Dent 2006; 31: 256–260
58. Hugo B, Lussi A, Hotz P. Die Präparation der Schmelzanschrägung bei approximalen Kavitäten. Schweiz Monatsschr Zahnmed 1992; 102: 1181–1188
59. Hugo B, Stassinakis A. Preparation and restoration of small interproximal carious lesions with sonic instruments. Pract Periodontics Aesthet Dent 1998; 10: 353–359
60. Hugo B. Oszillierende Verfahren in der Präparationstechnik (Teil II). Entwicklung und Anwendungsmöglichkeiten. Schweiz Monatsschr Zahnmed 1999; 109: 269–285
61. Wicht MJ, Haak R, Fritz UB et al. Primary preparation of class II cavities with oscillating systems. Am J Dent 2002; 15: 21–25
62. Markovic D, Peric T. Clinical evaluation of glass-ionomer tunnel restorations in primary molars: 36 months results. Aust Dent J 2008; 53: 41–45
63. Pyk N, Mejàre I. Tunnel restorations in general practice. Influence of some clinical variables on the success rate. Acta Odontol Scand 1999; 57: 195–200
64. Sundberg H, Mejàre I, Espelid I et al. Swedish dentists' decisions on preparation techniques and restorative materials. Acta Odontol Scand 2000; 58: 135–141
65. Wiegand A, Attin T. Treatment of proximal caries lesions by tunnel restorations. Dent Mater 2007; 23: 1461–1467
66. Bortolotto T, Onisor I, Krejci I. Proximal direct composite restorations and chairside CAD/CAM inlays: marginal adaptation of a two-step self-etch adhesive with and without selective enamel conditioning. Clin Oral Investig 2007; 11: 35–43
67. Ernst CP, Buhtz C, Rissing C et al. Clinical performance of resin composite restorations after 2 years. Compend Contin Educ Dent 2002; 23: 711–717, 720
68. Tan DE, Tjan AH. Margin designs and fracture resistance of incisal resin composite restorations. Am J Dent 1992; 5: 15–18
69. Baratieri LN, Ritter AV. Critical appraisal. To bevel or not in anterior composites. J Esthet Restor Dent 2005; 17: 264–269
70. Prati C, Cervellati F, Sanasi V et al. Treatment of cervical dentin hypersensitivity with resin adhesives: 4-week evaluation. Am J Dent 2001; 14: 378–382
71. Dondi dall'Orologio G, Lone A, Finger WJ. Clinical evaluation of the role of glutardialdehyde in a one-bottle adhesive. Am J Dent 2002; 15: 330–334
72. Kakaboura A, Rahiotis C, Thomaidis S et al. Clinical effectiveness of two agents on the treatment of tooth cervical hypersensitivity. Am J Dent 2005; 18: 291–295

73. Osborne-Smith KL, Burke FJ, Farlane TM, Wilson NH. Effect of restored and unrestored non-carious cervical lesions on the fracture resistance of previously restored maxillary premolar teeth. J Dent 1998; 26: 427–433

74. Perdigão J. Dentin bonding-variables related to the clinical situation and the substrate treatment. Dent Mater 2010; 26: e24–e37

75. Kwong SM, Cheung GS, Kei LH et al. Micro-tensile bond strengths to sclerotic dentin using a self-etching and a total-etching technique. Dent Mater 2002; 18: 359–369

76. Eliguzeloglu E, Omurlu H, Eskitascioglu G et al. Effect of surface treatments and different adhesives on the hybrid layer thickness of non-carious cervical lesions. Oper Dent 2008; 33: 338–345

77. Lussi A. Verletzung der Nachbarzähne bei der Präparation approximaler Kavitäten. Eine In-vivo-Studie. Schweiz Monatsschr Zahnmed 1995; 105: 1259–1264

78. Raskin A, Michotte-Theall B, Vreven J et al. Clinical evaluation of a posterior composite 10-year report. J Dent 1999; 27: 13–19

79. Pelka M, Ebert J, Schneider H et al. Comparison of two- and three-body wear of glass-ionomers and composites. Eur J Oral Sci 1996; 104: 132–137

80. Opdam NJ, Bronkhorst EM, Roeters JM et al. Longevity and reasons for failure of sandwich and total-etch posterior composite resin restorations. J Adhes Dent 2007; 9: 469–475

81. Krämer N, Reinelt C, Garcia-Godoy F et al. Nanohybrid composite vs. fine hybrid composite in extended class II cavities: clinical and microscopic results after 2 years. Am J Dent 2009; 22: 228–234

82. Croll TP, Cavanaugh RR. Augmentation of incisor width with bonded composite resin: another look. Quintessence Int 1990; 21: 637–641

83. Wolff D, Kraus T, Schach C et al. Recontouring teeth and closing diastemas with direct composite buildups: a clinical evaluation of survival and quality parameters. J Dent 2010; 38: 1001–1009

84. Aboush YE, Torabzadeh H. Fluoride release from tooth-colored restorative materials: a 12-month report. J Can Dent Assoc 1998; 64: 561–564

85. Mickenautsch S, Mount G, Yengopal V. Therapeutic effect of glass-ionomers: an overview of evidence. Aust Dent J 2011; 56: 10–15

86. Feilzer AJ, De Gee AJ, Davidson CL. Setting stress in composite resin in relation to configuration of the restoratives. J Dent Res 1987; 66: 1636–1639

87. Saunders WP. Effect of fatigue upon the interfacial bond strength of repaired composite resins. J Dent 1990; 18: 158–162

88. Swift jr. EJ, Cloe BC, Boyer DB. Effect of a silane coupling agent on composite repair strengths. Am J Dent 1994; 7: 200–202

89. Frankenberger R, Roth S, Krämer N et al. Effect of preparation mode on Class II resin composite repair. J Oral Rehabil 2003; 30: 559–564

90. Frankenberger R, Krämer N, Ebert J et al. Fatigue behavior of the resin-resin bond of partially replaced resin-based composite restorations. Am J Dent 2003; 16: 17–22

91. Gordan VV, Garvan CW, Blaser PK et al. A long-term evaluation of alternative treatments to replacement of resin-based composite restorations: results of a seven-year study. J Am Dent Assoc 2009; 140: 1476–1484

Entscheidungsfindung im Kariesmanagement

H. Meyer-Lückel, M. J. Tyas, M. J. Wicht, S. Paris

20

Einleitung

Um ein schadengerechtes und effizientes minimal-intervenierendes kariologisches Behandlungskonzept etablieren zu können, bedarf es der Beachtung der in den vorangegangenen Kapiteln dargestellten Grundlagen zur Ätiopathogenese und Diagnostik der Erkrankung Karies (Kap. **1** bis Kap. **8**). Die Synthese dieser Aspekte wurde in Kap. **9** dargestellt und es wurde eine mögliche Basisprophylaxe unter Anwendung von darüber hinausgehenden risikobasierten, non-invasiven Interventionsmaßnahmen erläutert (Kap. **10** bis Kap. **13**). Die Grundlagen der mikro- und minimal-invasiven Techniken wurden ebenfalls vorgestellt (Kap. **14** bis Kap. **19**) und werden anhand von Patientenfällen im praktischen Teil des Buches erläutert (ab Kap. **24**).

Neben den biologischen Grenzen und der angesprochenen Problematik einer ausreichenden Compliance/Adhärenz des Patienten bei der Durchführung non-invasiver Maßnahmen (Kap. **13**) spielt ebenso die Erwartungshaltung des Patienten eine entscheidende Rolle für den Zeitpunkt des invasiven Therapieentscheids. Oftmals wird das invasive Vorgehen sowohl von vielen Akteuren des Gesundheitssystems als auch vonseiten der Patienten als der adäquate Weg gesehen, den Kariesprozess zu „managen". Diese Vorgehensweise wird dementsprechend honoriert, sei es ideell (der Zahnarzt, der bohrt hilft, weil er etwas aktiv unternommen hat) und/oder monetär. Die non-invasive, abwartende Behandlung, die weitestgehend im Selbstmanagement erfolgen muss, aber auch die mikroinvasive Vorgehensweise werden teilweise mit Skepsis betrachtet. Hierbei bestehen seitens der Patienten – aber auch der Zahnärzte – oftmals Befürchtungen hinsichtlich einer unkontrollierbaren, raschen Progredienz kariöser Läsionen in frühen Stadien des Kariesprozesses. Darüber hinaus gibt es seitens der Zahnärzte oftmals Unsicherheiten hinsichtlich des Belassens von Mikroorganismen innerhalb des Zahns bei Versiegelung, Kariesinfiltration oder Füllungstherapie. Diese Aspekte verleiten oftmals dazu, frühzeitig invasiv einzuschreiten sowie im Falle der Kavitätenpräparation eine radikale Exkavation des Dentins vorzunehmen (Kap. **18**). Eine Änderung der heutzutage oftmals frühzeitig invasiven Behandlungsphilosophie hin zu einer weniger invasiven Zahnheilkunde ist allerdings möglich, wenn Grundlage einer adäquaten Kariesdiagnostik die Chancen und Grenzen der **3 grundsätzlichen Behandlungsoptionen non-invasiv, mikro-invasiv** und **(minimal-)invasiv** für verschiedene Lokalisation einer Karies beachtet werden.

Im Detail befasst sich dieses Kapitel mit

- den Grundlagen einer evidenzbasierten (Zahn-)Medizin,
- den Grundlagen der Partizipativen Therapieentscheidung,
- der Änderung der Behandlungsphilosophie von **„drill and fill"** zu **„heal and seal"**,
- den Grenzen der non-invasiven Therapieoptionen,
- den Grenzen der mikro-invasiven Therapieoptionen,
- den Grenzen der invasiven Therapieoptionen sowie
- der Verwendung von Entscheidungsweichen beim Therapieentscheid.

Grundlagen einer evidenzbasierten (Zahn-)Medizin

Die Bewertung der Wirksamkeit einer Therapiemaßnahme erfolgte bis weit in das 20. Jahrhundert hinein meist unsystematisch. Orientierende allgemeingültige Qualitätskriterien zur Durchführung von klinischen Studien im Sinne der sogenannten **Guten Wissenschaftlichen Praxis** und der **evidenzbasierten (Zahn-)Medizin** waren noch nicht etabliert. In Übersichtsarbeiten wurde die zur Verfügung stehende Literatur meist nach persönlichen Vorlieben gefiltert und allgemeingültige Therapieempfehlungen beruhten auf dem Konsensus oder gar nur auf Einzelmeinungen von im besten Fall fachlich herausragenden Persönlichkeiten des jeweiligen Fachs, sodass man auch größtenteils von einer eminenzbasierten Medizin oder eben **eminenzbasierter Zahnmedizin** sprechen konnte.

Hintergrund: Die Idee der evidenzbasierten Medizin lässt sich auf das von britischen Ärzten entwickelte Konzept der „medical arithmetic" zurückführen. Erstmalig findet sich die Bezeichnung in einem 1793 publizierten Artikel des schottischen Arztes George Fordyce. In Großbritannien wurde auch eine der ersten kontrollierten klinischen Studien durchgeführt. Bereits 1753 veröffentlichte James Lind die Ergebnisse seines Versuchs, der auf einem Schiff der britischen Flotte durchgeführt wurde. Hierbei wurde überprüft, wie man am besten den damals häufig bei Seeleuten auftretenden Skorbut heilen kann. Heute weiß man, dass diese Erkrankung durch Vitamin-C-Mangel verursacht wird und damit leicht vermeid- und behandelbar ist. Damals jedoch kostete Skorbut unzähligen Seeleuten das Leben. James Lind ordnete 6 verschiedene Behandlungsmethoden 12 Erkrankten zu. Hierbei wählte er unter anderem die damalige Standardtherapie (Verabreichung eines Medikaments zur Desinfektion) sowie gewissermaßen eine Negativkontrolle (1 Glas Meerwasser täglich) aus. Am erfolgreichsten war jedoch der Konsum von 2 Orangen und 1 Zitrone täglich, da dies die einzige „Therapie" war, bei der Vitamin C verabreicht wurde.

Im deutschsprachigen Bereich kommt dem in Wien tätigen, ungarischen Arzt Ignaz Semmelweis (1818–1865) die Erstautorenschaft für die Einführung der „systematischen klinischen Beobachtung" in die medizinische Forschung zu (1848).

Das 1972 erschienene Buch „Effectiveness and Efficiency: Random Reflections on Health Services" von Archie Cochrane, einem britischen Epidemiologen, markiert den Beginn der aktuellen internationalen Bemühungen um „evicence-based medicine". Folgende Beobachtungen während seiner Kriegsgefangenschaft in einem deutschen Lager in Griechenland führten ihn unter anderem zu seiner Forderung einer evidenzbasierten Medizin [1]. Viele der Mitgefangenen litten unter Beinödemen und Cochrane wusste nicht, wie er diese am besten behandeln sollte. Er hatte 2 potenzielle Therapien im Auge: 2 Löffel Hefeextrakt oder 1 Tablette Vitamin C jeweils täglich. 20 Freiwillige wurden randomisiert (nach Gefangenennummern) auf die beiden Gruppen verteilt. Der Mechanismus blieb unklar, aber die Ödeme der Gefangenen in der Hefeextrakt-Gruppe nahmen deutlich ab. Cochrane bezeichnete später diese seine erste klinische Studie als die schlechteste aber erfolgreichste seiner Karriere. Seine weiteren Arbeiten führten zu einer zunehmenden Akzeptanz der klinischen Epidemiologie und kontrollierter Studien. Bekannt ist Cochrane heutzutage vor allem durch das nach ihm benannte internationale Netzwerk zur Wirksamkeitsbewertung in der Medizin – **der Cochrane Collaboration** [2].

MERKE

Unter **evidenzbasierter (nachweisgestützter) Medizin** (evidence-based medicine) oder **evidenzbasierter Praxis** (evidence-based practice) versteht man eine systematisierte, auf den besten zur Verfügung stehenden Daten basierende Vorgehensweise des medizinischen Handelns zur bestmöglichen Versorgung eines Patienten.

Bei der **evidenzbasierten Medizin** handelt es sich um ein standardisiertes, transparentes Verfahren der Datenbeurteilung aus Studien. Hierbei wird, nach Sicherstellung der relevanten Evidenz in der medizinischen Literatur für ein konkretes klinisches Problem, eine kritische Beurteilung der Güte (Validität) der Evidenz nach klinisch-epidemiologischen Gesichtspunkten und eine Bewertung der Größe des beobachteten Effekts durchgeführt. Die Anwendung dieser Evidenz auf den konkreten Patienten erfolgt aber grundsätzlich mithilfe der klinischen Erfahrung des Behandlers unter Berücksichtigung der Vorstellungen der Patienten [3].

MERKE

Evidence-based medicine: what it is and what it isn't?! It's about integrating individual clinical expertise and the best external evidence [4].

Die Umsetzung erfolgt in einem **mehrstufigen Prozess** (Quelle: http://www.ebm-netzwerk.de):

- Ableitung einer relevanten, beantwortbaren Frage aus dem klinischen Fall
- Planung und Durchführung einer Recherche der klinischen Literatur
- kritische Bewertung der recherchierten Literatur (Evidenz) bezüglich Validität/Brauchbarkeit
- Anwendung der ausgewählten und bewerteten Evidenz beim individuellen Fall
- Bewertung der eigenen Leistung

Es geht also nicht darum, einen Patienten nur nach Datenlage zu behandeln, wodurch sicherlich eine sehr unpersönliche (Zahn-)Medizin entstehen könnte. Vielmehr sollen die nach den genannten Prinzipien zusammengetragenen Ergebnisse der (zahn-)medizinischen Weltliteratur als Grundlage für einen möglichst validen Therapieentschied (d. h. die angedachte Therapie beinhaltet die größtmögliche Aussicht auf Heilung oder Stabilisierung der Erkrankung) dienen. Auf dieser Basis trifft der behandelnde (Zahn-)Arzt gemeinsam mit dem Patienten in einer partizipativen Atmosphäre den Therapieentscheid.
Die Bewertung der relevanten Literatur zu einer klinischen Fragestellung erfolgt hierbei mithilfe von sogenannten **Evidenzklassen** (Agency for Healthcare Research and Quality): Studien der Klasse Ia haben die höchste Evidenz, Studien der Klasse IV die geringste. Je höher die Evidenzklasse einer Therapieempfehlung, desto besser kann diese wissenschaftlich begründet werden (Tab. 20.**1**).

Tab. 20.**1** Evidenzklassen zur Beurteilung der Güte von Studien. Aus http://www.ebm-netzwerk.de/grundlagen/images/evidenzklassen.jpg/image_view_fullscreen.

Klasse		**Anforderungen an die Studien: Evidenz aufgrund...**
I	Ia	...einer systematischen Übersichtsarbeit randomisierter, kontrollierter Studien (evtl. mit Metaanalyse)
	Ib	...mindestens einer hoch qualifizierten randomisierten, kontrollierten Studie
II	IIa	...mindestens einer gut angelegten, kontrollierten Studie ohne Randomisierung
	IIb	...einer gut angelegten, quasi-experimentellen Studie
III		...gut angelegter, nicht experimenteller deskriptiver Studien
IV		...von Berichten/Meinungen von Expertenkreisen, Konsensuskonferenzen und/oder klinischer Erfahrungen anerkannter Autoritäten

Behandlungsempfehlungen

Auf der Basis der Evidenzklassen werden Behandlungsempfehlungen gegeben (Synonym: Empfehlungsgrad) Diese werden unterteilt nach (Quelle: http://www.ebmnetzwerk.de):

- **Grad A:** zumindest eine randomisierte kontrollierte Studie von insgesamt guter Qualität und Konsistenz, die sich direkt auf die jeweilige Empfehlung bezieht und nicht extrapoliert wurde (Evidenzebenen Ia und Ib)
- **Grad B:** gut durchgeführte klinische Studien, aber keine randomisierten klinischen Studien, mit direktem Bezug zur Empfehlung (Evidenzebenen II oder III) oder Extrapolation von Evidenzebene I, falls der Bezug zur spezifischen Fragestellung fehlt
- **Grad C:** Berichte von Expertenkreisen oder Expertenmeinung und/oder klinische Erfahrung anerkannter Autoritäten (Evidenzkategorie IV) oder Extrapolation von Evidenzebene Ia, IIb oder III; diese Einstufung zeigt an, dass direkt anwendbare klinische Studien von guter Qualität nicht vorhanden oder nicht verfügbar waren.
- **Good Clinical Practice:** Wenn es für eine Behandlungsmethode keine experimentellen wissenschaftlichen Studien gibt, diese nicht möglich sind oder nicht angestrebt werden, das Behandlungsverfahren aber dennoch allgemein üblich ist und innerhalb der Konsensusgruppe eine Übereinkunft über das Verfahren erzielt werden konnte, so erhält diese Methode die Empfehlungsstärke Good Clinical Practice.

Studientypen

Bei der evidenzbasierten (Zahn-)Medizin geht es demnach um die Beurteilung und Abwägung von klinischen Studien sowie Kohorten- und Fallkontrollstudien. In der (Zahn-)Medizin werden aber eine Reihe weiterer Studientypen verwendet, deren Einordnung für den praktisch tätigen Zahnarzt wichtig ist, um Therapien aber auch diagnostische Verfahren beurteilen zu können. Hierbei werden gerade auch von der Industrie im Rahmen des Wissenschaftsmarketing Begrifflichkeiten teilweise synonym verwendet, wodurch ein falscher Eindruck über den Level der Evidenz entstehen kann. Dies trifft manchmal auf den Gebrauch von Daten aus In-vitro-Studien zu, die die **Effektivität** einer Therapie oder eines Materials **vermeintlich belegen** sollen. Vielmehr kann **in vitro** nur die **Wirkung** beispielsweise eines Materials anhand von sogenannten Surrogaten aufgezeigt werden. Als Surrogat bezeichnet man einen Parameter, der mit dem klinischen Resultat assoziiert wird.

Man sollte bei der Interpretation solcher Studien nun grundsätzlich darauf achten, ob die gemessene Wirkung auch klinisch relevant und nicht nur statistisch signifikant ist.

Ein Beispiel: In einem In-vitro-Versuch, der mit jeweils 20 Proben pro Gruppe durchgeführt wird, unterscheiden sich 2 Adhäsivsysteme hinsichtlich ihrer Haftkraft am Schmelz um 5 MPa. Das ältere Material hat einen Haftwert von 40 MPa, das neuere Material einen von 45 MPa. Bei einer angenommenen Standardabweichung von 5 MPa würden sich diese Werte bei einer bestimmten Irrtumswahrscheinlichkeit ($p < 0{,}05$; Power 0,8) statistisch signifikant unterscheiden. Einfacher gesagt: Das neue Material haftet unter Laborbedingungen signifikant besser am Schmelz als das alte. Nun stellt sich die Frage, ob dieser statistisch signifikante höhere Wert eines Surrogatparameters auch einen klinisch relevanten Unterschied, wie beispielsweise die Erhöhung der Langlebigkeit einer mit dem neuen Adhäsivsystem gemachten Füllung, bedeutet. Dies ist für die beschriebene Fragestellung nicht eindeutig aussagbar. Oftmals ist die Stärke der Assoziation des Surrogats mit dem klinischen Ergebnis nicht ausreichend belegt. Das dargestellte Prinzip gilt aber auch für andere Bereiche der Zahnmedizin, weshalb der Ruf nach (mehr) klinischen Studien berechtigt ist. Aufgrund dieser Tatsachen sollten In-vitro-Ergebnisse, die die Überlegenheit eines neuen Produkts oder Therapieansatzes vermeintlich belegen, mit gesunder Skepsis betrachtet werden.

Sogenannte **In-situ-Studien** geben einen ersten Eindruck über die Wirksamkeit einer Therapie oder können als kostengünstigere Ersatzmethode zur Gewinnung von klinischen Surrogatparametern eingesetzt werden. Ersetzen können sie klinische Studien aber nicht. Eine ähnliche Betrachtung gilt für Tiermodelle.

Eine weiterer Studientyp, die gesundheitsökonomische Evaluation, befasst sich mit der Beurteilung der Kosten in Abhängigkeit von der **Wirksamkeit** (efficacy) und der **Effektivität** (effectiveness) medizinischer Behandlungs- oder Präventionsmöglichkeiten, der sogenannten **Kosteneffektivität** oder auch **Effizienz** (efficiency) (Tab. 20.**2**). Hierzu werden komplexe Studien, die meist zahlreiche Einflussgrößen betrachten, durchgeführt. Ein Problem dieser Studien ist es, dass die Daten zumeist auf Annahmen oder Ergebnissen aus anderen Studien beruhen, die einen ausreichenden Evidenzlevel haben müssen. Ausreichende Daten, die für gesundheitsökonomische Evaluationen herangezogen werden können, liegen heutzutage nur in wenigen Bereichen der Zahnmedizin vor [5] [6].

Partizipative Entscheidungsfindung

Arzt-Patienten-Kommunikation und die Bedeutung von **Professionellen-Klienten-Interaktionsmodellen** nehmen weltweit einen zunehmend bedeutenden Stellenwert ein. In vielen europäischen und amerikanischen Ländern sowie Australien besteht die Bestrebung, Patientenrechte zu stärken und die Patienten aktiv in den medizinischen Entscheidungsprozess mit einzubeziehen [7]. Das gesundheitspolitische Ziel ist es, durch Bereitstellung relevanter Informationen eigenverantwortliche Patientenentscheidungen zu ermöglichen, welche sowohl von Arzt- als

Tab. 20.2 Nomenklatur verschiedener gebräuchlicher Studientypen.

Studientyp	Fragestellung	deutscher Begriff	englischer Begriff
In-vitro-Studie	Funktioniert es unter Laborbedingungen?	Wirkung	effect
Tierstudie	Kann es bei einer anderen Spezies funktionieren?	Wirksamkeit (unter klinisch ähnlichen Bedingungen)	efficacy
In-situ-Studie	Kann es unter den Bedingungen der Mundhöhle funktionieren?	Wirksamkeit (unter klinisch ähnlichen Bedingungen)	efficacy
kontrollierte klinische Studie	Kann es klinisch funktionieren?	Wirksamkeit (unter klinischen Bedingungen)	efficacy
praxisbasierte Studien	Funktioniert es klinisch?	Effektivität (Wirksamkeit unter Alltagsbedingungen)	effectiveness
gesundheitsökonomische Evaluation	Wie ist der Nutzen gegenüber den Kosten?	Effizienz/Kosteneffektivität	efficiency/cost effectiveness

auch Patientenseite für individuell passend erachtet und gegenseitig verpflichtend umgesetzt werden.

MERKE

In vielen Ländern bestehen gesundheitspolitische Ansätze, die Rechte der Patienten zu stärken und diese in den medizinischen Therapieentscheid mit einzubeziehen.

Neben einer **Aufwertung der Patientenperspektive** und **Stärkung des Patientenwunschs** werden Therapietreue und gesteigerte Zufriedenheit bei allen am Entscheidungsprozess beteiligten Parteien als zentrale Vorteile eines „mündigen Patienten" erachtet. In Deutschland beispielsweise verdeutlichen Maßnahmen wie Patientenverfügung und -quittung sowie die Planung des Patientenrechtegesetzes den zentralen Stellenwert dieses Themas in der Gesundheitspolitik. Im Folgenden werden verschiedene Arzt-Patienten-Interaktionsmodelle vorgestellt, hinsichtlich ihrer Vor- und Nachteile gegenübergestellt und das Vorgehen bei der Partizipativen Entscheidungsfindung detailliert beschrieben.

MERKE

Bei der Partizipativen Entscheidungsfindung wird eine gemeinsame Therapieentscheidung durch den Arzt und den Patienten herbeigeführt.

Die Arzt-Patienten-Beziehung

Für einen Großteil der Ärzteschaft, aber auch für viele Patienten, insbesondere der älteren Generation, erfordert die Einbindung eines medizinischen Laien in einen häufig komplexen Entscheidungsprozess eine Umstellung hinsichtlich Haltung und Arzt-Patienten-Interaktion. Historisch ist dieses Verhältnis **paternalistisch** geprägt [8], das bedeutet, der Arzt hat den Zugang zu relevanten (evidenzbasierten) Informationen und trifft die Therapieentscheidung für den unwissenden Patienten. Für den Fall, dass der Patient über die Form seiner Erkrankung und mögliche Therapieformen gut informiert ist, der Arzt aber ungeachtet dessen eine Entscheidung trifft, sprechen wir von einem **dominanzgeprägten** Interaktionsmodell [9].

MERKE

Historisch ist die Arzt-Patienten-Beziehung paternalistisch geprägt. Das „Doctor-knows-best-Prinzip" lässt jedoch häufig die Patientenperspektive außer Acht.

Dabei gebietet es die Berufsehre, immer das Wohl des Patienten im Auge zu haben und die bestmögliche evidenzbasierte Therapie bereitzustellen. Aber genau an diesem Punkt vergessen wir häufig die Patientenperspektive, vor allem dann, wenn wir der Überzeugung sind, besonders gute Therapeuten zu sein und nur das Beste für unsere Patienten erreichen zu wollen.

Für den Patienten kann ein von Dominanz oder Paternalismus geprägtes Interaktionsmodell jedoch durchaus angenehm wirken, da ihm eine passive Rolle zuteilwird und er lediglich den Erklärungen und Anweisungen Folge zu leisten hat [8]. Paternalistisch agierende Professionelle werden häufig als kompetent empfunden, insbesondere dann, wenn ihre Entscheidung freundlich formuliert und dem Klienten plausibel erscheint. Gelingt es dem Arzt jedoch nicht, mit seiner Entscheidung die Erwartungen des Patienten zu befriedigen, oder missachtet er z. B. soziale oder ökonomische Vorgaben, die möglicherweise nicht vorhergesehene Alltagsauswirkungen auf den Patienten haben, so entstehen **Akzeptanzprobleme** auf der Patientenseite. Die asymmetrische Arzt-Patienten-Beziehung, bedingt durch einen ungleichen fachlichen Wissensstand, ist häufige Ursache für Kommunikationsstörungen und Krisen [10]. Diese Asymmetrie kann neben allgemeiner Unzufriedenheit auf Arzt- und Patientenseite und einem gestörten Vertrauensverhältnis auch zu mangelhafter Adhärenz oder schließlich dem Wechsel zu einem anderen Therapeuten führen [8].

In der klassischen Soziologie werden neben der Dominanz und dem Paternalismus noch die Interaktionsmodelle der **informierten Wahl** und der **Konsumentenhaltung** beschrieben. Inhaltlich werden die Modelle nach dem Ort der Entscheidung, Arzt oder Patient, und dem Zugang zu und Verwendung von relevanter Information unterschieden. Die informierte Wahl bzw. die Konsumentenhaltung sind das Gegenteil zu dominanten oder paternalistisch geprägten Arzt-Patienten-Beziehungen. In beiden Fällen trifft der Patient autonom die Entscheidung, wobei er im 1. Modell Informationen im Vorfeld sammelt, wogegen ein Konsument den Arzt mehr oder weniger ausschließlich als Informationsquelle nutzt und darauf basierend autonom entscheidet [9].

Einbeziehung des Patienten in den Entscheidungsprozess

In Zeiten des Internets und somit des freien Zugangs zu medizinischem Fachwissen begegnen wir zunehmend häufiger sehr gut informierten Patienten, die nicht länger als passive Konsumenten therapeutischer Maßnahmen, sondern vielmehr als gleichberechtigte Partner und Mitgestalter in gesundheitlichen Fragen angesehen werden möchten. Weder reine Patientenautonomie noch ärztlicher Paternalismus bieten jedoch die Möglichkeit einer gleichberechtigten Entscheidung. Die Umsetzung eines verstärkt dialogischen Prinzips spiegelt sich in der sogenannten **Partizipativen Entscheidungsfindung** (engl. „shared decision making", **SDM**) wider. Ziel des SDM ist die aktive Einbeziehung des Patienten und möglicherweise auch seiner Angehörigen in den medizinischen Entscheidungsprozess unter Berücksichtigung seiner individuellen Bedürfnisse und Wertvorstellungen [11]. Durch die Etablierung eines gemeinsamen Wissenshorizonts wird der Asymmetrie innerhalb der Arzt-Patienten-Beziehung entgegengewirkt, der Patient kann Diagnosen und Therapieansätze nachvollziehen und übernimmt gleichzeitig **Mitverantwortung** für alle getroffenen Entscheidungen.

MERKE

Die Partizipative Entscheidungsfindung beschreibt ein Interaktionsmodell, bei dem Arzt und Patient gleichberechtigt und partnerschaftlich zu einer Therapieentscheidung unter Berücksichtigung der individuellen Patientenbedürfnisse gelangen.

Die Akzeptanz dieses Interaktionsmodells ist sowohl seitens der Ärzteschaft als auch bei den Patienten in hohem Maße vorhanden [12]. Über 80% aller erwachsenen Patienten befürworten grundsätzlich das Modell der Partizipativen Entscheidungsfindung, realisiert sehen es jedoch lediglich 45% [13]. Diese Angaben sind fast deckungsgleich mit den Einschätzungen der Ärzte, häufig werden Zeitmangel, fehlende oder falsche Informationen, Ängste der Patienten oder auch schlechte Bezahlung als Barriere für die Durchführung von SDM in ärztlichen und zahnärztlichen Praxen angegeben [14]. Ältere Patienten und solche aus niedrigen sozialen Schichten tendieren eher zu einer arztzentrierten Entscheidungsfindung. Es bestehen durchaus kulturelle und landesspezifische Unterschiede, so wünschen sich beispielsweise nur 43% der Spanier eine aktive Mitbeteiligung bei der Entscheidungsfindung, wogegen dies von 93% der Schweizer gefordert wird. Ursprünglich wurde SDM bei der Behandlung **chronischer Erkrankungen** oder bei **Bestehen alternativer Therapiemöglichkeiten** als besonders angebracht angesehen, eindeutige Diagnosen mit alternativlosen Therapiepfaden bedürfen eher keiner Partizipativen Entscheidungsfindung. Diese Aussage mag in ihren Grundgedanken richtig sein, jedoch steht SDM für einen ärztlichen Kommunikationsstil und letztlich auch für eine Haltung dem Patienten gegenüber und kann daher im Einzelfall nicht einer dominanten oder paternalistischen Interaktion weichen. Die Entscheidungsfindung kann zweifelsfrei schneller erfolgen, wenn keine Therapiealternativen vorhanden sind, jedoch ist das beobachtend abwartende und nicht therapierende Verhalten grundsätzlich immer eine Option, die es zu bedenken gilt. In **Notfällen** und Situationen, in denen Patienten sich überfordert fühlen, sollte SDM nicht angewendet werden.

MERKE

SDM ist besonders sinnvoll, wenn mehrere Therapieoptionen diskutiert werden können.

Die Vorteile des SDM sind u. a. [15]:

- eine höhere Patientenzufriedenheit
- eine verbesserte Lebensqualität
- ein verbessertes Krankheitsverständnis
- Kontrolle über die Situation
- gesteigerte Therapietreue
- die Verringerung von Ängsten

Implementierung von SDM in der Praxis

Für die erfolgreiche Umsetzung von SDM gelten einige Grundvoraussetzungen [16]. Da es sich bei der Partizipativen Entscheidungsfindung um ein Professionellen-Klienten-Interaktionsmodell handelt, sind mindestens 2 Parteien an dem Prozess beteiligt. Es kann aber durchaus sinnvoll sein, neben Arzt und Patient weitere Personen in den Entscheidungsprozess mit einzubeziehen z. B. Eltern, Familienangehörige oder auch nicht ärztliches medizinisches Personal. Es ist wichtig, dass sich alle beteiligten Parteien aktiv einbringen und alle relevanten Informationen gegenseitig zur Verfügung stellen. Ist eine Konsensentscheidung getroffen worden, so verpflichten sich die Parteien zur Umsetzung und dazu, **gemeinsam** die **Verantwortung** zu tragen. Für die Praxisimplementierung der gemeinsamen Entscheidungsfindung sind die Kenntnis grundlegender kommunikativer Kompetenzen sowie eine strukturierte ärztliche Gesprächsführung, z. B. nach dem Calgary-Cambridge Observation Guide (CCOG) **[17]**, essenziell. Viele Universitäten haben auf die Forderung nach Vermittlung sozialer und kommunikativer Kompetenzen reagiert und entsprechende Inhalte innerhalb des Medizin- und Zahnmedizinstudiums fest in ihren Lehrplänen verankert.

Die 9 Schritte der Partizipativen Entscheidungsfindung

Tab. 20.**3** fasst die einzelnen Schritte zu einer Partizipativen Entscheidungsfindung zusammen **[18]**.
Der Prozess beginnt mit der Übereinkunft zwischen Arzt und Patient, dass prinzipiell eine Entscheidung ansteht (1. Schritt). Im 2. Schritt bietet der Arzt seinem Patienten die Option der gleichberechtigten und partnerschaftlichen Entscheidungsfindung an. An dieser Stelle kann betont werden, dass eine Behandlungsoption grundsätzlich als Konsensentscheid zwischen Arzt und Patient erarbeitet wird, der Patient jedoch die finale Entscheidungshoheit innehat. Vorausgesetzt, dass der Patient das Angebot für die partizipative Vorgehensweise annimmt, beginnt nun in einem Diskurs die Phase des Informationsaustauschs (3. Schritt). Der Arzt informiert den Patienten über bestehende Therapieoptionen und deren Nutzen, Nebenwirkungen, Kosten etc. Die Präsentation der unterschiedlichen Behandlungspfade sollte möglichst wertfrei und anhand der verfügbaren Evidenz erfolgen. Der Patient hingegen informiert den Arzt über seine Präferenzen, aber auch über bestehende **Bedenken, Sorgen** und **Ängste.** Vor- und Nachteile aller möglichen Optionen werden nun diskutiert, wobei dem Arzt die Rolle des Experten zuteilkommt, der die Informationen bereitstellt, und der Patient vor dem Hintergrund seiner eigenen Wertevorstellung diese Informationen integriert und in eine Therapieentscheidung überführen sollte. Bei der Darstellung der einzelnen Optionen sollte der Arzt sich in der Rückmeldungsphase (5. Schritt) vergewissern, dass der Patient alle Informationen verstanden hat, ehe er in der Entscheidungsphase (6. Schritt) die bevorzugte Alternative erfragt. Im Anschluss an diese Phase haben beide Parteien die Möglichkeit, ihre Sichtweise zu begründen, der Arzt aus medizinischer Sicht, der Patient eher aus einem persönlichen Blickwinkel (7. Schritt). Sind alle Informationen ausgetauscht, so sollten Arzt und Patient gemeinsam eine Entscheidung treffen (8. Schritt). Es ist wichtig, dass beide Parteien diese Entscheidung sowohl aus medizinischer Sicht als auch unter Berücksichtigung aller persönlichen Umstände vertreten können. Abschließend verpflichten sich die Parteien zur **Umsetzung** des **Therapieplans** (9. Schritt).
Partizipative Entscheidungsfindung bedeutet nicht, dass der Arzt den Patienten über mögliche Behandlungsalternativen aufklärt und durch seine Darstellung den Patienten direkt oder indirekt beeinflusst. Auch die häufig gestellte Frage nach der besten Therapie kann ohne Kenntnis der Patientenbedürfnisse nicht ohne Weiteres beantwortet werden. Die Patientenfrage „Wie würden Sie in meiner Situation entscheiden“ ist gleichzusetzen mit dem Wunsch nach Paternalismus, kann aber durchaus bedeuten, dass der Patient noch nicht genügend informiert ist, mit der Situation überfordert ist, oder sich eventuell nicht damit auseinandersetzen möchte. Zur Unterstützung der Patienteninformation werden vermehrt sogenannte **Entscheidungshilfen** eingesetzt, die alle relevanten Informationen zu einer Therapieoption auf eine patientengerechte Art und Weise anschaulicht, d. h. vornehmlich visualisiert, bereitstellen. Einige Krankenkassen stellen ihren Patienten bereits Entscheidungshilfen zu wichtigen Fragestellungen zur Verfügung. In der Zahnmedizin sind Entscheidungshilfen noch nicht sehr verbreitet, es gibt jedoch auch hier Hinweise, dass deren Einsatz sowohl die Partizipative Entscheidungsfindung als auch die Umsetzung evidenzbasierter Zahnmedizin erleichtert.

Tab. 20.**3** Partizipative Entscheidungsfindung [18].

Prozess-Schritte	
1.	Übereinkunft, dass eine Entscheidung ansteht
2.	Angebot der partnerschaftlichen Entscheidungsfindung
3.	Präsentation der Behandlungsoptionen
4.	Nutzen-Risiko-Analyse der einzelnen Optionen
5.	Patientenrückmeldung, Erwartungshaltung
6.	Welche Optionen werden bevorzugt?
7.	Begründung und Entscheidungsphase
8.	Erreichen einer gemeinsamen Entscheidung
9.	Selbstverpflichtung zur Umsetzung

Die Qual der Wahl: non-, mikro- oder minimal-invasiv?

Andere Länder, andere Sitten

Wie in den vorhergehenden Kapiteln beschrieben, stehen zur Behandlung früher Läsionsformen non- und mikroinvasive Therapien zur Verfügung. Diese sind meist aber nicht bei fortgeschrittenen Kariesstadien wirksam, sodass hier (minimal-)invasive Therapieformen gewählt werden sollten. Die Abwägung des **„richtigen" Zeitpunkts des invasiven Therapieentscheids** gestaltet sich aber als durchaus nicht einfach. Dies verdeutlichen Studien, in denen Zahnärzte befragt wurden, ab welcher röntgenologischen Kariesausdehnung bei approximaler Karies sie eine Restauration für indiziert halten (Tab. 20.**4**).
Hierbei unterscheiden sich nicht nur die Angaben von Zahnärzten aus verschiedenen Ländern, sondern auch diejenigen innerhalb eines Landes. In Frankreich wird demnach bei Vorliegen einer röntgenologisch bis an die Schmelz-Dentin-Grenze extendierten Karies oftmals eine Füllung inseriert [25], während vor allem in Norwegen und Schweden eine zurückhaltende Einstellung vorherrscht [19] [20] [21]. In Brasilien ist eine ähnliche Einstellung wie in Skandinavien zu beobachten [22], während in Schottland (ältere Daten) und in den USA teilweise deutlich früher gebohrt wird [23] [24].

MERKE

Der Zeitpunkt des invasiven Therapieentscheids bei approximaler Karies unterscheidet sich deutlich in verschiedenen Teilen der Welt.

Ähnliche Schwierigkeiten, einen adäquaten Therapieentscheid zu treffen, gelten für okklusale und zervikale kariöse Läsionen (Wurzelkaries). Ein Ausweg aus dem Dilemma der oftmals unzureichenden prädiktiven Möglichkeiten einer Kariesprogression anhand von klinischen und radiologischen Läsionsmerkmalen stellt die longitudinale Kontrolle des Kariesprozesses im Sinne eines **Kariesmonitorings** dar. Diese Vorgehensweise setzt allerdings voraus, dass

- Karies als ein in zumindest frühen Stadien arretierbarer Prozess angesehen wird,
- eine Objektivierbarkeit der Kariesbefunde und somit eine Vergleichbarkeit zwischen verschiedenen Untersuchungszeitpunkten gegeben ist,
- bei einem Zahnarztwechsel eine Übertragung der zahnflächenspezifischen Befunde stattfindet (z. B. Bissflügelbefunde oder Diagnodent-Werte) und somit keine Informationen verloren gehen und
- dass der Patient bereit ist, regelmäßige Kontrollen durchführen zu lassen.

Ökonomische Auswirkungen des Zeitpunkts

Betrachtet man den oftmals geringen Anteil der Kosten für non-invasive Therapieverfahren an den Gesamtkosten für zahnärztliche Maßnahmen in Ländern mit etablierten Marktökonomien, wie beispielsweise Deutschland [26], so wird deutlich, dass die Zahnheilkunde heutzutage überwiegend invasiv ausgerichtet ist. Invasive Maßnahmen werden fast immer durch akademisch ausgebildete Zahnärzte durchgeführt, auch wenn es in den letzten Jahrzehnten eine Tendenz zu verzeichnen gibt, dass – beispielsweise in den Niederlanden und in Skandinavien – restau-

Tab. 20.**4** Auswahl von Studien zum invasiven Therapieentscheid von Zahnärzten bei Approximalkaries (permanente Zähne) in Abhängigkeit von der röntgenologischen Kariesausdehnung.

Land	n	röntgenologische Kariesausdehnung				
		Schmelzhälfte		Schmelz-Dentin-Grenze	äußeres Dentindrittel	mittleres Dentindrittel
		äußere	innere			
		E1	E2	EDJ (= SDG)	D1	D2
Schweden [19]	575		2	5	41	52*
Norwegen [20]	640		4	15	62	19
Norwegen [21]	2375		1	6	56	36
Brasilien (Studierende) [22]	346	3	7	29	41	21
Schottland (30 J.) [23]	1127	2	18	29		49*
USA (low-risk) [24]	500	2	39	–	54	5
USA (high-risk) [24]	500	9	66	–	24	1
Frankreich [25]	800	20	36	32	11	1

Alle Angaben in Prozent. EDJ: Enamel Dentine Junction = Schmelz-Dentin-Grenze (SDG)
* die radiologische Ausdehnung liegt über das 1. Dentindrittel hinaus, aber nicht weiter als bis zur Hälfte des Dentins

rative Maßnahmen teilweise auf geschultes **zahnärztliches Fachpersonal** übertragen werden. Non-invasive Verfahren sind hingegen mit wesentlich geringeren Kosten für Personal, Infrastruktur und Materialien implementierbar, da diese auch von nicht akademisch ausgebildeten Mitarbeitern durchgeführt werden können [27].
Allerdings werden Maßnahmen zur Früherkennung und -behandlung in vielen Teilen der Welt heutzutage nur in geringem Maße monetär honoriert. Wenn überhaupt, werden seitens des Staates vor allem Jugendliche im Rahmen der zahnärztlichen Gruppen- und Individualprophylaxe unterstützt. Die etablierte Praxis liegt somit teilweise im Widerspruch zu den vorhandenen Kenntnissen über die Möglichkeiten der (non- und mikro-invasiven) Kontrolle des Kariesprozesses.

MERKE

Non-invasive Maßnahmen, vor allem auf Gruppen- und Populationsbasis sind kostengünstig, während restaurative Maßnahmen generell mit höheren Kosten für das Individuum, aber auch die Allgemeinheit, verbunden sind [27].

Diese Betrachtung soll nicht zu dem Gedanken verleiten, dass invasive Maßnahmen möglichst gänzlich vermieden werden könnten, um in der Folge Kosten zu sparen. Dies ist aus epidemiologischer Sicht mit Sicherheit heutzutage nicht möglich (Kap. **8**). Der praktisch tätige Zahnarzt sollte sich aber darüber bewusst sein, dass die Kosten für den Patienten und das Gesundheitssystem, also die der Allgemeinheit, mit dem ersten invasiven Therapieentscheid zur Behandlung der Karies entscheidend beeinflusst werden: Mit der Insertion der 1. Füllung wird unweigerlich die sogenannte **„Todesspirale“ des Zahns** [28] in Gang gesetzt. Die Wahrscheinlichkeit eines späteren Zahnverlusts steigt ab diesem Zeitpunkt zumindest deutlich an [29] [30]. Der in der englischsprachigen Zahnmedizin geläufige Satz **„most dentistry is re-dentistry“** verdeutlicht diesen Umstand ebenso.

MERKE

Die Abwägung des Zeitpunkts der erstmaligen (minimal-)invasiven Intervention spielt für die Lebensdauer des Zahns und auch für die Lebensqualität des Patienten eine entscheidende Rolle.

Philosophiewandel in der Kariologie

Philosophie „drill and fill“

Die klassische invasive Kariestherapie basiert auf der **Kavitätenlehre nach Black** [31], die gerne mit dem Begriff **„extension for prevention“** umschrieben wird (s. Kap. **18** u. **19**). Hierbei wurde darauf abgezielt, unter Einhaltung klassischer Präparationsregeln eine Kavität zu präparieren, die genügend Retention für die damals zur Verfügung stehenden Materialien (v. a. Zemente, Amalgam und Gold) aufwies. Die Ränder der Restauration sollten in Bereichen des Zahns liegen, die für die Mundhygiene gut zugänglich sind, um die Ausbildung von Randkaries zu verhindern. Dies bedeutete, dass okklusal alle Fissuren einbezogen sowie approximal die Kästen sehr weit extendiert werden sollten. Darüber hinaus sollte „infektiöses Dentin“ möglichst vollständig entfernt werden, um danach auf hartem, vermeintlich bakterienfreien Dentin eine Restauration zu platzieren.

FEHLER UND GEFAHREN

Die Einhaltung der Black'schen Regeln zur Kavitätenpräparation führt dazu, dass bereits bei der Erstversorgung eines kariösen Zahns weite Teile des Schmelzes präpariert werden müssen.

Diese Philosophie resultiert in einer invasiv ausgerichteten Behandlungsstrategie, die hohe Kosten, Schmerzen und epidemiologisch gesehen einen hohen DMFT-Wert zur Folge hat. Dieses Paradigma kann mit dem Anglizismus **„drill and fill“** umschrieben werden. Doch ist für eine erfolgreiche **Kontrolle** des **Kariesprozesses** eine vollständige Eliminierung aller klinischen und röntgenologischen Anzeichen einer Karies, also auch von Frühstadien des Kariesprozesses, überhaupt notwendig?

Philosophie „heal and seal“

Heutzutage geht man davon aus, dass der Kariesprozess aufgehalten werden kann, wenn kariesbegünstigende Faktoren reduziert werden, sei es durch non-invasive, invasive oder aber auch mikro-invasive Maßnahmen.
Hinsichtlich der Progressionsgeschwindigkeit der Approximalkaries konnte gezeigt werden, dass die Etablierung einer röntgenologisch detektierbaren Dentinkaries in den meisten Fällen mehrere Jahre bis zu 1 Jahrzehnt dauert [32] [33], sodass ein ausreichendes Zeitfenster für einen rechtzeitigen invasiven Therapieentscheid besteht. Bei guter Zugänglichkeit der Zahnfläche und gegebener Adhärenz/Compliance des Patienten sind sowohl kariöse Schmelz- als auch Dentinläsionen (Wurzelkaries) durch rein non-invasive Maßnahme arretierbar. Die Auswahl dieser Maßnahmen sowie die Frequenz der Anwendung

sollten sich am Kariesrisiko des Patienten orientieren. Die Wahrscheinlichkeit der **Arretierung einer kariösen Läsion** durch alleinige non-invasive Maßnahmen nimmt allerdings mit Zunahme der Kariesausdehnung ab. Entsprechend zeigt eine kariöse Läsion vor allem dann eine zunehmende Progressionstendenz, wenn diese eine meist auch klinisch feststellbare Kavitation aufweist [34], da in diesem Bereich eine für die Mikroorganismen günstige Milieuänderung stattfindet. Vergleichbare kariesfördernde Bedingungen bestehen auch in tiefen Fissuren- und Grübchen sowie Randspalten von Restaurationen.

MERKE

Nicht nur die non-invasiven, sondern auch die mikro- und (minimal-)invasiven Interventionen zur Behandlung der Karies und ihrer Folgen (Restauration) sollten primär darauf abzielen, ein für pathogene Mikroorganismen und Biofilme günstiges orales Milieu zu beseitigen und deren erneutes Auftreten nachhaltig zu verhindern.

Die seit Jahrzehnten verwendeten adhäsiven Füllungsmaterialien und -techniken erlauben eine substanzschonendere invasive Versorgung der Karies. Das Dogma der vollständigen Entfernung des infektiösen Dentins ist jedoch noch weitverbreitet, obwohl zunehmend bezweifelt wird, ob eine **vollständige Bakterienentfernung** möglich bzw. überhaupt nötig ist – insbesondere auch vor dem Hintergrund, dass bei einer radikalen Kariesexkavation eine erhöhte Gefahr der Pulpaeröffnung besteht [35] (Kap. **18**). Bei der adhäsiven Füllungstherapie wird die Substratzufuhr zu tiefer liegenden Mikroorganismen innerhalb der Kavität gehemmt; weiteren Mikroorganismen bleibt der Zugang versperrt, verbliebene werden eingeschlossen. Gleichzeitig wird dem Patienten durch die therapeutische Maßnahme die Reinigung der entsprechenden Zahnfläche (wieder) ermöglicht. Somit ist der Einfluss des dentalen Biofilms als treibende Kraft des Kariesprozesses eingedämmt (Kap. **19**).
Bei der Versiegelung plaqueretentiver, okklusaler Zahnflächen mit erhöhtem Kariesrisiko wird ein ähnlicher Zustand erreicht. Eine Versiegelung wird ebenso, neben der von gesunden Fissuren, für initiale kariöse Läsionen empfohlen [36] [37], v. a. während des Zahndurchbruchs. Nicht kavitierte kariöse Läsionen an Glatt- und Approximalflächen könnten prinzipiell auch versiegelt werden [38] [39], die Kariesinfiltration weist hierbei allerdings Vorteile gegenüber der Versiegelung auf [40] [41] (Kap. **15**–**17**).

MERKE

Eine moderne kariologische Behandlungsphilosophie, die man im Englischen mit „heal and seal" prägnant umschreiben könnte, verfolgt das Ziel, Karies möglichst mit minimal-invasiven Maßnahmen zu arretieren.

Die Behandlungsphilosophie **„heal and seal"** zur Behandlung von Karies beinhaltet die

- Durchführung non-invasiver Basismaßnahmen durch den Patienten,
- Anwendung risikoorientierter non-invasiver Maßnahmen (durch Fachpersonal oder selbst durchgeführt),
- Versiegelung von Okklusalflächen (gesund und kariös),
- approximale Versiegelung oder Kariesinfiltration,
- pulpaschonende Kariesexkavation,
- adhäsive Füllungsreparatur,
- minimal-invasive adhäsive Füllungstherapie.

Grenzen der non-invasiven Therapie

Um einen möglichst adäquaten Therapieentscheid treffen zu können, bedarf es einer Abwägung vielfältiger Faktoren, die in den vorherigen Kapiteln vorgestellt wurden. Einige weitere Überlegungen sollen bei der Auswahl einer vertretbaren, möglichst minimalintervenierenden Therapie helfen.

Mikromorphologische Aspekte

Eine vollständige Remineralisation initialer kariöser Läsionen im Sinne einer „Restitutio ad integrum" unter klinischen Bedingungen scheint zumindest im initialen Stadium möglich [42]. Die vor allem an bukkalen Glattflächen beobachtbaren Veränderungen der Läsionsoberflächen, die den Anschein einer Remineralisation erwecken, sind zumindest auch teilweise auf eine Abrasion der Oberfläche und nicht nur auf eine Mineraleinlagerung zurückzuführen [43] [44]. Auch wenn **in vitro** eine partielle Remineralisation sogar des unterhalb einer ausgedehnten Schmelzläsion befindlichen Dentins beschrieben wurde [45], scheint eine substanzielle Remineralisation des Läsionskörpers einer Schmelzkaries **in vivo** wenig wahrscheinlich. Vielmehr kann durch eine nachhaltige Änderung des lokalen Milieus eine Remineralisation der Oberfläche erreicht werden. Unter einer relativ dicken **pseudointakten Oberflächenschicht**, die glänzend erscheint, bleibt der Läsionskörper bestehen, wodurch die Läsion eine weißliche, bei Farbeinlagerung eine bräunliche Erscheinung aufweist („Reparatio"). Mit zunehmender Dicke der Oberflächenschicht wird nicht nur eine weitere Demineralisation, sondern auch eine Remineralisation des darunterliegenden Läsionskörper behindert (vgl. Kap. **2** u. Kap. **3**).

MERKE

Klinisch relevant bei der Arretierung einer Karies ist eine Verstärkung des Mineralgehalts der Oberflächenschicht. Das heißt, die initial kariöse Läsion ist als eine „Narbe“ weiterhin vorhanden, sie entwickelt sich aber nicht weiter.

Klinische Betrachtungen

Die Grundvoraussetzung auf Zahnebene, damit alleinige non-invasive Maßnahmen eine Kariesprogression nachhaltig verhindern können, ist eine ausreichende Reinigungsfähigkeit der Zahnoberfläche. Hierbei sind die **Oberflächenbeschaffenheit** und die **Ausdehnung der Karies** wichtige Faktoren. Darüber hinaus spielt die **Häufigkeit der Etablierung eines kariogenen Biofilms** eine entscheidende Rolle, die vor allem von der Oberflächenbeschaffenheit abhängt.

Röntgenologische Ausdehnung – Kavitation der Oberfläche

Die Ausdehnung eines Oberflächeneinbruchs einer kariösen Läsion (Kavitation) korreliert mit der Läsionsausdehnung, d. h. tiefere Läsionen werden mit einer höheren Wahrscheinlichkeit (relevante) Kavitationen der Oberfläche aufweisen als flache. Die alleinige Kenntnis und Interpretation der Läsionsausdehnung reicht aber nicht aus, um die Kavitationsgröße und letztlich die Wahrscheinlichkeit des Voranschreitens einer Karies mit einer akzeptablen Genauigkeit vorherzusagen. Eine klinische Beurteilung der Oberfläche mithilfe einer feinen Sonde sollte gerade bei schwierig zugänglichen Bereichen durchgeführt werden (Kap. **5**).
Zur Erleichterung der klinischen Detektion und Beurteilung von Kavitationen bei Approximalkaries ist jedoch die Kenntnis der Häufigkeit ihres Auftretens hilfreich (vgl. Kap. **6**). Nach Zahnseparation weisen approximale kariöse Läsionen mit einer radiologischen Ausdehnung in die innere Schmelzhälfte (E2) oder das äußere Dentindrittel (D1) in ca. 10% bzw. ca. 30% der Fälle Kavitationen auf [46] [47]. Diese Läsionen scheinen also nicht nur mikroskopisch, sondern auch makroskopisch kavitiert, was man als eine **klinisch relevante Kavitation** bezeichnen könnte. Allerdings fehlen Standards zur Detektion, Beurteilung und Dokumentation der Gradierung der Größenunterschiede von (Mikro-)Kavitationen der Oberfläche, die bei geschlossener Zahnreihe gerade an den Approximalflächen ohne Zahnseparation aufgrund der schlechten Zugänglichkeit nur bedingt eingesehen und beurteilt werden können.

MERKE

Neben der Kenntnis der radiologischen Kariesausdehnung stellt die klinische Abschätzung des Vorliegens einer Kavitation mithilfe einer Kuhhornsonde (ohne Zahnseparation) ein relativ gutes Kriterium dar, um innerhalb einer Behandlungssitzung die Wahrscheinlichkeit einer zukünftigen Kariesprogression bei approximaler Karies abzuschätzen.

Kavitation – Biofilm

Sofern der Patient keine regelmäßige Zahnzwischenraumhygiene betreibt, ist beim Vorliegen einer kavitierten kariösen Läsion von einer dauerhaften Etablierung eines potenziell kariogenen Biofilms auszugehen. Vereinfacht dargestellt, steigt die Wahrscheinlichkeit der **Häufigkeit der Etablierung eines kariogenen Biofilms** mit der **Größe der Kavitation** an der Läsionsoberfläche.

Biofilm – Kariesprogression

Die **Häufigkeit des Auftretens eines kariogenen Biofilms** ist offenbar entscheidend für die Wahrscheinlichkeit des Voranschreitens einer Karies (Progressionstendenz). Die Wahrscheinlichkeitsprognose wird oftmals ebenso wie die in Kap. **5** dargestellten klinischen Aktivitätskriterien einer kariösen Läsion als **Kariesaktivität** bezeichnet, was zu Verwirrung führen kann.
Hinsichtlich der Detektion und der Beurteilung der Kariogenität von Plaque (Biofilm) besteht die Schwierigkeit, dass der Zahnarztbesuch nur eine Momentaufnahme bieten kann. Gerade der informierte Patient wird zum Zeitpunkt des Zahnarztbesuchs tendenziell eine verstärkte Plaqueentfernung betreiben, wodurch die Momentaufnahme des Plaquestatus nur ein bedingt „wahres“ Bild ergibt, zumal dies auch nur ein quantitativer und kein qualitativer Faktor ist. Häufiges approximales Plaquevorkommen korreliert mit der **Blutungsneigung der Gingiva**. Die Provozierbarkeit einer Gingivablutung scheint somit zumindest bei (zervikaler) Glattflächenkaries eine zuverlässige, wenn auch indirekte Möglichkeit, die etablierte Plaque der vorherigen Tage bis Wochen abzuschätzen (vgl. auch Kap. **5**) [48].
In diesem Zusammenhang kann man nicht häufig genug betonen, dass Zahnärzte Patienten behandeln und nicht Zähne oder nur Zahnflächen. Dennoch wird die Entscheidung zum Therapieentscheid vor allem auf Ebene der Zahnfläche oder zumindest des Zahns getroffen. Diese Ebene wird von Faktoren der übergeordneten Ebenen – Individuum und Population – beeinflusst, sodass diese ebenso beachtet werden müssen. Die Compliance/Adhärenz des Patienten beeinflusst maßgeblich den Zeitraum bis ein kariöser Prozess so weit vorangeschritten ist, dass weitergehende Maßnahmen indiziert sind (vgl. Kap. **9**).

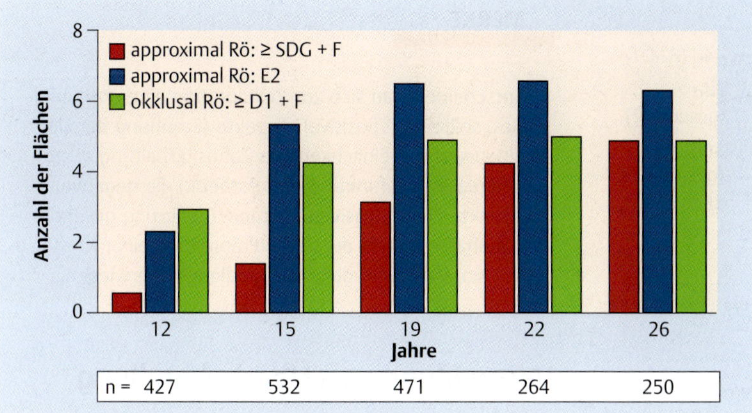

Abb. 20.**1** Während invasiv behandlungsbedürftige okklusale Läsionen (grüne Balken) bereits im jugendlichen Alter auftreten, sind approximale Läsionen im Seitenzahnbereich in diesem Alter zu einem größeren Anteil radiologisch auf den Schmelz beschränkt (E2; blau). Mit zunehmendem Alter entstehen weiterhin neue approximale Schmelzläsionen, aber es etabliert sich im Abstand von jeweils 3–4 Jahren ca. 1 neue approximale kariöse Läsion, die röntgenologisch zumindest die Schmelz-Dentin-Grenze (SDG) durchbricht oder bereits mit einer Füllung (F) versorgt wurde (rote Balken) [33].

MERKE

Eine erhöhte Blutungsneigung einer benachbarten Papille weist bei parodontal gesunden Patienten auf eine erhöhte Progressionstendenz der Approximalkaries hin **[48]**.

Geschwindigkeit der Kariesprogression

Bis zu welchem Stadium des Kariesprozesses non-invasive Optionen als alleinige Maßnahme zum Kariesmanagement von Zahnärzten empfohlen werden, hängt zu einem großen Teil von der Kenntnis über die Wahrscheinlichkeit der Geschwindigkeit der weiteren Kariesprogression ab. Hierzu können sogenannte **prospektive Kohortenstudien,** in denen Patientengruppen über mehrere Jahre hinsichtlich der Kariesentwicklung untersucht werden, Auskunft geben. Grundsätzlich ist bei solchen Untersuchungen eine Standardisierung der Röntgentechnik äußerst wichtig, um Fehlinterpretationen auf sequenziellen Bildern aufgrund unterschiedlicher Projektionen zu vermeiden (s. a. Kap. **6** u. Kap. **25**).

In einer der prospektiven Studien zur Kariesprogression wurden approximale und okklusale Zahnflächen von Seitenzähnen beobachtet. Die Studie wurden während der 1980er- und 1990er-Jahre in Schweden durchgeführt; der DMFT der 12-Jährigen lag damals bei 3,2 und damit höher als in den meisten Ländern mit etablierten Marktökonomien heutzutage (Abb. 20.**1**) **[33]**.

Abhängigkeit vom Alter

Die Rate der Kariesprogression sowie der Entwicklung neuer Läsionen ist hierbei bei Jugendlichen höher als bei jungen Erwachsenen. Die Unterschiede in der Inzidenz in Abhängigkeit vom Lebensalter spiegeln sich in der Abb. 20.**1** wieder. Bis zu einem Lebensalter von 19 Jahren entstehen wesentlich mehr neue approximale Läsionen als bei jungen Erwachsenen. Dieser Unterschied in der Kariesinzidenz ist bei okklusalen Läsionen sogar wesentlich ausgeprägter. Somit gewinnen ab einem Lebensalter von 20 Jahren die approximalen im Vergleich zu den okklusalen Läsionen relativ an Bedeutung **[33]**.

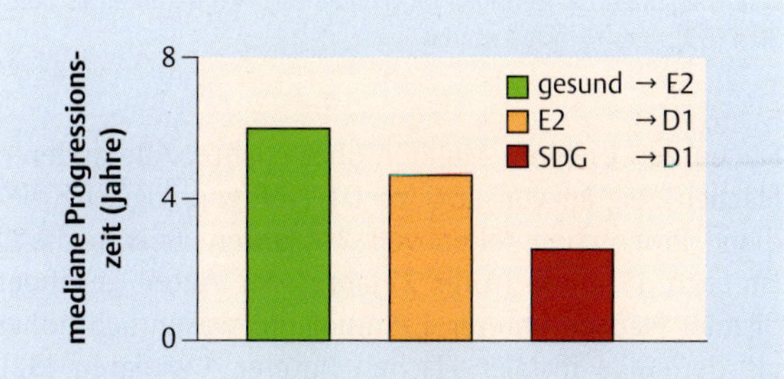

Abb. 20.**2** Von Karies betroffene gesunde approximale Flächen bei schwedischen Jugendlichen (um 1990) bildeten zu 50% innerhalb von 6 Jahren eine röntgenologisch sichtbare Karies bis in die innere Schmelzhälfte aus. Die mediane Progressionszeit einer Karies, die bis in die innere Schmelzhälfte (E2) oder bis zur Schmelz-Dentin-Grenze (SDG) extendiert war, bis jeweils in das äußere Dentindrittel (D1) betrug nur 5 bzw. 3 Jahre [32].

Approximale Flächen

Die mediane Penetrationsdauer einer approximalen Karies bis in den inneren Schmelz betrug nach oben benannter Studie in der Altersspanne von 11–22 Jahren ca. 6 Jahre, d. h. 50% der kariösen Läsionen, die im Alter von 22 Jahren eine radiologische Schmelzkaries aufwiesen, benötigten 6 Jahre oder länger zur Entwicklung. Die Kariesprogressionsrate von röntgenologisch an der Schmelz-Dentin-Grenze sichtbaren kariösen Läsionen war in dieser Studie ca. doppelt so hoch (Abb. 20.**2**) **[32]**.

Abhängigkeit von der Art des Zahns

Ebenso unterscheiden sich verschiedene approximale Zahnflächen hinsichtlich der medianen Progressionszeit (Zeit in Jahren, die 50% der Läsionen brauchen, um von einem Stadium zum nächsten voranzuschreiten) voneinander. Diese betrug für die Progression von der Schmelz-Dentin-Grenze (SDG) bis maximal in die 1. Dentinhälfte für die distalen Fläche der 1. und die mesialen Flächen der 2. unteren Prämolaren im Unterkiefer sowie die distalen

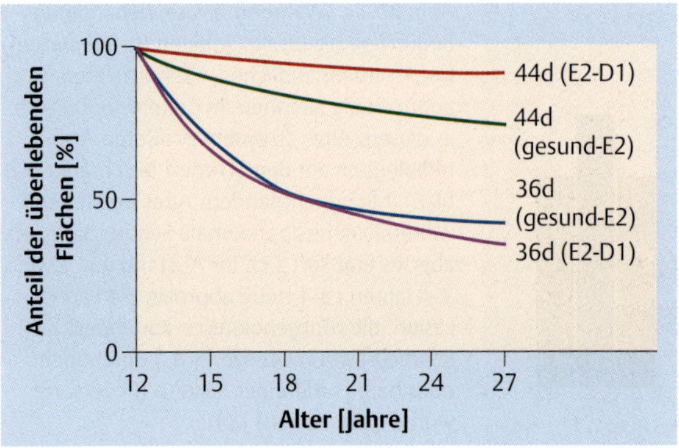

Abb. 20.**3** Der Anteil gesundverbleibender approximaler Flächen (Überlebensanteil) ist bei mesialen Flächen unterer 1. Prämolaren (76%) wesentlich höher als bei distalen Flächen unterer 1. Molaren (41%). Die radiologische Progression einer Schmelzkaries (E2) zu einer beginnenden Dentinkaries (D1) ist bei 44 d häufiger als bei 36 d [33].

Fläche der 1. oberen Molaren über 5 Jahre. Alle anderen Flächen zeigten von SDG zu D1 (röntgenologisch) mediane Progressionszeiten von 2–4 Jahren. Entsprechend ist nach 15 Jahren (Alter 27 Jahre) der Anteil gesunder distaler Flächen unterer 1. Prämolaren wesentlich höher als derjenige distaler Flächen unterer 1. Molaren **[32]**. Auch die Kariesprogression einer Schmelzkaries (E2) zu einer Dentinkaries (D1) ist wesentlich häufiger bei distalen Flächen unterer 1. Molaren (Abb. 20.**3**) **[33]**.

Grenzen der mikro-invasiven Therapie

Ab einem gewissen Zerstörungsgrad eines Zahns überwiegt bei rein non-invasiver Herangehensweise das Risiko (z. B. von Zahnhartsubstanzfrakturen oder auftretender Schmerzen) gegenüber dem zu erwartenden Nutzen (z. B. geringere Kosten). Dies bedeutet, dass bei weiterhin ausbleibendem invasivem Eingreifen die möglichen Folgeschäden größer sind als die durch die Behandlung zu erwartenden Nachteile. Wird eine restaurative Therapie als notwendig angesehen, sollte man im Auge behalten, dass alle Restaurationen einer Alterung unterliegen. Daher müssen diese häufig nach einigen Jahren durch zumeist größere Versorgungen ausgetauscht werden **[49]**. Eine **Brücke** zwischen **non-invasiven** und **minimal-invasiven** Interventionen schlagen gewissermaßen versiegelnde Maßnahmen, bei denen nur sehr wenig Zahnhartsubstanz bei der Vorbehandlung mit Säuren „geopfert" werden muss. Hierfür wurde der Überbegriff **mikro-invasive Therapie** vorgeschlagen **[50]** (s. Kap. **9**, Kap. **15**, Kap. **16**).

MERKE

Entscheidet man sich zur Restauration einer Primärkaries, sollten die positiven Aspekte (Erhöhung der Überlebenswahrscheinlichkeit des Zahns, Erhaltung einer adäquaten Kaufunktion und Ästhetik) die negativen Aspekte einer invasiven Therapie (Opferung gesunder Zahnhartsubstanz durch die Präparation einer Kavität, Kosten, Belastung durch Behandlung) überwiegen.

Vermeidung von Überbehandlung

Zur Vermeidung einer Überbehandlung sollten möglichst nur kariöse Läsionen versiegelt oder infiltriert werden, bei denen eine Kariesprogression zu erwarten ist und die mit non-invasiven Maßnahmen wahrscheinlich nicht arretierbar sind. Eine Beurteilung der Progressionstendenz zu nur einem Zeitpunkt ist hierbei mit größerer Unsicherheit behaftet als die Beobachtung der Läsion über einen längeren Zeitraum. Als **nicht progredient eingeschätzte approximale Läsionen**, wie diese oftmals bei älteren Patienten mit geringem Kariesrisiko vorliegen, bedürfen keiner (mikro-invasiven) Behandlung (Kap. **17**). Würde diese Karies dennoch infiltriert, entstünde nach heutigem Kenntnisstand dennoch kein höheres Risiko hinsichtlich der Progredienz der Läsion. Insbesondere Approximalkaries bei Kindern (Milchmolaren; 4–10 Jahre) sowie Jugendlichen und jüngeren Erwachsenen (14–35 Jahre) zeigt hingegen oftmals eine relativ hohe Progressionstendenz **[32]** **[33]**, sodass die Gefahr einer Überbehandlung in diesen Altersgruppen wesentlich geringer ist **[51]**. Auch okklusale kariöse Läsionen, die über einen längeren Zeitraum stabil sind, müssen nicht versiegelt werden. Hiervon ist bei Erwachsenen und Senioren in vielen Fällen auszugehen, sofern sich das Kariesrisiko nicht unmittelbar vor dem Untersuchungstermin verändert hat.

Das Problem der Unterbehandlung

Eine oftmals geäußerte Befürchtung bei der **Versiegelung** und der **Infiltration** besteht in einer klinischen Unterschätzung der „wahren" (histologischen) Kariesausdehnung und einer daraus folgenden Unterbehandlung der kariösen Läsionen.

Dentinbeteiligung

Ein Grund für diese Befürchtung ist die Beobachtung während der Exkavation, dass gerade klinisch kaum erkennbare approximale Karies oftmals bereits bis tief in das Dentin ausgedehnt ist. Aber auch die Erfahrung, dass verfärbte oder initial kariöse Fissuren oftmals bis in das Dentin reichen, hält vom Einsatz der mikro-invasiven Techniken ab. Im Zusammenhang mit der Approximalkaries wird oftmals der Begriff **„verborgene Karies"** (hidden caries; Caries occulta) verwendet. Dieser Ausdruck wurde zu

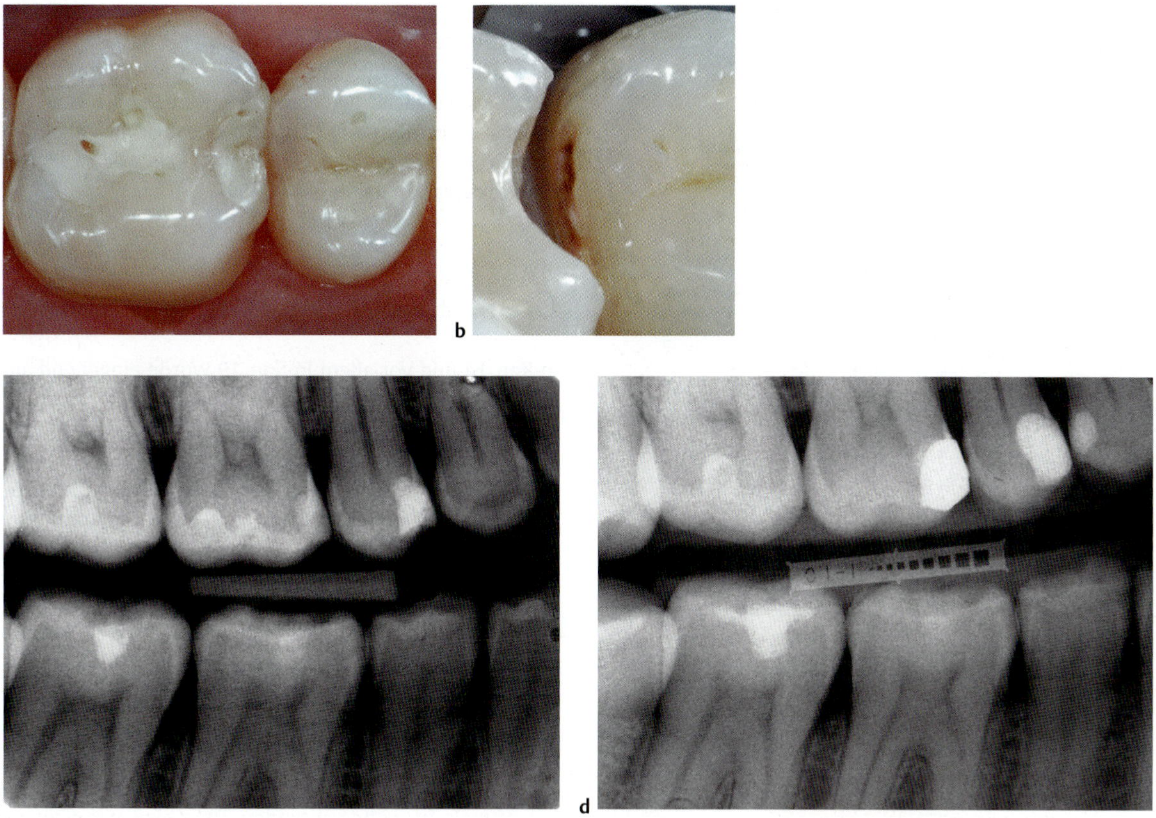

Abb. 20.**4** An Zahn 25 distal erkennt man eine ICDAS 4-Läsion (ZP 10 J.), die – aufgrund einer iatrogenen Schädigung bei der Präparation der Füllung an 26 mesial ca. 10 Jahre zuvor (ZP 0 J.) – eine Rauigkeit der Oberfläche aufweist. ZP: Zeitpunkt.
a ICDAS 4-Läsion an 25 distal.
b Iatrogener Schaden.
c Auf einem Kontrollröntgenbild (ZP 3 J.) drei Jahre nach Legen der Füllung an 26 erkennt man D1-Läsionen an 25 distal und auch an 26 distal.
d 12 Jahre später erkennt man auf dem Röntgenbild (ZP 15 J.), dass die Füllungen an 25 und 26 ausgetauscht wurden, während die kariösen Läsionen an den anderen Approximalflächen dieser beiden Zähne nicht vorangeschritten sind. Dies ist insbesondere aufgrund der Rauigkeit (Mikrokavitation) der distalen Fläche des Zahns 25 bemerkenswert.

einer Zeit geprägt, als die visuell-taktile Inspektion das vorrangige diagnostische Mittel war. Die rein visuell-taktile Befundung hat für frühe und mittlere approximale Kariesstadien jedoch nur eine sehr geringe Sensitivität (nur wenige der erkrankten Zahnflächen werden auch als solche erkannt, vgl. Kap. **5**). Insofern liegt es in der Natur der Sache, dass approximale Karies im beginnenden und auch mittleren Stadium klinisch häufig übersehen oder ihre Ausdehnung unterschätzt wird.

Erst durch Zuhilfenahme weiterer diagnostischer Hilfsmittel, wie Bissflügelröntgenaufnahmen oder Transillumination, können auch geringer ausgedehnte approximale Kariesstadien detektiert und ihre Ausdehnung besser abgeschätzt werden (Kap. **6**). Aber auch im Röntgenbild wird die tatsächliche Ausdehnung der Karies eher unterschätzt. Viele Läsionen, die röntgenologisch auf den Schmelz begrenzt sind, reichen histologisch bereits deutlich bis in das Dentin. Allerdings stellt auch eine histologische Dentinbeteiligung per se keine Indikation für eine Füllungstherapie dar (Kap. **18**). Vielmehr beeinflusst, wie beschrieben, vor allem die **Beschaffenheit der Läsionsoberfläche** den Therapieentscheid. Dies bedeutet, dass man bei röntgenologischen D1-Läsionen und klinischer Kenntnis der Oberflächenbeschaffenheit in Abhängigkeit des Kariesrisiko abwägen muss, ob eine Arretierung durch Infiltration (approximal) oder eben Versiegelung (okklusal) wahrscheinlich ist. Im Zweifelsfall kann es sinnvoll sein, eine restaurative Therapie zu wählen, um nicht die Folgen einer Unterbehandlung zu riskieren. Aber auch kavitierte kariöse Läsionen können arretieren. Wie der in Abb. 20.**4** dargestellte Fall offenbart, ist der adäquate Therapieentscheid individuell zu treffen und stellt oftmals eine nicht leicht zu lösende Aufgabe dar.

Verbleib von Mikroorganismen

Rein auf den Schmelz begrenzte sowie nicht kavitierte Läsionen enthalten zumeist nur wenige Bakterien [52] [53], die aufgrund der nur sehr kleinen Hohlräume keinen kariogenen Biofilm bilden können. Deshalb wird ein Einschluss dieser einzelnen Bakterien meist unkritisch bewertet. Man sollte sich in diesem Zusammenhang darüber

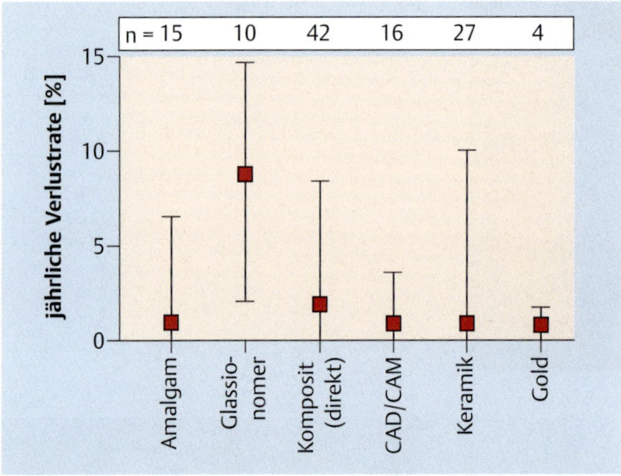

Abb. 20.**5** Mediane (Fehlerbalken = Spannweite) jährliche Verlustraten von Klasse-I/II-Restaurationen bei permanenten Seitenzähnen [50].

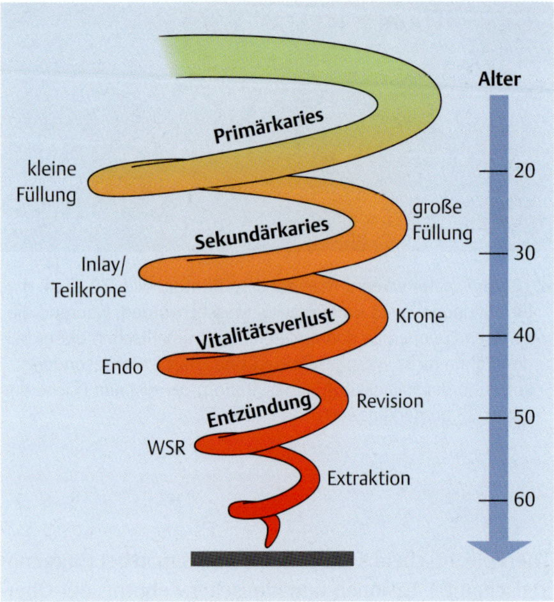

Abb. 20.**6** Die „Todesspirale“ oder Restaurationsspirale (nach [30]) versinnbildlicht die Zunahme der Frequenz von invasiveren Therapieformen mit dem Alter der Person, ab dem Zeitpunkt der Insertion der ersten kleineren Füllung. WSR: Wurzelspitzenresektion.

bewusst sein, dass auch in einer desinfizierten, sogenannten „kariesfreien“ Fissur Mikroorganismen verbleiben. Dies trifft umso mehr auf die Situation nach kompletter Kariesexkavation zu (Kap. **18**). **Sterile Verhältnisse sind nicht zu erreichen!** Dennoch bestehen vielfach Vorbehalte gegenüber dem Versiegeln oder Infiltrieren von unkavitierten kariösen Läsionen oder auch gegenüber dem „unvollständigen Exkavieren“ bei einer Kavitätenpräparation, da bei diesen Maßnahmen Mikroorganismen eingeschlossen werden (Kap. **15–17**).

Auf Grundlage der zurzeit zur Verfügung stehenden Daten schlussfolgern mehrere Autorengruppen, dass ein Versiegeln nicht kavitierter kariöser Fissuren sowie eine adhäsive Therapie nach „unvollständiger Kariesexkavation“ die risikoärmere Alternative zu dem teilweise bestehenden **Dogma der frühzeitigen Füllungstherapie und radikalen Kariesexkavation** darstellt [54] [55].

Grenzen der invasiven Therapie

In Kap. **14** und vor allem in Kap. **19** wurde eingehend auf die **adhäsive Füllungstherapie** eingegangen. Bei richtiger Indikationsstellung können hiermit ästhetisch anspruchsvolle und funktionierende Restaurationen angefertigt werden. Die Überlebensdauer der bei Erstbehandlung inserierten direkten Restauration (Amalgam und Komposit) beträgt im Median ca. 10 Jahre (Abb. 20.**5**), sodass bei einem „durchschnittlichen“ 15-Jährigen – bei einer Lebenserwartung von 80 Jahren – mit einer ca. 6-maligen Erneuerung der Füllung zu rechnen ist.

Mit jeder Erneuerung wird weitere Zahnhartsubstanz entfernt, sodass mit höherem Lebensalter indirekte Restaurationen inseriert werden, die zwar einen größere **Erfolgsrate** ausweisen, aber auch mit deutlich höheren Kosten verbunden sind. Die **Restaurationsspirale** (Abb. 20.**6**) endet oftmals in weiterführenden Therapien wie Kronen, Wurzelkanalbehandlungen oder sogar Zahnersatz [**30**].

MERKE

Die Verlangsamung oder sogar Arretierung der Kariesprogression scheint somit ein anzustrebendes Ziel zur Kontrolle des Kariesprozesses. Aufgrund der begrenzten Lebensdauer von Restaurationen und den damit verbundenen hohen Kosten sollte ein frühzeitiges invasives Vorgehen, so lange wie vertretbar, vermieden werden.

Entscheidungsweichen und Therapieentscheid

Die bisherigen theoretischen Ausführungen zu den Grundlagen einer evidenzbasierten Zahnmedizin unter Beachtung der Grenzen der 3 möglichen Therapieverfahren (non-, mikro- und minimal-invasiv) bei koronaler Primärkaries sollten im klinischen Alltag aber auch umsetzbar sein. Hierzu eignen sich sogenannte Entscheidungsweichen, die auch im Rahmen von klinischen Pfaden im Sinne eines **Qualitätsmanagements** Anwendung finden können. Bei komplexeren Abwägungen sollte dies im Sinne einer Partizipativen Therapieentscheidung erfolgen.

Im Folgenden werden beispielhaft für 3 verschiedene Lokalisationen und Voraussetzungen die wichtigsten Krite-

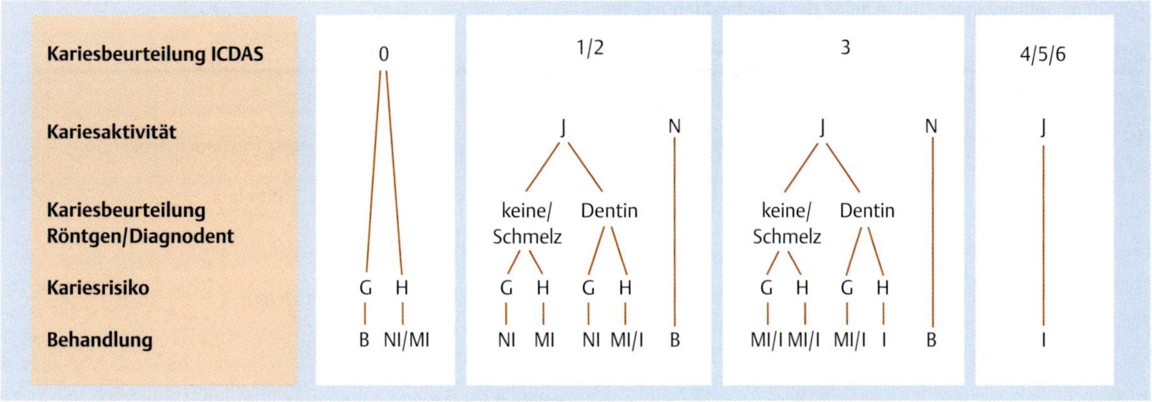

Abb. 20.7 Entscheidungsweiche bei Kariesbefund an Okklusalflächen/Grübchen **ohne** Restauration. **J:** ja; **N:** nein; **G:** gering; **H:** hoch; **B:** Basisprophylaxe; **NI:** non-invasiv; **MI:** mikro-invasiv (Versiegelung); **I:** invasiv (Füllung).

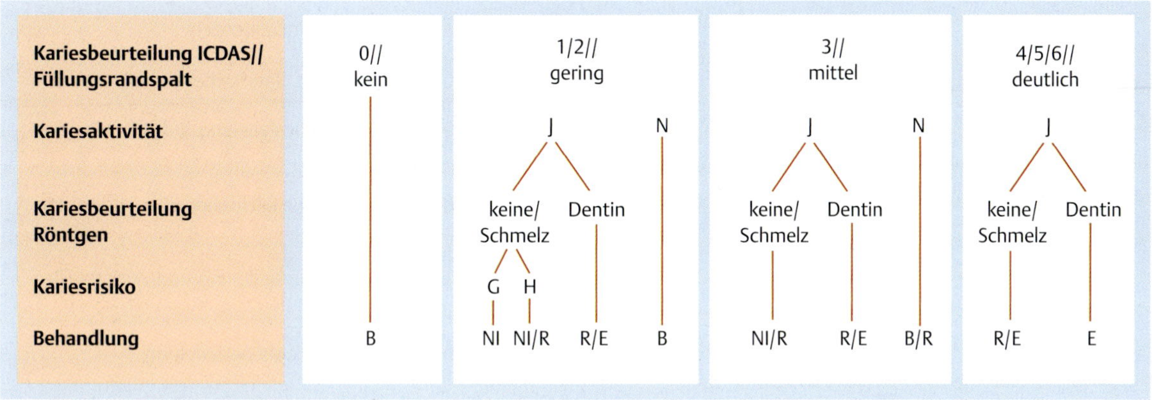

Abb. 20.8 Entscheidungsweiche bei Kariesbefund an Okklusalflächen/Grübchen **mit** Restauration. **J:** ja; **N:** nein; **G:** gering; **H:** hoch; **B:** Basisprophylaxe; **NI:** non-invasiv (z. B. Fluorid); **R:** Reparatur (Komposit); **E:** Erneuerung.

rien bei der Befundung und die jeweils möglichen **zahnbezogenen Therapiemöglichkeiten** in Form von Entscheidungsweichen dargestellt (Erklärungen s. Tab. 20.**5**). Neben diesen Grafiken sind die häufigsten Befunde/Behandlungsoptionen zusätzlich im Text dargestellt. Über die hier erwähnten zahnbezogenen Maßnahmen hinausgehend, sollten risikoadäquate **patientenbezogene non-invasive Interventionen** entweder im Selbstmanagement oder professionell angewendet werden (Kap. **9** bis Kap. **12**).

Befund: Karies an Okklusalflächen/ Grübchen ohne Restauration

Für diese Zahnfläche (Abb. 20.**7**) können folgende generelle Regeln definiert werden:

- Wenn eine inaktive Karies vorliegt, sollte diese nur beobachtet werden.
- Flächen mit ICDAS 0 und aktiver Karies der Stadien ICDAS 1–2 und in Ausnahmefällen ICDAS 3 sollten bei höherem Kariesrisiko versiegelt werden.
- Aktive Karies der Stadien ICDAS 3–6 sollten in den meisten Fällen gefüllt werden, bei sehr tiefen Läsionen kommt eventuell eine schrittweise Kariesentfernung infrage.

Befund: Karies an Okklusalflächen/ Grübchen mit Restauration

Für diese Zahnfläche (Abb. 20.**8**) können folgende generelle Regeln definiert werden:

- Liegen schmelzbegrenzte kariöse Läsionen und/oder geringere Randspalten vor, sollte – sofern non-invasive Maßnahmen nicht ausreichen – eine Reparatur der Restauration angestrebt werden.
- Erwartet man eine kariöse Läsion bis in Pulpanähe und/ oder liegt ein deutlicher Randspalt vor, wird die Restauration erneuert.

Tab. 20.**5** Abkürzungen und Befunde der Entscheidungsweichen.

Kriterium	Ausprägung	Erklärung
Kariesbeurteilung ICDAS	0	gesund
	1	erste Veränderungen im Schmelz (nur nach Trocknung)
	2	deutliche Veränderungen im Schmelz
	3	Schmelzeinbruch
	4	durchschimmerndes kariöses Dentin
	5	kleine Kavität bis in das Dentin
	6	große Kavität bis in das Dentin
	W0	gesunde Wurzel
	W1	Kavitätentiefe < 0,5 mm im Wurzelbereich
	W2	Kavitätentiefe ≥ 0,5 mm im Wurzelbereich
Kariesaktivität Schmelz	ja	• unkavitiert: hell, opak, raue Oberfläche • kavitiert: heller • Beide: regelmäßige Plaquebesiedelung und/oder Papillenblutung
	nein	• unkavitiert: dunkel, wenn weißlich eher glänzend, glatte Oberfläche • kavitiert: dunkler • Beide: regelmäßige Plaquebesiedelung und/oder Papillenblutung
Kariesaktivität Wurzel	ja	dunkel, weich, regelmäßige Plaquebesiedelung
	nein	hell, hart, kaum Plaquebesiedelung
Kariesbeurteilung Diagnodent (okklusal)	keine/Schmelz	Werte < 30
	Dentin	Werte ≥ 30
Kariesrisiko allgemein	gering	Werte < 33 % (laut Kariesrisikobestimmung)
	erhöht	Werte ≥ 33 % (laut Kariesrisikobestimmung)
Kariesrisiko lokal	gering	keine anatomischen Prädispositionen
	hoch	anatomische Prädispositionen
Füllungsrandspalt	kein	nichts sicht- oder tastbar
	gering	sichtbar, kein Unterhaken der Sonde
	mittel	Unterhaken der Sonde u./od. Kavität < 0,5 mm
	deutlich	Unterhaken der Sonde u./od. Kavität ≥ 0,5 mm
Ästhetik relevant	ja	Patient empfindet spontane Beeinträchtigung
	nein	Patient empfindet spontan keine Beeinträchtigung

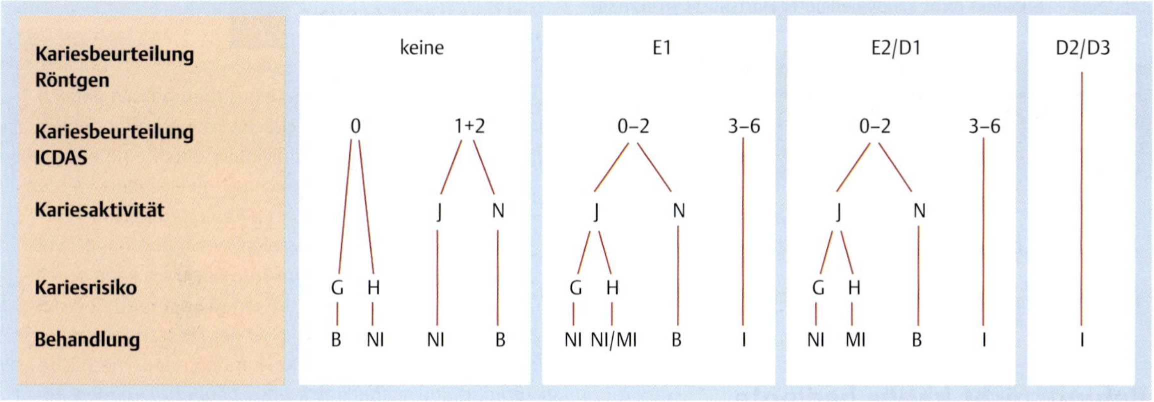

Abb. 20.**9** Entscheidungsweiche bei Kariesbefund an Approximalflächen (ohne Restauration) bei Seitenzähnen. **J:** ja; **N:** nein; **G:** gering; **H:** hoch; **B:** Basisprophylaxe; **NI:** non-invasiv (z. B. Fluorid); **MI:** mikro-invasiv (Infiltration); **I:** invasiv (Füllung).

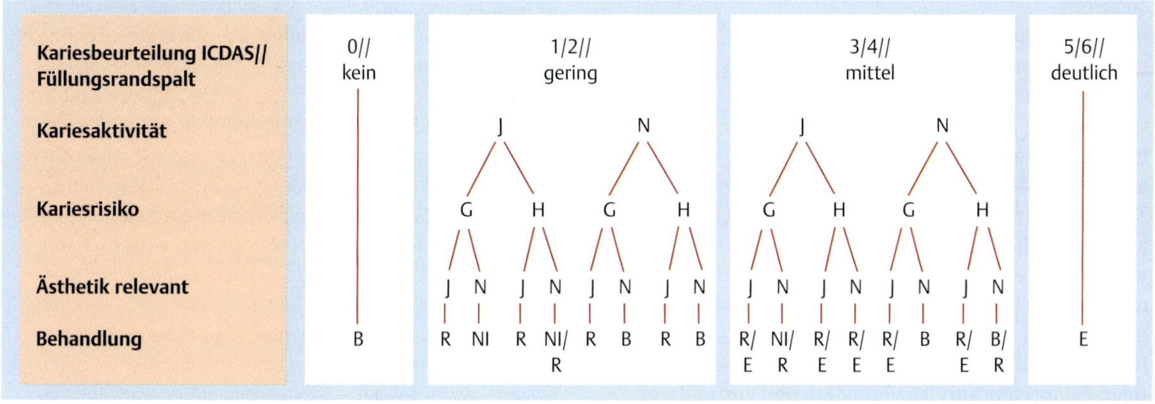

Abb. 20.**10** Entscheidungsweiche bei Kariesbefund an Frontzähnen mit Restauration. **J:** ja; **N:** nein; **G:** gering; **H:** hoch; **B:** Basisprophylaxe; **NI:** non-invasiv (z. B. Fluorid); **MI:** mikro-invasiv (Infiltration); **I:** invasiv (Füllung).

Befund: Karies an Approximalflächen ohne Restauration bei Seitenzähnen

Für diese Zahnfläche (Abb. 20.**9**) können folgende generelle Regeln definiert werden:

- Bei einer inaktiven Karies der Stadien ICDAS 1 und 2 reicht auch bei einer röntgenologischen Ausdehnung bis in das 1. Dentindrittel die Basisprophylaxe aus.
- Aktive Karies der Stadien ICDAS 1 und 2 mit einer röntgenologischen Ausdehnung E1–E2 sollte bei geringem Kariesrisiko non-invasiv (Zahnseide, Fluoride) behandelt werden.
- Aktive Karies der Stadien ICDAS 1 und 2 mit einer röntgenologischen Ausdehnung E2–D1 sollte bei erhöhtem Kariesrisiko infiltriert werden.
- Aktive Karies der Stadien ICDAS 3–6 sollte in den meisten Fällen gefüllt werden, bei sehr tiefen Läsionen kommt eventuell eine schrittweise Kariesentfernung infrage.

Befund: Karies an Frontzähnen mit Restauration

Für diese Zähne (Abb. 20.**10**) können folgende generelle Regeln definiert werden:

- **Ästhetisch irrelevante** beginnende Randkaries (ICDAS 1/2) und/oder geringe Randspalten bedürfen nur selten einer invasiven Korrektur.
- Bei **ästhetisch relevanter** Karies, geringen und mittleren Randspalten und/oder Karies der Stadien ICDAS 1–4 sollte eine Abwägung zwischen Reparatur und Erneuerung der Restauration erfolgen.
- Erwartet man eine kariöse Läsion bis in Pulpanähe und/oder liegt ein deutlicher Randspalt vor, wird die Restauration erneuert.

Tab. 20.**6** Ätiologie nicht kariös bedingter Hartsubstanzveränderungen.

Fläche	Lokalisation	Ätiologie
vestibulär	Wurzel	Attrition/Abrasion
vestibulär	Krone	Erosion/Abrasion
okklusal	Krone	Erosion/Abrasion/ Attrition
palatinal	Krone (Oberkiefer)	Erosion/Attrition

Befund: nicht kariös bedingte Zahnhartsubstanzveränderungen

Wie in den Eingangskapiteln dargelegt, unterscheidet man nach der Ätiologie der nicht kariös bedingten Veränderung

- Erosion (chemische),
- Abrasion (mechanisch durch Fremdeinwirkung) und
- Attrition (mechanische durch Funktion).

Im klinischen Alltag ist die Ätiologie der Veränderung oftmals nicht einfach feststellbar. Neben der betroffenen Zahnfläche und der Lokalisation (Tab. 20.**6**) sind auch die anamnestischen Angaben (z. B. Bulimie, Anorexie, Stress) und die Entdeckung relevanter, aber unbewusster Verhaltensweisen (Pressen, Knirschen, Reflux, Zahnbürsttechnik) hilfreich für die Diagnosestellung.

Hinsichtlich der Therapie versucht man generell die kausalen Faktoren positiv zu verändern. Bei vestibulären Defekten im Wurzelbereich sollte beispielsweise die Putztechnik überprüft werden und ggf. ein geringerer Andruck der Bürste und eine vertikale Bewegung empfohlen werden. Generalisierte Attritionen könnten aufgrund eines stressbedingten starken Pressens oder Zähneknirschen entstanden sein. Hier könnten Empfehlungen zu einer verbesserten Bewältigungsstrategie bei belastenden Situationen hilfreich sein, aber auch die zeitweilige Therapie mit adjustierten Aufbissschienen. Erosionen der Palatinalflächen aufgrund von Bulimie/Anorexie vor allem im Front-/Prämolarenbereich bedürfen einer interdisziplinären Herangehensweise. Liegen hingegen Schmerzen vor, ist die Stabilität des Zahns oder die Vitalität der Pulpa gefährdet, sind invasive Maßnahmen indiziert [**56**].

ZUSAMMENFASSUNG

Die Folgen der Ausbildung eines metabolisch aktiven Biofilms auf der Zahnoberfläche können offensichtlich nur von den wenigsten Individuen durch eine entsprechende Verhaltensweise nachhaltig verhindert werden. Somit stellt die Karies einen ubiquitären natürlichen Prozess dar, der nur schwerlich, wenn überhaupt, vollständig eliminiert werden kann. Allenfalls kann durch entsprechende Maßnahmen eine Verlangsamung des Kariesprozesses erreicht sowie der Entstehung von ausgedehnten Läsionen mit Kavitationen der Oberfläche primär- und sekundärpräventiv begegnet werden, sodass in der Folge invasive (operative) Maßnahmen nicht notwendig werden oder zumindest auf einen späteren Lebenszeitpunkt verschoben werden können.
Die regelmäßige Kontrolle des oralen Zustands des Patienten und somit unter anderem des Kariesprozesses ist im Sinne einer **minimalintervenierenden Zahnheilkunde** notwendig, um einen adäquaten Therapieentscheid treffen zu können. Die zahnbezogenen Faktoren sollten darüber hinaus immer mit individuumsbezogenen Determinanten der oralen Gesundheit gesamthaft in eine Therapieentscheidung münden. Diese sollte partizipativ zusammen mit dem Patienten auf Grundlage eines möglichst hohen Grades an wissenschaftlicher Evidenz und unter Berücksichtigung seiner persönlichen Bedürfnisse erfolgen.
Studien zur Kariesprogression, die bei den meisten Individuen eine relativ langsames Voranschreiten erkennen lassen, sollten Anlass geben, die in manchen Ländern etablierte frühzeitige Entscheidung für einen operativen Therapieentscheid (klinisch: farbliche Veränderungen im Schmelz ohne deutliche Diskontinuitäten der Oberfläche, röntgenologisch: Ausdehnung bis maximal an die Schmelz-Dentin-Grenze) zumindest fragwürdig erscheinen zu lassen. Die zurückhaltende Einstellung der skandinavischen und australischen Kollegen diesbezüglich könnte zum Anlass genommen werden, ein Umdenken in Richtung einer zahnhartsubstanzschonenden und schmerzarmen Behandlung der Patienten zu befördern. Hierbei können Entscheidungsweichen hilfreich sein, um die Vielzahl an Befunden erfassbar und sowohl für den Studierenden als auch den Patienten den Therapieentscheid nachvollziehbar zu machen.

LITERATUR

1. Cochrane AL. Sickness in Salonica: my first, worst, and most successful clinical trial. Br Med J 1984; 289: 1726–1727
2. Raspe H. Theorie, Geschichte und Ethik der Evidenzbasierten Medizin. In: Kunz R, Ollenschläger G, Raspe H, Jonitz G, Donner-Banzhoff N, eds. Lehrbuch Evidenzbasierte Medizin. Köln: Deutscher Ärzteverlag; 2007
3. Sackett DL. Rules of evidence and clinical recommendations for the management of patients. Can J Cardiol 1993; 9: 487–489
4. Sackett DL, Rosenberg WM, Gray JA et al. Evidence based medicine: what it is and what it isn't. BMJ 1996; 312: 71–72
5. Kallestal C, Norlund A, Soder B et al. Economic evaluation of dental caries prevention: a systematic review. Acta Odontol Scand 2003; 61: 341–346
6. Oscarson N, Kallestal C, Fjelddahl A et al. Cost-effectiveness of different caries preventive measures in a high-risk population of Swedish adolescents. Community Dent Oral Epidemiol 2003; 31: 169–178
7. Charles C, Gafni A, Whelan T. Shared decision-making in the medical encounter: what does it mean? Soc Sci Med 1997 44: 681–692
8. Charles C, Gafni A, Whelan T. Self-reported use of shared decision-making among breast cancer specialists and perceived barriers and facilitators to implementing this approach. Health Expect 2004; 7: 338–348
9. Dierks ML, Seidel G. Gleichberechtigte Beziehungsgestaltung zwischen Ärzten und Patienten – wollen Patienten wirklich Partner sein? In: Härter M, Loh A, Apies C, eds. Gemeinsam entscheiden – erfolgreich behandeln: Neue Wege für Ärzte und Patienten im Gesundheitswesen. Deutscher Ärzteverlag; 2005: 35–44
10. Geisler L. Arzt-Patienten-Beziehung im Wandel – Stärkung des dialogischen Prinzips. Recht und Ethik der modernen Medizin 2002; 216–220
11. Härter M. Partizipative Entscheidungsfindung (Shared Decision-Making) – ein von Patienten, Ärzten und der Gesundheitspolitik geforderter Ansatz setzt sich durch. Z Ärztl Fortbild Qualitätssich 2002; 98: 89–92
12. Härter M, Müller H, Dirmaier J et al. Patient participation and shared decision making in Germany – history, agents and current transfer to practice. Z Evid Fortbild Qual Gesundhwes 2011; 105: 263–270
13. Hirsch O, Keller H, Krones T et al. Acceptance of shared decision making with reference to an electronic library of decision aids (arriba-lib) and its association to decision making in patients. An evaluation study. Implement Sci 2011; 70, DOI: 10.1186/1748-5908-6-70
14. Johnson BR, Schwartz A, Goldberg J et al. A chairside aid for shared decision making in dentistry: a randomized controlled trial. J Dent Educ 2006; 70: 133–141
15. Kriston L, Scholl I, Holzel L et al. The 9-item Shared Decision Making Questionnaire (SDM-Q-9). Development and psychometric properties in a primary care sample. Patient Educ Couns 2010; 80: 94–99
16. Kurtz S, Silverman J, Draper J. Teaching and learning communication skills in medicine. Oxford: Radcliffe; 2005
17. Scheibler F, Pfaff H. Shared decision-making. Ein neues Konzept der Professionellen-Patienten-Interaktion. In: Scheibler F, Pfaff H, eds. Shared Decision-Making. Der Patient als Partner im medizinischen Entscheidungsprozess. Weinheim: Juventa; 2003: 11–22
18. Scheibler F, Schwantes U, Kampmann M et al. Shared decision-making. GGW 2005; 5: 23–31
19. Mejàre I, Sundberg H, Espelid I et al. Caries assessment and restorative treatment thresholds reported by Swedish dentists. Acta Odontol Scand 1999; 57: 149–154
20. Tveit AB, Espelid I, Skodje F. Restorative treatment decisions on approximal caries in Norway. Int Dent J 1999; 49: 165–172
21. Vidnes-Kopperud S, Tveit AB, Espelid I. Changes in the treatment concept of proximal caries from 1983 to 2009 in Norway. Caries Res 2011; 45: 113–120
22. Bervian J, Tovo MF, Feldens CA et al. Evaluation of final-year dental students concerning therapeutic decision making for proximal caries. Braz Oral Res 2009; 23: 54–60
23. Nuttall NM, Pitts NB. Restorative treatment thresholds reported to be used by dentists in Scotland. Br Dent J 1990; 169: 119–126
24. Gordan VV, Garvan CW, Heft MW et al. Restorative treatment thresholds for interproximal primary caries based on radiographic images: findings from the Dental Practice-Based Research Network. Gen Dent 2009; 57: 654–663; 664–656, 595, 680
25. Domejean-Orliaguet S, Tubert-Jeannin S, Riordan PJ et al. French dentists' restorative treatment decisions. Oral Health Prev Dent 2004; 2: 125–131
26. Kassenzahnärztliche Bundesvereinigung (KZBV). Aufteilung der Ausgaben für zahnärztliche Behandlung 2005. Köln: Kassenzahnärztliche Bundesvereinigung; 2006
27. Griffin SO, Jones K, Tomar SL. An economic evaluation of community water fluoridation. J Public Health Dent 2001; 61: 78–86
28. Qvist V. Longevity of Restorations – "The Death Spiral". In: Fejerskov O, Kidd EAM, eds. Dental Caries: The Disease and Its Clinical Management. Oxford: Blackwell Munksgaard; 2008: 443–456
29. Elderton RJ. Overtreatment with restorative dentistry: when to intervene? Int Dent J 1993; 43: 17–24
30. Luan W, Baelum V, Fejerskov O et al. Ten-year incidence of dental caries in adult and elderly Chinese. Caries Res 2000; 34: 205–213
31. Black GV. Operative Dentistry. Vol. 1. Chicago: Medico-Dental Publishing; 1908
32. Mejàre I, Kallestal C, Stenlund H. Incidence and progression of approximal caries from 11 to 22 years of age in Sweden: A prospective radiographic study. Caries Res 1999; 33: 93–100
33. Mejàre I, Stenlund H, Zelezny-Holmlund C. Caries incidence and lesion progression from adolescence to young adulthood: a prospective 15-year cohort study in Sweden. Caries Res 2004; 38: 130–141
34. Hintze H, Wenzel A, Danielsen B. Behaviour of approximal carious lesions assessed by clinical examination after tooth separation and radiography: a 2.5-year longitudinal study in young adults. Caries Res 1999; 33: 415–422
35. Bjorndal L, Reit C, Bruun G et al. Treatment of deep caries lesions in adults: randomized clinical trials comparing stepwise vs. direct complete excavation, and direct pulp capping vs. partial pulpotomy. Eur J Oral Sci 2010; 118: 290–297
36. Stosser L, Heinrich-Weltzien R, Hickel R et al. Leitlinie Fissurenversiegelung. Köln: Zahnärztl Zentralstelle Qualitätssich; 2005

37. Splieth CH, Ekstrand KR, Alkilzy M et al. Sealants in dentistry: outcomes of the ORCA Saturday Afternoon Symposium 2007. Caries Res 2010; 44: 3–13
38. Gomez SS, Basili CP, Emilson CG. A 2-year clinical evaluation of sealed noncavitated approximal posterior carious lesions in adolescents. Clin Oral Investig 2005; 9: 239–243
39. Martignon S, Ekstrand KR, Ellwood R. Efficacy of sealing proximal early active lesions: an 18-month clinical study evaluated by conventional and subtraction radiography. Caries Res 2006; 40: 382–388
40. Meyer-Lückel H, Paris S. Improved resin infiltration of natural caries lesions. J Dent Res 2008; 87: 1112–1116
41. Paris S, Hopfenmuller W, Meyer-Lückel H. Resin infiltration of caries lesions: an efficacy randomized trial. J Dent Res 2010; 89: 823–826
42. von der Fehr FR, Löe H, Theilade E. Experimental caries in man. Caries Res 1970; 4: 131–148
43. Mannerberg F. The incipient carious lesion as observed in shadowed replicas ('en face pictures') and ground sections ('profile pictures') of the Same Teeth. Acta Odontol Scand 1964; 22: 343–363
44. Backer-Dirks O. Posteruptive changes in dental enamel. J Dent Res 1966; 45: 503–511
45. ten Cate JM. Remineralization of caries lesions extending into dentin. J Dent Res 2001; 80: 1407–1411
46. Pitts NB, Rimmer PA. An in vivo comparison of radiographic and directly assessed clinical caries status of posterior approximal surfaces in primary and permanent teeth. Caries Res 1992; 26: 146–152
47. Hintze H, Wenzel A, Danielsen B et al. Reliability of visual examination, fibre-optic transillumination, and bite-wing radiography, and reproducibility of direct visual examination following tooth separation for the identification of cavitated carious lesions in contacting approximal surfaces. Caries Res 1998; 32: 204–209
48. Ekstrand KR, Bruun G, Bruun M. Plaque and gingival status as indicators for caries progression on approximal surfaces. Caries Res 1998; 32: 41–45
49. Manhart J, Chen H, Hamm G et al. Buonocore Memorial Lecture. Review of the clinical survival of direct and indirect restorations in posterior teeth of the permanent dentition. Oper Dent 2004; 29: 481–508
50. Meyer-Lückel H, Fejerskov O, Paris S. Neuartige Therapiemöglichkeiten bei approximaler Karies. Schweiz Monatsschr Zahnmed 2009; 119: 454–461
51. Meyer-Lückel H, Dörfer CE, Paris S. Welce Risiken und Chancen birgt die approximale Kariesinfiltration? Deutsch Zahnärztl Z 2010; 65: 556–561
52. Seppa L. A scanning electron microscopic study of early subsurface bacterial penetration of human molar-fissure enamel. Arch Oral Biol 1984; 29: 503–506
53. Kidd EAM. How 'clean' must a cavity be before restoration? Caries Res 2004; 38: 305–313
54. Noack MJ, Wicht MJ, Haak R. Lesion orientated caries treatment – a classification of carious dentin treatment procedures. Oral Health Prev Dent 2004; 2 (Suppl. 1): 301–306
55. Ricketts DN, Kidd EA, Innes N et al. Complete or ultraconservative removal of decayed tissue in unfilled teeth. Cochrane Database Syst Rev 2006; 3: CD 003808
56. Lussi A, ed. Dental Erosion. From Diagnosis to Therapy. Basel: Karger; 2006

Gesunderhaltung der Zähne: Eine individualisierte populationsbasierte Strategie für Kinder und Jugendliche

K. R. Ekstrand

21

Einleitung

Auf der Grundlage der vorangegangen Kapitel widmet sich dieses Kapitel der Frage, wie Karies bei Kindern und Jugendlichen durch rechtzeitig angewendete non- und mikro-invasive Interventionen verhindert werden kann. Hierzu zählen alle individuellen Behandlungsmaßnahmen, die darauf abzielen, ohne (minimal-)invasive Eingriffe sichtbare Symptome der Karies zu vermeiden und bestehende Karies zu arretieren [1].
In diesem Kapitel wird ein individualisiertes, aber populationsbasiertes Programm vorgestellt und hierzu folgende Themen behandelt:
- das multifaktorielle Konzept der Karies
- die relevante Epidemiologie
- Dokumentation der Ergebnisse zur Karieserfahrung in Dänemark, wo das Programm etabliert ist.

Das hiernach folgende Kap. **22** widmet sich den mikro- und insbesondere den minimal-invasiven Behandlungsmöglichkeiten für individuelle Patienten in der Kinderzahnheilkunde.

Das multifaktorielle Konzept der Karies

Abb. 21.**1** zeigt eine Möglichkeit, das multifaktorielle Konzept der Karies grafisch darzustellen [2]. In diesem Modell werden die folgenden 5 Faktoren als notwendige Voraussetzungen für die Kariesentstehung betrachtet:
- die **Zahnstruktur**,
- die den Zähnen anhaftenden **Mikroorganismen,** insbesondere in
- **Plaqueretentionsbereiche** (PRS),
- **fermentierbare Kohlenhydrate** aus der aufgenommenen Nahrung und
- schließlich **Zeit**.

Mit Ausnahme der Zahnstruktur sind die notwendigen Faktoren in Abb. 21.**1** durch Fettdruck hervorgehoben. Sind fermentierbare Kohlenhydrate in ausreichender Menge verfügbar, produzieren fakultativ oder obligat anaerobe Bakterien in der Plaque Milchsäure [3], wodurch der pH-Wert sinkt, was wiederum zu einer Demineralisierung der Zahnhartgewebe führen kann. In der Abbildung wird dies durch die auf- und abwärtsweisenden Pfeile dargestellt. Stehen nur wenige oder keine fermentierbaren Kohlenhydrate zur Verfügung, produzieren die Plaquebakterien andere schwache Säuren [3], die die Zahnhartgewebe nicht schädigen. Neben den Zähnen werden in Abb. 21.**1** die zahlreichen **biologischen Einflussfaktoren** angegeben, die den Kariesprozess auf der Zahnoberfläche beeinflussen, während **externe Einflussfaktoren** wie Einkommen usw. auf der individuellen bzw. Bevölkerungsebene wirken. Allerdings ist keiner der Ein-

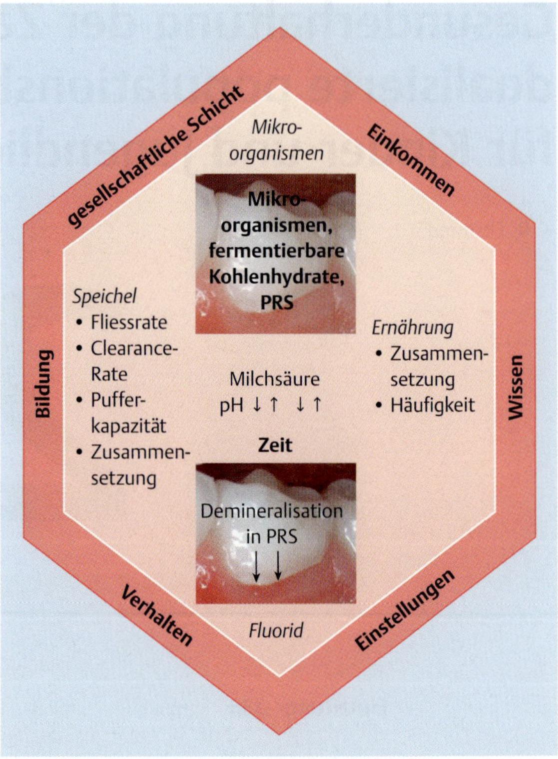

Abb. 21.**1** Die Zahnstruktur, Mikroorganismen, fermentierbare Kohlenhydrate, Plaqueretentionsstellen (PRS) und Zeit gelten als notwendige Faktoren für die Entstehung von Karies. Die biologischen Einflussfaktoren, die zu einer Verlangsamung oder Beschleunigung der Kariesprogression führen, sind in der Abbildung kursiv gesetzt. Im äußeren Ring sind die externen Einflussfaktoren genannt (mod. nach [23]).

flussfaktoren der Kariesprogression allein genommen geeignet, um Karies auszulösen oder aufzuhalten.
Bei Ausschaltung von einem der notwendigen Faktoren (z. B. Mikroorganismen bzw. Plaque) kann Karies nicht entstehen und bereits bestehende Läsionen werden arretiert. Dies ist am wahrscheinlichsten zu erreichen, indem die an den Zähnen anhaftenden Biofilme durch regelmäßiges Zähneputzen und die Verwendung von Zahnseide gestört bzw. entfernt werden. Das Zähneputzen sollte mit fluoridhaltiger Zahnpasta erfolgen (Beeinflussung eines biologischen Faktors). In der Zahnarztpraxis kann dies mit Ernährungsratschlägen zur Verringerung der Aufnahme fermentierbarer Kohlenhydrate verbunden werden (Beeinflussung eines notwendigen Faktors). Schließlich kann der Zahnarzt Plaque professionell entfernen (Beeinflussung eines notwendigen Faktors) und hoch konzentriertes Fluorid (Beeinflussung eines biologischen Faktors) oder Versiegelungen (Beeinflussung mehrerer notwendiger Faktoren) applizieren. Die beiden letztgenannten Maßnahmen wirken nur lokal an der Zahnoberfläche. Im Grunde benötigen alle Patienten dieselben non-invasiven Therapien, doch müssen manche häufiger behandelt werden als andere. Daher sollten die Maßnahmen ent-

sprechend den individuellen Bedürfnissen angeboten werden [4]. Der beste Begriff für diesen Ansatz ist **„individualisierte populationsbasierte Strategie"** [4] [5] im Gegensatz zu **rein populationsbasierten und individuellen Strategien** (vgl. Kap. **13**).

MERKE

Individualisierte populationsbasierte Strategie
Alle Patienten erhalten die gleichen non-invasiven Therapien, doch manche erhalten sie entsprechend ihren individuellen Bedürfnissen häufiger.

Relevante Epidemiologie

In Kap. **8** wurde die Epidemiologie der Karies eingehend dargestellt. In diesem Abschnitt wird näher auf das **flächenspezifische Kariesrisiko** in Relation

- zum Alter eines Kindes oder Jugendlichen,
- zur benötigten Zeit der Penetration der Karies durch den Zahnschmelz bei Milchzähnen und bleibenden Zähnen sowie
- zur Dauer des Durchbruchs verschiedener Zähne mit hieraus resultierendem unterschiedlichem Kariesrisiko

eingegangen.

Karies im Milchgebiss

Daten aus Dänemark [6] zeigen, dass die Prävalenz **frühkindlicher Karies** (definiert als Karies bei Kindern unter 3 Jahren; s. Kap. **8**) mit Kavitätenbildung bei 3-Jährigen nur 2% beträgt. In anderen Ländern stellt die frühkindliche Karies ein größeres Problem dar [7] [8]. Daten aus mehreren Ländern [6] [8] [9] belegen, dass die 1. Milchmolaren und insbesondere der distalen Flächen die am häufigsten restaurierten Zähne bzw. Zahnflächen sind, gefolgt von den Okklusalflächen beider Milchmolaren und den Mesialflächen der 2. Milchmolaren (Abb. 21.**2**). Untersuchungen ergaben, dass im Jahr 2005 in Dänemark 52% der **9-Jährigen** an einer oder mehreren der Approximalflächen der Milchmolaren eine Füllung hatten [6].

Karies im bleibenden Gebiss

Im Alter von ungefähr 6 bis ca. 15 Jahren ist der am stärksten von Karies betroffene Zahn des bleibenden Gebisses der permanente 1. Molar. Eine Untersuchung aus Dänemark (Abb. 21.**3**) unter 15-Jährigen [10] kam zu dem Ergebnis, dass die Okklusalflächen der permanenten 1. Molaren bei 25% der Kinder und Jugendlichen restauriert waren, gefolgt von den mesialen und bukkalen Zahnflächen (8%) desselben Zahns. Außerdem waren mehr als 1 Drittel der permanenten 1. Molaren okklusal versiegelt. Dies traf auch auf die Okklusalflächen der permanenten 2. Molaren zu, was darauf hinweist, dass diese Zahnfläche ebenfalls als stärker gefährdet angesehen werden kann. Sehr wenige okklusale Zahnflächen von Prämolaren waren versiegelt.

Kariesprogression durch den Zahnschmelz

Röntgenuntersuchungen ergaben, dass die Penetration der Karies durch den Zahnschmelz von Milchmolaren im Median 2,5 Jahre dauert [11]. Untersuchungen aus Schweden [12] zeigen, dass die Penetration der Karies durch den Zahnschmelz permanenter Prämolaren und Molaren im Median doppelt so lange (5 Jahre) dauert wie bei Milchzähnen. Es wurde jedoch auch festgestellt, dass 10% der Läsionen innerhalb von 2,5 Jahren das Dentin erreichten. In beiden Dentitionen verläuft die Progression im Dentin schneller als im Zahnschmelz (vgl. Kap. **20**). Die Progression scheint direkt nach dem Durchbruch des Zahns deutlich schneller ist als einige Jahre danach [12]. In einer schwedischen Studie betrug die mediane Zeit, die Karies für die Durchdringung des Zahnschmelzes benötigt, im Alter von 10–11 Jahren 4 Jahre gegenüber mehr als 7 Jahren bei 17- bis 22-Jährigen [13].

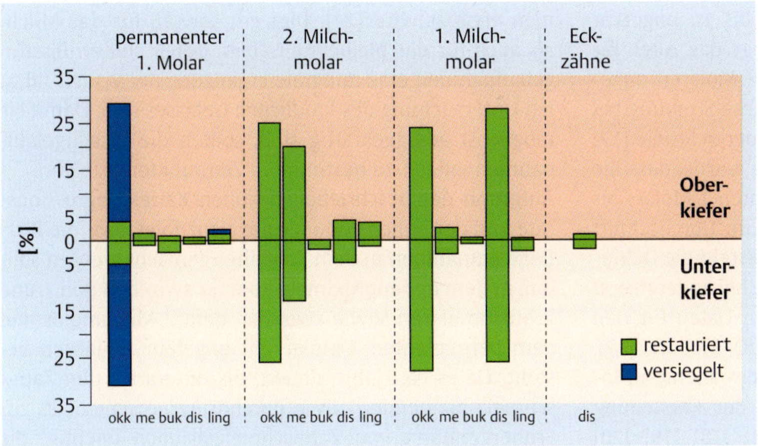

Abb. 21.**2** Die Verteilung restaurierter und versiegelter Zahnflächen bei 9-Jährigen in Dänemark. okk: okklusal; me: mesial; buk: bukkal; dis: distal; ling: lingual [6].

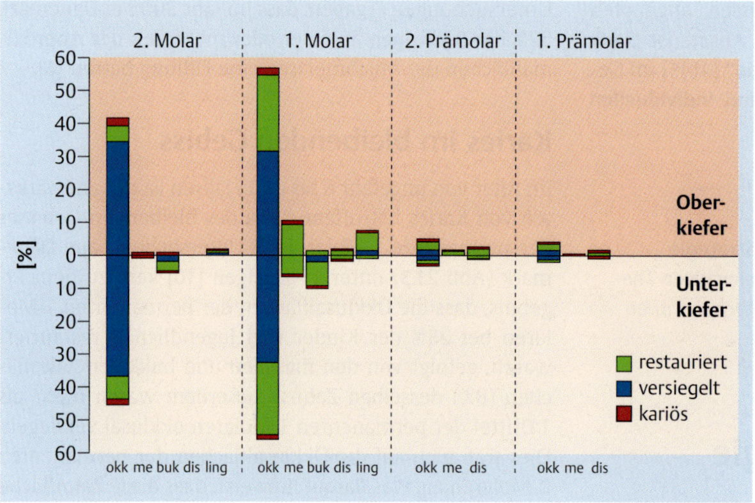

Abb. 21.3 Die Verteilung kariöser, restaurierter und versiegelter Zahnflächen bei 15-Jährigen in Dänemark. okk: okklusal; me: mesial; buk: bukkal; dis: distal; ling: lingual [10].

Durchbruchzeit der Zähne beider Dentitionen

Die Zeit für den Durchbruch der einzelnen Zähne des Milchgebisses [14] und des bleibenden Gebisses [15] in die Mundhöhle wurde in Kap. **1** behandelt (Abb. 1.**2a** und Abb. 1.**2b**). Zwei weitere Umstände sind im Hinblick auf die Kariesinitiation und die Entstehung und Arretierung der Karies in der kindlichen Bevölkerung von Belang [16] [17]:

- Zum einen bricht der 2. Milchmolar im Alter von etwa 2 Jahren durch. Durchschnittlich dauert es ungefähr 1 Jahr, bis ein enger approximaler Kontakt zum 1. Milchmolar besteht [16]. Dies bedeutet, dass die Wahrscheinlichkeit einer approximalen Karies an der Distalfläche der 1. Milchmolaren und der Mesialfläche der 2. Milchmolaren ab einem Alter von ungefähr 3 Jahren zunimmt. Geht man von einer Kariesprogressionsdauer durch den Zahnschmelz von ca. 2,5 Jahren aus (s. o.), kann das Kind im Alter von ungefähr 5,5 Jahren eine approximale Dentinkaries haben, in manchen Fällen sogar früher.
- Daten belegen zudem, dass das Alter für das Durchbrechen der permanenten 1. Molaren stark variieren kann und bei weniger als 5 Lebensjahren bis zu ungefähr 8 Jahren liegt. In ähnlicher Weise liegt das Alter für das Durchbrechen der permanenten 2. Molaren ungefähr zwischen 8 und 14 Jahren [15]. Diese Streuung bei der Durchbruchzeit wurde in einer neueren Studie [17] bestätigt, in der außerdem festgestellt wurde, dass die Zeit vom Durchbrechen des permanenten 1. Molars bis zur Okklusion mit dem Antagonisten im Durchschnitt 1 Jahr beträgt. Bei manchen Kindern besteht die Okklusion allerdings bereits nach 4 Monaten, bei anderen erst nach 32 Monaten. Die entsprechenden Daten für den permanenten 2. Molar sind 24 (8–48) Monate [17]. Diese langen Durchbruchzeiten der permanenten Molaren sind ein Hauptrisikofaktor bei der Entstehung von Karies an ihren Okklusalflächen [18] [19] [20] [21]. Im Gegensatz dazu ist die Zeit vom Durchbruch der Prämolaren bis zur vollständigen Okklusion relativ kurz.

MERKE

Bei Kindern und Jugendlichen sind besonders die Molaren beider Dentitionen von Karies bedroht. Risikoflächen an diesen Zähnen sind die Distalflächen der 1. Milchmolaren, die Mesialflächen der 2. Milchmolaren sowie die Okklusalflächen der Milchmolaren. Im bleibenden Gebiss sind dies die Okklusalflächen der Molaren einschließlich der bukkalen und lingualen Grübchen.

Kariesdiagnostik in der kindlichen Bevölkerung

Selbst unter idealen klinischen Untersuchungsbedingungen, d. h. bei sauberen und trockenen Zähnen [22] [23], übersehen Zahnärzte und speziell geschulte zahnmedizinische Fachangestellte viele Läsionen, wenn die klinische Untersuchung nicht regelmäßig durch Röntgenaufnahmen ergänzt wird [24]. Dies gilt sowohl für das Milch- als auch für das bleibende Gebiss. Daher sollten Bissflügelaufnahmen eine integrale Ergänzung der visuell-taktilen Untersuchung des kindlichen Gebisses sein. Damit sie möglichst aussagekräftig sind, sollten die Bissflügelaufnahmen jedoch zu bestimmten Zeitpunkten erfolgen.
Aufgrund der beschriebenen hohen Kariesprogressionsrate und der hohen Füllungsprävalenz folgt, dass die Bissflügelaufnahmen in dem Zahnalter gemacht werden sollten, in dem der approximale Kontakt zwischen den 1. und 2. Milchmolaren sowie zwischen dem 2. Milchmolar und dem permanenten 1. Molar seit ungefähr 1,5 Jahren besteht. Da es ca. 5 Jahre dauert, bis die Karies den Zahnschmelz bleibender Zähne durchdringt, erscheint es zur Früherkennung von Zahnschmelzläsionen wichtig, die

Bissflügelaufnahmen in einem Zahnalter zu machen, in dem der approximale Kontakt zwischen den permanenten 1. und 2. Molaren seit ungefähr 1,5–2 Jahren besteht.

MERKE

Röntgenaufnahmen sind notwendig, um Karies an approximalen und okklusalen Zahnflächen zu erkennen und zu beurteilen. Werden sie zum richtigen Zeitpunkt gemacht, können sie außerdem wichtige Informationen über noch nicht durchgebrochene Zähne geben.

Eine individualisierte populationsbasierte Strategie

Tab. 21.**1** stellt ein Flussdiagramm einer **individualisierten populationsbasierten Strategie** für Kinder und Jugendliche mit Kontrollen bzw. Untersuchungen zu bestimmten Zahnaltern dar. Dieses Programm wurde vom öffentlichen Gesundheitsdienst der Gemeinde Nexø auf Bornholm in Dänemark seit den späten 1980er Jahren durchgeführt [4] [5] [6] (s. a. Kap. **8**). Daher stimmen manche Angaben (z. B. zur Fluoridkonzentration der zu empfehlenden Zahnpasta) nicht mit den aktuellen allgemeinen Empfehlungen der Fachgesellschaften anderer Länder (z. B. DGZMK, SSO) überein. Das vorgestellte Programm kann sowohl für Reihenuntersuchungen als auch in der zahnärztlichen Praxis umgesetzt werden.

Es beginnt mit einem Kontrollbesuch, wenn das Kind etwa 8 Monate alt ist, da in diesem Alter die ersten Milchzähne durchbrechen. Bei diesem Besuch sollte der Schwerpunkt auf der **Aufklärung** der Eltern **über Mundgesundheit** liegen. Hierzu zählen z.B.

- die Information darüber, dass Karies eine lokal auftretende Erkrankung ist,
- Ratschläge zu Ernährung, Stillen und Fluoridgabe sowie
- eine Anleitung zur Reinigung der Zähne des Säuglings.

Die beiden folgenden empfohlenen Zahnarztbesuche sollten stattfinden, wenn die 1. bzw. 2. Milchmolaren durchbrechen. Hierbei sollte die Mundhygieneerziehung des 1. Besuchs vertieft werden. Außerdem werden die Eltern bei diesen beiden Besuchen dazu angeleitet, wie die Milchmolaren zu putzen sind. Um eine Dentalfluorose zu vermeiden, wird den Eltern empfohlen, die Zähne des Kindes (vom 8. Lebensmonat bis zum vollständigen Kontaktschluss mit dem benachbarten Milchmolar) mit einer fluoridhaltigen Zahnpasta mit ungefähr 1000 ppm F^- zu reinigen. Die tägliche Menge sollte jedoch die Größe eines

Tab. 21.**1** Tabelle zur Illustration der Termine für Zahnarztbesuche und Untersuchungen in Abhängigkeit vom Zahnalter (ausführliche Erläuterung im Text).

Alter	Termin/Untersuchung	Zeitpunkt (Zahnalter)	zusätzlichl. Termin*
0 Jahre			
↓	1. Termin	Durchbruch des 1. Zahns	X?
↓	2. Termin	Durchbruch des 1. Milchmolaren	X?
↓	3. Termin	Durchbruch des 2. Milchmolaren	X?
↓	klinische Untersuchung	fester approximaler Kontakt zwischen 1. und 2. Milchmolaren	X?
↓	klinische u. röntgenologische Untersuchung	1,5 J. nach approximalem Kontakt zwischen 1. und 2. Milchmolaren	X?
↓	klinische Untersuchung	Durchbruch des 1. permanenten Molars	XXXX?
↓	klinische u. röntgenologische Untersuchung	1,5 J. nach approximalem Kontakt zwischen 2. Milchmolaren und 1. permanenten Molaren	X?
↓	klinische Untersuchung	Durchbruch des 2. permanenten Molar	XXXXXXX?
↓	klinische u. röntgenologische Untersuchung	1,5–2 J. nach approximalem Kontaktschluss zwischen 1. und 2. permanenten Molaren	X?
↓	klinische u. röntgenologische Untersuchung	Schlussuntersuchung	
18 Jahre			

* Die „X"-Markierungen geben an, wann unter Umständen zusätzliche Zahnarztbesuche zwischen 2 Zahnaltern erforderlich sind.

Fingernagels des Kindes nicht überschreiten [25]. Unterliegt das Kind einer „systemischen Fluoridierung", z. B. durch die Einnahme von Fluoridtabletten, einen hohen Fluoridgehalt des Trinkwassers oder die Verwendung fluoridhaltigen Salzes, ist dies zu berücksichtigen. In solchen Fällen kann der Zahnarzt oder geschultes Fachpersonal die Verwendung einer Zahncreme mit einem geringeren Fluoridgehalt (250–500 ppm F^-) empfehlen.

Die erste richtige klinische Untersuchung sollte erfolgen, wenn der Kontakt zwischen den beiden Milchmolaren des Kindes ausgebildet ist (Alter ca. 3–3,5 Jahre). Zu diesem Zeitpunkt kann an den approximalen Kontaktpunkten der Milchmolaren bereits Karies entstehen. Die Eltern sollten angeleitet werden, die Zähne senkrecht zu den Kontaktpunkten mit einer normalen fluoridhaltigen Zahnpasta (1450 ppm F^-) zu putzen (in Deutschland 500 ppm F^-). Die tägliche Menge sollte dabei die Größe eines Fingernagels des Kindes nicht überschreiten.

Die nächste gründliche klinische Untersuchung erfolgt 1,5 Jahre nach dem Kontaktschluss zwischen den 1. und 2. Milchmolaren und schließt Röntgenaufnahmen der Bissflügel ein, um Zahnschmelzläsionen an den Approximalflächen sowie Dentinkaries an den Okklusalflächen der Milchmolaren festzustellen. Außerdem können die Bissflügelaufnahmen Aufschluss über die Anlage von noch nicht durchgebrochenen permanenten Prämolaren und Molaren geben. Werden oberflächliche kariöse Läsionen diagnostiziert, erfolgt zwingend eine erneute Aufklärung der Eltern sowie die lokale Applikation von 2%iger NaF-Lösung oder von Fluoridlack in regelmäßigen Abständen.

Das nächste wichtige Zahnalter ist der Durchbruch des permanenten 1. Molars. Hierbei variiert das Alter des Kindes stark [17]. Der Schwerpunkt liegt wieder auf der Anleitung der Eltern zur Reinigung dieser und der anderen Zähne. Während des Durchbruchs der permanenten 1. Molaren sollten die Intervalle zwischen den Terminen kurz sein (z. B. nicht länger als 4 Monate) [18] [19] [20] [21]. Es kann auch erforderlich sein, die okklusalen Zahnflächen zu versiegeln, wenn eine angemessene häusliche Plaqueentfernung nicht möglich ist.

Ungefähr 1,5 Jahre nach dem Kontakt der Approximalflächen der 2. Milchmolaren und der permanenten 1. Molaren sollten bei der klinischen Untersuchung erneut Röntgenaufnahmen angefertigt werden, um ggf. Approximalkaries an den Distalflächen der Milchmolaren sowie den Mesialflächen der permanenten 1. Molaren festzustellen. Außerdem kann so eine eventuell vorhandene Karies an den Okklusalflächen der permanenten 1. Molaren erkannt werden.

Während der Durchbruchzeit der permanenten 2. Molaren erfolgt dieselbe umfassende Versorgung wie während des Durchbruchs der permanenten 1. Molaren, einschließlich kurzer Intervalle zwischen den Zahnarztbesuchen. Die Aufmerksamkeit wendet sich nun jedoch von den Eltern ab und hin zum Kind, dem die notwendigen Informationen und die Verantwortung für seine Mundgesundheit gegeben werden.

Ungefähr 1,5–2 Jahre nach dem approximalen Kontakt der permanenten 1. und 2. Molaren werden im Rahmen der klinischen Untersuchung erneut Bissflügelröntgenaufnahmen gemacht, um approximale Läsionen sowie Okklusalkaries an den Molaren frühzeitig zu erkennen. Geht man von einem Median von 5 Jahren für die Kariespenetration des Zahnschmelzes aus, erscheint ein Intervall von 1,5–2 Jahren zunächst ziemlich kurz. Allerdings verläuft die Kariesprogression direkt nach dem Durchbruch eines Zahns deutlich schneller als bei Zähnen, die bereits seit einigen Jahren durchgebrochen sind [13]. Es ist auch wichtig, die Bildung von Läsionen in einem frühen Stadium (äußerer Zahnschmelz) zu erkennen, um eine non-invasive Behandlung erfolgreich durchführen und die weitere Progression aufhalten zu können.

Die „X"-Markierungen in Tab. 21.**1** geben an, wann unter gewissen Umständen zusätzliche Zahnarztbesuche zwischen 2 Zahnaltern erforderlich sind. Dies hängt von der Kariesrisikobewertung bei der vorangegangenen Untersuchung ab. Zum Beispiel kann eine ausgedehnte Phase des mehrmaligen nächtlichen Stillens zusätzliche Zahnarztbesuche zwischen dem 2. und 3. Termin notwendig machen. Die **populationsbasierte Strategie** wird also durch risikobezogene Behandlungen entsprechend den individuellen Bedürfnissen ergänzt und wird somit zu einer **individualisierten populationsbasierten Strategie.** Da es durchschnittlich 1 Jahr bzw. 2,5 Jahre dauert, bis die permanenten 1. bzw. 2. Molaren vollständige Okklusion erreichen, sind während dieser (kariesanfälligen) Zahnalter zusätzliche Untersuchungen notwendig.

Dokumentation der Ergebnisse zur Karieserfahrung

Wie bereits erwähnt, basiert das in Tab. 21.**1** skizzierte Flussdiagramm auf einem Programm für Kinder und Jugendliche, das der öffentliche Gesundheitsdienst der Gemeinde Nexø in Dänemark seit den späten 1980er-Jahren durchführt [4] [5] [6] [26] (s. a. Kap. **8**). Zum Abschluss dieses Kapitels werden einige Ergebnisse dieses Programms vorgestellt:

- Beim Vergleich der Kariesdaten von Kindern und Jugendlichen aus Nexø mit den landesweiten Daten im Zeitraum von 1985–2005 [27], wird deutlich, dass in Nexø die Kariesprävalenz (Abb. 21.**4**) sowie die Karieserfahrung (Abb. 21.**5**) recht niedrig sind. Offenkundig wurden – im Vergleich zu nationalen Standards – mit der gewählten Strategie des zahnärztlichen Dienstes von Nexø insbesondere im bleibenden Gebiss deutlich bessere Ergebnisse erzielt.
- Im Jahr 2004 lag der durchschnittliche DMFS bei den 15-Jährigen in Nexø bei 0,56; bei 71 % war der DMFS = 0. Hierbei scheint das Programm hauptsächlich für die geringe Karieserfahrung verantwortlich zu sein. Andere Faktoren wie der sozioökonomische Status oder die Fluoridkonzentration im Trinkwasser konnten die Er-

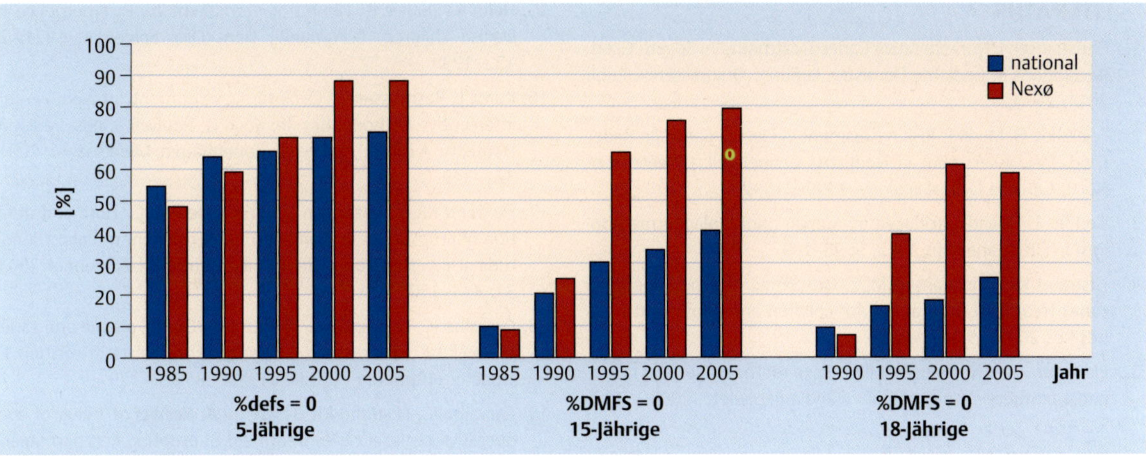

Abb. 21.**4** Prozentualer Anteil von defs-Index = 0 bzw. DMFS-Index = 0 bei 5- bzw. 15- und 18-Jährigen in Nexø und ganz Dänemark zwischen 1985 und 2005 [27].

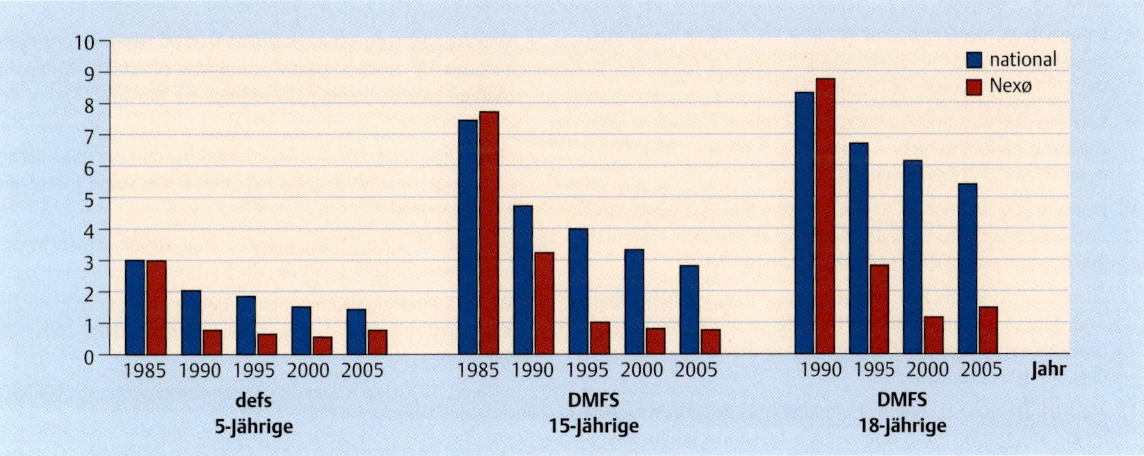

Abb. 21.**5** Mittlerer defs- bzw. DMFS-Index bei 5- bzw. 15- und 18-Jährigen in Nexø und ganz Dänemark zwischen 1985 und 2005 [27].

gebnisse in Nexø nicht erklären. Die Ausgaben je Kind für die Erhaltung der Mundgesundheit entsprachen dem landesweiten Niveau [26].

ZUSAMMENFASSUNG

Zahnärzte wissen, wo und wann Karies entsteht. Um Zähne gesund zu erhalten und Zahnfüllungen infolge von Karies zu verhindern, ist es wichtig, der Karies einen Schritt voraus zu sein. Eine Möglichkeit, dies zu erreichen, besteht darin, die Kinder und ihre Eltern zu 8 bestimmten Zahnaltern während der Kindheit zu Vorsorgeuntersuchungen zu bestellen. Jeder Kontroll- oder Untersuchungstermin wird mit Aufklärung über Mundgesundheit verknüpft. Diese ist zunächst an die Eltern, später an die Eltern und das Kind und schließlich nur an das Kind gerichtet. Zur Gesundheitserziehung treten bei Bedarf non- und mikro-invasive Therapien hinzu. Da alle Kinder (Eltern) dieselben Informationen erhalten, manche diese aber entsprechend ihren Bedürfnissen häufiger benötigen, kann das Programm als individualisierte populationsbasierte Strategie klassifiziert werden. Mit dieser Strategie erzielte der Child Dental Health Service von Nexø, Dänemark, über einen Zeitraum von 25 Jahren hervorragende Ergebnisse bei der füllungsfreien Erhaltung der Zähne.

LITERATUR

1. Christiansen J. Non-operative Caries Treatment. In: Splieth C, ed. Revolutions in pediatric Dentistry. London: Quintessence Publ; 2011: 21–35
2. Fejerskov O, Manji F. Risk Assessment in Dental Caries. In Bader J, ed. Risk assessment in Dentistry. Chapel Hill: University of North Carolina Dental Ecology; 1990: 215–217
3. Geddes DA. Acids produced by human dental plaque metabolism in situ. Caries Res 1975; 9: 98–109
4. Ekstrand KR, Christiansen MEC. Outcomes of a non-operative caries treatment programme for children and adolescents. Caries Res 2005; 39: 455–467
5. Ekstrand KR, Christiansen MEC. Nexø-metoden set I et sundhedsfremmende perspektiv. Tandlægebladet 2008; 112: 112–123
6. Ekstrand KR. Kan den kommunale tandpleje gøre det endnu bedre? Tandlægebladet 2006; 110; 788–799
7. Kaste LM, Drury TF, Horowitz AM et al. An evaluation of NHANES III estimates of early childhood caries. J Public Health Dent 1999; 59: 198–200
8. Ballantyne H. Identification of infants at high risk to developing dental caries using microbialogical and social factors [PhD Thesis]. Dundee: University of Dundee; 2000
9. Kuzmina IN, Kuzmina E, Ekstrand KR. Dental caries among children from Solntsevsky – a district in Moscow, 1993. Community Dent Oral Epidemiol 1995; 23: 266–70
10. Ekstrand KR, Martignon S, Christiansen ME. Frequency and distribution patterns of sealants among 15-yr-olds in Denmark 2003. Community Dent Health 2007; 24: 26–30
11. Shwartz M, Gröndahl H-G, Pliskin IS et al. A longitudinal analysis from bite-wing radiographs of the rate of progression of approximal carious lesions through human dental enamel. Arch Oral Biol 1984; 29: 529–536
12. Mejàre I, Stenlund H, Zelezny-Holmlund C. Caries incidence and lesion progression from adolescence to young adulthood: a prospective 15-year cohort study in Sweden. Caries Res 2004; 38: 130–141
13. Mejàre I, Källestål C, Stenlund H. Incidence and progression of approximal caries from 11 to 22 years of age in Sweden: a prospective radiographic study. Caries Res 1999; 33: 93–100
14. Lysell L, Magnusson B, Thilander B. Time and order of eruption of the primary teeth. A longitudinal study. Odontol Rev 1962; 13: 217–234
15. Helm S, Seidler B. Timing of permanent tooth emergence in Danish children. Community Dent Oral Epidemiol 1974; 2: 122–129
16. Kurol J, Rasmussen P. Occlusal Development, preventive and interceptive Orthodontics. In: Koch G, Poulsen S, eds. Pediatric Dentistry. A clinical Approach. Kopenhagen: Munksgaard; 2001: 321–349
17. Ekstrand KR, Christiansen J, Christiansen MEC. Time and duration of eruption of first and second permanent molars: a longitudinal investigation. Community Dent Oral Epidemiol 2003; 31: 344–350
18. Carvalho JC, Ekstrand KR, Thylstrup A. Dental plaque and caries on occlusal surfaces of first permanent molars in relation to stage of eruption. J Dent Res 1989; 68: 773–779
19. Carvalho JC, Ekstrand KR, Thylstrup A. Results of 1 year of non-operative occlusal caries treatment of erupting first permanent molars. Community Dent Oral Epidemiol 1991; 19: 23–28
20. Carvalho JC, Thylstrup A, Ekstrand KR. Results after 3 years of non-operative occlusal caries treatment of erupting permanent first molars. Community Dent Oral Epidemiol 1992; 29: 187–192
21. Ekstrand KR, Kuzmina IN, Kuzmina E et al. Two and a half-year outcome of caries-preventive programs offered to groups of children in the Solntsevsky district of Moscow. Caries Res 2000; 34: 8–19
22. Möller IJ, Poulsen S. A standardized system for diagnosing, recording and analyzing dental caries data. Scand J Dent Res 1973; 81: 1–11
23. Ekstrand KR, Zero DT, Martignon S et al. Lesion activity assessment. Monogr Oral Sci 2009; 21: 63–90
24. Mejàre I. Bitewing examination to detect caries in children and adolescents-when and how often? Dent Update 2005; 32: 588–590
25. Bruun C, Thylstrup A. Dentifrice usage among Danish children. J Dent Res 1988; 67: 1114–1117
26. Ekstrand KR, Christiansen EMC, Qvist V et al. Factors associated with inter-municipality differences in dental caries experience among Danish adolescents. An ecological study. Community Dent Oral Epidemiol 2010; 38: 29–42
27. Ekstrand KR. Faculty of Health Sciences, University of Copenhagen, School of Dentistry, Department of Cariology and Endodontics. A Non-Operative Caries Treatment Program NOCTP (Nexodent – The Nexø Method). Im Internet: www.nexodent.com; Stand: 09.08.2011

Individualisiertes Kariesmanagement in der Kinderzahnheilkunde

Ch. Splieth, M. Alkilzy

22

Einleitung

Bisher wurde in diesem Buch hauptsächlich auf das Kariesmanagement im bleibenden Gebiss eingegangen. Allerdings gibt es grundlegende Unterschiede zwischen Milch- und permanenten Zähnen hinsichtlich ihrer Anatomie, Epidemiologie und Funktion. Diese Unterschiede beeinflussen den Erfolg von non-, mikro- oder minimalinvasiven Therapien bei Kindern und Jugendlichen erheblich.

In diesem Kapitel werden folgende Themen behandelt:

- Unterschiede zwischen Milch- und bleibendem Gebiss hinsichtlich Histologie, Epidemiologie, Kariesprogression und Funktion
- Individualisierte Behandlungskonzepte für Milchzähne
- Individualisierte Behandlungskonzepte für bleibende Zähne bei Kindern und Jugendlichen

Vergleichende Gegenüberstellung: Milchzähne und bleibende Zähne

Anatomie

Bei Milchzähnen ist die Dicke des Zahnschmelzes und des Dentins viel geringer als bei bleibenden Zähnen (Abb. 22.**1**). Zusammen mit der geringeren Mineraldichte und den voluminöseren Dentinkanälchen führt dies im Vergleich mit bleibenden Zähnen zu einer schnelleren Kariesprogression [1]. Darüber hinaus wird bei Milchzähnen die Pulpahöhle von der fortschreitenden Karies deutlich schneller erreicht und beeinflusst als bei den bleibenden Zähnen [2].

Dies führt dazu, dass das Zeitfenster für die non-, mikro- oder minimal-invasive Behandlung von Milchzähnen kleiner ist als bei den bleibenden Zähnen. Insbesondere tiefe Dentinkaries (ICDAS 5 und 6) geht häufig mit Pulpakomplikationen einher, weswegen Kinderzahnärzte manchmal sogar eine **„präventive" Pulpotomie** weniger invasiven therapeutischen Verfahren vorziehen. Dadurch wird eine größere Erfolgsquote sichergestellt, da eine nachfolgende Pulpanekrose zumeist vermieden wird. Konservative, minimal-invasive Behandlungsformen bergen im Vergleich zu bleibenden Zähnen ein höheres Risiko einer weiteren Kariesprogression in sich, mit nachfolgender Pulpanekrose, häufig akuten Zahnschmerzen, Abszess- oder Fistelbildung, die schließlich zur Extraktion des Zahns führen.

Epidemiologie

Die Kariesepidemiologie wurde in Kap. **8** ausführlich beschrieben und in Kap. **21** wurde auf bestimmte Aspekte der Kinderzahnheilkunde näher eingegangen. Einige für dieses Kapitel relevante Aussagen seien an dieser Stelle noch einmal zusammengefasst:

- Die frühkindliche Karies (Early Childhood Caries, ECC; Abb. 22.**2**) scheint weltweit vielerorts zuzunehmen [3] [4] [5] [6] [7].
- Seit 1970 sanken die DMFT-Werte bei 12-Jährigen bis heute um ungefähr 90% [2] [8] [9] [10] [11] [12] [13].
- Der Rückgang der Milchzahnkaries in den vergangenen 30 Jahren war in vielen Ländern weniger stark ausgeprägt und betrug lediglich 40–50% [9] [12].
- In gewissem Sinne lässt sich eine „Polarisierung" des Kariesbefalls erkennen, d. h. ein kleiner Teil der Kinder ist schwer betroffen [14].
- Im Gegensatz zur schnellen Kariesprogression durch den äußeren und inneren Zahnschmelz der Milchzähne schreitet die Karies bei bleibenden Zähnen und insbesondere mit zunehmendem Alter des Patienten viel langsamer voran [15].

Bei kleinen Kindern können nicht nur interindividuelle Unterschiede festgestellt werden, sondern auch Zähne und Zahnflächen weisen unterschiedliche Geschwindigkeiten der Kariesprogression im Vergleich mit dem bleibenden Gebiss auf. Aufgrund der hervorragenden Möglichkeiten von Nachfolgeuntersuchungen mit Bissflügel-

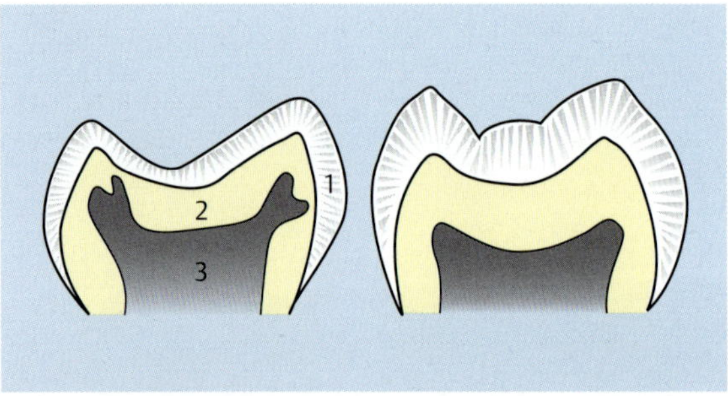

Abb. 22.**1** Unterschiede zwischen Milchzähnen (links) und bleibenden Zähnen (rechts): Die Zahnschmelzdicke **(1)** von Milchzähnen ist geringer und nahezu gleichförmig. Große Pulpahörner **(3)** reichen weit in das relativ dünne Dentin **(2)**.

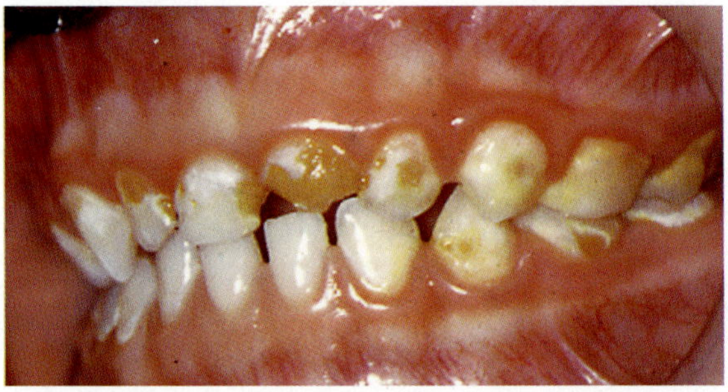

Abb. 22.**2** Frühkindliche Karies (ECC) scheint ein zunehmendes Problem zu sein, das auf den ersten Blick keine non- oder minimalinvasiven Therapieansätze zulässt.

Tab. 22.1 Kariesprogression durch den Zahnschmelz an Approximalflächen [15].

	äußerer Zahnschmelz	innerer Zahnschmelz	Zahnschmelz
Milchzahn	1 J.	1 J.	2 J.
6-Jahr-Molar (10-Jährige)	2 J.	3,5 J.	5,5 J.
6-Jahr-Molar (17-Jährige)	3,5 J.	4,5 J.	8 J.

röntgenaufnahmen wurde dies am besten für die Approximalflächen untersucht [15]. Im Gegensatz zur schnellen Kariesprogression durch den äußeren und inneren Zahnschmelz der Milchzähne (Tab. 22.1) schreitet die Karies bei bleibenden Zähnen und insbesondere bei älteren Jugendlichen viel langsamer voran.

Funktion und Lebensdauer

Milchzähne sind temporär und haben eine zeitlich begrenzte Funktion. Einerseits haben Kinder oft Angst vor einer Zahnbehandlung und bevorzugen minimal-invasive Eingriffe, andererseits ist es meistens irrelevant, in welchem Zustand die Milchzähne sind, wenn sie ausfallen, solange der Platz für den Folgezahn bewahrt wurde und es nicht zu Schmerzen oder anderen Beschwerden kam. Der Kinderzahnarzt steht also vor der schwierigen Entscheidung zwischen weniger invasiven Behandlungen, die häufig stärkere Präventionsbemühungen seitens der Patienten und ihrer Eltern erfordern, und tiefer greifenden Sanierungsmaßnahmen. Trotz allem ist eine Restauration der Milchzähne nicht wie bei bleibenden Zähnen der Beginn eines lebenslangen Restaurationszyklus, sondern eine geeignete Übergangslösung mit hoher Erfolgsrate bis zum Ausfall des Milchzahns und Durchbruch des kariesfreien Folgezahns [14].

Durchbrechende bleibende Zähne

Die Funktionszeit der bleibenden Zähne ist deutlich länger. In dieser Zeit verändern sich die permanenten Zähne mit dem Alter erheblich, insbesondere in den ersten Jahren nach dem Durchbruch. Infolge abwechselnder Phasen der Demineralisation und Remineralisation reift der Oberflächenzahnschmelz nach dem Durchbrechen. Während dieses Prozesses verbessert sich die Mineralqualität und die Löslichkeit sinkt [16]. Aufgrund der lebenslangen Aktivität der Odontoblasten verkleinert sich die Pulpa, verschwinden die Dentinkanälchen und nimmt der Mineralisationsgrad des Dentins zu. Daher schreitet die Karies im Zahnschmelz und Dentin frisch durchgebrochener bleibender Zähne von Kindern und Jugendlichen schneller voran als bei Erwachsenen.

Behandlung von Milchzähnen

Wie bereits erwähnt, ging der Rückgang der Kariesprävalenz und der Karieserfahrung in den letzten Jahrzehnten mit einer Polarisierung der Kariesverteilung einher. In Verbindung mit der schnellen Progressionsrate von kariösen Läsionen im Milchgebiss ist bei Kindern entweder eine schwere Zerstörung der Milchzähne zu erkennen oder die Kinder sind „kariesfrei“, d. h. es können keine kariösen Läsionen mit Kavitätenbildung festgestellt werden. Darüber hinaus ist die Kooperation der meisten Kinder im Kindergartenalter gering, wodurch sich 2 gegensätzliche Behandlungsstrategien herauskristallisieren:

- umfassende Gebisssanierung (häufig unter Vollnarkose) oder
- überwiegend non-invasive Kariestherapie mit wenigen mikro- und minimal-invasiven Interventionen.

MERKE

Falls eine Zahnbehandlung unter **Vollnarkose** unvermeidbar ist, sollten die Ergebnisse vorhersagbar sein. Dies spricht für die **Pulpotomie,** Vollkronen aus Edelstahl und nicht zuletzt für die Extraktion und das Einsetzen von Platzhaltern.

Die Nichtbehandlung zweifelhafter Läsionen bei Kindern mit hohem Kariesrisiko ist nicht zu empfehlen, da die Progression der Karies weitere Vollnarkosen nach sich zöge. Dasselbe gilt bei einer normalen Zahnbehandlung unter Lokalanästhesie, wenn mehrere Zähne betroffen sind.

Die meisten Kinder mit ECC und auch Jugendliche mit starkem Kariesbefall weisen aufgrund der verschiedenen Durchbruchzeiten und der variierenden Kariesprogressionsraten an den verschiedenen Zahnflächen eine Vielzahl von Läsionen unterschiedlicher Stadien auf (Abb. 22.3). Läsionen in frühen Stadien bieten sich für **mikro-** und **minimal-invasive** Therapien an, die bei den Kindern ausreichend Vertrauen und Kooperationsbereitschaft für spätere, in stärkerem Maße invasive Eingriffe wie Pulpotomie und Extraktion schaffen.

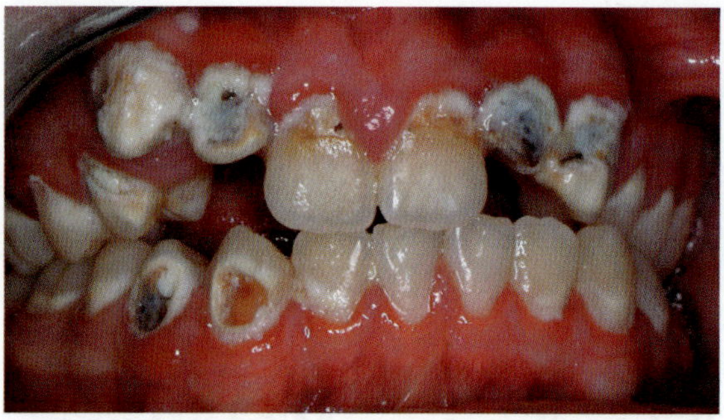

Abb. 22.**3** Schwerer Kariesbefall des Milch- oder bleibenden Gebisses führt häufig zu zahlreichen Läsionen unterschiedlicher Stadien, die es ermöglichen, zunächst non-, mikro- und minimal-invasive Behandlungen durchzuführen und so die Kooperation des Patienten zu gewinnen.

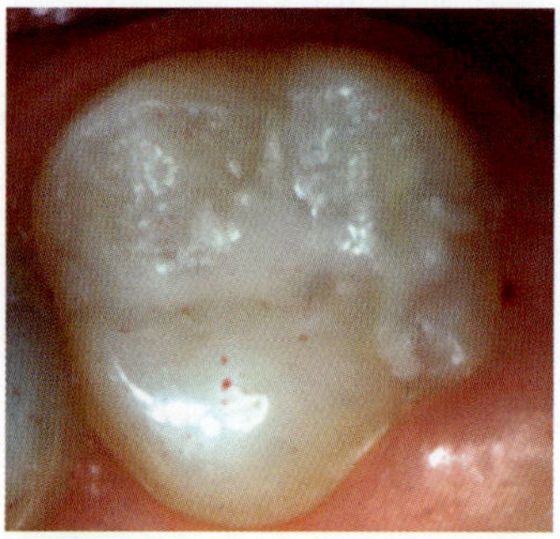

Abb. 22.**5** Mikro-invasive, schmerzfreie Behandlungen wie die Versiegelung bieten eine Möglichkeit, nicht kooperative Kinder allmählich mit invasiven Therapien vertraut zu machen. Lichthärtende Glasionomerzemente senken die Notwendigkeit für Ätzen, Sprühen und Absaugung.

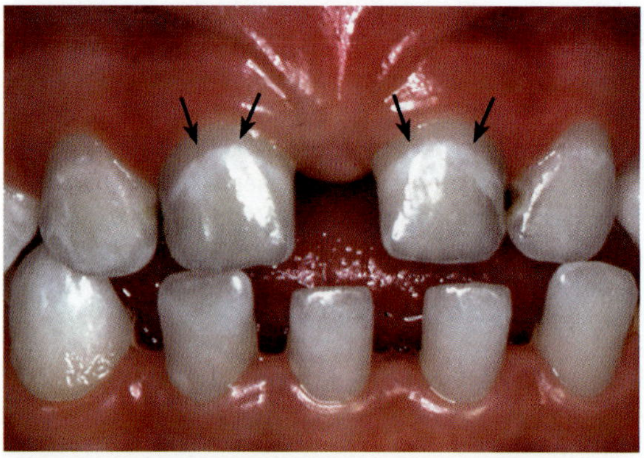

Abb. 22.**4** Einfaches Zähneputzen mit fluoridhaltiger Zahnpasta führt zur Inaktivierung von Läsionen der Bukkalflächen (Pfeile).

PRAXISTIPP

Die schrittweise Hinführung zu Zahnbehandlungen von non-invasiv über mikro-invasiv zu restaurativ ist eine wertvolle Strategie, um Kinder mit der zahnärztlichen Praxis vertraut zu machen und so eine Vollnarkose zu vermeiden.

Bukkalflächen

Generell sind bei den meisten Kindern anfänglich non-invasive Interventionen sowie Aufklärungen über Mundgesundheit erforderlich. Bei kariösen Läsionen an Glattflächen, die vornehmlich direkt am Gingivarand entstehen, kann eine Arretierung relativ leicht durch das Putzen mit fluoridhaltiger Zahnpasta erreicht werden, wodurch der kariogene Biofilm entfernt und die Remineralisation des Schmelzes gefördert wird. Die vorher kreidigweißen kariösen Läsionen erscheinen wieder glänzend und hart, die Anzeichen einer Gingivitis verschwinden (Abb. 22.**4**). Später werden diese kariösen Läsionen ungefähr 1–2 mm oberhalb des Zahnfleischsaums liegen, da die Entzündung in der marginalen Gingiva gestoppt wurde und die Gingiva sich daraufhin zurückgebildet hat.

Okklusalflächen

Im Gegensatz zu den leicht zugänglichen Bukkalflächen sind die Grübchen und Fissuren der Okklusalflächen viel schwieriger zu reinigen. Die Approximalflächen sind mit der Zahnbürste überhaupt nicht erreichbar. Präventiv können auf gesunde Okklusalflächen Versiegelungen appliziert werden. Der alleinige Einsatz der Luft-Wasser-Spritze, Speichelabsaugung und Lichthärtung sorgen für eine vollkommen schmerzfreie Behandlung (Abb. 22.**5**). Sind auch Spray und Absaugung für das Kind ängstigend, kann für die Versiegelung ein kunststoffmodifizierter Glasionomerzement (GIC) ohne Ätzen, Sprühen und Absaugen verwendet werden, obschon es dennoch notwendig ist, dass der Bereich trocken ist, da sonst die Anhaftung des GIC im Vergleich mit Kompositen geringer ist. Ist das Kind kaum kooperationsbereit und liegt sonst keine Indikation für eine Vollnarkose vor, können Initialläsionen an Okklusalflächen von Milchmolaren auch ohne vorherige Kariesentfernung vollständig versiegelt werden **[17]** **[18]**.

Approximalflächen

Da das Zähneputzen bei vielen Patienten mit hohem Kariesrisiko schwer vernachlässigt wurde, ist die Verwendung von Zahnseide (auch durch die Eltern) oft ebenfalls keine zuverlässige Möglichkeit kariöse Läsionen zu arretieren. Auch die Erfolgschancen anderer non-invasiver Maßnahmen sind äußerst gering, in Anbetracht der schlechten Befolgung der häuslichen Zahnpflege. Zudem bergen Strategien zur Remineralisation der Milchzähne ein höheres Risiko für Komplikationen aufgrund der geringeren Mineralisierung und Zahnschmelzdicke (s. o.).

Non-invasive Interventionen, wie die Anleitung zum Zähneputzen und professionelle Zahnreinigung, können genutzt werden, um das Kind zu kooperativem Verhalten bei der Zahnbehandlung zu erziehen. Halten sich Eltern und ihre Kinder an die empfohlenen non-invasiven Maßnahmen, können den Patienten mikro-invasive Verfahren wie die approximale Versiegelung oder Infiltration angeboten werden (s. Kap. **16** u. Kap. **17**). Besteht Zweifel, ob diese Techniken die Läsionsprogression wirksam arretieren werden, ist eine kleine approximale Restauration eher angeraten, um eine weitere Kariesprogression zu verhindern. Muss eine Kavität präpariert werden, ist die manuelle Exkavation der Karies in leicht zugänglichen Bereichen eine Möglichkeit. Liegen keine Symptome einer **irreversiblen Pulpaveränderung** (spontane oder anhaltende Schmerzen, Schwellung, Abszess, Fistel oder Empfindlichkeit des Zahnfleischs) vor, kann kariöses Dentin in der Nähe der Pulpa belassen werden (Kap. **18**). Zusätzliche Unterstützung durch eine chemische Komponente wie Carisolv reduziert die Notwendigkeit, mit dem Exkavator Kraft auszuüben.

MERKE

Das Risiko eines Scheiterns non-, mikro- und minimalinvasiver Therapien ist bei Milchzähnen größer als bei den bleibenden Zähnen. Daher sind diese Optionen gründlich abzuwägen, da ein Misserfolg zu Pulpakomplikationen und in der Folge zur Extraktion führen kann. In Zweifelsfällen ist die Entscheidung für stärker invasive Optionen bei Milchzähnen möglicherweise vorzuziehen, um bis zum „Ausfall des Problems" eine maximale Erfolgsrate, ggf. auch auf Kosten der Zahnsubstanz sicherzustellen.

Minimalintervenierende Behandlung bleibender Zähne bei Kindern und Jugendlichen

Kariöse Läsionen bei Kindern und Jugendlichen sind höchstwahrscheinlich innerhalb kürzerer Zeit entstanden als entsprechende Läsionen ähnlicher Größe bei Erwachsenen. Die Kariesprogressionsrate bei Kindern ist also relativ größer. Zahnärzte stehen vor der schwierigen Entscheidung zwischen einer minimal-invasiven Behandlung mit geringem zusätzlichem Verlust von Zahnsubstanz, die jedoch mit einem höheren Risiko einer Randkaries im verbleibenden Zahnschmelz verbunden ist, und einer „präventiven Extension" der Restauration, die zwar auf Kosten zusätzlichen Zahnhartgewebes geht, jedoch die Restaurationsränder in selbstreinigende Bereiche legt oder versucht, sie unter der Gingiva zu „verstecken" (Kap. **18** u. **19**). Wie auch beim Milchgebiss schlagen alle restaurativen Maßnahmen fehl, wenn es nicht gelingt, das Kariesrisiko zu senken. Daher müssen mikro- und minimal-invasive Therapieansätze durch primär- und sekundärpräventive Maßnahmen ergänzt werden.

Epidemiologische Daten zu den bleibenden Zähnen von Kindern und Jugendlichen weisen eindeutig darauf hin, dass die Okklusalflächen der Molaren am stärksten von Karies befallen sind, gefolgt von den Approximalflächen.

Okklusalflächen

Während der relativ langen Durchbruchszeit der permanenten Molaren, wenn das Putzen der Okklusalflächen in mesial-distaler Richtung und die Selbstreinigung beim Kauen eingeschränkt sind, ist die Beseitigung der Plaque häufig unzureichend. Die Wahrscheinlichkeit, dass eine Karies entsteht, ist daher relativ groß. Initialkaries (ICDAS 1 und 2) sollte non-invasiv behandelt werden, wodurch die Progression der Läsion verlangsamt oder sogar verhindert wird. Initialläsionen können leicht durch häusliche Zahnpflege mit der Zahnbürste und einer fluoridhaltigen Zahnpasta inaktiviert und arretiert werden (s. Kap. **10** u. Kap. **12**). Bei durchbrechenden Zähnen kann dies durch Putzen quer zum Zahn (Abb. 22.**6**) erreicht

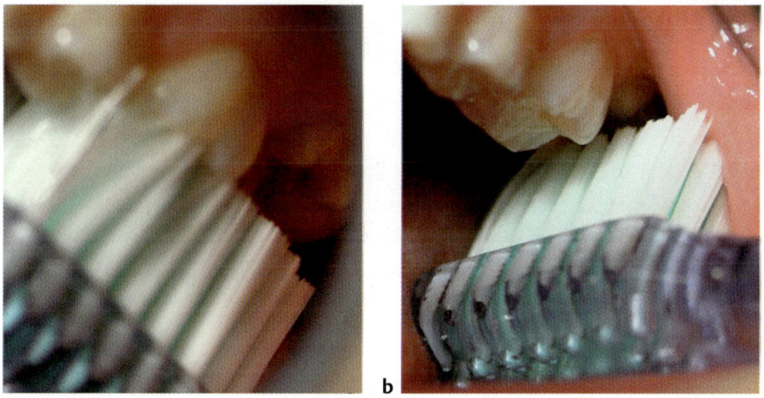

Abb. 22.**6** Putzen durchbrechender Zähne.
a Durchbrechende Zähne werden beim konventionellen horizontalen Putzen in der Okklusionsebene nicht gereinigt.
b Durch Putzen in Querrichtung können kariöse Läsionen vermieden oder arretiert werden.

werden. Dies sollte z. B. beim permanenten 1. Molaren von den Eltern durchgeführt werden, da 6-Jährige hierzu in den meisten Fällen die Anleitung nicht hinreichend befolgen.

Kann die Karies durch non-invasive Maßnahmen nicht inaktiviert werden, ist eine Versiegelung indiziert. Der Einsatz von Fissurenversieglern in der Kariesprävention ist weitverbreitet und wurde gut untersucht. Kürzlich durchgeführte systematische Untersuchungen belegen ihre Wirksamkeit bei der Verhinderung der Entstehung sowie der Progression kariöser Läsionen [17] [18] [19] [20] [21] [22]. Die Indikation der Verwendung von Versieglern scheint sich an den zahnmedizinischen Fakultäten in Europa von einer primären zu einer sekundären Präventivmaßnahme bei initialen kariösen Läsionen zu verschieben [18], da sich Mundhygieneprogramme gut durchgesetzt haben und das Kariesrisiko zumeist niedrig ist (s. Kap. **15**). Da bei kunststoffbasierten Versieglern eine ausreichende Trocknung erforderlich ist, können diese während des Zahndurchbruchs nur schwerlich richtig appliziert werden. Dabei ist dies die kritischste Phase für die Kariesinitiierung und -progression. Glasionomerversiegler (Abb. 22.**5**) sind eine geeignete Alternative, da sie weniger feuchtigkeitsempfindlich sind. Außerdem wird davon ausgegangen, dass die Freisetzung von Fluoriden aus Glasionomerzementen die Remineralisation fördert und eine zukünftige Demineralisation verringert [23] [24]. Bleibt das erhöhte Kariesrisiko nach dem Zahndurchbruch bestehen, kann später ein konventioneller kunststoffbasierter Versiegler den Glasionomerversiegler ersetzen.

Bei weiter vorangeschrittenen Initialläsionen (ICDAS 3 und 4) an Okklusalflächen scheint eine minimal-invasive Restauration die beste Wahl zu sein, da Versiegler insbesondere dann weniger wirksam sind, wenn die kariöse Läsion bereits kavitiert ist.

Bei fortgeschrittener Dentinkaries (ICDAS 4 und 5) sollte diese entfernt und eine kleine Kompositfüllung inseriert werden (Abb. 22.**7**). Die Versiegelung von kavitierten kariösen Läsionen ohne Präparation des Zahnschmelzes und Exkavation der Dentinkaries ist zwar bei Milchzähnen nicht kooperationsbereiter Kinder möglich, bei bleibenden Zähnen jedoch keine geeignete Alternative. In diesen Fällen kann die Karies aufgrund des höheren Alters und der gestiegenen Kooperationsbereitschaft der Patienten entfernt werden.

Versiegelungen bei Patienten mit hohem Kariesrisiko

Zahlreiche initiale kariöse Läsionen bei Kindern können als klares Anzeichen für ein relativ hohes Kariesrisiko gewertet werden. Bei solchen Patienten sind Versiegelungen möglicherweise weniger wirkungsvoll als bei Kindern mit einem geringeren Risiko. In einer 3-jährigen Beobachtungsstudie zur präventiven Versiegelung der permanenten 1. Molaren wurden Kinder im Alter von 12–15 Jahren untersucht. Abgesehen von einem allgemeinen Rückgang der Kariesfälle an versiegelten Okklusalflächen um 30% gegenüber den nicht versiegelten Vergleichszähnen, war die Versiegelung bei Kindern mit einem hohen Ausgangsniveau des Kariesbefalls weniger wirkungsvoll [21]. Folglich sollten **präventive und therapeutische Versiegelungen** von intensiven non-invasiven Behandlungen begleitet werden. In diesen Fällen ist sogar ein Synergieeffekt, wie er für präventive Versiegelungen festgestellt wurde, sehr wahrscheinlich [22].

Approximalflächen

Approximalkaries stellt für den Kinderzahnarzt ein ernsthaftes Problem dar, da insbesondere Kinder Plaque an den Interdentalflächen nur selten ausreichend entfernen können. Non-invasive Maßnahmen und die Aufklärung über Mundgesundheit werden wegen der unzureichenden Befolgung von Anleitungen durch die Patienten und ihre Eltern möglicherweise nicht nachhaltig umgesetzt. Zudem ist die Progressionstendenz einer Läsion, die röntgenologisch bis zur Schmelz-Dentin-Grenze reicht, bei 10-Jährigen deutlich höher als bei 27-Jährigen (s. o.). Daher sind non-invasive Therapien als einzige Maßnahme zur Arretierung der Kariesprogression bei Kindern und Jugendlichen mit Vorsicht auszuwählen. Mikro-invasive

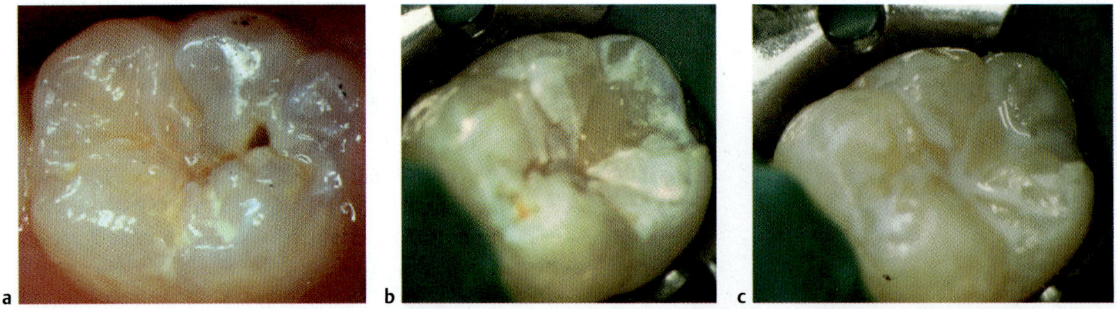

Abb. 22.**7** Behandlung einer okklusalen Karies.
a Karies ICDAS 3.
b Partielle Kompositrestauration.
c Die verbleibenden Fissuren sollten mit einer Versiegelung geschützt werden.

Methoden wie die approximale Infiltration (Kap. **17**) oder Versiegelung (Kap. **16**) bieten zusätzliche Sicherheit. Dennoch ist das Risiko eines Scheiterns in beiden Fällen höher, wenn es nicht gelingt, das Kariesrisiko zu senken. Im Gegensatz zu Erwachsenen, bei denen die bleibenden Zähne vollständig durchgebrochen sind, ist die Versiegelung und Infiltration der Approximalflächen bei Kindern technisch schwieriger, da die Gingiva oft sehr hoch reicht. Außerdem sind die Zähne mit dem größten Kariesrisiko die permanenten 1. und 2. Molaren, d. h. die am weitesten distal gelegenen Zähne. Daher müssen Kofferdam und Spreizer am selben Zahn angelegt werden, an dem die approximale Versiegelung oder Infiltration vorgenommen wird, was sich manchmal als schwierig erweist. Andererseits trifft dies auch bei einer Restauration zu.

Ist auf dem Röntgenbild zu erkennen, dass die approximale Läsion bereits weit in das Dentin vorgedrungen ist, weist die Zahnoberfläche höchstwahrscheinlich eine Kavitation auf und die Versorgung mit einer Füllung ist indiziert. Bei der konventionellen Präparation einer Kavität mit rotierendem Instrumentarium besteht ein hohes Risiko, dass die benachbarte Approximalfläche beschädigt wird. Daher wird der zusätzliche Einsatz oszillierender Feilen sehr empfohlen (Abb. 22.**8**).

Dieser minimal-invasive Ansatz führt zu einer Beschränkung der Präparation auf einen approximalen „Slot“, ohne dass die Okklusalfläche teilweise (als „Schwalbenschwanz“) oder sogar vollständig einbezogen wird. Die einseitige Präparation mit automatisch entstehender Unterminierung infolge der Karies bietet auch für nicht adhäsive Füllungsmaterialien eine ausreichende Retention. Die minimal-invasive Präparation und Restauration erfordert eine größere Sorgfalt des Zahnarzts als Standardkavitäten nach Black:

- Der Zugang für die Präparation, Kariesentfernung und Insertion der Füllung ist beschränkt.
- Die Restaurationsränder liegen in schwer zu reinigenden Bereichen.
- Die adäquate Applikation adhäsiver Füllungsmaterialien ist besonders wichtig.

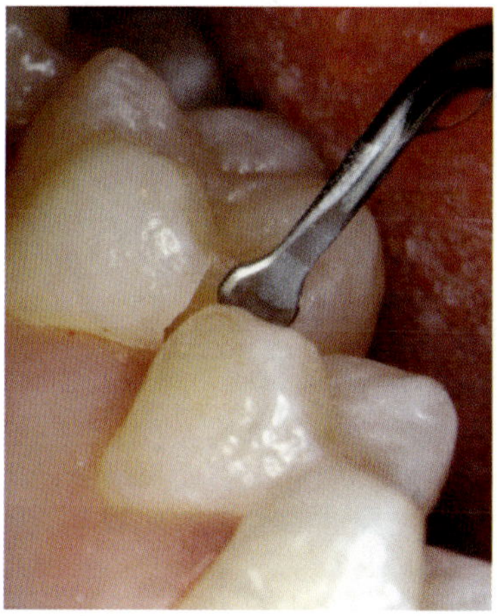

Abb. 22.**8** Oszillierende Feilen ermöglichen die Präparation approximaler Kavitäten ohne Beschädigung der benachbarten Zahnfläche.

Die Auswahl des richtigen Füllungsmaterials für kleine approximale Kavitäten ist ein viel diskutierter Punkt. Heutzutage würden sich viele Zahnärzte automatisch für Kompositrestaurationen mittels Adhäsivtechnik entscheiden, obschon Amalgame eine längere Lebensdauer zu haben scheinen [25] [26]. Untersuchungen der Lebensdauer zeigen deutlich, dass Randkaries der weitaus häufigste Grund für das Scheitern von Restaurationen ist. Dabei ist nicht zu vergessen, dass die Ursache für eine restaurationsbedürftige kariöse Läsion ein Ungleichgewicht der de- und remineralisierenden Faktoren ist. Die Restauration selbst ändert an dieser Tatsache nichts. Daher sind intensive primär- und sekundärpräventive Maßnahmen eine Voraussetzung für den Erfolg minimal-invasiver Therapieformen.

ZUSAMMENFASSUNG

Kariesmanagement bei den Milchzähnen ist nicht dasselbe wie die Behandlung bleibender Zähne, nur in kleinerem Maßstab und bei einer kürzeren Lebensdauer der Zähne. Unterschiede in der Anatomie, Epidemiologie und Funktion führen vielmehr zu einem zweigeteilten Behandlungskonzept für jüngere Kinder. Das heißt, dass der kleine Anteil von Kindern mit einem hohen Kariesrisiko zusätzlich zur Senkung des Kariesrisikos mehr invasive Behandlungen benötigt, während bei der Mehrheit der Kinder non-invasive Therapien und die Aufklärung über Mundgesundheit (s. Kap. **21**) ausreichen. Wie bei allen zweigliedrigen Konzepten gibt es auch hier eine nicht zu vernachlässigende „Grauzone“. Das heißt, dass bei 20–30% der Kinder weder eine schwere Karies (z. B. ECC) vorliegt, noch die Zahnhartgewebe vollständig ohne kariöse Läsionen sind. Bei diesen Kindern können kariöse Läsionen vorliegen, die eine Behandlung mit dem gesamten Spektrum non-, mikro- und minimal-invasiver zahnärztlicher Therapien erforderlich machen.

Im bleibenden Gebiss ist das Muster und die Verteilung von Karies ähnlich, wie es bei jungen Erwachsenen beobachtet werden kann. Daher sind die im gesamten Buch beschriebenen Therapiekonzepte grundsätzlich auch für Jugendliche geeignet. Allerdings entwickelt sich im Vergleich mit Erwachsenen derselbe Demineralisationsgrad und Kariesbefall in deutlich kürzerer Zeit, was auf eine höhere Kariesprogressionsgeschwindigkeit hinweist und möglicherweise eine stärker invasive Behandlungsstrategie angeraten erscheinen lässt, wenn die Erfolgsaussichten alleiniger non-invasiver Maßnahmen gering sind.

LITERATUR

1. Sønju Clasen AB, Ogaard B, Duschner H et al. Caries development in fluoridated and non-fluoridated deciduous and permanent enamel in situ examined by microradiography and confocal laser scanning microscopy. Adv Dent Res 1997; 11: 442–447
2. Marthaler TM. Changes in dental caries 1953–2003. Caries Res 2004; 38: 173–181
3. BoHyoung J, DeukSang M, HyockSoo M et al. Early childhood caries: prevalence and risk factors in Seoul, Korea. J Pub Health Dent 2003; 63: 183–188
4. Robke FJ, Buitkamp M. Häufigkeit der Nuckelflaschenkaries bei Vorschulkindern in einer westdeutschen Großstadt. Oralprophylaxe 2002; 24: 59–63
5. Postma TC, Ayo-Yusuf OA, van Wyk PJ. Sociodemographic correlates of early childhood caries prevalence and serverity in a developing country – south Africa. Int Dent J 2008; 58: 91–97
6. Kaste LM, Drury TF, Horowitz AM et al. An evaluation of NHANES III estimates of early childhood caries. J Public Health Dent 1999; 59: 198–200
7. Livny A, Sgan-Cohen HD. A review of a community program aimed at preventing early childhood caries among Jerusalem infants – a brief communication. J Pub Health Dent 2007; 67: 78–82
8. World Health Organization (WHO) Collaborating Centre for Education, Training and Research in Oral Health. Oral Health Database. Oral Health Country/Area Profile Project (2010). Im Internet: www.whocollab.od.mah.se; Stand: 09.08.2011
9. Deutsche Arbeitsgemeinschaft Jugendzahnpflege e. V. (DAJ). Begleituntersuchungen zur Gruppenprophylaxe 2004. Bonn: Deutsche Arbeitsgemeinschaft Jugendzahnpflege; 2005
10. Bratthall D. Introducing the Significant Caries Index together with a proposal for a new global oral health goal for 12-year-olds. Int Dent J 2000; 50: 378–384
11. Institut der der deutschen Zahnärzte (IDZ). Vierte Deutsche Mundgesundheitsstudie (DMS IV). Köln: Dtsch Ärzteverlag; 2006
12. World Health Organization (WHO). The World Oral Health Report. Geneva: World Health Organization; 2005
13. Bolin AK. Children's dental health in Europe. An epidemiological investigation of 5- and 12-year-old children from eight EU countries. Swed Dent J 1997; 122 (Suppl.): 1–88
14. Heinrich-Weltzien R, Kühnisch J, Goddon I et al. Zahngesundheit deutscher und türkischer Schüler – Ein 10-Jahresvergleich. Gesundheitswesen 2007; 69: 105–109
15. Shwartz M, Gröndahl HG, Pliskin JS et al. A longitudinal analysis from bite-wing radiographs of the rate of progression of approximal carious lesions through human dental enamel. Arch Oral Biol 1984; 29: 529–536
16. Fejerskov O, Nyvad B, Kidd EAM. Enamel reactions during eruption. In: Fejerskov O, Kidd EAM, eds. Dental Caries. Oxford: Blackwell Munksgaard; 2008
17. Mejàre I, Lingstrom P, Petersson LG et al. Caries-preventive effect of fissure sealants: A systematic review. Acta Odontol Scand 2003; 61: 321–330
18. Splieth CH, Ekstrand KR, Alkilzy M et al. Sealants in dentistry: Outcomes of the orca saturday afternoon symposium 2007. Caries Res 2010; 44: 3–13
19. Ahovuo-Saloranta A, Hiiri A, Nordblad A et al. Pit and fissure sealants for preventing dental decay in the permanent teeth of children and adolescents. Cochrane Database Syst Rev 2008; 4: CD 001830
20. Mertz-Fairhurst EJ, Curtis jr. JW, Ergle JW. Ultraconservative and cariostatic sealed restorations: Results at year 10. J Am Dent Assoc 1998; 129: 55–66
21. Heyduck C, Meller C, Schwahn C et al. Effectiveness of sealants in adolescents with high and low caries experience. Caries Res 2006; 40: 375–381
22. Low T. The combined application of topical fluoride and fissure sealant – results after 2 years.J Oral Rehabil 1982; 9: 1–5
23. Beiruti N, Frencken JE, van't Hof MA et al. Caries-preventive effect of resin-based and glass ionomer sealants over time: A systematic review. Community Dent Oral Epidemiol 2006; 34: 403–409
24. Poulsen S, Laurberg L, Vaeth M et al. A field trial of resin-based and glass-ionomer fissure sealants: Clinical and radiographic assessment of caries. Community Dent Oral Epidemiol 2006; 34: 36–40
25. Mjör IA, Moorhead JE. Selection of restorative materials, reasons for replacement, and longevity of restorations in Florida. J Am Coll Dent 1998; 65: 27–33
26. Levin L, Coval M, Geiger SB. Cross-sectional radiographic survey of amalgam and resin-based composite posterior restorations. Quintessence Int 2007; 38: 511–514

Zukünftige Trends in der Kariesforschung

B. Clarkson, A. Czajka-Jakubowska

23

Einleitung

In den vergangenen 30 Jahren wurde in der wissenschaftlichen Fachliteratur zunehmend über Zell- und Gewebetechnik, Nanotechnik, Gentechnik, Probiotika, Genomik und Proteomik berichtet. Die Kariesforschung nutzt diese neuen Techniken und Technologien nur zögerlich zur Vorbeugung und Behandlung der am weitesten verbreiteten menschlichen Krankheit. Doch die Zeiten ändern sich in der Kariologie, und der Schwerpunkt verlagert sich von der invasiven Versorgung (Restauration) hin zur Prävention und Kontrolle der Karies. Unser Wissen über die Ätiologie der Karies hat sich durch den Einsatz von Strategien aus der Genomik zur Untersuchung des genetischen Faktors bei der Kariesempfänglichkeit erweitert. Die gentechnische Erzeugung von „kariogenen" Bakterien, die jedoch keine Karies hervorrufen können, und Antikörpern gegen kariogene Bakterien bietet Lösungen zur Verhinderung der Säurebildung in der Plaque und der Kolonisierung durch kariogene Bakterien. Die Fähigkeit, die Neubildung von Dentin anzuregen und so dieses Gewebe wiederherzustellen sowie die Nutzung der Nanotechnologie zur Herstellung synthetischen Zahnschmelzes und „intelligenter" Materialien werden die Behandlung von Karies unterstützen. Schließlich können uns die Proteomik und Fluoreszenzbildgebung bei der Beantwortung der letzten großen Frage in der Kariesforschung weiterhelfen: Wann ist eine kariöse Läsion aktiv?

In diesem Kapitel werden einige vielversprechende Ansätze vorgestellt, die in Zukunft bei der Kariesbehandlung von Nutzen sein könnten. Im Einzelnen wird auf folgende Themen eingegangen:

- Genetische Faktoren der Kariesempfindlichkeit
- Aktivität von kariösen Läsionen
- Regeneration und Restauration des Pulpa-Dentin-Komplexes
- Antibakterielle Strategien
- Neue Restaurationsmaterialien

Genetische Ansätze

Genomik – Kariesempfänglichkeit

Obwohl die Umwelt- und Wirtsfaktoren, die zum individuellen Kariesrisiko beitragen, bereits seit Langem bekannt sind, sind die Ursachen für die unterschiedliche Empfänglichkeit einzelner Menschen für diese Krankheit noch immer nicht vollständig bekannt. Ein Großteil der Belege eines **genetischen Faktors beim individuellen Kariesrisiko** stammt aus der Forschung an Zwillingen, die getrennt voneinander aufgewachsen sind. Karies wird bereits seit dem frühen 20. Jahrhundert an Zwillingen untersucht. Im Jahr 1927 wurden 301 Zwillingspaare untersucht, von denen 130 eineiig und 171 zweieiig waren. In dieser Studie wurde nachgewiesen, dass eineiige Zwillinge einen vergleichbaren Kariesbefall aufwiesen, zweieiige Zwillinge hingegen nicht. In späteren Untersuchungen wurde bestätigt, dass eineiige Zwillinge ein ähnliches Kariesrisiko tragen, zweieiige Zwillinge jedoch nicht [1]. Schätzungen zufolge beträgt der Einfluss genetischer Faktoren auf die Krankheitsentstehung ungefähr 40%. Karies ist eine komplexe Krankheit und wie auch bei anderen komplexen Krankheiten – wie Diabetes, Osteoporose oder Lippen-Kiefer-Gaumen-Spalte – ermöglichen uns die Erkenntnisse aus dem Humangenomprojekt die Untersuchung der genetischen Zusammenhänge. Der Ansatz zur Ermittlung des genetischen Einflusses auf das individuelle Kariesrisiko war daher den Forschungsansätzen bei anderen komplexen Krankheiten ähnlich. Derzeit werden Untersuchungen an DNS-Proben kariesresistenter und kariesanfälliger Geschwister durchgeführt mit dem Ziel, SNP (Single Nucleotide Polymorphisms, d. h. Einzelnukleotid-Polymorphismen) zu finden, die einen Zusammenhang mit der Kariesresistenz bzw. -anfälligkeit aufweisen. Die größten Erfolgsaussichten vermutet man dabei bei den Genen, die an der Zahnschmelzentwicklung und -mineralisation, an der Expression von Speichelproteinen und dabei insbesondere säurereicher Proteine sowie an der Kolonisierung des Zahnhartgewebes durch Bakterien beteiligt sind.

Probiotika – Austauschtherapie mit nichtsäureproduzierenden Bakterien

Unsere Fähigkeit, Bakterien gentechnisch zu verändern, ermöglicht es uns, Zahnoberflächen mit Bakterien zu „infizieren", die die positive Eigenschaft haben, fermentierbare Kohlenhydrate nicht zu organischen Säuren, sondern zu Harnstoff abzubauen. Dadurch kann die von kariogenen Bakterien besetzte ökologische Nische mit virulenten, jedoch harmlosen Bakterien besetzt werden. Dies erlangt größere Bedeutung, wenn man an die Weitergabe von Mikroorganismen von der Mutter an ihre Nachkommen denkt, und insbesondere von Mutans-Streptokokken. Im Sinne der Prävention können sich dadurch faszinierende Möglichkeiten ergeben.

Wird z. B. die Mutter mit solchen „harmlosen" Mutans-Streptokokken infiziert oder neu infiziert, die keine Säuren herstellen, aber virulent genug sind, um die kariesgefährdeten Bereiche zu besiedeln, würden diese Bakterien an das Kind weitergegeben. Es könnte sich allerdings als schwierig erweisen, die Bevölkerung davon zu überzeugen, gentechnisch veränderte Bakterien als „Heilmittel" gegen eine nicht lebensbedrohliche Krankheit zu akzeptieren – außer im Falle einer schweren Infektion. Daher wurden natürlich auftretende Bakterien, die mit kariogenen Bakterien um dieselbe ökologische Nische konkurrieren, auf ihre Eignung für eine **probiotische Therapie** untersucht [2] [3] [4].

Gentherapie – Regeneration der Speicheldrüsen

Die Bedeutung des Speichels bei der Kariesentstehung wird am einfachsten durch das aggressive Voranschreiten der Erkrankung bei Hyposalivation belegt. Die aktuelle Forschungsarbeit zur Regeneration der Speicheldrüsen mit Hilfe von Gentherapie wird sich in Zukunft ohne Zweifel als wertvoll erweisen [5]. Es ist wichtig zu verstehen, dass die Speicheldrüse hierfür noch funktionieren muss, wenn auch nur auf einem sehr niedrigen Niveau. Wurde sie durch Krankheit oder Strahlentherapie vollständig zerstört, kann sie nicht durch Gentherapie gerettet werden. Diese Pionierarbeit hat nun die Phase klinischer Studien am Menschen erreicht, und die Ergebnisse werden mit großer Spannung erwartet.
Zum jetzigen Zeitpunkt gibt es jedoch keine einfache Lösung für Xerostomie. Die Wahrscheinlichkeit ist groß, dass dieses Problem in einer alternden Bevölkerung zunehmen wird, da die Einnahme von Medikamenten, die als Nebenwirkung den Speichelfluss vermindern, wahrscheinlich deutlich steigen wird.

Proteomik

Modifikation von Antikörpern – Adhäsion von Bakterien

In jüngerer Zeit hat die lokale passive Immunisierung als ein sicheres Verfahren zur Kariesprävention das Interesse geweckt. Neue Techniken zur Modifikation von Antikörpern ermöglichen die Herstellung von Immunglobulinen in Tieren und transgenen Pflanzen („Plantibody"). Das IgG1 von Mäusen wurde isoliert und erwies sich als wirksam gegen das Oberflächenadhäsionsprotein (SAI/II) von Streptokokkenzellen, das die Anhaftung der Bakterien an die Pellikel ermöglicht. Dieser IgG1-Antikörper wurde erfolgreich am Menschen getestet. Nach der Behandlung mit Antikörpern war der Befall mit Mutans-Streptokokken deutlich verringert. Sekretorisches Immunglobulin mit großer molekularer Masse gegen fibrillare Oberflächenadhäsine der Mutans-Streptokokken (AgI/II) wurde hergestellt, indem in ein transgenes Tabaksystem (Nicotiana tabacum) geklonte Gene eingeführt wurden, die die Ketten monoklonaler Antikörper gegen AgI/II, eine J-Kette von Mäusen und ein Sekretionsstück von Kaninchen kodieren. Die Wirksamkeit dieses pflanzlichen sekretorischen Antikörpers wurde bei einer kleinen Gruppe Freiwilliger am Menschen untersucht. Dabei wurde nachgewiesen, dass der Antikörper bis zu 3 Tage lang in der menschlichen Mundhöhle aktiv war (2 Tage länger als IgG-Antikörper von Mäusen) und im Menschen für mindestens 4 Monate einen spezifischen Schutz gegen die Kolonisierung durch Streptococcus mutans auslöst.

Enzymerkennung – Beurteilung der Kariesaktivität

Im gleichen Maße, wie unsere diagnostischen Möglichkeiten für Karies feiner und präziser werden, wird auch bei einem größeren Anteil der Bevölkerung Karies detektiert werden. Die Vielzahl der Möglichkeiten zur Kariesserkennung, von der Messung des elektrischen Widerstands über Laserfluoreszenz hin zur Transillumination usw., wird zu einer frühzeitigeren Erkennung von kariösen Läsionen führen. Damit werden hoffentlich früher non- und mikro-invasive Maßnahmen zur Kontrolle der Kariesprogression in Angriff genommen und eben nicht die frühe Restauration. Die Beurteilung des Ausmaßes der Größe einer Läsion durch den Zahnarzt ist jedoch leider nur die halbe Wahrheit. Die zweite Hälfte der Wahrheit, nämlich ob die **Läsion aktiv ist oder nicht**, ist damit noch nicht bekannt. Neben dem Einfluss der Gene auf die Kariesanfälligkeit ist dies in der heutigen Kariologie allerdings die vielleicht wichtigste offene Frage.
In der Lederindustrie gibt es ein Werkzeug, das bei der Diagnose aktiver Wurzelkariesläsionen nützlich sein könnte. Die Sonde wird verwendet, um die Resilienz von Leder zu prüfen, d. h. die Weichheit des Leders. Möglicherweise könnte dieses Instrument modifiziert werden, um bei Wurzelkariesläsionen die Weichheit der Oberfläche, ein Hauptmerkmal aktiver Karies, zu prüfen. Des Weiteren tragen Matrix-Metalloproteinasen (MMP) zum Abbau der organischen Dentinmatrix bei. In kariösem Dentin wurden menschliche MMP-2, MMP-8 und MMP-9 festgestellt. Diese werden bei einem niedrigen pH-Wert (4,5) aktiviert. Möglicherweise können diese MMP zur Feststellung von Kariesaktivität in Dentin genutzt werden.
Im Hinblick auf Karies des Zahnschmelzes ist das Enzym Glukansucrase/Glykosyltransferase für die Umwandlung der in der Nahrung enthaltenen Zucker in Zuckerketten verantwortlich, die als Klebstoff dienen können. Sowohl Lactobacillus als auch Streptococcus mutans verfügen über dieses Enzym. Sein Nachweis in der Plaque nach einer Saccharosespülung könnte auf eine potenziell aktive kariogene Plaque hinweisen. Laktatdehydrogenase oxidiert Milchsäure in der Plaque zu Pyruvat und ihr Nachweis würde auf eine aktive kariogene Plaque hinweisen, wenn die Annahme zugrunde gelegt wird, dass es zur Demineralisation des Zahnschmelzes führt, wenn der pH-Wert der Plaque unter einen kritischen Wert sinkt (der individuell unterschiedlich sein kann).

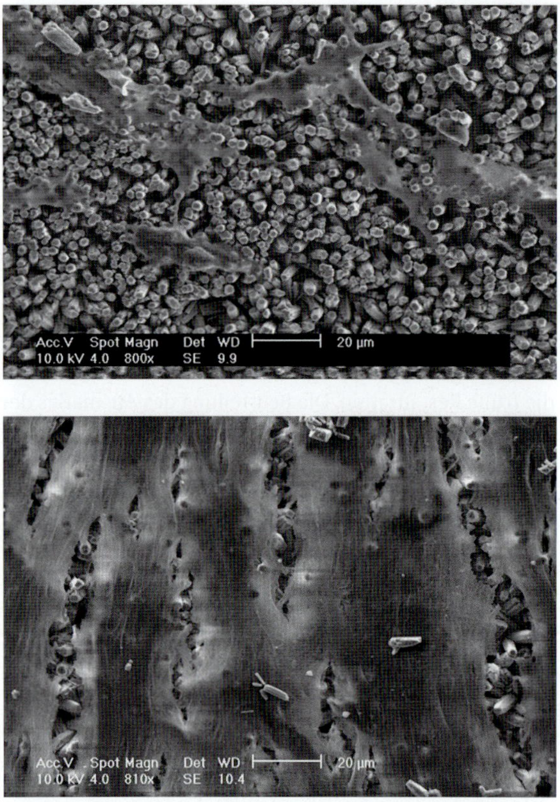

Abb. 23.**1** Dentale Pulpa-Stammzellen, die auf einer Oberfläche aus gut ausgerichteten Fluorapatitkristallen gezüchtet werden.
a Nach 3 Tagen.
b Nach 3 Wochen.

Zell- und Gewebezüchtung (Tissueengineering)

Pulpa-Dentin-Komplex

Die Zell- und Gewebezüchtung ist in der Medizin eine Realität, insbesondere bei der Reparatur und Regeneration von Haut und Knochen. Arbeiten aus den späten 1980er Jahren zur Regeneration von Dentin mit Hilfe von knochenbildenden Proteinen, den Bone Morphogenetic Proteins (BMP), können noch immer den Weg zur Behandlung tiefer kariöser Läsionen weisen. Im Tierversuch wurde ein Kollagengel aufgetragen, das BMP enthielt. Dadurch wurde die Pulpa angeregt, das Medikament vollständig durch Dentin zu ersetzen. In klinischen Versuchen am Menschen waren die Ergebnisse in Folge einer durch die Abbauprodukte des Kollagenträgers hervorgerufenen Entzündung nicht eindeutig. Durch unsere heutige Fähigkeit, Dendrimere (Nanopolymere, s. u.) mit BMP und einem entzündungshemmenden Mittel zu funktionalisieren, ist dieses Nanotherapeutikum für eine Wiederholung der Experimente ideal geeignet [6].

Weitere Arbeiten in unseren Labors haben ergeben, dass wir in der Lage sind, dentale Pulpa-Stammzellen (DPSC) durch die Behandlung mit einem Dentinextrakt und einer

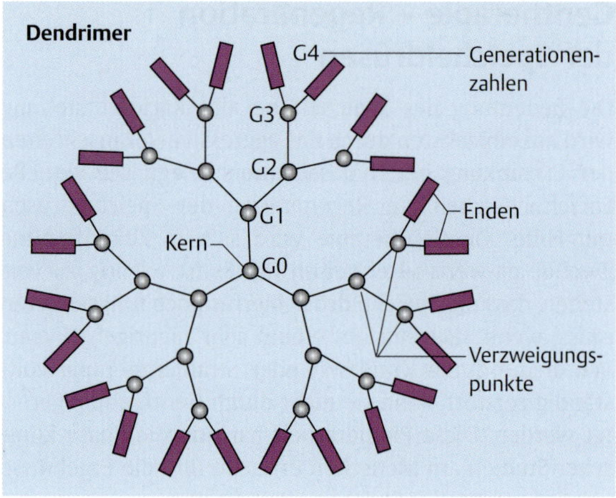

Abb. 23.**2** Schematische Darstellung eines Generation-4-Dendrimers (künstliches Protein) mit einem zentralen Stamm und Verzweigungen, die funktionalisiert werden können.

Lösung zur Stimulation der Mineralisation in odontoblastenähnliche Zellen zu verwandeln [**7**]. Diese DPSC werden nun auf synthetischen, zahnschmelzähnlichen Folien gezüchtet (Abb. 23.**1**). Dies rückt eine praktische Regeneration des gesamten Kronen-Pulpa-Komplexes näher, doch die Regeneration einer Zahnwurzel ist noch immer ein ungelöstes Problem.

Nanotechnik

Dendrimere – antimikrobiell, antiadhäsiv

Die Nanotechnologie bietet uns außerdem Dendrimere, die als **Nanotherapeutika** eingesetzt werden können (Abb. 23.**2**). Die „Schönheit" dieser künstlichen Proteine liegt darin, dass sie extrem klein sind (nur 3–10 nm), wodurch sie in Zellen eindringen können. Zudem können sie funktionalisiert werden. Mit anderen Worten: Dendrimere können mit einer antimikrobiellen Substanz, einem Antimetaboliten, einem Entzündungshemmer usw. verbunden werden. Je nach Ladung des Dendrimers (und diese kann verändert werden) heftet es sich auch an Apatitoberflächen an. Die Vorteile der Verwendung dieser Dendrimere zur Modifizierung von Oberflächen, entweder durch Veränderung der Oberflächenladung oder durch antibakterielle Wirkung, liegen auf der Hand. Durch die Modifizierung der Zahnschmelz- bzw. Dentinoberfläche mit diesen Molekülen wird es möglich, das Anhaften bestimmter oraler Bakterien zu verhindern und das Anhaften anderer eventuell zu fördern.

Kosten und Toxizität sind bei der Entwicklung neuer Therapien immer ein Thema. Dendrimere an sich sind kostengünstig, doch zum jetzigen Zeitpunkt ist ihre Funktionalisierung teuer. Im Tierversuch werden sie bereits für die gezielte Medikamentengabe eingesetzt, insbesondere von Krebstherapeutika.

Antibakterielle Nanoemulsionen

Eine kostengünstige und nichttoxische Kariestherapie könnten Nanoemulsionen darstellen, die hergestellt werden, indem Öl unter Druck durch eine feine Düse gepresst wird. So entstehen **Nanotröpfchen** des Öls, die eine hohe Energie besitzen und in der Wasserphase suspendiert bleiben. Geraten diese Tröpfchen in Kontakt mit Bakterien, haften sie an diesen an, geben ihre Energie ab und töten die Zellen – ganz ohne Antibiotikaresistenz oder Sensibilisierung. Es handelt sich lediglich um Öl! Es ist noch unklar, ob diese Emulsionen auch bei Bakterien wirken, die in einen Biofilm eingebettet sind; möglicherweise muss also vor der Anwendung der Emulsion der Biofilm zerstört werden. Die Forschung zu diesen Emulsionen hat ergeben, dass sie für Säugetierzellen nicht schädlich sind. Daher könnten diese Emulsionen in Zukunft als orale Antiseptika verfügbar werden.

Abbaubare Mikrosphären – remineralisierende Substanzen

Das Zusammenwirken von Speichel, Bakterien, Nahrung und mikrobiellen Produkten bei der Bildung und Aufrechterhaltung des **Biofilms** auf der Zahnoberfläche spielt eine wesentliche Rolle bei Ätiologie und Prävention von Karies. Bekanntlich ist Plaque ein Biofilm, der sich wie alle Biofilme aus Bakterien und einer Polysaccharidmatrix zusammensetzt. Die Entdeckung von Kanälchen, die von der Plaqueoberfläche zur Zahnoberfläche führen [8], unterstreicht die Notwendigkeit, den Aufbau dieser Biomasse und die Bedeutung dieser Kanälchen bei der Kariesentstehung und -prävention neu zu bewerten. Zum Beispiel könnten abbaubare Mikrosphären eingesetzt werden, die in diese Plaquekanälchen eindringen, Bakterizide oder Antimetabolite abgeben und dadurch die Plaquebakterien abtöten oder ihre Adhäsion aufbrechen.

Die große Oberfläche der Mundschleimhaut macht diese zu einem idealen Reservoir für die Wirkstoffgabe, obgleich sich die in diesem Bereich bestehenden Adhäsionsmechanismen einschränkend auswirken. Aus diesem Grund wurden verschiedene Formulierungen von Bioadhäsiven entwickelt, um die Wirkstoffgabe zu verbessern und die örtlich begrenzte Abgabe über einen längeren Zeitraum zu ermöglichen. Die verfügbaren mukoadhäsiven Wirkstoffträgersysteme verwenden synthetische (Chitosan, Carbopol, Carbomere) und natürliche Polymere (Pflanzenlektine), die an der Schleimhaut haften. In den ersten Systemen wurden relativ große Makromoleküle verwendet. Die jüngste Innovation des Systems schlägt die Verwendung von Mikropartikeln mit einem durchschnittlichen Durchmesser von ungefähr 0,1–10 µm vor. Diese können als Basis – z. B. für biologisch abbaubare (Mikro-)Sphären – für die langanhaltende Abgabe von Fluorid, Kalzium und Phosphat dienen und so optimale Remineralisationsbedingungen herstellen. Dies kann dadurch erreicht werden, dass manche Kügelchen Phosphat und Fluorid enthalten und andere Kalzium, so dass eine Wechselwirkung des Kalziums mit dem Fluorid vor ihrer Freisetzung in die Mundhöhle vermieden wird. Es ist ebenfalls möglich, diese Bioadhäsive als Systeme zur kontrollierten Abgabe anderer biologisch aktiver Stoffe zu nutzen, die bei der Kariesprävention eine wichtige Rolle spielen, z. B. Antiseptika oder antibakterielle Stoffe, die das Wachstum der Bakterien und ihre Anhaftung an die Zahnoberfläche beeinflussen.

„Intelligente“ Materialien – Reaktion auf physiologische und nichtphysiologische Veränderungen in der Mundhöhle

In der Medizin wurde eine Vielzahl „intelligenter“ Materialien entwickelt, die in Reaktion auf Veränderungen des physiologischen Zustands des Körpers bestimmte Moleküle oder Ionen freisetzen. Kompositmaterialien, die auf Veränderungen des pH-Wertes der Plaque reagieren, werden bereits hergestellt. Es wurde nachgewiesen, dass diese Materialien Fluoride freisetzen können, wenn der pH-Wert sinkt. Steigt der pH-Wert wieder und erreicht fast sein normales Niveau, endet die Fluoridabgabe. Durch diese Reaktion auf den pH-Wert der Umgebung wird das Fluorid nur abgegeben, wenn es benötigt wird. Es wird nicht kontinuierlich passiv freigesetzt, was letzten Endes zur Degradation des Restaurationsmaterials führen könnte.

Synthetischer Zahnschmelz

Im Zeitalter der Geweberegeneration, Gentherapie und **Nanotechnologie** könnte letztere die kostengünstigste Technik zur Kariesprävention und -behandlung bieten. Es gibt bereits Nano- und Mikrokomposite, die gegenüber den herkömmlichen Materialien Vorteile bieten. Mit Hilfe nanotechnischer Verfahren wurden Nano- bzw. Mikrokristalle von Fluorapatit synthetisiert, die die nächste Generation von Füllern für Kompositrestaurationen darstellen könnten (Abb. 23.**3**). Sie bieten den zusätzlichen Vorteil, Kalzium, Phosphat und Fluorid freizusetzen, wenn der pH-Wert unter der Plaqueschicht sinkt, und sind somit die perfekte Lösung für die Remineralisation an der Kontaktfläche von Plaque und Komposit. Die Freisetzung hört auf, wenn der pH-Wert wieder seinen Normalwert erreicht, d. h. in gewisser Weise funktionieren diese Komposite wie „intelligente“ Materialien.

Die Nanotechnik ermöglicht es auch, dass diese Kristalle senkrecht ausgerichtet werden und sich selbst in einer prismatischen Struktur anordnen, die natürlichem menschlichen Zahnschmelz ähnelt (Abb. 23.**4**). Diese Filme können dann in Schichten übereinander angeordnet und miteinander verschweißt werden, so dass sie eine dreidimensionale Laminatstruktur bilden (Abb. 23.**5**). Dies könnte genutzt werden, um mit Hilfe von CAD/CAM-Verfahren Veneers oder Kronen herzustellen [8].

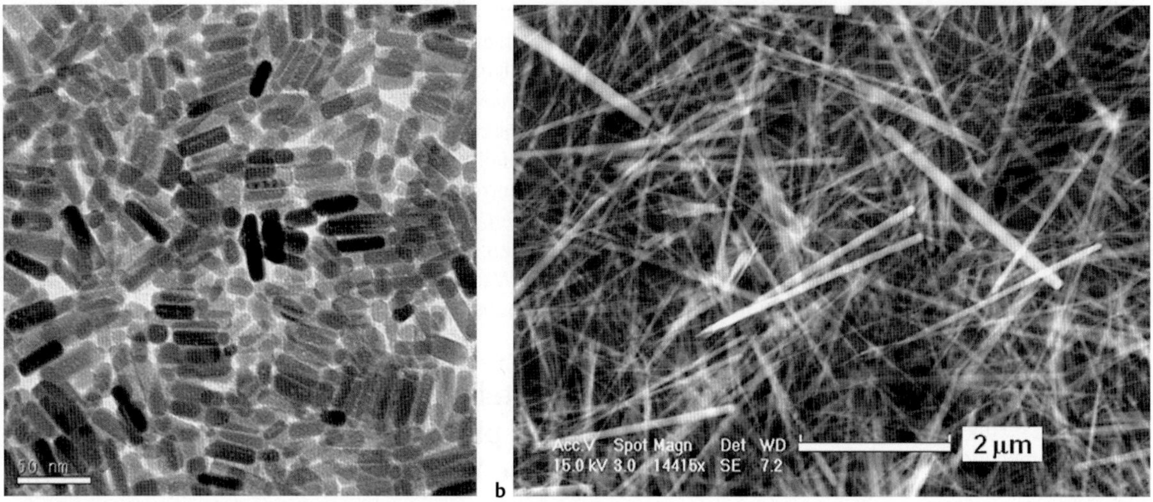

a b

Abb. 23.3 Synthetische, zahnschmelzähnliche Fluorapatitkristalle.
a Erzeugt unter Umgebungsbedingungen.
b Erzeugt unter hydrothermalen Bedingungen.

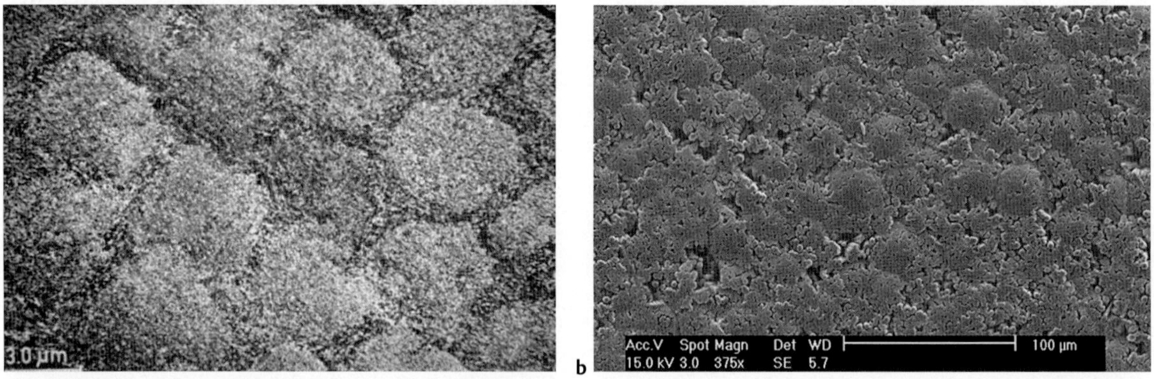

a b

Abb. 23.4 Prismatische Oberflächenstruktur von Apatitstrukturen.
a Menschlicher Zahnschmelz.
b Synthetischer Fluorapatit.

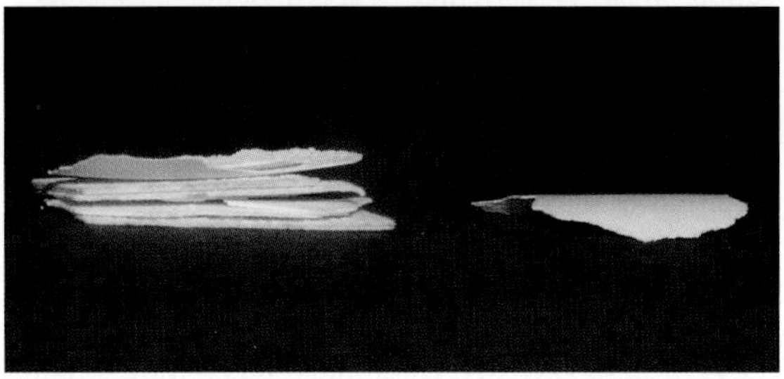

Abb. 23.5 Fluorapatitfilme, nachdem sie von den Metallträgern, auf denen sie gezüchtet werden, abgelöst wurden.

ZUSAMMENFASSUNG

In diesem Kapitel wurden einige vielversprechende Aktivitäten in der Kariesforschung skizziert: genetische Ansätze befassen sich mit der Kariesanfälligkeit des Wirtes sowie der Pathogenität der Mikroorganismen. Die Zell- und Gewebetechnik wird eingesetzt, um die natürliche Wiederherstellung des Pulpa-Dentin-Komplexes in tiefen kariösen Läsionen zu fördern. Die Nanotechnologie könnte zur Verbesserung von antimikrobiellen und remineralisierenden Substanzen beitragen. Restaurationsmaterialien aus synthetischem Zahnschmelz oder „intelligenten" Materialien könnten die Eigenschaft besitzen, sich selbst zu reparieren.
Es wird oft gesagt, dass 80% der Kariesfälle bei 20% der Bevölkerung auftreten, die pauschal den unteren sozioökonomischen Schichten zugerechnet werden. Die hier vorgestellten Verfahren sind moderne Techniken, die eingesetzt werden könnten, um den Kariesbefall in allen Bevölkerungsschichten zu senken. Sie werden auf Grund der Kosten jedoch anfangs nur den 80% der Bevölkerung mit 20% der Kariesfälle zur Verfügung stehen. Ein logischer, wenn auch nicht praktikabler Schritt wäre es, den Wohlstand der 20% der Bevölkerung mit 80% der Karies zu mehren. Dies ist allerdings äußerst unwahrscheinlich. Daher sollten die kostengünstigeren Behandlungsmethoden zur Senkung der Karieshäufigkeit in diesen benachteiligten Bevölkerungsschichten mit Hochdruck vorangetrieben werden.

LITERATUR

1. Bachrach FH, Young M. A comparison of the degree of resemblance in dental characters shown in pairs of twins of identical and fraternal types. Br Dent J 1927; 48: 1293–1304
2. Nase L, Hatakka K, Savilahti E, et al. Effect of long-term consumption of a probiotic bacterium, Lactobacillus rhamnosus GG, in milk on dental caries and caries risk in children. Caries Res 2001; 35: 412–420
3. Caglar E, Kavaloglu SC, Kuscu OO, et al. Effect of chewing gums containing xylitol or probiotic bacteria on salivary mutans streptococci and lactobacilli. Clin Oral Investig 2007; 11: 425–429
4. Stecksen-Blicks C, Sjostrom I, Twetman S. Effect of long-term consumption of milk supplemented with probiotic lactobacilli and fluoride on dental caries and general health in preschool children: a cluster-randomized study. Caries Res 2009; 43: 374–381
5. He X, Goldsmith CM, Marmary Y, et al. Systemic action of human growth hormone following adenovirus-mediated gene transfer to rat submandibular glands. Gene Ther 1998; 5: 537–541
6. Rutherford RB, Wahle J, Tucker M, et al. Induction of reparative dentine formation in monkeys by recombinant human osteogenic protein-1. Arch Oral Biol 1993; 38: 571–576
7. Liu J, Jin T, Chang S, et al. Matrix and TGF-beta-related gene expression during human dental pulp stem cell (DPSC) mineralization. In Vitro Cell Dev Biol Anim 2007; 43: 120–128
8. Wood SR, Kirkham J, Nattress B. Architecture and matrix composition of intact human plaque revealed. J Dent Res 1998; 77: Abstr. No. 107, 645
9. Chen H, Tang Z, Liu J, et al. Acellular Synthesis of a Human Enamel-like Microstructure. Advanced Materials 2006; 18: 1846–1851

Teil 2 Karies – Klinische Praxis

Diagnostik, Therapieentscheidung und Dokumentation

S. Paris, R. Haak, H. Meyer-Lückel

24

Einleitung

In den vorhergehenden Kapiteln wurden die theoretischen Grundlagen einer modernen Kariesdiagnostik und -therapie besprochen. In den folgenden praktisch orientierten Kapiteln soll die Umsetzung dieses Wissens anhand **klinischer Fälle** und **einzelner Behandlungen** demonstriert werden. Hierzu werden Befund- und Dokumentationsbögen vorgestellt, die sich für eine präventionsorientierte Kariesdiagnostik und entsprechenden Therapieplanung eignen. Diese Bögen werden auch in den folgenden klinischen Fällen verwendet werden.

Innerhalb der Beschreibung klinischer Fälle werden einige Behandlungen in den folgenden Kapiteln Schritt-für-Schritt beschrieben.

- Fissurenversiegelung (Erwachsener): Abb. 25.**7**
- Fissurenversiegelung (Kind): Abb. 26.**28**
- Kompositrestauration (Molar): Abb. 25.**8**
- Kompositrestauration (Frontzähne): Abb. 25.**26**–Abb. 25.**41**
- Kompositrestauration (Milchmolar): Abb. 26.**17**
- Infiltration (Kariesarretierung, permanent): Abb. 25.**21**
- Infiltration (Kariesarretierung, Milchmolar): Abb. 26.**21**
- Infiltration (Kariesmaskierung): Abb. 25.**42**–Abb. 25.**46**
- Schrittweise Kariesexkavation (Erwachsener): Abb. 25.**47**

Kariesdiagnostik auf Patientenebene

Wie in Kap. **7** und Kap. **9** dargestellt, ist es einerseits das Ziel der **Kariesrisikobestimmung**, abzuschätzen, wie hoch das Risiko des Patienten ist, zukünftig an Karies zu erkranken, andererseits sollen hierbei individuelle Risikofaktoren identifiziert und bewertet werden. Hieraus lässt sich dann abschätzen, wie hoch der Bedarf des Patienten hinsichtlich einer kausal ausgerichteten Therapie ist und an welchen **Risikofaktoren** diese ansetzen sollte. Darüber hinaus sollte das allgemeine Kariesrisiko auch in die Diagnosestellung mit eingehen. Nicht zuletzt die Anzahl der bereits vorhandenen kariösen Läsionen erlaubt eine gewisse Abschätzung der Wahrscheinlichkeit der Progredienz der vorhandenen kariösen Läsionen.

Aus Gründen der Praktikabilität sollte die Kariesrisikobestimmung möglichst schnell und ohne großen Aufwand durchzuführen sein. Daher ist es sinnvoll, sich auf die Bewertung von einfach zu erhebenden Risikofaktoren mit möglichst hohem prädiktivem Wert zu konzentrieren. In Kap. **7** wurden bereits einige Faktoren genannt, die für eine Kariesrisikobestimmung geeignet sind. Zur Zusammenfassung und Gewichtung der verschiedenen Risikofaktoren eignet sich eine Software wie das Cariogram **[1]**, welche kostenlos im Internet bezogen werden kann (Abb. 24.**1**). Steht hierfür jedoch am Behandlungsplatz kein Computer zur Verfügung, kann das Kariesrisiko auch mit einem einfachen Formbogen bestimmt werden. Abb. 24.**2** zeigt einen Bogen zur Bestimmung des Kariesrisikos, der sich an der **Cariogram-Software** orientiert.

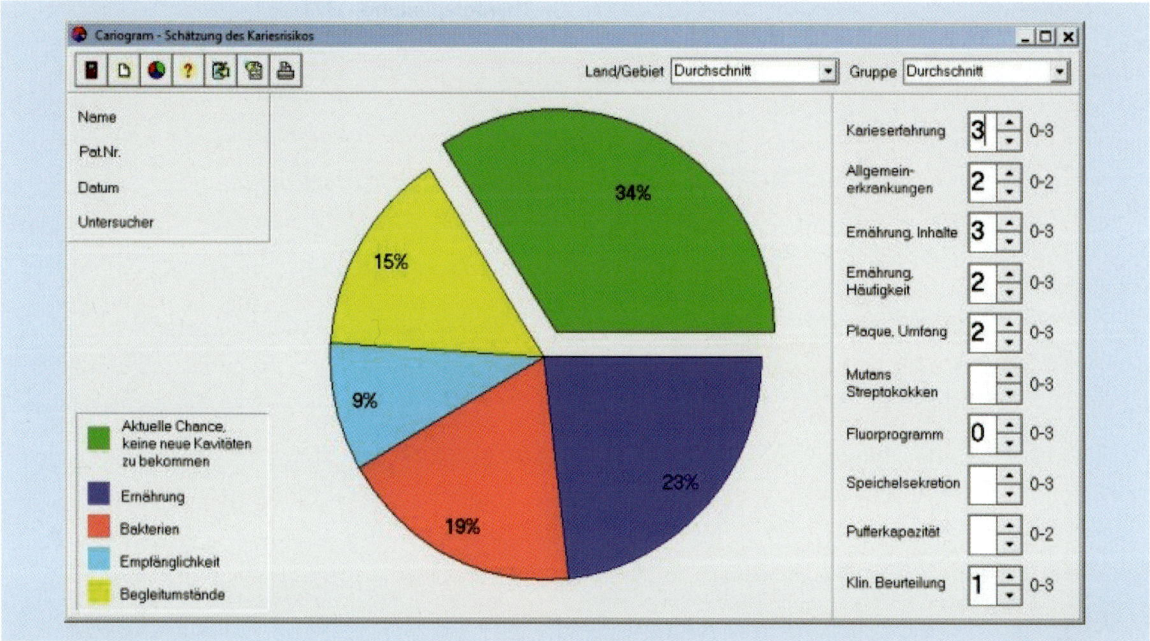

Abb. 24.**1** Abschätzung des Kariesrisikos mittels der Cariogram-Software. Die Software errechnet nicht nur die Wahrscheinlichkeit in Zukunft **nicht** an Karies zu erkranken (grüner Bereich; entspricht 1-Kariesrisiko), sondern gewichtet auch die verschiedenen Risikofaktoren und stellt diese als Tortendiagramm dar.

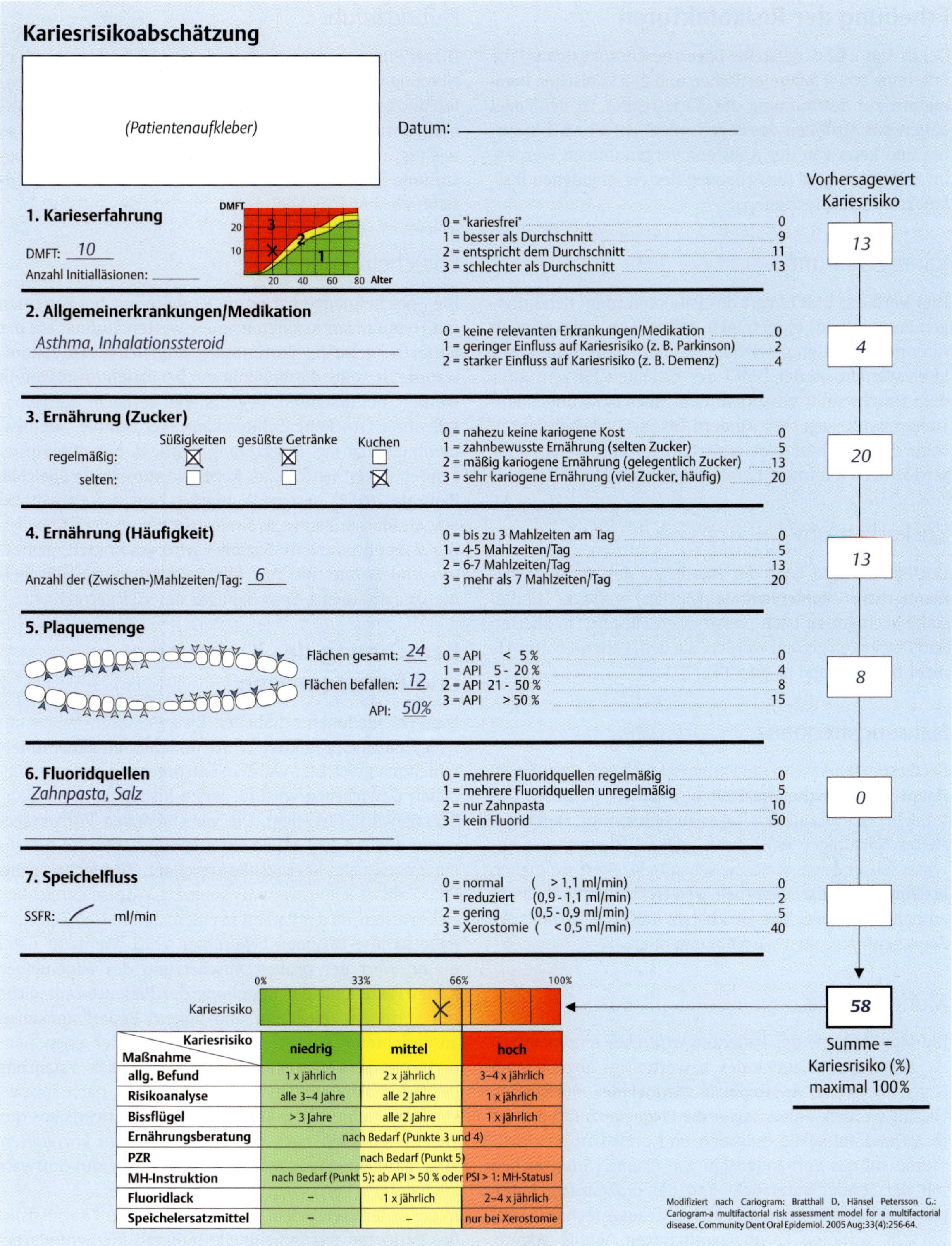

Kariesrisikoabschätzung

(Patientenaufkleber)

Datum: ____________

Vorhersagewert Kariesrisiko

1. Karieserfahrung

DMFT: 10

Anzahl Initialläsionen: ______

DMFT 20 10 — 20 40 60 80 Alter — 3 2 1

0 = "kariesfrei" 0
1 = besser als Durchschnitt 9
2 = entspricht dem Durchschnitt 11
3 = schlechter als Durchschnitt 13

Vorhersagewert: 13

2. Allgemeinerkrankungen/Medikation

Asthma, Inhalationssteroid

0 = keine relevanten Erkrankungen/Medikation 0
1 = geringer Einfluss auf Kariesrisiko (z. B. Parkinson) 2
2 = starker Einfluss auf Kariesrisiko (z. B. Demenz) 4

Vorhersagewert: 4

3. Ernährung (Zucker)

	Süßigkeiten	gesüßte Getränke	Kuchen
regelmäßig:	☒	☒	☐
selten:	☐	☐	☒

0 = nahezu keine kariogene Kost 0
1 = zahnbewusste Ernährung (selten Zucker) 5
2 = mäßig kariogene Ernährung (gelegentlich Zucker) 13
3 = sehr kariogene Ernährung (viel Zucker, häufig) 20

Vorhersagewert: 20

4. Ernährung (Häufigkeit)

Anzahl der (Zwischen-)Mahlzeiten/Tag: 6

0 = bis zu 3 Mahlzeiten am Tag 0
1 = 4-5 Mahlzeiten/Tag 5
2 = 6-7 Mahlzeiten/Tag 13
3 = mehr als 7 Mahlzeiten/Tag 20

Vorhersagewert: 13

5. Plaquemenge

Flächen gesamt: 24
Flächen befallen: 12
API: 50%

0 = API < 5 % 0
1 = API 5 - 20 % 4
2 = API 21 - 50 % 8
3 = API > 50 % 15

Vorhersagewert: 8

6. Fluoridquellen

Zahnpasta, Salz

0 = mehrere Fluoridquellen regelmäßig 0
1 = mehrere Fluoridquellen unregelmäßig 5
2 = nur Zahnpasta 10
3 = kein Fluorid 50

Vorhersagewert: 0

7. Speichelfluss

SSFR: / ml/min

0 = normal (> 1,1 ml/min) 0
1 = reduziert (0,9 - 1,1 ml/min) 2
2 = gering (0,5 - 0,9 ml/min) 5
3 = Xerostomie (< 0,5 ml/min) 40

Kariesrisiko: 0% 33% 66% 100%

Summe = Kariesrisiko (%) maximal 100%: **58**

Kariesrisiko / Maßnahme	niedrig	mittel	hoch
allg. Befund	1 x jährlich	2 x jährlich	3–4 x jährlich
Risikoanalyse	alle 3–4 Jahre	alle 2 Jahre	1 x jährlich
Bissflügel	> 3 Jahre	alle 2 Jahre	1 x jährlich
Ernährungsberatung	nach Bedarf (Punkte 3 und 4)		
PZR	nach Bedarf (Punkt 5)		
MH-Instruktion	nach Bedarf (Punkt 5); ab API > 50 % oder PSI > 1: MH-Status!		
Fluoridlack	–	1 x jährlich	2–4 x jährlich
Speichelersatzmittel	–	–	nur bei Xerostomie

Modifiziert nach Cariogram: Bratthall D, Hänsel Petersson G.: Cariogram-a multifactorial risk assessment model for a multifactorial disease. Community Dent Oral Epidemiol. 2005 Aug;33(4):256-64.

Abb. 24.**2** Abschätzung des Kariesrisikos mittels eines Kariesrisikobogens. Die verschiedenen Risikofaktoren werden, wie im Text beschrieben, ermittelt und quantifiziert. Hieraus ergibt sich über die unterschiedliche Gewichtung für jeden Risikofaktor ein Vorhersagewert. Im dargestellten Beispiel wurde aus Praktikabilitätsgründen auf die Messung der Speichelmenge verzichtet, da anamnestisch und klinisch kein Hinweis auf Xerostomie bzw. Hyposalivation zu finden war. Die Summe der verschiedenen Vorhersagewerte ergibt das individuelle Kariesrisiko. Über die Tabelle im unteren Bereich des Bogens können hieraus das individuelle Recallintervall für Befundung und Risikobestimmung sowie der Bedarf für verschiedene non-invasive Maßnahmen bestimmt werden. Der individuelle Bedarf an kausal ausgerichteter Therapie richtet sich nach der individuellen Gewichtung der verschiedenen Risikofaktoren.

Erhebung der Risikofaktoren

Der in Abb. 24.**2** dargestellte Bogen beschränkt sich auf die Erhebung von **4 anamnestischen und 2–3 klinischen Parametern** zur Bestimmung des Kariesrisikos. In der Regel dauert das Ausfüllen des Bogens nicht länger als 3 Minuten und kann von der Assistenz vorgenommen werden. Im Folgenden wird die Erhebung der verschiedenen Risikofaktoren besprochen.

Karieserfahrung

Hier wird der **DMFT-Wert** des Patienten (dem Befundbogen entnommen) eingetragen und in Abhängigkeit vom Alter des Patienten gewichtet. Aus der Grafik kann abgelesen werden, ob der DMFT des Patienten für sein Alter dem Durchschnitt entspricht oder über bzw. unter dem Durchschnitt liegt. Bei Kindern bis zu 15 Lebensjahren sollte die visuell-taktil detektierbare Anzahl aktiver kariöser Läsionen alternativ herangezogen werden.

Zuckerkonsum

Der Patient wird nach der Häufigkeit des Konsums **fermentierbarer Kohlenhydrate** (Zucker) gefragt. Hierbei sollte auch gezielt nach „versteckten Zuckern" in Speisen und Getränken gefragt werden, die dem Patienten oftmals nicht bewusst sind (s. Kap. **11**).

Nahrungsfrequenz

Bei diesem Punkt wird der Patient danach gefragt, wie viel **Haupt- und Zwischenmahlzeiten** (inklusive gesüßten Getränken) er im Laufe des Tages zu sich nimmt. Durch gezieltes Nachfragen wird dabei vielen Patienten erst bewusst, ob und wie viele Zwischenmahlzeiten sie täglich konsumieren, die eventuell versteckte Kohlenhydrate enthalten können. Die geschätzte mittlere Anzahl der Zwischenmahlzeiten wird dokumentiert.

Mundhygiene

Die Mundhygiene des Patienten wird über einen einfach zu erhebenden Plaqueindex bewertet. Im abgebildeten Bogen wird der **Approximale Plaqueindex** verwendet. Hierfür werden – ohne zuvor die Plaque anzufärben – in je 2 Quadranten die bukkalen und oralen Approximalräume auf das Vorhandensein von Plaque (Ausstreichen mit der Sonde) untersucht und der prozentuale Anteil plaquebedeckter Approximalflächen ausgerechnet. Sollten z. B. während Prophylaxesitzungen bereits andere, eventuell detailliertere Plaque- oder Gingivaindizes erhoben worden sein, können diese alternativ verwendet werden.

Fluoridzufuhr

Dieser Punkt dient zur Erfassung und Dokumentation der Nutzung verschiedener Fluoridquellen durch den Patienten und zur Abklärung, ob ggf. zusätzliche Fluoridierungsmaßnahmen empfehlenswert sind. Auch hierbei ist es wichtig, durch gezieltes Nachfragen zu erfahren, ob bestimmte Fluoridquellen, die für den Patienten nicht offensichtlich sind (z. B. Speisesalz), für ihn relevant sind.

Speichelmenge

Die Speichelmenge hat normalerweise nur bei Patienten mit Hyposalivation einen nennenswerten Einfluss auf das Kariesrisiko. Da die Bestimmung vergleichsweise zeitaufwendig ist, sollte dieser Punkt nur bei Patienten ausgefüllt werden, bei denen ein begründeter Verdacht auf Hyposalivation (trockene Schleimhaut, Xerostomie, Medikamenteneinnahme, Bestrahlung) vorliegt. Für den vorliegenden Bogen wird in der Regel die **stimulierte Speichelfließrate (SSFR)** bestimmt. Hierfür kaut der Patient für eine definierte Zeit (z. B. 5 min) auf einem Paraffinpellet. Der dabei produzierte Speichel wird gesammelt, gemessen und daraus die pro Minute produzierte Speichelmenge (stimulierte Speichelfließrate, SSFR) errechnet.

Berechnung des Kariesrisikos und Konsequenzen

Die verschiedenen erhobenen Risikofaktoren haben unterschiedliche prädiktive Werte und müssen daher unterschiedlich gewichtet werden. Entsprechend der verschiedenen Gewichtung wird für jeden Risikofaktor ein „Vorhersagewert" festgelegt. Die verschiedenen Vorhersagewerte werden schließlich zusammengezählt und hieraus ein prozentuales Kariesrisiko errechnet. Die hierbei ermittelte Zahl ist keineswegs als konkrete Wahrscheinlichkeit zu bewerten, ob der Patient in einem definierten Zeitraum neue kariöse Läsionen bekommen wird. Vielmehr dient dieser Wert der **groben Abschätzung des allgemeinen Kariesrisikos** und der Einteilung der Patienten in solche mit geringem mittlerem und hohem Bedarf an kausal ausgerichteter Therapie („Prophylaxe" oder eben non- und mikro-invasiver Intervention). Je nach Erfahrung des Behandlers kann es auch sinnvoll sein, nach der persönlichen subjektiven Abschätzung des Kariesrisikos den ermittelten Wert nach oben oder unten zu korrigieren. Eine ähnliche Funktion ist in der Cariogram-Software auch vorgesehen.

In der unten stehenden Tabelle kann aus dem Kariesrisiko des Patienten das individuelle Intervall für Befunderhebung sowie für verschiedene non-invasive Interventionen abgelesen werden. Die hierfür zu veranschlagenden Zeiträume können je nach Behandlungsphilosophie und Praxiskonzept individuell angepasst werden. In jedem Fall hilft eine solche Einteilung, die **Recallintervalle** im Sinne eines Qualitätsmanagements nachvollziehbar und bedarfsorientiert zu wählen.

Für die Wahl der kausal ausgerichteten Therapie sollte die individuell verschiedene Gewichtung der unterschiedlichen Risikofaktoren (im Formblatt „Vorhersagewert“) berücksichtigt werden. Im Beispiel in Abb. 24.**2** scheinen vor allem eine Ernährungsberatung und eine Optimierung der Mundhygiene sinnvoll zu sein, um das Kariesrisiko des Patienten zu senken.

PRAXISTIPP

Die Bestimmung des Kariesrisikos eignet sich, um einerseits die kausal ausgerichtete non-invasive Therapie auf die individuellen Risikofaktoren des Patienten anzupassen und andererseits die Recallintervalle auf das Kariesrisiko des Patienten abzustimmen. Im Sinne eines Qualitätsmanagements kann so das individuelle Recallintervall nachvollziehbar und bedarfsorientiert festgelegt werden.

Kariesdiagnostik auf Zahnebene

Wahlweise nach oder vor der Bestimmung des individuelle Kariesrisikos erfolgt die klinische Befundung der Zähne. Da für die kariologische Diagnostik heute eine Vielzahl von Hilfsmitteln zur Verfügung steht, ist es notwendig, die verschiedenen Befunde übersichtlich zu dokumentieren. Der in Abb. 24.**3** abgebildete Befundbogen ist vom Grundprinzip ähnlich aufgebaut wie klassische zahnärztliche Befundbögen. Das heißt, die klinischen Befunde werden in ein Zahnschema entsprechend der verschiedenen Flächen des Zahns eingezeichnet. Darüber hinaus stehen über bzw. unter den schematisch dargestellten Zähnen Felder für die Dokumentation zusätzlicher diagnostischer Befunde (Röntgen, Laserfluoreszenz, Transillumination) zur Verfügung. Hierdurch werden alle für den jeweiligen Zahn relevanten Informationen übersichtlich zusammengeführt und erlauben eine anschließende differenzierte Kombination und Gewichtung der verschiedenen Befunde zu einer Diagnose (s. Kap. **9**)

Um bei der Vielzahl der (potenziell) gesammelten Informationen nicht die Übersicht zu verlieren, hat es sich bewährt, die visuell-taktilen Befunde (inklusive Aktivitätsstatus) farblich zu markieren. Hierbei kann ein **Ampelschema** verwendet werden, das bereits eine intuitiv erfassbare Orientierung für die später zu wählende Therapie gibt. Wie im klassischen dentalen Befund werden kariöse Läsionen, die nach dem visuell-taktilen Befund höchstwahrscheinlich einer invasiven Therapie bedürfen (ICDAS 3–6 und/oder Röntgenbefunde D2 + D3, aktiv), **rot** gekennzeichnet (Abb. 24.**4**). Zusätzlich werden Läsionen, die (wahrscheinlich) einer non- oder mikro-invasiven Therapie bedürfen (ICDAS 1–2 und/oder Röntgenbefunde E1–D1, aktiv) **gelb** (ggf. orange zur besseren Sichtbarkeit) gekennzeichnet. Inaktive kariöse Läsionen, die keiner Intervention bedürfen bzw. nur mit besonderer Aufmerksamkeit beobachtet werden sollten, werden **grün** gekennzeichnet. Vorhandene Restaurationen werden wie üblich **blau** gekennzeichnet.

Neben der Markierung von kariösen Läsionen kann das Ampelschema auch für die Bewertung von Restaurationen oder Wurzelkanalfüllungen angewandt werden (Abb. 24.**4**). Darüber hinaus können auch gesunde Flächen, die temporär ein stark erhöhtes Risiko haben, an Karies zu erkranken (z. B. Okklusalflächen durchbrechender Molaren) gelb gekennzeichnet werden, um den non- bzw. mikro-invasiven Behandlungsbedarf dieser Flächen zu kennzeichnen.

Hintergrund: Nach dem Ampelschema müssten eigentlich alle inaktiven Läsionen **grün** im Befundbogen dokumentiert werden. Gerade bei älteren Patienten kann dies jedoch dazu führen, das sehr viele Flächen eine grüne Markierung erhalten. Hierbei geht nicht nur Übersichtlichkeit verloren, sondern auch die Bedeutung der grünen Markierung „Beobachten“ verliert an Wert, je mehr Zahnflächen eine grüne Markierung tragen. Aus diesem Grund kann man auf das Eintragen von inaktiven kariösen Läsionen ganz verzichten. Aus didaktischen Gründen kann es jedoch besonders in ausbildenden Kliniken durchaus sinnvoll sein, auch **inaktive Läsionen** einzutragen. Hierbei zeigen die Studenten nämlich, dass sie nicht nur die Detektion kariöser Läsionen, sondern auch die Beurteilung der Kariesaktivität beherrschen. Darüber hinaus ist eine grüne Markierung inaktiver Läsionen sinnvoll, um Verlaufskontrollen (z. B. Inaktivierung aktiver Läsionen durch non-invasive Therapie) zu dokumentieren.

Auch wenn die verwendeten Farben für die visuell-taktilen Befunde bereits an den entsprechenden Therapieoptionen orientiert sind (Abb. 24.**4**) und damit auf die wahrscheinlich zu wählende Therapie hinzielen, so ist es wichtig anzumerken, dass oftmals neben der visuell-taktilen Befundung zusätzliche diagnostische Maßnahmen notwendig sind, um zu einer sicheren Diagnose zu gelangen. Die farbliche Markierung im Befundbogen ist daher nicht als Diagnose, sondern nur als Befund zu verstehen. Die Diagnose wird erst später in Tabellenform dokumentiert (Abb. 24.**6**).

Visuell-taktile Befunderhebung

Die visuell-taktile Befunderhebung ist die Basis der zahnärztlich-kariologischen Diagnostik. Während der visuell-taktilen Befunderhebung werden die Zähne nacheinander – normalerweise ausgehend von 18 nach 28 und 38 nach 48 – befundet. In der Regel sollte die Befunderhebung an **gereinigten Zähnen** erfolgen, um alle Zahnflächen beurteilen zu können. In Einzelfällen kann es jedoch auch sinnvoll sein, ungereinigte Zähne zu befunden, da so der Plaquebefall einzelner Zahnflächen und damit die Kariesaktivität besser abgeschätzt werden kann.

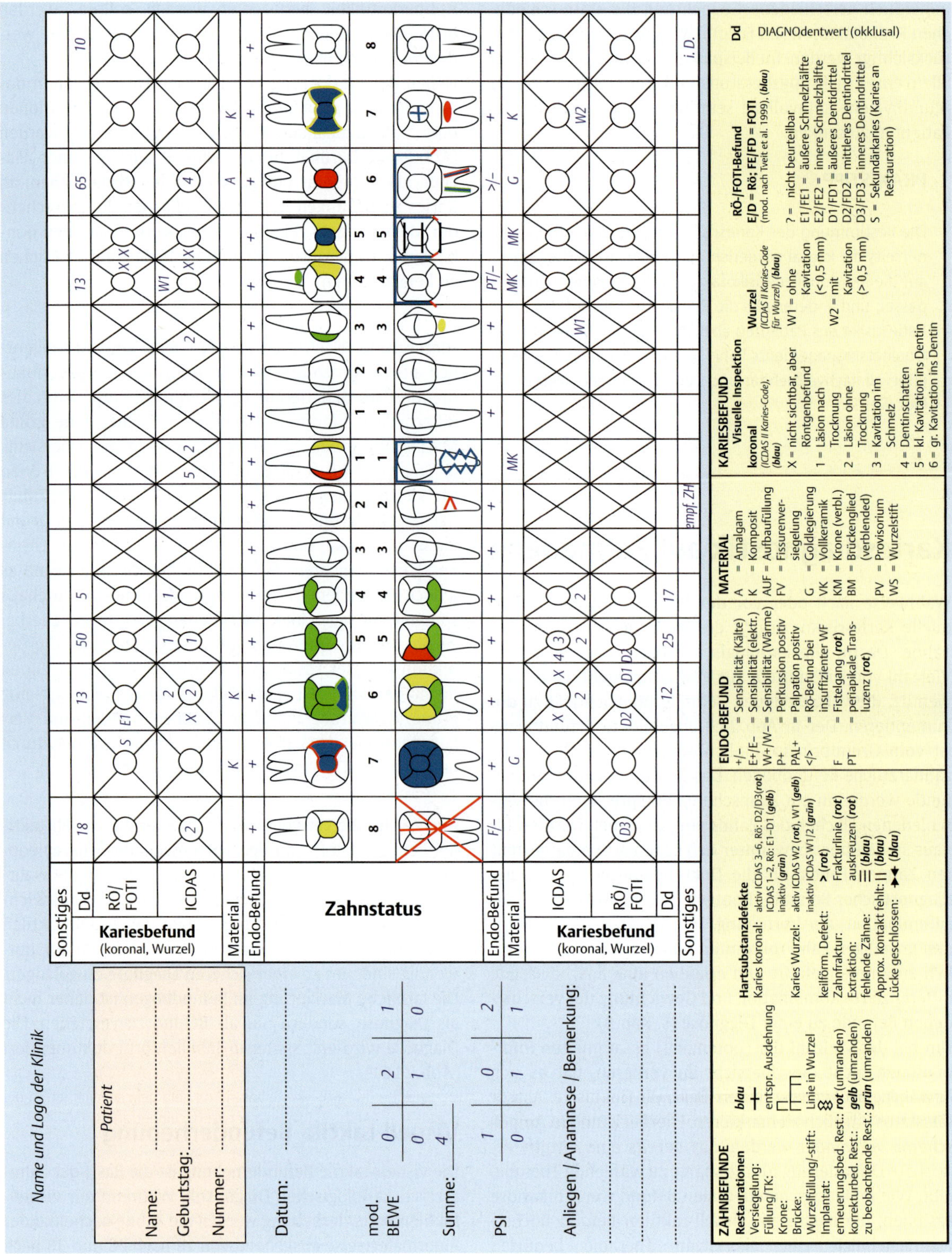

Abb. 24.**3** Exemplarisch ausgefüllter kariologischer Befundbogen. Eine Legende befindet sich im unteren Teil des Formblatts. Die Vorgehensweise wird im weiteren Verlauf dieses Kapitels sowie anhand der Patientenfälle in Kap. 25 und Kap. 26 ersichtlich.

	grün	gelb/orange	rot
Bedeutung der Farbe	besonders beachten	Hinweis auf non-/ mikro-invasive Therapie	Hinweis auf (minimal-)invasive Therapie
Karies	inaktiv	aktiv, ICDAS 1–2	aktiv, ICDAS 3–6
gesund	–	erhöhtes lokales Kariesrisiko	–
Restauration (Umrundung)	suspekt	insuffizient, aber reparierbar	insuffizient und erneuerungsbedürftig
keilförmiger Defekt	–	Desensibilisierung notwendig	Restaurationsbedarf
Wurzelkanalfüllungen	suspekt	–	revisionsbedürftig

Abb. 24.**4** Bedeutung der Farben im Befund. Es ist zu beachten, dass die Farben im Befundschema auf eine mögliche (wahrscheinliche) Diagnose und Therapie hindeuten, aber eben nicht mit denen des Diagnose- und Therapieplanes (s. Abb. 24.**6**) identisch sein zu müssen.

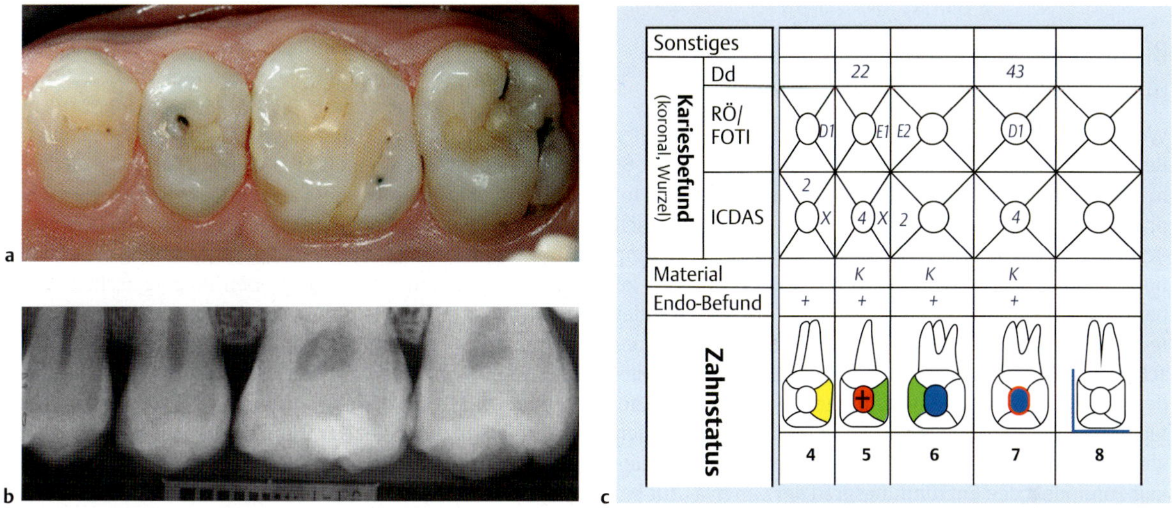

Abb. 24.5 Die visuell-taktilen Befunde **(a)** wie Primärkaries und Restaurationen werden in das Zahnschema **(c)** eingetragen (s. Legende in Abb. 24.**3**). Wird eine Primärkaries diagnostiziert (z. B. 25 okklusal), so wird im Feld „ICDAS" entsprechend der betroffenen Fläche das Stadium (ICDAS, Caries Code) eingetragen. Ist die Karies inaktiv, so wird sie im Zahnschema grün gekennzeichnet. Ist die Läsion aktiv, so wird sie gelb (ICDAS 1, 2) bzw. rot (ICDAS 3–6) gekennzeichnet. Sind mehrere Befunde pro Zahnfläche vorhanden, wird jeweils bevorzugt der schwerwiegendere Befund im Zahnschema dokumentiert. So weist die Okklusalfläche 27 neben der erneuerungsbedürftigen Kompositfüllung in der distalen Fissur eine aktive Karies (IDCAS 4) auf. Jedoch wird Letztere nicht eingetragen, da beide hieraus resultierenden Diagnosen zusammen therapiert werden. In den Feldern über bzw. unter dem Zahnschema werden die Befunde zusätzlicher diagnostischer Maßnahmen wie z. B. Bissflügeldiagnostik **(b)** eingetragen. Die röntgenologisch an Zahn 26 mesial erkennbare Karies (E2) ist klinisch aufgrund ihrer Lage und Oberflächenbeschaffenheit eindeutig inaktiv (ICDAS 2, inaktiv) und wird daher grün gekennzeichnet. Die röntgenologisch an Zahn 24 distal detektierte Karies kann visuell durch die fehlende Einsehbarkeit nicht beurteilt werden (gekennzeichnet durch ein „x". Die angrenzende Papille blutet jedoch auf Sondierung. Folglich wird die entsprechende Fläche im Zahnschema gelb gekennzeichnet. In der Spalte „Dd" werden DIAGNOdent-Werte eingetragen.

Primärkaries

Hat der Zahnarzt eine Karies detektiert und differenzialdiagnostisch gegen andere Krankheiten abgegrenzt, untersucht er die Karies hinsichtlich ihrer Schwere und Aktivität (Beurteilung). Für die Dokumentation der Befunde nennt der behandelnde Zahnarzt in der Regel der Assistenz den betroffenen Zahn, die betroffene Fläche, die Erkrankung und im Falle von Karies deren Aktivität und das Stadium (z. B. ICDAS Caries Code). Die Assistenz trägt in das entsprechende Feld (ICDAS) den Code für das Kariesstadium ein und kennzeichnet die entsprechende Fläche im Zahnschema mit der entsprechenden Farbe, je nach Aktivitätsstatus (rot/gelb = aktiv, grün = inaktiv; s. Abb. 24.**4**, Abb. 24.**5**).

Karies an Restaurationen

Werden bereits vorhandene Restaurationen beurteilt, so nennt der Behandler zunächst der Assistenz die restaurierten Zahnflächen, die Restaurationsart sowie das verwendete Material. Diese Informationen werden im Befundbogen vermerkt. Anschließend untersucht der Behandler die Restauration detaillierter und nennt der Assistenz, ob die Restauration z. B. wegen eines verfärbten Randes zu beobachten (grün) ist, korrekturbedürftig (gelb) ist oder erneuert werden muss (rot).

Zusätzliche diagnostische Hilfsmittel

Oftmals ist die visuell-taktile Diagnostik alleine nicht ausreichend, um eine sichere Diagnose zu stellen. Daher müssen nicht selten, besonders an visuell kaum zugänglichen Stellen, zusätzliche diagnostische Hilfsmittel angewandt werden.

Bissflügelröntgenbilder und Faseroptische Transillumination

Werden Bissflügelröntgenbilder angefertigt, so sollte der Befund für die jeweilige Fläche (E1, E2, D1, D2, D3; Kap. **6**) in den entsprechenden Feldern dokumentiert werden. Im praktischen Vorgehen empfiehlt es sich, röntgenologisch detektierte Läsionen, die bei der klinischen Befundung noch nicht entdeckt worden waren, klinisch erneut zu beurteilen. So kann z. B. durch genauere Inspektion oder temporäre Zahnseparierung eventuell die Oberflächenbeschaffenheit (Aktivität, Kavitation) genauer beurteilt werden. Da mit einem einzelnen Röntgenbild zwar die Tiefe, nicht aber die **Aktivität einer Läsion** abgeschätzt werden kann, ist es sinnvoll, bei fehlender klinischer Einsehbarkeit zumindest den Entzündungsgrad der Gingiva (nur bei Sondierungstiefen unter 5 mm empfehlenswert) sowie ein erhöhtes Plaquevorkommen als Aktivitätskriterium heranzuziehen (s. Kap. **5**). Ist die angrenzende Papille nicht entzündet (keine Blutung auf vorsichtiges Sondieren), wird die entsprechende Zahnfläche im Zahnschema grün gekennzeichnet. Weist hingegen die Papille eine Entzündung auf, so wird die entsprechende Zahnfläche gelb (E1, E2, D1) beziehungsweise rot (D2, D3) gekennzeichnet (Abb. 24.**5**).
Wird statt oder zusätzlich zu Bissflügelröntgenbildern die Faseroptische Transillumination angewendet, so werden die entsprechenden Befunde in das gleiche Feld eingetragen. Hierbei wird jedoch vor das Kürzel für die Läsionsausdehnung ein „F" eingetragen.

Laserfluoreszenz

Besteht aufgrund des klinischen oder radiologischen Befunds ein Verdacht auf okklusale Karies, so kann die Laserfluoreszenz als zusätzliches diagnostisches Hilfsmittel zur Beurteilung der Läsion eingesetzt werden. Eine grundsätzliche Anwendung auf alle Okklusalflächen im Sinne eines Screenings scheint dagegen aufgrund der Gefahr der hierdurch provozierten Anhäufung falsch positiver Werte nicht sinnvoll (s. Kap. **9**). Die maximalen Werte pro Zahnfläche (Peak) werden in dem entsprechenden Feld im Befundbogen notiert (Abb. 24.**5**).

Endodontologische Befunde

Der Befundbogen kann für die Dokumentation endodontologischer Befunde verwendet werden. So können neben der Sensibilität (kalt/warm/elektrisch) verschiedene endodontologisch relevante Befunde wie Fistelgänge, Perkussionsempfindlichkeit etc. in entsprechende Felder eingetragen werden.

Zusätzliche zahnärztliche Diagnostik

Neben Karies werden in der zahnärztlichen Praxis natürlich auch andere Erkrankungen der Mundhöhle wie Parodontitis, nicht kariöse Zahnhartsubstanzdefekte und Mundschleimhauterkrankungen diagnostiziert und therapiert. Da jedoch nicht alle Patienten hiervon immer betroffen sind, ist eine umfangreiche Diagnostik hierzu nicht in jedem Fall sinnvoll. Aus diesem Grund haben sich verschiedene **Screening-Indizes** etabliert, die sich für die frühzeitige Erkennung von Parodontopathien sowie nicht kariösbedingter Zahnhartsubstanzschädigungen (Erosion, Abrasion, Attrition) eignen und es so erlauben, erkrankte Patienten schnell und ohne großen diagnostischen Aufwand zu identifizieren. Ergibt sich bei der Screeninguntersuchung der Verdacht auf pathologische Veränderungen, so werden weitere, detailliertere Befundbögen für eine weitergehende Diagnostik verwendet. Im vorgestellten Befundbogen wird der **Parodontale Screening Index (PSI)** zum Screening nach Parodontalerkrankungen [2] und ein **modifizierter Basic-(Erosive)-Wear-Examination-Index (modifizerter BEWE)** [3] zum Screening nach nicht kariösbedingten Zahnhartsubstanzdefekten in der permanenten Dentition verwendet. Der hier modifizierte BEWE unterscheidet sich vom originalen Index nur darin, dass neben erosiven auch andere nicht kariösbedingte Zahnhartsubstanzdefekte wie Attritionen oder keilförmige Defekte mit erfasst werden. Die PSI und BEWE-Höchstwerte für die jeweiligen Sextanten werden in der Tabelle eingetragen. Über die Höchstwerte jedes Sextanten (PSI und mod. BEWE) bzw. die Summe der Werte aller Sextanten (mod. BEWE) kann das individuelle Risiko für parodontale bzw. nicht kariösbedingte Zahnhartsubstanzschäden grob geschätzt werden und ggf. weitere diagnostische Maßnahmen ergriffen werden. Hierfür wird auf entsprechende Lehrbücher der Parodontologie sowie zur Erosion verwiesen.

Tab. 24.**1** Die verschiedenen Diagnosen werden unter „Zahnfläche“ in den 3 zur Verfügung stehenden Tabellenspalten aufgezählt. Daneben wird die gewählte Therapie eingetragen (hier nur exemplarische Beispiele). Ist die Therapie für einzelne Zahnflächen abgeschlossen, so kann dies auch im Schema mit einem Häkchen eingetragen werden.

Diagnose	**Karies**	**Caries non-progressiva (CNP)**		**Caries progressiva superficialis (CS)**			**Caries progressiva media (CM) et profunda (CP)**		
	Restauration	Restauratio insufficienta initialis (RII)		Restauratio insufficienta partialis (RIP)			Restauratio insufficienta totalis (RIT)		
	gesund	–		Sanus maioris periculi (SMP)			–		
„Behandlung“		besondere Beobachung		non-invasiv oder mikro-invasiv/Reparatur			minimal-invasiv		
		Zahn + Fläche	Diagnose	Zahn + Fläche	Diagnose	Therapie	Zahn + Fläche	Diagnose	Therapie
		11 v	CNP	17 o	SMP	LF + QP ✔	46 o	CM	FK ✔
				16 o	CS	FS ✔	36 o	CP	FK + SW ✔
				27 o	RIP	POL ✔	37 mod.	RIT	KK ✔
Legende				LF: lokale Fluoridierung QP: Querputzen (Molaren) MH: lokale Mundhygiene-instruktion FV: Fissurenversiegelung INF: Kariesinfiltration POL: Politur REP: Reparatur			FK: Kompositfüllung FA: Amalgamfüllung GIZ: Glasionomerzementfüllung I: Inlay (G: Gold; K: Keramik) TK: Teilkrone (G: Gold; K: Keramik) K: Krone (G: Gold; K: Keramik; VMK: keram. Verblendung) SW: schrittweise Karies-entfernung WKB: Wurzelkanalbehandlung WS: Wurzelstift (G: Gold; F: Glasfaser) Ex: Extraktion !: bei Präparation Nachbar-fläche beachten		

Diagnose und Therapieplanung

Schon aus forensischen Gründen ist es notwendig, die verschiedenen gesammelten Befunde zu einer klaren Diagnose zusammenzufassen, die im Folgenden die Grundlage der Therapiewahl ist. Wie in Kap. **9** ausgeführt, sind dabei nur solche Diagnosen relevant, die sich an den zur Verfügung stehenden Therapieoptionen orientieren. Das bereits für die visuell-taktile Befunddokumentation verwendete Ampelschema kann hierbei hilfreich sein, einerseits die verschiedenen Läsionen entsprechend ihrer Diagnose zu ordnen und andererseits in einem Behandlungsplan entsprechende Therapieformen zuzuweisen. Die Tab. 24.**1** zeigt eine **Kombination aus Diagnose- und Therapieplan**. Hierin werden die verschiedenen Diagnosen dokumentiert und hinsichtlich ihres Schweregrads nach Farben geordnet. Anschließend wird die geplante Therapie festgelegt und eingetragen. Der gleiche Bogen kann später verwendet werden, um bereits erfolgte therapeutische Maßnahmen zu markieren und so den Überblick über die Therapieverlauf zu behalten.

LITERATUR

1. Bratthall D. Cariogram Software. Im Internet: http://www.mah.se/fakulteter-och-omraden/Odontologiska-fakulteten/Avdelning-och-kansli/Cariologi/Cariogram/; Stand: 09.07.2011
2. Ekanayaka AN, Sheiham A. A periodontal screening index (PSI) to assess periodontal treatment needs. Odontostomatol Trop 1980; 3: 11–19
3. Bartlett D, Ganss C, Lussi A. Basic Erosive Wear Examination (BEWE): a new scoring system for scientific and clinical needs. Clin Oral Investig 2008; 12 (Suppl. 1): S 65–S 68

Praxisfälle – Bleibendes Gebiss

H. Meyer-Lückel, S. Paris, C. A. Schneider, L. A. Hilgert, S. Coelho Leal

25

Fall 1: 30-jährige Patientin mit geringem bis mittlerem Kariesrisiko

H. Meyer-Lückel, S. Paris

Anamnese

Geschlecht: weiblich
Alter: 30 Jahre
Erster Untersuchungstermin: Oktober 2010
Letzter Untersuchungstermin: Februar 2011
Nachsorgetermin: Oktober 2011

Die Patientin war von einem niedergelassenen Zahnarzt an die Universitätsklinik überwiesen worden, da bei einer regulären Kontrolluntersuchung auf den Röntgenaufnahmen mehrere kariöse Läsionen festgestellt worden waren. Sie war darüber informiert worden, dass diese kariösen Läsionen möglicherweise durch Kariesinfiltration behandelt werden könnten, doch war sich der Zahnarzt nicht sicher, ob diese Behandlungsmethode bei dem vorliegenden Kariesstadium geeignet war. Die Patientin gab keine allgemeinen gesundheitlichen Probleme an.

Klinischer Befund (Zahnebene)

Die klinische Untersuchung ergab, dass im permanenten Gebiss der Patientin die ersten Prämolaren und die dritten Molaren aus kieferorthopädischen Gründen gezogen worden waren. Anzeichen einer Gingivitis sowie Zahnverfärbungen und Zahnstein wurden festgestellt; die Mundschleimhaut war gesund. Der modifizierte BEWE-Index für die beiden vorderen Sextanten lag bei 2 (Abrasion der Schneidezähne), der Gesamtwert betrug 5. Es gab keine offensichtlichen Kavitäten, doch einige (wenige) Restaurationen konnten auf den ersten Blick festgestellt werden (Abb. 25.**1**).

Die Kariesdetektion und -beurteilung erfolgte mittels Inspektion und Sondierung (Abb. 25.**1**), Röntgenaufnahmen (Abb. 25.**2**) sowie Diagnodent-Messungen (Abb. 25.**4**a–g). Insgesamt wurden bei der klinischen Untersuchung nur 4 Restaurationen (alle ersten Molaren) festgestellt. Bei den oberen ersten Molaren erstreckten sich diese auch auf die mesio-approximalen Bereiche. Die Zentralfissur des 4. ersten Molars (Zahn 46) war versiegelt, doch waren um den Versiegler einige dunkle Bereiche erkennbar. Auf den Okklusalflächen von 3 zweiten Molaren (Zähne 17, 27, 37) wurden kariöse Läsionen des ICDAS-Grades 2 detektiert. Von diesen wurde eine als aktiv (Zahn 17) und

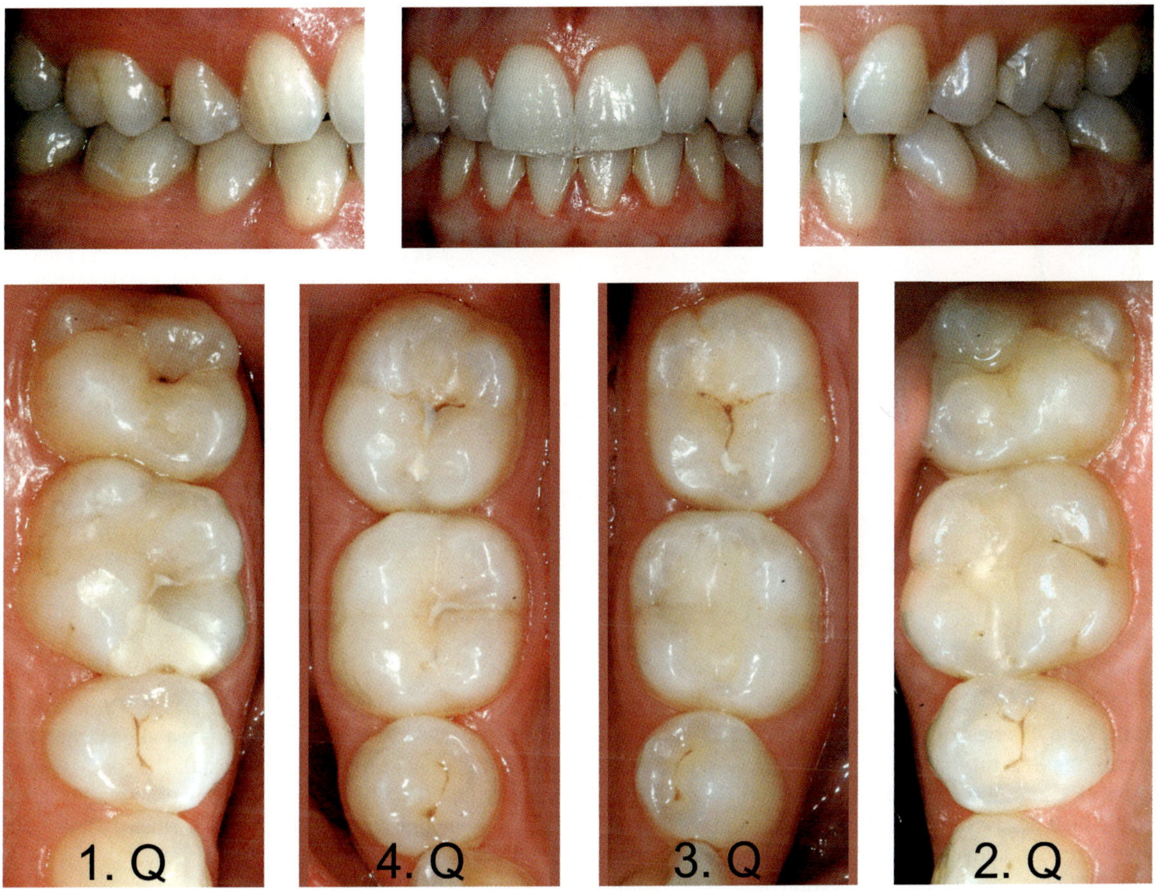

Abb. 25.**1** Vestibuläre und okklusale Ansicht des Ober- und Unterkiefers beim ersten Untersuchungstermin. Q = Quadrant.

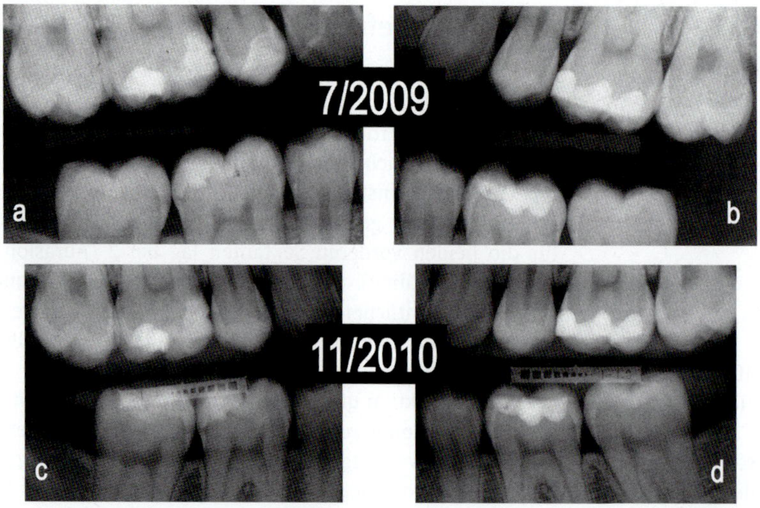

Abb. 25.**2** Vom vorherigen Zahnarzt angefertigte Bissflügelaufnahmen vom Juli 2009 (**a, b**) und von den Autoren angefertigte Bissflügelaufnahmen vom November 2010 (**c, d**) lassen kariöse Läsionen an mehreren Approximalflächen der Seitenzähne erkennen. Obwohl ein detaillierter Vergleich der Ausdehnung und Radioluzenz der kariösen Läsionen 2009 und 2010 in Folge der unterschiedlichen Winkel des zentralen Röntgenstrahls zu den Zahnachsen nicht möglich ist, scheint es, dass einige der Läsionen leicht vorangeschritten sind.

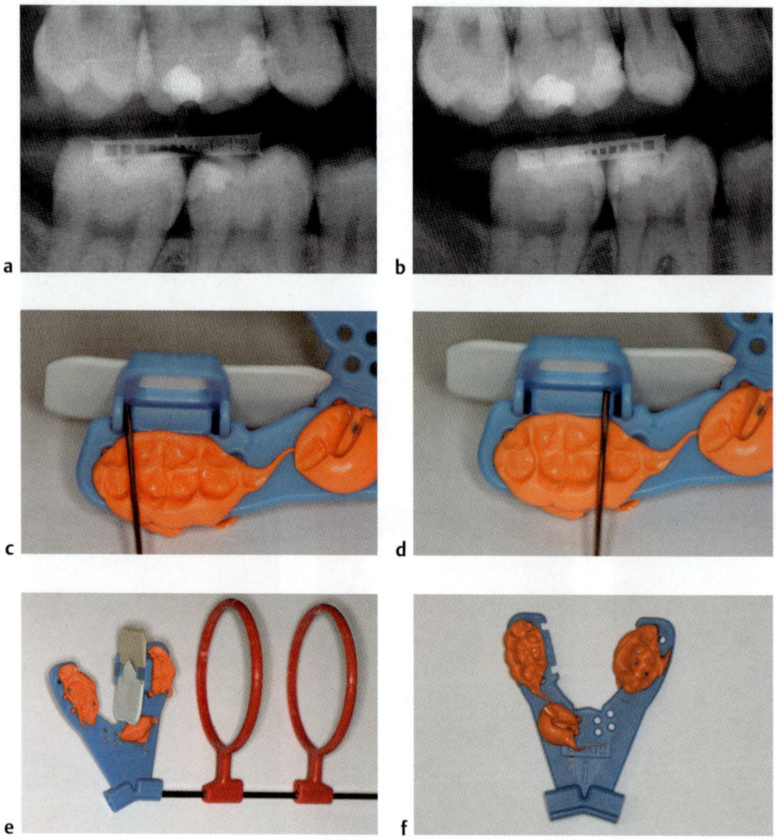

Abb. 25.**3** Ein standardisierbares Röntgenfilmhaltersystem (TenoLux DMG, Hamburg) ist nützlich, um optimierte Röntgenaufnahmen reproduzierbar in gleichbleibendem Winkel des Zentralstrahls zu Zähnen und Röntgenfilm herzustellen. Trifft dieser nicht im flachen Winkel (tangential) auf die Approximalfläche auf, werden auf dem Röntgenbild Überlappungen sichtbar (**a**). Im Idealfall stehen die meisten Approximalflächen im rechten Winkel zum Röntgenfilm, was leicht an Hand der Einbisse im Registrierungsmaterial überprüft werden kann. Dies gilt insbesondere für die Molaren des Oberkiefers, da deren korrekte Darstellung am schwierigsten zu erreichen ist (**c, d**). Dieses Verfahren verhindert Überlappungen nicht unbedingt für alle Approximalbereiche vollständig (**b**), verringert diesen Effekt jedoch. Der Röntgentubus (nicht abgebildet) wird durch 2 Visierringe (**e**) geführt, so dass ein äußerst stabiles Verhältnis zwischen Röntgenstrahl, Zähnen und Röntgenfilm hergestellt werden kann. Der Röntgenfilmhalter kann entfernt und die relativ flache Aufbissplatte (**f**) aufbewahrt und für spätere Bissflügelaufnahmen wiederverwendet werden (Nachfolgeuntersuchung s. Abb. 25.**14**).

die beiden anderen als inaktiv (Zähne 27 und 37) eingestuft. Zahn 47 wies Reste einer Fissurenversiegelung und daran angrenzend eine Läsion des ICDAS-Grades 2 auf (Abb. 25.**1** und Abb. 25.**5**). Der D_3MFT-Wert betrug 5, einschließlich der Fissurenversiegelung an Zahn 47 mit der angrenzenden aktiven, restaurationsbedürftigen Karies.

Die röntgenologische Kariesdetektion und -beurteilung (Abb. 25.**2**c, d) ergab 8 D1-Läsionen sowie 4 Läsionen, die nur den Zahnschmelz betrafen. Das heißt, mit Ausnahme von 3 Approximalflächen wiesen alle Flächen mit einem höheren Kariesrisiko (Mesialfläche der zweiten Molaren bis Distalfläche der zweiten Prämolaren, erste Prämolaren fehlen) entweder eine kariöse Läsion oder bereits eine Restauration auf.

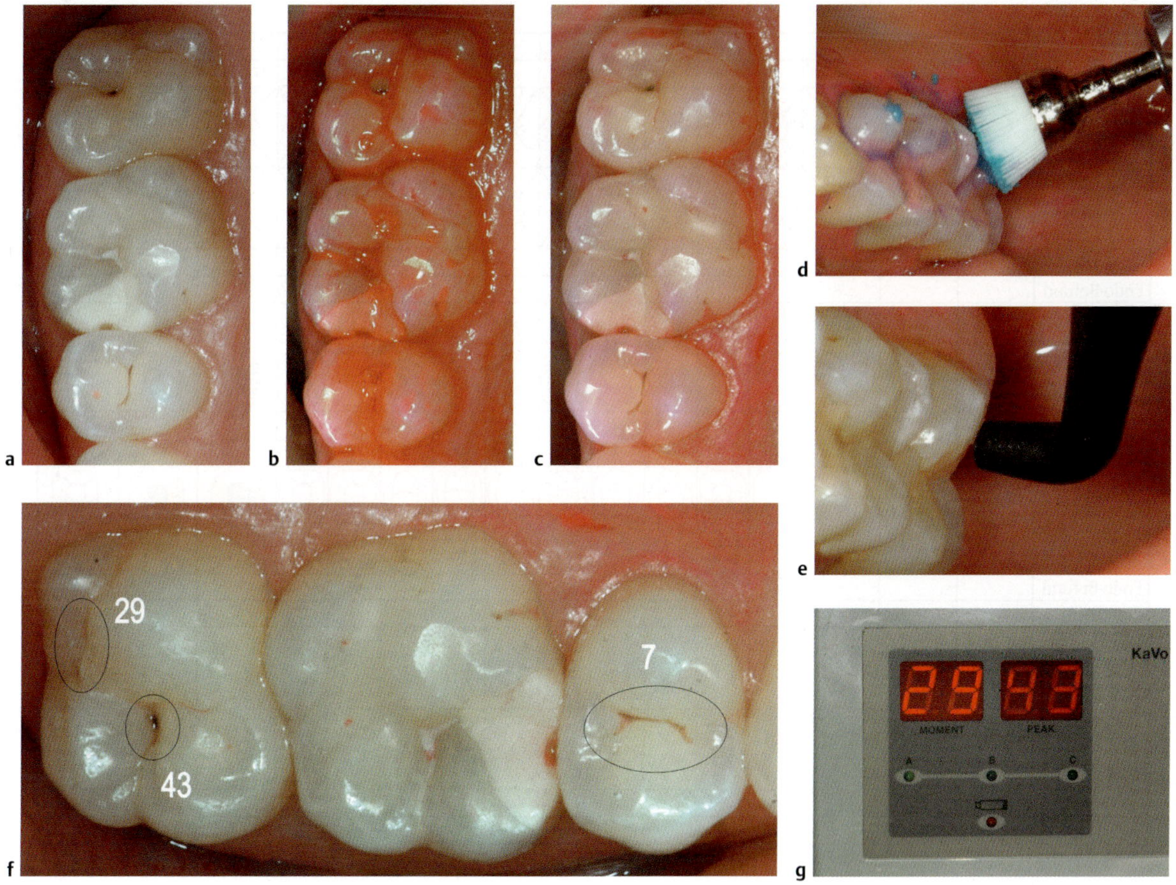

Abb. 25.**4** Diagnodent-Messungen (DIAGNOdent, KaVo, Biberach) wurden für alle Molaren und Prämolaren vorgenommen, wie hier beispielhaft für die Seitenzähne des rechten Oberkiefers dargestellt (**a**). Zunächst wurde der dentale Biofilm mit einem Plaquefärbetest (nicht allgemein erforderlich) sichtbar gemacht (**b, c**) und mit einer Bürste und Polierpaste entfernt (**d**). An den Fissuren und Grübchen wurden Messungen durchgeführt (**e–g**), und für jeden Zahn wurde der höchste Wert notiert (s. Abb. 25.**5**). An Zahn 17 wurden Maximalwerte von 29 und 43 in der distalen bzw. zentralen Fissur gemessen (**f, g**).

PRAXISTIPP

Individualisierte Röntgenfilmhalter sind bei der Vermeidung von Überlappungen der approximalen Zahnflächen auf Bissflügelaufnahmen und zur Überwachung der Kariesprogression bzw. -stabilisierung äußerst nützlich.

Diagnodent-Messungen wurden an allen verdächtigen okklusalen Flächen der Seitenzähne vorgenommen, wie hier für die Seitenzähne des rechten Oberkiefers dargestellt. Fissurenversiegelungen wie in der Zentralfissur von Zahn 16 können zu hohen falsch-positiven Werten führen. Daher wurde in diesem Fall keine Messung durchgeführt (Abb. 25.**4**).

Genauere Informationen zu den Befunden der einzelnen Zahnflächen können dem Zahnstatus entnommen werden (Abb. 25.**5**). Auf die Therapieentscheidung wird im Folgenden für jeden Quadranten einzeln eingegangen.

Kariesrisikobewertung (Patientenebene)

Das Kariesrisiko wurde bewertet, wie in den Kapiteln **24** und **7** beschrieben. Der DMFT-Wert (5) lag im unteren Bereich der entsprechenden Altersgruppe in Deutschland, wo das Trinkwasser nicht fluoridiert wird. Ein mittlerer, jedoch regelmäßiger Verzehr zuckerhaltiger Nahrungsmittel und Getränke wurde angegeben. Die Mundhygiene war verbesserungsbedürftig (API: 50%). Die Patientin gab an, 2-mal täglich mit fluoridhaltiger Zahnpasta zu putzen und fluoridhaltiges Salz zu verwenden. Der Nutzen der Verwendung von Zahnseide war ihr zwar bekannt, doch gehörte diese dennoch nicht zu ihren täglichen Gewohnheiten. Die Speichelfließrate lag weder nach Angabe der Patientin noch nach Beurteilung der Autoren unterhalb der Norm, weswegen keine Messungen vorgenommen wurden. Nach Berücksichtigung all dieser Faktoren wurde ihr Kariesrisiko als gering bis mittel eingestuft (Risiko: 31%). Trotzdem ist auf Grund der zahlreichen kariösen

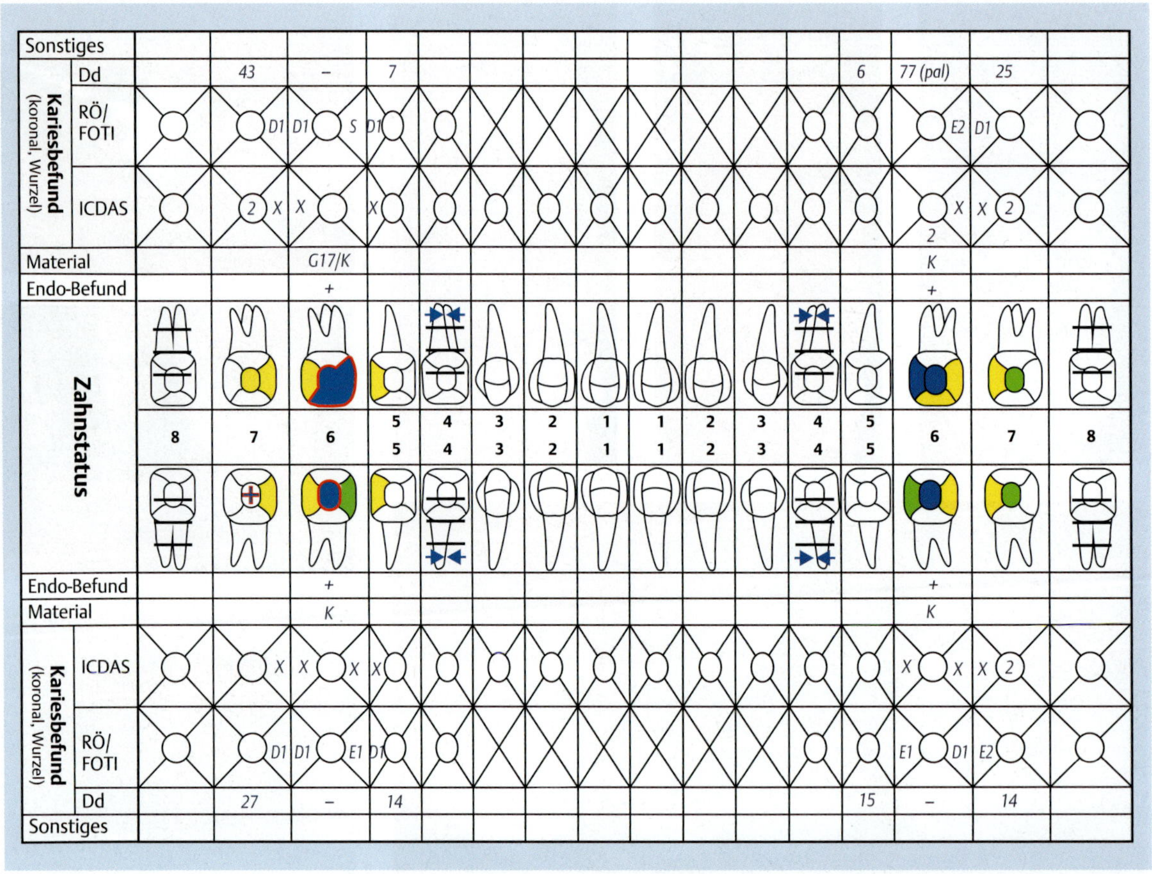

Abb. 25.**5** Zahnstatus.

Läsionen an den Approximalflächen davon auszugehen, dass das Kariesrisiko in früheren Jahren höher gewesen sein muss.

MERKE

Die Speichelfließrate sollte quantitativ bestimmt werden, wenn entweder der Patient von Beschwerden berichtet oder der Zahnarzt auffällige Anzeichen oder Symptome einer Xerostomie (Mundtrockenheit) feststellt. Bei den meisten Patienten ist eine qualitative Beurteilung ausreichend.

Diagnose und Behandlungsplan

Patientenebene

Die Patientin wurde darin bestärkt, weiterhin 2-mal täglich mit einer normalen fluoridhaltigen Zahnpasta (1500 ppm F^-) die Zähne zu putzen. Ihr wurde empfohlen, regelmäßiger Zahnseide zu verwenden, und sie erhielt einige praktische Ratschläge, wie sie dabei vorgehen sollte. Da sie fluoridhaltige Zahnpasta und fluoridhaltiges Salz verwendete, wurden keine weiteren fluoridhaltigen Produkte für zu Hause empfohlen. Der Einfluss der Zuckeraufnahme auf die Kariogenität des dentalen Biofilms wurde erklärt, insbesondere im Hinblick auf zuckerhaltige Getränke.

Tab. 25.1 Diagnostik und Behandlungsplan – Übersicht.

Diagnose	Karies	Caries non-progressiva (NP)		Caries progressiva superficialis (CS)			Caries progressiva media (CM) et profunda (CP)		
	Restauration	Restauratio insufficiens initialis (RII)		Restauratio insufficiens partialis (RIP)			Restauratio insufficiens totalis (RIT)		
	gesund	–		Sanus majoris periculi (SMP)			–		
„Behandlung“		besondere Beobachtung		non-invasiv oder mikro-invasiv/ Reparatur			(minimal-)invasiv		
		Zahn + Fläche	Diagnose	Zahn + Fläche	Diagnose	Behandlung	Zahn + Fläche	Diagnose	Behandlung
		27o	CNP	17o	CS	FV ✔	16 mo	RIT	FK ✔
		37o	CNP	17m	CS	INF ✔	16 op	RIT	FK ✔
				16d	CS	INF ✔	46o d!	RIT	FK ✔
				15d	CS	INF ✔	47o	CM	FK ✔
				26 d	CS	INF ✔			
				26 p	CS	FV ✔			
				27 m	CS	INF ✔			
				37 m	CS	INF ✔			
				36 d	CS	INF ✔			
				36 m	CS	LF ✔			
				45 d	CS	INF ✔			
				47 m	CS	INF ✔			
				46 m	CS	LF ✔			
Legende				FV: Fissurenversiegelung INF: Kariesinfiltration LF: lokale Fluoridierung			FK: Kompositfüllung !: Kontrolle der angrenzenden Zahnfläche bei Präparation		

Zahnebene

Die Diagnose sowie die Behandlungsentscheidung für bestimmte Zahnflächen sind in Tab. 25.1 zusammengefasst. Inaktive kariöse Läsionen wurden nicht behandelt, jedoch für eine „besondere Beobachtung“ protokolliert. Da die Patientin eine relativ große Zahl approximaler kariöser Läsionen hatte, wurde für die tieferen Läsionen (zumeist D1) eine Infiltrationsbehandlung vorgesehen. 2 Fissuren wurden versiegelt und 4 Restaurationen vorgenommen. Ein „konservativerer“ Ansatz hätte möglicherweise der non-invasiven Behandlung der kariösen Läsionen über einen gewissen Zeitraum den Vorzug gegeben. Allerdings wäre in diesem Fall die nächste Intervention bereits eine Restauration gewesen, wenn sich die kariöse Läsion auf dem Röntgenbild über mehr als das äußere Dentindrittel ausgedehnt oder es Anzeichen eines Fortschreitens gegeben hätte. Das Ziel des bestehenden Behandlungsplans war es, künftige Restaurationen hinauszuzögern oder sogar zu vermeiden (s. Kap. **17** und **20**).

Rechter Oberkiefer (1. Quadrant; Abb. 25.**6) Zahn 17**: Die nichtkavitierte kariöse Läsion in der Zentralfissur wurde als aktiv eingestuft, doch konnte auf dem Röntgenbild keine in das Dentin hineinreichende Aufhellung festgestellt werden. Die DIAGNOdent-Messung ergab allerdings einen mittleren (43) und einen niedrigeren (29) Wert für die zentrale bzw. distale Fissur. Daher wurde entschieden, alle Fissurenbereiche ohne vorherige Exkavation oder Präparation zu versiegeln (Abb. 25.**7**). Die nichtkavitierte kariöse Läsion der Mesialfläche mit einer röntgenologischen Ausdehnung in das äußere Dentindrittel wurde infiltriert (Auftreten von Papillenblutung als Aktivitätsindikator), da davon ausgegangen wurde, dass sie bei der

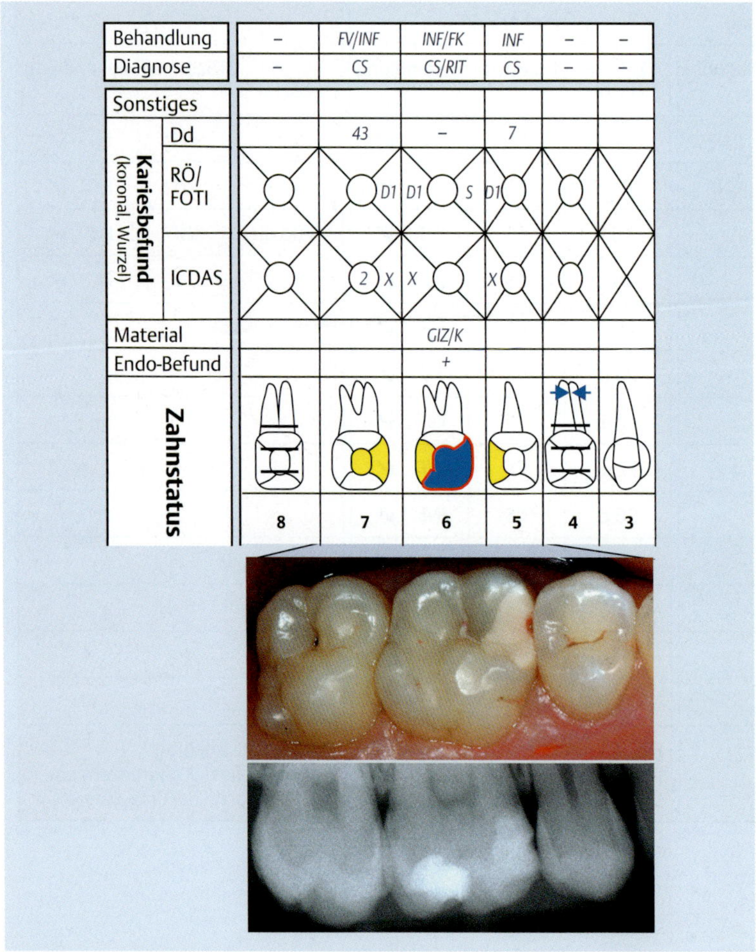

Abb. 25.**6** Übersicht über die Kariesbeurteilung, die Diagnosen sowie die Therapieentscheidung für die Seitenzähne des rechten Oberkiefers.

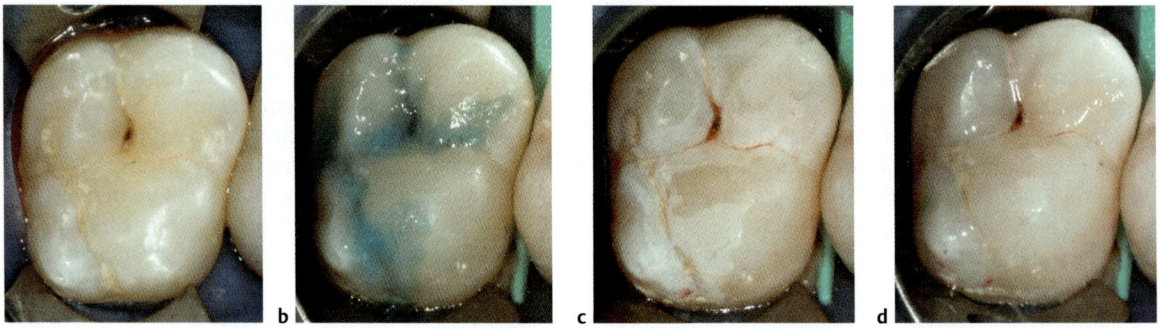
a b c d

Abb. 25.**7** Die Okklusalfläche von Zahn 17 wurde mit einem ungefüllten, transparenten Harz versiegelt. Nach der Reinigung mit Schleifpaste waren in den distalen Fissurenbereichen noch Überreste der Zahnverfärbung sichtbar, die ohne eine Beschädigung des Zahns nicht entfernt werden konnten (**a**). Die Ätzung erfolgte mit 37 %igem Phosphorsäure-Ätzgel bei einer Einwirkzeit von 60 Sekunden (**b**). Nach dem Spülen und gründlichen Trocknen (**c**) wurde das Harz (Helioseal Clear, Ivoclar Vivadent, Schaan, Liechtenstein) aufgetragen und 20 Sekunden lang lichtgehärtet (**d**).

rein non-invasiven Behandlung weiter voranschreiten würde (Abb. 25.**10**).

Zähne 16/15: Beide Restaurationen (mesio-okklusal und palatinal-okklusal) von Zahn 16 wurden als insuffizient eingestuft und durch eine Kompositfüllung ersetzt (Abb. 25.**8**). Die nichtkavitierten kariösen Läsionen der Distalflächen von 16 und 15 mit einer röntgenologischen Ausdehnung in das äußere Dentindrittel (Auftreten von Papillenblutung als Aktivitätsindikator) wurden infiltriert.

PRAXISTIPP

Ein ungefülltes, transparentes Versiegelungsmaterial ermöglicht weitere DIAGNOdent-Messungen des versiegelten Bereichs, ist im Vergleich mit gefüllten (weißen) Versieglern klinisch jedoch deutlich schwieriger zu erkennen.

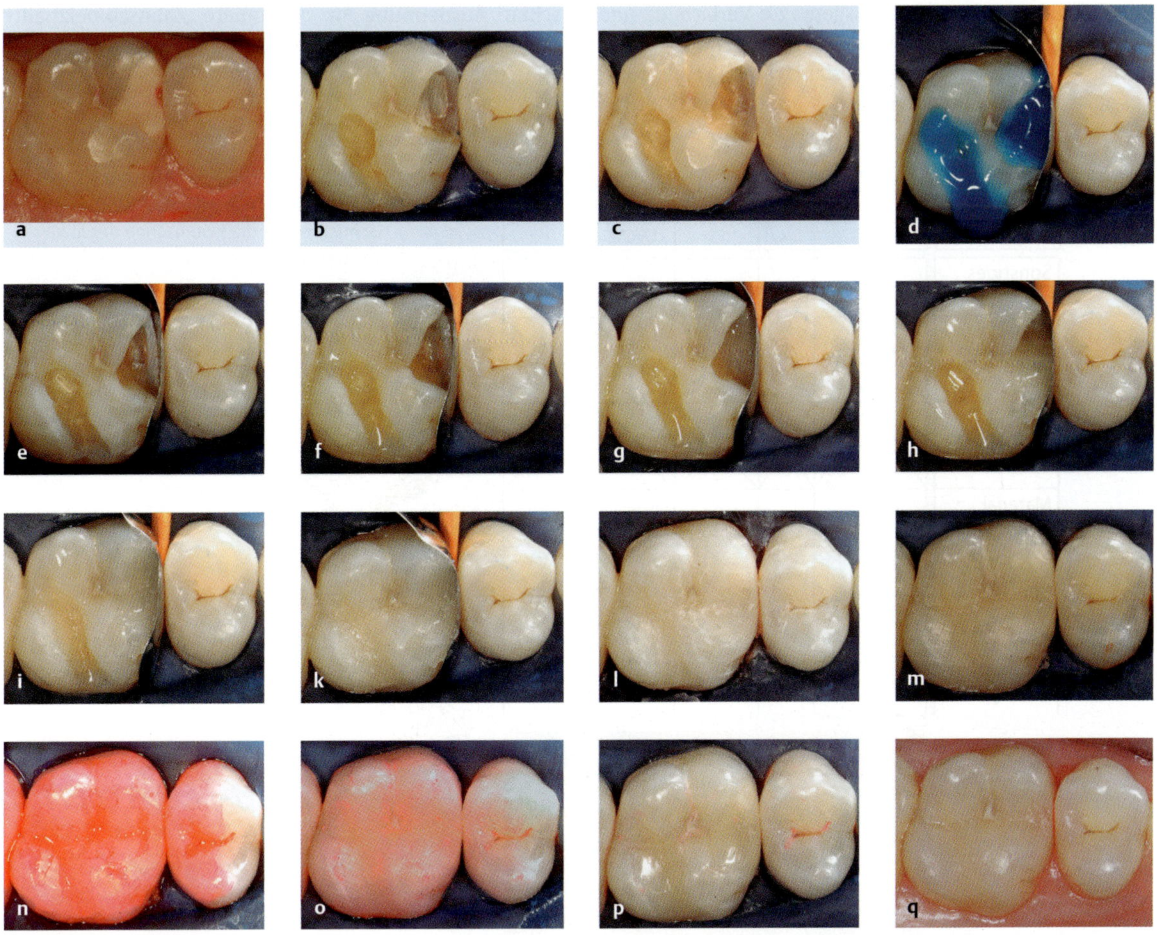

Abb. 25.**8** Kompositrestauration von Zahn 16. Die insuffiziente Glasionomerfüllung und die Kompositrestauration (Randspalt) wurden entfernt (**a, b**). Nach der Primärpräparation mit einem Diamantbohrer war allerdings erkennbar, dass die Reparatur der Kompositfüllung möglicherweise ausreichend gewesen wäre. Tiefere Teile des Zements wurden mit einem niedertourigen Rosenbohrer entfernt, um ein Freilegen der Pulpa zu vermeiden. Es wurde keine besondere Anschrägung vorgenommen (**c**). Anschließend wurde mit Hilfe eines Holzkeils und einer anatomischen Matrize der Approximalbereich geformt. Total Etch mit 37 %igem Phosphorsäure-Ätzgel für 20 Sekunden (**d**), Ätzmuster (**e**), Anwendung eines Zwei-Schritt-Adhäsivs (Optibond FL, Kerr, West Collins, USA; **f**), Auffüllung des zervikalen approximalen Teils der mesialen Kavität mit einem fließfähigen Komposit (Tetric EvoFlow, Ivoclar Vivadent, Schaan, Liechtenstein; **g**), Auftragung des Komposits (Tetric EvoCeram, Ivoclar Vivadent) auf den palatinalen Teil der mesialen Kavität (**h**), den bukkalen Teil der mesialen und den distalen Teil der disto-palatinalen Kavität (**i**), den mesialen Teil der disto-palatinalen Kavität (**k**). Nach Entfernen des Keils und der Matrize sowie von Überresten mit einem Scaler wurde die Fissurenanatomie in den mit Komposit gefüllten Bereichen mit einem feinkörnigen Diamantbohrer gestaltet (**l, m**). Ein roter Plaquefärbetest ist nützlich, um Überreste des Adhäsivs oder Komposits für das Polieren sichtbar zu machen (**n, o**), so dass der angrenzende Zahnschmelz nicht beschädigt wird (**p**). Ergebnis nach mehreren Wochen (**q**).

Linker Oberkiefer (2. Quadrant; Abb. 25.**9) Zahn 27:** Die nichtkavitierte kariöse Läsion der Okklusalfläche wurde nach einer visuell-taktilen Untersuchung als inaktiv eingestuft. Es wurde keine Radioluzenz und ein mittlerer DIAGNOdent-Wert (25) festgestellt. Da der Status der Läsion höchstwahrscheinlich stabil war (Caries non-progressiva), wurde beschlossen, diese Fläche lediglich zu beobachten. Verglichen mit der „aktiven" kariösen Läsion auf der Okklusalfläche von Zahn 17, die mit einem Fissurenversiegler behandelt wurde (Abb. 25.**7**), wurden bei Zahn 27 eine weniger stark ausgeprägte Verfärbung und ein niedrigerer DIAGNOdent-Wert festgestellt. Die nicht kavitierte kariöse Läsion der Mesialfläche mit einer röntgenologischen Ausdehnung in das äußere Dentindrittel wurde infiltriert (Auftreten von Papillenblutung als Aktivitätsindikator).

Zahn 26: Die Kompositfüllung wurde als ausreichend eingestuft. Die palatinale Fissur wies allerdings eine aktive, nichtkavitierte kariöse Läsion auf, und es wurde ein DIAGNOdent-Wert von 77 gemessen. Dennoch wurde diese kariöse Läsion versiegelt und nicht gefüllt, da der DIAGNOdent-Wert als falsch-positiv hoch eingeschätzt wurde (Caries progressiva superficialis). Die nichtkavitierte kariöse Läsion an der Distalfläche mit einer röntgenologischen Ausdehnung in die innere Zahnschmelzhälfte wurde infiltriert (Auftreten von Papillenblutung als Aktivitätsindikator).

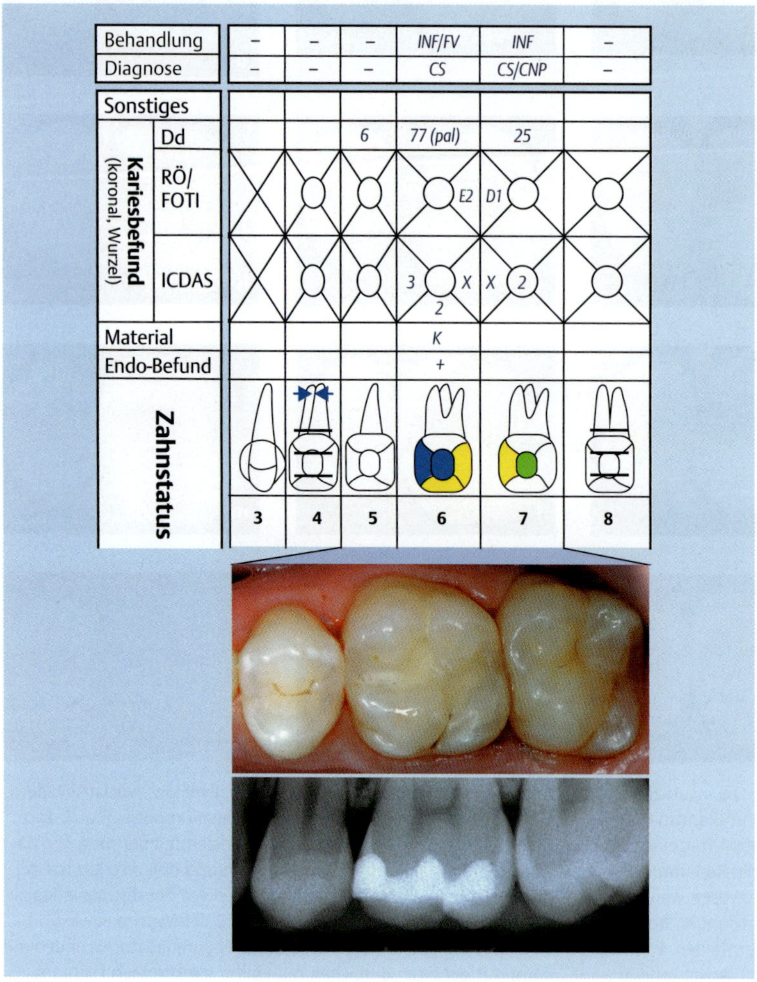

Abb. 25.**9** Übersicht über die Kariesbeurteilung, die Diagnose sowie die Therapieentscheidung für die Seitenzähne des linken Oberkiefers.

Linker Unterkiefer (3. Quadrant; Abb. 25.**10) Zahn 37**: Die nichtkavitierte kariöse Läsion der Okklusalfläche wurde nach einer visuell-taktilen Untersuchung als inaktiv eingestuft. Es wurde keine Radioluzenz und ein niedriger Diagnodent-Wert (14) festgestellt. Daher wurde entschieden, diese Zahnfläche zu beobachten (Diagnose: Caries non-progressiva). Die nichtkavitierten aktiven kariösen Läsionen an der Mesialfläche (Auftreten von Papillenblutung als Aktivitätsindikator) mit einer röntgenologischen Ausdehnung in die innere Zahnschmelzhälfte wurden als Caries progressiva superficialis diagnostiziert. Angesichts der recht hohen Anzahl approximaler kariöser Läsionen wurde beschlossen, diese zu infiltrieren und nicht nur diese Bereiche zu fluoridieren.

Zahn 36: Die okklusale Kompositfüllung wurde als ausreichend eingestuft. Die nichtkavitierte kariöse Läsion an der Distalfläche mit einer röntgenologischen Ausdehnung in das äußere Dentindrittel wurde infiltriert (Beurteilung der Aktivität s. o.). Für die flache, aber aktive kariöse Läsion (keine Papillenblutung, jedoch opake Oberfläche) auf der Mesialfläche (Diagnose: Caries progressiva superficialis) wurde eine lokale Fluoridierung (Duraphat, Gaba) vorgesehen.

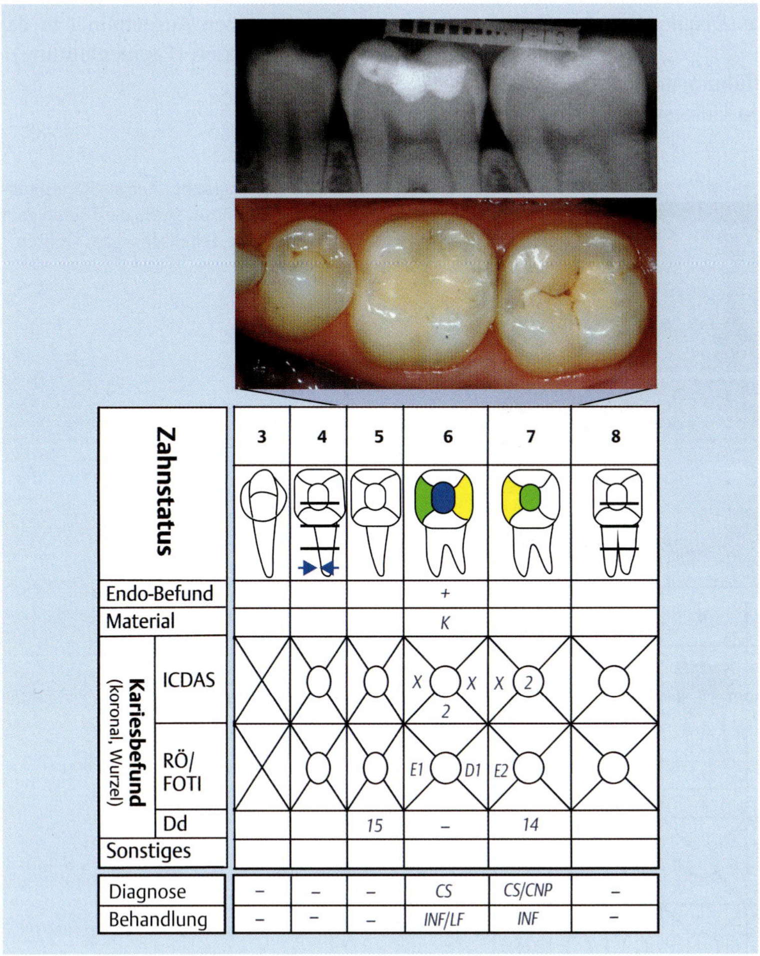

Abb. 25.**10** Übersicht über die Kariesbeurteilung, die Diagnose- sowie die Therapieentscheidung für die Seitenzähne des Unterkiefers.

Rechter Unterkiefer (4. Quadrant; Abb. 25.**11) Zahn 47**: Eine nichtkavitierte kariöse Läsion (ICDAS 2), die als aktiv eingestuft wurde, war neben den Überresten einer Fissurenversiegelung sichtbar. Es wurde keine Radioluzenz festgestellt und (neben dem Versiegler) ein Diagnodent-Wert von 27 gemessen. Es wurde entschieden, den mittleren Teil der Fissur zu präparieren (minimal-invasive Füllung), da es als sicherer eingeschätzt wurde, die Überreste des Fissurenversieglers zu entfernen. Die intakte Fissurenversiegelung im mesialen Bereich der Fissur wurde erhalten. Die nichtkavitierte kariöse Läsion an der Mesialfläche mit einer röntgenologischen Ausdehnung in die innere Zahnschmelzhälfte (E2) wurde infiltriert, da die Läsion nach Präparation der Distalfläche des Nachbarzahns als aktiv eingestuft werden konnte (Diagnose: Caries progressiva superficialis).

Zahn 46: Obwohl die okklusale Kompositfüllung im distalen Bereich der Fissur (bei der klinischen Untersuchung kaum zu sehen, jedoch auf dem Röntgenbild erkennbar) als suffizient eingestuft wurde, wurde entschieden, diese okklusale Restauration zu entfernen, um die angrenzende approximale kariöse Läsion (distal) mit einer röntgenologischen Ausdehnung in das mittlere Dentindrittel zu beurteilen. Um die Fissurenversiegelung zeigte sich ein dunkler Schatten. Daher wurde diese ebenfalls entfernt und die Kavität mit einem Komposit gefüllt (Abb. 25.**12**). Die nichtkavitierte, aktive kariöse Läsion (opake Oberfläche und Papillenblutung) auf der Mesialfläche (E1) wurde als fortschreitende Schmelzkaries (Caries progressiva superficialis) diagnostiziert. Da diese relativ flach war, wurde beschlossen lokal zu fluoridieren (Duraphat).

Zahn 45: Die nichtkavitierte kariöse Läsion an der Distalfläche mit einer röntgenologischen Ausdehnung in das äußere Dentindrittel wurde infiltriert (Papillenblutung).

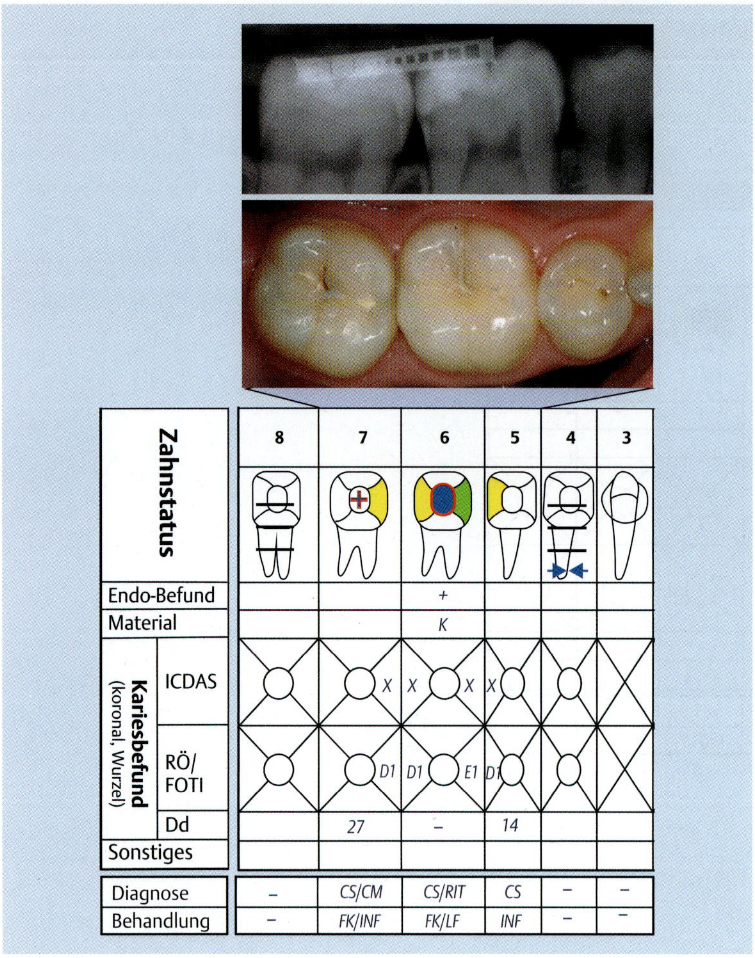

Abb. 25.**11** Übersicht über die Kariesbeurteilung, die Diagnose- sowie die Therapieentscheidung für die Seitenzähne des rechten Unterkiefers.

Klinischer Befund nach Abschluss der Behandlung

Mehrere Zahnflächen wiesen nach wie vor Anzeichen inaktiver kariöser Läsionen auf (Abb. 25.**13**). Die Patientin wurde angehalten, bei nachfolgenden Zahnarztbesuchen die minimalintervenierende Kariesbehandlung anzusprechen, um unnötige (invasive) Behandlungen zu vermeiden. Dafür wurde ihr ein Behandlungsheft ausgehändigt (s. Kap. **17**), in dem die röntgenologischen Stadien der infiltrierten approximalen sowie der versiegelten okklusalen kariösen Läsionen aufgeführt wurden. Der standar-

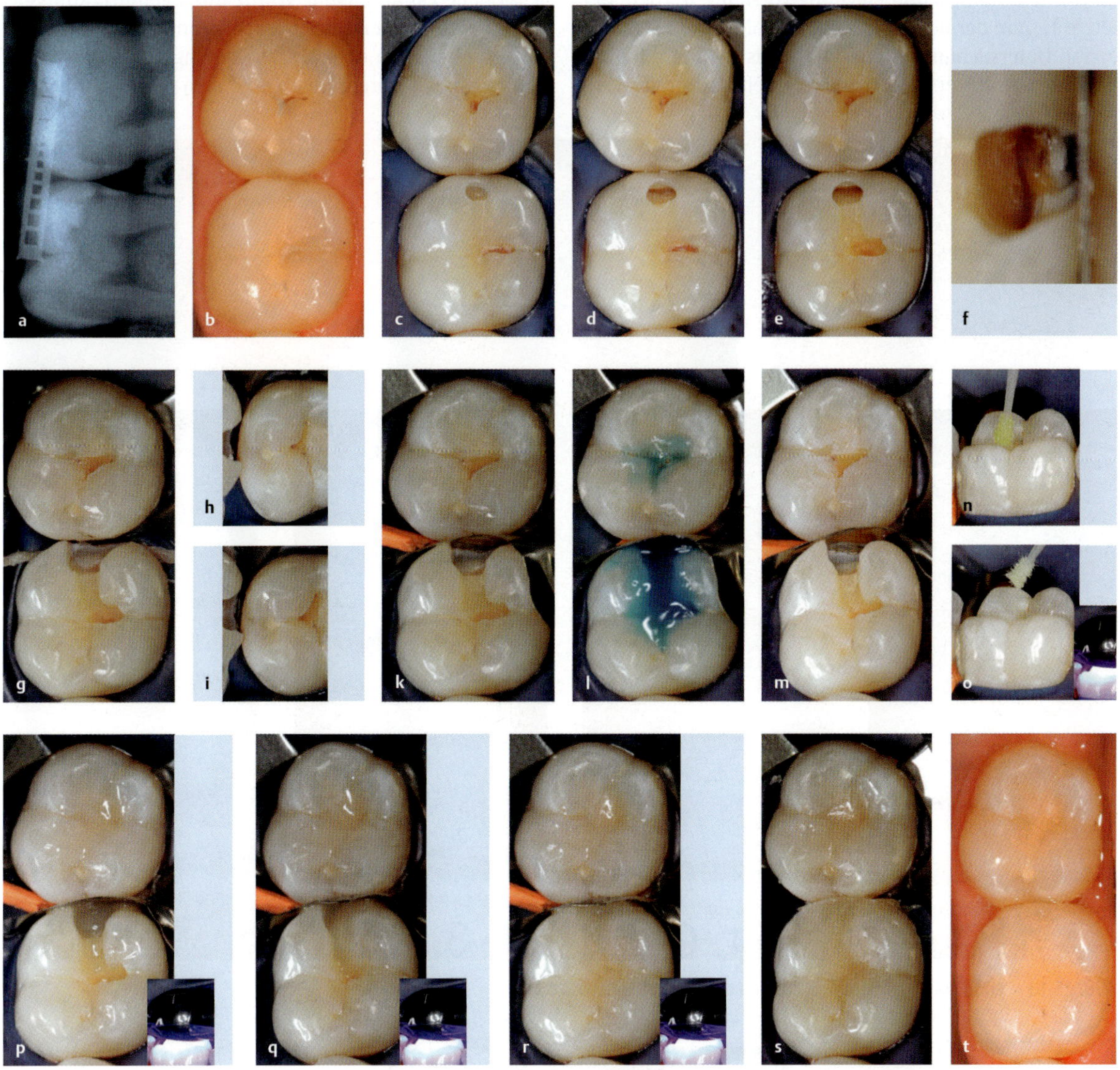

Abb. 25.**12** Restauration und Infiltration der Zähne 46 und 47. Die Röntgenuntersuchung ergab an 46 distal und an 47 mesial approximale kariöse Läsionen mit einer Ausdehnung bis in das Dentin (**a**). Bei der klinischen Untersuchung (**b**) wurde auf der Okklusalfläche von Zahn 46 ein dunkler Randbereich der Fissurenversiegelung festgestellt, an Zahn 47 wurde in Teilen der Zentralfissur eine kariöse Läsion des ICDAS-Grades 2 detektiert. Die primäre Kavitätenpräparation mit Diamantbohrern wurde in den Bereichen mit den beschriebenen Läsionen so klein wie möglich gehalten (**c**). Der Zugang zur kariösen Distalfläche des ersten Molars erfolgte durch Entfernung der Kompositfüllung im okklusalen distalen Fissurenbereich (**c–g**). Im Approximalbereich unterhalb des Kontaktpunkts konnte stark demineralisierter Zahnschmelz (**e, f**) beobachtet werden. Das darunterliegende Dentin war weich und musste bis zur halben Distanz bis zur Pulpa entfernt werden (**g**). Weiches Dentin wurde auch aus den zentralen Bereichen von 46 (**e**) und 47 (**k**) entfernt. Bei Zahn 46 wurde die distale Kavität mit der zentralen verbunden, indem die „alte" Füllung entfernt wurde. Scharfkantige Ränder aller Kavitäten wurden mit einem Diamantbohrer geglättet, es wurde jedoch keine ausgeprägte Anschrägung vorgenommen (**g**). Vor dem Anbringen einer Adhäsivfüllung wurde die nichtkavitierte kariöse Läsion auf der Mesialfläche des Zahns 47 angeätzt (**h**, siehe Ätzmuster nach 2-minütigem Einwirken von Icon-Etch) und infiltriert (**i**). Mit Hilfe eines Holzkeils und einer anatomischen Matrize wurde der Approximalbereich an 46 distal ausgeformt (**k**). Total Etch mit 37 %igem Phosphorsäure-Ätzgel für 20 Sekunden (**l**), Ätzmuster (**m**), Anwendung eines Primers und vollständige Verdunstung des Lösungsmittels (**n**) vor Auftragung des Adhäsivs (**o**; Optibond, FL, Kerr, West Collins, USA). Auffüllen des zervikalen approximalen Teils mit einem fließfähigen Komposit (Tetric EvoFlow, Ivoclar Vivadent, Schaan, Liechtenstein; **p**), Applikation eines Komposits (Tetric Evo-Ceram, Ivoclar Vivadent) auf die lingualen (**q**) und bukkalen (**r**) Bereiche. Entfernen von überschüssigem Material mit einem Scaler. Die gefüllten Bereiche wurden mit feinkörnigen Diamantbohrern und Polierstreifen (zervikal, approximal), Schleifscheiben (koronal, approximal) sowie einem Gummipolierer (okklusal) ausgearbeitet und finiert. Ergebnis nach mehreren Wochen (**t**).

disierbare Röntgenfilmhalter wurde für Nachsorgeuntersuchungen aufgehoben.

Nachsorge

Entsprechend dem Kariesrisiko sollte die Patientin 2-mal jährlich zur Kontrolluntersuchung vorstellig werden. Der letzte Termin der Behandlungsphase 4 Monate nach dem ersten Untersuchungstermin wurde als 1. Kontrolluntersuchung betrachtet. Beratung und Anleitung zur Verwendung von Zahnseide wurden wiederholt. Danach wurde 8 Monate nach Behandlungsende eine erste klinische und röntgenologische Nachsorgeuntersuchung durchgeführt. Es konnten keine Anzeichen neuer kariöse Läsionen festgestellt werden. Anweisungen zur Mundhygiene und nichtkariogenen Ernährung wurden bekräftigt, eine professionelle Zahnreinigung wurde durchgeführt. Röntgenaufnahmen während der Nachsorgeuntersuchung ließen keine Progression oder Neuentstehung von kariösen Läsionen an den Seitenzähnen erkennen (Abb. 25.**14**a–b).

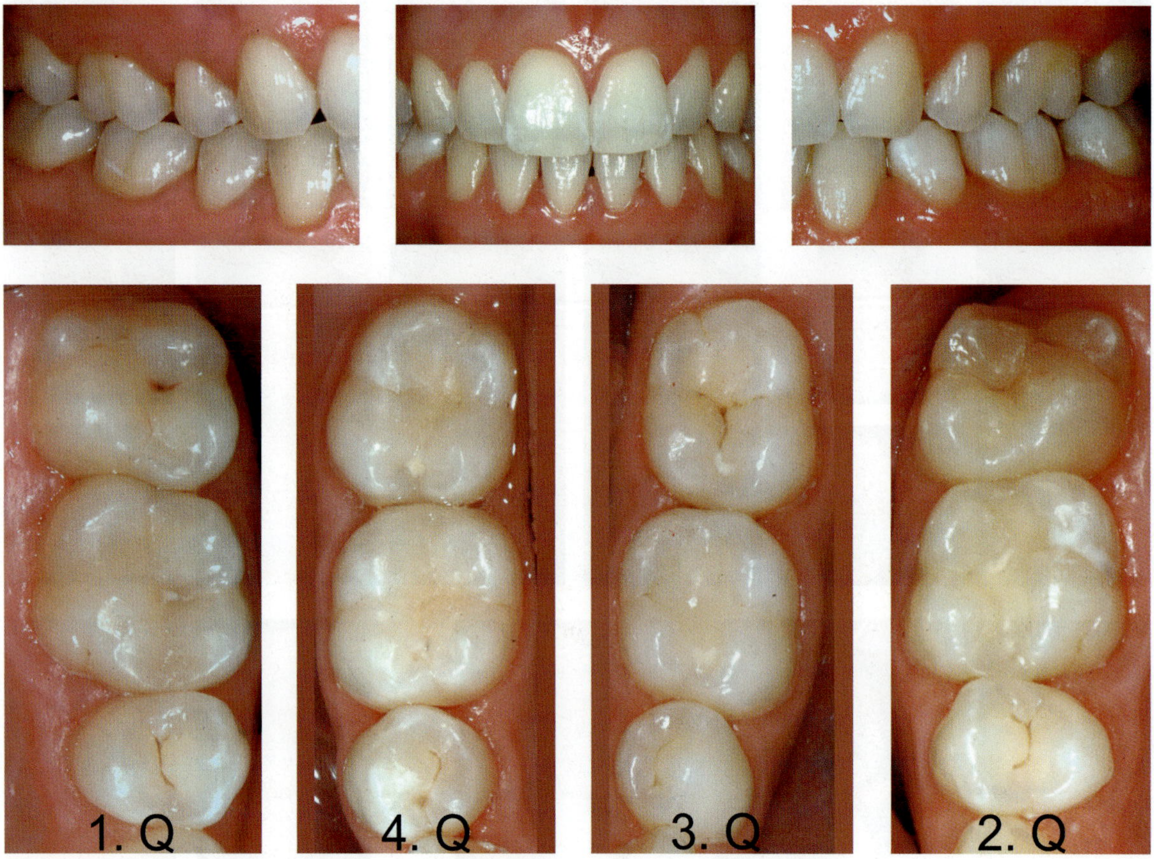

Abb. 25.**13** Endgültige klinische Ansicht am Ende der Behandlungsphase. Q = Quadrant.

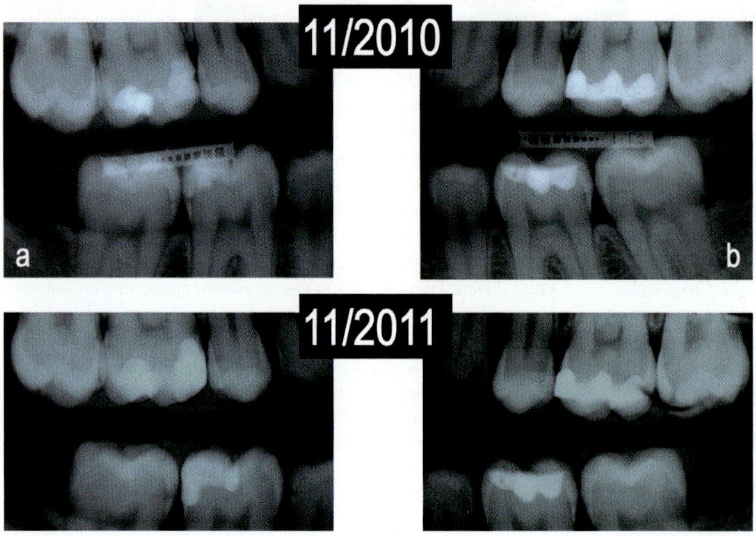

Abb. 25.**14** a–d 12 Monate nach der letzten Bissflügelaufnahme (a, b) konnte auf neuen Aufnahmen im Rahmen der Nachsorgeuntersuchung (c, d) kein Fortschreiten einer infiltrierten (mesial 17, distal 16, distal 15, distal 26, mesial 27, distal 36, mesial 37, distal 45 und mesial 47) oder nicht infiltrierten (mesial 26, mesial 37, mesial 36, mesial 46) approximalen oder einer okklusalen kariösen Läsion (hauptsächlich der zweiten Molaren) festgestellt werden.

Fall 2: 22-jähriger Patient mit mittlerem Kariesrisiko

H. Meyer-Lückel, S. Paris

Anamnese

Geschlecht: männlich
Alter: 22 Jahre
Erster Untersuchungstermin: Januar 2011
Letzter Untersuchungstermin: April 2011
Kontrolltermin: Oktober 2011

Auf Grund von Zahnfleischbluten bat der Patient um einen Untersuchungstermin im Universitätsklinikum. Ein Jahr zuvor wurden ihm von einem niedergelassenen Zahnarzt antibakterielle Mundspülungen empfohlen. Die Anwendung hatte zu keiner Verbesserung geführt. Ursachenbezogene non-invasive Maßnahmen (z. B. professionelle Zahnreinigung oder Anweisungen zur Mund- und Zahnhygiene) wurden nicht durchgeführt. Der Patient war sich keiner kariösen Läsionen bewusst und konnte sich auch nicht an die Durchführung von Bissflügelaufnahmen erinnern. Weiterhin berichtete er über keine allgemeinen gesundheitlichen Probleme.

Klinischer Befund

Die Zahnuntersuchung offenbarte ein bleibendes Gebiss mit extrahierten unteren dritten Molaren. Anzeichen einer Gingivitis, insbesondere an den Bukkalflächen der Frontzähne, sowie Zahnverfärbungen und Zahnstein waren zu sehen. Die Mundschleimhaut des Patienten war gesund. Der modifizierte BEWE-Index-Wert lag bei 0. Auf den ersten Blick waren nur wenige okklusale Füllungen der Molaren, jedoch keine tiefen kariösen Läsionen zu erkennen (Abb. 25.**15**).

Die Kariesdetektion und -beurteilung wurde mittels Inspektion und Sondierung (Abb. 25.**15**), Röntgenaufnahmen (Abb. 25.**16**a–c) und Messung mittels Laserfluoreszenz (DIAGNOdent) durchgeführt. Insgesamt wurden 5 (insuffiziente) auf die Okklusalflächen beschränkte Füllungen an den Molaren festgestellt (17, 16, 26, 36, 46). An 3 der Molaren (28, 37, 47) konnten Reste von Versiegler, an 2 weiteren Molaren (18, 27) aktive kariöse Läsionen festgestellt werden. Klinisch zeigte sich an keinem der Prämolaren eine kariöse Läsion, Zahn 11 zeigte jedoch eine Restauration mesial eines entwicklungsbedingten Defekts.

Röntgenaufnahmen zur Kariesbeurteilung der Approximalflächen ergaben eine E2-Läsion, 5 D1-Läsionen (zu-

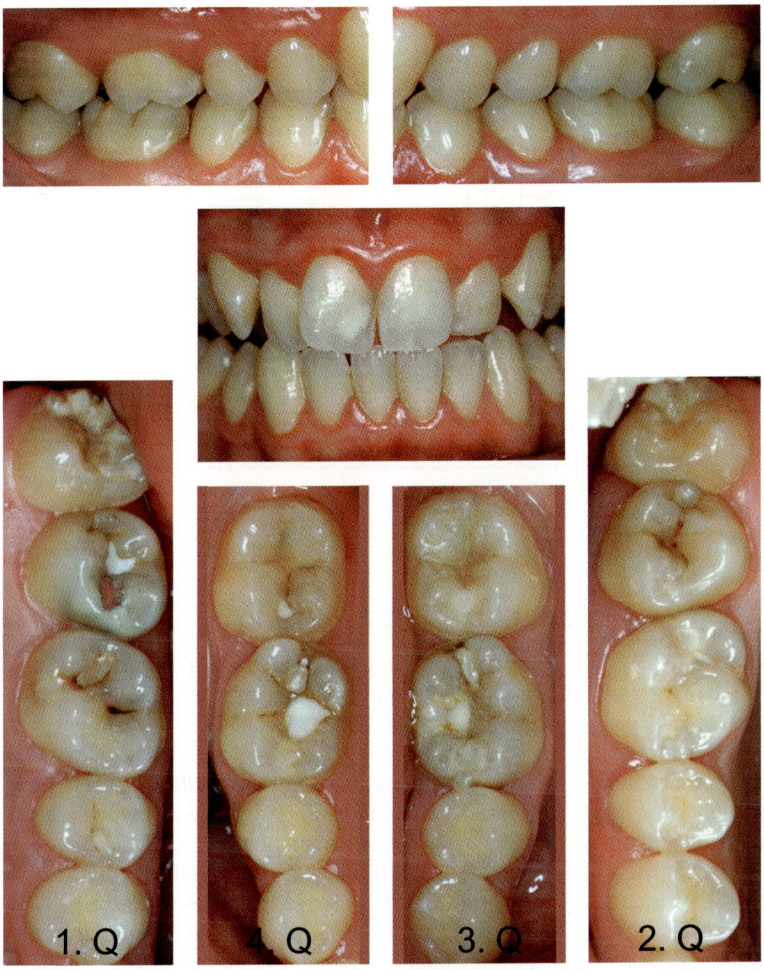

Abb. 25.**15** Vestibuläre und okklusale Ansicht des Ober- und Unterkiefers beim ersten Untersuchungstermin.

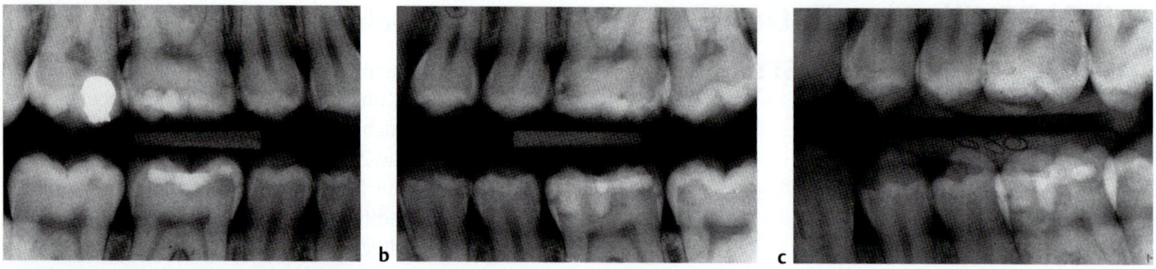

a b c

Abb. 25.**16** **a–c** Bissflügelaufnahmen vor Beginn der Behandlung. Es sind zahlreiche kariöse Läsionen erkennbar (s. Abb. 25.**17**). Um die mesiale und distale Fläche der Zähne 27 bzw. 26 beurteilen zu können, wurde von der linken Seite eine weitere Aufnahme angefertigt.

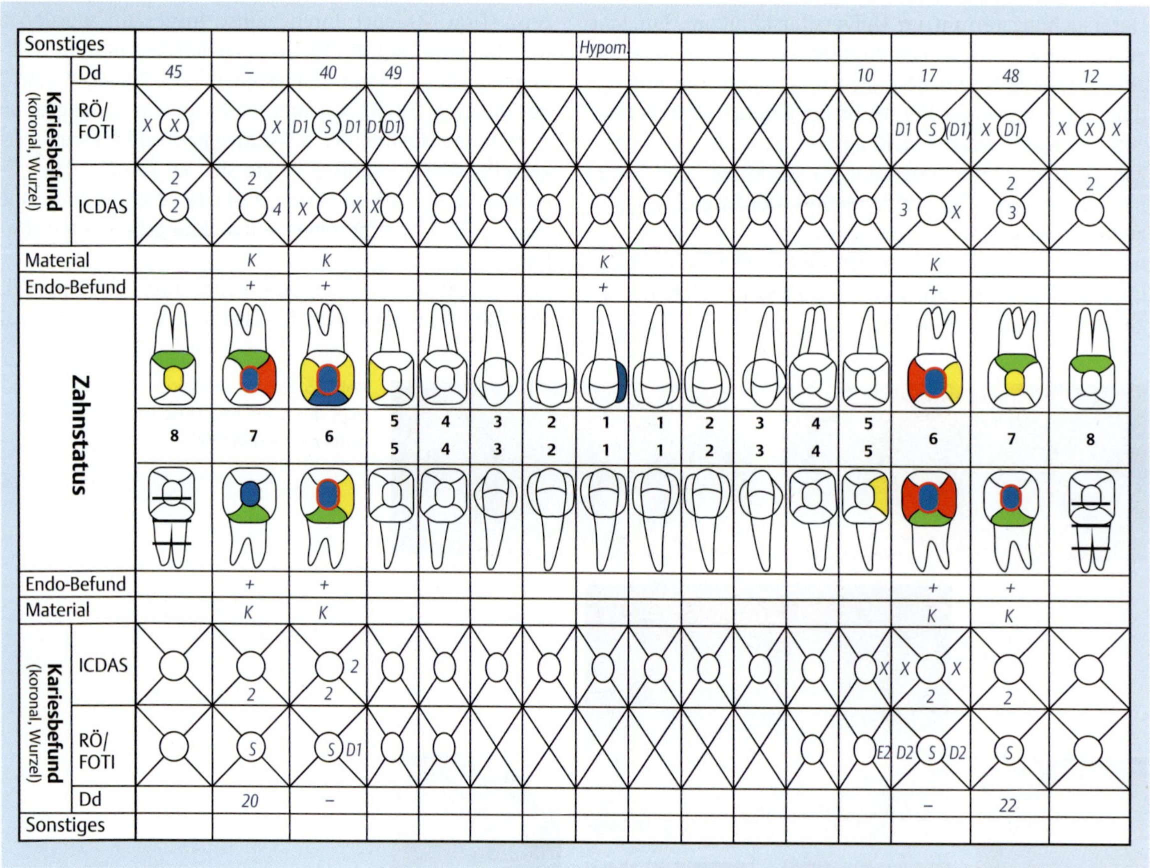

Abb. 25.**17** Zahnstatus.

sätzlich einer kaum sichtbaren an Zahn 26) und 2 D2-Läsionen. Okklusale Radioluzenzen unterhalb der Füllungen bzw. des Versieglers wurden an den Zähnen 16, 26, 37, 36, 46 und 47 festgestellt. Zahn 27 wies an der Okklusalfläche eine D2-Läsion auf (Abb. 25.**16** und Abb. 25.**17**).

Die DIAGNOdent-Untersuchungsergebnisse der Molaren und einiger Prämolaren spiegelten die klinischen und Röntgenbefunde wider. Genauere Informationen zu den einzelnen Zahnflächen können dem Zahnstatus entnommen werden (Abb. 25.**17**). Diagnosen und Therapieentscheidungen werden im Folgenden für jeden Quadranten einzeln erläutert.

Kariesrisikobewertung

Die Karieserfahrung (DMFT = 9) lag im mittleren bis oberen Bereich der entsprechenden Altersgruppe der deutschen Bevölkerung. Über regelmäßigen Verzehr gesüßter Nahrungsmittel und Getränke wurde berichtet. Die Mundhygiene war verbesserungsbedürftig (API: 40 %). Der Patient verwendete fluoridhaltige Zahnpasta (Zähneputzen 2-mal täglich) und fluoridiertes Salz. Zahnseide benutzte er nicht regelmäßig. Die Speichelfließrate wurde nicht bestimmt, relevante allgemeine medizinische Probleme wurden nicht berichtet oder beobachtet. Unter Einbeziehung aller genannten Faktoren wurde ein mittleres

Tab. 25.**2** Diagnostik und Behandlungsplan – Übersicht.

Diagnose	**Karies**	**Caries non-progressiva (CNP)**		**Caries progressiva superficialis (CS)**			**Caries progressiva media (CM) und Caries profunda (CP)**		
	Restauration	Restauratio insufficiens initialis (RII)		Restauratio insufficiens partialis (RIP)			Restauratio insufficiens totalis (RIT)		
	gesund	–		Sanus majoris periculi (SMP)					
„Behandlung“		besondere Beobachtung		non-invasiv oder mikro-invasiv/ Reparatur			(minimal-)invasiv		
		Zahn + Fläche	Diagnose	Zahn + Fläche	Diagnose	Therapie	Zahn + Fläche	Diagnose	Therapie
		18b	CNP	18o	CS	FV ✔	17o m!	RIT/CS	FK + FV ✔
		17b	CNP	16d	CS	INF ✔	16o	RIT/CS	FK + FV ✔
		27b	CNP	16m	CS	INF ✔	26m	CM	FK ✔
		28b	CNP	15d	CS	INF ✔	26o d!	RIT	FK ✔
		37b	CNP	15o	CS	FV ✔	27o	CM	FK ✔
		36b	CNP	35d	CS	INF ✔	36 mod	CM	FK ✔
		46b	CNP				37 o	RIT	FK + FV ✔
		47b	CNP				46 o m!	RIT	FK ✔
							47 o	RIT	FK + FV ✔
Legende				FV: Fissurenversiegelung INF: Kariesinfiltration			FK: Kompositfüllung !: Kontrolle der angrenzenden Zahnfläche bei Präparation		

Kariesrisiko bestimmt (Risiko: 57%). Auf Grund der zahlreichen approximalen kariösen Läsionen wurde jedoch angenommen, dass in der Vergangenheit wahrscheinlich ein höheres Kariesrisiko vorgelegen hatte.

Diagnose und Behandlungsplan

Patientenebene

Der Patient wurde angewiesen, seine Zähne – insbesondere die von Gingivitis betroffenen Frontzähne – 2-mal täglich mit einer fluoridhaltigen Zahnpasta (1500 ppm F^-) zu putzen. Er wurde dazu ermuntert, mindestens jeden 2. Tag Zahnseide zu verwenden, und wurde im Umgang damit unterwiesen. Bei jedem der nachfolgenden Termine wurde die Verwendung der Zahnseide überprüft. Um eine ständige Fluoridversorgung der Zähne zu gewährleisten, wurde zusätzlich zu fluoridhaltiger Zahnpasta und fluoridiertem Salz 1-mal wöchentliches Putzen der Zähne mit fluoridhaltigem Gel empfohlen. Die Auswirkung von häufigem Zuckerverzehr auf den Biofilm der Zähne und die Kariogenität von Zucker wurden erläutert.

Zahnebene

Für Zahnflächen mit nicht fortschreitender Karies wurde eine besondere Überwachung vorgesehen. Einige der approximalen kariösen Läsionen, die sich röntgenologisch sichtbar um die Schmelz-Dentin-Grenze herum ausbreiteten (hauptsächlich D1), wurden invasiv, die meisten mittels Kariesinfiltration behandelt. An den Okklusalflächen zweier Zähne wurden Fissuren versiegelt. Andere Zähne wurden mit Komposit versorgt, ggf. in Kombination mit einem Fissurenversiegler. Das Ziel des aktuellen Behandlungsplans bestand in der Hinauszögerung oder sogar Vermeidung künftiger Füllungen (Tab. 25.**2**).

Rechter Oberkiefer (1. Quadrant; Abb. 25.**18) Zahn 18**: Die nichtkavitierte kariöse Läsion in der Zentralfissur wurde als aktiv eingestuft. Die Diagnodent-Untersuchung ergab einen Wert von 45. Daher wurde entschieden, alle Fissurenbereiche ohne vorhergehende Präparation zu versiegeln (Diagnose: Caries progressiva superficialis). Die nichtkavitierten kariösen Läsionen an den Bukkalflächen von 17 und 18 wurden als inaktiv bewertet und als nicht fortschreitende Karies eingestuft.

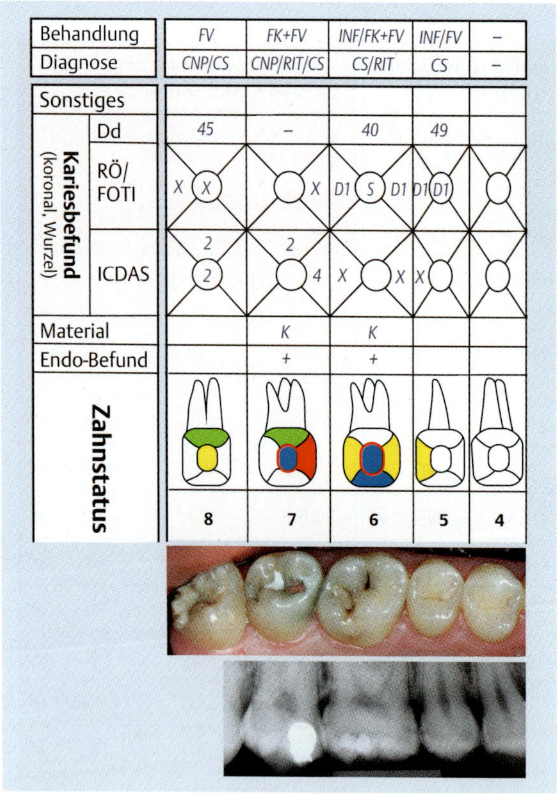

Abb. 25.**18** Übersicht rechter Oberkiefer.

Zahn 17: Im mesialen Bereich zeigte sich in der klinischen Untersuchung ein dunkler Schatten (ICDAS 4). Die Sondierung mit einer Sonde ergab approximal jedoch keine Kavitation (Abb. 25.**18**). Auf Wunsch des Patienten wurde die Amalgamfüllung entfernt, obgleich keine klinischen oder röntgenologischen Anzeichen für eine angrenzende Karies vorlagen. Das Entfernen des angrenzenden Fissurenversieglers sowie die Präparation der Mesialfläche wurden auf einen Zeitpunkt nach dem Entfernen der Amalgamfüllung verschoben. Im Fall einer Kavitation (mesial) oder starken Ausdehnung der Dentinkaries sollte diese zusammen mit der okklusalen Kavität versorgt werden, aus der zuvor das Amalgam entfernt wurde.

Zähne 16 und 15: Die okklusale Füllung an 16 wurde als unzureichend beurteilt und mit Komposit erneuert. Gleichzeitig wurde die Zentralfissur versiegelt (DIAGNOdent-Wert = 40). Während der Versorgung der Okklusalflächen sollte entschieden werden, ob die nichtkavitierte kariöse Läsion mit einer röntgenologischen Ausdehnung bis ins erste Dentindrittel an der benachbarten distalen Fläche von 16 durch eine Füllung oder eine Infiltrationsbehandlung versorgt wird. Die Entscheidung basierte auf der Menge der verbleibenden Zahnhartsubstanz im Bereich der distalen Randleiste nach Entfernen der disto-okklusalen Füllung. Die nichtkavitierten kariöse Läsionen (D1) an den Mesial- und Distalflächen von 16 bzw. 15 wurden infiltriert (Abb. 25.**19**), da beide als aktiv eingestuft wurden (Prädiktor = Papillenblutung positiv). Die Okklusalfläche von 15 (D1, DIAGNOdent-Wert = 49) wurde versiegelt, auch wenn eine Restauration als adäquat hätte angesehen werden können, wenn die Diagnose Caries progressiva media gelautet hätte.

PRAXISTIPP

Ein dunkler Schatten durch verfärbtes, aber hartes Dentin (keine aktive Karies) oder Metallfüllungen ist schwierig von aktiver Karies zu unterscheiden. Die beste Möglichkeit, die Zahnhartsubstanz zu erhalten, ist eine klinische (Beurteilung des Füllungsrands) und röntgenologische (Radioluzenz) Beobachtung solcher Läsionen.

Linker Oberkiefer (2. Quadrant; Abb. 25.**20**) **Zähne 28 und 27**: Die nichtkavitierten kariösen Läsionen beider Bukkalflächen wurden als inaktiv eingestuft (nicht fortschreitende Karies). Die kavitierten kariösen Bereiche der okklusalen Fläche von 27 (ICDAS 3) wurden als aktiv eingestuft. Eine Radioluzenz im Dentin (D1) und ein mittlerer DIAGNOdent-Wert (48) wurden festgestellt. Folglich wurde die kariöse Fissur mit einer Füllung versehen. An den anderen Bereichen der Okklusalflächen von 27 und 28 wurde jedoch kein Versiegler aufgebracht, da keine Anzeichen einer (beginnenden) Karies festgestellt wurden und für die Flächen kein erhöhtes Risiko einer künftigen Kariesbildung gesehen wurde. Der Schmelz der Mesialfläche von 27 konnte röntgenologisch nicht beurteilt werden. Es wurde jedoch keine Ausdehnung der Radioluzenz bis in das 1. Dentindrittel beobachtet. Von Zahn 28 wurde auf Grund der geringfügigen klinischen Anzeichen einer Karies keine zusätzliche Röntgenaufnahme angefertigt.

Zahn 26: Die okklusale Teilfüllung (distaler Fissurenbereich) aus Komposit wurde klinisch (mangelhafter Rand) und röntgenologisch (darunterliegende Radioluzenz) als erneuerungsbedürftig eingestuft (Restauratio insufficiens totalis). Der verbleibende Fissurenbereich wies keine Anzeichen von Karies und einen relativ niedrigen DIAGNOdent-Wert (17) auf. Folglich wurde lediglich die Füllung erneuert, die übrigen Fissurenbereiche wurden nicht behandelt. Während der Präparation der Kavität sollte die Ausdehnung der Läsion in den approximalen Bereich beurteilt werden. Röntgenologisch konnte eine D1-Läsion vermutet werden. In Abhängigkeit vom während der klinischen okklusalen Behandlung ermittelten Kavitätsstatus und der Läsionsausdehnung wurde für die Distalfläche eine minimal- oder mikro-invasive Behandlung angedacht. Die Mesialfläche (röntgenologisch: D1) wies eine aktive kavitierte kariöse Läsion (ICDAS 3) auf, für die eine Füllung erforderlich war (Caries progressiva media Abb. 25.**21**).

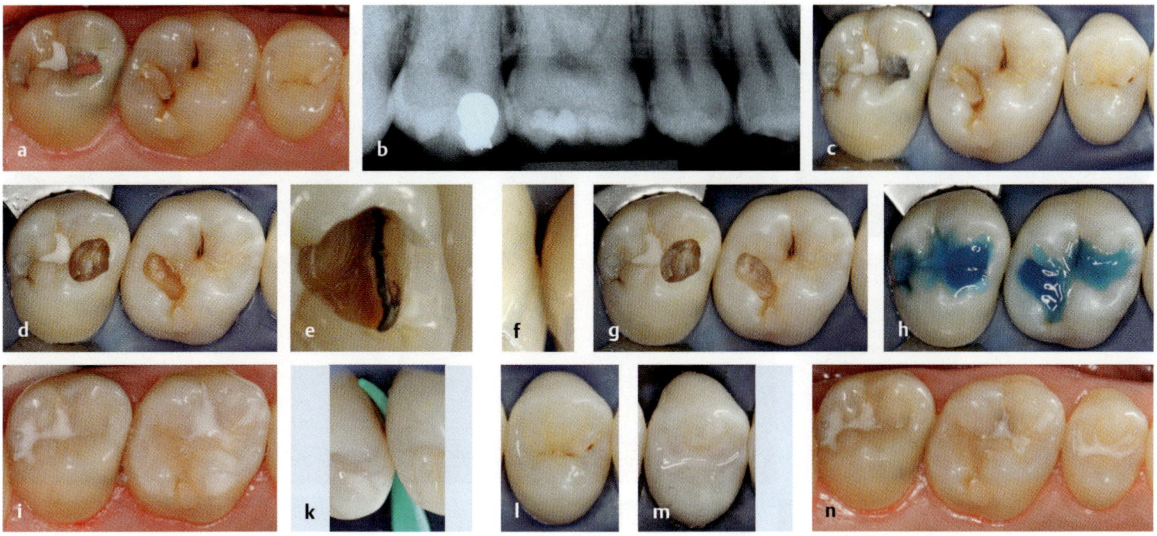

Abb. 25.**19** Ansichten der Seitenzähne des rechten Oberkiefers beim ersten Untersuchungstermin (**a–c**). Wie im Text beschrieben, wurde zur Bewertung der Mesialfläche die Amalgamfüllung von 17 entfernt. Die Okklusalflächen von 16 und 15 wurden mit einer Füllung versehen bzw. versiegelt. Nach dem Entfernen beider Füllungen der Okklusalflächen von 16 und 17 kam dunkel verfärbtes, aber recht hartes Dentin zum Vorschein (**d**). Die Versiegelung an 17 und die palatinale Füllung an 16 wurden beibehalten. Der untere Teil der inneren Mesialfläche von 17 war vom Amalgam verfärbt (**e**), wies aber keine Ausdehnung der Kavitation zur äußeren Mesialfläche auf (**f**). Mit einem niedertourigen Hartmetallbohrer wurde weiteres weiches Dentin entfernt (**g**). Eine Präparation approximaler Slots an 17 mesial und 16 distal wurde nicht als notwendig erachtet. Eine Totalätzung aller okklusalen Anteile mit einem 37%-igen Phosphorsäure-Ätzgel wurde für 20 Sekunden durchgeführt. Anschließend wurden die Zähne gründlich getrocknet. Beide Kavitäten wurden nach der Verwendung eines Zwei-Schritt-Adhäsivs (Optibond, FL, Kerr) mit Komposit aufgefüllt (Tetric EvaCeram, Ivoclar Vivadent). Anschließend wurden Fissuren, die nicht mit einer Füllung versehen wurden, versiegelt (i; Helioseal, Ivoclar Vivadent). Die nichtkavitierte kariöse Läsion der Mesialfläche von 16 (**k**) wurde infiltriert. Die Fissuren von 15 (**l**) wurden versiegelt (**m**). Eine Kariesinfiltration wurde auch an den Distalflächen von 15 und 16 durchgeführt (ohne Abbildung). Nach dem Einbringen der zahnfarbenen Füllung an 17 schimmert die Verfärbung der Mesialfläche kaum durch. Die Karies unter dem Versiegler in der Zentralfissur an 16 ist weiterhin zu erkennen, wurde aber als nicht progrediert eingestuft (**n**).

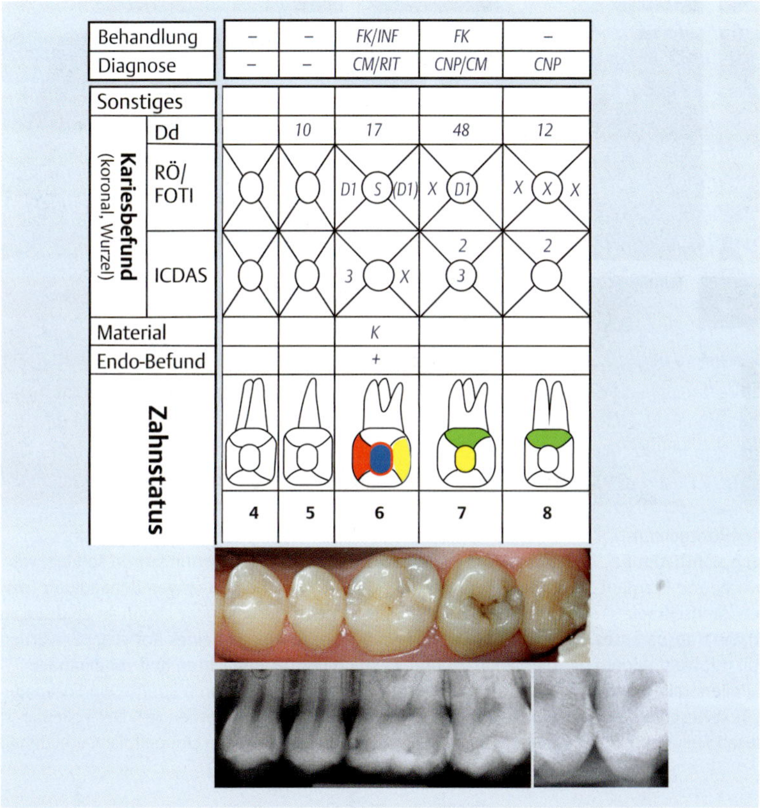

Abb. 25.**20** Übersicht über die Kariesbefunde, die Diagnose sowie die Therapieentscheidung im linken Oberkiefer.

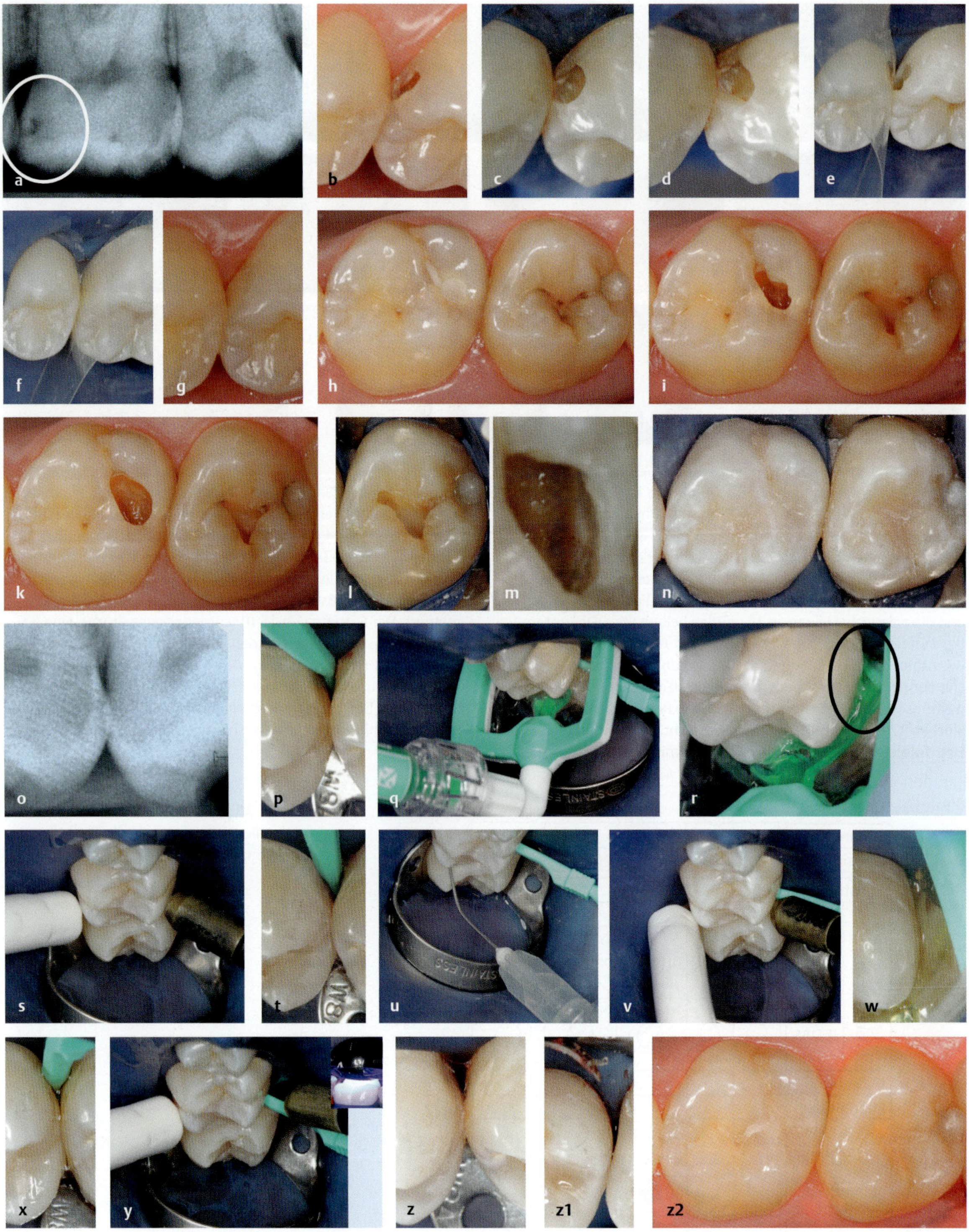

Abb. 25.**21** Die Mesialfläche von 26 wies auf der Röntgenaufnahme eine D1-Läsion (**a**) mit einer makroskopisch sichtbaren Kavitation auf (**b**). Für einen Zugang zum Dentin wurde mit Diamantbohrern und oszillierender Technik ein Slot in den Zahnschmelz präpariert (**c**). Weiches Dentin wurde entfernt (**d**). Ein transparentes Matrizenband wurde verwendet (**e**) und die Kavität mit fließfähigem Komposit aufgefüllt (**f**). Die Ränder wurden mit Polierstreifen und Polierscheiben geglättet (**g**). Wie ausführlich im Text beschrieben, waren an 26 (mesial und okklusal) und 27 (okklusal) Füllungen erforderlich (**h**). Die primäre Präparation zur Schaffung eines Zugangs zum darunterliegenden kariösen Dentin wurde so klein wie möglich gehalten (**i, k, l**). Während der invasiven Behandlung (**m**) wurde entschieden, die nichtkavitierte kariöse Läsion an 26 distal zu infiltrieren. Nach Reinigung und Anlegen eines Kofferdams wurden die Zähne 26 und 27 mit einem abgeflachten Keil voneinander getrennt (**p**; Icon, DMG, Hamburg). Dadurch konnte ein Folienapplikator für die Infiltration eingebracht werden (**q**). Der Folienapplikator besteht aus zwei teilverschweißten Doppelfolien, von denen

Linker Unterkiefer (3. Quadrant; Abb. 25.**22) Zahn 37**: Im Bereich der mesialen Fissur wurde eine ältere Kompositfüllung mit einem nach klinischer Beurteilung suffizientem Rand (keine Randspalten) gefunden. Darunterliegend fiel auf der Bissflügelaufnahme eine Radioluzenz auf, die entweder auf nichtröntgenopakes Füllungsmaterial oder eine kariöse Läsion hinweisen könnte. Auf Grund der nicht eindeutigen Bewertung wurde dieser Bereich der Okklusalfläche als Restauratio insufficiens totalis diagnostiziert. Die Bereiche ohne Füllungen wiesen einen maximalen Diagnodent-Wert von 22 und Anzeichen einer beginnenden Karies (ICDAS 2) auf und wurden als Caries progressiva superficialis diagnostiziert. Folglich wurde eine Kompositfüllung in Kombination mit Fissurenversiegler vorgesehen (Abb. 25.**23**).

Zahn 36: Die okklusale Kompositfüllung wurde als erneuerungsbedürftig eingestuft (Restauratio insufficiens totalis). Zahlreiche Radioluzenzen im Dentin unterstützten die Diagnose einer Caries progressiva media an den Mesial-, Okklusal- und Distalflächen. Diese Flächen erforderten eine Restauration (Abb. 25.**23**). Die nichtkavitierten kariösen Läsionen an den Bukkalflächen beider Molaren wurden als inaktiv eingestuft (Caries non-progressiva).

Zahn 35: Die nichtkavitierte kariöse Läsion an der Distalfläche mit einer röntgenologischen Ausdehnung in das äußere Dentindrittel wurde infiltriert, da sie als Caries progressiva superficialis beurteilt wurde, die durch ausschließlich non-invasive Maßnahmen nicht aufzuhalten wäre. Eine Papillenblutung war nicht zu beobachten. Die allgemein erhöhte Stagnation der Plaque auf den betreffenden Flächen sowie das allgemein mittlere Kariesrisiko wurden bei der Entscheidung für eine Kariesinfiltration berücksichtigt.

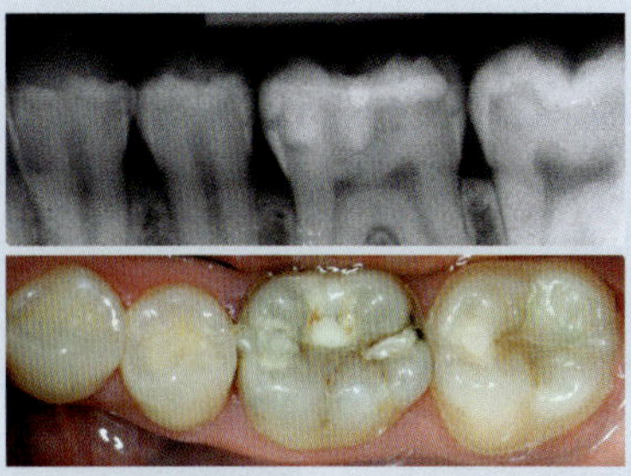

Zahnstatus	4	5	6	7	8
	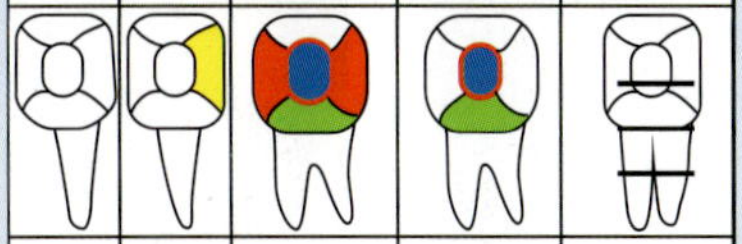				
Endo-Befund			+	+	
Material			K	K	
Kariesbefund (koronal, Wurzel): ICDAS		X	X X 2	2	
Kariesbefund (koronal, Wurzel): RÖ/FOTI		E2	D2 S D2	S	
Kariesbefund (koronal, Wurzel): Dd			–	22	
Sonstiges					
Diagnose	–	CS	CNP/CM	CNP/RIT	–
Behandlung	–	INF	FK	FK+FV	–

Abb. 25.**22** Übersicht über die Kariesbeurteilung, die Diagnose sowie die Therapieentscheidung im linken Unterkiefer.

◄ nur eine (grün) perforiert ist. Die Applikationsspritze wurde angeschraubt und das Ätzgel (HCl 15%, Icon-Etch) aufgetragen. Visuell wurde überprüft, ob das Gel die gesamte Approximalfläche abdeckt (**r**). Nachdem das Ätzgel mit einem Wasserstrahl entfernt (**s**) und anschließend luftgetrocknet wurde, zeigte sich der mit Ätzgel behandelte Bereich als opake Fläche (**t**). Durch das anschließende Auftragen von Ethanol (Icon-Dry) wurde möglicherweise verbleibendes Wasser mit Ethanol vermischt (**u**), wodurch die Läsion wirkungsvoller mit dem Luftpüster getrocknet werden kann (**v**). Der Infiltrationsschritt erforderte einen neuen Folienapplikator sowie eine erneute Verwendung der Separationskeile. Zwischen Folie und Zähnen sollte sich ein durchgängiger Film des Infiltranten bilden (**w**). War dieser nicht mehr vorhanden, wurde zusätzlicher Infiltrant aufgebracht (ca. alle 30 Sekunden). Nach einer Einwirkzeit von 3 Minuten wurde überschüssiges Material (**x**) mit dem Sauger und mit dem Luftpüster entfernt (**y**). Der Bereich wurde zusätzlich mit Zahnseide gereinigt (keine Abbildung). Anschließend wurde der Infiltrant 40 Sekunden lang lichtgehärtet. Die Polymerisationsschrumpfung des Infiltranten wird durch eine weitere Applikation (1 min) ausgeglichen. Anschließend wird der Bereich abermals wie beschrieben gereinigt (keine Abbildung). Es waren keine Überschüsse festzustellen (**z**). Diese könnten aber leicht mit einem Scaler (**z1**) entfernt werden. Die röntgenologische Ausdehnung der kariösen Läsion sowie das Behandlungsdatum wurden in ein zum Behandlungsset gehörendes Heft eingetragen. Klinisches Bild einige Wochen nach der Behandlung (**z2**).

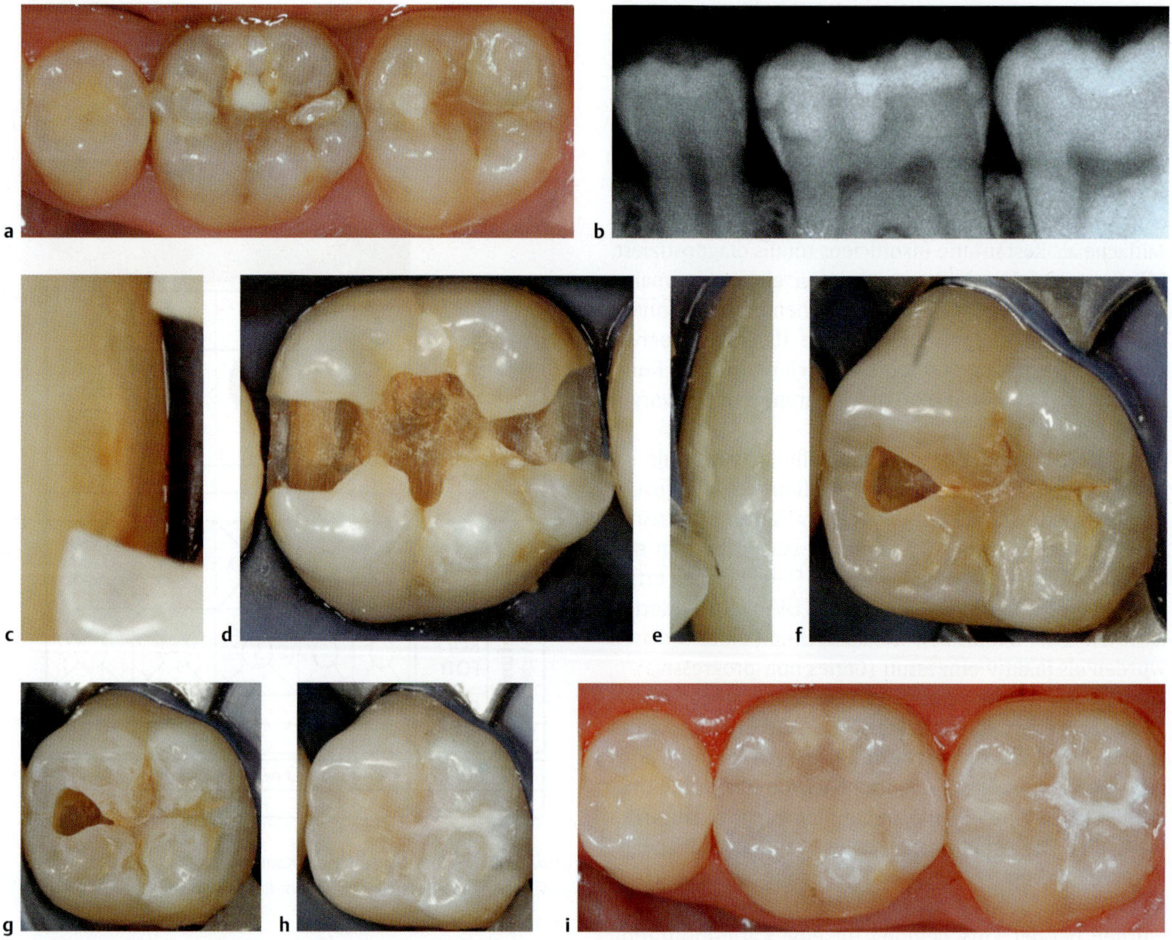

Abb. 25.**23** Die Diagnosen einer Caries progressiva media und einer Restauratio insufficiens totalis (**a, b**) an 36 (mod) und 37 (mesio-okklusal) erforderten eine invasive Intervention. An der Distalfläche von 35 zeigte sich eine inaktive kariöse Läsion mit einer Ausdehnung in die innere Schmelzhälfte (E2) (**b**), die sich in der klinischen Untersuchung als nichtkavitiert erwies (**c**). Der Befund an Zahn 35 distal bestätigte sich nach Entfernen der Füllung (**d**) an Zahn 36. Auch an der Mesialfläche von Zahn 37 wurde eine inaktive kariöse Läsion detektiert, die nichtkavitiert war (**e**) (keine Radioluzenz; **b**). Eine Behandlung wurde zum aktuellen Zeitpunkt somit nicht als notwendig erachtet. Am Boden der okklusalen Kavität von 37 zeigte sich verfärbtes, aber hartes Dentin. Die Läsion und alle Fissurenbereiche wurden geätzt und mit adhäsiven Füllungen bzw. Versiegler versehen (**h**). Ergebnis nach einigen Wochen (**i**).

Rechter Unterkiefer (4. Quadrant; Abb. 25.**24) Zahn 47**: Bei der klinischen Untersuchung zeigte sich im Bereich der mesialen Fissur eine ältere Kompositfüllung mit suffizientem Randschluss. Darunter fiel auf der Bissflügelaufnahme eine Radioluzenz auf, die entweder auf nichtröntgenopakes Füllungsmaterial oder eine kariöse Läsion hinweisen könnte. Auf Grund der nicht eindeutigen Bewertung wurde dieser Bereich der Okklusalfläche als Restauratio insufficiens totalis eingestuft. Die okklusalen Bereiche ohne Füllungen wiesen einen maximalen Diagnodent-Wert von 20 und Anzeichen einer beginnenden Karies (ICDAS 2) auf und wurden als Caries progressiva superficialis diagnostiziert. Folglich wurde eine Kompositfüllung in Kombination mit Fissurenversiegler durchgeführt (Abb. 25.**25**).

Zahn 46: Die okklusalen Kompositfüllungen wurden als erneuerungsbedürftig bewertet (große Randspalten und darunterliegende Radioluzenzen; Restauratio insufficiens totalis). Folglich wurde entschieden, die okklusalen Füllungen zu entfernen. So konnten auch die mesialen kariösen Läsionen mit einer röntgenologischen Ausdehnung im Dentin aus der okklusalen Ansicht beurteilt werden. Nach einer okklusalen Präparation sollte entschieden werden, ob die aktive kariöse Läsion (opakes Aussehen, Papillenblutung) an der Mesialfläche (Caries progressiva superficialis) wie geplant mit einer Infiltration oder einer invasiven Slot-Restauration behandelt werden würde (Abb. 25.**25**). Die nichtkavitierten kariösen Läsionen an den Bukkalflächen beider Molaren wurden als inaktiv eingestuft (Caries non-progressiva).

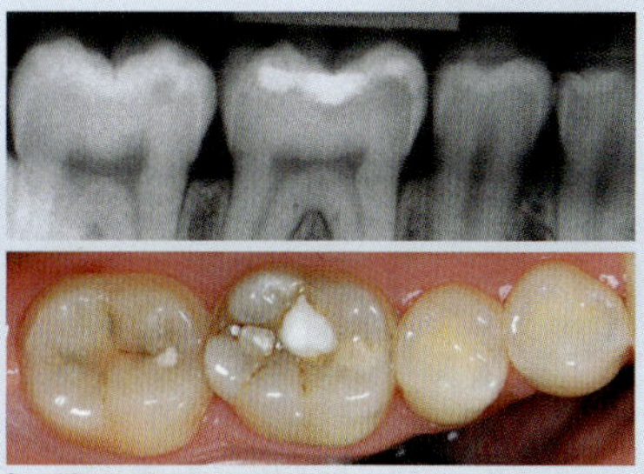

	8	7	6	5	4
Zahnstatus					
Endo-Befund		+	+		
Material		K	K		
Kariesbefund (koronal, Wurzel) – ICDAS		2	2 2		
Kariesbefund (koronal, Wurzel) – RÖ/FOTI		S	S D1		
Kariesbefund (koronal, Wurzel) – Dd		20	–	4	
Sonstiges					
Diagnose	–	CNP/RIT	CNP/RIT/CS	–	–
Behandlung	–	FK+FV	FK/INF	–	–

Abb. 25.**24** Übersicht rechter Unterkiefer.

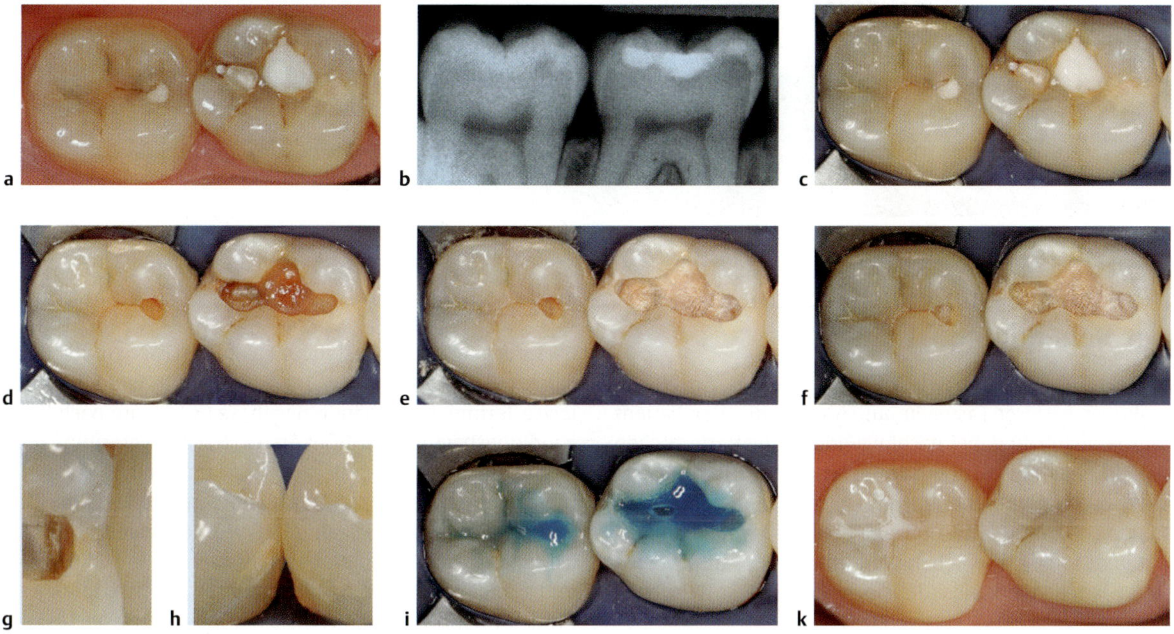

Abb. 25.**25** Behandlungen der Zähne 46 und 47 (**a**). Das Röntgenbild zeigte eine Approximalkaries mit einer Ausdehnung ins Dentin an 46 mesial (**b**). Nach dem Anlegen des Kofferdams (**c**) wurden die Primärpräparationen mit einem Diamantbohrer durchgeführt (**d**). Weiches Dentin wurde mit einem Rosenbohrer entfernt (**e, f**). Die nichtkavitierte kariöse Läsion der Mesialfläche von 46 (**g, h**) wurde mit der präparierten Kavität verbunden (**g**). Dennoch wurde entschieden, den Schmelz mesial so weit wie möglich zu erhalten und nur den kariösen Bereich zu infiltrieren (keine Detailabbildungen). Der okklusale Teil wurde mit einer Füllung/Versiegelung unter Verwendung der Säure-Ätz-Technik versehen (**i**). Ergebnis nach mehreren Wochen (**k**).

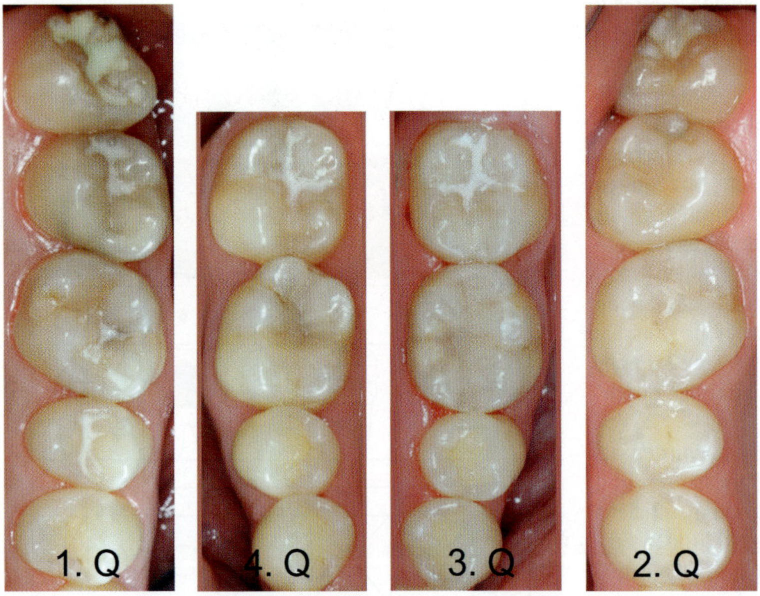

Abb. 25.**26** Klinische Ansicht am Ende der Behandlungsphase. Q = Quadrant.

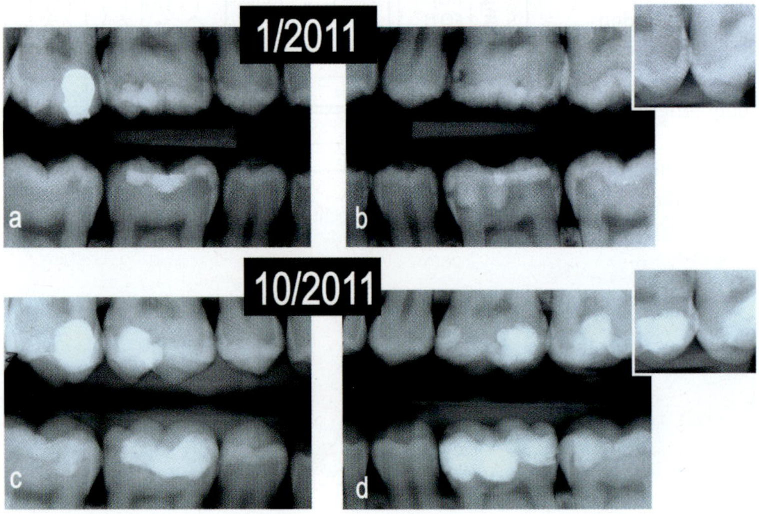

Abb. 25.**27** 9 Monate nach der letzten Bissflügelaufnahme (**a, b**) zeigte sich in der Nachsorgeuntersuchung (**c, d**) keine Kariesprogression im Bereich der infiltrierten (16 distal und mesial, 15 distal, 26 distal, 35 distal und 46 mesial) und versiegelten kariösen Läsionen der Okklusalflächen (vor allem 15).

Klinischer Befund nach Abschluss der Behandlung

Mehrere Zahnflächen wiesen nach wie vor Anzeichen inaktiver kariöser Läsionen auf (Abb. 25.**26**). Der Patient wurde angehalten, bei nachfolgenden Zahnarztbesuchen die durchgeführte minimalintervenierende Behandlung anzusprechen, um unnötige invasive Maßnahmen zu vermeiden. Dafür wurde ihm ein Behandlungsheft ausgehändigt, in dem die Behandlungsphasen der infiltrierten und versiegelten kariösen Läsionen aufgeführt wurden.

Nachsorge

Entsprechend dem bestehenden Kariesrisiko sollte der Patient 3-mal jährlich wieder einbestellt werden. Der letzte Termin der Behandlungsphase (3 Monate nach Behandlungsbeginn) wurde als erster „Nachsorgetermin" gewertet. Beratung und Anleitung zur Zahnreinigung (Zahnbürste und Zahnseide) sowie die Verwendung von fluoridhaltigen Produkten (Salz und Gel) wurden wiederholt.
6 Monate nach Behandlungsende wurde eine klinische und röntgenologische Nachsorgeuntersuchung durchgeführt. Es konnten keine Anzeichen neuer kariöser Läsionen festgestellt werden. Empfehlungen zur Mundhygiene und nichtkariogenen Ernährung wurden bekräftigt, eine professionelle Zahnreinigung wurde durchgeführt. Die angefertigten Bissflügelaufnahmen zeigten keine fortschreitende oder beginnende Karies im Bereich der Seitenzähne (Abb. 25.**27**a–d).

Fall 3: Minimalintervenierende Frontzahnrestaurationen

C. A. Schneider, H. Meyer-Lückel

Anamnese

Der 32-jährige Patient stellte sich erstmals mit einem akuten Abszess ausgehend von Zahn 26 im Notdienst unserer Klink vor. Es handelte sich um einen Angstpatienten, der nach eigenen Angaben wegen traumatischer Behandlungserfahrungen seit mehreren Jahren keinen Zahnarzt aufgesucht hatte. Auf Grund der aufgetretenen massiven Beschwerden wurde ihm die Notwendigkeit einer umfassenden Zahnsanierung jedoch so deutlich, dass er zu einer abteilungsübergreifenden Behandlung in unserer Klinik motiviert werden konnte.
Die allgemeinmedizinische Anamnese war unauffällig.

Klinischer Befund

Neben der im Notdienst angefertigten Panoramaschichtaufnahme (Abb. 25.**28**) wurden Bissflügelaufnahmen und ein Zahnfilm von Zahn 26 angefertigt. Der intraorale Befund zeigte ein konservierend und prothetisch insuffizient versorgtes Gebiss mit einer Vielzahl von kavitierten kariösen Läsionen sowie einer Entzündung des Parodonts (PSI Code 3–4). Die Zähne 35 und 48 fehlten.
Da anhand dieses Patientenfalls die Behandlung von Karies im Frontzahnbereich gezeigt werden soll, beschränken wir uns in dieser Beschreibung auf die Kariesdiagnostik der Oberkieferfrontzähne. Die Sanierung der Seitenzähne wurde zeitgleich zu diesen Maßnahmen in einem Zeitraum von 3 Monaten durchgeführt.

In der Panoramaschichtaufnahme (Abb. 25.**28**) des Notdienstes sind an den Zähnen 12 und 22 jeweils distal eine D2-Karies und mesial eine Füllung zu erkennen (Black-Klasse III), wobei die Füllung an Zahn 22 im zervikalen Randbereich eine deutliche Radiotransluzenz (Sekundärkaries) aufweist.
Die nicht überkronten Frontzähne wiesen eine weißliche bis bräunliche Karies des Stadiums ICDAS 2 an den Vestibulärflächen auf (Abb. 25.**29**a). Zahn 12 hatte eine Karies (ICDAS 4) distal und mesial eine dreiflächige Kompositfüllung der Black-Klasse III mit verfärbten, teilweise überstehenden Rändern (Abb. 25.**29**). Die Zähne 11 und 21 zeigten suffiziente Kronenränder. Auch wenn das ästhetische Erscheinungsbild dieser Kronen sicherlich nicht als optimal angesehen werden kann, wurden diese belassen, da keine kariologische Indikation für eine Erneuerung bestand. Die mit Komposit verschlossene endodontische Zugangskavität an Zahn 11 wies einen leichten Unterschuss auf (Abb. 25.**29**b). Zahn 22 zeigte mesial eine zweiflächige Kompositfüllung der Black-Klasse III mit insuffizienten Rändern und deutlich durchschimmernde Randkaries im Bereich der Restauration (Abb. 25.**29**). Distal wurde eine Karies des Stadiums ICDAS 4 dokumentiert. Zahn 23 distal wies eine kavitierte Schmelzkaries auf (ICDAS 3).

PRAXISTIPP

Um die Ausdehnung der Karies im Frontzahngebiet abzuschätzen und so einen idealen Zugang für die Präparation in diesem ästhetisch sensiblen Bereich zu wählen, ist die faseroptische Transillumination (FOTI) besonders geeignet.

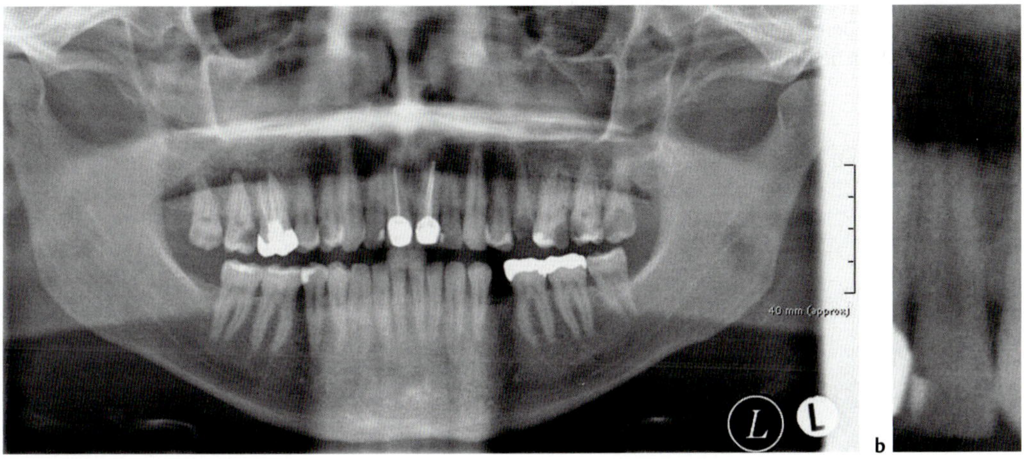

a b

Abb. 25.**28**
a Die Panoramaschichtaufnahme zeigt ein umfassend konservierend und prothetisch sanierungsbedürftiges Gebiss.
b Der Ausschnitt des Zahnes 22 aus der Panoramaschichtaufnahme offenbart distal eine D2-Karies und mesial eine Füllung mit deutlicher Radiotransluzenz im zervikalen Randbereich.

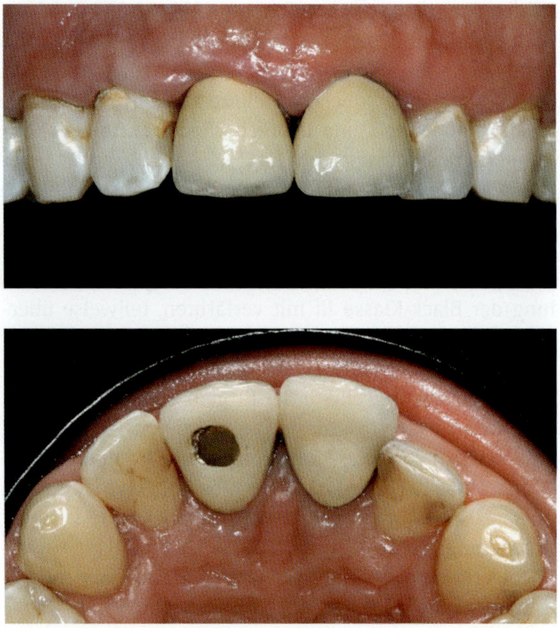

a

b

Abb. 25.**29**

a Vestibulärflächen der Oberkieferfront mit initialen Demineralisationen (ICDAS 2) und Konkrementen.

b Ansicht von inzisal, Zahn 12 und 22 mit deutlich sichtbarer Approximalkaries (ICDAS 4), jeweils distal. An Zahn 22 mesial ist eine insuffiziente Kompositfüllung (Black-Klasse III) erkennbar.

Kariesrisikobewertung

Der Patient hatte einen DMFT von 20. Er gab häufige Zwischenmahlzeiten und einen regelmäßigen Verzehr von Süßigkeiten und gesüßten Getränken an. Plaque war generalisiert vorhanden, teilweise waren Konkremente zu finden. Der Patient gab an, neben Zahnbürste und fluoridierter Zahnpasta keine zusätzlichen Hilfsmittel zur Mundpflege zu benutzen. Der Speichelfluss war normal. Das Kariesrisiko wurde als hoch eingestuft.

Diagnose und Behandlungsplan

Vorrangige Ziele der Behandlung waren die Senkung des Kariesrisikos, Schaffung gesunder parodontaler Verhältnisse und die Versorgung der kariösen Läsionen.

Patientenebene

Der Fokus wurde auf die Motivation zur regelmäßigen Zahnpflege sowie auf die Instruktion der Zahnputztechnik gelegt. Zur Schaffung einer geeigneten Basis, auf der der Patient aufbauen kann, erfolgte eine ausführliche professionelle Zahnreinigung in zwei Sitzungen. Der Patient wurde über den Zusammenhang seiner Ernährungsgewohnheiten mit dem Status seiner Zähne aufgeklärt und eine Reduktion der Zwischenmahlzeiten und des Zuckerkonsums angeraten.

PRAXISTIPP

Bei Angstpatienten zeigt sich häufig eine schlechte Mundhygiene. Auf Grund der Gingivitis wird das Zähneputzen dann oft als schmerzhaft empfunden und Zahnfleischbluten als Zeichen einer Verletzung durch die Zahnbürste fehlinterpretiert. Eine gute Aufklärung der tatsächlichen Zusammenhänge ist daher zum Durchbrechen dieses Circulus vitiosus besonders wichtig.

Zahnlevel

Diagnosen und Therapien der Seitenzähne sind nicht näher dargestellt, im Frontzahnbereich wurden die in Tab. 25.**3** aufgeführten Diagnosen gestellt und Therapien durchgeführt.
Exemplarisch schildern wir die Versorgung des Zahnes 22, um die Arbeitsschritte bei einer Frontzahnfüllung zu verdeutlichen (Abb. 25.**30**a–c).

PRAXISTIPP

Ist die Zahnfarbenbestimmung auf Grund einer dunkel schimmernden Karies oder fehlfarbener Füllung erschwert, kann man zur Farbwahl den kontralateralen Zahn heranziehen. Dünn aufgebrachte und lichtgehärtete Kompositproben können die Entscheidungsfindung erleichtern.

Tab. 25.**3** Diagnosen und Behandlungsplanung der Oberkieferfrontzähne. Zusätzlich wurden die bukkalen Flächen einiger Frontzähne aus ästhetischen Gründen infiltriert.

Diagnose	Karies	Caries non-progressiva (CNP)		Caries progressiva superficialis (CS)			Caries progressiva media (CM) et profunda (CP)		
	Restauration	Restauratio insufficiens initialis (RII)		Restauratio insufficiens partialis (RIP)			Restauratio insufficiens totalis (RIT)		
	gesund	–		Sanus majoris periculi (SMP)			–		
„Behandlung“		besondere Beobachtung		non-invasiv oder mikro-invasiv/ Reparatur			(minimal-)invasiv		
		Zahn + Fläche	Diagnose	Zahn + Fläche	Diagnose	Behandlung	Zahn + Fläche	Diagnose	Behandlung
				12m	CS	POL ✔	12 d	CM	FK ✔
							22 m	RIT	FK ✔
							22 d	CM	FK ✔
							23 d	CM	FK ✔
Legende				POL: Politur			FK: Kompositfüllung		

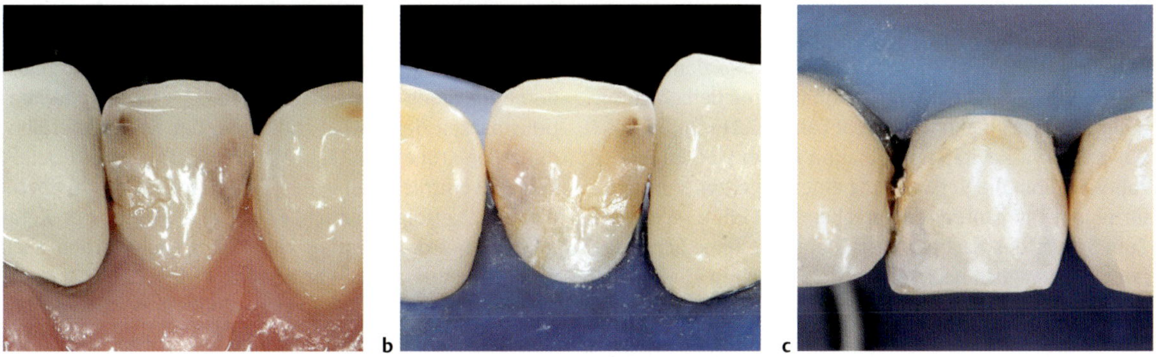

Abb. 25.**30** Darstellung der Ausgangssituation an Zahn 22:
a von palatinal,
b unter Kofferdam und
c von vestibulär unter Kofferdam.

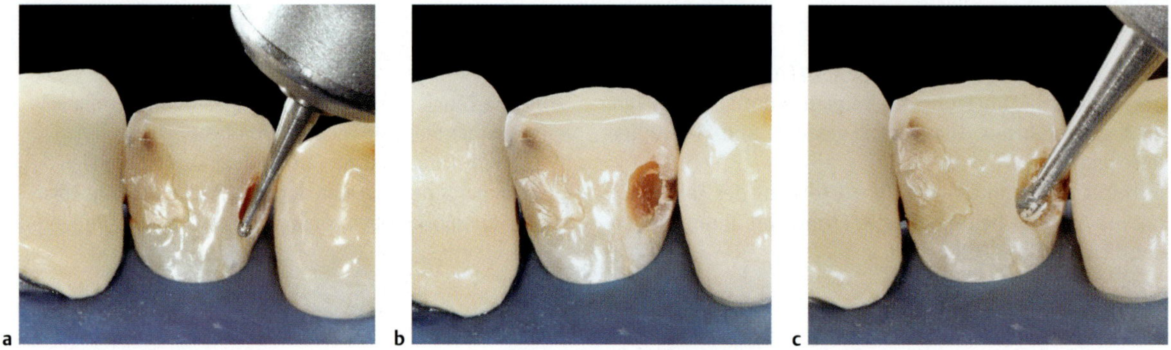

Abb. 25.**31** Zahn 22.
a Primäre Kavitätenpräparation unter Beibehaltung einer Schmelzlamelle.
b Dargestellte Karies mit lokalisiertem Schmelzeinbruch unterhalb des approximalen Kontaktpunkts.
c Exkavation mit einem Rosenbohrer.

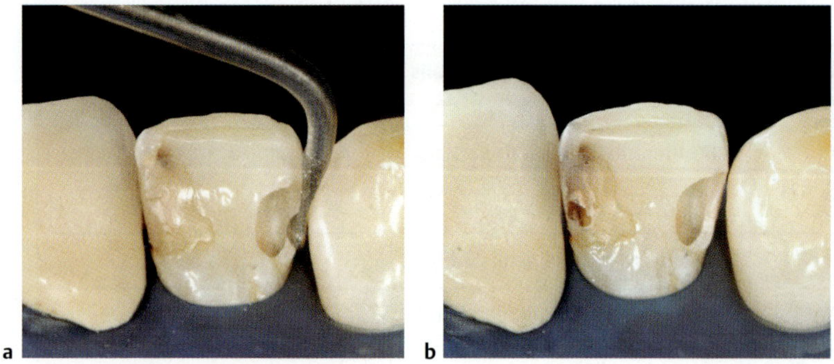

Abb. 25.**32**
a Distale Anschrägung der Schmelzränder mit SONICflex-Ansatz (KaVo).
b Fertige Anschrägung distal und dargestellte Karies unter der alten Kompositfüllung mesial.

PRAXISTIPP

Der Kofferdam bezieht den gesamten Frontzahnbereich ein, um während der Behandlung die Symmetrie im Blick zu behalten. Mit Druckluft und Heidemannspatel ist das Spanngummi zu invertieren. Falls dies bei tief nach zervikal ausgedehnten Kavitäten nicht ausreichen sollte, kann eine Ligatur mit Zahnseide angelegt oder mit einem Retentionsfaden das Kofferdamgummi in den Sulkus invertiert werden.

Die Farbbestimmung wurde mit Hilfe von Farbringen und ausgehärteten Kompositproben durchgeführt. Diese wurden auf den leicht getrockneten Zahn ohne vorherige Ätzung aufgetragen. Hiernach wurde Kofferdam gelegt und die distale Karies von palatinal unter Beibehaltung einer Schmelzlamelle dargestellt (Abb. 25.**31**a, b).
Zur primären Kavitätenpräparation ist bei kleinen Frontzahnkavitäten die Verwendung eines kugel- oder birnenförmigen Diamanten entsprechender Größe geeignet. Zum Schutz des Nachbarzahns kann eine feine Schmelzlamelle anfänglich belassen werden. Auch ein Metallmatrizenstreifen oder oszillierende Ansätze zur minimal-invasiven Behandlung (z. B. Sonicflex) sind hilfreich.

PRAXISTIPP

Bei einer Approximalkaries und der daraus resultierenden Präparation der Black-Klasse III ließe sich von vestibulär leichter arbeiten. Jedoch ermöglicht ein palatinaler Zugang, unter Beibehaltung möglichst großer Anteile der vestibulären Schmelzlamelle, ästhetisch oft bessere Ergebnisse.

Die Karies wurde exkaviert (Abb. 25.**31**c) und die Schmelzränder angeschrägt (Abb. 25.**32**). Zusätzlich wurde die mesio-palatinale Kompositfüllung entfernt. Es genügte eine geringe Bearbeitung mit rotierenden Instrumenten, da die Reste durch den fehlenden adhäsiven Verbund mit einer Sonde ausgesprengt werden konnten. Bei der Entfernung zeigten sich bereits verfärbte Präparationsmarken des Vorbehandlers an der Keramikverblendung der Krone von Zahn 21 (Abb. 25.**33**). Da der Defekt keine Beeinträchtigung der Funktion und der Ästhetik darstellte, erfolgte ausschließlich eine Politur der Keramik. Nach Exkavation an Zahn 22 mesial wurden auch hier die Schmelzränder angeschrägt (Abb. 25.**34**).
Die Anschrägungen der Schmelzränder erfolgten vestibulär mit flammenförmigen, lingual mit knospen- oder kugelförmigen Finierdiamanten. Auch hier können oszillierende Ansätze sehr gut verwendet werden (Abb. 25.**32**a).

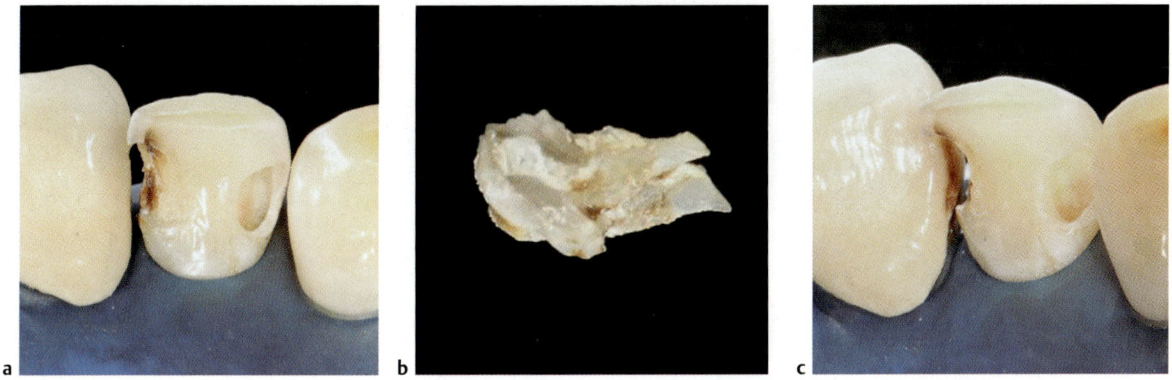

Abb. 25.**33**
a Mesiale Kavität nach Entfernung der Kompositfüllung.
b Durch fehlenden adhäsiven Verbund ausgesprengtes Kompositfragment.
c Bereits verfärbte Präparationsmarken des Vorbehandlers in der Keramikverblendung der Krone an Zahn 21

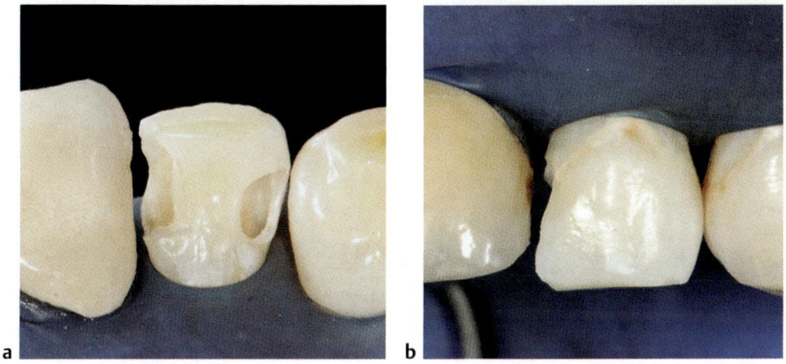

Abb. 25.**34** Fertige Kavitäten vor der Konditionierung mit sichtbaren Präparationsmarken des Vorbehandlers in Keramikverblendung der Krone an Zahn 21:
a von palatinal.
b von vestibulär.

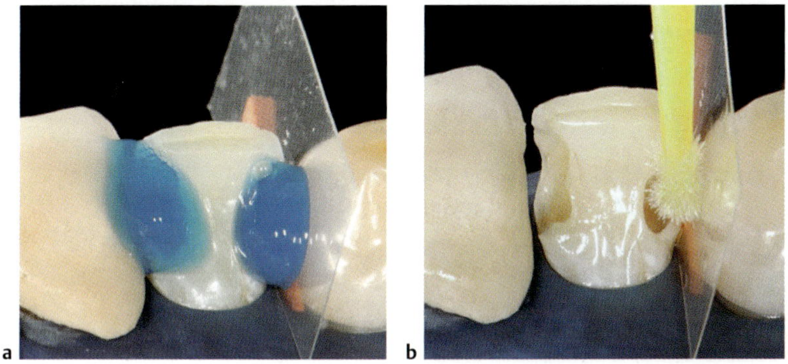

Abb. 25.**35** Ätzen (**a**) und „Bonding" (**b**) der Kavitäten.
a Ätzen.
b Auftragen des Primers (Optibond; Kerr)

Nach 15 Sekunden Ätzen (Total Etch; Abb. 25.**35**a) wurde in 2 Schritten ein Zwei-Flaschen-Adhäsivsystem (Optibond FL) aufgetragen (Abb. 25.**35**b). Das „Bonding" sollte vor dem Lichthärten besonders auf der Anschrägung dünn verblasen werden, da auf Grund fehlender Füllstoffe die Transluzenz erhöht ist und es so zu dunkel wirkenden Füllungsrändern kommen kann.
Das Schichten des Komposits (Venus; Heraeus) folgt am besten dem Schema, zunächst eine „einflächige Kavität" zu modellieren, um diese abschließend zu füllen.

PRAXISTIPP

Bei einer Black-Klasse IV oder einer dreiflächigen Präparation der Black-Klasse III kann noch vor Präparationsbeginn ein Silikonschlüssel der Palatinalfläche bis zur Inzisalkante genommen werden. Dieser kann von dem intakten Zahn, der alten Füllung oder über ein sog. „Mock-up" (provisorischer Kompositaufbau des Zahnes zur Herstellung eines palatinal-inzisalen Silikonschlüssels) hergestellt werden. Eine palatinale Schmelzlamelle wird dünn gegen den Silikonschlüssel geschichtet (maximale Dicke 0,5 mm). Falls das Komposit zu sehr an den Metallmodellierinstrumenten haftet, kann auch mit einem Mikrobrush modelliert werden.

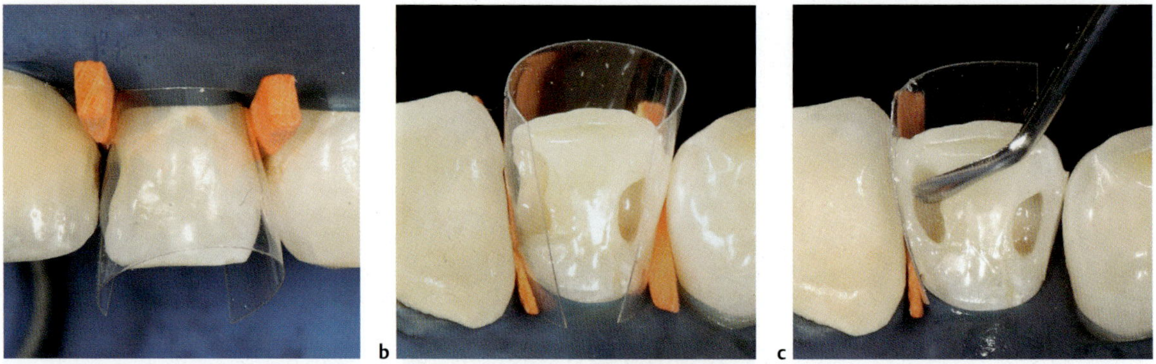

Abb. 25.**36**
a Angelegte Matrize und Adaption mit Holzkeilen von vestibulär.
b Modellierte distale Schmelzlamelle von palatinal.
c Modellation der mesialen Schmelzlamelle.

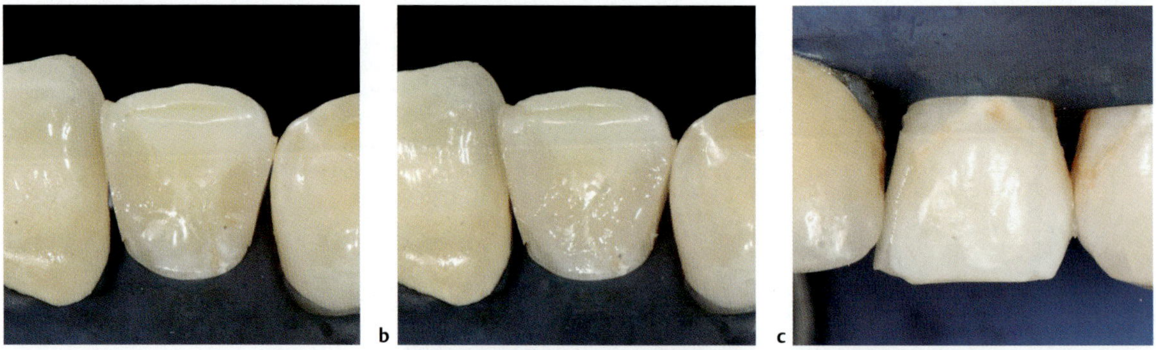

Abb. 25.**37**
a Fertig gelegte Dentinkerne.
b Fertig gelegte Füllung von palatinal.
c Fertig gelegte Füllung von vestibulär.

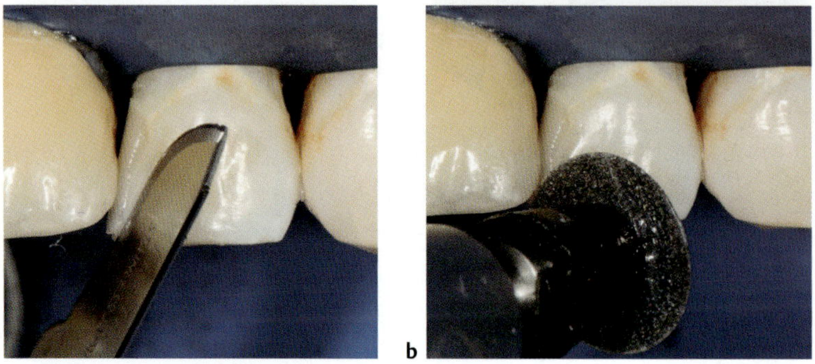

Abb. 25.**38**
a Entfernung der groben Füllungsüberstände mit einem Skalpell.
b Ausarbeitung mit Schleifscheibchen.

Die approximalen Schmelzlamellen wurden gegen einen durchsichtigen Kunststoffstreifen modelliert. Hierfür eignet sich sehr gut ein graziler angeschärfter Heidemannspatel (Abb. 25.**36**).

PRAXISTIPP

Um leichter eine anatomisch konvexe Form zu erhalten, sind transparente und doppeltgebauchte Matrizen (Lucifix, Kerr) empfehlenswert, die ursprünglich für Seitenzähne entwickelt wurden (Abb. 25.**36**).

Nach Modellation der approximalen Schmelzlamelle wurden die verbliebenen einflächigen Kavitäten einfach mit Dentinmasse gefüllt und anschließend mit Schmelzmasse abgedeckt (Abb. 25.**37**a, b). Um die Anschrägung zu kaschieren, ist es empfehlenswert, etwa ein Drittel der Anschrägung mit Dentin zu überdecken, da durch die Eigenschaften der Schmelz-Komposit-Massen der Rand sonst dunkel erscheinen kann.
Die groben Überstände der fertig gelegten Füllung wurden vorsichtig mit einem Skalpell entfernt (Abb. 25.**38**a).

MERKE

Ein Skalpell bearbeitet ausschließlich das Komposit und lässt die Schmelzoberfläche vollkommen unberührt.

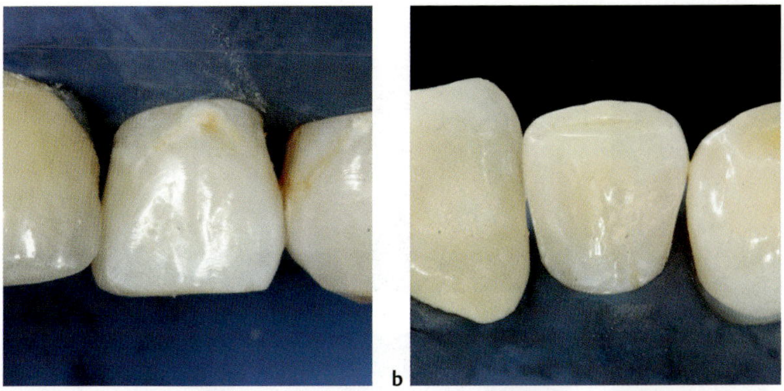

Abb. 25.**39** Fertig ausgearbeitete Füllungen unter Kofferdam.
a Von vestibulär.
b Von palatinal.

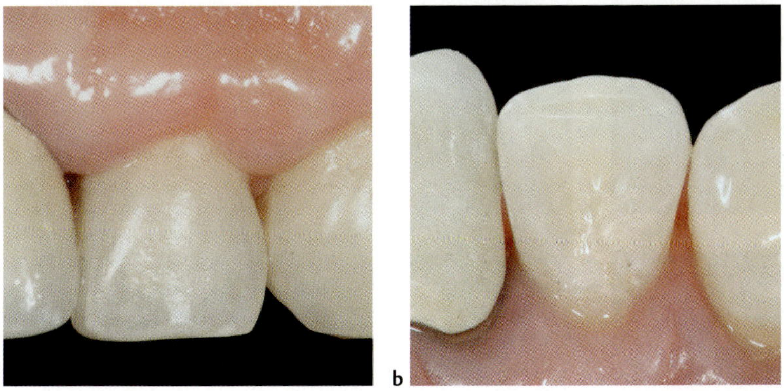

Abb. 25.**40** Fertig ausgearbeitete Füllungen nach vestibulärer Kariesinfiltration.
a Von vestibulär.
b Von palatinal.

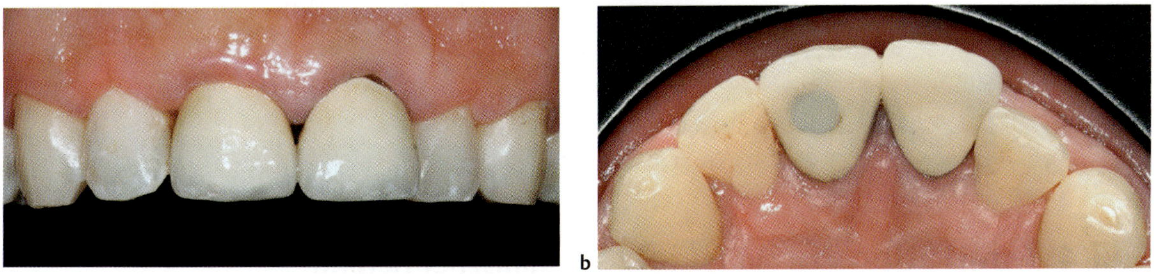

Abb. 25.**41** Oberkieferfront nach Kariestherapie. Die Initialkaries der Vestibulärflächen an den Zähnen 13, 12, 22 und 23 sind durch die Infiltration weitgehend maskiert.
a Vestibuläre Ansicht.
b Palatinale Ansicht.

Anschließend wurden die Übergänge mit Finierscheiben angeglichen (Abb. 25.**38**b). Bei trockenem Arbeiten zeichnen sich Füllungsüberstände durch weiße Ränder ab, die durch Schleifmehl an den Stufen der Übergänge entstehen.

Mit Finierscheiben in absteigender Körnung wurden die Inzisalkanten und Vestibulärflächen bis nach approximal in Form gebracht und poliert. Zur Ausarbeitung der konkaven Palatinalflächen wurden kegelförmige Silikonpolierer verwendet. Da approximal durch die Matrize eine perfekt glatte Oberfläche ohne verfärbbare Sauerstoffinhibitionsschicht entstanden ist, war dort keine weitere Ausarbeitung notwendig. Im Anschluss wurde die geplante weitere Therapie der Frontzähne durchgeführt:

- Füllungskorrektur Zahn 12 mesial
- Füllungstherapie der Karies bei den Zähnen 12 und 23 distal
- Kariesinfiltration der Vestibulärflächen der Zähne 13, 12, 22 und 23 (Icon, DMG; s. Kap. **25**, Fall 4 und Kap. **17**)

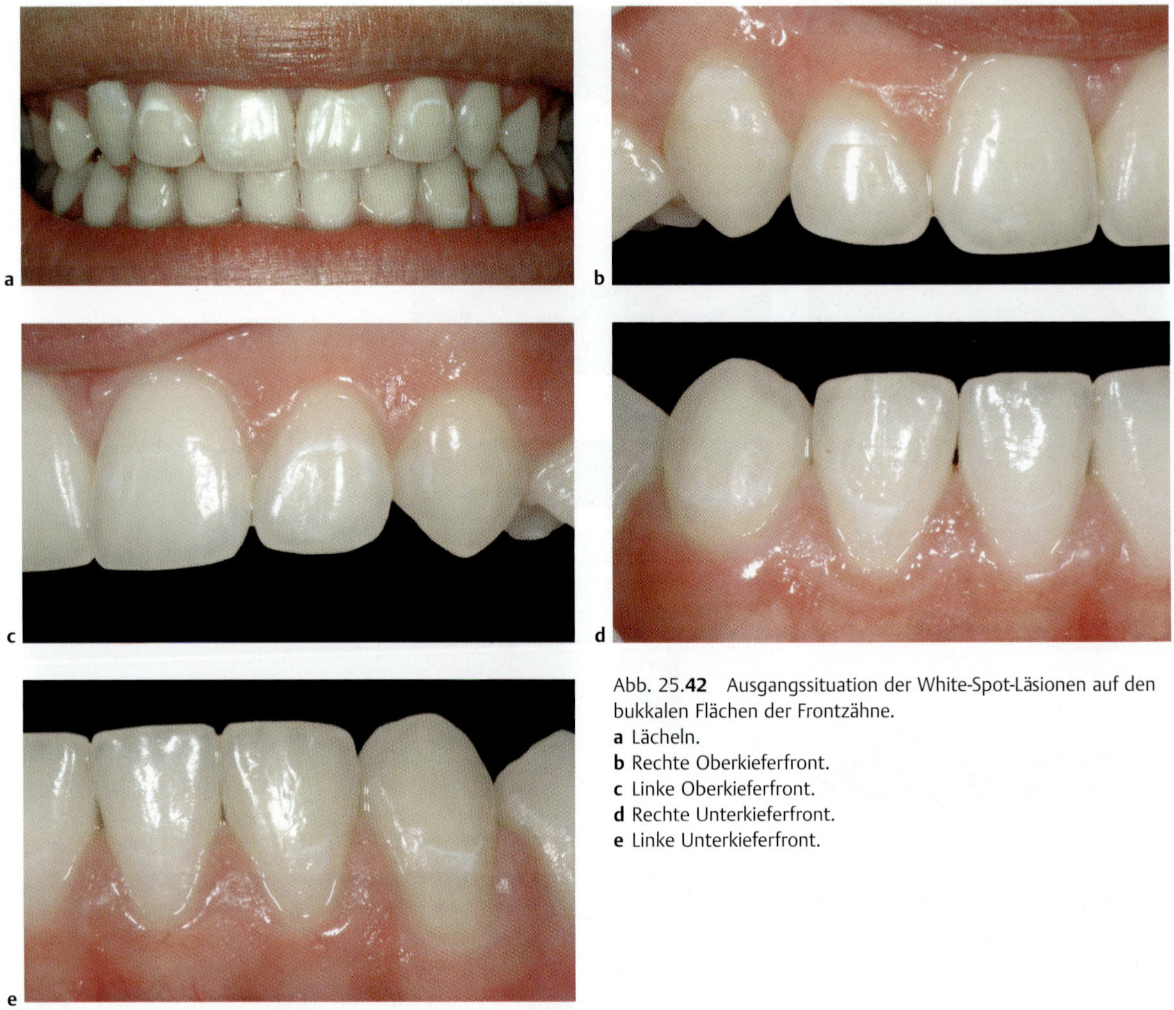

Abb. 25.**42** Ausgangssituation der White-Spot-Läsionen auf den bukkalen Flächen der Frontzähne.
a Lächeln.
b Rechte Oberkieferfront.
c Linke Oberkieferfront.
d Rechte Unterkieferfront.
e Linke Unterkieferfront.

Fall 4: Infiltration zur Maskierung von kariösen Läsionen

L. A. Hilgert, S. Coelho Leal

Anamnese

Die 14-jährige Patientin suchte seit dem Babyalter alle 6 Monate den Zahnarzt auf. Trotz regelmäßig durchgeführter Aufklärung über die Mundhygiene gelang es der Patientin nicht, eine ausreichende Mundhygiene zu etablieren. Im Juni 2011 besuchte sie zum ersten Mal die Zahnklinik, um die „White Spots“ auf den bukkalen Flächen ihrer Frontzähne behandeln zu lassen. Etwa 6 Monate vor ihrem Besuch hatte sie eine 4-jährige kieferorthopädische Behandlung abgeschlossen. Es lagen keine weiteren Beschwerden oder relevante medizinische Informationen vor.

Klinischer Befund

Die orale Untersuchung ergab ein vollständiges bleibendes Gebiss ohne sichtbare kavitierte kariöse Läsionen oder Restaurationen. Die Oberflächen der Zähne 26, 46, 37 und 47 wiesen Versiegelungen auf. Alle Zähne wurden unter Verwendung von Bürste und Prophylaxepaste gereinigt. Die bukkalen Flächen aller Frontzähne (Eckzahn zu Eckzahn) wiesen in beiden Kiefern kariöse Läsionen auf. Die Läsionen waren in den Bereichen zu finden, wo sich die kieferorthopädischen Brackets befanden, insbesondere im Bereich des Gingivalsaums. Die Patientin und ihre Mutter klagten über die Ästhetik, da beim Lächeln die „White Spots“ sichtbar waren (Abb. 25.**42**). Die kariösen Läsionen wiesen nicht das für aktive Läsionen typische opake, raue und kalkige Erscheinungsbild auf, da seit Entfernen der kieferorthopädischen Apparaturen bereits 6 Monate vergangen waren. Während dieser Zeit wurden die kariösen Läsionen inaktiv, da das Zähneputzen ohne die Apparaturen erleichtert wurde.

MERKE

Mit der Zeit verschwinden die postorthodontischen White Spots, jedoch nur, sofern sie oberflächlich sind. Dieser Prozess steht eher mit Abrasion als mit Remineralisation in Zusammenhang, da üblicherweise nur die oberflächlichste Schicht remineralisiert wird. Tiefere „White Spot"-Läsionen sind auch nach vielen Jahren noch als „Narben" allgemein sichtbar.

Kariesrisikobewertung

Die Patientin wies keine kavitierten kariösen Läsionen oder Restaurationen auf, die in die DMFT-Wertung einbezogen werden konnten. Es lagen keine Medikation oder gesundheitliche Probleme vor, die zu einem erhöhten Kariesrisiko führen könnten. Der Konsum von Zucker war zwar regelmäßig, aber nicht sehr häufig. Die Plaqueentfernung war auf Grund mangelnder Mundhygiene der Patientin in der Vergangenheit der beunruhigendste Faktor bei der Bewertung des Kariesrisikos, und in vielen Bereichen war eine Plaqueansammlung erkennbar. Die Fluoridaufnahme erfolgte regelmäßig (Fluoridzahnpasta und fluoridiertes Leitungswasser) und der Speichelfluss war normal. Das Kariesrisiko lag demnach im Schwellenbereich zwischen geringem und mittlerem Risiko. Die Verwendung von Brackets während der kieferorthopädischen Behandlung, einhergehend mit der schlechten Mundhygiene durch die Patientin, führte zu der Zeit zur Entwicklung der White-Spot-Läsionen.

Diagnose und Behandlungsplan

Der Behandlungsplan konzentrierte sich auf die Prävention zukünftiger kariöser Läsionen (Patientenebene) und die mikro-invasive Behandlung des durch die White Spots verursachten ästhetischen Problems, die ausdrücklich von der Patientin und ihrer Mutter gewünscht wurde.

Patientenebene

Die Patientin wurde angewiesen und dazu motiviert, ihre Gewohnheiten im Hinblick auf Zähneputzen und die Verwendung von Zahnseide zu verbessern. Der Zahnarzt erklärte ihr und ihrer Mutter den direkten Zusammenhang zwischen mangelnder Mundhygiene und dem Auftreten von kariösen Läsionen. Klinische Bilder kariös zerstörter Zähne dienten zur Veranschaulichung der Entwicklung des Kariesprozesses.

Zahnebene

Da die Zähne der Patientin keine Kavitäten aufwiesen, bestand die vorgeschlagene Behandlung in der Kunststoffinfiltration der White-Spot-Läsionen auf den bukkalen Flächen der Frontzähne. Die Diagnose lautete „Caries non-progressiva", so dass aus kariologischer Sicht keine weitere Behandlung angezeigt war. Dennoch rechtfertigten die ästhetische Beeinträchtigung und der Wunsch der Patientin die Entscheidung für eine mikro-invasive Behandlung. Die Patientin und ihre Mutter wurden darüber unterrichtet, dass die Kariesinfiltration zu guten Ergebnissen ohne Beeinträchtigung der Zahnstruktur führen kann. Im Falle eines unbefriedigenden Ergebnisses könnten anschließend noch weitere invasive Maßnahmen durchgeführt werden. Es wurden 2 Termine vereinbart: je einer für die Infiltration jedes Kiefers.

Die erste Infiltrationssitzung ist in Abb. 25.**43**a–i und Abb. 25.**44**a–b dargestellt. Die zweite Sitzung wird in Abb. 25.**45** gezeigt. Die Infiltration (Icon, DMG) wurde zum Schutz des Weichgewebes unter Verwendung eines lichtgehärteten Kofferdams aus Kunststoff sowie eines Lippen- und Wangenhalters durchgeführt.

Der Infiltrationsvorgang begann mit der Säureätzung der gesamten vestibulären Zahnflächen, gefolgt von Spülung und Lufttrocknung. Im nächsten Schritt erfolgte die Applikation von Ethanol zur Unterstützung der Austrocknung der Läsion. Wird der Alkohol auf die geätzte und getrocknete Fläche appliziert, erhält man eine „Vorschau" des Ergebnisses der Kunstharz-Infiltration, da der Brechungsindex von Alkohol (1,36) eher dem des Kunststoffs (1,52) als dem der Luft (1,0) entspricht (Kap. **17**). Bei diesem Schritt, der „Wiederbefeuchtung" genannt wird, ist oftmals eine unzulängliche Anpassung der Erscheinung der Läsion zu beobachten. Der Grund hierfür könnte eine unvollständige Erosion der pseudointakten Oberflächenschicht sein. In diesem Fall kann der Ätzvorgang wiederholt werden, um einen besseren Zugang des Infiltranten in die Porositäten des Läsionskörpers zu ermöglichen. Wenn ein akzeptables ästhetisches Ergebnis während der „Wiederbefeuchtung" mit Alkohol festgestellt wird, wird anschließend eine gründliche Lufttrocknung durchgeführt. Der niedrigviskose Infiltrant wurde appliziert, Überschüsse mit einer Watterolle entfernt und lichtgehärtet. Anschließend wurde der Infiltrant erneut aufgetragen und ein weiteres Mal lichtgehärtet. Vor jeder Lichthärtung wurden Kunstharzüberschüsse unter Verwendung einer trockenen Gaze und Zahnseide entfernt. Das Finieren und Polieren erfolgte durch elastische Finierscheiben (Sof-lex, 3 M ESPE) und siliziumkarbidimprägnierte rotierende Bürsten (Jiffy Brush, Ultradent).

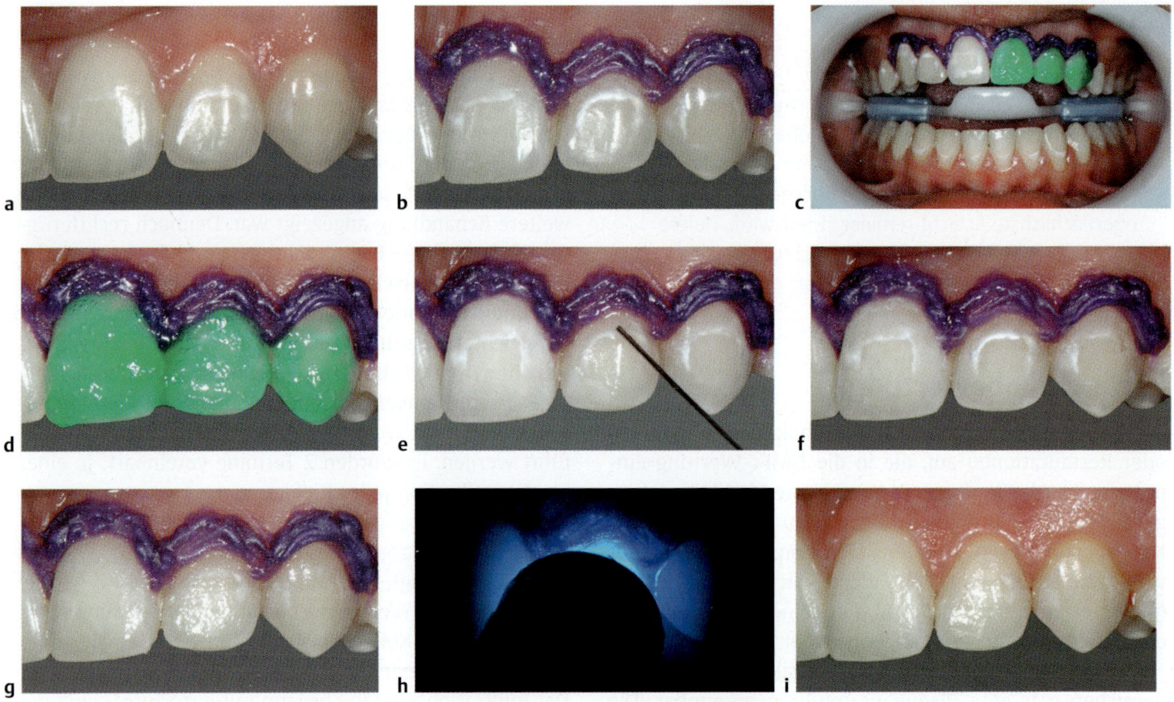

Abb. 25.**43** Erste Infiltrationssitzung: Frontzähne linker Oberkiefer.
a Ausgangssituation.
b Das Weichgewebe wurde durch einen lichtgehärteten Kofferdam (Top Dam, FGM) geschützt.
c Ein Lippen- und Wangenhalter (ArcFlex, FGM) wurde verwendet, um die Zugänglichkeit zu den Zähnen zu gewährleisten.
d Säureätzung mit Icon Etch für 120 Sekunden.
e Nach Spülen und Lufttrocknen wurde Icon Dry (Ethanol) appliziert, um den „Wiederbefeuchtungseffekt" zu erzielen. Da die kariösen Läsionen noch sehr deutlich erkennbar waren, wurde der Ätzvorgang wiederholt.
f Nach 30 Sekunden Kontakt mit Ethanol wurde der Bereich gründlich getrocknet.
g Icon-Infiltrant wurde für 3 Minuten appliziert und anschließend Überschüsse entfernt.
h Icon-Infiltrant wurde für 60 Sekunden lichtgehärtet. Eine weitere einminütige Infiltration, gefolgt von einer 60-sekündigen Lichthärtung, wurde durchgeführt.
i Situation nach Politur.

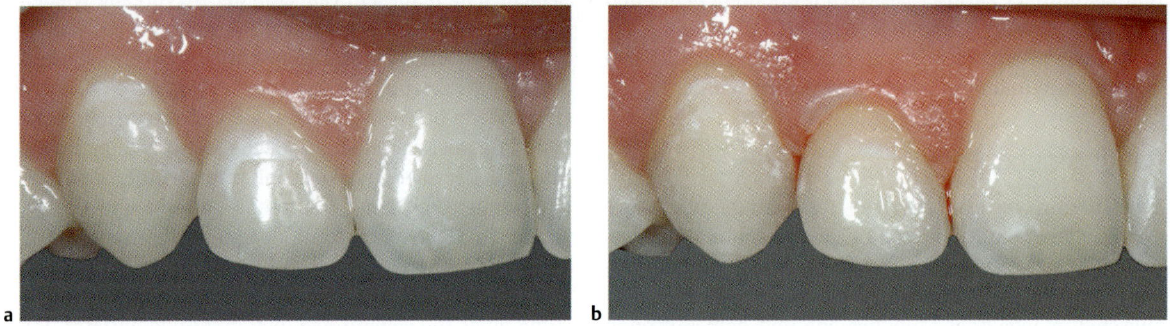

Abb. 25.**44** Erste Infiltrationssitzung: Frontzähne rechter Oberkiefer.
a Ausgangssituation.
b Erscheinungsbild nach der Behandlung.

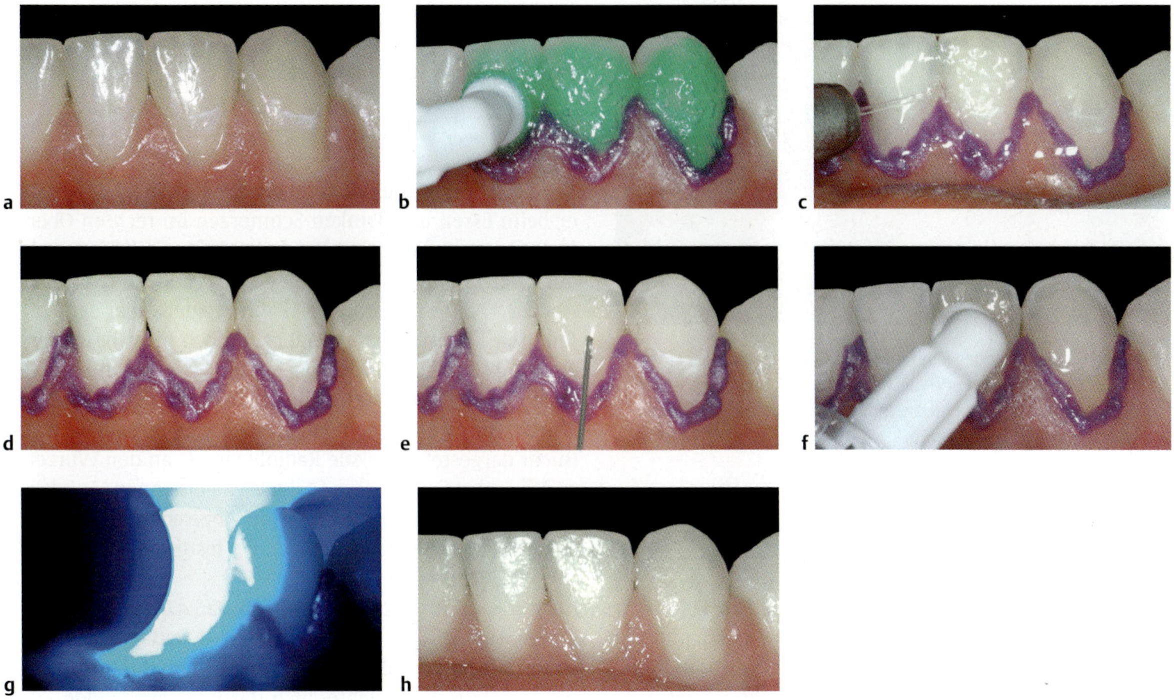

Abb. 25.**45** Zweite Infiltrationssitzung.
a Ausgangssituation der linken Unterkieferfrontzähne.
b Säureätzung für 2 Minuten.
c Spülung.
d Lufttrocknung.
e „Wiederbefeuchtung“ unter Verwendung von Ethanol. Es ist zu beobachten, dass die kariöse Läsion bei Ethanolaufbringung „verschwindet“, was bedeutet, dass der Ätzvorgang ausreichend war und das erwartete Ergebnis vielversprechend ist.
f Nach 30 Sekunden Ethanol und Lufttrocknung wird der Infiltrant für 3 Minuten appliziert.
g 1 Minute Lichthärtung. Der Infiltrant wird für 1 Minute erneut appliziert und lichtgehärtet (1 Minute).
h Erscheinungsbild nach Behandlung.

PRAXISTIPP

Bei postorthodontischen Läsionen ist die Verwendung eines lichtgehärteten Kofferdams aus Kunststoff zum Schutz des Weichgewebes einfacher und schneller als ein Kofferdam aus Gummi. Bei der Infiltration von White-Spot-Läsionen am Gingivalsaum eignet sich jedoch eher ein Kofferdam aus Gummi, da dieser nicht den zu infiltrierenden Bereich abdeckt und das Weichgewebe zurückziehen kann (bei zusätzlicher Verwendung von Zahnseide).

PRAXISTIPP

Große und sehr opake (meistens tiefe) White-Spot-Läsionen scheinen weniger auf die Infiltration zu reagieren als oberflächlichere. Ähnliche Ergebnisse sind bei Mikroabrasion zu beobachten. Leider lassen sich diese Läsionen nur durch Abrasion einer dicken Zahnschmelzschicht oder durch Verwendung der invasiven Makroabrasionstechnik beseitigen, bei der der betroffene Zahnschmelz mit einem rotierenden Instrument entfernt und mit Füllungswerkstoffen restauriert wird. Meist reicht eine Verbesserung des Erscheinungsbilds aus, um den Patient zufriedenzustellen, da im Sprechabstand die verbliebenen weißlichen Veränderungen oftmals kaum auffallen.

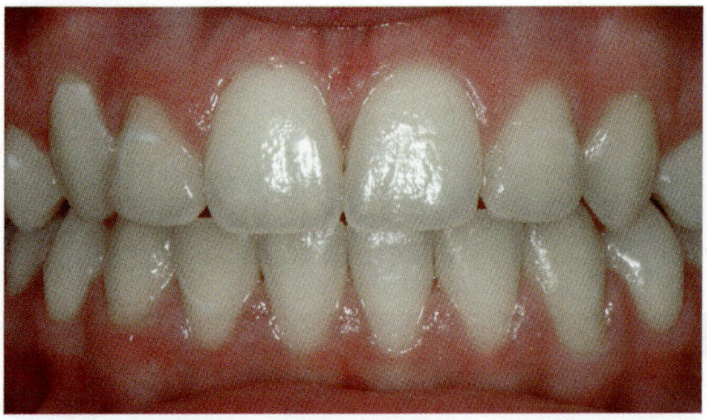

Abb. 25.**46** Endgültiges klinisches Erscheinungsbild der Frontzähne der Patientin am Ende der Behandlung. Obwohl einige der kariösen Läsionen noch sichtbar sind, war die Patientin mit dem ästhetischen Ergebnis zufrieden.

Klinischer Befund nach Abschluss der Behandlung

Bei Vergleich der Abb. 25.**42**a und Abb. 25.**46** lässt sich leicht die ästhetische Verbesserung durch die Behandlung per Kunstharzinfiltration erkennen. Kleinere (und wahrscheinlich oberflächlichere) kariöse Läsionen waren vollständig verschwunden. Größere und tiefere kariöse Läsionen (Zähne 13, 12, 22 und 42) waren am Ende der Behandlung noch sichtbar, allerdings hatte sich ihre Ausdehnung reduziert und der Kontrast zum umliegenden „gesunden" Zahnschmelz war weniger offensichtlich. Die Patientin und ihre Mutter waren sehr zufrieden mit dem ästhetischen Ergebnis, insbesondere weil es ohne invasives Präparieren erreicht wurde. Die Patientin schien sich nach Behandlungsabschluss besser über ihre eigene Verantwortung für das Erscheinungsbild ihrer Zähne bewusst zu sein (bessere Hygiene) und benötigte keine weitere Behandlung zur Beseitigung der noch sichtbaren White Spots.

Fall 5: Schrittweise Kariesexkavation

H. Meyer-Lückel, S. Paris

Der 20-jährige Patient kam in die zahnärztliche Praxis, da er beim Essen und Trinken Schmerzen im rechten Oberkiefer hatte. Bei der visuell-taktilen Untersuchung wurde am Zahn 15 eine aktive Läsion des ICDAS-Grades 4 (mod; Abb. 25.**47**a) festgestellt. Der Zahn reagierte bei der Prüfung mit Kältespray empfindlich, jedoch nicht besonders stark auf senkrechtes Klopfen. Auf einem Röntgenbild, das nach der ersten Behandlungssitzung aufgenommen wurde, waren an keinem anderen Zahn in diesem Bereich (nicht dargestellt) apikale Radioluzenzen an den Wurzelspitzen oder tiefe kariöse Läsionen zu erkennen. Auf dem Röntgenbild konnten auch keine Anzeichen einer periapikalen Läsion an Zahn 15 festgestellt werden (Abb. 25.**47**m).

Nach der Primärpräparation (Abb. 25.**47**b) wurde das große Ausmaß der Läsion sichtbar. Kreidiger, kariöser Zahnschmelz wurde mit rotierenden Diamanten entfernt (Abb. 25.**47**b). Dies diente auch dazu, ausreichenden Zugang zum kariösen Dentin zu schaffen, das vorsichtig entfernt wurde, um eine Eröffnung der Pulpa zu vermeiden (Abb. 25.**47**c). Weiches Dentin (Kratzen mit einer Sonde hätte deutliche Spuren hinterlassen) wurde überall, auch unter den Höckern, belassen (Abb. 25.**47**d), mit dem Ziel möglichst viel Zahnhartsubstanz zu erhalten, um später anstatt einer Voll- eine Teilkrone inserieren zu können. Bei Entfernen des gesamten weichen Dentins wären nur Zahnschmelzhüllen übriggeblieben. Pulpanahes, weiches Dentin wurde mit $Ca(OH)_2$ (Calxyl, OCO-Präparate) abgedeckt und mit einem lichthärtenden, kunststoffmodifizierten Glasionomerzement (Vitrebond, 3 M Espe) geschützt (Abb. 25.**47**e, f). Als Provisorium wurde eine Restauration mit einem metallverstärkten Glasionomerzement (Ketac Silver, 3 M Espe) vorgenommen (Abb. 25.**47**g).

Nach 1 Monat brach der stark beschädigte palatinale Höcker ab (Abb. 25.**47**h). Scharfe Ränder wurden abgeschrägt und der Zahn wurde für weitere 3 Monate in dem Zustand belassen wie in Abb. 25.**47**h abgebildet. 4 Monate nach der Erstbehandlung wurden der Glasionomerzement und die darunter liegenden Restaurationsmaterialien vorsichtig entfernt (Abb. 25.**47**i). Das gesamte ehemals weiche Dentin war erhärtet. Auf die tiefste Stelle wurden erneut Calxyl und Vitrebond aufgetragen, das Dentin mit einer adhäsiven Unterfüllung bedeckt (Abb. 25.**47**k; TetricCeram, Ivoclar Vivadent) und für die Aufnahme einer Teilkrone präpariert (Abb. 25.**47**l).

Bei einer Folgeuntersuchung nach 12 Monaten war auf dem Röntgenbild keine apikale Radioluzenz festzustellen. Der Patient wies keinerlei Symptome einer Pulpitis auf.

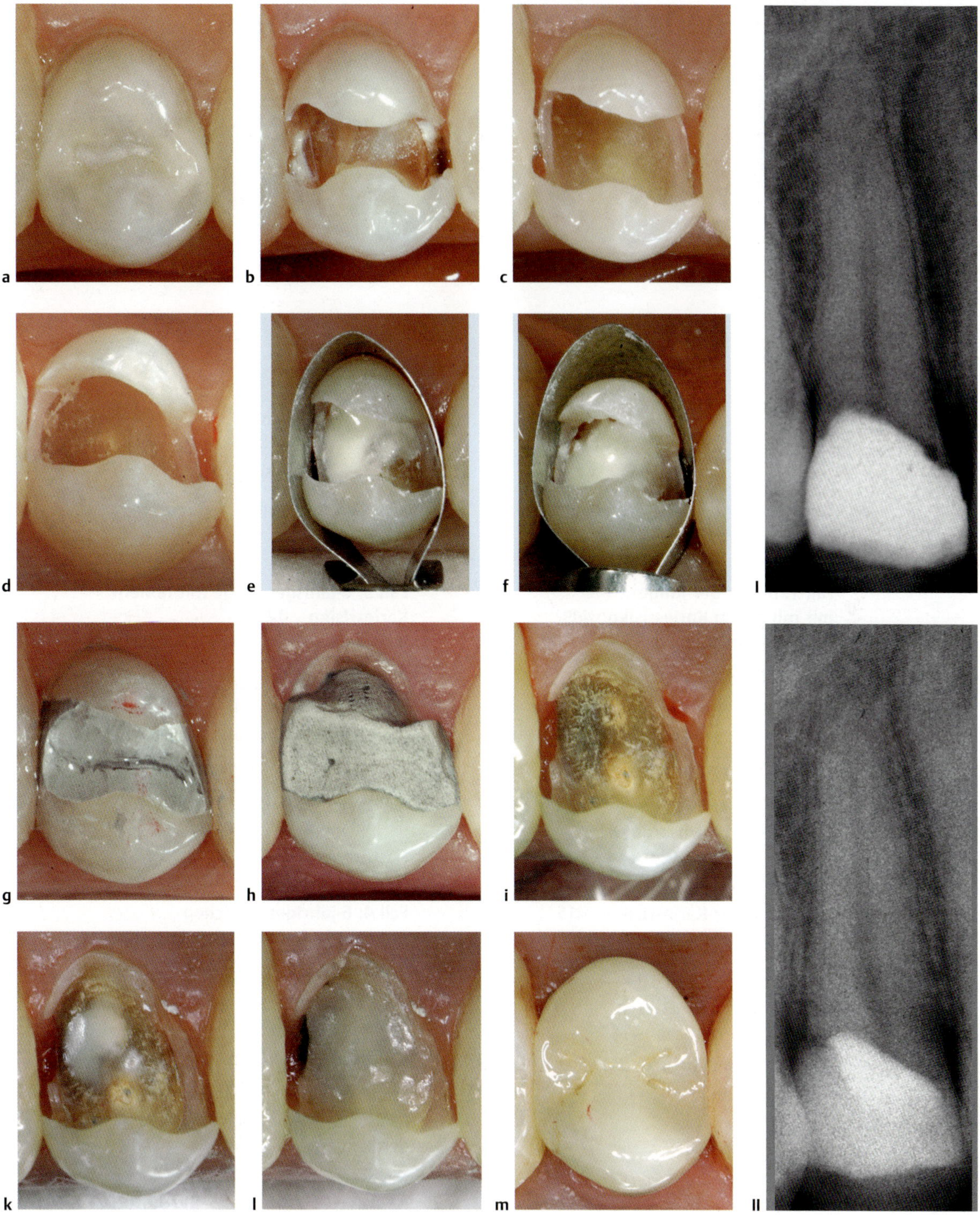

Abb. 25.**47** Schrittweise Kariesexkavation (Erklärungen im Text).

Praxisfälle – Milch- und Wechselgebiss

V. Mendes Soviero, S. Coelho Leal, M. Alkilzy, C. Splieth

26

Fall 1: 8-jähriger Junge mit mittlerem Kariesrisiko

M. Alkilzy, C. Splieth

Anamnese

Geschlecht: männlich
Alter: 8 Jahre
Erster Untersuchungstermin: August 2010
Letzter Untersuchungstermin: Oktober 2010
Nachsorgetermine: Januar 2011, April 2011
Ein gesunder 8-jähriger Junge (Linkshänder) stellt sich zur halbjährlichen Vorsorgeuntersuchung in der Zahnklinik vor. Es lagen keine für die Behandlung relevanten Allgemeinerkrankungen vor.

Allgemeine Angaben

Die klinische Untersuchung des Mundraums offenbarte eine gesunde Mundschleimhaut und Zunge. Es zeigte sich ein Wechselgebiss mit durchgebrochenen bleibenden mittleren Schneidezähnen im Unterkiefer und allen ersten Molaren (Abb. 26.**1**).

Mundhygiene-Indizes

Vor Untersuchung der Zähne sollte eine Bewertung der Mundhygiene unter Verwendung von Indizes erfolgen. Bei kleineren Kindern eignet sich der Quigley-Hein-Index (QHI) für die Erfassung des Zahnbelags. Die Plaqueablagerung auf den Glattflächen wird auf einer Skala von 0–5 beurteilt. Bei älteren Kindern und Jugendlichen wird die Mundhygiene in den schlecht zugänglichen Zahnzwischenräumen mit Hilfe des Approximalraum-Plaque-Indexes erfasst. Dieser gibt Hinweise darauf, inwieweit die Eltern ihren Kindern beim Zähneputzen helfen können, und ob Zahnseide verwendet wird. Der modifizierte Papillenblutungsindex (mPBI) ist ein einfacher, dichotomer Index für die Erfassung möglicher Zahnfleischentzündungen, bei dem der Anteil blutender Stellen nach Sondieren mit einer stumpfen Sonde berechnet wird. Mit Hilfe des parodontalen Screening-Indexes (PSI) können frühe, destruktive Formen von Parodontitis dokumentiert werden (Tab. 26.**1**, Abb. 26.**2**).
Bewertung der Mundhygiene:

- Approximalraum-Plaque-Index: 40%
- modifizierter Papillenblutungsindex: 5%
- Quigley-Hein-Index: 2

Tab. 26.**1** PSI-Index zur Dokumentation des paradontalen Zustands.

Zähne	PSI-Wert	Zähne	PSI-Wert
16	1	46	1
11	0	31	0
26	1	36	1

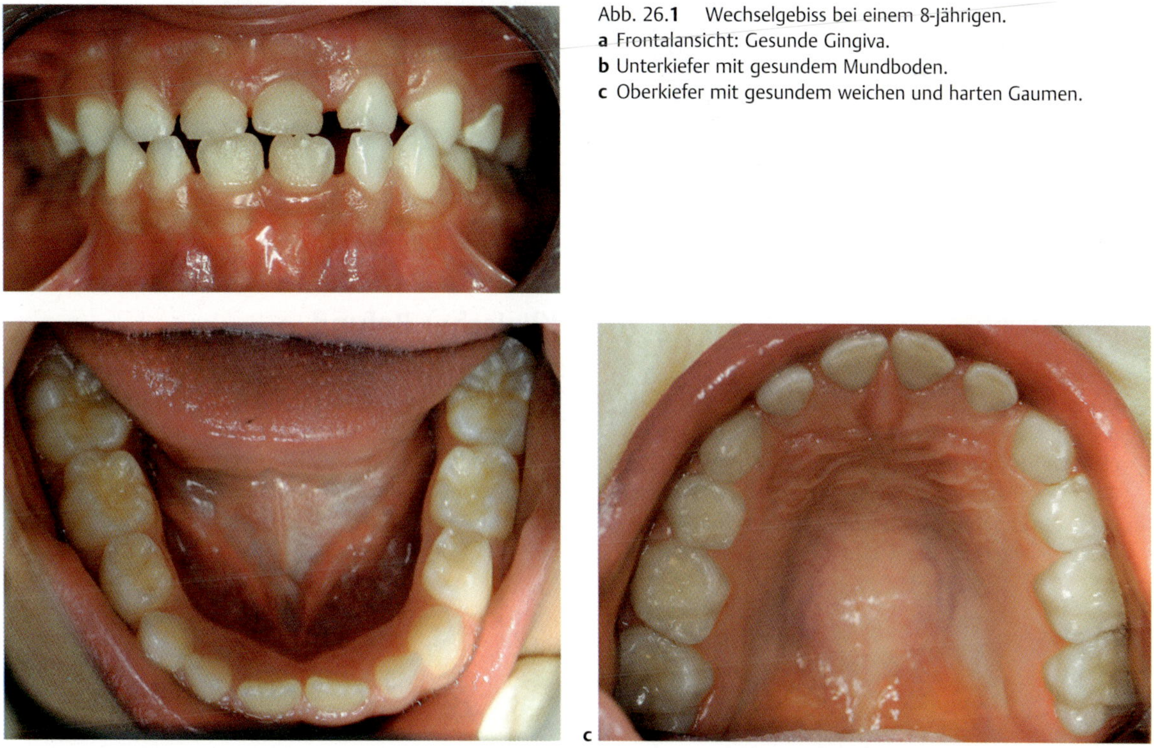

a b c

Abb. 26.**1** Wechselgebiss bei einem 8-Jährigen.
a Frontalansicht: Gesunde Gingiva.
b Unterkiefer mit gesundem Mundboden.
c Oberkiefer mit gesundem weichen und harten Gaumen.

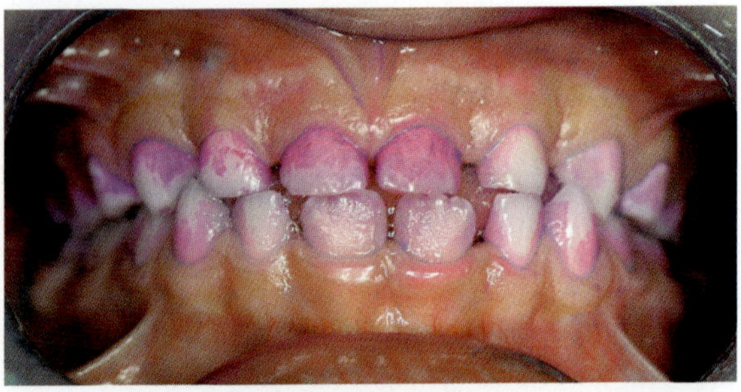

Abb. 26.**2** Darstellung von Plaque mit Mira-2-Ton (Hagen & Werken). Die meisten Flächen stellen sich rosa dar, d. h. sie weisen 1–2 Tage alte Plaque auf. An wenigen Zähnen (z. B. 53 und 61) deutet ein sehr schmaler blauer Rand am Übergang zum Zahnfleisch auf mehr als 2 Tage alte Plaque hin.
a Frontalansicht.
b Rechte Seitenansicht.
c Linke Seitenansicht.

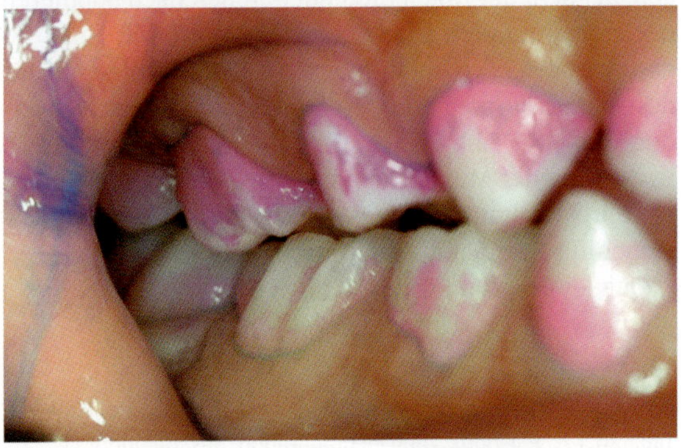

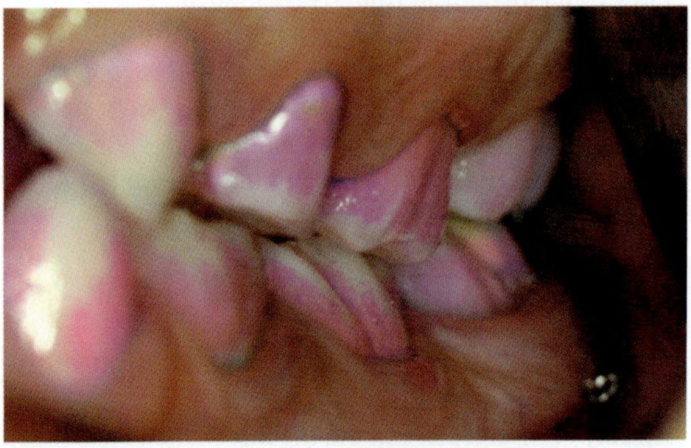

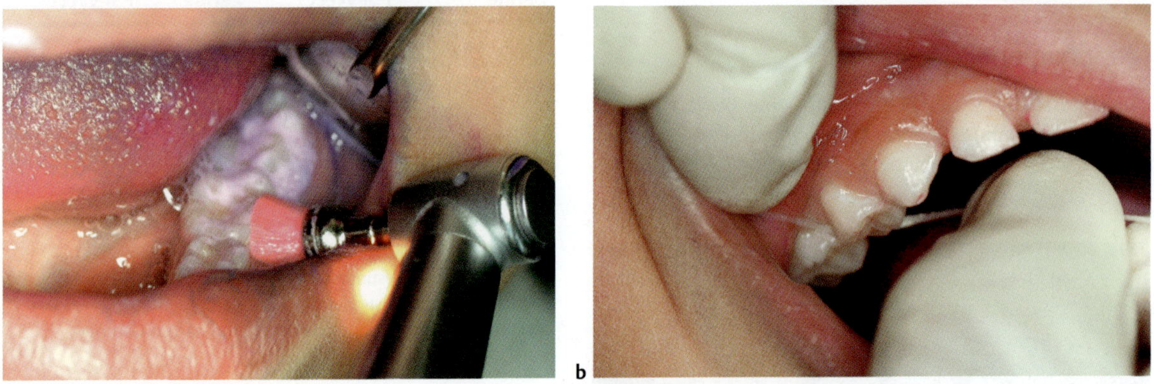

Abb. 26.**3** Professionelle Zahnreinigung.
a Reinigung mit Bürste und Paste.
b Reinigung mit Zahnseide (Approximalflächen).

PRAXISTIPP

Mundhygieneindizes gelten als Standard zur Bewertung der aktuellen Dentalhygiene und für die Überwachung einer Verbesserung der Mundgesundheit. Färbetests zur Darstellung von Plaque helfen bei der Unterweisung zur korrekten Zahnpflege und bei der Verbesserung der Mundhygiene von Patienten und Eltern.

Klinischer Befund

Das Entfernen von Zahnbelag ist wichtig für eine korrekte Kariesdetektion und -beurteilung. Hierzu sollte eine professionelle Zahnreinigung mit einer rotierenden Bürste mit Zahnpasta oder Polierpaste erfolgen (Abb. 26.**3**). Plaque in den Zahnzwischenräumen sollte mit Zahnseide entfernt werden.

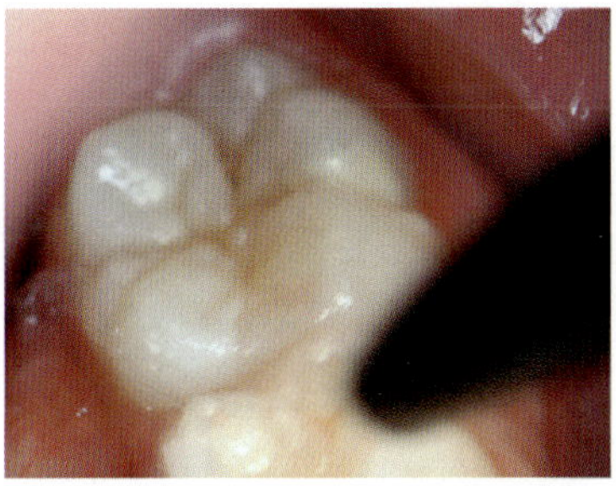

Abb. 26.**4** Braune Fissuren (ICDAS 2) und ein dunkelbrauner, lokal begrenzter, minimaler Einbruch im Zahnschmelz im Bereich der distalen Furche des Zahnes 36 (ICDAS 3) sind zu erkennen.

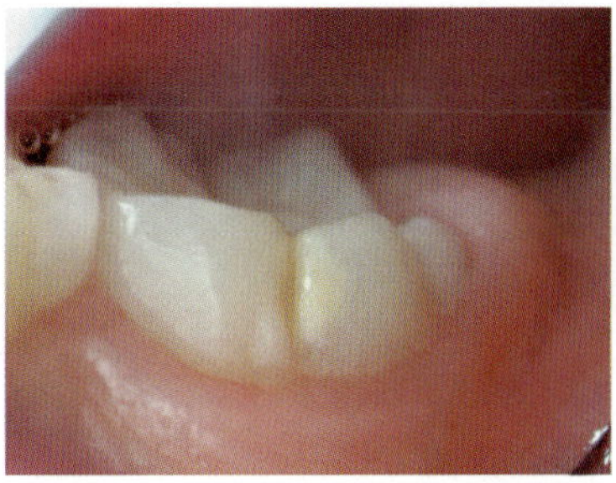

Abb. 26.**5** Die Zahnschmelzhypoplasie der vestibulären Fissur des Zahnes 36 erscheint kreidig und gelb, mit deutlicher Abgrenzung zum gesunden Zahnschmelz.

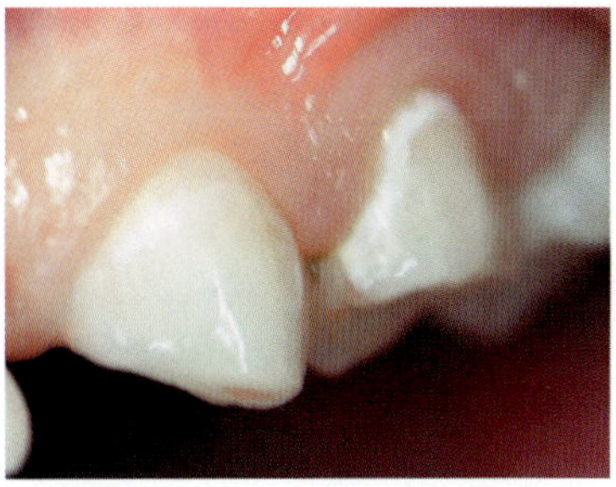

Abb. 26.**6** Eindeutig inaktive Läsion (glänzend) im Abstand von 1–2 mm vom Zahnfleisch auf der vestibulären Fläche von Zahn 63, während die Läsion auf Zahn 64 aktiv zu sein scheint (beide ICDAS 2).

a

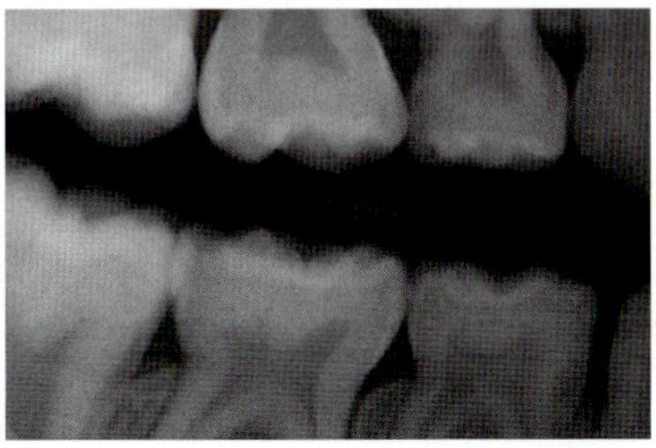

b

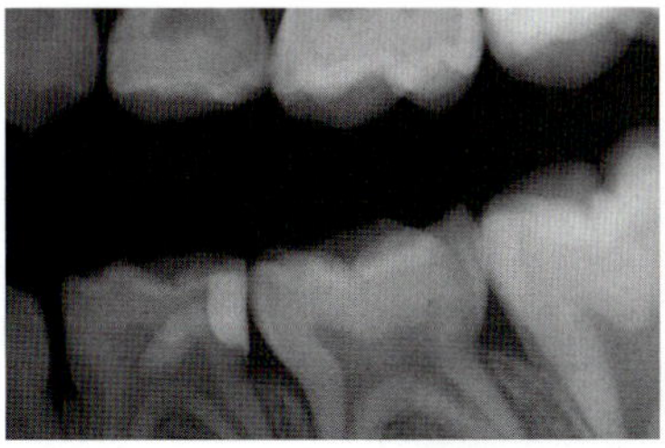

Abb. 26.**7 a, b** Bissflügelaufnahmen zeigen kariöse Läsionen des Stadiums D1 der Distalflächen der Zähne 54, 64 und 84 sowie E2 der Mesialfläche des Zahnes 75.

PRAXISTIPP

Die klinische Kariesdiagnostik ist ein komplexes Verfahren, für das einige Kenntnis der Pathologie der Dentalkaries erforderlich ist. Die Verwendung einer optischen Vergrößerung und das Trocknen der Zähne sind hilfreich für die Detektion beginnender kariöser Läsionen. Der Untersucher sollte sich ausreichend Zeit für die Untersuchung nehmen. Eine vorsichtige Sondierung der Läsionen ist wichtig, um eine lokale iatrogene Zerstörung des demineralisierten Zahnschmelzes zu vermeiden.

In der klinischen Untersuchung zeigten sich nichtkavitierte kariöse Läsionen an 3 Zahnflächen. Die Bukkalflächen der Zähne 53, 63 und 64 wurden als ICDAS 2 eingestuft. Auf der Okklusalfläche von Zahn 36 fand sich eine kariöse Läsion ICDAS 3 (Abb. 26.**4**). Bukkal fand sich hypomineralisierter Zahnschmelz (Abb. 26.**5**). Die Läsion der Okklusalfläche von Zahn 36 und der Bukkalfläche von Zahn 64 wurden als aktiv eingestuft (opak, matt und rau bei Sondierung; Abb. 26.**6**).

Zahn 74 (bukkale, okklusale und distale Fläche) wurde einige Monate zuvor mit Glasionomerzement restauriert. Im Röntgenbild zeigten sich 4 approximale kariöse Läsionen (Abb. 26.**7**), die als D1 (54 d, 64 d, 84 d) und E2 (75 m) eingestuft wurden. Alle genannten Approximalflächen wiesen hohe Plaquewerte auf. Papillenblutungen wurden jedoch nicht festgestellt.

PRAXISTIPP

Der Nachweis von kariösen Läsionen der Approximalflächen erfolgt mit Hilfe von Röntgenaufnahmen. Bei Kindern ab 5 Jahren besteht eine Indikation für Bissflügelaufnahmen, insbesondere wenn Risikofaktoren für Karies vorliegen oder bei der Inspektion aktive kariöse Läsionen festgestellt werden (Kap. **21**). Selbst in Populationen mit niedriger Kariesprävalenz finden sich bei etwa einem Drittel aller 5-Jährigen kariöse Läsionen der Approximalflächen, die bei alleiniger visuell-taktiler Untersuchung nicht nachweisbar sind. Die Strahlenexposition sollte jedoch so gering wie möglich gehalten werden. Unnötige Röntgenaufnahmen sind unbedingt zu vermeiden.

Zusätzliche Hilfsmittel wurden für die Unterstützung der endgültigen Diagnose verwendet. Bei der faseroptischen Transillumination (FOTI) zeigte sich kein Schatten als Hinweis auf eine Dentinläsion im distalen Bereich von Zahn 54 (Abb. 26.**8**). Nach Zahnseparation wurde das Fehlen einer Kavitation bestätigt (Abb. 26.**9**).

Die erhöhte Fluoreszenz, die sich bei der Untersuchung mittels DIAGNOdent im Bereich der Okklusalfläche von

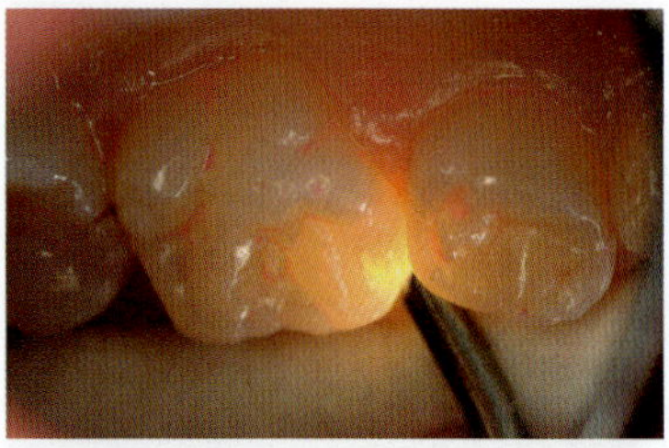

Abb. 26.**8** Bei der FOTI-Durchleuchtung zeigte sich keine kariöse Veränderung an den Approximalflächen der Zähne 54 und 55.

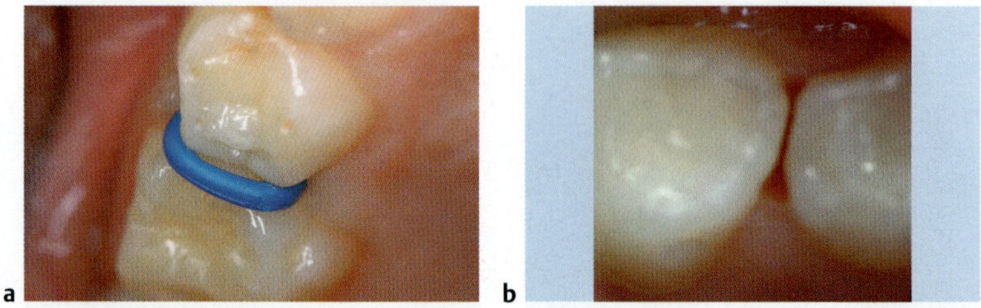

Abb. 26.**9**
a Anbringen eines Separationsrings in den Zahnzwischenraum 55 und 54.
b Nach 3–4 Tagen hatte sich eine Lücke von etwa 1 mm gebildet, die eine Inspektion und vorsichtige Sondierung der Approximalläsion erlaubte.

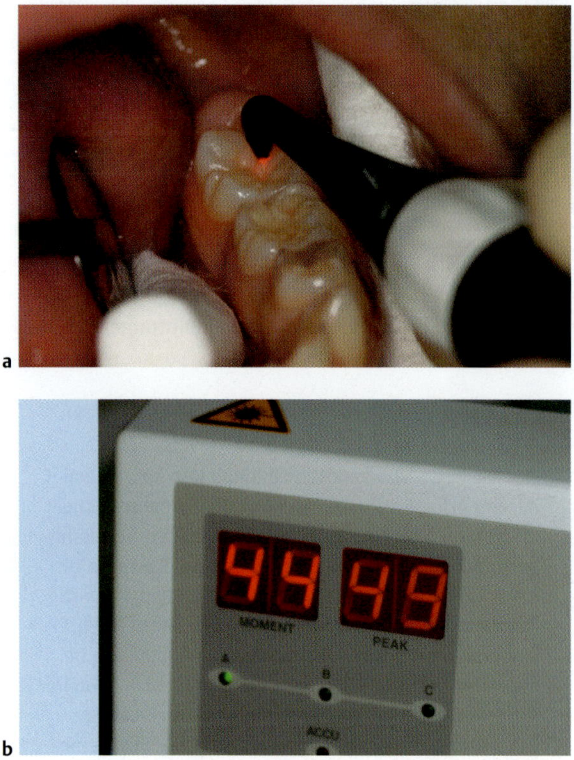

Abb. 26.**10** **a** Beurteilung des Schweregrads der Karies auf der Okklusalfläche von Zahn 36 mit Sonde A für Grübchen und Fissuren.
b DIAGNOdent zeigte eine erhöhte Fluoreszenz im Bereich der distalen Fissur.

Zahn 36 zeigte, ließ auf eine fortgeschrittenere Demineralisation schließen (Abb. 26.**10**).
Im Zahnstatus sind alle Befunde und Untersuchungsergebnisse des Patienten zusammengefasst. Kariöse Läsionen und Hypomineralisierungen wurden kenntlich gemacht (Abb. 26.**11**).

Kariesrisikobewertung

Karieserfahrung ($d_1$ft = 5 / D_1MFT = 1) und Plaqueindex (API = 40%) als relevante Faktoren für die Bestimmung des Kariesrisikos lagen jeweils im mittleren Bereich. Der Patient war zwar gesund, hatte jedoch einige Schwierigkeiten, seinen rechten Arm zu bewegen. Eine elektrische Zahnbürste wurde 1-mal täglich mit horizontaler Putztechnik verwendet. Das Zähneputzen wurde unregelmäßig von den Eltern kontrolliert. Fluoridhaltige Produkte wurden regelmäßig verwendet (fluoridreduzierte Zahnpasta mit 500 ppm, fluoridhaltiges Tafelsalz und Fluoridgel 1-mal wöchentlich). In den ersten beiden Lebensjahren wurden Fluoridtabletten eingenommen. Die Ernährungsgewohnheiten des Jungen waren nicht hochkariogen; pro Tag wurde ein Snack oder ein Stück Schokolade verzehrt, selten Saft, keine süßen Erfrischungsgetränke sowie 3 Mahlzeiten pro Tag. Nach Auswertung der relevanten Parameter zeigte sich für den Patienten ein **mittleres Kariesrisiko**.

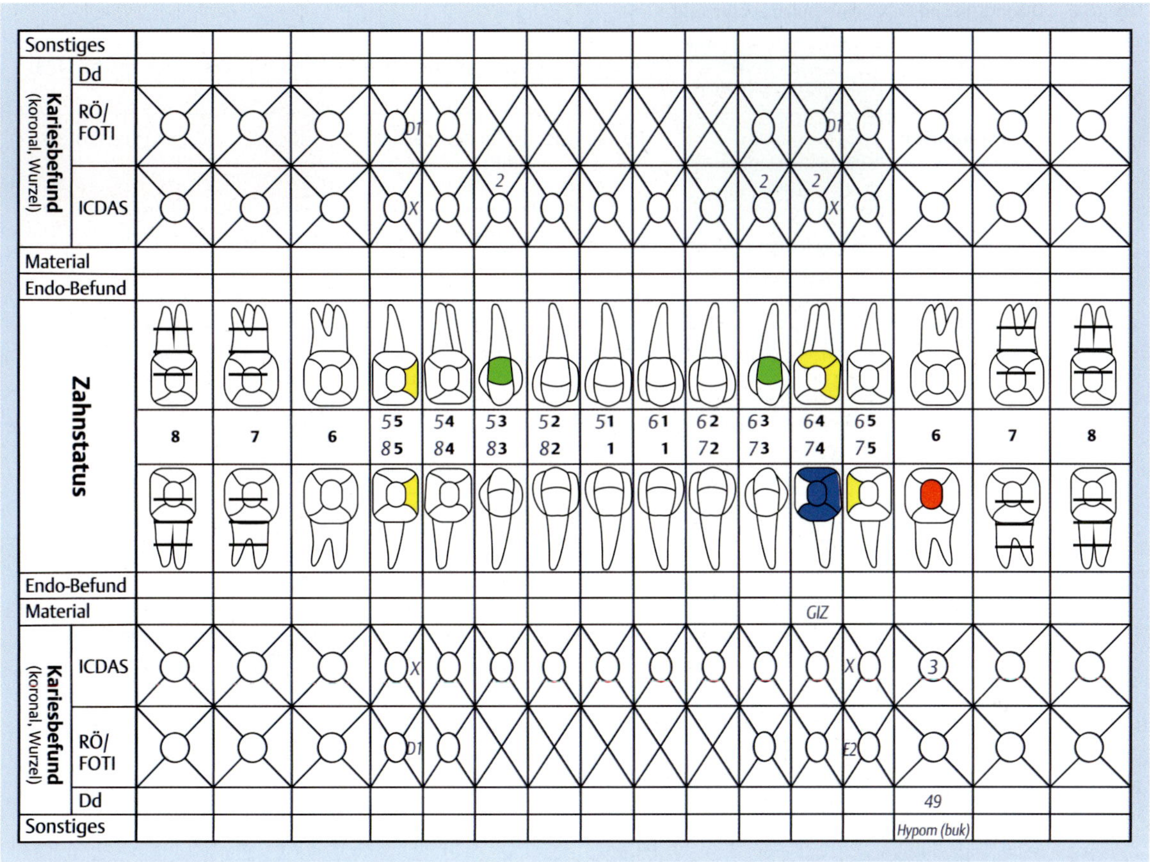

Abb. 26.**11** Zahnstatus.

Diagnose und Behandlungsplan

Inaktive Läsionen sollten weiter beobachtet, aktive kariöse Läsionen jedoch non- oder mikro-invasiv behandelt werden. Auf der Patientenebene war die Verbesserung der Mundhygiene das wichtigste Ziel.

Patientenebene

Zahnpflege: Auf Grund der sichtbaren Zahnbeläge wurde eine Unterweisung in das Zähneputzen und die Anwendung von Zahnseide durchgeführt (Abb. 26.**12**). Die Frequenz des Zähneputzens sollte auf 2-mal täglich erhöht und von den Eltern überwacht werden. Außerdem sollten schwierig zu erreichende Bereiche einmal täglich von den Eltern nachgeputzt werden, insbesondere die ersten bleibenden Molaren. In Anbetracht der Läsionen an den Approximalflächen wurde 1-mal täglich die Anwendung von Zahnseide unter Beobachtung der Eltern empfohlen. **Fluoridhaltige Zahnpasta** ist sehr wichtig für die Kariesprophylaxe. Die Kinderzahnpasta mit 500 ppm Fluorid sollte spätestens ab einem Lebensalter von 6 Jahren durch eine Zahnpasta mit höherem Fluoridgehalt (Erwachsenenzahnpasta 1400 ppm) ersetzt werden. Ein Gel mit höherem Fluoridgehalt sollte 1-mal wöchentlich zu Hause angewendet werden.

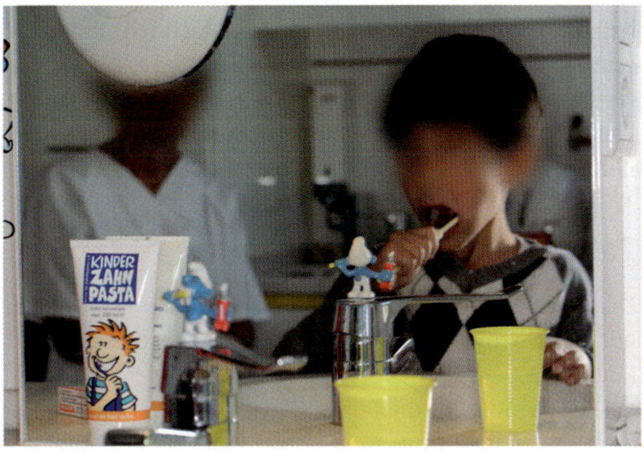

Abb. 26.**12** Demonstration und Einübung der Mundhygiene im Beisein einer Dentalhygienikerin.

Tab. 26.**2** Diagnostik und Behandlungsplan – Übersicht.

Diagnose	Karies	Caries non-progressiva (CNP)		Caries progressiva superficialis (CS)			Caries progressiva media (CM)		
	Restauration	Restauratio insufficiens initialis (RII)		Restauratio insufficiens partialis (RIP)			Restauratio insufficiens totalis (RIT)		
	gesund	–		Sanus majoris periculi (SMP)			–		
„Behandlung“		besondere Beobachtung		non-invasiv oder mikro-invasiv/ Reparatur			minimal-invasiv		
		Zahn + Fläche	Diagnose	Zahn + Fläche	Diagnose	Behandlung	Zahn + Fläche	Diagnose	Therapie
		53 b	CNP	54 d	CS	INF ✔	36 o	CM	FK + FV ✔
		63 b	CNP	64 b	CS	LF + MH ✔			
				64 d	CS	INF ✔			
				75 m	CS	LF + MH ✔			
				84 d	CS	INF ✔			
				36 b	Hypo	FV ✔			
Legende				LF: lokale Fluoridierung MH: lokale Mundhygieneinstruktion FV: Fissurenversiegelung INF: Kariesinfiltration			FK: Kompositfüllung		

Die **Ernährung** des Jungen war unproblematisch. Hier waren keine Veränderungen erforderlich. In Anbetracht der beginnenden Läsion auf der Okklusalfläche von Zahn 36 wurde eine Versiegelung der Grübchen und Fissuren aller bleibenden ersten und zweiten Molaren in Betracht gezogen, falls eine optimale Einhaltung non-invasiver Maßnahmen nicht gewährleistet wäre.

Zahnebene

Diagnostik und Behandlungsentscheidungen basierten auf dem Schweregrad und der Aktivität der Läsionen (Tab. 26.**2**):

- Die Diagnose für die Bukkalflächen von Zahn 53 und 63 lautete Caries non-progressiva. Eine Behandlung war somit zum aktuellen Zeitpunkt nicht erforderlich.
- Bei den aktiven, nichtkavitierten kariösen Läsionen, die als Caries progressiva superficialis diagnostiziert wurden, wurden die erhöhte Plaqueansammlung der betreffenden Flächen als indirektes Anzeichen einer Aktivität sowie das allgemein erhöhte Kariesrisiko für die Entscheidung berücksichtigt. Die folgenden Behandlungen wurden durchgeführt:
  - non-invasive Intervention zur Behandlung der Bukkalfläche von Zahn 64 mit sorgfältiger Plaqueentfernung und Fluoridanwendung
  - non-invasive Intervention zur Behandlung der Mesialfläche von Zahn 75 (E2) durch Anweisung zur Anwendung von Zahnseide 1-mal täglich
- Kariesinfiltration der Approximalläsionen (D1) der Distalflächen der Zähne 54, 64 und 84.
- Minimal-invasive Präparation der distalen Fissur von Zahn 36 (lokal begrenzter Einbruch im Zahnschmelz). Versiegelung dieses Bereichs wie auch des gesamten Grübchen- und Fissurensystems einschließlich des hypomineralisierten Bereichs an der Bukkalfläche. Die anderen (gesunden) ersten bleibenden Molaren wurden nicht versiegelt, sondern sollten weiter beobachtet werden.

Kontrolle und Nachsorge

Basierend auf dem bestehenden Kariesrisiko wurden individuell abgestimmte Recallintervalle festgelegt. Zunächst wurden diese auf 3 Monate festgelegt, um die Einhaltung der Maßnahmen für die Verbesserung der Mundhygiene bereits zu Beginn kurzfristig zu kontrollieren. Falls sich eine deutliche Verringerung des Kariesrisikos auf Grund einer besseren Plaqueentfernung zeigt, kann der Abstand zwischen den Kontrolluntersuchungen auf 6 Monate verlängert werden.

Bei jeder Kontrolluntersuchung werden die folgenden Maßnahmen durchgeführt:

- Anfärben aller Zähne zum Sichtbarmachen von Plaque
- Aufzeichnung von Plaque- und Gingivaindizes
- Motivation von Patient und Eltern, eine gute Zahnhygiene aufrechtzuerhalten
- Unterweisung in Zahnpflege von Patient und Eltern sowie Kontrolle der Mundhygiene
- professionelle Zahnreinigung mit anschließendem Auftragen von fluoridhaltigem Lack/Gel
- Untersuchung der Zähne
- Vereinbarung eines weiteren Kontrolltermins

Die Intervalle zwischen den Röntgenuntersuchungen sollten – basierend auf dem Fortschreiten der Karies in der Zukunft und dem allgemeinen Kariesrisiko – individuell festgelegt werden. Für den hier beschriebenen Fall wurde die nächste Bissflügelaufnahme in 2 Jahren terminiert. Besondere Aufmerksamkeit sollte dem Durchbruch weiterer bleibender Zähne gewidmet werden, um ggf. rechtzeitig die Zahnputztechnik anzupassen, fluoridhaltige Produkte aufzutragen und Grübchen und Fissuren versiegeln zu können.

Fall 2: 7-jähriges Mädchen mit mittlerem Kariesrisiko

V. Mendes Soviero, S. Coelho Leal

Anamnese

Geschlecht: weiblich
Alter: 7 Jahre
Erster Untersuchungstermin: August 2010
Letzter Untersuchungstermin: September 2010
Nachsorgetermin: Juni 2011

Die Patientin kam zur Vorsorgeuntersuchung in die Kinderzahnklinik. Bei ihrem ersten Zahnarztbesuch im Alter von 4 Jahren wurden einige der Milchmolaren unter Narkose mit Füllungen versorgt. Das Mädchen hatte noch nie Zahnschmerzen. Der letzte Zahnarztbesuch lag 2 Jahre zurück. Bei diesem Termin wurden die Zähne untersucht und ein Fluoridgel aufgebracht. Röntgenaufnahmen der Zähne wurden zu keinem Zeitpunkt angefertigt. Die Mutter berichtete, dass keine zahnmedizinisch relevanten Allgemeinerkrankungen vorlagen.

Klinischer Befund

Bei der Untersuchung wurde ein Wechselgebiss mit durchgebrochenen ersten bleibenden Molaren und bleibenden vorderen Schneidezähnen festgestellt (Abb. 26.**13**).

Die Kariesdetektion und -beurteilung wurde mittels visuell-taktiler Untersuchung durchgeführt, die durch Bissflügelaufnahmen ergänzt wurde. Die klinische Untersuchung zeigte eine Kavitation der Distalfläche von 84 (ICDAS 5). Röntgenologisch wurden approximale kariöse Läsionen an den Distal- und Mesialflächen von 85 und der Distalfläche von 74 erfasst (Abb. 26.**14**). Zahn 85 zeigte eine kariöse Läsion des Zahnschmelzes (E1) sowohl auf der Mesial- als auch der Distalfläche. An Zahn 74 wurde eine Dentinläsion festgestellt (D1).

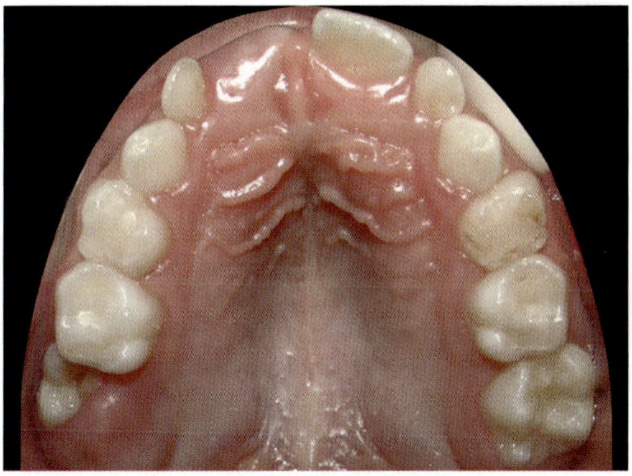

a

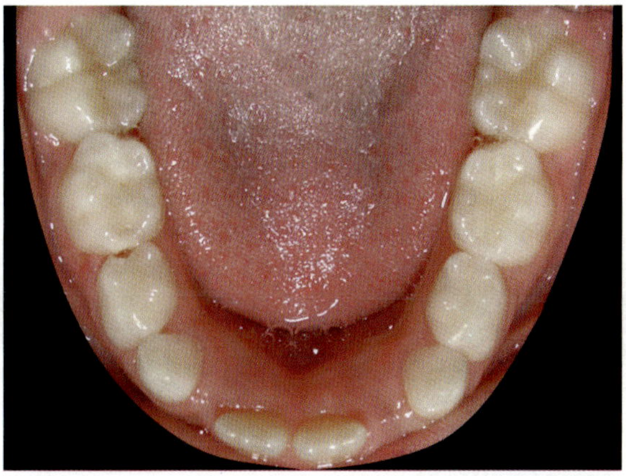

b

Abb. 26.**13** Klinische Ansicht beim ersten Untersuchungstermin.
a Oberkiefer: Die bleibenden 1. Molaren und die mittleren Schneidezähne befinden sich im Durchbruch.
b Unterkiefer: Die Schneidezähne sind im Durchbruch; an Zahn 84 distal sieht man eine Kavitation.

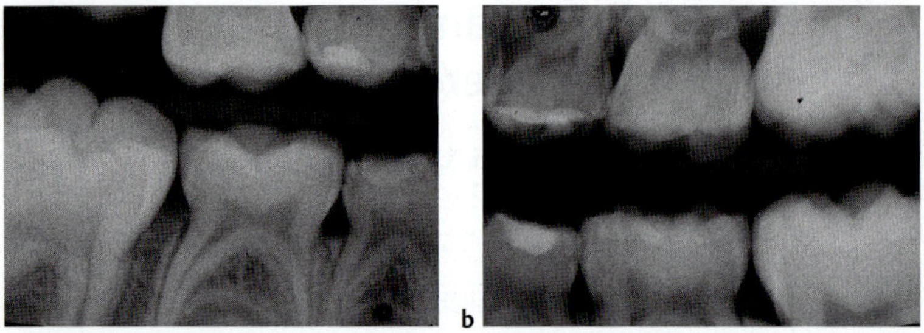

a b

Abb. 26.**14** Erste Bissflügelaufnahmen:
a rechts: Zahn 74 distal – D1.
b links: Zahn 85 mesial und distal – E1; Zahn 84 distal – D2.

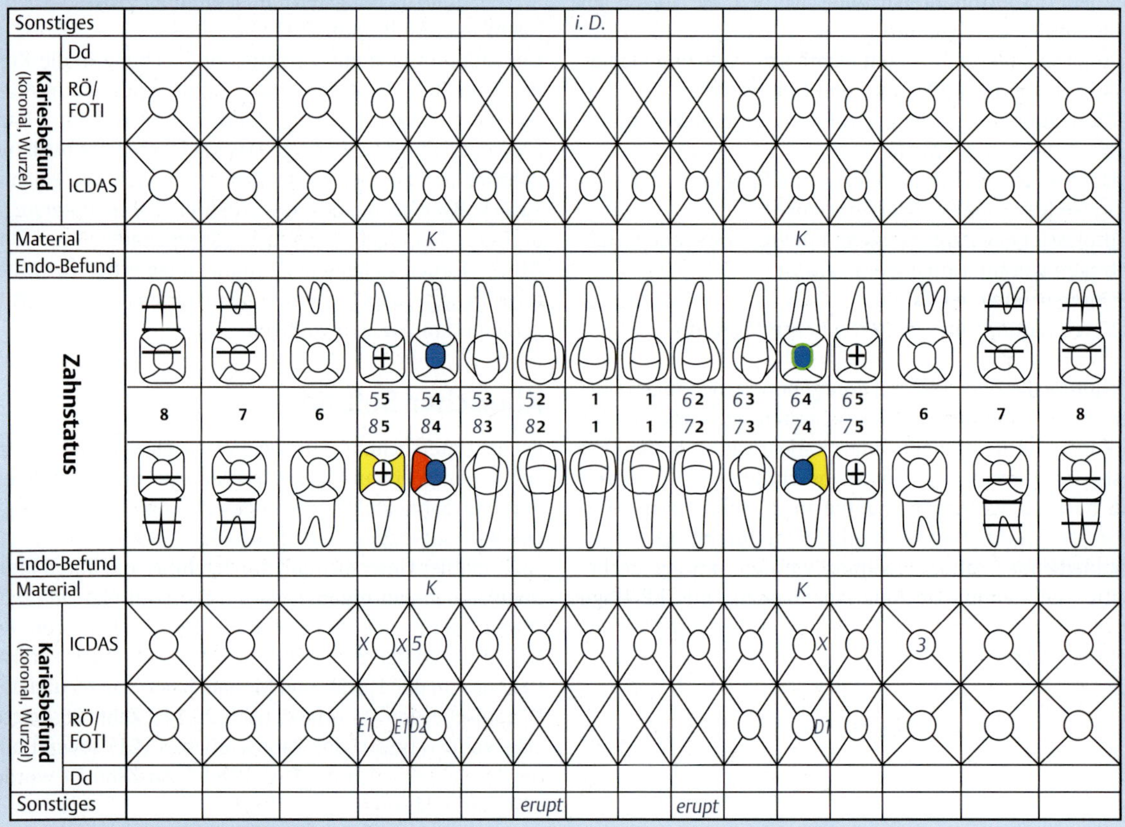

Abb. 26.**15** Zahnstatus.

Im Alter von 4 Jahren wurden beim Kind die Okklusalflächen der ersten Milchmolaren (54, 64, 74, 84) mit Kompositfüllungen versehen. Die zweiten Milchmolaren (55, 65, 75, 85) wurden okklusal mit einem Fissurenversiegler behandelt. Die bleibenden ersten Molaren zeigten keine Anzeichen einer beginnenden kariösen Läsion. Die unteren bleibenden ersten Molaren waren fast vollständig, die oberen erst unvollständig durchgebrochen. Der $d_1$ft-Wert lag bei 5 und der D_1MFT-Wert bei 0 (Abb. 26.**15**).

Kariesrisikobewertung

Die Mutter berichtete von einem mäßigen Verzehr gesüßter Nahrungsmittel (bis zu 3-mal täglich) und einem geringen Verzehr gesüßter Getränke. Auf 56% der Approximal- und Okklusalflächen der durchbrechenden ersten bleibenden Molaren zeigte sich ein Biofilm (Abb. 26.**16**). Die Plaqueansammlung an den approximalen Flächen wurde visuell, ohne Anfärben der Zähne (Approximalraum-Plaque-Index, API) beurteilt. War keine Plaqueablagerung am Eingangsbereich eines Approximalbereichs sichtbar, wurde mit einer Sonde die Anwesenheit/Abwesenheit von Plaque überprüft.

Die Familie verwendete fluoridiertes Wasser und das Kind putzte seine Zähne in der Regel 3-mal täglich mit fluoridhaltiger Zahnpasta. Das Zähneputzen vor dem Zubettgehen wurde gelegentlich von der Mutter unterstützend begleitet. Zahnseide wurde nicht verwendet. Obwohl

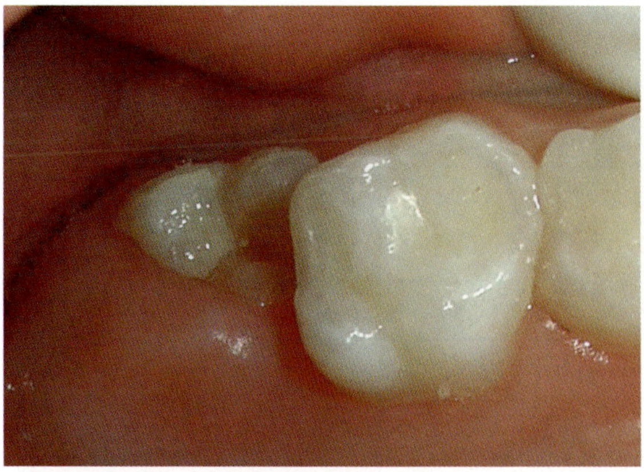

Abb. 26.**16** Durchbrechender bleibender erster Molar im Oberkiefer mit dicker Plaqueschicht.

der Kariesbefall der Patientin relativ hoch war ($d_1$ft = 5), waren andere Risikofaktoren, wie z. B. der Zuckerkonsum, geringer ausgeprägt. Weiterhin verwendete das Mädchen regelmäßig fluoridhaltige Produkte. Es nahm keinerlei Medikamente ein und hatte einen normalen Speichelfluss. Auf Grund des derzeitigen Status wurde die Patientin der geringen bis mittleren Risikogruppe (33%) mit jedoch höherem Kariesrisiko in früheren Jahren zugeordnet.

Diagnose und Behandlungsplan

Das Hauptanliegen im vorliegenden Fall bestand in der Kariesbehandlung mit möglichst weitgehender Vermeidung invasiver Eingriffe, da restaurative Behandlungen das Entstehen von neuer Karies nicht per se verhindern.

Patientenebene

Mundhygiene und Fluoridzufuhr

Die Anweisungen zur Mundhygiene konzentrierten sich auf 2 Aspekte: Verwendung von Zahnseide und Plaquebeseitigung auf den Okklusalflächen der unvollständig durchgebrochenen ersten bleibenden Molaren. Da keine Anzeichen auf beginnende kariöse Läsionen beobachtet werden konnten, wurden die Okklusalflächen der ersten bleibenden Molaren nicht versiegelt. Weiterhin zeigten Mutter und Tochter ihre Bereitschaft zu einer verbesserten Mundhygiene. Täglich 3-mal Zähneputzen sollte beibehalten werden, allerdings mit einem besonderen Fokus auf die Plaquebeseitigung bei einem der 3 Putzvorgänge. Die Mutter wurde aufgefordert, ihr Kind häufiger beim Zähneputzen und insbesondere bei der Verwendung von Zahnseide vor dem Zubettgehen zu unterstützen. Die Verwendung von Zahnseide 1-mal täglich sowie fluoridhaltiger Zahnpasta (1000–1500 ppm F^-) wurde empfohlen. Ein zusätzliches fluoridhaltiges Produkt für die Zahnpflege zu Hause wurde nicht empfohlen. Im Sinne einer professionell durchgeführten non-invasiven Intervention wurde ein neutrales Fluoridgel auf alle Zähne aufgetragen.

MERKE

Die Anweisungen zur Mundhygiene sind an die jeweilige Situation des Patienten anzupassen. Die Mutter sollte auf jeden Fall verstehen, warum zum aktuellen Zeitpunkt das Hauptaugenmerk der Reinigung auf bestimmten Zahnflächen liegt. Wenn der Patient versteht, warum etwas von ihm verlangt wird, erhöht sich die Wahrscheinlichkeit, dass die Anweisungen befolgt werden.

Ernährungsberatung

Der Zusammenhang zwischen Zuckerkonsum und Kariesentstehung wurde dem Kind und der Mutter dargelegt. Besondere Empfehlungen zu Änderungen des Ernährungsverhaltens wurden jedoch nicht ausgesprochen, da dieses nicht das Hauptrisiko für die Patientin darstellte.

PRAXISTIPP

Der Patient sollte für positive Gewohnheiten gelobt werden. Nur im Bedarfsfall sollten Gewohnheitsänderungen angeregt werden.

Zahnebene

Die Therapieentscheidungen für die Zahnflächen sind in nachfolgendem Behandlungsplan zusammengefasst (Tab. 26.**3**).

Die vorhandenen Füllungen an 54, 64, 74 und 84 waren suffizient; ein(e) Reparatur/Ersatz war nicht erforderlich. Auf Grund einer röntgenologisch festgestellten leichten Radioluzenz unter dem Komposit und klinisch sichtbaren verfärbten Rändern (Restauratio insufficiens initialis) wurde für die Füllung an 64 eine „besondere Beobachtung" vorgesehen (Abb. 26.**14**b). Trotz der genannten Mängel wurde die Füllung nicht ersetzt, da keine Anzeichen einer aktiven Läsion an den Füllungsrändern zu beobachten waren und die Patientin nicht über Schmerzen oder andere Beschwerden berichtete.

MERKE

Für das Ersetzen einer Füllung müssen gute Gründe vorliegen, und ein solches Vorgehen muss gut überlegt sein. Bei Milchzähnen ist zu berücksichtigen, wie lange der Zahn noch bis zur Exfoliation im Mund verbleiben wird.

Zahn 84 wies distal eine offensichtliche Kavität mit der Diagnose einer Caries progressiva profunda auf. Ein diamantierter Bohrer wurde für den Zugang zum kariösen Dentin verwendet, das weiche Dentin wurde mit Hand-

Tab. 26.**3** Diagnostik und Behandlungsplan – Übersicht (*85 mesial wurde während der Behandlung von 84 distal diagnostiziert).

Diagnose	Karies	Caries non-progressiva (CNP)		Caries progressiva superficialis (CS)			Caries progressiva media (CM) et profunda (CP)		
	Restauration	Restauratio insufficiens initialis (RII)		Restauratio insufficiens partialis (RIP)			Restauratio insufficiens totalis (RIT)		
	gesund	–		Sanus majoris periculi (SMP)			–		
„Behandlung"		besondere Beobachtung		non-invasiv oder mikro-invasiv/ Reparatur			minimal-invasiv		
		Zahn + Fläche	Diagnose	Zahn + Fläche	Diagnose	Behandlung	Zahn + Fläche	Diagnose	Behandlung
		64 o	RII	74 d	CS	INF ✔	84 od	CP	FK ✔
				85 d	CS	LF + MH ✔	85 m	CM	FK ✔
Legende				LF: lokale Fluoridierung MH: lokale Mundhygieneinstruktion INF: Kariesinfiltration			FK: Kompositfüllung		

instrumenten exkaviert. Nach der Kariesentfernung an 84 konnte an Zahn 85 mesial eine Kavität festgestellt werden (Abb. 26.**17**c). Diese wurde von Hand unter Erhalt der Randleiste exkaviert. Beide Kavitäten wurden mit Komposit gefüllt (Abb. 26.**17**a–f).

MERKE

Eine kavitierte Approximalkaries an einem Zahn mit direktem Kontakt zum benachbarten Zahn kann nur selten arretiert werden und muss restauriert werden.

Auf Bissflügelaufnahmen wurden nichtkavitierte kariöse Läsionen an den Distalflächen von 74 (D1) und 85 (E1) festgestellt (Abb. 26.**14**a, b). Beide Läsionen wurden als

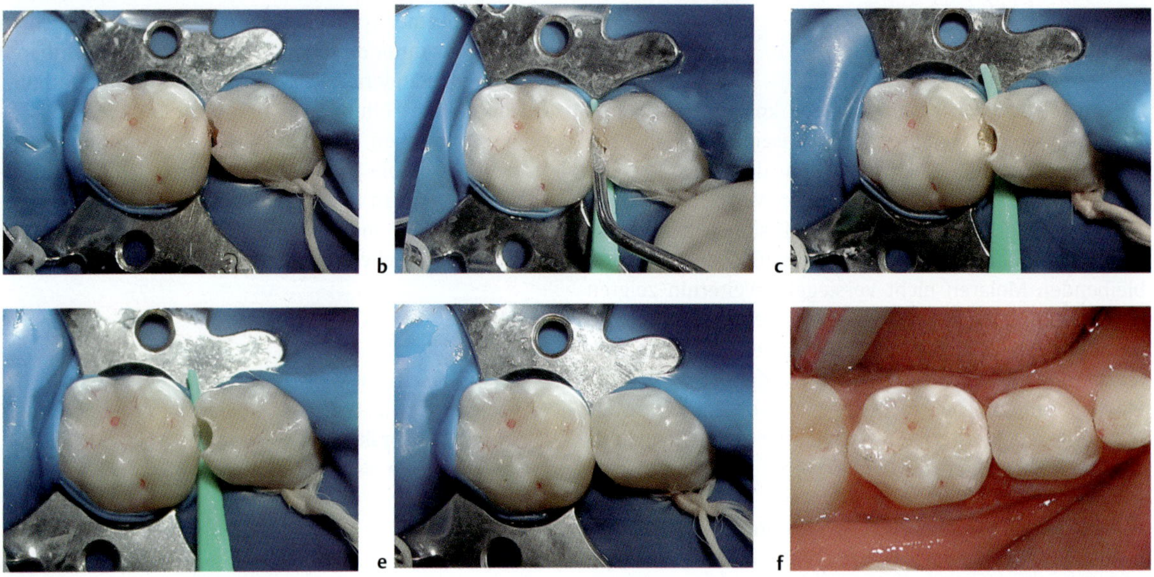

Abb. 26.**17**

a Zähne 85 und 84 nach Anlegen eines Kofferdams.

b Entfernung/Exkavation kariösen Dentins unter Verwendung von Handinstrumenten.

c An der Mesialfläche von 85 wurde eine Schmelzkavitation festgestellt.

d Konservative Präparation mit Erhalt der Randleiste von Zahn 85.

e Fertiggestellte Kompositfüllungen.

f Klinische Ansicht der Kompositfüllungen unmittelbar nach Entfernen des Kofferdams.

Caries progressiva superficialis diagnostiziert, obwohl der klinisch sichtbare Aktivitätsstatus lediglich auf der lokal erhöhten Plaquebesiedelung basierte. Die Therapieentscheidung für die als E1 klassifizierte Approximalläsion bestand aus der lokalen Fluoridapplikation sowie der Anweisung zur täglichen Verwendung von Zahnseide. Neutrales Fluoridgel wurde einmalig aufgetragen. Zur vollständigen Applizierung des Fluoridgels auf die Approximalflächen wurde Zahnseide verwendet. Die D1-Läsion an der Distalfläche von 74 wurde infiltriert. Für die Patientin wurde ein geringes Kariesrisiko in der Zukunft angenommen. Folglich wurde lediglich die sich in das Dentin extendierte Approximalläsion infiltriert.

Nachsorge

9 Monate nach Beendigung der Behandlungsphase wurden Röntgenaufnahmen zur Überwachung der non-invasiv und mikro-invasiv behandelten approximalen kariösen Läsionen angefertigt. Weder klinisch (Abb. 26.**18**a-b) noch röntgenologisch (Abb. 26.**19**a-b) zeigte sich eine Kariesprogression oder Anzeichen neuer kariöser Läsionen. Weitere Empfehlungen zur täglichen Verwendung von Zahnseide wurden gegeben. Für Zahn 16 wurde ein ektopischer Durchbruch festgestellt, deshalb wurde zunächst eine Separation der Zähne versucht. Die Patientin wird weiterhin beobachtet.

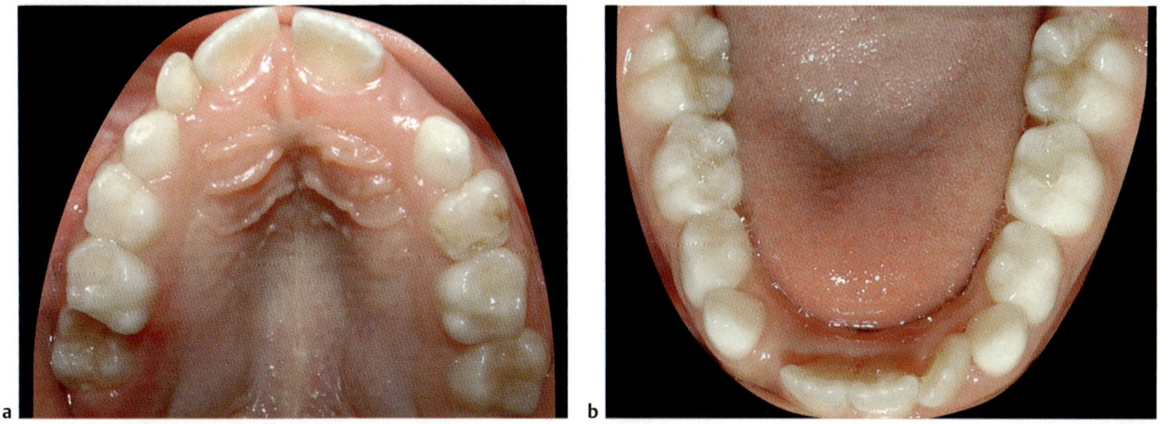

Abb. 26.**18** Klinische Ansicht nach 6 Monaten.
a Oberkiefer.
b Unterkiefer.

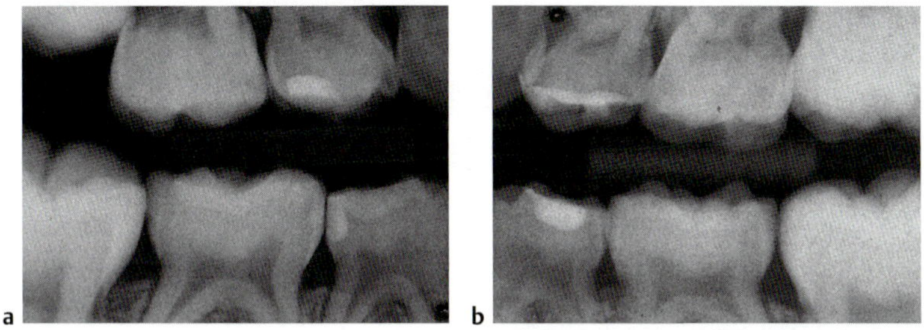

Abb. 26.**19** Bissflügelaufnahmen im Rahmen der Nachsorge nach 9 Monaten. Man kann keine Progression der infiltrierten oder der non-invasiv behandelten kariösen Läsionen erkennen.
a Rechte Seite.
b Linke Seite.

Fall 3: 6-jähriger Junge mit hohem Kariesrisiko

V. Mendes Soviero, S. Coelho Leal

Anamnese

Geschlecht: männlich
Alter: 6 Jahre
Erster Untersuchungstermin: Juni 2010
Letzter Untersuchungstermin: September 2010
Nachsorgetermin: Mai 2011
Der Patient kam in die Kinderzahnklinik zur ersten zahnärztlichen Untersuchung seines Lebens. Sowohl er als auch seine Mutter waren sich bewusst, dass die Milchzähne kavitierte kariöse Läsionen aufwiesen, und wünschten, dass diese behandelt werden. Seiner Mutter zufolge hatte er sich bereits über Zahnschmerzen beklagt, aber empfand aktuell keine Schmerzen. Die Mutter gab an, dass ihr Kind allgemeinmedizinisch gesund sei.

Klinischer Befund

Die Zahnuntersuchung ergab ein Wechselgebiss, bei dem die bleibenden mittleren Schneidezähne im Unterkiefer und ein permanenter erster Molar bereits durchgebrochen waren. Die Mundschleimhaut war gesund, das Zahnfleisch entzündet, aber es waren keine Anzeichen einer Parodontitis erkennbar (Abb. 26.**20**a, b). Große Kavitäten waren an den oberen Milchmolaren leicht zu erkennen.
Die Kariesdetektion und -beurteilung basierte auf einer visuell-taktilen Untersuchung in Verbindung mit Bissflügelaufnahmen (Abb. 26.**21**a, b). Für erheblich kariöse Zähne wurden Röntgenaufnahmen zur Darstellung des periapikalen Bereichs erstellt, um die Therapieentscheidung in Hinsicht auf Pulpabehandlung oder Extraktion zu unterstützen (Abb. 26.**22**a, b).

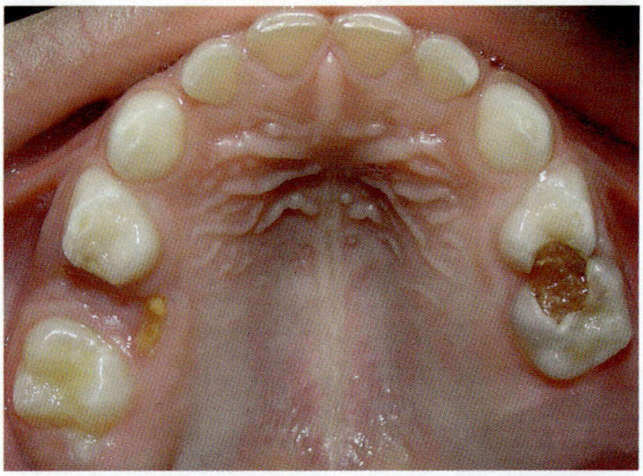
a

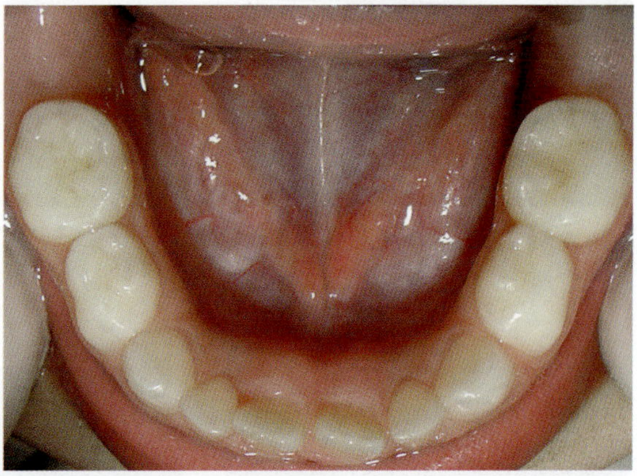
b

Abb. 26.**20** Klinisches Bild beim ersten Untersuchungstermin.
a Im Oberkiefer sieht man mehrere kariös zerstörte Zähne (55, 64, 65).
b Im Unterkiefer sind keinerlei kariöse Läsionen offensichtlich erkennbar.

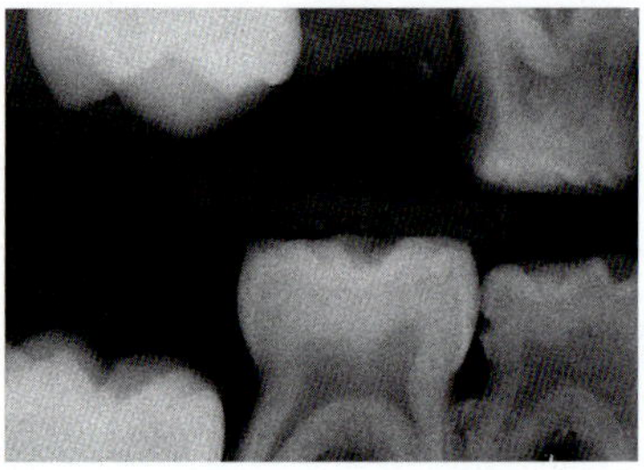
a

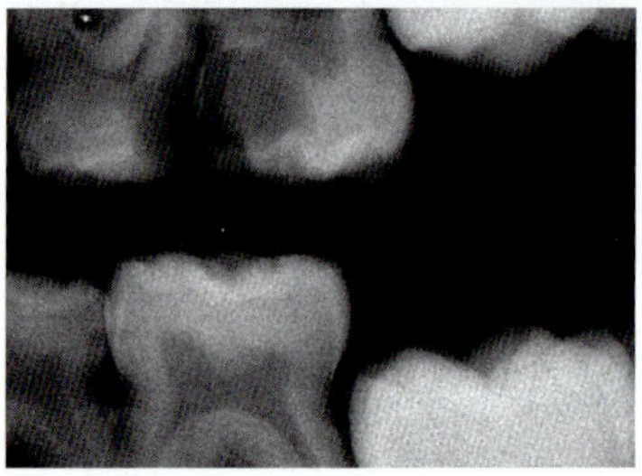
b

Abb. 26.**21** Bissflügelaufnahmen zu Beginn der Behandlung.
a Rechte Seite: D3-Läsion an Zahn 54 distal, E2-Läsion an 85 mesial, D1-Läsion an 84 distal.
b Linke Seite: D3-Läsionen an 64 distal und 65 mesial, E2-Läsion an 75 mesial, D1-Läsion an 74 distal.

MERKE

Die Zähne müssen vor der Kariesbeurteilung gereinigt werden, da anderenfalls initiale kariöse Läsionen nicht erkannt werden können. Hierbei spielt es keine Rolle, ob der dentale Biofilm mit einem rotierenden Instrument oder einer Zahnbürste entfernt wird. Wenn eine Zahnbürste verwendet wird, können dem Patienten und den Eltern bei der Entfernung der Plaque gleichzeitig auch Empfehlungen zur Mundhygiene gegeben werden. Es kann gezeigt werden, dass eine Zahnbürste genauso wirksam sein kann wie das „professionelle rotierende Instrument".

Sämtliche Milchmolaren wiesen aktive kariöse Läsionen mit unterschiedlichen Schweregraden auf. An den oberen Milchmolaren waren umfangreiche kavitierte kariöse Läsionen (ICDAS 6) deutlich sichtbar (Abb. 26.**20**a). Zahn 55 war am schwersten betroffen, da nur die Wurzeln im Mund verblieben waren. Bei den unteren Milchmolaren ließen sich röntgenologisch approximale kariöse Läsionen detektieren (Abb. 26.**21**a, b). Eine aktive nichtkavitierte kariöse Läsion (ICDAS 1) wurde an der Okklusalfläche des oberen bleibenden ersten Molars diagnostiziert (Abb. 26.**29**a). Nur die Frontzähne wiesen keine kariösen Läsionen auf. Der $d_1$ft-Wert lag bei 8 und der D_1MFT-Wert bei 1. Genauere Informationen zu den einzelnen Zahnflächen können dem Zahnstatus entnommen werden (Abb. 26.**23**).

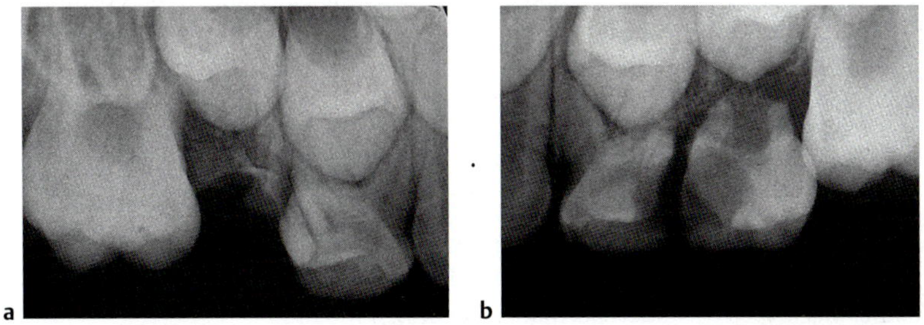

Abb. 26.**22** Periapikale Röntgenaufnahmen der oberen rechten (**a**) und linken (**b**) Molaren.

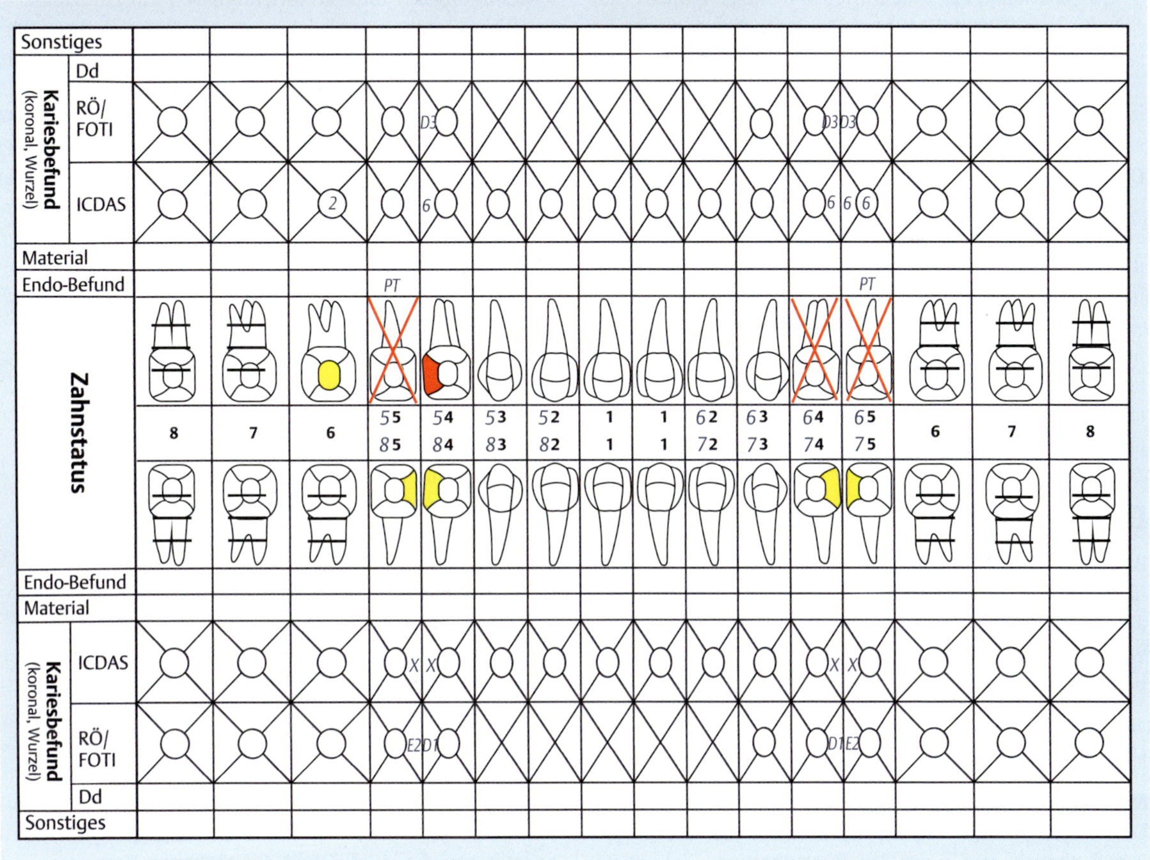

Abb. 26.**23** Zahnstatus.

Kariesrisikobewertung

In Bezug auf die Ernährungsgewohnheiten berichtete die Mutter über einen starken und regelmäßigen Verzehr gesüßter Nahrungsmittel und Getränke 4- bis 5-mal täglich. Befragt nach der Häufigkeit des Konsums von Trinkwasser gab die Mutter an, dass das Kind fast nie Wasser trinkt, sondern gesüßte Getränke wie Saft, Tee oder Limonade. Die Familie hatte Zugang zu fluoridiertem Trinkwasser, und das Kind putzte sich die Zähne in der Regel 2-mal täglich mit fluoridhaltiger Zahnpasta. Zahnseide wurde noch nie angewendet und das Zähneputzen wurde nicht durch einen Erwachsenen beaufsichtigt. Ein sichtbarer dentaler Biofilm war auf 53% der Approximalflächen vorhanden, insbesondere auf denen mit einem Nachbarzahn und einem intakten Kontaktpunkt. Die Plaque wurde visuell ohne Färbelösung untersucht. Wenn die Plaque am Eingang des Approximalbereichs nicht sichtbar war, wurde die Anwesenheit approximaler Plaque mit Hilfe einer Sonde überprüft. Die Okklusalfläche des permanenten ersten Molars war mit einem dicken Biofilm überzogen.

MERKE

Obwohl Färbelösungen nützlich sein können, um dem Patienten die dentale Plaque zu zeigen, lässt sich dicke Plaque problemlos auch ohne Färbung sichtbar machen. Die Ausbildung eines dicken/reifen dentalen Biofilms sollte vom Patienten verhindert werden. Wenn nur ein dünner Biofilm erkennbar ist, bedeutet dies, dass der Patient die Plaqueentfernung akzeptabel beherrscht.

Die hohe Karieserfahrung ($d_1ft + D_1MFT = 9$), die kariogenen Ernährungsgewohnheiten und das Vorhandensein einer beträchtlichen Menge sichtbaren Biofilms waren im vorliegenden Fall relevante Risikofaktoren. Allerdings hatte der Patient regelmäßigen Zugang zu Fluoridquellen (fluoridiertes Trinkwasser und fluoridhaltige Zahnpasta), nahm keine Medikamente und hatte einen normalen Speichelfluss. Im Ergebnis wurde er als Patient mit mittlerem Kariesrisiko (53%) eingestuft, war aber in früheren Jahren wahrscheinlich einem höheren Risiko ausgesetzt.

Diagnose und Behandlungsplan

Basierend auf dem minimalintervenierenden Behandlungskonzept konzentrierte sich der Behandlungsplan auf die Verhinderung und die Arretierung der Karies, wobei so viel Zahnhartgewebe wie möglich erhalten bleiben sollte.

Patientenebene

Mundhygiene und Fluoridversorgung

Den Eltern wurde empfohlen, ihrem Sohn die Zähne 2-mal täglich mit normaler fluoridhaltiger Zahnpasta (1000–1500 ppm F^-) zu putzen und 1-mal täglich Zahnseide zu benutzen. Da das Kind Zugang zu fluoridiertem Trinkwasser hatte, wurde kein weiteres fluoridhaltiges Produkt empfohlen. Wegen der aktiven kariösen Läsionen des Patienten wurde die Anwendung eines Fluoridgels 1-mal pro Woche nahe gelegt. Die Mutter wurde darum gebeten, dem Kind mindestens 1-mal am Tag beim Zähneputzen zu helfen, um eine ordnungsgemäße Plaqueentfernung sicherzustellen, wobei betont wurde, dass die Qualität der Reinigung wichtiger als ihre Häufigkeit ist.

PRAXISTIPP

Anstatt zu erklären, dass die Eltern die Zähne ihres Kindes vor dem Zubettgehen putzen sollen, lassen Sie die Eltern entscheiden, welcher Zeitpunkt am Tag für sie am günstigsten hierfür ist. Erklären Sie, wie wichtig es ist, den dentalen Biofilm einmal am Tag zu desorganisieren, und dass ein Kind Hilfe benötigt, um dies richtig ausführen zu können. Die Wahrscheinlichkeit einer guten Compliance steigt, wenn die Entscheidungen gemeinsam mit den Eltern getroffen werden.

Die Anweisungen zur Mundhygiene konzentrierten sich auf 2 Hauptaspekte:

- Plaquekontrolle der Okklusalfläche des durchbrechenden permanenten ersten Molars
- Reinigung der unteren Milchmolaren mit Zahnseide

Der Mutter wurde gezeigt, wie der permanente erste Molar besser zu erreichen ist, wenn die Zahnbürste quer zum Zahn positioniert wird. Beim ersten Termin verfügte das Kind nur über einen permanenten ersten Molar, aber am Ende der ersten Behandlungsphase war ein weiterer teilweise durchgebrochen. Die Mutter wurde angewiesen, zuerst die permanenten Molaren und danach die anderen Zähne zu putzen.

PRAXISTIPP

Geben Sie klare Anweisungen zur Mundhygiene und teilen Sie mit, was im jeweiligen Fall Priorität hat. Man weist die Patienten bzw. die Eltern oftmals zu allgemein darauf hin, dass die Zahnreinigung verbessert werden sollte. Seien Sie konkret. Konzentrieren Sie sich bei Ihrer Erklärung auf die wichtigsten Anforderungen. Empfehlen Sie, die Zahnreinigung an den Zahnflächen zu beginnen, die dem höchsten Risiko einer Entwicklung oder Progression von Karies ausgesetzt sind. Im vorliegenden Fall demnach die Okklusalflächen teilweise durchgebrochener permanenter erster Molaren oder Zahnflächen mit initialen kariösen Läsionen.

Die approximalen kariösen Läsionen der unteren Milchmolaren wurden der Mutter auf den Röntgenaufnahmen gezeigt, um die Wichtigkeit der täglichen Reinigung mit Zahnseide hervorzuheben. Es wurde angemerkt, dass die umfangreichen Zerstörungen der Zähne im Oberkiefer sehr wahrscheinlich als approximale Läsionen begonnen hatten und dass die Reinigung mit Zahnseide dabei helfen würde, das Fortschreiten der nichtkavitierten approximalen Läsionen der Zähne im Unterkiefer zu vermeiden.

PRAXISTIPP

Zeigen Sie dem Patienten und den Eltern die Zahnflächen mit dickem Biofilm. Führen Sie den Unterschied zwischen einer sauberen und einer verschmutzten Zahnoberfläche vor. Fordern Sie den Patienten dazu auf, mit seiner Zunge die Glätte einer sauberen Oberfläche im Vergleich zur Rauheit einer verschmutzten Oberfläche zu erfühlen. Dies sind einfache und praktische Möglichkeiten, mit Hilfe derer der Patient zu Hause die Qualität seiner Zahnreinigung überprüfen kann.

Ernährungsberatung

Der Mutter wurde die Auswirkung häufigen Zuckerverzehrs auf das kariogene Potenzial des dentalen Biofilms erläutert.

PRAXISTIPP

Erklären Sie den Zusammenhang zwischen Zucker und dentalem Biofilm mit einfachen und klaren Worten. Den Patienten wird häufig empfohlen, weniger Zucker zu essen, da dieser Karies verursacht. Dieser Zusammenhang wird hierdurch aber oftmals nicht eindeutig erklärt. Ermuntern Sie den Patienten dazu, an seinen eigenen Zähnen festzustellen, um wie viel dicker die dentale Plaque nach einem Tag mit reichlichem Zuckerkonsum im Vergleich mit einem anderen Tag ist, an dem deutlich weniger Zucker konsumiert wurde.

Der Patient wurde angewiesen, den Verzehr gesüßter Nahrungsmittel und Getränke insbesondere während der Werktage zu reduzieren. Es wurde betont, dass Wasser zur Löschung von Durst grundsätzlich gegenüber gesüßten Getränken zu bevorzugen ist.

PRAXISTIPP

Schlagen Sie Abkommen zwischen Eltern und Kind vor, wie z. B. „immer ein Glas Wasser vor jedem anderen Getränk".

Zahnebene

Die Diagnosen und Therapieentscheidungen werden in Tab. 26.**4** zusammengefasst. Zur Beseitigung von Stagnationsbereichen der Plaque wurden die Kavität auf der Distalfläche von Zahn 54 temporär mit Glasionomer-Zement gefüllt und Extraktionen zu Behandlungsbeginn vorgenommen.

Wegen Caries progressiva profunda wurden die Zähne 55, 65 und 64 extrahiert (Abb. 26.**24**a–f). Bei Zahn 55 waren nur noch die Wurzeln vorhanden, und die Zähne 65 und 64 wiesen erheblichen Kariesbefall mit fortgeschrittener Wurzelresorption auf, so dass eine Wurzelkanalbehandlung kontraindiziert war. Auf Grund der fortgeschrittenen koronalen Zerstörung von Zahn 55 wanderte Zahn 16 nach mesial auf, was zu einem Platzverlust im Zahnbogen führte. Da vor der Eingliederung eines Platzhalters zunächst Platz zurückgewonnen werden musste, wurde der Patient nach Abschluss der Behandlung an die kieferorthopädische Klinik weiterverwiesen.

Röntgenologisch wurden im linken Unterkiefer nichtkavitierte kariöse Läsionen an der Distalfläche von Zahn 74 und der Mesialfläche von Zahn 75 detektiert, die als D1 bzw. E2 beurteilt wurden (Abb. 26.**21**b). Diese Läsionen wurden als fortschreitend bewertet, obwohl die Aktivität nur durch den lokalen Plaquewert bestätigt werden konnte (kein Zahnfleischbluten, andere Bewertungsmethoden nicht durchführbar). Gleichwohl wurden beide kariöse Läsionen auf Grund des allgemein hohen Kariesrisikos durch Infiltration behandelt (Abb. 26.**25**a–l).

Die kariöse Läsion an der Distalfläche von Zahn 84 war an der unteren rechten Seite kavitiert (klar erkennbar auf der Bissflügelaufnahme) und als aktiv eingestuft worden (Caries progressiva media). Die Mesialfläche von Zahn 85 wies eine kariöse Läsion auf, die röntgenologisch als E2 eingestuft wurde (Abb. 26.**21**a). Bei Zahn 84 erfolgte der Zugang zur Karies über eine vertikale Slotpräparation, und die entstandene Kavität wurde mit Komposit gefüllt (Abb. 26.**26**a–i). Während der invasiven Behandlung wurden Kavitations- und Aktivitätsstatus von Zahn 85 mesial gründlich untersucht (Abb. 26.**26**b). Die Läsion wurde als Caries progressiva superficialis diagnostiziert, von der nicht anzunehmen war, dass ihr Fortschreiten ausschließlich durch non-invasive Maßnahmen zu verhindern gewesen wäre. Deshalb wurde sie infiltriert (Abb. 26.**26**c–e).

Wenn approximale kariöse Läsionen bis in das Dentin extendiert sind, ist ein weiteres Fortschreiten der Läsion wahrscheinlich. Diese Tatsache unterstützt die Entscheidung zur Infiltration der approximalen kariösen Läsion der Distalfläche von Zahn 74, die röntgenologisch als D1 eingestuft wurden. Die approximalen Läsionen von sowohl 75 als auch 85 mesial wurden als E2 eingestuft. Die Entscheidung zur Infiltration dieser Läsionen wurde auf Grund der Tatsache getroffen, dass der Patient fortgeschrittene kariöse Läsionen an zahlreichen anderen Approximalflächen aufwies und bei der Kariesrisikobestimmung relevante Risikofaktoren für eine Kariesprogression erkannt wurden.

Tab. 26.**4** Diagnostik und Behandlungsplan – Übersicht.

Diagnose	**Karies**	**Caries non-progressiva (CNP)**		**Caries progressiva superficialis (CS)**			**Caries progressiva media (CM) et profunda (CP)**		
	Restauration	Restauratio insufficiens initialis (RII)		Restauratio insufficiens partialis (RIP)			Restauratio insufficiens totalis (RIT)		
	gesund	–		Sanus majoris periculi (SMP)			–		
„Behandlung“		besondere Beobachtung		non-invasiv oder mikro-invasiv/ Reparatur			minimal-invasiv		
		Zahn + Fläche	Diagnose	Zahn + Fläche	Diagnose	Behandlung	Zahn + Fläche	Diagnose	Behandlung
				16 o	CS	FV ✔	55	CP	EX ✔
				75 m	CS	INF ✔	54 od	CP	FK ✔
				74 d	CS	INF ✔	64	CP	EX ✔
				85 m	CS	INF ✔	65	CP	EX ✔
				26 o*	SMP	QP ✔	84 od	CM	FK ✔
Legende				FV: Fissurenversiegelung INF: Kariesinfiltration QP: Quer Putzen			FK: Kompositfüllung EX: Extraktion		

*Die Diagnose für 26 wurde erst im Laufe der Behandlung gestellt

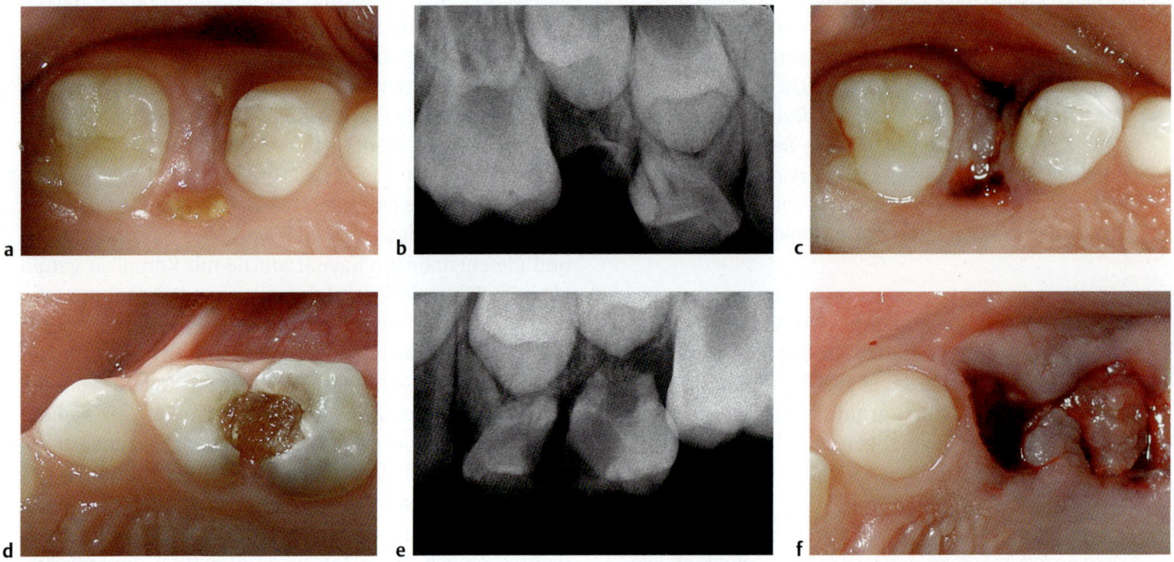

Abb. 26.**24**
a Zahn 55 ist erheblich kariös zerstört.
b Die periapikale Röntgenaufnahme zeigt nur noch eine Wurzel von Zahn 55.
c Klinisches Bild direkt nach der Extraktion von Zahn 55.
d Zähne 65 und 64 mit erheblicher Karies.
e Periapikale Röntgenaufnahme zeigt tiefe Karies an den Zähnen 65 und 64 sowie eine pathologische Resorption von Zahn 65.
f Klinisches Bild direkt nach Extraktion von 65 und 64.

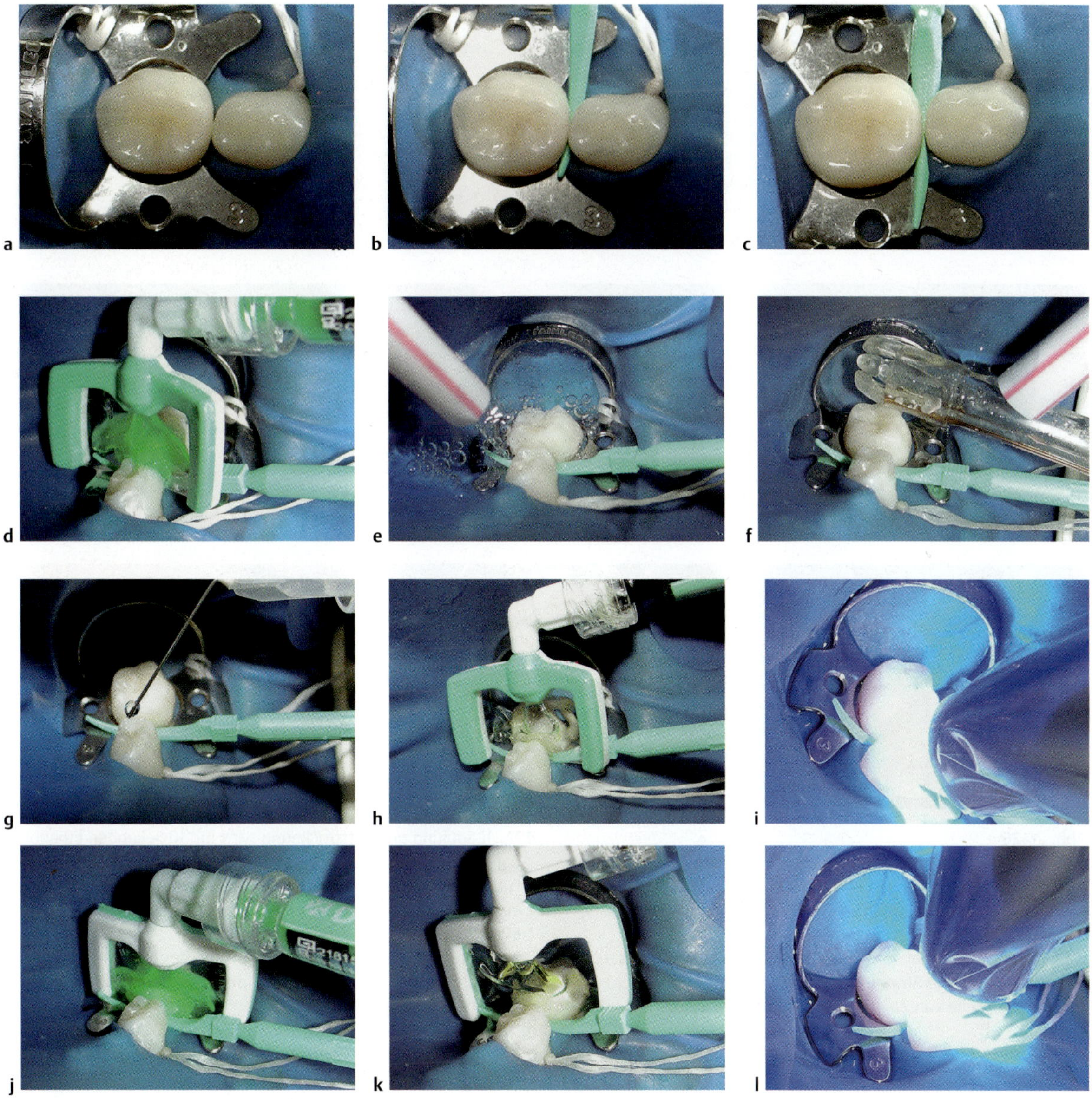

Abb. 26.**25** Kariesinfiltration 74 (Icon, DMG)

a Zähne 75 und 74 nach Anlegen des Kofferdams.

b Der Keil für die mechanische Zahnseparation wurde eingeführt.

c Nach 30–60 Sekunden steht ausreichend Platz zwischen den Zähnen zur Verfügung.

d Die an der Applikationsspritze angebrachte Folie wird platziert und die Distalfläche von Zahn 74 wird für 120 Sekunden mit HCl geätzt.

e 30 Sekunden Spülung.

f 30 Sekunden Lufttrocknung.

g 30 Sekunden Ethanol-Applikation.

h Nachfolgend Lufttrocknung; eine neue Folie, die an der Applikationsspritze mit dem Infiltrant befestigt ist, wird zwischen der Zahnoberfläche und dem Keil platziert und der Infiltrant wird appliziert.

i Nach 3 Minuten muss alles überschüssige Material mit Zahnseide entfernt werden, bevor eine Lichthärtung für 60 Sekunden erfolgt.

j Der Infiltrant wurde erneut 1 Minute appliziert und 60 Sekunden lichtgehärtet, bevor alle Schritte für die Mesialfläche von Zahn 75 wiederholt wurden: Ätzen.

k Anschließend Spülung, Lufttrocknung und Ethanol-Applikation sowie Infiltrant-Applikation.

l Lichthärtung für 60 Sekunden, erneute Infiltrant-Applikation für 1 Minute und abschließende Lichthärtung.

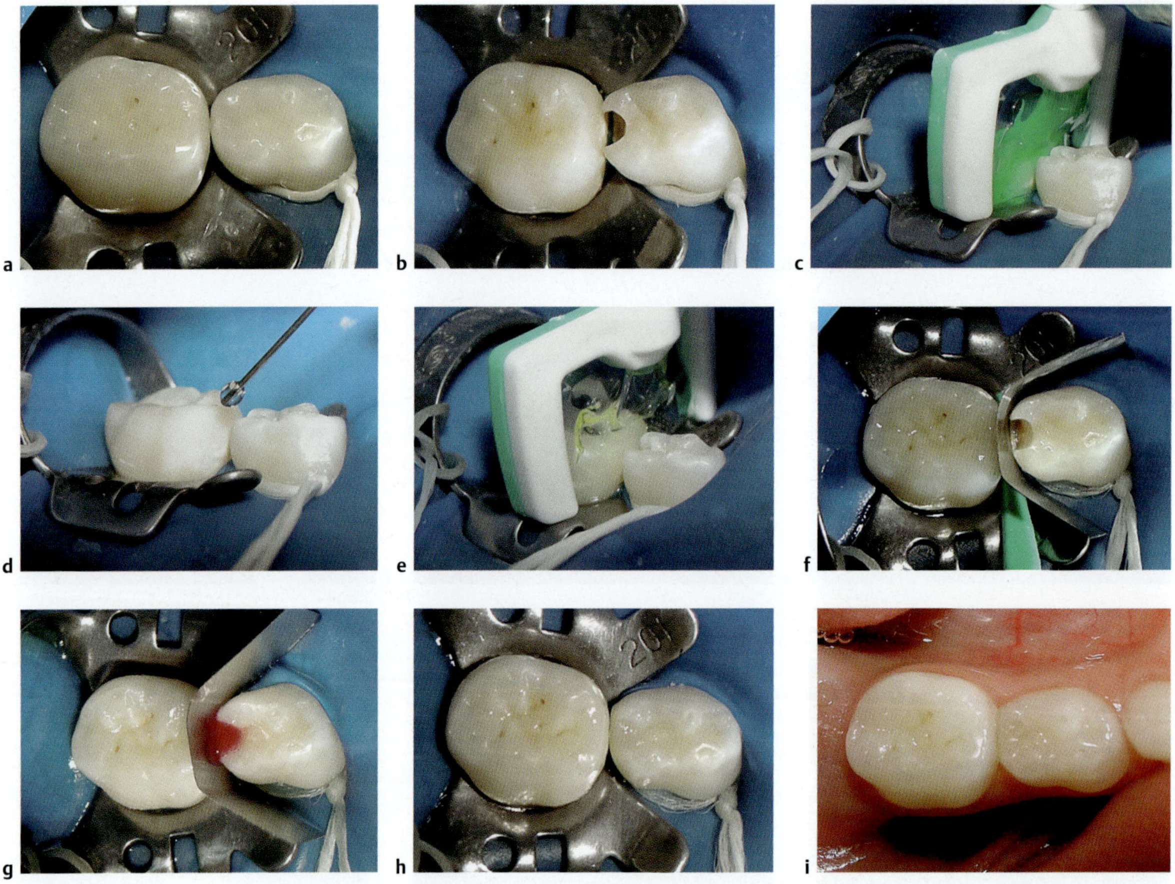

Abb. 26.**26**

a Die Zähne 85 und 84 nach Anlegen des Kofferdams.

b Nach der Kariesentfernung an der Distalfläche von Zahn 84 wurde das Fehlen einer Kavitation an der Mesialfläche von Zahn 85 bestätigt.

c Die an der Applikationsspritze angebrachte Folie wird platziert (in diesem Fall war die Anwendung eines Keils nicht erforderlich) und die Mesialfläche von Zahn 85 wird für 120 Sekunden mit HCl geätzt.

d Nach Spülung und Lufttrocknung wird für 30 Sekunden Ethanol appliziert.

e Nach der Lufttrocknung wird der Infiltrant unter Verwendung einer neuen Folie für 3 Minuten appliziert. Nach Lichthärtung für 60 Sekunden erneute Applikation für 1 Minute und abschließende Lichthärtung des Infiltranten.

f Am Nachbarzahn sieht man ein Teilmatrizenband in situ, welches mit einem Keilchen adaptiert wird.

g Die Kavität an Zahn 84 wird mit H_3PO_4 geätzt.

h Abgeschlossene Kompositrestauration.

i Klinische Ansicht nach 1 Monat.

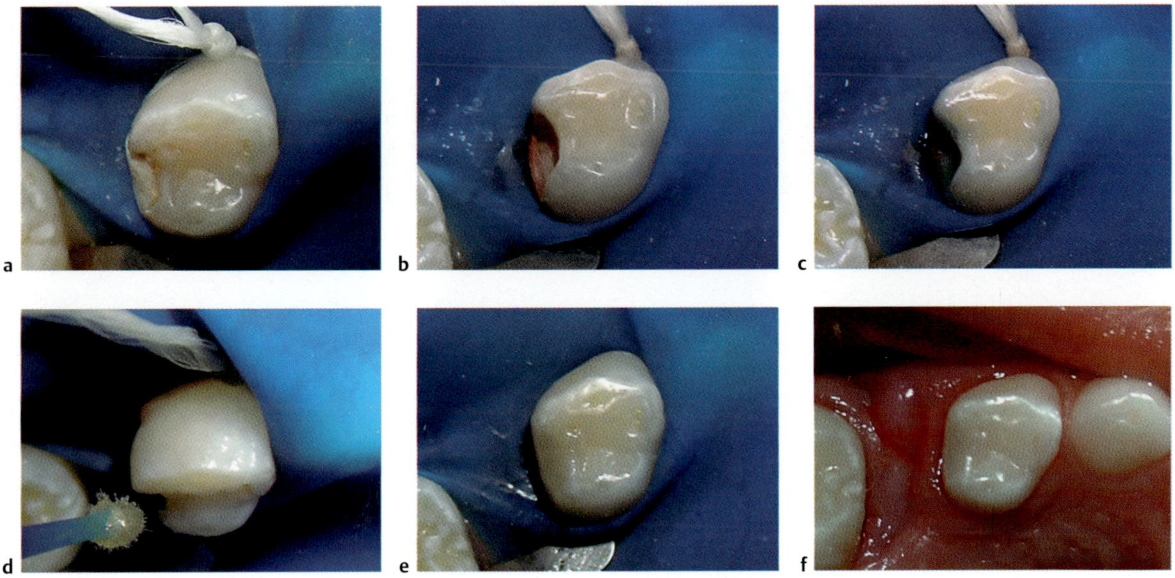

Abb. 26.**27**
a Zahn 54 nach Anlegen des Kofferdams.
b Die provisorische Füllung wurde mit rotierenden Diamanten entfernt und das kariöse Dentin mit Handinstrumenten exkaviert.
c Säureätzung mit H_3PO_4.
d Auftragen des Adhäsivs.
e Abgeschlossene Kompositrestauration.
f Klinische Ansicht direkt nach Entfernung des Kofferdams.

Bei Zahn 54 wurde die provisorische Glasionomerfüllung mit einem rotierenden Diamanten entfernt und die Kariesexkavation im Dentin erfolgte manuell (Abb. 26.**27**a–f). Während derselben Sitzung wurde ein Fissurenversiegler auf die Okklusalfläche von Zahn 16 aufgetragen (Abb. 26.**28**a–d), die eine aktive nichtkavitierte kariöse Läsion aufwies, die als ICDAS 1 eingestuft wurde (deutlicher sichtbar in der distalen Fissur). Die Entscheidung für die Versiegelung dieser Okklusalfläche basierte nicht nur auf dem Vorliegen allgemeiner Risikofaktoren für eine Kariesprogression, sondern auch auf der Tatsache, dass die Oberfläche beständig mit dentalem Biofilm bedeckt war. Da der untere permanente erste Molar noch nicht durchgebrochen war, unterlag die Okklusalfläche des Antagonisten nicht der mastikatorischen Selbstreinigung und blieb deshalb über einen längeren Zeitraum anfällig für die Etablierung von Plaque. Auf Grund der in der Vergangenheit niedrigen Compliance in Bezug auf das Zähneputzen wurde die Fissur versiegelt, anstatt für sie nur Querputzen und/oder Fluoridierung zu empfehlen.

Klinischer Befund nach Abschluss der Behandlung

Nachsorge

10 Monate nach Abschluss der Behandlung konnten keine neu entstandenen kariösen Läsionen festgestellt werden. Die Empfehlungen zur Mundhygiene wurden bekräftigt, wobei die Wichtigkeit der Reinigung der Okklusalflächen der teilweise durchgebrochenen permanenten ersten Molaren betont wurde. Im Rahmen der Nachsorgeuntersuchung nach 10 Monaten wurden Röntgenaufnahmen zur Kontrolle der infiltrierten approximalen Läsionen erstellt. Es war keine Kariesprogression zu erkennen (Abb. 26.**30**a, b). Im Hinblick auf den Platzverlust im Oberkiefer wird der Patient in der kieferorthopädischen Klinik weiter beobachtet. Der Kieferorthopäde wartet darauf, dass die oberen permanenten Molaren durchbrechen, bevor er eine kieferorthopädische Apparatur eingliedert.

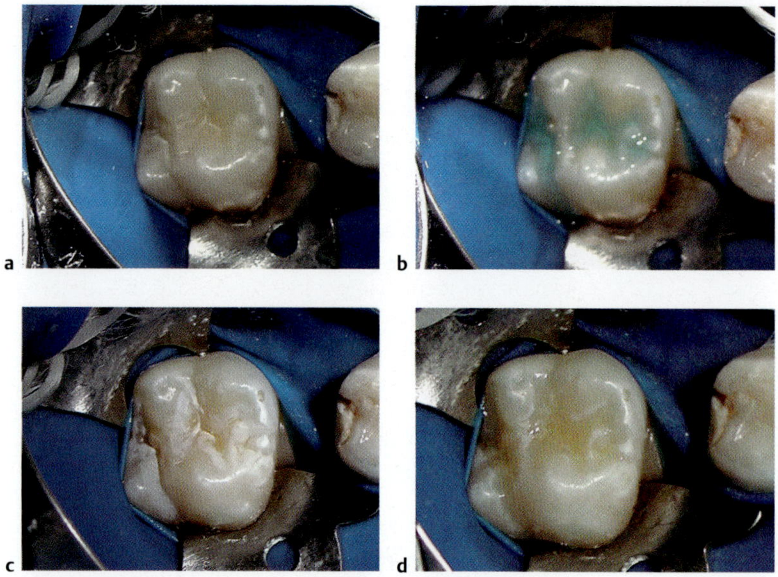

Abb. 26.**28** Fissurenversiegelung 16
a Zahn 16 nach Anlegen des Kofferdams, die aktive kariöse Läsion (ICDAS 1) ist in der distalen Fissur deutlicher sichtbar.
b Säureätzung mit H_3PO_4.
c Das kreidigweiße Ätzmuster ist deutlich zu sehen.
d Lichthärtender ungefüllter Fissurenversiegler in situ.

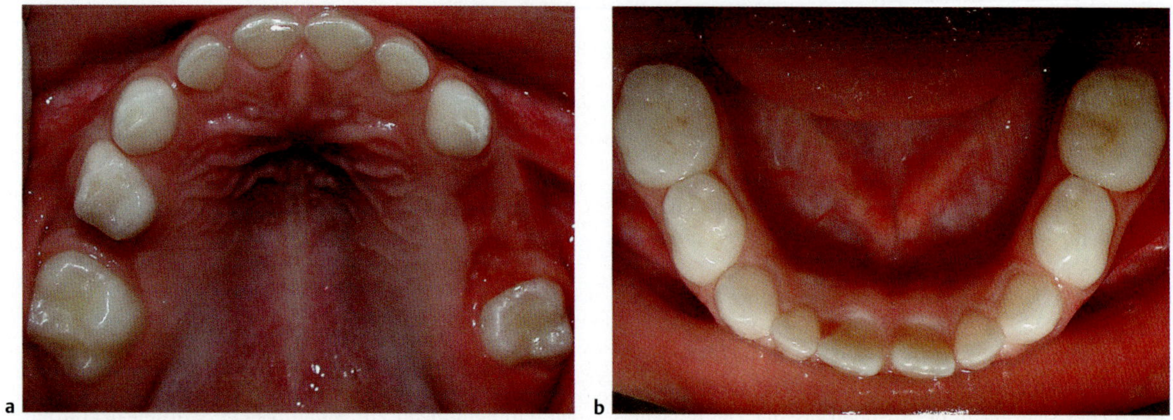

Abb. 26.**29** Klinisches Bild nach Abschluss der Behandlung.
a Oberkiefer. Die Lücke zwischen 16 und 54 hat sich durch Mesialwanderung des Zahnes 16 verkleinert. Zahn 26 ist im Durchbruch.
b Unterkiefer. Es sind keinerlei kariöse Läsionen ersichtlich, die bleibenden 1. Molaren sind noch nicht durchgebrochen.

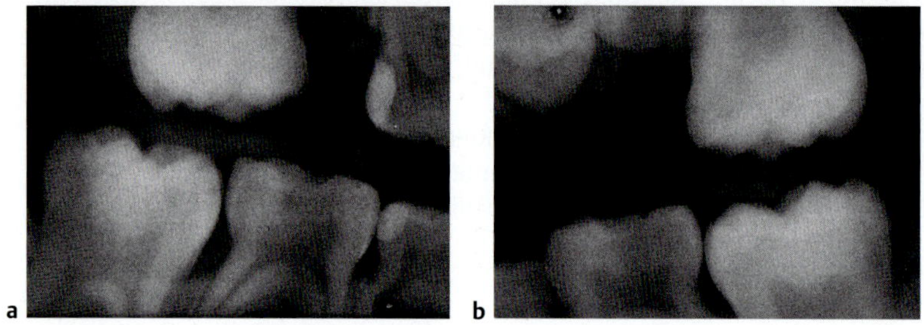

Abb. 26.**30** Nach 10 Monaten zeigten Röntgenaufnahmen im Rahmen der Nachsorgeuntersuchung keine Progression der infiltrierten approximalen Läsionen.
a Zahn 85 mesial – E2-Läsion.
b Zahn 75 mesial – E2-Läsion.
Zahn 74 distal – D1-Läsion.

Fall 4: 6-jähriges Mädchen mit sehr hohem Kariesrisiko

V. Mendes Soviero, S. Coelho Leal

Anamnese

Geschlecht: weiblich
Alter: 6 Jahre
Erster Untersuchungstermin: September 2010
Letzter Untersuchungstermin: Dezember 2010
Nachsorgetermin: Juni 2011

Die Patientin kam in die Kinderzahnklinik und klagte über Zahnschmerzen. Sie war zum ersten Mal in zahnärztlicher Behandlung. Bei der Anamnese berichtete die Mutter, dass das Kind unter Komplikationen im Zusammenhang mit einer gastroösophagealen Refluxkrankheit (Gastroesophageal Reflux Disease, GERD) litt, vornehmlich chronische Atemwegserkrankungen und mangelnder Gewichtszunahme. Ranitidin und Omeprazol wurden oral verabreicht, um die Symptome der GERD zu lindern. Im vergangenen Jahr wurden ihr wegen wiederholter Atemwegsinfektionen 3-mal Antibiotika verschrieben.

Klinischer Befund

Die Zahnuntersuchung ergab ein beginnendes Wechselgebiss mit durchgebrochenen permanenten ersten Molaren und gesundem Weichgewebe. Umfangreiche kariöse Läsionen waren deutlich sichtbar (Abb. 26.**31**a–f).

Die Kariesdetektion und -beurteilung basierte auf einer visuell-taktilen Untersuchung in Verbindung mit Bissflügelaufnahmen (Abb. 26.**32**a, b). Für die Zähne mit ausgedehnten Kavitäten wurden Röntgenaufnahmen zur Darstellung des periapikalen Bereichs erstellt, um die Therapieentscheidung in Hinsicht auf Pulpa/Wurzelkanalbehandlung oder Extraktion zu unterstützen (Abb. 26.**33**a–c). Aktive kariöse Läsionen verschiedener Stadien wurden sowohl an den Milchzähnen als auch an den bleibenden Zähnen festgestellt. Nur die unteren Milchschneidezähne wiesen keine kariösen Läsionen auf. Die unteren Molaren und die oberen Schneidezähne wiesen deutliche Kavitäten auf, die klinisch als ICDAS 5 bzw. 6 eingestuft wurden (Abb. 26.**31**a, Abb. 26.**31**e, f). Die Okklusalflächen der Zähne 54 und 65 wiesen ebenfalls kavitierte Läsionen auf, die als ICDAS 5 eingestuft wurden (Abb. 26.**31**c, d).

Die Mesialfläche von Zahn 55 und die Distalfläche von Zahn 54 wurden als ICDAS 4 eingestuft, was radiologisch jeweils als D2-kariöse Läsion bestätigt wurde (Abb. 26.**31**c, Abb. 26.**32**a). Weniger tiefe approximale kariöse Läsionen ließen sich röntgenologisch bei den Milchzähnen erkennen (Abb. 26.**32**a, b). Durch Zahnseparation wurde das Vorhandensein oder Fehlen einer Kavitation klinisch bestätigt. Als ICDAS 1 wurden die Okklusalfläche von Zahn 36 und die Okklusalfläche sowie die Bukkalfläche von Zahn 46 eingestuft (Abb. 26.**37**b und f).

Der $d_1$ft-Wert lag bei 16 und der D_1MFT-Wert bei 2. Genauere Informationen zu den einzelnen Zahnflächen können dem Zahnstatus entnommen werden (Abb. 26.**34**).

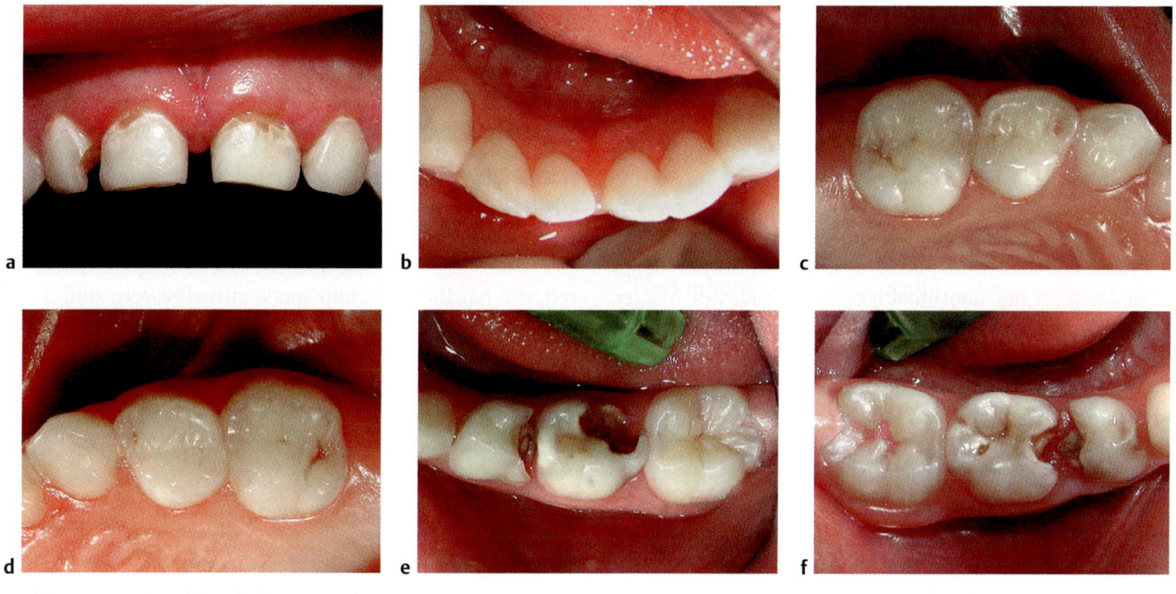

Abb. 26.**31** Klinisches Bild der oberen Schneidezähne (**a**), der unteren Schneidezähne (**b**), der oberen rechten Molaren (**c**), der oberen linken Molaren (**d**), der unteren rechten Molaren (**e**) und der unteren linken Molaren (**f**) beim ersten Untersuchungstermin.

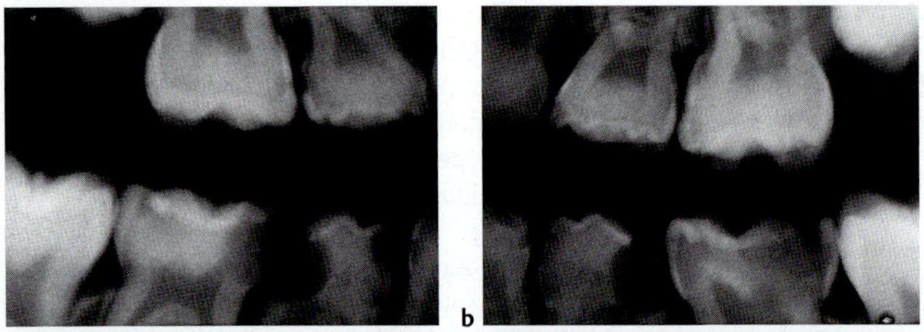

Abb. 26.**32** Bissflügelaufnahmen zu Beginn der Behandlung (Details siehe 26.20).
a Rechte Seite.
b Linke Seite.

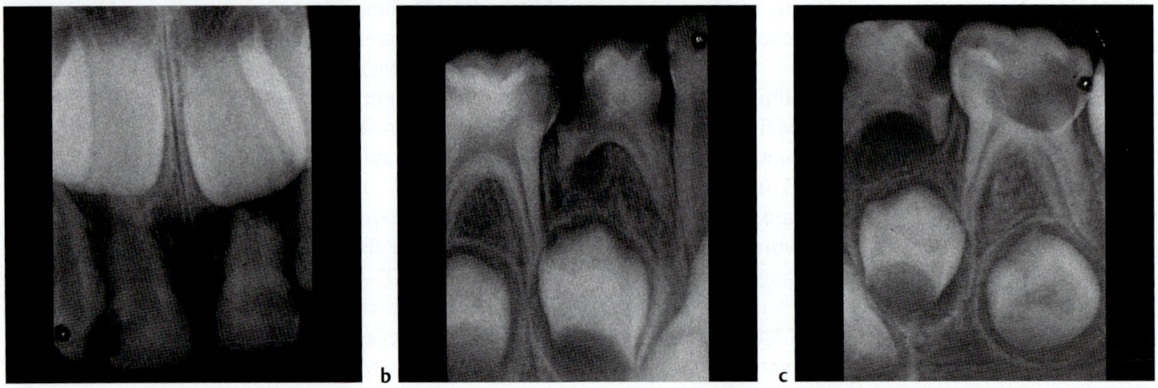

Abb. 26.**33** Periapikale Röntgenaufnahmen.
a Der Zahn 61 zeigt eine periapikale Aufhellung.
b Der Zahn 84 zeigt eine periapikale Aufhellung; der Zahn 85 weist ebenso wie 84 eine D3-Läsion auf.
c Beide Milchmolaren weisen einen hohen Zerstörungsgrad auf und periapikale Aufhellungen sind erkennbar.

Kariesrisikobewertung

Die Mutter berichtete über einen hohen Zuckerkonsum. Das Kind nahm 4- bis 5-mal pro Tag gesüßte Nahrungsmittel oder Getränke zu sich. Darüber hinaus musste die Patientin regelmäßig Medikamente wegen GERD einnehmen und bekam wegen der Atemwegserkrankungen relativ häufig Antibiotika. Zudem enthalten viele dieser Medikamente für Kinder Zucker und müssen manchmal über einen Zeitraum von 2–3 Wochen 3- bis 4-mal pro Tag eingenommen werden. Diese Situation trägt insgesamt zum erhöhten Kariesrisiko bei.

Die Familie wohnte in einer Region mit Trinkwasserfluoridierung und das Kind putzte seine Zähne in der Regel 1-mal täglich mit fluoridhaltiger Zahnpasta. Der Mutter zufolge war das Zähneputzen nicht einfach, weil das Kind hierbei häufig über Schmerzen und Zahnfleischbluten klagte. Die Patientin hatte noch nie Zahnseide angewendet und das Zähneputzen wurde nicht durch einen Erwachsenen beaufsichtigt. An 90% der Approximalflächen (API-Index) sowie auf den Okklusalflächen der unteren permanenten ersten Molaren zeigte sich ein Biofilm.

Die wichtigsten Risikofaktoren für die Kariesentwicklung und -progression waren die hohe Karieserfahrung ($d_1$ft = 16 / D_1MFT = 2), der häufige Zuckerverzehr und die schlechte Mundhygiene. Auf Grund der wiederkehrenden gesundheitlichen Probleme wurde die Mundhygiene häufig vernachlässigt. Die Patientin wurde als stark gefährdet eingestuft, kariöse Läsionen zu entwickeln.

MERKE

Wenn ein Kind häufig krank ist, neigt die Mutter dazu, die Mundhygiene zu vernachlässigen, da sie stärker wegen der anderen medizinischen Probleme besorgt ist.

Diagnose und Behandlungsplan

Nach einer umfassenden Untersuchung und der Kariesrisikobestimmung wurden Behandlungen auf 2 Ebenen geplant: der Patientenebene und der Zahnebene. Das Hauptziel war es, die Patientin und ihre Eltern dazu zu motivieren, die häusliche Mundhygiene zu verbessern und den Zuckerkonsum zu reduzieren, um die hohe Kariesprogressions- und -entwicklungsrate unter Kontrolle zu bekommen. Darüber hinaus wurden non-invasive und invasive Behandlungen entsprechend den Diagnosen für die jeweiligen Zahnflächen geplant.

Patientenebene

Mundhygiene und Fluoridversorgung

Die Patientin wurde angewiesen, ihre Zähne 2-mal täglich mit fluoridhaltiger (Erwachsenen-)Zahnpasta zu putzen. Es wurde keine zusätzliche Fluoridierung für den Hausgebrauch verschrieben. Es wurde eine regelmäßige lokale

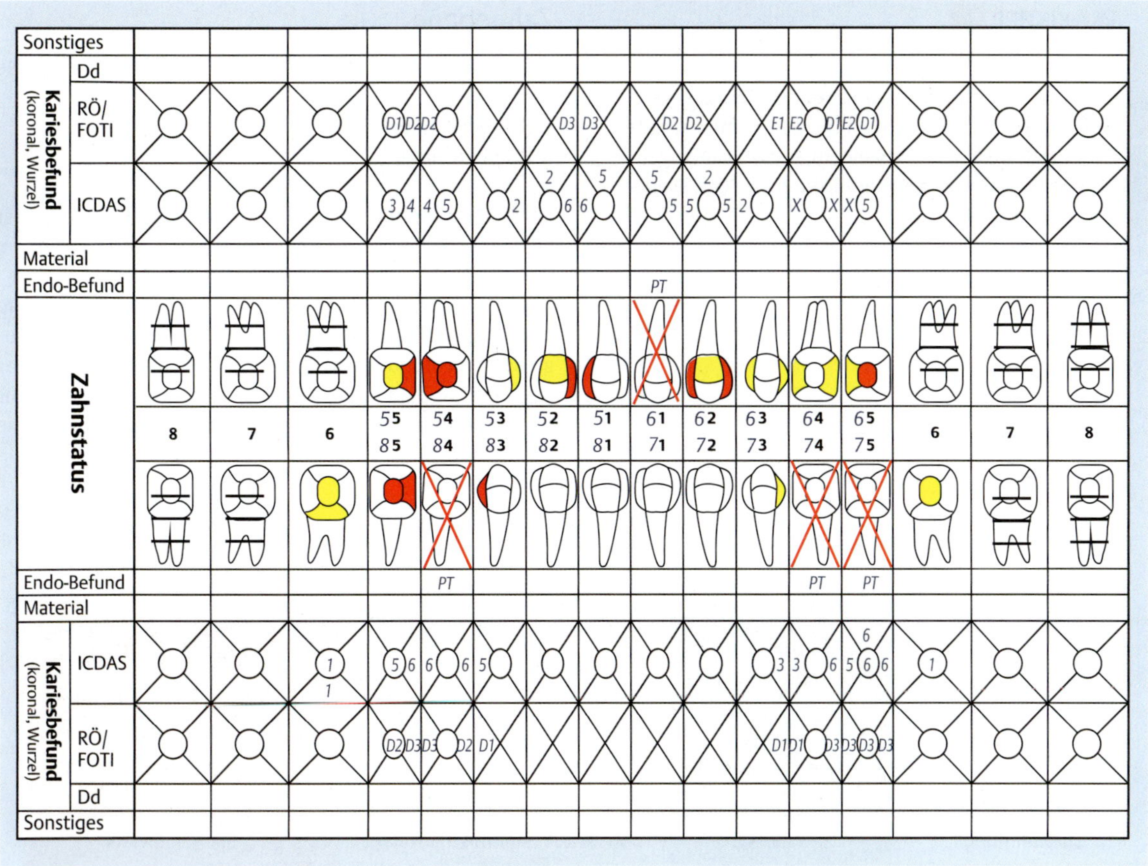

Abb. 26.**34** Zahnstatus.

Applikation hochkonzentrierter Fluoridprodukte für den gesamten Mund geplant.

Der Mutter wurde empfohlen, ihrem Kind 1-mal täglich beim Zähneputzen zu helfen. Um die Mundhygiene zu Hause zu erleichtern, wurde Zähnen mit ausgedehnten Kavitäten im Behandlungsplan eine hohe Priorität eingeräumt. Bei den Unterweisungen zur Mundhygiene wurden 2 Hauptaspekte hervorgehoben:

- Die Okklusalflächen der permanenten ersten Molaren sollten zuerst geputzt werden.
- Reinigung mit Zahnseide war sehr wichtig für den Erfolg der restaurativen Behandlung der Milchzähne.

Die Anwendung von Zahnseide wurde 1-mal täglich empfohlen.

PRAXISTIPP

Die Anwendung von Zahnseide fällt vielen Personen schwer. Bitten Sie die Mutter, dem Kind mit der Zahnseide zu helfen, damit Sie feststellen können, ob sie hierzu in der Lage ist. Falls dies nicht der Fall ist, kann die Verwendung eines Zahnseidenhalters sehr nützlich sein. Machen Sie Ihren Patienten klar, welche Möglichkeiten ihnen beim Zähneputzen und bei der Anwendung von Zahnseide zur Verfügung stehen.

Ernährungsberatung

Den Eltern wurde die Auswirkung häufigen Zuckerverzehrs auf das kariogene Potenzial der dentalen Plaque erläutert. Es wurde empfohlen, den Verzehr gesüßter Nahrungsmittel und Getränke, insbesondere während der Werktage, zu reduzieren und süße Zwischenmahlzeiten durch gesündere Nahrung zu ersetzen. Der Zahnreinigung sollte speziell dann besondere Aufmerksamkeit gewidmet werden, wenn ein zuckerhaltiges Medikament eingenommen werden muss.

PRAXISTIPP

Erstellen Sie eine Liste mit Bildern gesunder und für Kinder attraktiver Zwischenmahlzeiten (Popcorn, Nüsse, Trockenfrüchte, Frühstückscerealien, Müsliriegel, Käse, Karottenstifte, Kirschtomaten, zuckerfreies Kaugummi). Bitten Sie das Kind, 2 oder 3 davon auszusuchen, die es zu Hause oder in der Schulpause gerne essen würde. Dies hilft den Eltern dabei, Kekse und Süßigkeiten gegen gesündere Nahrung auszutauschen.

PRAXISTIPP

Erwarten Sie nicht, dass der Patient die Mundhygiene verbessert, wenn er viele Kavitäten und schmerzhafte Zähne hat. Helfen Sie ihm, indem Sie die Schmerzen beseitigen und die Kavitäten füllen, damit das Zähneputzen erleichtert wird.

Zahnebene

Bei der Planung der Behandlung wurden 2 Hauptziele verfolgt:

- Schmerzlinderung
- Erleichterung der häuslichen Mundhygiene

Pulpitisbehandlungen sowie Extraktionen wurden zuerst geplant, gefolgt von Versiegelungen und Restaurationen. (Tab. 26.**5**).

Zahn 85 wies tiefe kariöse Läsionen auf und verursachte seit längerer Zeit Schmerzen bei Kältereiz (Caries progressiva profunda, irreversible Pulpitis). Die Pulpa war exponiert, sobald mit der Exkavation des kariösen Dentins mit Handinstrumenten begonnen wurde. Es wurde eine

Tab. 26.**5** Diagnosen und Behandlungen auf einen Blick. (* Man beachte, dass die Erstdiagnosen während der ersten Behandlungsphase in Caries progressiva media geändert und Kompositfüllungen gelegt wurden. # Extraktion war durch ein Trauma, nicht durch Karies indiziert.)

Diagnose	Karies	Caries non-progressiva (CNP)		Caries progressiva superficialis (CS)			Caries progressiva media (CM) et profunda (CP)		
	Restauration	Restauratio insufficiens initialis (RII)		Restauratio insufficiens partialis (RIP)			Restauratio insufficiens totalis (RIT)		
	gesund	–		Sanus majoris periculi (SMP)			–		
„Behandlung“		besondere Beobachung		non-invasiv oder mikro-invasiv/ Reparatur			(minimal-)invasiv		
		Zahn + Fläche	Diagnose	Zahn + Fläche	Diagnose	Behandlung	Zahn + Fläche	Diagnose	Behandlung
				55 o	CS	FV ✔	55 m	CM	FK ✔
				63 m/d	CS	LF + MH ✔	54 od	CM	FK ✔
				64 m	CS	LF + MH ✔	52 m	CP	FK ✔
				73 d	CS	LF + MH ✔	51 bd	CP	FK ✔
				64 d*	CS	INF	61#	CM	EX ✔
				65 m*	CS	LF + MH	62 md	CM	FK ✔
							65 o	CM	FK ✔
							75	CP	EX ✔
							74	CP	EX ✔
							83 d	CM	FK ✔
							84	CP	EX ✔
							85 mo	CP	PT/FK ✔
Legende				LF: lokale Fluoridierung MH: lokale Mundhygiene-instruktion FV: Fissurenversiegelung INF: Kariesinfiltration			FK: Kompositfüllung EX: Extraktion PT: Pulpotomie		

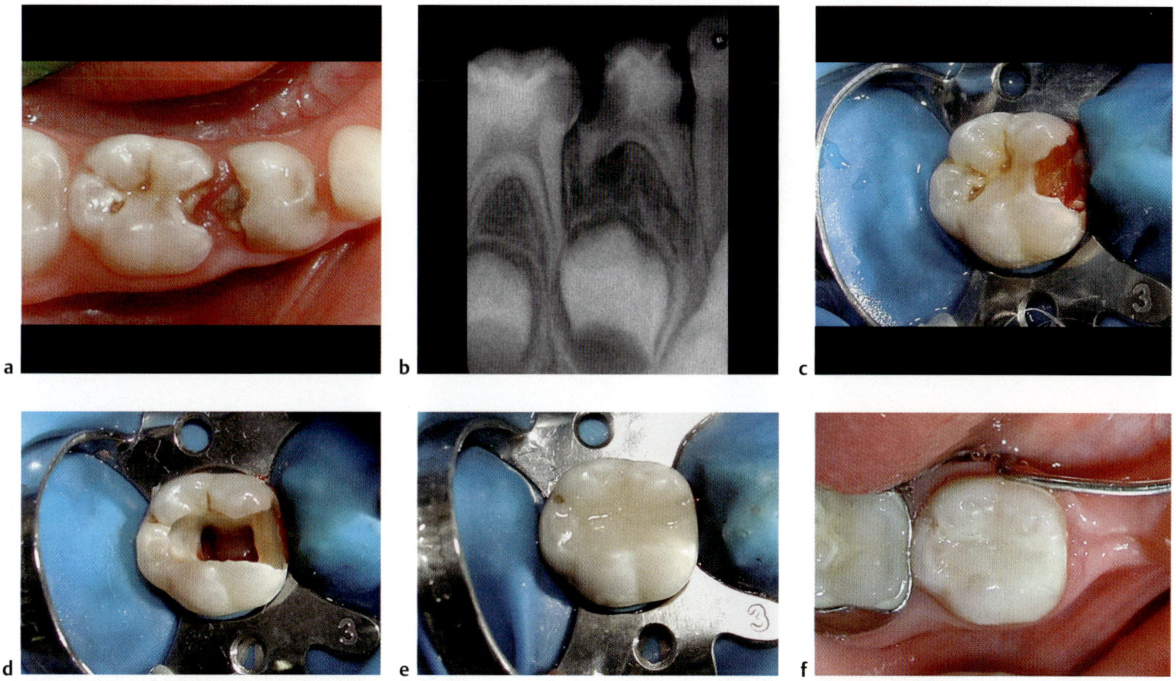

Abb. 26.**35**

a Klinisches Bild der tiefen Karies an Zahn 85.

b Das Röntgenbild zeigt, dass die kariöse Läsion das mesiale Pulpahorn erreicht hat.

c Exposition der Pulpa trat bei Beginn der Dentinexkavation auf.

d Pulpahöhle nach der Pulpaamputation.

e Nach der Pulpotomie mit Kalziumhydroxideinlage wurde eine Kompositrestauration inseriert.

f Klinisches Bild der Kompositrestauration nach 6 Monaten.

Pulpotomie mit Kalziumhydroxid mit anschließender Kompositrestauration durchgeführt (Abb. 26.**35**a–f).

Die erheblich kariösen Milchmolaren 75, 74 und 84 wurden extrahiert. Die Zähne 84 und 74 wiesen umfangreiche periapikale Radioluzenzen und eine fortgeschrittene Wurzelresorption auf, weshalb eine Extraktion hier fraglos indiziert war (Abb. 26.**36**b und e). Die Krone von Zahn 75 war erheblich zerstört und die Karies erreichte teilweise den Wurzelbereich, was eine Restauration oder selbst die Anbringung einer Edelstahlkrone extrem erschwert hätte (Abb. 26.**36**b; Caries progressiva profunda). Im Unterkiefer wurde nach Extraktion ein Lingualbogen als Platzhalter eingesetzt (Abb. 26.**36**a–g).

Obwohl eine erhebliche Verbesserung der Zahnreinigung zu beobachten war, wurden die Okklusalflächen der permanenten ersten Molaren versiegelt (Abb. 26.**37**a–h), da von einem hohen Risiko der Progression ausgegangen wurde (Caries progressiva superficialis). Zudem waren die oberen permanenten ersten Molaren noch nicht durchgebrochen, so dass die Okklusalflächen der unteren Molaren auf Grund der fehlenden mastikatorischen Selbstreinigung anfällig für Plaquebesiedelung waren.

Als nächstes wurden die oberen Milchmolaren behandelt. Die Distalfläche von Zahn 54 (Abb. 26.**38**c) und die Mesialfläche von Zahn 55 (Abb. 26.**38**b) waren nach dem Anlegen des Kofferdams und dem Einführen des Keils deutlich sichtbar kavitiert. Dies war nicht erstaunlich, da beide approximalen kariöse Läsionen als D2 bewertet worden waren (Abb. 26.**32**a). An der Okklusalfläche von Zahn 54 war der mesiale Bereich der Fissur kavitiert (Diagnose aller Oberflächen: Caries progressiva media). Es wurden minimal-invasive Kavitätenpräparationen vorgenommen und die Zähne mit Komposit gefüllt. Die distale Fissur der Okklusalfläche von Zahn 55 wurde trotz ihrer Einstufung als ICDAS 3 versiegelt (Caries progressiva superficialis; Abb. 26.**38**a–i).

Auf der linken Seite waren die approximalen Läsionen der Zähne 65 and 64 röntgenologisch nicht so tief (E2 bzw. D1; Abb. 26.**32**b). Daher wurde zunächst angenommen, dass diese Läsionen non-invasiv oder mikro-invasiv behandelt werden könnten (Caries progressiva superficialis). Jedoch stellte sich nach der Zahnseparation mit dem Keil (Abb. 26.**39**b, c) heraus, dass beide approximalen Flächen Kavitäten aufwiesen, und die Diagnosen wurden in Caries progressiva media geändert. Es wurden minimal-invasive Präparationen vorgenommen und die Zähne mit Komposit gefüllt (Abb. 26.**39**a–i).

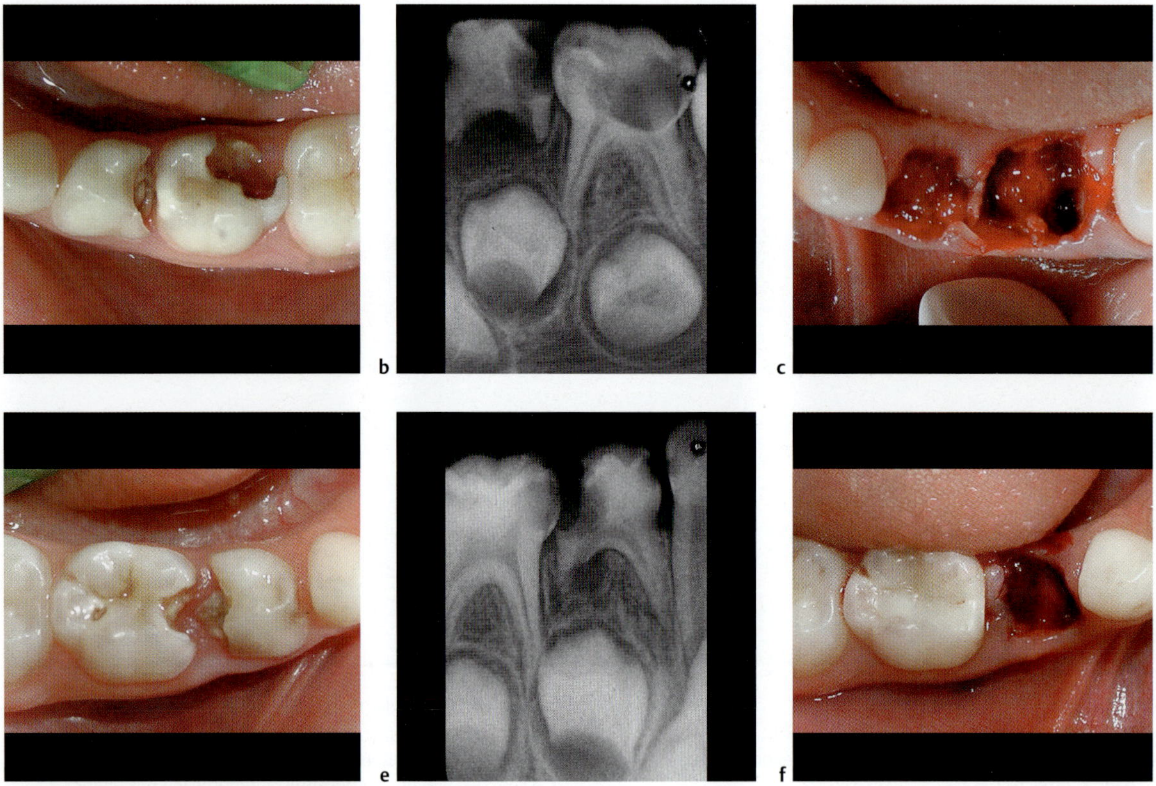

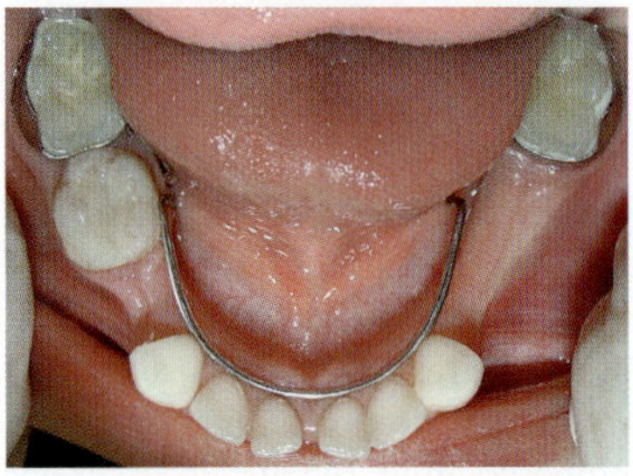

Abb. 26.**36**
a Erheblich kariöse Zähne 75 und 74.
b Die periapikale Röntgenaufnahme zeigt periapikale und interradikuläre Radioluzenzen.
c Klinisches Bild direkt nach der Extraktion der Zähne 75 und 74.
d Zahn 84 mit tiefer Karies.
e Die periapikale Röntgenaufnahme zeigt tiefe Karies und eine periapikale Radioluzenz an Zahn 84.
f Klinisches Bild direkt nach der Extraktion von 84.
g Lingualbogen als Platzhalter und vollständig abgeheiltes Weichgewebe.

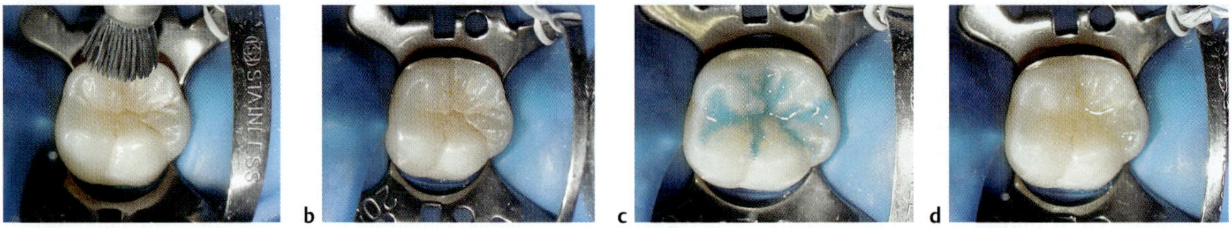

Abb. 26.**37** Zahn 36 nach Anlegen des Kofferdams (**a**). Nach Plaqueentfernung und Trocknung ist die Initialläsion des Zahnschmelzes leichter zu erkennen (**b**). Säureätzung mit Phosphorsäure (**c**), lichtgehärteter Fissurenversiegler (**d**).

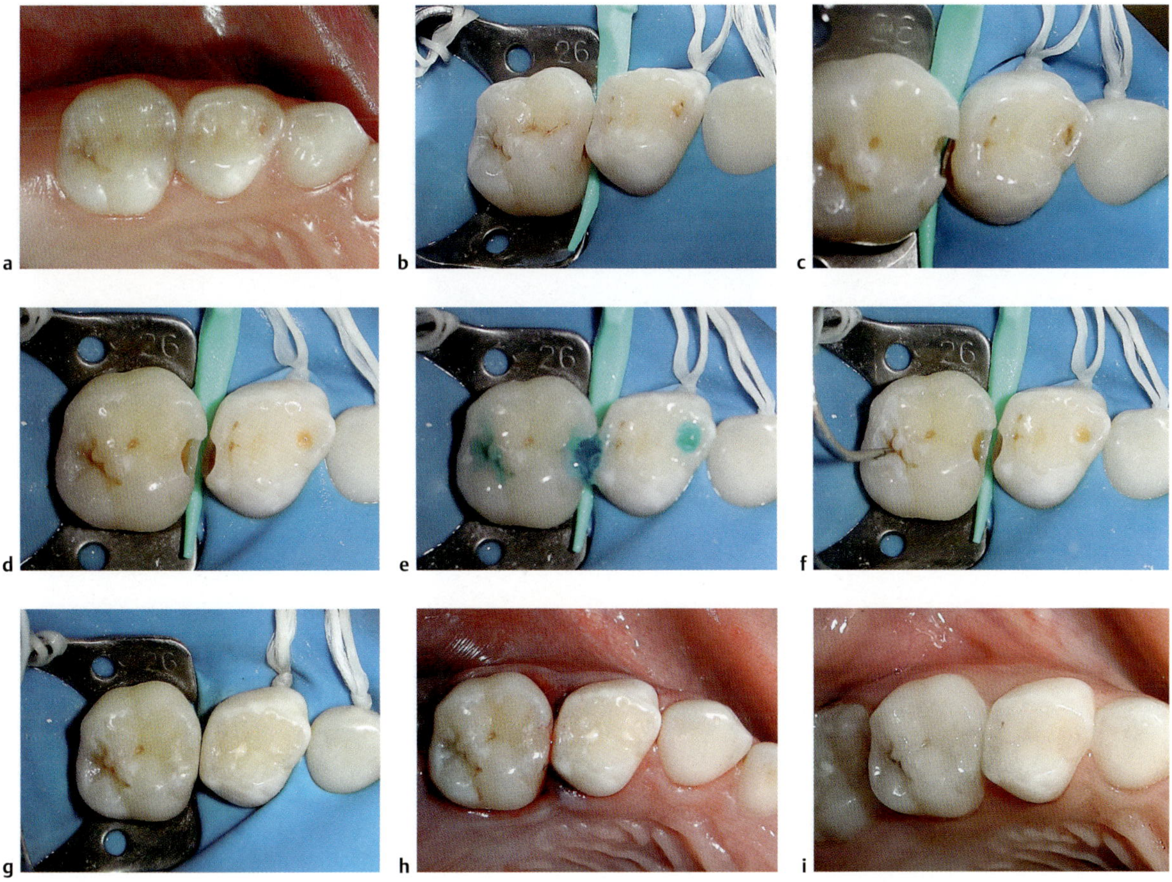

Abb. 26.**38**

a Klinisches Bild der Zähne 55 und 54.

b Nach Zahnseparation (ca. 30 sec) sieht man an 55 mesial eine Kavitation.

c Kavitation an 54 distal und okklusal.

d Minimal-invasive Präparation.

e Ätzen mit 37%iger Phosporsäure.

f Aufbringen des Fissurenversieglers in die distale Fissur (ICDAS 2).

g Fertige Kompositrestauration unter Kofferdam.

h Direkt nach Entfernung des Kofferdams.

i Nach 5 Monaten.

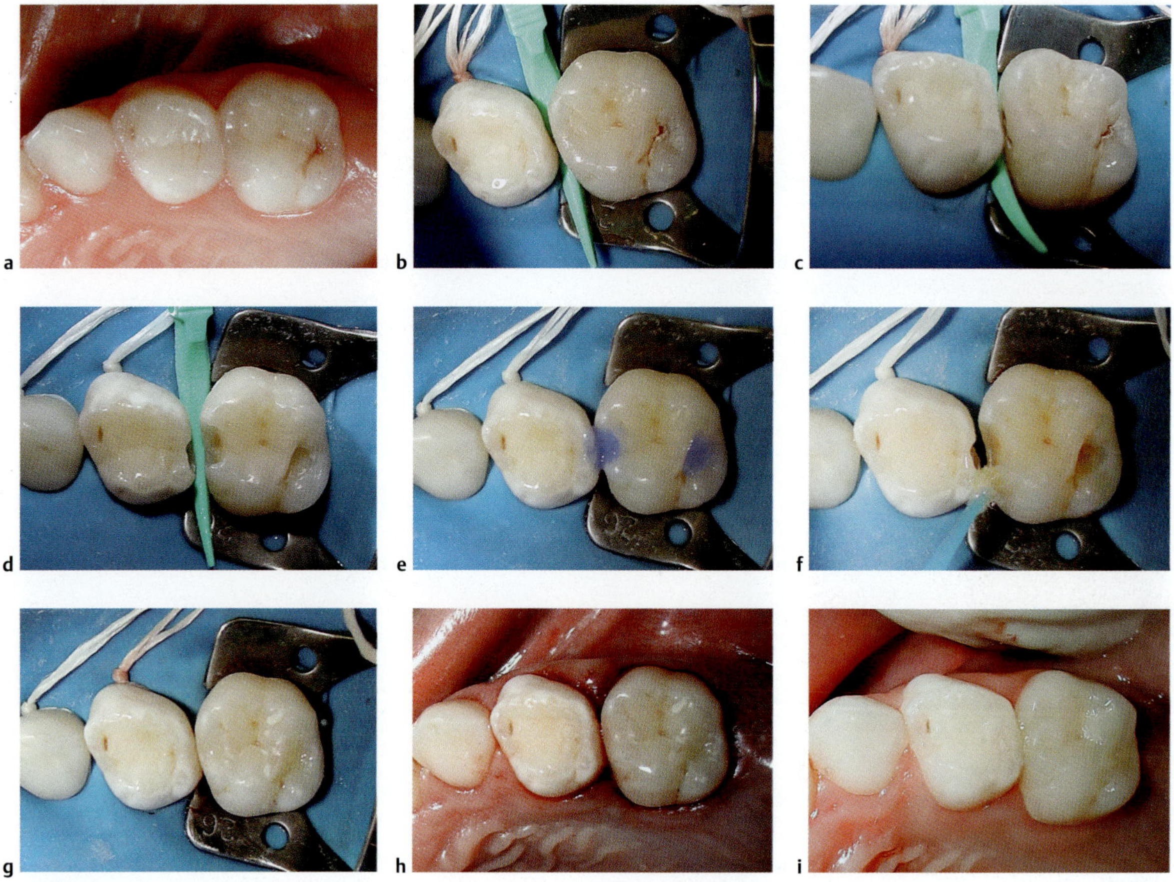

Abb. 26.**39**
a Klinisches Bild der Zähne 65 und 64.
b Die Separation zwischen den Zähnen ist ca. 30 Sekunden nach Einführen des Keils sichtbar.
c Eine Kavitation in der Mesialfläche von Zahn 55 ist erkennbar.
d Minimal-invasive Präparationen.
e Säureätzung mit Phosphorsäure.
f Auftragen des Adhäsivs.
g Abgeschlossene Kompositrestaurationen.
h Klinisches Bild direkt nach Entfernen des Kofferdams.
i Kompositrestaurationen nach 5 Monaten.

MERKE

Eine direkte visuelle Untersuchung der Approximalflächen kann nach einer Zahnseparation erfolgen. Gummiringe können für eine allmähliche Zahnseparation verwendet werden, aber es sind meist 2 Tage notwendig, bis ausreichend Platz geschaffen wurde. Die sofortige Separation mit einem Keil kann in derselben Sitzung erfolgen. Dies gilt insbesondere, wenn eine andere Oberfläche des Zahns ohnehin restauriert werden muss (z. B. die Okklusalfläche). Dann kann der Keil nach der Lokalanästhesie und dem Anlegen des Kofferdams eingeführt werden.

Die Distalfläche von Zahn 83, die eine Kavität bis ins Dentin aufwies (ICDAS 5; Diagnose: Caries progressiva media), wurde nach der Exkavation des weichen Dentins mit Handinstrumenten mit Komposit gefüllt (Abb. 26.**40**a-d). Obwohl die Distalfläche von Zahn 73 eine Diskontinuität des Zahnschmelzes aufwies (ICDAS 3), wurde sie nicht gefüllt (Caries progressiva superficialis). Nach der Extraktion von Zahn 74 wird diese Zahnoberfläche kontinuierlich mit Speichel benetzt und ist für die Zahnbürste problemlos zu erreichen. Daher sind wir davon ausgegangen, dass diese kariöse Läsion höchstwahrscheinlich ohne mikro- oder minimal-invasive Interventionen arretiert wird.

Abschließend wurden die oberen Frontzähne behandelt (Diagnosen: Caries progressiva media et profunda). Da viele weitere invasive Eingriffe erforderlich waren, wurde die Behandlung dieser Zähne bis zum Schluss aufgehoben, da die Lokalanästhesie in diesem Bereich bekanntermaßen relativ unangenehm für den Patienten ist. Bei Zahn 61 war eine Extraktion indiziert (Caries progressiva media), da auf dem Röntgenbild eine erhebliche periapikale Radioluzenz und eine pathologische Wurzelresorption (Folgen eines vorangegangenen Traumas) zu sehen waren (Abb. 26.**41**h). Der Kofferdam wurde von Zahn 53 bis Zahn 63 angelegt. Die offenen Kavitäten der Zähne 52, 51 und 62 wurden mit Handinstrumenten gereinigt, um nur das am stärksten demineralisierte und infizierte Den-

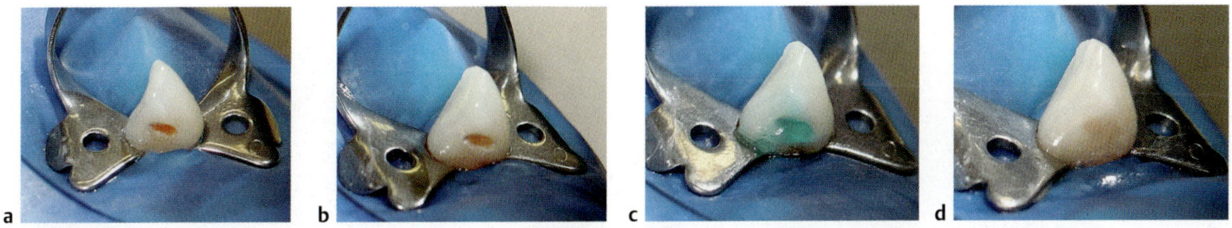

Abb. 26.**40**

a Dentinkavität in der Distalfläche von Zahn 83.

b Nach Exkavation des weichen Dentins mit Handinstrumenten.

c Säureätzung mit Phosphorsäure.

d Abgeschlossene Kompositrestauration.

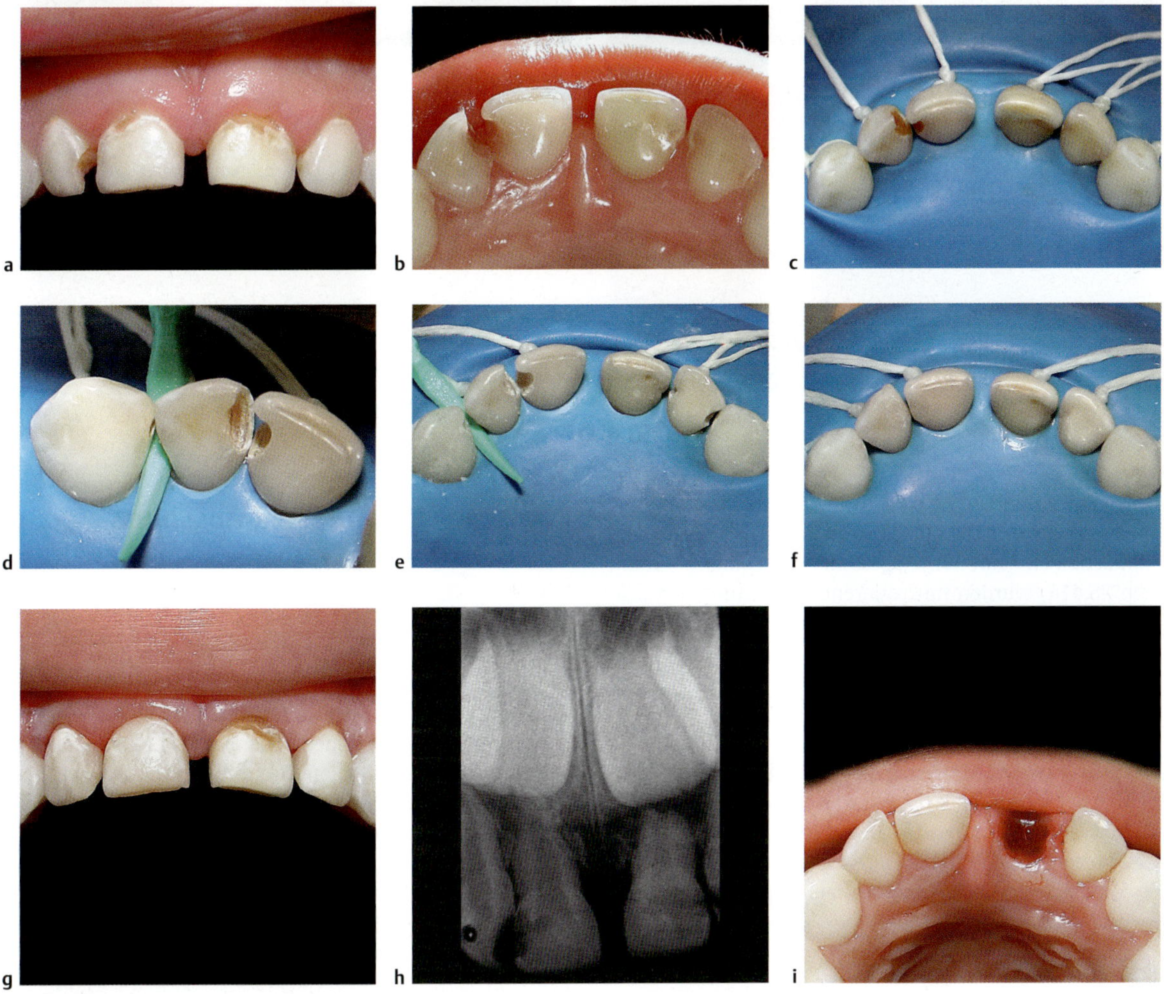

Abb. 26.**41**

a Klinisches Bild der Bukkalflächen der oberen Schneidezähne zu Beginn.

b Klinisches Bild der Lingualflächen der oberen Schneidezähne zu Beginn.

c Nach Anlegen des Kofferdams.

d Nach Zahnseparation konnte an der Mesialfläche von Zahn 53 eine Kavitation festgestellt werden.

e Präparationen nach Kariesentfernung hauptsächlich durch Exkavation mit Handinstrumenten.

f Abgeschlossene Kompositrestaurationen.

g Klinisches Bild der Kompositrestaurationen aus bukkaler Sicht. Zahn 61 wurde nicht restauriert, da hier eine Extraktion indiziert war.

h Periapikale Röntgenaufnahme zeigt periapikale Radioluzenzen und pathologische Wurzelresorption bei Zahn 61 auf Grund eines Traumas.

i Klinisches Bild direkt nach Extraktion des Zahnes 61.

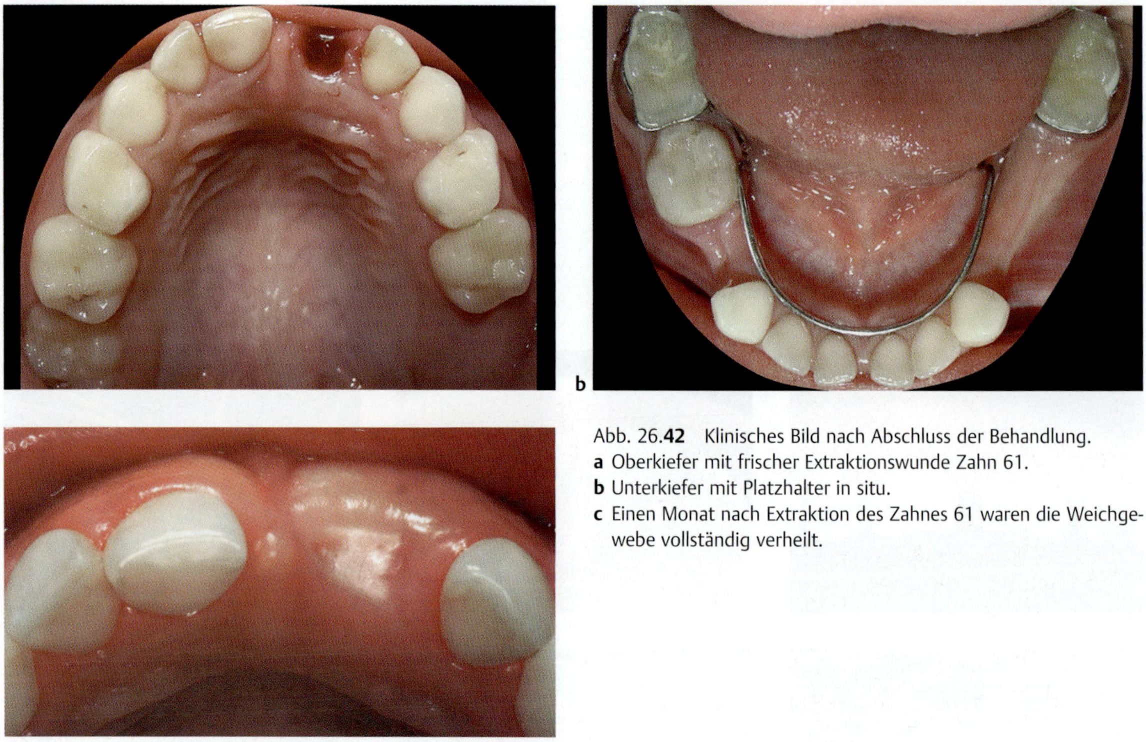

Abb. 26.**42** Klinisches Bild nach Abschluss der Behandlung.
a Oberkiefer mit frischer Extraktionswunde Zahn 61.
b Unterkiefer mit Platzhalter in situ.
c Einen Monat nach Extraktion des Zahnes 61 waren die Weichgewebe vollständig verheilt.

tin zu entfernen und keinesfalls die Pulpa zu exponieren. Die Kavitäten der Distalfläche von Zahn 52 und der Mesialfläche von Zahn 53 (festgestellt nach Zahnseparation; Abb. 26.**41**d) wurden mit rotierenden Instrumenten präpariert. Nach dem Legen der Kompositfüllungen wurde Zahn 61 extrahiert (Abb. 26.**41**a–i).

MERKE

Eine nur teilweise Entfernung des kariösen Dentins kann weniger schädlich für die Pulpa sein als eine energische Exkavation. Infiziertes Dentin, das am Boden der Kavität verbleibt, scheint für die Pulpa nicht schädlich zu sein. Sobald die Läsion durch die Restauration versiegelt ist, wird sie arretiert.

Klinischer Befund nach Abschluss der Behandlung

Nachsorge

Die Patientin wurde 6 Monate nach Abschluss der Behandlung zu einer Nachsorgeuntersuchung einbestellt. Es konnten keine Anzeichen neuer kariöser Läsionen festgestellt werden. Die Patientin und ihre Eltern waren für die Mundhygiene deutlich stärker motiviert als beim ersten Untersuchungstermin. Die Empfehlungen zur Mundhygiene wurden wiederholt und die Patientin wurde für ihre guten Gewohnheiten in Bezug auf die Mundgesundheit gelobt. Die nächste Nachsorgeuntersuchung wurde weitere 6 Monate später angesetzt.

Anhang

27

Diese Vordrucke stehen Ihnen im Internet unter www.thieme.de/zmkpraxis-karies nach Eingabe Ihres persönlichen Zugangscodes für den Eigengebrauch zur Verfügung:

- Befundbogen
- Kariesrisikobogen
- Behandlungsplan

Name und Logo der Klinik

Patient

Name: ....

Geburtstag: ....

Nummer: ....

Datum: ....

mod. BEWE

Summe: ________

PSI

Anliegen / Anamnese / Bemerkung:

....

....

....

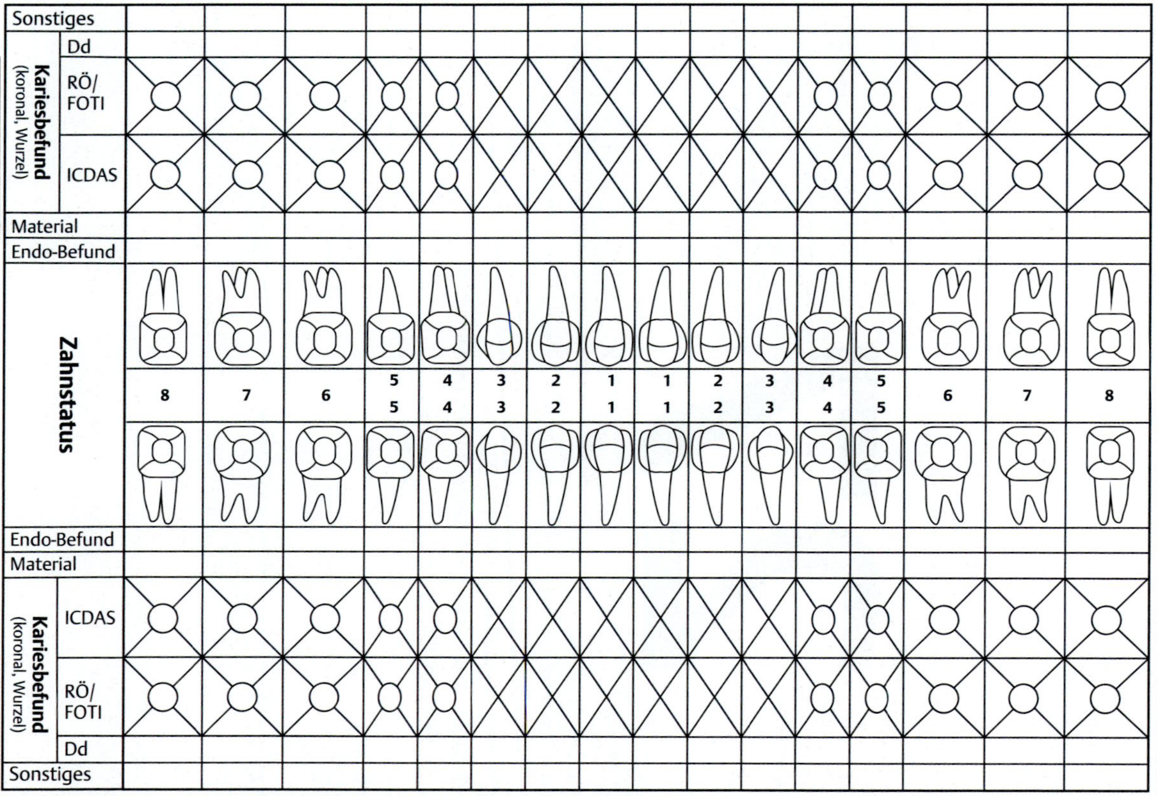

ZAHNBEFUNDE

Restaurationen *blau*
Versiegelung: ⊥
Füllung/TK: entspr. Ausdehnung
Krone: ⊓
Brücke: ⊓⊓⊓
Wurzelfüllung/-stift: Linie in Wurzel
Implantat: ≋
erneuerungsbed. Rest.: ***rot*** (umranden)
korrekturbed. Rest.: ***gelb*** (umranden)
zu beobachtende Rest.: ***grün*** (umranden)

Hartsubstanzdefekte
Karies koronal: aktiv ICDAS 3–6, Rö: D2/D3 (***rot***); ICDAS 1–2, Rö: E1–D1 (***gelb***); inaktiv (***grün***)
Karies Wurzel: aktiv ICDAS W2 (***rot***), W1 (***gelb***); inaktiv ICDAS W1/2 (***grün***)
keilförm. Defekt: > (***rot***)
Zahnfraktur: Frakturlinie (***rot***)
Extraktion: auskreuzen (***rot***)
fehlende Zähne: ≡ (***blau***)
Approx. kontakt fehlt: || (***blau***)
Lücke geschlossen: ►◄ (***blau***)

ENDO-BEFUND
+/– = Sensibilität (Kälte)
E+/E– = Sensibilität (elektr.)
W+/W– = Sensibilität (Wärme)
P+ = Perkussion positiv
PAL+ = Palpation positiv
</> = Rö-Befund bei zu kurzer/zu langer WF
F = Fistelgang (***rot***)
PT = periapikale Transluzenz (***rot***)

MATERIAL
A = Amalgam
K = Komposit
AUF = Aufbaufüllung
FV = Fissurenversiegelung
G = Goldlegierung
VK = Vollkeramik
KM = Krone (verbl.)
BM = Brückenglied (verblendet)
PV = Provisorium
WS = Wurzelstift

KARIESBEFUND

Visuelle Inspektion

koronal *(ICDAS II Karies-Code),* ***(blau)***
X = nicht sichtbar, aber Röntgenbefund
1 = Läsion nach Trocknung
2 = Läsion ohne Trocknung
3 = Kavitation im Schmelz
4 = Dentinschatten
5 = kl. Kavitation ins Dentin
6 = gr. Kavitation ins Dentin

Wurzel *(ICDAS II Karies-Code für Wurzel),* ***(blau)***
W1 = ohne Kavitation (< 0,5 mm)
W2 = mit Kavitation (> 0,5 mm)

RÖ-/FOTI-Befund
E/D = Rö; FE/FD = FOTI
(mod. nach Tveit et al. 1999), ***(blau)***
? = nicht beurteilbar
E1/FE1 = äußere Schmelzhälfte
E2/FE2 = innere Schmelzhälfte
D1/FD1 = äußeres Dentindrittel
D2/FD2 = mittleres Dentindrittel
D3/FD3 = inneres Dentindrittel
S = Sekundärkaries (Karies an Restauration)

Dd DIAGNOdentwert (okklusal)

Kariesrisikoabschätzung

(Patientenaufkleber)

Datum: ____________________

Vorhersagewert Kariesrisiko

1. Karieserfahrung

DMFT: ______

Anzahl Initialläsionen: ______

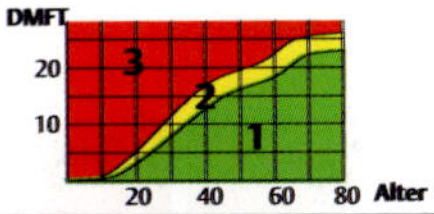

0 = "kariesfrei" ... 0
1 = besser als Durchschnitt ... 9
2 = entspricht dem Durchschnitt ... 11
3 = schlechter als Durchschnitt ... 13

2. Allgemeinerkrankungen/Medikation

____

____

0 = keine relevanten Erkrankungen/Medikation ... 0
1 = geringer Einfluss auf Kariesrisiko (z. B. Parkinson) ... 2
2 = starker Einfluss auf Kariesrisiko (z. B. Demenz) ... 4

3. Ernährung (Zucker)

	Süßigkeiten	gesüßte Getränke	Kuchen
regelmäßig:	☐	☐	☐
selten:	☐	☐	☐

0 = nahezu keine kariogene Kost ... 0
1 = zahnbewusste Ernährung (selten Zucker) ... 5
2 = mäßig kariogene Ernährung (gelegentlich Zucker) ... 13
3 = sehr kariogene Ernährung (viel Zucker, häufig) ... 20

4. Ernährung (Häufigkeit)

Anzahl der (Zwischen-)Mahlzeiten/Tag: ______

0 = bis zu 3 Mahlzeiten am Tag ... 0
1 = 4-5 Mahlzeiten/Tag ... 5
2 = 6-7 Mahlzeiten/Tag ... 13
3 = mehr als 7 Mahlzeiten/Tag ... 20

5. Plaquemenge

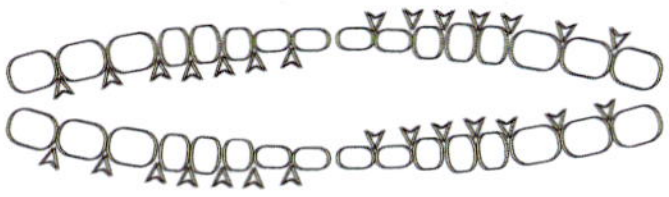

Flächen gesamt: ___

Flächen befallen: ___

API: ___

0 = API < 5 % ... 0
1 = API 5 - 20 % ... 4
2 = API 21 - 50 % ... 8
3 = API > 50 % ... 15

6. Fluoridquellen

____

____

0 = mehrere Fluoridquellen regelmäßig ... 0
1 = mehrere Fluoridquellen unregelmäßig ... 5
2 = nur Zahnpasta ... 10
3 = kein Fluorid ... 50

7. Speichelfluss

SSFR: ______ ml/min

0 = normal (> 1,1 ml/min) ... 0
1 = reduziert (0,9 - 1,1 ml/min) ... 2
2 = gering (0,5 - 0,9 ml/min) ... 5
3 = Xerostomie (< 0,5 ml/min) ... 40

Kariesrisiko: 0% — 33% — 66% — 100%

Summe = Kariesrisiko (%) maximal 100%

Kariesrisiko / Maßnahme	niedrig	mittel	hoch
allg. Befund	1 x jährlich	2 x jährlich	3–4 x jährlich
Risikoanalyse	alle 3–4 Jahre	alle 2 Jahre	1 x jährlich
Bissflügel	> 3 Jahre	alle 2 Jahre	1 x jährlich
Ernährungsberatung	nach Bedarf (Punkte 3 und 4)		
PZR	nach Bedarf (Punkt 5)		
MH-Instruktion	nach Bedarf (Punkt 5); ab API > 50 % oder PSI > 1: MH-Status!		
Fluoridlack	–	1 x jährlich	2–4 x jährlich
Speichelersatzmittel	–	–	nur bei Xerostomie

Modifiziert nach Cariogram: Bratthall D, Hänsel Petersson G.: Cariogram-a multifactorial risk assessment model for a multifactorial disease. Community Dent Oral Epidemiol. 2005 Aug;33(4):256-64.

Behandlungsplanung

(Patientenaufkleber)

Datum: ______________________

Zahnebene

Diagnose				
Diagnose	Karies	Caries non-progressiva (CNP)	Caries progressiva superficialis (CS)	Caries progressiva media (CM) et profunda (CP)
Diagnose	Restauration	Restauratio insufficienta initialis (RII)	Restauratio insufficienta partialis (RIP)	Restauratio insufficienta totalis (RIT)
Diagnose	gesund	–	Sanus maioris periculi (SMP)	–
	„Behandlung"	besondere Beobachtung	non-invasiv oder mikro-invasiv/Reparatur	(minimal-)invasiv

Zahn + Fläche	Diagnose	Zahn + Fläche	Diagnose	Therapie	Zahn + Fläche	Diagnose	Therapie
				☐			☐
				☐			☐
				☐			☐
				☐			☐
				☐			☐
				☐			☐
				☐			☐
				☐			☐
				☐			☐

Legende

	LF: lokale Fluoridierung QP: Querputzen (Molaren) OH: lokale Instruktion in oraler Hygiene FV: Fissurenversiegelung INF: Kariesinfiltration POL: Politur REP: Reparatur	FK: Kunstofffüllung FA: Amalgamfüllung GIZ: Glasionomerzementfüllung I: Inlay (G: Gold; K: Keramik) TK: Teilkrone (G: Gold; K: Keramik) K: Krone (G: Gold; K: Keramik; VMK: keram. Verblendung) SW: schrittweise Kariesentfernung WKB: Wurzelkanalbehandlung WS: Wurzelstift (G: Gold; F: Glasfaser) Ex: Extraktion !: bei Präparation Nachbarfläche beachten

Patientenebene

Maßnahme	Datum Diagnostik/Intervention	nächste Diagnostik/Intervention
allgemeiner Befund		
Risikoanalyse		
Bissflügel		
Ernährungsberatung		
Professionelle Zahnreinigung		
Mundhygiene-Instruktionen		
Fluoridlack		
Speichelersatzmittel		

Sachverzeichnis

A

B

C

Q

R

S

T

U

V

W

X

Z